中医鍼灸 臨床経穴学

李 世珍=著
兵頭 明=訳

東洋学術出版社

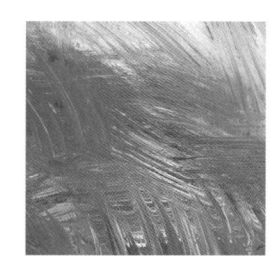

前 言

　『常用腧穴臨床発揮』は，4代100余年の家伝である針灸実践経験を世に伝えるために著したものである。最初は1962年に上梓された。執筆にあたっては，寝食を忘れてすべての時間をこれにあて，全精力を注ぎ込んだ。今ようやく世に出すことができ，至上の喜びを感じている。

　亡父である李心田は，50年にわたり針灸医術の臨床と研究に専念した。亡父は自身の臨床実践と祖父の指導にもとづき，経穴の効能，経穴の配穴，経穴と薬物の効果の比較，針（灸）による薬の代用，針灸弁証施治を中心に検討をくわえ，『針薬匯通』を著した。この書には前人が触れておらず，古書にも記載されていない独自の体得が整然と述べられている。1945年にこの書の初稿が脱稿すると，多くの同業者や学者たちがこの書稿を回覧しあい転写した。そして実際に臨床に応用して意外なほどの効果が得られたため，多くの専門家たちから称賛を得るにいたった。亡父は後学の啓迪のため，晩年身体が弱く多病であったにもかかわらず，さらに10余年をかけて改訂・増補に没頭し，本書をより完全なものとした。しかし遺憾なことに，脱稿をまじかにひかえて亡父は世を去り，生前にこれを刊行するにはいたらなかった。

　私は亡父の遺志をついで，『針薬匯通』を基礎とし，私自身の30年の臨床経験（数千の典型症例を集め，のべ1万余回にわたる追跡調査を行った）を加えて『針灸医案集』（約30万字）を著したが，これが実践的にも理論的にも『常用腧穴臨床発揮』の基礎となったのである。

　本書は16章，89節からなる。十四経経穴と経外奇穴から常用穴86穴を選んでいる。第1章総論の3節を除くと，他の章は各経絡ごとに章をすすめている。各経絡は，まず概論として経脈・絡脈・経別・経筋の分布と病候，その経絡に対応する臓腑の生理と病理，経穴の分布，経穴の治療範囲および特徴を述べ，その後に節に分けて常用穴を論述している。各常用穴は概説，治療範囲，効能，主治，臨床応用，症例，経穴の効能鑑別，配穴，参考という9つの内容に分けて説明した。

　各常用穴の［概説］では，経穴の特徴，主治範囲を述べた。［効能］では，補・瀉・灸・瀉血等により生じる経穴の作用を述べるとともに，経穴の効能に類似した作用をもつ中薬処方を紹介した。［主治］では，当該穴の治しうる病証を列挙した。［臨床応用］では，［主治］の病証のなかからいくつかの代表的な病証をあげ，その経穴がどのような病証を治療するか，どのような作用が生じるか，どのような禁忌があるか，配穴によりどのような治療効果が生じるかを述べた。［症例］では，当該穴を用いて治療した2ないし6つの典型症例を提示し，治療効果を示した。［経穴の効能鑑別］では，効能が類似する経穴について，それぞれの特徴の比較鑑別を行った。［配穴］では，ある経穴またはいくつかの経穴の配穴によってどのような治則になるかを述べ，あわせて経穴の配穴に相当する湯液の処方名をあげた。［参考］では，針感の走行，古典考察，臨床見聞，注意事項，歴代医家の経験等を述べた。また問題点の検討およ

び異なる見解についても触れておいた。

　本書は亡父の教えである「針灸に精通するためには，臓腑経絡を熟知し，経典経旨を広く深く読み，経穴の効能に通暁し，弁証取穴を重視し，『少にして精』という用穴方法を学びとる必要がある。これができれば，臨床にあたってどのような変化にも対応でき，融通無碍に対処することができるようになる」という原則をよりどころとしている。この観点にたって臓腑・経絡の生理・病理および経絡と臓腑のあいだの関係，経穴の所在部位および所在部位と臓腑・経絡との関係，臨床実践という角度から，経穴の分析と考察をおこない臨床に応用しているわけである。けっして経穴をある病証に教条的にあてはめて経穴が本来もっている作用を発揮できないようにしてはならない。治療面においては，局部と全体との関係，経絡と臓腑，臓腑と臓腑，経穴と臓腑経絡，疾病と臓腑経絡との関係に注意をくばり，全体的視野に立った弁証取穴，同病異治，異病同治，病を治すには必ずその本を求むという治療法則を重視する必要がある。

　前述した内容から，本書を『常用腧穴臨床発揮』と名づけた。この書で，経穴の効能と治療範囲について述べた部分，経穴の効果が湯液の薬効と同じであり，針をもって薬に代えうることについて述べた部分，弁証取穴について述べた部分，そして古典と歴代医家の経験について行った考察——これらの内容こそ本書の精髄といえるものである。これらは針灸学科の内容を豊富にしており，針灸医療，科学研究，教学のために参考となる資料を提供したものといえる。

　本書は 4 代にわたる 100 余年の実践経験を基礎としているが，個人の医学知識と臨床経験には限界があり，とりわけ書籍として著す初歩的な試みであることから，誤謬あるいはいたらぬところは避けがたい。読者からのご指摘ならびにご鞭撻を切に乞い，今後の改訂において向上をはかる所存である。

　本書は編集，改訂，校正，転写の過程にあって，王暁風，李春生，呉林鵬，李伝岐，および本院針灸科一同から大きな協力と貴重な意見を賜ったことに対し，ここに謹んで謝意を表す。

李　世　珍

1983年中秋　豫苑にて

凡　例

　1．本書で用いられている補瀉法は，明代の陳会『神応経』中にある捻転補瀉法と同じである。捻転補瀉の時間，角度，速さは，病状および患者の感受性にもとづき決定される。
　一般的にいうと，瀉法の場合は，施術者の判断にもとづく適当な深さに刺入して針感が生じた後に捻瀉を行い，5〜10分に1回，30秒〜3分間の捻瀉（局所取穴の場合は捻瀉時間は短くする）を行う。この捻瀉を2〜3回行い，15〜30分置針して抜針する。局所取穴による局部療法では，瀉法と強刺激を配合する場合もある。
　補法の場合は，やはり施術者の判断にもとづく適当な深さに刺入して針感が生じた後に，連続的に捻補を3〜5分間行い，抜針する。場合によっては捻補を10分間行う（重症の虚証または虚脱患者には，捻補時間を長くする）。補法と弱刺激を配合する場合もある。
　文中の（補）と（瀉）は刺針の補法と瀉法を意味する。また（灸補）と（灸瀉）は施灸の補法と瀉法のことである。これらの（　）付きの文字および（点刺出血）（透天涼）などの（　）付きの文字は，その前に列記された複数の経穴名の全部にかかり，それらの経穴にたいして同じ手法を施すことを示している。
　2．本書で紹介した「焼山火」「透天涼」の両手法は，明代の徐鳳が『針灸大全』金針賦で述べているような複雑なものではない。本書中の焼山火手法は，適切な深さに刺入して針感が生じた後，刺し手の母指と示指の2指を補の方向に向けて捻転し，その後針柄をしっかり捻り（局部の肌肉を緊張させることにより針が深く入るのを防ぐ）下に向けて適度に按圧し，しだいに熱感を生じさせるというものである。また透天涼手法は，適切な深さに刺入して針感が生じた後，刺し手の母指と示指の2指を瀉の方向に向けて捻転し，その後針柄をしっかり捻り（局部の肌肉を緊張させることにより針が抜けるのを防ぐ）上に向けて適度に提針し，しだいに涼感を生じさせるというものである。この種の操作は比較的簡単であり，マスターしやすい。
　3．本書の「補法を用い焼山火を配す」（補，焼山火）とは，捻転補瀉法の補法を用いて捻補した後に，さらに焼山火手法を配すものであり，これにより温補の効果をうることができる。「瀉法を用い焼山火を配す」（瀉，焼山火）とは，捻転補瀉法の瀉法を用いて捻瀉した後に，さらに焼山火手法を配すものであり，これにより温散の効果をうることができる。また「瀉法を用い透天涼を配す」（瀉，透天涼）とは，捻転補瀉法の瀉法を用いて捻瀉した後に，さらに透天涼手法を配すものであり，熱邪を清散する効果をうることができる。
　4．本書で解説した経穴の効能は，ある種の薬物の作用に該当することを示している。いいかえると，ある種の薬物のもつ作用の1つが該当する経穴の効能に相当するということである。しかし各経穴の効能が，その薬物のすべての作用に相当するということではない。［経穴の効能鑑別］の項では，ある共通項で包括される各経穴の個性を比較検証した。各経穴に個有の特

殊作用は, ［効能鑑別］のなかではふれていない。

　5．本書では一部の経穴の針感（針により生じる反応）が, その経穴の位置から離れた部位に向かって走る現象についても紹介している。同現象は, 針を刺入（多くの場合は針尖を伝わらせたい方向に向けて刺入）して局部に針感を生じさせた後に, 術者の母指と示指を補（補法時に用いる）または瀉（瀉法時に用いる）の方向に捻転し針柄をしっかり捻り, 針感を循経によりしだいに遠位部に走らせるという方法により生じさせることができる。少数ではあるが, 針感が循経によらない走りかたをする例もある。ただし『金針賦』に記載がある「之の前を按じて, 気を後ろにせしめ, 之の後を按じて, 気を前にせしめる」という按圧法を配する必要はない。

　6．本書における取穴は, 局部取穴と循経近刺の場合は一側の経穴を取穴するが, 循経取穴と弁証取穴の場合はともに両側の経穴を取穴することを原則としている。［臨床応用］の項では両側を用いるのか左右の一側を用いるのかを提示していない。しかし, やはり両側の経穴を取穴するという原則にもとづいている。また［症例］の項では一側の経穴を用いる場合は, 左なのか右なのかを明記し, 両側を用いる場合は明記しないこととしている。

　7．本書における十四経経脈の病候は, 各経脈の特徴, 循行部位および臨床実践にもとづいたものであるが, あわせて『霊枢』経脈篇の関連する内容を参考にしている。

　8．全身的に作用をおよぼす経穴は, 多くの病証を治療することができる。これはそうした経穴の効能が, 各病証に該当する某病理類型または複数の病理類型を治療できたり, 疾病における特定症状または複数の症状を同時治療できるからである。

　9．『霊枢』邪気臓腑病形篇にある「榮兪は外経を治し, 合は内腑を治す」とは, 陽経の経穴について述べたものである。ただしいくつかの榮兪穴は, けっして経病の治療に限定されるものではない。またいくつかの合穴には腑病を治療する効がないことを指摘しておく。本書は臨床実践にもとづいたものであり, 経文には必ずしも固執していない。

　10．八会穴における一部の会穴の効能は, 必ずしも各穴命名の由来にもとづくものではない。例えば, 臓会穴は必ずしもすべての五臓病を治療できるものではなく, また腑会穴はすべての六腑病を治療できるものでもない。本書ではこの類の経穴について説明を加えている。

　11．本書で引用している『傷寒論』の条文は, 成都中医学院主編の『傷寒論講義』（1964年版）の文字と条文番号にもとづいている。

　12．『霊枢』寿夭剛柔篇では, 「病陰の陰に在る者は, 陰の榮兪を刺す。病陽の陽に在る者は, 陽の合を刺す。病陽の陰に在る者は, 陰の経を刺す。病陰の陽に在る者は, 絡脈を刺す。」という治療法を述べている。しかし, このうちいくつかの経穴の効果については, 実際の臨床には符号しない。

　13．五輸穴は五行の属性を配して臨床に用いられているが, いくつかの経穴の生克関係の応用については牽強附会（こじつけ）があることを認めざるを得ない。したがって本書では臨床の実際に符号しない経穴の属性については, 所属する行性の提示にとどめ, その効用については論述をさけた。

　14．『霊枢』順気一日為四時篇では, 「病臓に在る者は, 之を井に取る。病色に変ずる者は,

之を滎に取る。病時に間し時に甚なる者は，之を輸に取る。病音に変ずる者は，之を経に取る。経満ちて血ある者は，病胃に在り，および飲食節ならざるを以て病を得る者は，之を合に取る。」と述べている。また『難経』六十八難では，「井は心下満を主る，滎は身熱を主る，輸は体重節痛を主る，経は喘咳寒熱を主る，合は逆気して泄するを主る」と述べている。これらのうち一部の経穴の効果は，実際の臨床に符号したものではない。本書ではこれらについては，論述していない。

15．本書で述べた十二経経筋の病候は，各経の経筋の特徴，循行部位，臨床実践にもとづいたものであり，さらに『霊枢』経筋篇のなかの関連する内容を参考にしている。

目　次

前言 …………………………………………………………………………… i
凡例 …………………………………………………………………………… iii

第1章　総論 …………………………………………………………… 1

第1節　経絡と経穴 …………………………………………………… 2
1．経絡の連絡・絡属と経穴との関係 ……………………………… 2
2．経絡の転輸と経穴との関係 ……………………………………… 3
3．経絡の伝導と経穴との関係 ……………………………………… 3
4．経絡の平衡調節と経穴との関係 ………………………………… 4

第2節　経穴効能の検討と応用 ……………………………………… 6
1．経穴の効能を検討する目的 ……………………………………… 6
2．経穴の効能を研究する基礎と条件 ……………………………… 8
3．経穴の効能の臨床応用 …………………………………………… 10

第3節　経穴の主治範囲の一般法則 ………………………………… 13
1．十二経の経穴 ……………………………………………………… 13
2．任督二脈と背部，腹部の経穴 …………………………………… 14
3．所在区（区域性）の経穴 ………………………………………… 15
4．特定穴 ……………………………………………………………… 15

第2章　手太陰肺経 …………………………………………………… 19

概　論 ………………………………………………………………… 20
1．中　府 ……………………………………………………………… 24
2．尺　沢 ……………………………………………………………… 31
3．列　欠 ……………………………………………………………… 38
4．太　淵 ……………………………………………………………… 46
5．少　商 ……………………………………………………………… 54

第3章　手陽明大腸経 ···59

 概　論 ···60
 1．合　谷 ···64
 2．曲　池 ···80
 3．肩　髃 ···92
 4．迎　香 ···99

第4章　足陽明胃経 ···105

 概　論 ··106
 1．承　泣 ··110
 2．頰　車 ··115
 3．下　関 ··121
 4．梁　門 ··128
 5．天　枢 ··136
 6．帰　来 ··147
 7．足三里 ··154
 8．上巨虚 ··170
 9．豊　隆 ··179
 10．解　谿 ···191
 11．内　庭 ···199

第5章　足太陰脾経 ···209

 概　論 ··210
 1．太　白 ··214
 2．公　孫 ··221
 3．三陰交 ··229
 4．陰陵泉 ··243
 5．血　海 ··257

第6章　手少陰心経 ···263

 概　論 ··264
 1．通　里 ··268

- 2．神　門 ……………………………………………………………………… 276

第7章　手太陽小腸経 ……………………………287

- 概　論 ………………………………………………………………………… 288
- 1．少　沢 ……………………………………………………………………… 292
- 2．後　谿 ……………………………………………………………………… 297

第8章　足太陽膀胱経 ……………………………305

- 概　論 ………………………………………………………………………… 306
- 1．睛　明 ……………………………………………………………………… 311
- 2．攢　竹 ……………………………………………………………………… 317
- 3．大　杼 ……………………………………………………………………… 323
- 4．風　門 ……………………………………………………………………… 331
- 5．肺　兪 ……………………………………………………………………… 338
- 6．心　兪 ……………………………………………………………………… 346
- 7．膈　兪 ……………………………………………………………………… 356
- 8．肝　兪 ……………………………………………………………………… 363
- 9．脾　兪 ……………………………………………………………………… 370
- 10．胃　兪 ……………………………………………………………………… 379
- 11．腎　兪 ……………………………………………………………………… 386
- 12．大腸兪 ……………………………………………………………………… 397
- 13．次　髎 ……………………………………………………………………… 406
- 14．委　中 ……………………………………………………………………… 412
- 15．承　山 ……………………………………………………………………… 419
- 16．崑　崙 ……………………………………………………………………… 425

第9章　足少陰腎経 ………………………………431

- 概　論 ………………………………………………………………………… 432
- 1．湧　泉 ……………………………………………………………………… 436
- 2．太　谿 ……………………………………………………………………… 442
- 3．復　溜 ……………………………………………………………………… 451

第10章　手厥陰心包経 ………………………………………463

概　論 …………………………………………………………464
1．曲　沢 ………………………………………………………467
2．間　使 ………………………………………………………474
3．内　関 ………………………………………………………483
4．大　陵 ………………………………………………………492

第11章　手少陽三焦経 ………………………………………501

概　論 …………………………………………………………502
1．中　渚 ………………………………………………………506
2．外　関 ………………………………………………………512
3．支　溝 ………………………………………………………520
4．翳　風 ………………………………………………………527

第12章　足少陽胆経 …………………………………………535

概　論 …………………………………………………………536
1．聴　会 ………………………………………………………541
2．風　池 ………………………………………………………548
3．環　跳 ………………………………………………………558
4．風　市 ………………………………………………………566
5．陽陵泉 ………………………………………………………571
6．懸　鐘 ………………………………………………………579
7．丘　墟 ………………………………………………………585

第13章　足厥陰肝経 …………………………………………593

概　論 …………………………………………………………594
1．行　間 ………………………………………………………598
2．太　衝 ………………………………………………………606
3．章　門 ………………………………………………………619
4．期　門 ………………………………………………………624

第14章　任　脈 ………………………………631

概　論 ………………………………632
1. 中　極 …………………………635
2. 関　元 …………………………647
3. 気　海 …………………………661
4. 神　闕 …………………………670
5. 下　脘 …………………………680
6. 中　脘 …………………………687
7. 上　脘 …………………………697
8. 膻　中 …………………………706
9. 天　突 …………………………712
10. 廉　泉 …………………………719

第15章　督　脈 ………………………………727

概　論 ………………………………728
1. 長　強 …………………………731
2. 命　門 …………………………737
3. 大　椎 …………………………745
4. 瘂　門 …………………………753
5. 百　会 …………………………759
6. 人　中 …………………………769

第16章　経外奇穴 ……………………………777

概　論 ………………………………778
1. 手十二井穴 ……………………779
2. 膝　眼 …………………………788
3. 太　陽 …………………………795

湯液処方と針灸処方の対照表 …………………802
病名索引 …………………………………………804
湯液処方索引 ……………………………………809
訳者あとがき ……………………………………811

第1章　総　論

第1章　総　論

第1節　経絡と経穴

　針灸による治療は，薬物治療など，そのほかの中医臨床各科の治療と同様に臓腑，経絡，陰陽，五行，四診，八綱などの伝統医学理論に依拠している。そのなかでも重要なのが，経絡学説である。歴代の医家は，経穴を基礎にして経絡学説を発展させ，また経絡学説を指針として，経穴の内容を充実させてきた。

　経絡と経穴には密接な関係がある。経絡とは，人体の気血を運行させ，各臓腑を連絡，また内外を通じさせ，上下を貫通させる経路である。また経穴とは，臓腑，経絡の気が体表に輸注，交会している部位である。

　また，経絡と経穴は，中医学の生理観，病理観，および治療方法における重要な要素である。とりわけ，とくに針灸においては治療の基礎となっている。すなわち，針灸による治療とは，経穴に針灸を施すことにより，主として経絡の作用を通じて，治療効果を生じさせるということである。

1．経絡の連絡・絡属と経穴との関係

　人体とは，全体として1つのまとまりをもった有機体である。そして有機体としての人体を循行する各経脈には，すべて一定の分布部位がある。各臓腑と所定の経絡とは絡属関係があり，経絡は各組織，器官，臓腑を緊密に連絡させている。また経絡は，主として人体の内外，上下，左右，表裏も連絡させている。経気の循行，伝注，栄養の転輸，気血の運行，反応の伝導，平衡の調節などの機能は，すべてこうした経絡の連絡・絡属を基礎としている。

　疾病の発生・発展の過程では，臓病は腑に影響し，腑病は臓に影響することがある。例えば，腎陽不足，命門火衰は，膀胱の気化機能に影響をあたえて，頻尿，尿急，尿閉などの症状をひきおこすことがある。また，脾陽不振のために運化機能が悪くなると，胃の受納と腐熟機能に影響して，反胃，嘔吐，腹脹，食欲不振などをひきおこすことがある。逆に，腑が臓に影響することもある。例えば，胃の機能失調が脾の運化機能に影響すると，腹脹，泄瀉，消化不良などがおこる場合がある。さらに六経の伝変，併病，合病などもある。これらはすべて経絡の絡属という視点からとらえることができる。『傷寒論』で運用されている六経弁証の法則もまた，経絡の連係・絡属の作用を基礎としている。太陽病の頭痛，項部のこわばり，また少陽病の脇痛，耳聾などは，すべて経絡の循行部位にもとづいて確定されたものである。

治療面から臓と腑の関係をみてみよう。例えば，腎陽を温補する作用のある経穴を取り，膀胱の気化機能の失調による病証を治癒させたり，脾陽を温補する作用のある経穴を取り，胃の受納・腐熟機能の失調による病証を治癒させるという方法がある。また足太陽膀胱経の崑崙穴を瀉して，太陽病の頭痛や項部の強ばりを治癒させたり，足少陽胆経の丘墟穴を瀉して，少陽病の脇痛や耳聾を治癒させるという方法もある。ほかにも循経取穴や上病取下(上の病は下に取る)，下病取上(下の病は上に取る)，左病取右(左の病は右に取る)，右病取左(右の病は左に取る)などの取穴法がある。これらの治療は，人体の組織，器官，臓腑を連係・絡属させている経絡という通路を借りることにより，効果を得るという方法である。

2. 経絡の転輸と経穴との関係

経絡とは，気血が運行する通路である。健康な人の場合，陰平陽秘の状態にあり，気血は旺盛で臓器は濡養されている。こうした状態は，経絡が栄養物質を全身の各部に輸送することにより，全身の組織，器官の機能が正常に営まれることによって保たれている。すなわち，この栄養物質を輸送するという経絡の作用によって，手は血を得ることができ，こぶしを握れる。また同様に足は血を得ることで歩くことができ，まだ肝が血をうけることにより目は対象を見ることができる。そのほか，五臓の蔵精，六腑の伝化および皮膚の色沢，毛髪の栄枯なども，すべて栄養を転輸するという経絡の作用に影響されているのである。

栄養物質を転輸するという経絡の機能が停滞すると，どのような身体症状が現れるのか，いくつか例をあげてみる。疾病が発生・発展し，その過程のなかで経絡が阻滞し，気血の運行が悪くなると，肢体の麻木，疼痛，無力または肌肉萎縮，毛髪不栄などがおこる。肝血が不足して目に栄養分を供給できなくなると夜盲症がおこり，また腎陰不足では目の乾き，咽頭の乾きがおこる。ほかにも血が筋を順調に滋養できないと肢節無力などがおこる。

上記の症状を改善するには，どのような治療を施せばよいのか。例えば，経絡の通りをよくする作用をもつ経穴を取り，栄養を転輸する経絡の通りをスムーズにすれば，肢体の麻木，疼痛，無力，肌肉萎縮，毛髪不栄などは治癒する。また肝血を補益する作用をもつ経穴を取り，補法を施せば夜盲症は治癒するし，腎陰を補益する作用をもつ経穴を取り，補法を施せば咽頭の乾きや目の乾きは治癒する。また陰血を補益する作用をもつ経穴を取り，補法を施せば貧血は治癒する。これらは栄養を転輸する経絡の状態を改善することにより，症状を治癒させる手法である。

3. 経絡の伝導と経穴との関係

経絡の相互連絡，経気の機能活動は，経絡の伝導作用を基礎として営まれている。人体が正常な状態に保たれていれば，体表が外界の刺激を感受すると，経絡の伝導作用によって内臓も反応し，逆に内臓の機能活動は，経絡の伝導を通じて体表にも反応する。人体の外邪に対する防御能力や，自然界の各種環境の変化への適応なども，反応を伝導させるという経絡の作用に

よってもたらされるのである。

　疾病が発生・発展したとき，その病が臓腑にあれば，体表の相応する部位に特殊な感覚や反応物(圧痛点，過敏点，放散性疼痛，または結節や索状反応物など)が現れる。これについて『素問』臓気法時論篇では，「肝病む者は，両脇の下痛み少腹に引き，人をして善く怒らしむる」，「心病む者は，胸中痛み，脇支満し，脇下痛み，膺背肩甲間痛み，両臂内痛む」と述べており，また『霊枢』邪気臓腑病形篇では，「小腸病む者は，小腹痛み，……当に耳前熱す」と述べている。肝胆火旺の循経上擾による耳鳴り，耳聾または中耳炎，あるいは虫垂炎に現れやすい上巨虚部の著明な圧痛反応など，これらすべては経絡を通じて反応が体表に現れたものなのである。さらに体表の病変が，臓腑に伝わる場合もある。例えば，疔毒帰心などは，表から裏へ，つまり体表から内臓に向かって反応が伝導したものである。

　経絡の伝導作用と経穴の関係を，治療面からみてみる。例えば，上巨虚は虫垂炎を治療し，神門は疔毒帰心を治療し，足厥陰肝経の太衝に刺針すると肝病を治療することができる。こうした経穴の有する治療効果は，表から裏へと伝導させる経絡の作用を通じて生じるものである。丘墟穴に針で瀉法を施し，痠脹感が循経により上行して耳部に達すると，耳病を治癒させることができる。また内庭穴に針で瀉法を施し，痠脹感が循経により上行して咽頭部や歯に達すると，咽頭痛や歯痛を治癒させることができる。これは体表のある部位から体表の別の部位に伝導させる経絡の作用を利用して，効果を得る治療法である。

　気機が悪くなっておこる気滞血瘀，気血失調などの病証は，経絡の阻滞が伝導に影響しておこるものである。このような場合，関連する経穴に針または灸による治療を施して経絡を通じさせ，経絡の機能を改善させれば気機はよくなり気血は調和する。また人中，湧泉，十宣の開竅啓閉の作用も，経絡の伝導作用によりおこるものである。

4．経絡の平衡調節と経穴との関係

　経絡には調節作用がある。これにより臓腑組織間の相対的な平衡，内外の協調，陰平陽秘を保持させることができるのである。また臓腑間の生理機能の相互依存・相互制約の保持も，経絡の調整作用によってなされるのである。臓腑，肢体，五官などは共同して全体的・有機的な活動を行っており，人体の内外，上下，左右の有機的な統一性と協調性は，主として平衡を調節するという経絡の作用によって保たれているのである。

　疾病が発生し，その疾病の発展と転帰の過程のなかで，ある因子により特定部位の経絡の生理機能に異常が生じた場合には，別の部分の経絡がこれを調節する。また，そうした経絡の調節の悪化により，心腎不交，脾虚及肺，心脾不足，肝乗脾土などの病理的な変化がおこると，臓腑相互間の太過または不及および上下，昇降失調などの病理的な変化が出現する。次に例をあげる。

　　例1：肝は昇発を主っているが，「昇」が太過となって肝陽が上亢すると，頭痛，眩暈，面赤，耳聾などがおこる。
　　例2：脾気は「昇」を主っているが，気虚のために「昇」の不及が生じると，頭痛，眩暈が

おこる。

例3：肺は粛降を主っているが、「降」が不及となると、咳嗽、喘息がおこる。また粛降が太過となると、呼吸促迫や気虚下陥がおこる。

例4：胃は「降」を主っているが、「降」できなくて「昇」となると、悪心、嘔吐、食欲不振、しゃっくりなどがおこる。

例5：上が下を制御できず気虚下陥になると、子宮脱、脱肛、遺尿などがおこり、下が上を制御できず腎不納気になると、呼多吸少となったり、動くと気喘がおこる。

　経絡の調整による治療の例をあげてみる。例えば、足三里、公孫を瀉すと和胃降逆の作用があり、百会、太衝または行間を瀉すと平肝潜陽の作用がある。また気海、太谿を補すと補腎納気の作用があり、百会、合谷、足三里を補すと下陥している気を昇提させる作用があり、復溜を補して神門を瀉すと心腎を交通させる作用がある。ほかにも口眼歪斜、半身不随の治療として、健側の経穴に刺針することで治癒した例がある。これらの治療はすべて、平衡を調節するという経絡の作用を通じて、効果を生じさせているのである。針灸によって不足を補い有余を瀉す、すなわち「虚なる者は之を補い、実なる者は之を瀉す」という定理は、経絡の平衡調整を具体的な手法として示したものである。

　このように経穴のもつ補気、養血、補腎、平肝といった幅広い治療作用は、主として経絡の連係・絡属を基礎とし、経絡の通暢、経気の増強を通じて経絡の転輸、調節、伝導を改善することにより生じるものである。また経穴のもつ二面的な調整作用もこれにより生じるものである。例えば、神門には補心と清心の作用があり、三陰交には養血と破血の作用がある。さらに足三里には通便と止瀉の作用がある。こうした二面的な作用は、経穴自体に先験的に備わっている場合もあるが、補瀉手技によって顕在化する場合もある。

　経絡の生理機能とは、すなわち経絡の気化作用である。経絡のもつ転輸、伝導、調節などの機能は、事実上は経気の作用である。したがって、経穴に針灸を施すことで得られる効果は、経気の作用により生じるものととらえることができる。経絡は経気に依存することによって、その生理機能を正常に保つことができ、経気もまた経絡の通暢に依存することによって、その作用が増補されている。経気の運行が悪くなると、経絡に病理的な変化が生じ、経絡の阻滞はまた経気の機能に影響をおよぼす。したがって、経絡の通暢を重視し、さらに経気の改善と調整に注意して針灸治療を行う必要がある。

　経気とは、経絡の気のことであり、臓腑の気にその源を発している。経絡が正常な生理活動を営むための動力となるのが、経気である。また経気の虚実は、臓腑の盛衰を決定する。このように経絡と臓腑とのあいだには、標と本の関係があり、両者を分けて考えることはできない。経絡の病変は臓腑に影響するし、臓腑の病変はまた経絡上に反映する。したがって、臓腑経絡学説にもとづいて疾病の分析、疾病の診断を行うことにより、適切な選穴が可能となり、疾病を治癒させることができる。『霊枢』経別篇では「夫れ十二経脈は、人の生ずる所以、病の成る所以、人の治する所以、病のおこる所以」と述べており、また『霊枢』経脈篇では「経脈は能く死生を決し、百病を処し、虚実を調うる所以なり。通ぜざるべからず。」と述べている。これらは生理、病理、診断、そして予防と治療面に、経絡学説を応用することの重要性を概括

したものである。経絡学説は，針灸学の理論的核心であり，経絡を把握することが針灸選穴の前提となっている。

第2節　経穴効能の検討と応用

経穴の効能についての認識は，長期にわたる膨大な医療実践を通じて獲得されたものである。今日，明らかにされている経穴効能は，歴代の医家たちが，医療実践を通じて得た認識にもとづき，理論的に検討するという作業を積み重ねて，構築したものである。したがって，経穴の効能，およびその治病メカニズムについては，すでに一定の共通の認識がなされているといえる。しかし，現在もなお経穴効能についての検討・研究は継続されており，今後の研究の深化により，いっそう明確な理論の提出が期待されている。

1. 経穴の効能を検討する目的

経穴には，針灸の刺激をうけいれる，病痛(病候)が反応する，疾病を防治(予防と治療)するという3つの特性がある。

ただし，病候のすべてが経穴に反応する（現れる）ということではない。経穴上に現れる異常現象は，全身の証候の一部分にしかすぎない。また針灸治療の刺激をうけいれるという経穴の特性に関連していうと，圧痛点または自発痛点の選穴は，選穴法の1つにすぎず，針灸選穴のすべてではない。経穴の反応点をただの刺激点と位置づけたり，反応点だけを頼りにして経穴を探したりする方法は，一面的なやりかたである。また病証に対して圧痛点(反応点)だけを取穴するという方法，すなわち阿是穴療法は，針灸治療を初級段階で停滞させてしまう危険性がある。

例えば，過敏点(反応点)に取穴する場合では，その反応点は刺激点である。しかし，患者に特殊な反応点のみられない場合には，経穴の主治にもとづいて治療を行わなければならない。この場合，刺激点に反応変化はともなわない。次に例をあげる。肺結核で肺兪に反応点があれば肺兪穴に刺針し，また虫垂炎で上巨虚に反応点があれば上巨虚に刺針するとよい。しかし反応点や過敏点が肺兪や上巨虚にない場合でも，その証候にもとづいて肺兪や上巨虚を取穴し治療することができる。以上からわかるように，針灸治療の取穴においては，すべてが痛点(反応点)に依拠するというものではなく，必ず全身の証候を総合的に診察し，全体的に治療を行わなければならない。

経穴(刺激点)──→経絡──→臓腑，臓腑──→経絡──→経穴(反応点)，これは内から外への，また

外から内への反応の通路である。反応点としての経穴は弁証の過程で運用することができ，刺激点としての経穴は施治の過程で運用することができる。

　今後は，疾病の予防と治療という，もう1つの経穴の基本的な特性について，多くの専門家が共同して検討・研究を進展させ，経穴の運用範囲をさらに拡大していく必要がある。

　経穴とは，臓腑・経絡の生理機能を増強させる体表の刺激点であり，また人体の病理的な変化を改善する体表の刺激点でもある。そうした経穴の効能を検討していくうえでの最大の目的は，経穴を用いた治療の疾病に対する効果や体内に対する影響を知ることであり，それを通じて臨機応変に経穴を運用することである。「某経穴が某疾病を治す」というような固定処方をつくり，機械的に選穴・配穴を行うという認識では，本来の経穴効能の研究テーマからはずれてしまうのである。

　歴代の医家は，経穴の作用および臨床応用について，非常に多くの貴重な経験を蓄積している。例えば「病，陰の陰にある者は，陰の榮輸に刺す」，「臓を治す者は，その兪を治す」，「肚腹三里に留める」などである。こうした先人の経験は，今日の臨床においても大きな指針となるものである。しかし，ただ機械的に先人の経験を運用したり，某穴が某病を治すとか，某病にはどの経穴を配穴するといった処方を丸暗記して，ある意味で教条的に選穴や配穴を行えば，その治療は源のない水・根のない木となってしまうであろう。そうした治療法では臨床に際して制約をうけてしまうし，とりわけ複雑な病証に遭遇したり，なかなか治療効果があがらない病証に対しては，往々にして策がなくなってしまう。また治療に際しても正確に取穴することはできないし，治証も明らかでなくなり，病の軽重についても，その根拠を問うことができなくなるのである。以下に，そうした例をあげてみる。

　例1：針灸で腰背痛や頭痛を治療する場合は，その病因，病機，疼痛の特徴および徴候などにもとづき，四診八綱を運用し，弁証施治を行い，経穴を選穴しなければならない。「腰背委中に求める」とか「頭項列欠を尋ねる」といった先人の言葉だけに頼り，病理類型や弁証を行わず，腰痛，背痛，腰背部の疾患にはすべて委中を取穴するとか，頭痛や片頭痛にはすべて列欠を取穴するといった一面的な治療を施しても，十分な治療効果は得られないだろう。

　例2：ある人は急性腸梗塞の治療処方を次のように規定している。

　常用穴：天枢，関元，上巨虚，下巨虚。

　予備穴：腹痛には中脘，合谷，大腸兪，次髎，脾兪から選んで加え，嘔吐には足三里，内関を加え，便秘には大腸兪を加える。

　この治療処方についてみてみよう。本来，大腸の募穴，小腸の募穴，大腸の下合穴，小腸の下合穴を配穴すると，通腸開結，積滞を消導させる作用があり，これらの経穴により，嘔吐，腹痛，便秘などの主な症状はおのずと治癒するので，さらに予備穴を加える必要はない。服薬後の嘔吐を予防するということであれば，内関は必要となる。本病の主な問題点は腸の内容物の通過障害にあり，腸腑の気機が通じないために腹痛がおこり，気滞により腹脹がおこり，気逆により嘔吐がおこり，大腸の閉塞により便秘がおこっているのである。この4大症状の改善は，主として嘔吐，腹痛，排気，排便の状況により決まり，これらは証候からき

り離してはならない。
　上述の処方・配穴は弁証取穴の原則に反するものであり，治療に際して正確な取穴がなされていないという具体的な例である。
例3：小便を通利させる経穴は多くあるが，選穴が正しくないと反作用がおこることがある。
　例えば，中極，関元，腎兪，陰陵泉には，すべて小便を通利させる作用がある。ここで注意すべきは，小便を通利させる作用のメカニズムは，各経穴によってそれぞれ異なるということである。中極は気化を増強し水道を開くことにより小便を通利し，腎兪は腎気を補って気化を増強することにより小便を通利する。また陰陵泉は運化を助け水湿をめぐらすことにより小便を通利し，関元は元陽を壮じて気化を助けることにより小便を通利する。そうしたこれらの作用を決定しているのが各経穴の特性である。すなわち，中極は膀胱の募穴であり，腎兪は背部にて足少陰腎経の経気が輸注している経穴であり，陰陵泉は足太陰脾経の合水穴であり，関元は小腸の募穴であり壮陽の要穴である，といった特性が各経穴の作用を決定しているのである。こうした点をかんがみて，小便を通利させる経穴処方の適切な例をあげると，次のようになる。腎陽不足で膀胱が化気できないためにおこる小便不利には，関元（補）または腎兪（補，灸）が適切である。もし中極（瀉）により小便の通利をはかろうとすれば反って小便不利は悪化する。また膀胱湿熱の閉塞によりおこる小便不利には，中極（瀉）により湿熱の清利，小便の通利をはかるとよい。これに関元または中極（補）を用いると，湿熱の閉塞が増悪し，小便はいっそう不利となる。

2．経穴の効能を研究する基礎と条件

　経穴は，経脈の循行している通路上にあり，また臓腑・経絡の気が輸注している位置にある。経絡が内外を連絡させているため，経絡と密接な関係をもつ経穴が，人体の臓腑，組織，器官などと関連しているのである。したがって，経穴の効能を研究する場合には，臓腑経絡学説を理論上の基礎におき，経穴部位と特定穴を治療上の根拠とし，また刺針補瀉，艾灸，瀉血などの方法を治療上の条件として弁証施治を行い，それを通じて臨床効果を追及する必要がある。これは各経穴の有する効能の正確性を検証する，最善の方法である。上記を踏まえて，主要経穴の有する効能を，理論的に検証した例を，以下にあげてみる。

例1：合谷
　手陽明経脈と経別は，頭顔面部に循行している。本穴の針感は，手陽明経に沿って口，鼻，顔面，歯などの部位に到達する。またこれらの部位の病証には，風熱，風寒，熱邪鬱結によりおこるものが多い。合谷は手陽明大腸経の原穴であり，肺と大腸とは表裏の関係にある。したがって本穴には，去風散邪，陽明経の邪熱の清散，頭顔面部の諸竅の熱邪を清瀉する効能がある。

例2：神門
　神門の効能については，その所属経脈，五行の所属，また経脈の相互連絡や手技における補瀉法といった多面的な要素から検討する必要がある。神門は手少陰心経の兪穴であり，手

少陰心経の原穴・子穴であり，五行では土に属している。これを説明すると，以下のようになる。心は血脈を主り，神明を主っており，五行では火に属している。先述したとおり本穴は五行では土に属しており，火は土を生じるので，本穴は手少陰心経の子穴となるのである。また陰経では兪穴を原穴としているので，本穴は手少陰心経の原穴とも位置づけられるのである。原穴には補の作用と瀉の作用があり，補法を施すと心気を補い，心血を養い，心神を安じる効能をもたらす。また実なる者はその子を瀉すという法則にしたがい，瀉法を施すと心火を清し，心神を寧じ，心絡を通じる効能をもたらす。

また手少陰，手太陽，足太陰，足少陰の各経脈と足陽明，手太陰，足厥陰，足太陰，足少陽の各経別の循行およびその相互連絡にもとづき，心と肺，脾，腎，肝，胆，胃，小腸の各臓腑とは密接な関係をもつ。そのため，例えば，心脾両虚，心腎不交，心肝血虚，心胆気虚，心肺気虚および「胃和せざれば則ち臥すること安らかならず」などの病証は，すべて心の原穴・子穴である神門を取って施治することができるのである。

例3：神闕の灸

神闕のもつ下元の温補，中陽の鼓舞，回陽固脱，逐冷散結，血脈の温通などの効能は，その所在部位，また治療において用いる灸の作用と切り離して考えることはできない。神闕は臍に位置し，臍は大腹の中央にあり，「五臓六腑の本，衝脈循行の地，元気帰蔵の根」といわれている。つまり中焦と下焦のあいだにあり，臍下腎間の動気するところに位置しているのである。神闕を用いて治療を行う場合，灸法を施すと効果的であるが，その際には艾葉を使用する。艾葉は温熟熱を生じ，純陽の性があり，十二経を通じ，温中，逐冷の効能にたけている。そのため血中の気や気中の滞りをめぐらすなどの効能がある。神闕はこの艾の燃焼による温熱の力を借りて，皮膚を浸透して深部に伝わり，上述した効能を生じる。

例4：曲沢の瀉血

曲沢には，涼血解毒，開竅啓閉，鬱熱の消散，行血去瘀などの効能がある。これは本穴が心包絡経の経穴であることによって生じるものである。心は血脈を主り，神明を主っており，五行では火に属している。心包はその外を保護しており，心に代わって邪をうけて病むという特徴がある。そのため，「故に諸邪，心に在る者は，皆心の包絡に在る」といわれている。「宛陳なるは則ち之を除く」，「泄血開閉（血を泄し閉を開く）」，「その血を泄してその鬱熱を散じる」という治療原則，治病メカニズムにもとづき，曲沢を用いて瀉血すると，心，心包，血と血行に対して一定の作用をもたらす。例えば，気滞血瘀の病証がある場合，曲沢を用いて瀉血すると，行血散瘀の効能が生じる。それによって血瘀が散じて絡脈が通じるようになると，疼痛はおのずと消失する。このことから曲沢には行血去瘀，通絡止痛の効能があることがわかる。また「諸熱瞀瘛，皆火に属す」，「諸躁狂越，皆火に属す」といわれているが，瀉血すると散熱でき，散熱により心火を清することができ，心火が清熱されれば心神はおのずと安らかになる。このことから曲沢を用いて瀉血すると，清心安神，散熱除煩の効能が生じることがわかる。

3．経穴の効能の臨床応用

経穴の効能を把握すると，その応用範囲は大きく広がる。それによって選穴や配穴は精巧なものとなり，弁証取穴はより適切となる。

1．経穴効能の把握により，その応用範囲を広げる

投薬と針灸とでは治病の手段は異なるが，体内の矛盾を解決することにより疾病を治癒させるという点では共通している。経穴を認識し，その効能を分析する際には，薬物に対する認識や分析と同様に，その効能や人体への影響を明確化していく必要がある。それによってはじめて，経穴を広く臨床に運用することができるのである。経穴の効能の臨床応用例を，以下に掲げる。

例1：太衝

太衝には，疏肝解鬱，理気散滞の効能がある。そのため肝気鬱滞，肝気横逆，肝乗脾土，肝気犯胃，肝胆失和，気滞血瘀などによりおこる胃痛，脇痛，泄瀉，痛経，月経不順などの症状は，本穴を瀉すことにより，その「本」を治すことができる。太衝にはまた平肝瀉火，熄風潜陽の効能がある。そのため肝陽上亢，肝火上炎，肝風内動などの病証は，本穴を瀉すことにより，その「因」を治すことができる。

例2：復溜

復溜に補法を施すと，滋陰補腎の効能が生じる。腎陰不足により水不涵木となりおこる肝陽上亢，または水が上承しないためにおこる心腎不交，子盗母気による肺陰損傷など，これらによりおこる病変は，本穴を補すことによってその「本」を治すことができる。

例3：三陰交

三陰交には活血去瘀の効能がある。瘀血による病証または随伴症の治療では，すべて本穴を取り瀉法を施すとよい。本穴にはまた養血の効能がある。血虚による病証または随伴症の治療では，すべて本穴を取り補法を施すとよい。

このように経穴の効能を把握していると，その臨床に応用できる範囲はいっそう広いものとなる。

2．経穴効能の把握により，精密な選穴・配穴を実現する

用穴のポイントは「精」にあり，「多」ではない。すなわち，多くの経穴を取ることよりも，精密な配穴を心掛けることが治療効果を高めるポイントなのである。そして経穴の効能の明確な認識があってはじめて，「少にして精」という選穴・配穴が可能となる。

例えば，腎陰不足，肝陽上亢による眩暈の患者の針治療について述べる。同病において現れる症状は，頭暈，目眩，頭痛，耳鳴り，腰部のだるい痛みなどである。これらの症状の局所治療では，頭暈と頭痛には風池，百会への刺針，耳鳴りには聴会を加え，腰痛には腎兪，大腸兪を用いるといった処方がなされる。しかしこれでは，取穴は多いものの，決して満足のいく効果は得られない。この場合には育陰熄風潜陽の法を用い，復溜（補），太衝（瀉）により弁証

治療を行うと，取穴は少ないがかえってよい効果を収めることができる。
　経穴の配穴は，湯液方剤の処方構成と同様に，非常に厳密なものである。針灸の場合は，経穴の効能をしっかり把握することにより，はじめて精密な配穴による処方構成が可能となる。次に例をいくつか紹介する。

　　例１：神門（瀉）には心火を清する作用があり，復溜（補）には滋陰補腎の作用がある。この２穴を配穴すると滋陰清火，心腎を交通させる作用が生じ，陰虚火旺，心腎不交の証に適応する。
　　例２：合谷（補）には補気の作用があり，三陰交（補）には養血の作用がある。この２穴を配穴すると気血を補益する作用が生じ，気血両虚の証に適応する。
　　例３：関元（補）には命門の火を強壮する作用があり，腎兪（補）には補腎壮腰の作用がある。また太谿（補）には腎気を補う作用がある。この３穴を配穴すると腎陽の温補，壮腰益髄の作用が生じる。
　　例４：陰維脈に通じている内関を瀉すと理気和胃の作用があり，衝脈に通じている公孫を瀉すと通腸，和胃，降逆の作用がある。この２穴を配穴すると理気降逆，和胃通腸，上下を宣通する作用が生じる。

　湯液の方剤は，薬物の組成により構成される。一方経穴は，配穴により，同様に精密な処方が構成される。各経穴にはそれぞれ固有の特性があり，配穴の妙味もそこにある。そのため経穴による処方では，ときに薬物処方では得ることができない効果を生じさせることができる。また針灸による治療では，そのほかの中医臨床各科における治療と同じく，病証に対応した配穴法が確定されている。次に例を紹介する。

　　例１：中気不足，気虚下陥の証には，合谷，足三里，百会（補）により中気を補益する。同効果は，湯液における補中益気湯の効に類似している。
　　例２：陽明気分の熱盛には，合谷，内庭（瀉）により陽明の熱を清熱する。同効果は湯液における白虎湯の効に類似している。
　　例３：痰湿内阻，風痰上擾には，陰陵泉（補），豊隆，百会（瀉）により去湿，化痰，熄風をはかる。同効果は湯液における半夏白朮天麻湯の効に類似している。
　　例４：陰虚火旺，心腎不交には，神門（瀉），復溜（補）により滋陰清火，心腎の交通をはかる。同効果は湯液における黄連阿膠湯の効に類似している。
　　例５：腎陽虚衰には，関元，復溜，腎兪（補）にて腎陽の温補をはかる。同効果は湯液における金匱腎気丸の効に類似している。

3．経穴効能の把握と，弁証取穴の正確さ

　中医学における治病の精髄は，弁証施治という方法論に求められる。弁証施治においては１つの病証に対して，まず四診八綱にもとづいてどの類型の病証なのかを鑑別し，次に鑑別された病理類型にもとづいて選穴し処方を構成する。弁証が正確であっても用穴が不適切であれば，予期した効果をあげることはできない。言い換えれば，経穴の効能を把握していなければ，証にもとづいた選穴はできないということである。以下に針灸による弁証施治の例をあげる。

例1：慢性結膜炎
　　2年余り慢性結膜炎を患っている患者に温中散寒の法を用い，5回の針灸治療で治癒した。
　　同患者は急性結膜炎を生じた際の失治・誤治により病を慢性化させてしまっていた。長期にわたり寒涼剤を服用したために，寒が中焦に滞って脾胃を損傷し，真火が昇らず浮火が降りなくなって病が慢性化していたのである。温中散寒の法として，上脘，中脘（瀉，灸）により中焦の寒邪の温散をはかった。その結果，寒邪を消散，真火を上昇，浮火を下降させることができ，眼疾患は治癒した。また同時に患っていた胃痛，腹泄，消化不良などの脾胃虚寒の証も治癒した。

例2：熱痺
　　関節の腫痛，あるいは関節部の発赤・腫脹・発熱・疼痛があり，疼痛は冷やすと緩和するが，局所は痛くて触れない，また屈伸不利による運動制限がある。胃脘部につかえがあり，食欲不振，小便黄，便秘または大便溏薄をともない，口渇はあるが飲みたがらない，舌苔は黄膩，脈は濡数または滑数。ある場合は悪寒，発熱，口渇，口苦などの症状をともなう。
　　以上のような症状についてみてみる。これは湿熱が関節部に留滞しており，経絡を阻滞させて気血の運行が悪くなることにより，関節部の発赤・腫脹・発熱・疼痛，屈伸不利がおこったものである。また湿熱が中焦に内蘊すると胃脘部のつかえ，食欲不振，便秘または大便溏薄がおこる。湿熱が下注すると小便は黄色くなる。この舌苔と脈象は，ともに湿熱の象である。また悪寒，発熱，口渇，口苦などをともなう場合は，病状が増悪している現れか，または表証をともなっている現れである。
　　治療にあたっては，弁証取穴にもとづき陰陵泉，合谷（または曲池）（瀉）により清熱利湿をはかるとよい。胃腸の症状が顕著な場合は，足三里（瀉）にて和胃暢中をはかる。熱が湿より強い場合は，曲池に透天涼を施す。血分の症状をともなう場合は，三陰交（瀉）を加えて活血通絡をはかる。胃熱の症状が顕著な場合は，内庭または解谿（瀉）を加えて胃火を清降させる。小便の色が濃く排尿が悪い場合は，中極（瀉または透天涼を施す）を加えて小便を清利する。このような弁証取穴による治療は，局所治療よりも効果的で，病をより容易に根治させることができる。

　このように経穴効能を把握することは，治療効果を向上させる鍵である。また，先述したとおり経穴効能の研究は，臓腑経絡学説を基礎とし，経穴の特徴および臨床と関連させて行う必要がある。最後に繰り返し強調しておくが，経穴の効能を研究する目的は，経穴の特性を把握することによって，弁証取穴を実施すること，臨床において経穴の応用範囲を広げることにある。

第3節　経穴の主治範囲の一般法則

　経穴の主治病証，すなわち，さまざまな病証を治療する際に，どの経穴を主として用いるかを正確に把握することは，複雑かつ困難な課題とされている。経穴の主治範囲の一般法則を把握することは，この問題の解決に1つの方向性を提示するものである。
　全身の経穴の主治範囲には，総じて普遍性，定位性（特定性），特異性という3つの要点がある。
普遍性：すべての経穴は，それが所在する部位の局部病変を治療することができる。
定位性：手足の肘膝より先に所在する経穴は，それが所在する部位の局部病変を治療する以外の効能をもつ。具体的にいうと，陽経の経穴は本経の経脈が循行する通路上の病証，器官の病，本腑病（陽明経の経穴の多くは，その本腑病を主治する）を主治し，陰経の経穴はさらに本経病，本臓病，気化病，本臓と関係のある臓腑器官の病を主治する。
特異性：任脈，督脈上と背部や腹部の一部に所在する経穴は，それが所在する部位の局部の病変を主治すると同時に，全身性の病を主治する作用を有する。
　次に主治範囲の一般法則について，経絡，区域，特定穴に分けて述べる。

1．十二経の経穴

　ここでは主として，手足三陰三陽経の肘膝より先の経穴を指している。

1．手三陰経

1）手太陰肺経の経穴には，呼吸器系疾患を治療する効能を有するものが多い。すなわち，胸，喉，気管，鼻，肺，肺衛および肺と関係のある病証を主治する。
2）手少陰心経の経穴には，循環器系疾患と神志病を治療する効能を有するものが多い。すなわち，心，胸，舌および精神・情志の病，心と関係のある病証を主治する。
3）手厥陰心包経の経穴には，循環器系疾患と神志病を治療する効能を有するものが多い。すなわち，心包，心，胸，脇，胃および精神・情志の病を主治する。

2．手三陽経

1）手陽明大腸経の経穴は，頭顔面部，目，耳，口，歯，鼻，喉および熱性病と全身の体表の病を主治する。
2）手少陽三焦経の経穴は，側頭部，耳，目，喉，耳下腺，胸脇および熱性病を主治する。
3）手太陽小腸経の経穴は，頭項部，耳，目，喉および熱性病，神志病を主治する。

3．足三陽経

1）足陽明胃経の経穴には，消化器系疾患を治療する効能を有するものが多い。すなわち，

頭額部，面頬部，口，歯，鼻，咽頭，胃，腸および熱性病，精神疾患，胃と関係のある病証を主治する。

2）足太陽膀胱経の経穴は，頭項部，鼻，目，腰背部，肛門および熱性病，精神疾患を主治する。

3）足少陽胆経の経穴は，側頭部，耳，鼻，目，胆，脇肋部および熱性病を主治する。

4．足三陰経

1）足太陰脾経の経穴には，消化器系，生殖器系，泌尿器系疾患を治療する効能を有するものが多い。すなわち，臍腹部，脾，胃，腸および血証，脾と関係のある病証を主治する。

2）足少陰腎経の経穴には，生殖器系，泌尿器系疾患，脳髄と骨格の疾患を治療する効能を有するものが多い。すなわち，腰，少腹部，咽喉，耳，歯，目および精神疾患，腎と関係のある病証を主治する。

3）足厥陰肝経の経穴には，精神・情志の病と一部の神経系疾患を治療する効能を有するものが多い。すなわち，側腹部，脇肋部，少腹部，肝，胆，陰器，頭項部，目の疾患および肝と関係のある病証を主治する。

2．任督二脈と背部，腹部の経穴

1．任脈

臍下部の経穴は，泌尿器系，生殖器系，消化器系疾患および寒性病証と原陽，原気不足の病証を主治する。大腹部の経穴は，胃，腸，消化道疾患を主治する。また胸項部の経穴は，心，肺，胸，咽喉，舌の疾患を主治する。

2．督脈

上部（頭部，頸部）の経穴は，頭，項背部および熱性病と精神・神志疾患を主治する。中部（胸椎部）の経穴は，心，肺，心包，肝胆脾胃，脊椎疾患を主治する。ただし臓腑の病に対する効果という点では相応する背兪穴よりも効果が劣る。下部（腰，仙骨部）の経穴は，腎，膀胱，大腸，小腸，肛門，腰，仙骨部の疾患を主治する。ただし腎，膀胱，大腸，小腸に対する効果という点では，相応する背兪穴よりも効果が劣る。

3．背部の経穴

背部の経穴は，それらが所在する部位の局部の病変および穴下にある臓腑器官の疾患を主治する。さらに蔵象および臓腑の気が輸注していることから命名されている背部の経穴，すなわち心兪，肺兪，肝兪，脾兪，腎兪，胆兪，大腸兪，胃兪，魂門，神堂，意舎，志室，陽綱，霊台，神道などは，それぞれの命名の由来に相応する臓腑の病証を主治する。

例えば，心兪は心の病証を主治し，肝兪は肝の病証を主治し，腎兪は腎の病証を主治する。魂門は肝の病証を主治し，神堂は心の病証を主治する。また陽綱は胆の病証を主治し，霊台は心の病証を主治する。さらに大椎，陶道，命門，風門，大杼，膈兪などの経穴は，特定の

臓腑の病証を主治するのみならず，全身的な作用がある。例えば，大椎には退熱，解表，截瘧の作用があり，命門には真陽を壮じる作用があり，風門には去風の作用がある。

4．腹部の経穴

腹部の経穴は，穴下にある臓腑の病証を主治する。腑病の治療には，募穴がよく用いられる。腹部の任脈穴である神闕（温陽健脾，回陽固脱），気海（元気の補益），関元（元陽の補益），水分（温陽散寒，行水消腫）などの経穴には，特定の臓腑を治療するのみならず，さらに全身的な作用がある。

3．所在区（区域性）の経穴

1．頭部の経穴
所在部位の局部の病変を主治する。百会には加えて，昇挙，熄風，清脳の作用がある。

2．顔面部の経穴
所在部位の局部の病変を主治する。人中には加えて，開竅，醒志，通督の作用がある。

3．眼区域の経穴
眼および眼区域の病を主治する。

4．耳区域の経穴
耳および耳区域の病を主治する。

5．頸項部の経穴
それぞれ所在する部位である頸部，項部，咽喉，舌などの局部の病変を主治する。加えて天突には鎮咳，定喘，降痰利気の作用があり，風府には頭部の風を去風する作用がある。また風池には熄風，清脳，明目の作用がある。

6．胸脇部の経穴
それぞれ所在する部位の局部病変を主治する。加えて膻中には定喘，通乳，調気の作用があり，期門には疏肝理気，平肝解鬱の作用がある。また章門には肝脾を調節し，肝気を疏泄させる作用があり，中府には肺気を調補する作用がある。

7．肩，寛骨部の経穴
所在部位の局部病変を主治するものが多く，また上・下肢の経線上の病変を主治する。

8．上腕部，大腿部の経穴
所在部位の局部病変を主治するものが多く，また一部の経穴は上・下肢の経線上の病変を主治する。

4．特定穴

1．五輸穴
五行学説の補母瀉子の原理による選穴・配穴法にもとづいて，臨床で用いられている。主

として内臓疾患の治療に用いられる。また陰経上に所在する経穴がよく用いられる。
①井穴：発熱，昏迷および急性病に用いられることが多い。
②滎，兪穴：陰経の滎穴と兪穴は，内臓病に用いられることが多い。とくに兪穴は臨床上広く応用されている。陽経上に所在する滎穴と兪穴は，同経脈の走行している頭顔面部，体幹部および五官などの外経病に用いられることが多い。
③六腑の下合穴：多くは相応する腑病を主治する。

2．十二原穴

陰経の原穴は，各穴に対応する内臓病を治療するものが多い。一方，陽経の原穴は，各穴に対応する経脈病を治療するものが多い。

3．十五絡穴

それぞれの経穴に対応する絡脈病，および表裏経の病証を主治する。

4．八脈交会穴

八脈交会穴は，八脈が通じている奇経の病証を治療するだけでなく，配穴により次のような疾患を主治する。
①内関と公孫の配穴：胸，心，胃疾患を治療する。
②外関と足臨泣の配穴：外眼角，耳後，肩，頸，頬部の疾患を治療する。
③後谿と申脈の配穴：内眼角，頸，項，耳，肩部の疾患を治療する。
④列欠と照海の配穴：肺系，咽喉，胸膈部の疾患を治療する。

5．八会穴

八会穴はそれぞれ「会」するところの臓，腑，気，血，筋，脈，骨，髄の病証を治療する。

6．交会穴

交会穴の数は多いが，すべての交会穴が該当する交会経の病証を治療するというわけではない。一般的にいうと，秉風，聴宮，上関，懸釐，頭維などの局所性をもつ交会穴は，特定穴や全身的作用をもつ交会穴よりも，その治証は広範ではなく，効果も高くはない。
　交会穴については，その所在部位と交会する経脈の角度から，その主治範囲を分析・認識するとよい。各経穴はそれぞれの所属経または所在部位の病証を治療するだけでなく，各穴において交会する経脈の関連病証を治療する。例えば，三陰交は足三陰経が交会するところであり，同経と肝，脾，腎三臓の関連病証を主治する。つまり三陰交が所属する足太陰脾経の病証の治療にとどまらず，さらに交会経である肝，腎の関連病証をも治療することができるのである。
　また曲骨，中極，関元の3穴は，局部（少腹部）の内臓と生殖器系疾患を治療することができる。これはこの3穴が少腹部に所在していること，またこれらが任脈，足三陰経の交会

穴であることと関係がある。

7．臓腑の兪募穴

　五臓病は五臓の背兪穴を取ると，各穴に対応する臓の機能を改善すると同時に，また各穴に対応する臓の機能失調によりおこる病理証候を改善することができる。とくに慢性病の治療にすぐれた効果を現す。五臓の募穴の効は，背兪穴の治療効果よりも劣る。

　六腑病は六腑の募穴を取ると，各穴に対応する腑の機能を改善すると同時に，また各穴に対応する腑の阻滞や濁気を通暢することができる。とくに急性病の治療にすぐれた効果を現す。六腑の背兪穴の効は，募穴の治療効果よりも劣る。

第2章　手太陰肺経

第2章　手太陰肺経

概　論

経脈の循行路線および病候

1．循行路線

　中焦（胃）よりおこり，下へ向かって大腸に連絡する。大腸から戻って胃の上口に沿って上へ行き，横隔膜を貫いて肺臓に入る。肺臓から喉嚨に走り，横に伸びて腋窩下面に走る。そこから上腕内側を下り，手少陰心経と手厥陰心包経の前面を通る。そして，さらに下へ向かい肘窩へ行き，前腕の内側前縁に沿って橈骨茎状突起の橈側辺を経て寸口動脈部にいたる。寸口動脈部からは魚際に走り，魚際の縁に沿って母指の橈側端に走る。

　その分支は橈骨茎状突起の上方から分かれて伸び，手背に向かってそのまま示指の橈側端に走り，手陽明大腸経と連接する。手太陰肺経は肺に属し，大腸に絡す。

　本経の経穴は，肺および肺と関係のある大腸，肝，脾，心，腎の病証，さらに本経の循行部位の病変を治す。これは本経脈との絡属関係を通じて，本経脈の経気の作用が発揮されることにより，その効果が生じるものである。

2．病　候

　本経の病候には，咳嗽，哮，喘，肺痿，肺結核，肺気腫，肺膿腫，胸痛ならびに肺衛，鼻，喉の疾患，さらに本経が循行している上肢の病変が多くみられる。これらは肺臓，肺経経気および本経が関係する部位が，発病因子の侵襲をうけることによって，全身または体表に現れる症状と徴候である。これらの症状と徴候は，すべて本経と関係のある部位に現れるので，病証の診断と治療においては重要な情報となる。

　上記の病候の発生，発展，伝変と治癒の過程は，すべて本経を通じて実現する。したがって，本経を通じて現れるこれらの病候は，すべて本経の経穴の治療範囲となり，本経の経脈を通じ本経の経気を改善することで，十分な治療効果を得ることができる。

経別の循行路線

　手太陰経脈の腋部分から分かれてでて，手少陰の前を行き，胸中に入って肺臓に入り，そこから散じて大腸に絡する。さらに上って欠盆に出て，喉嚨を循って陽明経経脈に帰属している。
　この循行は手太陰経経脈と経別が循行している部位との関係を強めており，表裏の関係にある手陽明経との外的な連接を密接にし，また肺と大腸との内的な絡属関係を結ぶものである。こうした絡属関係は表裏経の経穴の配穴治療を有効にしている。また本経の経穴による肺，肺と関係のある大腸およびその循行部位の病変の治療を可能にしている。

絡脈の循行部位と病候

1．循行部位

　主な絡脈は欠盆穴から別れてでる。腕の分肉から別れて手陽明大腸経に走る。また手太陰本経の経脈と並行し，そのまま掌中に入り，魚際の部位に散布する。この絡脈は互いに表裏の関係にある手陽明大腸経と手太陰肺経を連絡させ，身体に分布している表裏経を連接させている。すなわち，手太陰肺経と手陽明大腸経の関係する経穴と原絡穴配穴の1つの通路となっている。これが循行している部位の病変は，絡穴である列欠と所在部位である魚際の治療範囲である。

2．病　候

　多くは循行する部位である手腕，魚際部の疾患である。例えば『霊枢』経脈篇では，「手太陰の別，名を列欠という。……その病実なるは則ち手鋭掌熱し，虚なるは則ち欠欠，小便遺す。之を取るに腕を去ること寸半，別れて陽明に走るなり」と述べている。実とは絡脈が循行する部位に現れたものであり，虚とは肺臓の機能が失調して現れたものである。絡穴である列欠穴を取って刺すと，絡脈の脈気の調整を通じて治療効果を得ることができる。実証の場合は，病変部位である魚際穴を配穴してもよい。

経筋の分布部位および病候

1．分布部位

　「手太陰の筋，大指の上よりおこり，指を循りて上行し，魚後に結び，寸口の外側に行き，上りて臂を循り，肘中に絡す。臑内廉に上り，腋下に入り，欠盆に出て，肩の前髃に結ぶ。上りて欠盆に結び，下りて胸裏に結ぶ。散じて賁を貫き，賁の下に合し，季肋に抵る。」（『霊枢』経筋篇）
　上の記述は，本経の経脈が循行している体表の部位と，大部分では一致している。その循行，結ぶ位置の多くに，本経の経穴が所在している。

2．病　候

本経の経筋の病候の多くは，経筋の循行路線と経筋の結ぶ位置に現れる。主な症候を以下にあげる。母指の強直，麻痺または疼痛，魚際部の疼痛，腫脹または痿軟，腕関節の拘急または弛緩，橈骨茎状突起部の筋痺または拘急，外側側副靭帯損傷，前腕橈側部の拘攣・弛緩または痺痛，前腕または腕部の拘急（手太陰と手厥陰，手少陰経筋の同病，垂手にみられる），肘橈側部の拘急（手太陰と手厥陰または手少陰経筋の同病，伸展不利にみられる），上腕の攣急・疼痛，肩の前髃に結ぶところの拘急・疼痛で挙上と外展に影響があるもの，欠盆や前胸部の疼痛など。

上記の病候は，それぞれ母指の少商，魚際部の魚際，腕部の太淵，橈骨茎状突起部の列欠，経渠，前腕部の孔最，阿是穴，肘部の尺沢，上腕部の天府，俠白，肩前部の阿是穴，側胸部の中府，雲門，阿是穴を取穴して治療するとよい。

肺の生理病理

肺は胸中にあり，気管につながっており，喉嚨に通じている。また肺は皮毛に合し，鼻に開竅し，大腸と表裏関係にある。肺気は百脈を貫き他臓に通じている。肺は衛に属しており，その主な生理機能は，気を主り，粛降を主り，呼吸を司ることである。また肺は宗気の出入する部位であり，気機昇降の枢である。肺の機能失調が，肺気の出入，粛降，肺衛に影響しておこる病変は，本経の経穴の治療範囲である。

肺気虚損，陰虚肺燥，邪熱乗肺，痰濁阻肺，風寒乗肺などの病証は，それぞれ本経の肘以下の経穴や中府，雲門などで施治することができる。また脾虚及肺（肺脾両虚），肺腎陰虚，肺腎気虚，脾湿犯肺，肝火犯肺，心肺気虚などの病証，および肺気虚や肺気不降による便秘は，それぞれ脾，腎，心，肝経の関連する経穴およびその背兪穴，大腸の兪募穴または下合穴を配穴して施治するとよい。

経穴の分布と治療範囲

1．本経の経穴

中府（肺の募穴），雲門，天府，俠白，尺沢（合水穴，子穴），孔最（郄穴），列欠（絡穴），経渠（経金穴），太淵（原穴，兪土穴，母穴，脈会穴），魚際（滎火穴），少商（井木穴）の11の経穴がある。それぞれ前胸部，上腕内側部，肘部橈側部，前腕橈側部，腕関節橈側部，魚際部，母指橈側の爪甲部に位置している。

本経経穴の効能面では，各経穴ともその所在部位および近隣の局部の病証を治療することができるという共通性がある。また，肘以下の経穴には，上記に加え肺，肺衛，胸部，気管，喉，

鼻の疾患を治療することができるといった特殊性がある。個別の効能としては，中府，雲門は，肺部の疾患を治療し，魚際は小児疳積を治療することができる，少商は開竅醒志の作用をもつなどがある。

温病中の衛分証候は，列欠，太淵，尺沢の治療範囲にはいる。

2．交会穴

足太陰脾経は，本経の中府穴で交会する。また列欠は任脈に通じている。このことから中府では，脾と関係のある肺疾患の治療，列欠では任脈の病である咳嗽，吐血，咽頭部の腫れ，歯痛，胸膈満悶，乳癰などの治療が可能になる。

［本章の常用穴］　　中府，尺沢，列欠，太淵，少商

1. 中府 (ちゅうふ)

　中府は，中気が府聚（多く集まること）するところであることから命名された。また本穴には，膺中俞，膺俞，膺中，肺募，龍頷という呼称もある。
　中府は，手太陰肺経の起始穴であり，手足太陰経の交会穴である。前胸部の外上方に位置しており，穴下は肺臓に近い。肺の経気が集まるところであり，肺の募穴とされている。肺臓の病証では多くの場合，この募穴に圧痛または異常な反応が現れる。本穴は胸部，とりわけ肺部疾患を治療する常用穴とされている。

本穴の特性

＜治療範囲＞

1. **肺臓病証**

　寒邪犯肺，痰濁阻肺，痰熱壅肺，邪熱傷肺などの要因によって肺失宣降，気機失調となりおこる病証は，すべて本穴の治療範囲に入る。久病気虚，労傷過度，または久咳などの要因により肺気不足となった肺虚証には，肺の募穴を補うと一定の効果が得られる。

2. **局部病証**

　局部療法としては，心血瘀阻または外傷による胸痛，および肺と関係のある胸痛，胸膺痛（前胸部痛），肩背痛などを治療することができる。

＜効　能＞

1. **弁証取穴**
   ①瀉法：宣肺利気
   ②補法：肺気の補益

2. **局部取穴**
   ①瀉法：胸絡の通暢
   ②瀉法（灸）：温肺散邪，経絡の温通

＜主　治＞

　咳嗽，肺癆，喘証，哮証，肺炎，胸痛，胸膺痛，肩背痛，狭心痛，心筋梗塞，胸痺

臨床応用

1 咳 嗽

本穴には、清肺宣肺、肺気を調節する作用がある。また咳による胸痛があるもの、本穴の所在部位に圧痛のあるものなどを治療することができる。

1．風寒外束、肺失宣降（風寒の邪による肺の宣降失調）

　症状：喉が痒い、咳嗽、痰は稀薄である。鼻閉、鼻汁。声が重い。または発熱、悪寒、頭痛。無汗。舌苔薄白、脈浮など。

　処方：中府、風門、大椎（瀉）……………………疏風散寒、宣肺止咳

2．風熱犯表、肺失宣散（風熱の邪による肺の宣散失調）

　症状：咳嗽、粘い咳痰がでる。身熱。咽頭痛。口渇。または悪風、頭痛。自汗。舌苔白燥、脈浮数など。

　処方：①中府、風池、合谷または曲池（瀉）………疏風清熱、宣肺止咳
　　　　②または中府、風門、尺沢（瀉）……………疏風清熱、宣肺止咳

3．燥熱傷肺、肺失清潤（燥熱の邪による肺の清粛・潤いの失調）

　症状：乾咳、無痰、または痰が少なく喀痰しにくい、あるいは痰に血が混じる、咳がひどくなると胸痛がおこる。鼻燥。咽乾。便秘。小便は黄色で少ない。舌質紅、舌苔薄黄少津、脈数大など。

　処方：中府、内庭（瀉）、復溜（補）……………清熱生津、潤燥救肺

　※　肺熱に偏している場合

　　　復溜を去り尺沢（瀉）を加える……………清肺鎮咳

4．肝鬱化火、木火刑金（肝火が肺に影響したもの）

　症状：気逆して咳がでて、咳をすると脇部が痛む、痰は粘い。顔面は紅潮。喉が乾く。心煩。口渇。舌辺部が紅、舌苔薄黄少津、脈弦数など。

　処方：中府、行間、尺沢（瀉）……………………平肝瀉火、清肺降逆

2 喘 証

本穴は宣肺により実喘を治し、補肺により虚喘を治す

1．風寒束肺、宣降不利により気逆しておこる実喘

　※　「邪、肺に在るは、則ち病んで、皮膚痛み、寒熱し、上気して喘し、汗出で、咳して肩背を動じる。之を膺中外兪、背三節五臓の傍らに取る」（『霊枢』五邪篇）

　①大椎、肺兪、中府（瀉）……………………宣肺解表、理気平喘
　②または肺兪、中府（灸瀉）、列欠（瀉）…………疏衛解表、温肺平喘

2．痰濁壅肺、肺失宣降による実喘

　①中府、豊隆、尺沢（瀉）……………………降痰去濁、宣肺利気
　②または中府、天突、豊隆（瀉）……………降逆化痰、利気平喘

3．肺気虚弱のため気を主ることができずおこる虚喘

中府，太淵（または肺兪），合谷（補）……………肺気の補益，固表止喘

下元虚損，腎不納気による虚喘には，納気帰腎をはかるとよい。中府（補）を配穴してはならない。虚喘で足冷頭汗（油のような，もしくは珠のような汗），呼吸が促迫し喘鳴をともなう呼吸困難の発作，鼻翼煽動，顔面紅潮，煩躁，脈浮大無根がみられる場合は，下虚上盛，陰陽離決，孤陽浮越，衝気上逆による重篤な証候である。気海，関元，神門（補）により，ただちに回陽救逆，益気復脈をはかる必要がある。

3 哮　証

1．寒痰が肺に影響し，気道がつまっておこる哮証

症状：呼吸が促迫し，喘鳴をともなう呼吸困難の発作。喉の痰鳴，多量のうすい泡沫状の痰。胸がつかえて苦しい。口淡，口不渇，または熱飲を好む。顔色は青白い。四肢が冷える，舌質淡，舌苔白滑，脈浮緊。

処方：中府，膻中（または肺兪）（灸瀉），豊隆または天突（瀉）………温肺散寒，去痰利気

2．痰熱が肺に影響し，気道不利となりおこる哮証

症状：呼吸が促迫し，喘鳴をともなう呼吸困難の発作。喉の痰鳴，痰は黄色で粘い。胸苦しい。小便黄。便秘。口渇喜飲。舌苔黄膩，脈滑数。

処方：中府，尺沢，豊隆または天突（瀉）……………清熱宣肺，化痰降逆

4 胸痛，胸膺痛，肩背痛

1．『素問』臓気法時論篇では，「肺病むは，喘咳逆気し，肩背痛む」と述べている。これは肺の病が肺の周囲にあたる肩背部に影響して，同部位に疼痛をひきおこすことを説明したものである。同説明のとおり，肺の病変は胸廓体表に反映して，胸，胸膺，肩背部に疼痛をひきおこす。あるいは咳をすると，疼痛が胸，背，肩背部に放散するような場合もある。

局所取穴として本穴を瀉すと，通経活絡，利気止痛の効果がある。さらに前後で対応する肺兪（瀉）を配穴すると，胸・背部の疼痛に効果的である。これは「兪募配穴法」ともなっている。

2．①瘀血の留滞による胸痛，胸膺痛，肩背痛

中府，三陰交，阿是穴（瀉）………………行血去瘀，通絡止痛

②気滞血瘀による胸痛，胸膺痛，肩背痛

中府，間使，三陰交（瀉）…………………行気活血，通絡止痛

③肝気鬱滞による胸痛，胸膺痛，肩背痛

中府，期門，阿是穴（瀉）…………………疏肝理気，通絡止痛

5 狭心痛，心筋梗塞

『素問』臓気法時論篇では，「心が病むは，胸中痛み，脇支満し，脇下痛み，膺背肩甲間痛み，両臂内痛む」と述べている。反応点配穴により左の中府穴を瀉すと，通絡利気の効により

胸悶痛，息がつまる，前胸部痛，圧痛などの症状を治療することができる。
1．胸陽不振，心脈阻滞による狭心痛，心筋梗塞
　　症状：胸悶，息がつまる，狭心痛がある。心悸，息切れ。四肢が冷えて寒がる。倦怠無力。食欲不振。大便溏薄。小便清長。自汗。舌淡胖，舌苔白膩または白潤，脈沈緩または結代など。
　　処方：中府，膻中（灸瀉），神門または内関（瀉）………心陽を温め，脈絡を通じる
2．気滞血瘀，気機不調のため心脈が阻滞しておこる狭心痛，心筋梗塞
　　症状：狭心痛がある。胸部刺痛，その疼痛が肩背部に放散する。胸悶，息切れ。舌質暗，舌辺尖に瘀点がある，脈沈濇または結など。
　　処方：中府，内関，心兪（瀉）………………………行気活血，化瘀通絡

6 胸痺

中府（瀉）または中府（灸瀉）により，開胸利気，胸絡の温通，去痰散結をはかる。

1．寒邪の侵襲により，陰寒内盛となり，胸絡に阻滞し，そのために気機不調となっておこる胸痺
　　中府，膻中，阿是穴（灸瀉）………温陽散寒，通絡開痺
2．痰湿が内蘊して，それが胸間に上犯し，そのために気機失調，胸絡阻滞となっておこる胸痺
　　中府，豊隆，膻中または阿是穴（灸瀉）……………痰湿の温化，利気通絡
　　※　胸陽不振，痰涎壅塞し，そのために気機失調となっておこる胸痺
　　中府，肺兪，膻中（灸瀉），豊隆または列欠（瀉）………通陽散結，去痰逐飲
3．寒湿が留滞し，胸絡阻滞となり，そのため気機失調となっておこる胸痺
　　中府，膻中，阿是穴（灸瀉）………………………寒湿の温化，開胸利気
4．『金匱要略』胸痺心痛短気病脈証治篇では，
　　「胸痺にて，心中痞気，気結びて胸に在り，胸満し，脇下より逆して心を搶くは，枳実薤白桂枝湯これを主る」と述べている。これは胸痺，喘息咳唾，胸背痛，息切れに加え「心中痞気，胸満，脇下より逆して心を搶く」という証がみられる場合を説明したものである。これは病勢が胃脘および両脇のあいだに波及し，脇下の気が逆して上衝しているために現れる証であり，したがって枳実薤白桂枝湯によりこれを治す。この場合，公孫（瀉），中府，膻中（灸瀉）により通陽開結，泄満降逆をはかってもよい。

症　例

［症例1］　女，37才，初診1970年5月20日
主　訴：胸膺痛が15日間続いている，発病原因は疲労（労傷）
現　症：左側の胸膺部，肩部，肩甲部の疼痛。咳嗽。上腕を挙上したり深呼吸をしたり物をもつと疼痛は増強する。運動障害。患部に発赤や腫脹はない。左側の中府と曲垣穴に著明な圧痛がある。七厘散と散気薬の服用のしすぎで，息切れ，倦怠，脱力感が現れるようになった。舌質は紅，脈は沈弱である。

弁　証：筋脈を労傷して経絡が阻滞し，そのために気機不利となっておこった胸膺部，肩甲部の疼痛である。
治　則：経絡の気血の通暢をはかる。
取　穴：圧痛点取穴，初診では左中府，曲垣に瀉法を施す。2診では前処方に左譩譆を加え瀉法を施す。
効　果：2診で治癒
経　過：1971年6月22日に左足跟痛の治療で来院。前病は2回の針治療で治癒を確認。

［症例2］　男，38才，初診1965年8月5日
主　訴：30年来，哮喘がおこる
現病歴：幼児期に風寒を感受して痘瘡を患ってから，哮喘がおこるようになった。その後，毎年夏になると発作がおこるようになり，発作時には喉のつっぱりと痰鳴，呼吸困難もしくは呼吸促迫，自汗，起坐呼吸，咳嗽，痰は黄色で粘い，平臥して睡眠できない，言葉がとぎれるなどの症状がおこる。症状は動くと悪化する。また小便黄，便秘をともなう。顔色は淡紅色，舌質は淡紅，舌苔は薄白，脈は滑数であった。大便が通じそうになると哮喘は止まる。この2カ月来，症状が増悪しており，エフェドリン，アミノフィリンを用いたが効果がなく，また中薬も効果がない。そのため針灸治療を受診。
弁　証：夏季に発病しやすく，黄色の痰を喀出，また呼吸困難や喉の痰鳴があることから，これは暑熱の邪が肺中の伏痰を刺激し，痰気が闘い，熱痰が互いに阻滞しておこった熱哮であることがわかる。痰濁が肺に阻滞して肺の宣降が悪くなり，大腸の伝導機能が悪くなると便秘がおこる。また肺気が宣降すると大腸の伝導機能が通暢するので，哮喘が止まる前兆として，大便が通じそうになる。
治　則：清肺化痰平喘
取　穴：初～5診，8～13診，16診は中府，肺兪，列欠，豊隆（瀉）を主とする。ただし列欠，豊隆，風門を交互に加減して施治したものもある。6，7診は中府，雲門，魚際，豊隆（瀉）を用い，14，15，17診は合谷，復溜（補），内関（瀉）を用いた。
効　果：初診では15分間置針すると，哮喘は著明に軽減し，通便しそうになった。また初診後には痰は黄色から清に変わり，哮喘は軽減した。4診後には哮喘，咳嗽ともに著明に軽減し，7診後には哮証は消失した。10診後には精神状態も正常となり，哮証は再発していない。11～17診は，効果の安定をはかった。17診後には職場に復帰した。

経穴の効能鑑別・配穴

効能鑑別

1．中府と肺兪の効能比較

中府は，肺の募穴であり，肺兪は肺の背兪穴である。ともに肺疾患を治すが，それぞれに特徴がある。

①中府：肺失宣降，胸絡瘀滞を治療する。患部の局所療法として用いられることが多く，その「標」を治す。瀉法が多く用いられ，補法はあまり用いられない。

②肺兪：肺気不足，肺失宣降を治療する。弁証取穴として用いられ，その「本」を治す。補瀉ともに用いられ，標本をともに治す。

2．五臓兪募穴の効能比較

兪募穴には，ともに臓腑の機能を調節する作用があるが，異なる作用もある。五臓病では，背部の心，肝，脾，肺，腎兪穴を取ると，それらの臓の機能を改善し，その臓の機能失調により生じた病理証候を消失させることができる。一般的には，五臓の背兪穴は，五臓の募穴よりも効果的で，応用範囲も広い。

[配 穴]

1．中府と肺兪の配穴

中府と肺兪の配穴は，「兪募配穴法」の1つである。中府と肺の背兪穴である肺兪は，肺臓と密接な関係がある。この2穴を補うと肺気を補益する効があり，肺の機能を強める作用をもたらす。またこの2穴を瀉すと宣肺利気，平喘止咳の効がある。これらは肺臓病を治すだけではなく，肺機能の失調と関係のある疾病をも治す。『霊枢』五邪篇では，「邪，肺に在るは，則ち病んで皮膚痛み，寒熱し，上気して喘し，汗出で，咳して肩背を動じる，之を膺中外兪，背三節五臓の傍らに取る」と述べているが，これは兪募を同時に用いる配穴法について述べたものである。

2．中府（補）

①太淵，合谷（補）を配穴……………………………補肺益気固表

②太淵（または肺兪），陰陵泉（または脾兪），足三里（補）を配穴……肺脾の補益

③陰陵泉，足三里または太白（補）を配穴…………補脾益肺，培土生金

3．中府（瀉）

①豊隆，天突（瀉）を配穴……………………………開痰利気，宣肺止咳，平喘

②膻中，内関（瀉）を配穴……………………………開胸利気，宣肺平喘

4．中府（灸瀉）

膻中（灸瀉），天突（瀉）を配穴……………………温肺散寒，降痰利気

[参 考]

1．古典考察

滑伯仁は「陰陽経絡は，気相交貫し，臓腑腹背は，気相通応する」と述べ，臓腑と背兪，腹募穴とは互いに通じ合っていることを指摘している。病邪が臓腑に侵襲して，兪募穴に各種の異常な反応が現れた場合は，その兪募穴に対応する部位に針灸を施して治療することができる。肺臓の病変で，その肺募穴に圧痛または異常反応が現れている場合は，この募穴に針灸施治を行うとよい。『霊枢』五邪篇では，「邪，肺に在るは，則ち病んで皮膚痛み，寒熱

し，上気して喘し，汗出で，咳して肩背を動じる。之を膺中外兪，背三節五臓の傍らに取り，手を以て疾く之を按じ，快然とすれば，乃ち之を刺す」と述べている。これは邪が肺にある場合は，手で肺の兪募などの経穴を疾く按じ，そのとき患者が気持ちのいい感覚を覚える兪募穴などを取って刺す事例を紹介したものである。

2．手太陰肺経の起始穴

『十四経発揮』，『霊枢』馬蒔注，『針灸大成』などの書では，中府穴を手太陰肺経の起始穴としている。一方，『針灸甲乙経』，『外台秘要』，『標幽賦』，『蠡海集』，『錦嚢秘録』などの書には，雲門穴が手太陰肺経の起始穴であるとの記載がある。

一方，『経穴纂要』では，「諸書は本経の穴，中府に始まるとす。しかして『標幽賦』は，穴は雲門より出で，期門に抵して最後といい，『蠡海集』は，人身の経絡は雲門に始まり，期門に終わるという。また『錦嚢秘録』は，人の気血周行に間なく，手太陰に始まり雲門穴より出で，足厥陰肝経に帰し，期門穴に入るという。今，その経行の順序を考えるに，則ち雲門を以て始と為す者は近くして是という。」と述べている。以上は，古典にみる手太陰経の起始穴に関する考察である。近代の針灸医書では，手太陰肺経の起始穴を中府としているものと，雲門としているものの2通りがある。しかし手太陰経経脈の順序を考えるにあたっては，中府を手太陰肺経の起始穴とするのが適切である。その理由は手太陰肺経は，「肺系から腋下に横出」しており，この部位での循行経路は，先に中府穴を経過し，後に雲門穴を経過し，「下がって臑内を循る」からである。

3．歴代医家の経験

中府が肺疾患を治療する経穴であることは，歴代の医家により公認されている。
① 「胸満しさらに噎塞が加わるは，中府，意舎が行すところ」（『百症賦』）
② 「上気して咳嗽し，短気し，気満ちて食下らざるは，肺募に灸すること五十壮」（『千金翼方』）
③ 「肺系急し，咳して胸中痛み，悪寒胸満し，……胸中熱し喘して逆気し，気相いに追逐し，……中府これを主る」（『針灸甲乙経』）

2. 尺沢（しゃくたく）

　本穴は手太陰肺経の合水穴であり，寸口の上1尺に位置していることから尺沢と命名されている。別名，鬼受，鬼堂ともいう。本穴は，手太陰肺経の子穴である。尺沢はその所在部位，手太陰肺経の子穴であることから，肺の生理，病理と密接な関わりをもつ。そのため本穴は，肺実証を主治する常用穴とされている。

本穴の特性

＜治療範囲＞

1. 肺系病証

　肺は気を主っており，衛に属し，皮毛に合している。外邪が侵襲すると，肺衛がまずその影響をうける。手太陰肺経の子穴を瀉すと，肺熱を清し肺気を宣散させるといった作用がある。したがって，外邪襲肺，痰濁阻肺，痰熱蘊肺，陰虚肺燥，邪熱乗肺などの要因により，肺気不利，気機失調となっておこる病証は，すべて本穴の治療範囲に入る。

　また肺は鼻に開竅しているので，肺熱によっておこる鼻疾患についても，本穴を配穴して応用するとよい。

2. 経脈通路上の病証

　肘横紋の橈側にある尺沢穴の針感は，手太陰肺経に沿って下行し，魚際から母指に伝わる。そこから上行して臂部を循り，肺系に達し，肺臓に通じる。本穴は手太陰経の循行通路上にあたる肘部，臂部，胸部および喉の疾患を治療する。

3. 経筋病

　手太陰の筋は，臂部を循り，肘中に結し，臑内廉に上っている。これら手太陰の循行する部位にある経筋の弛緩，拘急（例：肘臂攣痛，肘窩部の経筋の異常など）は，本穴の治療範囲に入る。

＜効　能＞

1. 弁証取穴
   ①瀉法：肺熱の清泄，宣肺
   ②三稜針で点刺出血：泄血散熱
2. 局部取穴
   ①瀉法：舒筋活絡，気血の宣通

②補法：壮筋補虚
③三稜針で点刺出血：去瘀通絡

<主　治>
咳血，咳嗽，哮証，喘証，秋燥，肺炎，肺癰，百日咳，麻疹，胸膜炎，喉頭炎，鼻衄，扁桃炎，癃閉，痿証，流行性髄膜炎，日本脳炎，消渇，肘窩経筋拘急，感冒，鼻淵，酒渣鼻，丹毒，咽頭炎など

臨床応用

1　咳　血

咳血の証は，主として肺絡の損傷によっておこる。手太陰肺経の子穴を瀉して肺熱を瀉すとよい。

1．風熱傷肺による咳血（風熱が肺を損傷し，肺金燥熱となって肺絡を損傷）
　①肺兪，合谷（または曲池）（瀉）を配穴…………疏風清熱，清肺寧絡
　②肺兪，膈兪（瀉）を配穴……………………………清肺寧絡止血
2．肺燥陰虚による咳血（熱が肺に阻滞し，化火したものが肺陰，肺絡を損傷）
　尺沢（瀉），復溜（補）………………………………清金潤肺
3．肝火犯肺による咳血（「木火刑金」により，肺の粛降が失調し，咳により肺絡を損傷）
　肺兪，行間（瀉）を配穴……………………………清肝粛肺

2　咳　嗽

本病は肺系疾患の主要証候の1つである。手太陰肺経の子穴を瀉すと，肝火犯肺，痰濁阻肺，痰熱壅肺，陰虚肺燥による咳嗽を治療することができる。

1．肝火犯肺による咳嗽
　　肝火が旺盛になって肺の津液を損傷し，粘い痰を形成，そのために肺の治節機能が失調しておこる。
　症状：咳嗽，痰は粘く少ない，咳嗽時に胸脇部に痛みがおこる，顔面紅潮，咽頭の乾き，口苦，舌質紅，舌苔薄黄，脈弦数
　処方：行間，肺兪（瀉）を配穴…………………………平肝瀉火，清肺降逆
2．痰濁阻肺による咳嗽
　　脾虚のため，湿が停滞して湿痰を形成し，この痰濁水飲が肺に影響して肺気の昇降出入機能が失調しておこる。
　症状：咳嗽。痰は多く，痰の色は白でやや粘い。喀痰しやすい。胸脘痞満。口淡，食少。舌苔白膩，脈濡滑など。
　処方：①陰陵泉，豊隆（瀉）を配穴…………………二陳湯加味の効に類似
　　　　②豊隆（瀉），陰陵泉（補）を配穴…………健脾去湿，宣肺化痰

※ 痰濁がなかなか化さず，こもって化熱し，この痰熱が肺の清粛機能を失調させておこる痰熱壅肺による場合
　①尺沢，豊隆，内庭（瀉）……………………清熱化痰，宣肺利気
　②尺沢，豊隆（透天涼を施す），天突（瀉）… 清熱化痰，宣肺止咳

3．肺燥陰傷による咳嗽

燥熱のため，肺の津液が損傷し，肺気不利となっておこる。

症状：喉がかゆい。から咳がでるが咳をしても痰はない，喀痰しにくい。鼻燥。咽乾。咳をすると胸が痛む。舌紅少津，舌苔薄黄，脈細数など。

処方：①尺沢（瀉），復溜（補）……………………養陰清肺
　　　②尺沢，肺兪（瀉），復溜（補）……………養陰清肺

※ 燥邪が肺陰を損傷し，から咳がなかなか治らず舌紅少津，身体が痩せている場合
　尺沢，内庭（瀉），復溜（補）………………清肺潤燥

3 肺 癆

肺癆は，一般的に薬物治療が用いられるが，針灸治療を併用すると，体質の増強，症状の改善に対して補助的な作用がある。本病には「水涸金燥」の状態が多くみられる。陰虚肺燥，肺金燥熱による肺癆を治療する場合には，本穴を瀉して清肺，宣肺をはかるとよい。

陰虚肺燥による肺癆：①復溜（補）を配穴……………………養陰清肺
　　　　　　　　　　②内庭（瀉），復溜（補）を配穴…… 清肺養陰潤燥
肺金燥熱による肺癆：肺兪，魚際（瀉）を配穴………………肺熱の清瀉，利気止咳

4 百日咳

これは痰熱が肺絡に阻滞しておこる。痙咳期には，本穴を用いて瀉法を施す。

症状：痙咳，咳嗽時に息がつまる。顔面紅潮。涙がでる。痙咳後の深い吸気時の哮鳴音。咳がひどいと，粘い痰を吐いたり食べた物を嘔吐する。眼瞼浮腫で，ひどい場合では結膜の充血または鼻出血がある。舌質紅，舌苔薄黄または黄膩，脈数または滑数。

処方：①豊隆，内庭（瀉）を配穴………清熱化痰，宣肺降逆
　　　②豊隆（瀉により化痰降逆），少商（点刺により清肺火，粛肺気），四縫穴（点刺により鎮咳）………清肺化痰，止嗽降気

5 麻 疹

初期は病が肺衛にある。本穴を瀉して清肺疏衛をはかると，宣透を助けることができる。発疹期は病が気分にあるが，この場合には尺沢，合谷（瀉）により，清気宣透をはかるとよい。陽明熱盛の場合には，尺沢，内庭（瀉）により，清熱宣透をはかるとよい。

6 扁桃炎

外感風熱，肺胃熱盛，肺陰不足による扁桃炎には，本穴を瀉して肺熱の清瀉をはかるとよい。

1．外感風熱による扁桃炎
症状：寒熱頭痛。倦怠。節々が痛む。扁桃の発赤・腫脹・発熱・疼痛，嚥下困難。
　　　脈浮数，舌辺微紅，舌苔白または黄など。
処方：①天容，曲池または合谷（瀉）を配穴………疏風散熱，咽喉の清利
　　　②廉泉，合谷（瀉），少商（点刺出血）……疏風散熱，咽喉の清利

2．肺胃熱盛による扁桃炎
症状：突然高熱がでる。咽部疼痛，嚥下困難，扁桃の周囲が発赤腫脹しているかまたは化膿している。煩躁。口渇。尿赤。便秘。口臭をともなう。舌紅，苔黄厚，脈滑数。
処方：翳風（患側），内庭または解谿（瀉）を配穴………肺胃の熱を清す，消腫止痛
　※　風熱を感受して発病した場合
　　　上処方に合谷または曲池（瀉）を加える………疏風清熱，咽喉の清利

3．陰虚火旺による扁桃炎：**肺陰虚損，津液不足，虚火上炎によりおこる場合**
症状：扁桃はやや赤く腫れているが痛みはひどくない，痛みは早朝に軽く夜間に重い。
　　　口乾，舌燥，微熱，異物感，咳嗽などをともなう。脈微弱または細数。
処方：復溜（補），少商（点刺出血）を配穴………養陰清肺，咽喉を利す
　※　風熱を感受するたびに発病する場合
　　　曲池（瀉），復溜（補）を配穴………………疏風清熱，清肺養陰

7　癃　閉

『素問』霊蘭秘典論篇では，「膀胱は，州都の官，津液蔵するなり，気化せば出づるを能う」と述べている。膀胱は尿を貯えるところであり，その気化作用により尿は排泄される。貯尿と排尿は，膀胱と三焦の気化機能によるが，三焦の気化機能失調は，肺，脾，腎に影響をおよぼす。

手太陰肺経の合水穴である尺沢を取穴すると，主として上焦の肺熱気壅，気逆不降，肺気失宣などが要因となって「通調水道」機能が失調し，膀胱に「下輸」できないために生じた「癃閉」を治療することができる。

魚際または太淵（瀉）を配穴して肺熱を清し，肺気を宣散させ，膀胱の募穴である中極により水道の通利をはかるとよい。このように配穴すると，清肺利尿の効果を得ることができる。

8　肘窩経筋拘急

手三陰の経筋は，すべて肘窩部に「結」している。この部位の経筋拘急によっておこる「屈曲はできるが伸展できない」状態，または肘臂攣急に対しては，尺沢，曲沢，少海（瀉）により舒筋活絡，駆邪散滞をはかるとよい。

症　例

[症例 1] 　男，3才，初診1975年8月4日
主　訴：四肢痿軟，左記の状態が21日間続いている（代訴）
現病歴：21日前に3日間発熱し，解熱してから3，4日後に四肢の運動麻痺，発語や泣き声が弱々しいなどの症状が現れた。多発性神経炎とみなされて入院。治療期間中に肺炎を併発したが，肺炎はすでに治癒している。
現　症：四肢の運動麻痺で正坐できない。頸項部が無力。飲食減少。口唇の乾き。舌質紅少津，脈細数。
弁　証：温熱の邪が肺を犯し，肺熱により津液を損傷したために，筋脈が失養した。そのためにおこった痿証である。
治　則：清肺養陰
取　穴：初診～9診は尺沢（瀉），復溜（補）を施し，10診～14診はさらに環跳（補）を加えた。
効　果：4診後には四肢の運動が可能となり，筋力も治療前よりは回復した。5診後には正坐ができるようになる。9診後には両下肢の運動麻痺が回復した。12診後には手で体を支えて歩行ができるようになるが，下肢にはまだ力が入らなかった。14診で治癒した。

[症例 2] 　男，32才，初診1966年10月8日
主　訴：哮証，症状は20余年来断続的におこる
現病歴：20年余り哮証を患っている。体内に痰火があり，外感風寒によって繰り返し再発する。今回は発病して10日余りになる。呼吸困難，気道のつっぱり感，喉の痰鳴，起坐呼吸，口や鼻の息が熱い，咳嗽，痰は黄色で粘く，しかも喀痰しにくい，舌苔薄黄，脈滑数などの症状・所見がある。
既往歴：数年来，便秘症である。
弁　証：痰熱犯肺，気道不利による熱哮
治　則：清熱宣肺，化痰降逆
取　穴：尺沢，豊隆（瀉）。2，3日に1回の針治療を施す。
効　果：初診後に哮喘は軽減するが，まだ黄色い痰を吐き，口や鼻の息が熱い。3診後には哮喘は止まり，大便も通じるようになる。4診から7診では効果の安定をはかるために継続治療を行ったが，その期間も再発せず，精神状態も良好であった。
経　過：1968年9月21日に確認したところ，この2年来再発していない。

[症例 3] 　男，59才，初診1981年11月14日
主　訴：左上肢の麻木，疼痛が20余日続いている
現病歴：20日前に原因は不明であるが，左側の頸部と肩部がこわばり痛くなる。10日後には疼痛は前腕にいたり，ついで上肢全体に麻木不仁（知覚鈍麻），疼痛がおこるようにな

り，物をもっても力が入らなくなる。また左腰腿部の酸痛（だるい痛み）をともない，寒冷刺激により症状は悪化する。平素から頭痛，頭暈，口苦，咽頭の乾きがある。

弁　証：気血阻滞，経脈不暢による上肢痛
治　則：通経活絡止痛
取　穴：左尺沢，肩髃，臂臑（瀉）
効　果：2診後には麻木，疼痛ともに軽減し，3診で治癒した。
経　過：1982年3月15日に手紙にて，その後再発していないことを確認した。

配　穴

1．尺沢（瀉）

①肺兪，合谷（瀉）を配穴……………………………清肺止咳，宣肺平喘
②肺兪，膈兪（瀉）を配穴……………………………清肺寧絡止血
③復溜（補）を配穴……………………………………養陰清肺
④行間（瀉）を配穴……………………………………清肝粛肺
⑤豊隆（瀉）を配穴……………………………………清肺化痰，止咳平喘
⑥豊隆，陰陵泉（瀉）を配穴…………………………去湿化痰，宣肺止咳
⑦豊隆（または中脘）（瀉），陰陵泉または脾兪（補）……健脾去湿，宣肺化痰
⑧豊隆（透天涼を施す），天突（瀉）を配穴………湯液における清気化痰丸の効に類似
⑨豊隆，内庭（瀉）を配穴……………………………宣肺止咳降逆
⑩廉泉，合谷（瀉）を配穴……………………………疏風清熱，咽喉の清利
⑪迎香（瀉）を配穴……………………………………肺熱を清す，鼻竅の宣通
⑫肺兪，風門，豊隆（瀉）を配穴……………………清熱化痰，宣肺平喘，湯液における定喘湯（張時徹の処方）の効に類似

2．尺沢，内庭（瀉），復溜（補）

　　この処方には清肺潤燥の効があり，湯液における清燥救肺湯の効に類似している。咳嗽，肺痿，秋燥，肺癰，咳血，失音，痿証などの病で，清燥救肺湯証に属するものには，この3穴を処方する。また，これを加減して用いてもよい。

参　考

1．古典考察

1．『素問』刺禁論篇では，「肘中を刺して内陥し，気これに帰すれば，屈伸せざることを為す」と述べている。これは肘部の尺沢または曲沢に深刺し，穴下の陥脈を刺して内出血をおこすと，邪気が内陥して気は内に結し，肘臂の屈伸ができなくなることを説明したものである。これは針具が太いためにおこることが多い。

2．『素問』刺禁論篇では，「臂太陰脈を刺し，出血多ければ，立ちどころに死す」と述べている。三稜針で本穴を刺すとき，深く刺しすぎて多量に出血すると，上肢無力となり回復するのに時間がかかる。同記述における出血が多いと死すとは，当時の針具はかなり太かった

ために，橈骨動脈を損傷して出血した際，救急医療もなく，死亡にいたる場合があったと考えられる。

3．『霊枢』順気一日分為四時篇では，「経満ちて血ある者は，病胃に在り。および飲食節ならざるを以て病を得る者は，之を合に取る。」と述べ，『難経』六十八難では，「合は逆気して泄するを主る」と述べている。同記述は臨床上の参考になるが，すべての合穴がこのような作用を有しているわけではない。また十二経にはそれぞれ異なる病証があり，各経の合穴の主治には固有の特徴があるので，この説に固執してはならない。例えば，手太陰肺経の合穴である尺沢は，清肺の作用をもち，肺系疾患を主治するものである。そのため「飲食不節による病」や「逆気而泄」の病証は，本穴の治療範囲には属さない。

2．子母補瀉法

『十二経子母補瀉歌』では，「肺は尺沢を瀉し太淵を補う」と述べている。肺実病証には，本経の尺沢穴を瀉す。肺は金に属しており，尺沢は五行では水に属している。金は水を生じ，水は金の子であり，尺沢は手太陰肺経の子穴である。実する者はその子を瀉す原則により，尺沢を瀉すことにより肺実を瀉すことができる。肺虚の病証には，本経の太淵を補うが，その理由については太淵一節の［参考］を参照するとよい。

3．歴代医家の経験

1．本穴が，肘と肘臂の筋脈疾患を治療する有効穴であることは，歴代の医家が認めるところである。同治療作用については，以下のように多くの記述がある。
① 「五般の肘痛は尺沢を尋ねる」（『席弘賦』）
② 「両手拘攣して筋骨に連なり」（『玉竜歌』）
③ 「尺沢は肘疼筋緊を去る」（『通玄指要賦』）
④ 「さらに手臂拘攣急するは，尺沢に深刺し不仁を去る」（『肘後歌』）
⑤ 「手臂頭に上げるを得ざるは，尺沢これを主り，肘痛むは，尺沢これを主る」（『針灸甲乙経』）
⑥ 「尺沢は風痺による肘攣，手臂挙げること得ざるを治す」
（『銅人腧穴針灸図経』）

2．尺沢穴の部位には動脈が走行しており，先人はこの動脈の拍動の強弱や有無により，生死を判断している。例えば，『素問』至真要大論篇では「少陰の司天，熱つ所に淫するときは，……病は肺に本づく。尺沢絶すれば死して治せず。」と述べ，また「少陽の復は，大熱将に至らんとし，……尺沢絶すれば，死して治せず」と述べている。

3. 列 欠 (れっけつ)

　列欠は，童玄，腕労ともいう。『中医雑誌』1962年11期の「腧穴命名の概述」には，「列欠は手太陰の絡穴である。肺は華蓋であり，垂天の象があり，その絡はこの穴から別れて出る。経気はここから手陽明大腸経に至り，裂出缺去（裂けて出で分れて去る）の象があることから，会意法により列欠と命名された。」とある。
　列欠は，手太陰肺経の経穴であり，絡穴でもある。また任脈に通じている。本穴には疏衛解表，宣肺利気の作用と，経気を宣通する作用がある。これらの作用を担っているため，本穴は，肺，喉，鼻，頭項，顔面部の疾患，および体表部において肺経，大腸経が循行している部位の病変を主治する常用穴とされている。

本穴の特性

＜治療範囲＞

1．肺衛と肺系疾患

　肺は，気管に連絡しており，粛降を主り，呼吸を司っている。宗気の出入するところであり，気機の出入昇降の枢である。外邪侵肺，痰濁阻肺，痰熱蘊肺などの理由により，肺の粛降，宣散作用が失調し，気機の出入昇降機能が失調しておこる病証は，本穴の治療範囲に入る。

　肺は衛に属しており，皮毛に合している。またデリケートな臓であり，外邪が侵襲すると，肺がまずその影響をうける。外感風邪（風寒，風熱など）によりおこる肺衛と肺系の証候，および温病の衛分証候は，本穴の治療範囲に入る。

　「肺は水の上源」であり，通調水道を主り，水を膀胱に「下輸」させている。風邪の侵襲をうけたために肺気が降りなくなり，この通調水道の機能が失調しておこる水腫も，本穴の治療範囲に入る。

2．経脈通路上の病証

　肺は鼻に開竅しており，喉は納気を司り肺に通じている。手太陰肺経の絡穴である本穴は，外邪が肺衛に侵襲しておこる病証，ならびに肺気壅熱や経気の循行が失調したためにおこる頭，顔面，口，鼻，喉の疾患に対して，弁証取穴と循経取穴という二重の効果がある。この効果は，本穴に刺針した際の針感の動き，本穴の所在部位，手太陰肺経の経脈と経筋の循行と分布によって決定されるものである。また列欠は，手太陰肺経と手陽明大腸経の循行通路上にあたる腕，臂，肘，胸脇，肩，項，頭顔面などの病変を治療することができる。

＜効　能＞

1. 弁証取穴
   - ①瀉法：疏衛解表，宣肺利気，鼻竅の宣通
   - ②補法：補肺益気
2. 局部取穴
   - ①瀉法：駆邪散滞，舒筋活絡
   - ②補法：壮筋補虚

＜主　治＞

頭痛，咳嗽，感冒，哮証，喘証，急性鼻炎，鼻淵，慢性鼻炎，アレルギー性鼻炎，単純性喉頭炎，じんましん，頸項部のこわばりと疼痛，カーベーン病，腕関節部の軟部組織損傷

臨床応用

1 頭　痛

本穴を瀉すと，風寒，風熱，痰濁による頭痛を主治することができる。

1. **風寒による頭痛**

   症状：頭痛，項部のこわばり。発熱，悪寒。鼻閉，鼻汁。口渇はない。舌苔薄白，脈浮緊。

   処方：風池（瀉），大椎（瀉または加灸），阿是穴（瀉）を配穴……疏風散寒，利竅止痛

2. **風熱による頭痛**

   症状：頭や目の脹痛，発熱，悪寒または悪風。口渇，咽痛。大便色黄。舌苔薄黄，脈浮数。

   処方：風池，阿是穴，合谷または曲池（瀉）を配穴……風熱の疏散，利竅止痛

3. **痰濁による頭痛**

   症状：頭痛（ぼんやりする），痰や涎がでる。胸脘満悶，食欲不振。舌苔白膩，脈弦滑。

   処方：豊隆，陰陵泉（瀉）を配穴………………………湯液における二陳湯加味の効に類似

2 咳　嗽

本穴を瀉すと，宣肺，止咳，解表をはかることができる。

1. **風寒犯肺による咳嗽**

   表証のないもの：肺兪，風門（灸瀉）を配穴………疏風散寒，温肺止咳

   表証のあるもの：天突（瀉），大椎（瀉，加灸）を配穴……疏風散寒，解表宣肺

2. **風熱犯肺による咳嗽で表証のあるもの**

   合谷，尺沢（瀉）を配穴………………………………疏風清熱，宣肺止嗽

3. **痰濁阻肺による咳嗽**

   豊隆，陰陵泉（瀉）を配穴……………………………去湿化痰，宣肺止嗽

   ※　脾失健運のために痰湿を生じ，この痰湿が肺に影響しておこる咳嗽

   　　豊隆（瀉），陰陵泉（補）を配穴………………健脾去湿，化痰宣肺

4．痰熱蘊肺による咳嗽

内庭，豊隆または合谷，天突（瀉）を配穴…………清熱化痰，宣肺止嗽

3 感　冒

1．風寒による感冒

列欠（瀉），大椎（瀉，加灸）………………………… 散寒解表

2．風熱による感冒

列欠，曲池（瀉）……………………………………退熱解表，肺気の宣散

4 哮　証

本穴を瀉すと，発作期の熱哮と冷哮を治療することができる。

1．痰熱が肺に影響して気道不利となり，宣降失調となっておこる熱哮

豊隆，内庭（瀉）を配穴………………………………宣肺清熱，化痰利気

2．寒痰が肺に影響して気道を阻滞させ，肺気不宣となっておこる冷哮

豊隆（瀉），風門，肺兪（瀉）を配穴…………… 温肺散寒，去痰利気

※　風寒表邪をともなうもの：肺兪（瀉），大椎（瀉，加灸）を配穴……湯液における麻黄湯加味の効に類似

5 鼻　淵

本病は，膿状の鼻汁，鼻閉を主証とする。ひどい場合には頭痛をともなう。「脳漏」ともいわれている。鼻は肺の「候」であり，また肺竅でもある。さらに手陽明の脈は，鼻孔をはさんでいることをふまえておくとよい。

1．外感風熱または風寒化火の熱が清竅に影響しておこる鼻淵

列欠，曲池（または合谷），迎香（瀉）…………… 疏風清熱，鼻竅の宣通

2．風寒が侵襲して肺竅が通じなくなっておこる鼻淵

列欠，迎香（瀉），大椎（瀉，加灸）……………… 麻黄湯加味の効に類似

3．胆熱が肺竅に影響しておこる鼻淵

列欠，風池，丘墟（瀉）………………………………胆火の清瀉，鼻竅の宣通

6 慢性鼻炎

本病は，鼻閉，嗅覚減退を特徴としている。『霊枢』脈度篇では，「肺気は鼻に通じ，肺和すれば則ち鼻香臭を知るを能う」と述べている。肺気不宣になると鼻閉がおこる。本穴を瀉して宣肺去邪をはかるとよい。

1．風寒が肺に侵襲し，肺竅が閉塞しておこる慢性鼻炎

列欠（瀉），上星（瀉，加灸），迎香（瀉）……… 風寒の疏散，宣肺通竅

または列欠，迎香（瀉），大椎（瀉，加灸）……… 風寒の疏散，宣肺通竅

2．肺胃蘊熱であったものがさらに風熱を感受しておこる慢性鼻炎

列欠，曲池，風池（瀉）……………………去風清熱，宣肺通竅

7 単純性喉頭炎

喉には足少陰，陰蹻脈と手太陰の経脈，経別が循行している。喉は肺に連絡しており，肺の通道であり，また呼吸の門戸である。陰蹻脈に通じている足少陰腎経の照海と，任脈に通じている手太陰肺経の列欠，さらに局部の廉泉，また少商（点刺出血）を配穴すると，外感風寒で鬱して熱化しておこる喉頭炎，または風熱が肺に影響して肺の清粛機能が失調し，この熱邪が上に影響しておこる喉頭炎に対して，清熱宣肺降火をはかり，咽喉を利することができる。外感の症状をともなう喉頭炎には，上処方から照海を去り，宣肺解表，咽喉の清利をはかるとよい。

8 カーベーン病

これは外傷や労損によりおこり，「筋痺」といわれている。

本穴を瀉すと，長母指外転筋の腱鞘炎を治療することができる。さらに阿是穴を配穴して舒筋活絡をはかるとよい。

9 腕関節部の軟部組織損傷

本穴は橈側側副靭帯損傷を主治する。

列欠，阿是穴（瀉）……………………舒筋活血，消腫止痛

症　例

[症例１]　男，36才，初診1965年４月10日

主　訴：発熱，悪心，嘔吐がこの10数年来，断続的におこる，今回は再発して３日目

現病歴：10数年来，毎年夏になると悪心，嘔吐の再発が１回おこる。毎回，発熱，悪寒，全身倦怠が生じ，頭痛がおこると悪心，嘔吐が現れる。服薬しても効果はなく，金津，玉液に点刺出血を施して効を収めている。今回は薄着をしていて再発した。

現　症：心内の煩熱感，発熱，頭痛，全身倦怠，四肢無力，悪心，嘔吐，口渇欲飲などの症状がある。体温は37.9℃，舌下静脈は太く紫色を呈している。舌質は紅，舌苔は薄黄，脈は浮数であった。

弁　証：平素から胃火が盛んであるところに，外感をうけたために胃火が上炎して悪心，嘔吐がおきたものである。熱が盛んなために陰を損傷すると口渇がおこる。脈浮数，舌苔薄黄，発熱，頭痛は，内熱挟表の象である。

診　断：感冒（内熱外感）

治　則：清熱解表，泄血散熱により止嘔をはかる。

取　穴：初診は列欠，大椎（瀉）を施し，金津・玉液には点刺出血を施して黒紫色の出血をみた。２診（12日）時には体温は37.2℃となり，悪心，嘔吐は止まった。金津・玉液に

点刺出血を施し，さらに内庭（瀉，透天涼を施し，涼感を顔面部，口腔部に到達させる）を施した。
経　　過：1968年の夏に再発。前回の2回の治療で治癒し，2年間は再発しなかったことを確認した。

［症例2］　女，60才，初診1972年10月15日
主　　訴：咽喉部の疼痛が1ヵ月余り続いている。
現病歴：1ヵ月余り咽喉部が痛み，嚥下不利となる。口渇はあるが飲みたがらず，口や鼻の息は熱い。鼻が乾き鼻汁はない。食欲不振，軽い咳嗽，扁桃腺腫大がある。舌苔は薄白，脈は虚数である。
既往歴：数年来の子宮脱と小便失禁があり，治癒していない。
弁　　証：肺熱上攻，熱鬱による咽喉痛である。
治　　則：清熱宣肺
取　　穴：初診と2診では列欠，廉泉（瀉），少商（点刺出血）を施す。3診～6診は列欠，人迎（瀉）を施す。
効　　果：2診後には咽喉部の乾いた痛みは軽減し，嚥下が可能になる。4診後には咽喉部の乾いた痛み，鼻の乾き，鼻の息の熱さは著明に軽減し，6診で治癒した。
経　　過：1973年7月にその後再発していないことを確認した。

［症例3］　男，40才，初診1978年1月6日
主　　訴：感冒がすでに7日間，続いている
現病歴：7日前より，悪寒，発熱，頭痛，身体痛，鼻閉，耳鳴り，不眠，口苦，口乾，口渇，咳嗽，痰がでるなどの症状がある。脈は浮数，体温は39℃である。平素から陰虚火旺の体質である。中西薬を服用したが改善しないので，針灸治療に来院した。
弁　　証：内熱があり，さらに外感風寒を感受して肺衛失宣となっておこった感冒である。
治　　則：解表散寒，清熱宣肺
取　　穴：列欠，合谷，丘墟（瀉）
効　　果：初診の治療後に汗がでて解熱し，頭痛や耳鳴りは軽減し，鼻閉，悪寒，口苦，口乾は消失した。痰は少なくなったが咳嗽はまだある。2診で治癒した。
経　　過：5月に来院したが，その後再発していないことを確認した。

経穴の効能鑑別・配穴

効能鑑別

1．列欠，合谷，外関，大椎，風門の効能比較

　　これらには解表作用がある。またそれぞれに固有の特徴がある。詳細については風門一節の［経穴の効能鑑別］を参照。

2．列欠，魚際，少商，太淵，尺沢の効能比較

これらはすべて肺疾患を治療する。またそれぞれに次のような効能上の特徴がある。
① 列欠：疏衛解表，肺気の宣利
② 魚際：肺熱の清泄，咽喉の清利
③ 少商：咽喉の清利，肺気の清宣
④ 太淵：補肺益気，肺気の清宣
⑤ 尺沢：肺熱の清泄，疏衛解表

3．列欠，風池，曲池，合谷の効能比較

これらには解表作用がある。またそれぞれに固有の特徴がある。詳細については風池一節の［経穴の効能鑑別］を参照。

配 穴

1．列欠と合谷の配穴

列欠と合谷の配穴は，「原絡配穴法」の1つである。これは「主客配穴法」ともいわれており，臓腑経絡の表裏関係にもとづいた配穴法である。この2穴を配穴して瀉法を施す方法は，外感表証の治療によく用いられる。例えば，風寒または風熱が肺に侵襲しておこる病証や，肺衛の病証の治療に用いられる。

2．列欠と照海の配穴

八脈交会穴は，奇経八脈に通じる8つの経穴である。『八脈交会穴歌』では，「列欠任脈肺系に行り，陰蹻照海膈喉嚨」と述べ，『八法交会歌』では，「列欠交経し照海に通じる」と述べている。また『八穴配合歌』では，「列欠能消照海痾」と述べている。任脈に通じる列欠と，陰蹻脈に通じる照海は，肺系や咽喉，胸膈にて通じ合う。したがってこの2穴を配穴すると，咳嗽，胸満，咽喉不利などの病証を主治する。

3．列欠（瀉）

① 天突（瀉），大椎（瀉，加灸）を配穴 …………… 風寒の疏散，解表宣肺
② 大椎（瀉，加灸）を配穴 ………………………… 解表発汗，宣肺平喘，麻黄湯（『傷寒論』方）の効に類似
③ 肺兪，曲池（瀉）または合谷（瀉）を配穴 ……… 退熱解表，肺気の清宣
④ 豊隆（瀉）を配穴 ………………………………… 宣肺化痰，止嗽平喘
⑤ 豊隆（瀉），陰陵泉（補）を配穴 ………………… 健脾去湿，宣肺化痰
⑥ 合谷，天突（瀉）を配穴 ………………………… 清熱化痰，宣肺止咳
⑦ 豊隆，内庭（瀉）を配穴 ………………………… 清熱宣肺，化痰利気，または清熱化痰，平喘降逆
⑧ 迎香（瀉），大椎（瀉，加灸）を配穴 …………… 風寒の疏散，鼻竅の宣通
⑨ 豊隆，天突（瀉）を配穴 ………………………… 開痰利気，宣肺平喘，止咳
⑩ 曲池（または合谷），迎香（瀉）を配穴 ………… 疏風清熱，鼻竅の宣通

参 考

1．本穴の針感
　本穴に捻転しながら運針していると，針感は母指や示指に下行する。または手太陰肺経や手陽明大腸経に沿って上行し，肘部や臂部を循行して肩部，項部に達する。少数ではあるが頸項部や脇肋部に達するものもある。

2．古典考察
　『素問』刺禁論では，「臂太陰脈に刺し，出血多くなるは，立ちどころに死す」と述べている。三稜針にて本穴または太淵を刺したとき，動脈を刺傷してしまい出血が多くみられると，手指が無力となり回復に時間がかかる。出血過多にて死すという説は，おそらく針具がかなり太く，橈骨動脈をひどく損傷したためおこるケースと考えられる。

3．歴代医家の経験
　歴代の医家は，列欠を頭痛，咳嗽，哮喘などを主治する常用穴としている。
①「寒痰咳嗽さらに風を兼ねるは，列欠2穴最も攻あり」(『玉竜歌』)
②「列欠は頭痛および偏正」(『席弘賦』)
③「列欠は偏頭患と痰涎壅上を善く療す」(『馬丹陽天星十二穴治雑病歌』)
④「咳嗽寒痰は，列欠堪く治す」(『通玄指要賦』)
⑤「頭部はさらに列欠を尋ね，痰涎壅塞および咽乾」(『蘭光賦』)
⑥「偏正頭疼するは列欠を瀉す」(『霊光賦』)
⑦「喘急するは列欠，足三里」(『雑病穴法歌』)
⑧「咳嗽風痰は，太淵，列欠に刺すと宜しい」(『玉竜賦』)
⑨「列欠は嗽寒痰，偏正頭疼を主治し，治せば自ずと癒ゆ」(『十四経要穴主治歌』)

4．代用穴
　本穴の所在部位は肌肉が薄く，また橈骨および橈骨動脈に接近しており，刺入や提挿などの操作を行う際には不便である。そのため，疏衛解表，宣肺の目的で感冒や咳嗽，哮喘，鼻や喉の病証を治療する場合は，代用穴として合谷や尺沢などがよく用いられる。

5．八脈交会穴としての治療範囲
　詳細は公孫一節の「参考」を参照。

6．弁証取穴による頭痛の治療
　頭痛は自覚症状であり，多くの疾病に現れる。頭は諸陽の会であり，五臓の精華の血や六腑の清陽の気はすべて頭に会している。外感の諸邪や内傷の諸疾患は，すべて頭痛をひきおこす。針灸治療では臓腑経絡学説を基礎とし，その病因，病位，病機，疼痛の特徴および徴

候にもとづき，四診八綱を運用して弁証施治，選穴を行っている。『四総穴歌』の「頭項列欠を尋ねる」，『十四経要穴主治歌』の「列欠……偏正頭疼治せば自ずと癒ゆ」，『席弘賦』の「列欠頭痛および偏正」などの条文のみにもとづき，頭痛の患者にすべて列欠を用いても必ずしも効果があがるとはいえない。そうした病理の類型，弁証分析にもとづいた治療法を行わず，総合的にアプローチする弁証取穴の原則を無視した治療は，往々にして満足のいく効果を得ることができない。

　本穴は，頭痛治療の常用穴とされており有効穴であるが，すべての頭痛に対して効果があるというわけではない。例えば，肝陽上亢型，血虚型，気血両虚型，腎精不足型による頭痛に対しては，効果的ではない。これは列欠の治療が外感性の頭痛にむくものであるためである。列欠は，風寒型，風熱型，痰濁型の頭痛に対しては効果的である。

4. 太 淵 (たいえん)

　太淵は、脈気がここで会し、また経穴が大きく深いことから命名された。別名、鬼心、太泉ともいう。『備急千金要方』では、「太泉は胸満嗽呼、胸膺痛……を主る」と述べている。ここでいう太泉とは太淵のことである。唐の高祖の名を避けて、唐時代に太泉と改名されたのである。

　太淵は、手太陰脈の兪穴（注ぐところ）であり、兪土穴である。陰経では兪を以て原としているので、太淵はまた手太陰肺経の原穴でもある。さらに肺は金に属しており、土は金を生じることから、本穴は手太陰肺経の母穴となる。また本穴は、脈会（脈気の聚る所）でもある。

　太淵は、肺の臓病、経病、気化病、および肺と関係のある臓腑器官の疾病を主治する。肺の機能を改善し、肺の機能失調による病理証候の治療に一定の効果をもたらす。本穴（原穴）には、「瀉」と「補」の作用があり、虚実ともに治すことができる。「虚すればその母を補う」という治療原則により、肺気不足の治療には母穴である太淵がよく用いられる。

本穴の特性

＜治療範囲＞

1. 肺、衛疾患

　　肺は粛降を主っており、呼吸を司っている。また宗気の出入するところであり、気機（出入昇降）の枢軸でもある。痰熱蘊肺、痰濁阻肺、陰虚肺燥、邪熱乗肺などの要因によって、肺の清宣粛降の作用が失調し、そのため気機（出入昇降）が失調して現れる病証は、本穴の治療範囲に入る。また肺気虚弱の病変も本穴の治療範囲に入る。

　　肺は一身の表を主っており、皮毛に合している。デリケートな臓であって、寒熱の刺激に弱く、外邪が侵襲するとその影響をうけやすい。そうした外邪の侵入による外感風寒、風熱による体表、肺臓の証候、さらに温病の衛分証候も本穴の治療範囲に入る。

2. 肺と関係のある臓腑の病

　　手太陰肺経は、心、肝、脾、腎経の経脈、絡脈および経別と相互に密接に関係している。肺とこれらとは生理的に密接な関係にあるため、病理上でも相互に影響をあたえやすい。

　　例1：肺気の阻滞または不足…①大腸の排泄機能に影響して便秘をおこしやすい。
　　　　　　　　　　　　　　　　②膀胱に影響して遺尿をおこすことがある。

例2：肺の粛降機能失調…通調水道機能に影響して水腫をおこすことがある。
例3：そのほか，肝火犯肺，脾虚及肺，肺腎両虚，陰虚肺燥，心肺気虚など。
※ 上述の証候には，すべて本穴を配穴して用いることができる。

3．肺気と関係のある心，血脈病

太淵は脈会であり，脈気が集まっているところである。これについて『難経』では「脈会太淵」と述べている。また徐霊胎は「太淵は，太陰に属し，掌後陥中にあり，即ち寸口なり。肺は百脈に朝じる」，「脈気は経に流れ，経気は肺に帰す，肺は百脈に朝じる」と述べている。これは臨床上参考にすることができる。すなわち，肺は心を補佐して血液循環を助けている。また血は心の作用により脈中をたえまなく流れているが，血の正常な運行を維持しているのは，肺気の推動，調節作用である。脈会穴によって脈病を治療できるのは，「肺は治節を主る」と「肺は百脈に朝じる」という機能と関係があるのである。肺気虚弱または肺気壅滞によって心気不足をひきおこし，そのために血行無力となって現れる血脈，心，心血管病の治療には本穴を用いるとよい。

4．経脈通路上の病証

本穴は，本穴の所在部位の局部疾患，および本経経脈の循行している肘，臂，胸，喉などの疾患の治療において，局部取穴あるいは循経取穴として用いることができる。

＜効　能＞

1．弁証取穴

①補法：補肺益気

　湯液における人参，五味子，百合，炙甘草，阿膠，沙参などの効能に類似

②瀉法：清肺宣肺，肺気の疏理

　湯液における桑白皮，栝蔞皮，桑葉，黄芩，枇杷葉，白前，知母，麦門冬，桔梗，橘紅などの効能に類似。

2．局部取穴

①瀉法：駆邪散滞，舒筋活絡
②補法：壮筋補虚

＜主　治＞

感冒，咳嗽，哮証，喘証，咳血，肺癰，肺炎，百日咳，胸膜炎，虚労，慢性副鼻腔炎，アレルギー性鼻炎，鼻衄，失音，喉頭炎，扁桃炎，消渇，無脈症，心悸，自汗，盗汗，痿証，遺尿，脱肛，肢体麻木または疼痛または無力，手腕経筋病，腕関節および周囲軟部組織損傷，カーベーン病。また狭心痛，心筋梗塞，リウマチ性心臓病，中暑，便秘，癃閉などを治す。

臨床応用

1　咳　嗽

本穴は，手技において補瀉を使いわけることにより，清肺，宣肺，補肺の作用を生じさせる。

1．風寒犯肺による咳嗽
　　太淵（瀉），大椎（瀉，加灸），肺兪（瀉，加灸）…疏風散寒，温肺止咳
2．風熱犯肺による咳嗽
　　太淵，合谷，天突（瀉）………………………………清熱解表，宣肺止咳
3．痰熱蘊肺による咳嗽
　　太淵，内庭，豊隆（瀉）………………………………清熱化痰，宣肺止咳
4．痰濁阻肺による咳嗽
　　太淵，豊隆，陰陵泉（瀉）……去湿化痰，宣肺止咳，湯液における二陳湯加味の効に類似
　　太淵，豊隆（瀉），陰陵泉または脾兪（補）………健脾去湿，宣肺化痰
5．肺陰不足による咳嗽
　　太淵，復溜（補）………………………………………金水相生，滋陰養肺
6．肺気不足による咳嗽
　　太淵，合谷（補）………………………………………肺気の補益，固本止咳
7．陰虚肺燥による咳嗽
　　太淵，肺兪（または尺沢）（瀉），復溜（補）………養陰清肺
　　または太淵，内庭（瀉），復溜（補）………………清燥潤肺
8．肝火犯肺による咳嗽
　　太淵，行間，肺兪または尺沢（瀉）…………………瀉肝清肺
9．肺脾両虚による咳嗽
　　太淵，太白（補）………………………………………健脾益肺，培土生金
　　または太淵，脾兪，太白（補）………………………健脾益肺，培土生金

2　哮　証

　本病は，肺，脾，腎三臓と関係があり，主として内外の邪が合し，痰と気が阻滞して気道を閉塞し，肺の粛降機能が失調することによって発症する。発作期の治療ポイントは肺にある。治法は去邪宣肺，去痰利気を主とし，本穴を瀉して宣肺をはかるとよい。また緩解期の治療ポイントは，状況に応じて補肺，健脾，益腎をはかることにあるが，本穴を補すと補肺をはかることができる。

1．肺脾両虚による哮証
　　①陰陵泉，脾兪（補）を配穴
　　②または肺兪，脾兪，太白または足三里（補）を配穴
　　※　①②にて肺脾の補益，培土生金をはかる
　　③虚中挟実の場合：上処方に天突，豊隆（瀉）を加える……開痰利気
2．肺腎両虚による哮証
　　①太谿（補）を配穴
　　②太淵，肺兪，腎兪，太谿（補）………………………肺腎の補益
　　③虚中挟実：①②に豊隆，陰陵泉（瀉）を加える…化痰去湿

3．肺気虚損による哮証

肺兪，気海（補）を配穴……………………………補肺固本
虚中挾実：①肺兪，豊隆（瀉）……宣肺化痰法
　　　　　②天突，列欠，豊隆（瀉）……化痰利気法
　　　　　③陰陵泉（瀉），足三里（補）……健脾去湿法
※　交互に使用し，標本兼治，虚実併治をはかる

3 喘　証

本穴を補すと補肺をはかることができる。

1．肺気不足による喘証

太淵，肺兪，気海または合谷（補）………………益気定喘

2．肺脾両虚による喘証

太淵，肺兪，脾兪（補）……………………………肺脾の補益
※　脾虚が肺におよんだ場合
　太淵，太白，足三里（補）……………………培土生金

3．肺腎気虚による喘証

太淵，太谿，気海（補）……………………………肺腎の補益，益気定喘

4 アレルギー性鼻炎

本病は多くの場合，肺気不足，衛外不固が要因となり，ちょっとした風寒または風熱をうけることにより発症する。症状としては，鼻閉，鼻汁，くしゃみ，鼻の瘙痒，鼻粘膜が蒼白で浮腫などが現れ，多汗をともなう場合もある。

①太淵（補），曲池（瀉），上星（瀉，加灸），迎香（瀉）……疏風散寒，佐として補肺をはかる
②緩解時：太淵，合谷（補），迎香（瀉）…………補肺固表，佐として鼻竅の宣通をはかる

5 失音（喉瘖）

手太陰肺経の太淵は，失音の原因の１つである喉瘖を治療するときに用いる。『直指方』では，「肺は声の門であり，腎は声の根である」と述べている。声は肺よりでて，腎に根ざしている。また肺脈は会厭に通じており，腎脈は舌本をはさんでいる。このことについては「足少陰は舌に連絡しており，横骨を絡い，会厭に終わる」と述べられている。また葉天士の「金実なれば声なく，金破れればまた声なし」という言葉も，臨床において参考にすることができる。肺燥津損，肺気虚損，肺腎陰虚および肺腎気虚による喉瘖の治療には，すべて本穴を配穴することができる。

1．肺燥津損による喉瘖

太淵，内庭，（瀉）復溜（補）………………………清肺養陰潤燥

2．肺腎陰虚による喉瘖

太淵，復溜（補）……………………………………肺腎の滋補，金水相生

3．肺腎気虚による喉瘖

太淵, 合谷, 太谿 (補) ……………………………肺腎の気を補益する
または太淵, 気海, 太谿 (補) ……………………肺腎の気を補益する

4．肺気虚損による喉瘖

太淵, 合谷, 肺兪 (補) ……………………………肺気の補益

6 消　渇

『医学心悟』では、「上消を治すには、潤肺を主とし、さらに清胃をはかるとよい。中消を治すには、清胃を主とし、さらに滋腎をはかるとよい。下消を治すには、滋腎を主とし、さらに補肺をはかるとよい。」という治則を紹介している。上消，下消の治療には本穴を用いることができる。

①上消：復溜（補），内庭（瀉）を配穴………… 潤肺清胃
②下消：太淵，復溜，太谿（補）……………………滋腎補肺

7 心悸（動悸）

肺気不足のため血行障害となり、そのため心絡瘀阻となったり心が血の栄養を十分にうけられなくなっておこる心悸の治療には、本穴（補）を用いることができる。

①心絡瘀阻：合谷（補）を配穴………………………肺気を補益し行血をはかる
　　　　　　神門または内関（瀉）を配穴…………心絡を通じる
　※　これにより益気行血，去瘀通絡をはかる
②血不養心：神門または心兪（補）を配穴…………肺気を補益し，心気を補益する
　　　　　　内関（瀉）を配穴………………………心絡を通じる
　※　補心益気，通絡行血をはかる
　　　または神門，心兪（補）を配穴………………益気養心安神をはかる

8 遺　尿

遺尿は主として肺，脾，腎三臓の気不足により，膀胱の気が不固となっておこる。肺と関係する遺尿の治療には本穴を用いることができる。

1．脾肺気虚による遺尿

脾肺気虚となり，少腹に気虚下陥し，膀胱に影響しておこったものである。

処方：太淵，陰陵泉，中極（補）……………………益気止溺
　　　または太淵，合谷，足三里（補）……………中気の培補，益気昇陥

2．肺腎気虚による遺尿

張景岳は、「小水は腎が制しているが，腎は上にて肺と連絡している。もし肺気無権となると，腎水を摂することができなくなる。したがって水を治すには，必ず気を治さなければならず，腎を治すには肺を治さなければならない。」と述べている。

肺は「水の上源」といわれているが，化気行水を主っているのは腎である。そのような関

係により，肺気虚弱となると腎に影響するし，また腎水不足となれば肺にも影響する。肺腎気虚となると，遺尿はなかなか治癒しない。

処方：①太淵，太谿（補）……………………………肺腎の補益
　　　②太淵，太谿（または腎兪），気海または合谷（補）……肺腎の気を補益し，膀胱の機能を回復させる。

9 肢体麻木，疼痛，無力

これは四肢あるいは肢体の特定の部位におこる麻木，疼痛，無力感を指している。人体の血液循環は心臓が主宰しているが，「肺は百脈に朝じている」，「脈会太淵」といわれているように，血液循環は肺気の推動，調節作用にも依存している。

肺気虚弱となって血行が悪くなると，気虚血滞や気血両虚となり，上述の症状が現れることがある。このような場合には，本穴を配穴して用いるとよい。

①気虚血滞：太淵（補），三陰交（瀉），または合谷（補）を加える……益気行血
②気血両虚：太淵，三陰交（補），または合谷（補）を加える……気血の補益

症　例

［症例1］　男，17才，初診1976年9月14日

主　訴：四肢の痿軟が1ヵ月余り続いている

現病歴：最初は両下肢に力が入らず立ちあがれなくなった。2日後には上肢も動かなくなり，手で物を握ることもできなくなり，また咀嚼障害もおこった。8月18日に多発性神経炎と診断され当病院に入院。20日間におよぶ入院治療後，病状は好転。9月1日には四肢の運動が可能となり，針灸治療の併用を開始する。病棟ではビタミン剤を服用している。

現　症：両上肢は無力であり，左手は物を持てない。また両下肢は痿軟で歩行ができない。左半身が右半身より悪い。大便は3日に1回で，尿は少なく色は黄色である。口乾，口渇をともなう。舌質紅絳，舌苔黄厚，脈細数。

弁　証：肺腎両虚，筋脈失潤による痿証。尿黄，口乾，舌脈象は陰虚有熱の象である。

治　則：補肺養陰により筋脈を潤す

取　穴：太淵，復溜（補）。ただし25診～30診は補肩井を加えて益気昇挙をはかった。2～3日に1回の針治療とする。

効　果：3診後には茶碗をもてるようになり，下肢も以前よりは回復して杖をつきながら数歩歩けるようになった。6診後には左下肢はほぼ正常に歩行運動できるようになった。10診後には右上肢を挙上できるようになり，杖歩行ができるようになった。また杖なしでもある程度歩行できるようになった。ただし肩，肘，股，腰部の筋肉が緊張して痛む。15診後に退院。24診後には数キロ自力で歩行できるようになった。膝窩部のこわばりも著明ではない。両上肢も物をあげれるようになったが，まだ無力である。27診後には痿証は基本的に治癒。28診～30診は治療効果の安定をはかった。治療期間中，

病棟でビタミンＢ１，Ｂ12，Ｂ６，ジバゾール，654－2などの薬を服用していた。
経　過：3カ月後に父親からの知らせがあり，経過は良好で，再発はしていないとのことであった。

［症例2］　　男，28才，初診1965年1月9日
主　訴：咽喉部の乾きとこわばりが1年余り続いている，冬と夏に再発する
現病歴：1年余り咽喉部が乾きこわばる，声は低微であり失音になることもある，渇きがあり水で潤すと楽になり，潮熱をともない，ときに息切れ，腰痛，喀痰などの症状がある。脈は細数である。
弁　証：これは肺虚水虧の証である。肺（金）虚のために水を生じることができず腎水不足となり，そのために咽喉部をうまく潤すことができなくなっておこったものである。
治　則：補肺生水，滋腎養陰
取　穴：太淵，復溜（補）
効　果：初診後には咽喉部の乾きとこわばりは軽減し，精神状態も良好となる。2診後には息切れ，腰痛も軽減し，咽喉部も以前よりは潤うようになった。ただし明け方に咽喉部の乾きとこわばりがおこる。3診後には諸症状は基本的に消失し，効果の安定をはかるためにさらに1回治療を行った。

配　穴

1．太淵と肺兪の配穴

この配穴は「兪原配穴法」の1つである。太淵は手太陰肺経の原穴であり，また手太陰肺経の母穴である。肺兪は背部にて肺臓の経気が輸注するところであり，この2穴は肺臓と密接な関係にある。この2穴を補うと，肺気を補益する効があり，肺臓の機能を強める作用がある。この2穴を瀉すと，清肺宣肺，鎮咳平喘の効がある。これらは肺臓疾患を治すだけでなく，肺臓の機能失調と関係のある疾病を治すことができる。また肺臓の機能の改善にも一定の効果をおよぼす。

2．表裏原穴の配穴

これは手太陰肺経の原穴である太淵と，手陽明大腸経の原穴である合谷とを配穴するもので，表裏原穴配穴法の1つである。この2穴を補うと，中気の補益，肺気の補益，益肺固表の効が生じ，肺気を補益する効能を増強することができる。またこの2穴を瀉すと，肺気の清宣，疏衛解表の効が生じる。

3．太淵（補）

①心兪（補）を配穴，または神門（補）を加える……心肺の補益
②間使または内関（瀉）を配穴……………………理気宣肺
③中府（補）を配穴………………………………補肺益気
④太白，陰陵泉または脾兪（補）を配穴…………肺脾の補益，培土生金

⑤復溜（補）を配穴……………………………………水相生，滋陰養肺
⑥太谿（または腎兪），気海（補）を配穴……… 肺腎の気を補益
4．太淵（瀉）
　①行間（瀉）を配穴 ……………………………… 清肝宣肺，瀉肝理肺
　②豊隆，天突（瀉）を配穴……………………………降痰宣肺，止咳平喘
　③豊隆，内庭（瀉）を配穴……………………………清痰降火，宣肺止咳
5．太淵と肝・脾・腎経穴との配穴

　肺は，腎水の滋養をうけ，津液によって潤わされることにより，清粛・治節の機能を発揮することができる。また脾土は肺金の母であるため，脾気虚弱になると肺気不足をひきおこすことがある。したがって，肺の虚証には，足太陰脾経の関連穴を補して脾気の補益をはかったり，足少陰腎経の関連穴を補して腎陰の滋補をはかることが多い。

　また肺の実証は，外邪の侵襲，肝火犯肺や痰濁阻滞，痰熱蘊肺などの要因によりおこる場合が多い。これらには本経や他経の関連穴を配穴するとよい。例えば，足厥陰肝経の関連穴を瀉して瀉肝をはかったり，治痰の要穴を瀉して化痰，降痰，開痰利気をはかるとよい。

参　考

1．古典考察　列欠一節の「古典考察」を参照。

2．子母補瀉法

　『十二経子母穴補瀉歌』では，「肺瀉尺沢補太淵」と述べている。同記述にもとづいて，肺虚証には本経の太淵を補うとよい。すなわち，肺は金に属しており，本穴は五行では土に属している。土は金を生じるもので，金の母であり，太淵は手太陰肺経の母穴である。したがって「虚するはその母を補う」という原則により，太淵を補うことにより肺虚証を補うのである。また母経の母穴である足太陰脾経の土穴太白を配穴して補ってもよい。これは脾土を壮健にすることにより肺虚を補う方法である。また肺金は虚から実に転じることにより，木を制御することができる。木が制御されると土を犯すことはなく，土が虚さなければ肺金も十分に滋養される。このように五行を平衡させる方法により効果を収めることができる。肺実病証には，本経の尺沢を瀉すとよい。その機序については，尺沢一節の［参考］を参照するとよい。

3．代用穴

　本穴は肌肉が薄く，またこの部位には橈骨動脈が走行しているので，手技操作には不便である。したがって，補肺益気法として本穴を使用する場合には，これの代用として合谷を補すこともある。また肺熱を清したり，肺実を瀉すために本穴を使用する場合には，かわりに尺沢（瀉）を用いることもある。

5. 少 商 (しょうしょう)

　少商は別名，鬼信ともいい，手太陰肺経の井木穴である。「乙年陰金，少商初運におこる，肺経の井穴は乙木に属しており，また肺は陰金に属している。したがって出る所である井，初運を以て少商と命名されている。」(『中医雑誌』1962年11期「概述腧穴的命名」)

　本穴は，肺衛，神志病と咽喉疾患を治療する常用穴とされている。

本穴の特性

＜治療範囲＞

1．喉の病証

　喉は，会厭が気道に連絡し，声門と合することによって形成されている。喉は気道に連絡しており，肺と相通し，宗気を主っている。喉は呼吸の出入が行われるところであり，肺気の通道であり，肺系に属している。外感を患うと咽喉がまずその侵犯をうけ，続いて肺臓が内傷し，さらに咽喉もその影響をうける。外感あるいは内傷によりおこる咽喉疾患は，すべて本穴の治療範囲に入る。

2．神志失調の病証

　少商は，手太陰肺経の終止穴であり，最も敏感なところである。本穴を毫針で捻瀉または三稜針で点刺出血させると，開竅蘇厥，「泄血開閉」，「瀉熱出血」の作用がある。そのため本穴は，神志の突然の変化，意識混迷，失神などの陽実鬱閉証を治療する救急穴とされている。

＜効　能＞

弁証取穴

　①三稜針（点刺出血）：開竅啓閉，咽喉の清利，清肺疏衛
　②瀉法または大きく捻瀉：開竅醒志，経気の通暢，肺気の清宣

＜主　治＞

　扁桃炎，単純性喉頭炎，咽頭炎，感冒，小児肺炎，咳嗽，耳下腺炎，昏迷，狂証，癲証，閉証，厥証，母指の麻木。

臨床応用

1 扁桃炎

本穴を点刺出血することにより，外感風熱または肺胃熱盛による扁桃炎を主治することができ，疏衛清熱，宣肺利咽の効を得ることができる。肺陰不足による扁桃炎にも，本穴を配穴して用いることができる。

1．外感風熱による扁桃炎

天容，合谷（瀉）を配穴，または翳風（患側），曲池（瀉）を配穴……疏風散熱，咽喉の清利

2．肺胃熱盛による扁桃炎

尺沢，内庭（または解谿または陥谷），翳風（患側）（瀉）を配穴……肺胃の熱を清す，消腫止痛

※ 風熱を感受して発病した場合

上処方の翳風を合谷に変える……………………疏風清熱，咽喉の清利

3．陰虚火旺による扁桃炎

尺沢（瀉），復溜（補）を配穴………………………養陰清肺，咽喉を利す

※ 風熱を感受するたびに発病する場合

曲池（瀉），復溜（補）を配穴………………………疏風清熱，清肺養陰

※ 腎陰不足による扁桃炎には，一般に本穴は用いない。

2 単純性喉頭炎

喉頭炎は中医学でいう「喉瘖」に類似している。喉瘖のうち暴瘖は急性喉頭炎と類似しており，喉瘖のうち久瘖は慢性喉頭炎と類似している。暴瘖は多くの場合，邪気が壅滞し閉竅しておこる。また久瘖は多くの場合，肺腎の精気が損傷しておこる。これに関して張景岳は，「瘖瘂の病は，虚実を知らなければならない。実の者は，その病は標に在り，竅閉じて瘖となる。また虚の者は，その病は本に在り，内奪われて瘖となる。」と述べている。

本穴を刺して出血させると，肺熱を清し，咽喉を利し，疏衛解表をはかることができる。

1．急性喉頭炎

風寒を外感し，それが鬱して熱化したり，または風熱が肺に侵入することによって，肺の清粛機能が失調しておこる場合が多い。

症状：喉が乾いて痒い。断続的に咳がでるが痰はない，またはから咳で少痰。喉部疼痛。声がかすれる，または声がでなくなる。初期には外感症状をともなう。

処方：廉泉，尺沢，外関（瀉）を配穴………………清熱宣肺

※ 外感症状をともなう場合：宣肺解表，咽喉を清利する効がある。

※ 風熱を感受し，痰が絡んで気道を閉塞させ，そのために肺の機能が失調して会厭が病み，竅不利となって声がかすれている場合

豊隆，天突，合谷または曲池（瀉）を配穴……清熱去痰，宣肺利竅

2．慢性喉頭炎

急性喉頭炎が反復して慢性化した場合，または熱鬱化火し，肺陰を損傷しておこる場合が多い。

症状：喉が微かに痛み，異物感がある。声がかすれる。喉が乾き痒い。喉内に粘い痰があり，すっきり咳痰できない，またはから咳で無痰。舌質紅，脈細滑または細数など。

処方：①尺沢（瀉），復溜（補）を配穴…………清熱養陰潤肺
　　　②廉泉，内庭（瀉），復溜（補）を配穴……清肺潤燥，咽喉の清利
　　　※　痰の多い場合：内庭を去り，豊隆（瀉）を加える……養陰潤肺化痰

③ 咽頭炎

咽頭炎には，急性と慢性がある。急性咽頭炎は，「喉痺」に類似している。火は腫脹を主っている。火や熱の炎上性によって，肺や咽喉がその影響をうけると，咽喉腫脹となる。その際，本穴を点刺出血すると，肺熱を清する，咽喉を利する，疏衛解表，鬱熱を消散する各作用と，経絡の気血の凝滞を通暢する作用が得られる。弁証取穴と循経取穴としての，二重の効果を得ることができるのである。そのため本穴は多くの場合，急性咽頭炎の治療に用いる。

1．邪熱が内蘊しているところに風熱を外感し，それが咽喉に上蒸しておこる咽頭炎

症状：発熱，悪風。頭痛。咳嗽。咽部が赤く腫れ灼熱疼痛する。嚥下不利（物が詰まっているが如し）。舌苔薄黄，脈浮数など。

処方：廉泉，曲池または合谷（瀉）を配穴…………疏風清熱利咽

2．肺胃に積熱があり，その熱邪が咽喉に上蒸しておこる咽頭炎

症状：咽部紅腫し灼熱疼痛する（物が詰まったが如し）。嚥下不利，ひどい場合は声がでなくなる。痰は黄色で粘い。舌質紅，舌苔薄黄，脈数または滑数など。

処方：廉泉，内庭（または解谿または陥谷），尺沢（瀉）を配穴……瀉熱利咽

④ 咳　嗽

本穴を刺すと，風寒外束，肺失宣降，または風熱犯肺，肺失清粛などの要因によりおこる咳嗽を主治する。風寒外束，肺失宣降による咳嗽の場合は，商陽（瀉血），風門，肺兪（瀉）を配穴したり，大椎，列欠（瀉）を配穴して疏風解表，宣肺止咳をはかるとよい。また風熱犯肺，肺失清粛による咳嗽の場合には，合谷（または曲池），尺沢（瀉）を配穴して疏風清熱，宣肺止咳をはかるとよい。

⑤ 昏　迷

本穴（刺針）は，急性温熱病中に昏迷（例：各種脳炎，化膿性脳膜炎，中毒性脳部症状）が生じている場合や温病で熱が衛分，営分にある場合，およびそのほかの原因・病証によって神志の突然の変化，失神などが現れており，陽実閉鬱証に属するものを治療する。本穴を瀉したり，または点刺出血させることにより，開竅啓閉，醒脳蘇厥をはかるとよい。

臨床では，手十二井穴およびそのほかの治療穴，例えば曲沢（出血），神門，人中，内関，

大陵，合谷などを配穴して，開竅醒志，清心安神，泄血散熱，気血の宣通などをはかるとよい。
しかし脱証に属する昏迷には，上述した治法は不適当である。

症　例

［症例 1 ］　男，70才，初診1969年 2 月26日
主　訴：喉の腫痛，嚥下困難が 5 日間続いている
現　症：右側の耳下腺部の発熱・腫痛。嚥下困難。右耳および面頬部の軽度の腫脹・発熱・疼痛。開口困難，咀嚼時の疼痛，口が粘る。舌苔白厚，脈数。
弁　証：清熱消腫止痛
取　穴：右少商（点刺出血），右翳風，天容，合谷（瀉）
経　過：1969年 2 月28日に右膝関節痛の治療のため来院した際に，前回の 1 回の治療で喉の症状が治癒したことを確認。治療 2 時間後に流動食を取れるようになり， 4 時間後に麺類を食べれるようになり，12時間後には右耳下腺，耳および面頬部の腫痛が消失したとのことであった。

［症例 2 ］　男，26才，初診1966年 7 月 4 日
主　訴：咽喉部の熱痛が 5 日間続いている
現　症：咽喉部の熱痛，乾き，嚥下すると痛みが増強。口や鼻の息が熱い。頭痛，頭部のほてり，耳鳴りなどの症状をともなう。顔面紅潮，舌尖紅，脈数。
弁　証：熱邪が上攻し，気血が咽喉部に閉塞しておきたものである。
治　則：清熱開閉，咽喉の清利
取　穴：少商（点刺出血），合谷，廉泉（瀉）
経　過： 1 回の治療で治癒したことを確認

経穴の効能鑑別・配穴

[効能鑑別]

1．少商，商陽，中衝，関衝，少衝の効能比較
　これらには開竅蘇厥の作用があるが，それぞれに固有の作用がある。詳細は少沢一節の［経穴の効能鑑別］を参照。
2．少商，魚際，太淵，列欠，尺沢の効能比較
　これらはすべて肺疾患を治療するが，それぞれに固有の特徴がある。詳細は列欠一節の［経穴の効能鑑別］を参照。

第2章　手太陰肺経

[配　穴]

1．少商と商陽，中衝，少衝，関衝，少沢との配穴

　　三稜針にて点刺出血すると，開竅醒志，退熱除煩，解表発汗，泄血散熱，泄血開閉，鎮肝止抽，清心安神，陰陽調節などの作用がある。その具体的な運用は少沢一節の[配穴]を参照。

2．少商の点刺出血

①尺沢または魚際（瀉）を配穴……………………………清肺宣肺
②商陽（点刺出血）を配穴…………………………………疏衛解表，肺熱の清宣
③尺沢，内庭または陥谷（瀉）を配穴……………………肺胃の熱を清熱し，咽喉を利する
④廉泉，尺沢，合谷（瀉）を配穴…………………………疏風宣肺，咽喉の清利
⑤廉泉，魚際，曲池（瀉）を配穴…………………………疏風宣肺，咽喉の清利
⑥豊隆，内庭（瀉）を配穴…………………………………痰火の清降，利咽益喉

[参　考]

1．代用穴

　　本穴の部位は，肌肉が薄く，感覚が敏感であるため，捻転補瀉法や提挿補瀉法を施すには不便である。肺疾患に対しては『難経』七十三難の「諸々の井は，肌肉浅薄，気少なくして使うに足らざるなり，これを刺すこと如何。然り。諸々の井は，木なり。滎は火なり。火は木の子，当に井を刺すべきものは，滎を以ってこれを瀉す。」にもとづき治療するとよい。すなわち，手太陰肺経の滎火穴である魚際を少商の代用穴とし，肺を清し，宣肺をはかるとよい。

2．歴代医家の経験

　　本穴は，喉疾患を治療する常用穴とされている。

①「頷腫れ喉閉じるは少商の前」（『勝玉歌』）
②「少商双蛾瘥に惟だ針し，血出で喉開くの功は最も奇」（『十四経要穴主治歌』）
③「乳蛾の証……，必ず金針を用いれば疾始めて除く，少商出血の後，即時に安穏とし災危免れる」（『玉竜歌』）
④「項腫喉痺，小児乳蛾を主治する」（『類経図翼』）
⑤「咽中腫塞し，穀粒下らずは，此の穴に針すれば立ちどころに癒ゆ」（『針灸資生経』）

3．点刺出血の方法

　　十二井穴一節の[参考]を参照。

第3章　手陽明大腸経

第3章　手陽明大腸経

概　論

経脈の循行路線および病候

1．循行路線

　示指末端からおこり，示指橈側の上縁に沿って，第1，第2中手骨の間を通過して上へ走り，腕上の2筋の間に入る。そこから前腕の橈側上縁に沿って肘の外側に入り，さらに上腕の外側前縁に沿って肩関節の前上方に向かって走り，肩背部で手太陽小腸経の秉風穴と交会する。また上へ向かい督脈の大椎穴にて諸陽経と交会する。さらに欠盆部に入り，下に向かい肺臓に連絡し，横隔膜を通過し，大腸に属す。

　その支脈は，欠盆部から頸部へ上行し，顔面頬部を通過して下歯槽に入る。そこからまた戻って口唇をはさみ，足陽明胃経の地倉穴を経過して，左脈は右へ向かい，右脈は左へ向かい，人中穴にて交叉する。さらにまた分かれて鼻孔の両傍にいたり，足陽明経脈と連接する。手陽明大腸経は大腸に属し，肺に絡す。

　本経の経穴は，本経が循行している手指，腕部，肘部，前腕部，上腕部，肩部，頸部，歯，鼻，唇，顔面部，頬部の疾患を治療する。これは本経脈の経気の作用が発揮されることにより，その効果が生じるものである。

2．病　候

　本経の病候には，本経が循行している顔面部，頬部，歯，唇，鼻，頸部，肩部，肘部，上腕部，前腕部，腕部，手指の病変および陽明経証が多くみられる。例えば，『霊枢』経脈篇では，「是れ動ずるときは則ち病む。歯痛んで，頸腫れる。是れ津液を主として生ずる所の病は，目黄ばみ，口乾き，鼽衄し，喉痺し，肩前と臑痛む。大指の次指痛み用いられず。気有余なるときは則ち脈の過ぐる所に当る者熱腫す。虚するときは則ち寒慄して復せず。」と述べている。これらは発病因子の侵襲をうけておこる手陽明大腸経の経気や関係部位の病変であり，体表の症状と徴候である。この症状と徴候は，すべて本経と関係のある部位に現れるので，その診断と治療においては，重要な情報となる。

　これらの病候の発生，発展，伝変と治癒の過程も，すべて本経を通じて実現するものである。したがって，本経を通じて現れるこれらの病候は，すべて本経の経穴の治療範囲となり，本経の経脈を通じ，本経の経気を改善することで，十分な治療効果を得ることができる。

経別の循行路線

　手陽明経脈の手部で別れて出て，前腕，肘，上腕部に沿って上行し，前胸部，乳房部などの部位に分布する。別の一支は肩髃部から別れ出て，項部の大椎穴に進入する。下に向かうものは大腸に走り，肺臓に属し，上に向かうものは喉嚨に沿って欠盆部に走り出て，手陽明経脈に帰属する。

　この経別の循行は，手陽明大腸経の経脈と経別が循行している部位との関係を強めており，表裏の関係にある手太陰肺経との外的な連接を密接にし，また大腸と肺との内的な絡属関係を結ぶものである。こうした絡属関係は，表裏経の経穴の配穴を可能にし，本経の経穴によって肺，肺衛および循行部位（肘，前腕，上腕，肩，胸，乳房，喉嚨など）の病変を治療することを可能にしている。

絡脈の循行部位と病候

1．循行部位

　主な絡脈は，偏歴から別れて出る。腕の上3寸の所から別れて手太陰肺経に走る。その別支は肘臂に沿って上行し，肩髃に到達し，さらに上行し曲頬を経過し，歯部に絡す。その分支は，歯部から耳部に入り，宗脈と会合する。

　この絡脈は，互いに表裏の関係にある手太陰肺経と手陽明大腸経を連絡させ，肢体に分布している表裏経を連接させている。すなわち，手陽明大腸経と手太陰肺経の関係する経穴と原絡穴配穴の1つの通路となっている。これが循行している部位の病変は，絡穴である偏歴の治療範囲である。

2．病　候

　多くは循行する部位である肘部，臂部，肩部，曲頬部，耳，歯の疾患である。例えば，『霊枢』経脈篇では，「手陽明の別，名を偏歴という。……実するときは則ち齲聾す。虚するときは則ち歯寒え痺隔す。之を別れる所に取るなり。」と述べている。とりわけ耳と歯の病変は，絡脈が循行する部位に現れたものであり，絡穴である偏歴穴を取って刺すと，絡脈の脈気の調整を通じて治療効果を得ることができる。

経筋の分布部位および病候

1．分布部位

　「手の陽明の筋は，大指の次指の端よりおこり，腕に結ぶ。上りて臂を循り，上りて肘外に結び，臑を上りて，髃に結ぶ。その支なるは，肩甲を繞り，脊をはさむ。直なるは，肩髃よりいき頸に上る。その支なるは，頬を上り，頄に結ぶ。直なるは，上りて手の太陽の前に出で，左の角に上り，頭に絡し，右の頷に下る。」（『霊枢』経筋篇）

上の記述は，本経の経脈が循行している体表の部位と，大部分では一致している。その循行しているところ，結ぶところの多くに，本経の経穴が所在している。

2．病　候

本経の経筋の病候の多くは，その循行，結ぶところに現れる。例えば，示指の強直・疼痛・麻痺，腕関節の痺痛または拘急，前腕の痺痛・拘急または弛緩，前腕および腕部の弛緩（手陽明と手少陽，太陽経筋の同病である垂手にみられる），肘部の弛緩無力・疼痛・強直（上腕骨外上果炎にみられる），肩部の痺証・痿証による挙上不能（肩関節周囲炎または棘上筋腱炎にみられる），頸部の疼痛・拘急・左右への運動制限，頬部の拘急または弛緩（顔面神経麻痺にみられる），鼻傍部の痙攣（顔面筋痙攣にみられる），または弛緩（顔面神経麻痺にみられる）などである。

上記の病候は，それぞれ示指の二間，三間，合谷，腕部の陽谿，前腕部の偏歴，温溜，手三里，肘部の曲池，肘髎，上腕部の五里，臂臑，肩部の肩髃，巨骨，頸部の天鼎，扶突，鼻唇部の迎香，禾髎，頬部の阿是穴を取穴して治療するとよい。

大腸の生理病理

大腸は腹中にあり，小腸に連なっており，肛門に通じている。また肺と表裏の関係にある。その主な生理機能は，伝導と排便である。大腸の病理的な変化は，主として便通の異常として現れる。例えば，腹瀉，便秘，血便および腹痛などである。また脾，胃，肺，腎の病理が大腸に悪影響をあたえ，それによって大腸の機能が失調すると，大腸湿熱，大腸津虚，大腸実熱，大腸虚寒などの病証が生じる。また，所属の経脈・絡脈の病候，および臨床観察にもとづいて考えると，本経の経穴は，本経経脈，経別，絡脈が循行する部位の体表疾患，および陽明経病，肺や肺衛の病を主治するものが多いととらえられる。また大腸腑病に対しては，その下合穴および大腸の兪募穴が多く取穴される。

大腸は脾胃系統に属しており，大腸腑病は脾胃と関係するものが多い。したがって，足太陰脾経，足陽明胃経の関連する経穴を配穴して施治することが多い。一方，肺，腎の異常によりおこる大腸腑病の場合には，手太陰肺経，足少陰腎経の関連する経穴を配穴して施治するとよい。

経穴の分布と治療範囲

1．本経の経穴

商陽（井金穴），二間（滎水穴），三間（兪木穴），合谷（原穴），陽谿（経火穴），偏歴（絡穴），温溜（郄穴），下廉，上廉，手三里，曲池（合土穴），肘髎，五里，臂臑，肩髃，巨骨，天鼎，扶突，禾髎，迎香の20の経穴がある。それぞれ示指の橈側末端，示指の橈側，第2中手骨内縁，腕関節部の橈側，前腕橈側上縁，上腕外側前縁，肩関節部，側頸部，鼻の傍らに位置

している。

　本経経穴の効能面では，各経穴ともその所在部位とその近隣の局部の病証を治療することができるという共通性がある。また，肘以下の経穴は，さらに頭，顔，歯，喉，鼻，唇，目，肺臓，肺衛の病および熱性病，皮膚病を治療することができるといった特殊性がある。個別の効能では，合谷には補肺，益気，清肺，解表，開竅の作用があり，曲池には退熱，解表，去風の作用があり高血圧，皮膚病，アレルギー性疾患を治療する。商陽には開竅醒志，清熱解表の作用があり，臂臑は眼病を治療し，迎香は胆道回虫症を治療する，などがある。

　『傷寒論』中の陽明経証，温病中の衛分証候と気分証候は，合谷，曲池穴の治療範囲に入る。

2．交会穴

　督脈の大椎，人中，足陽明大腸経の地倉，手太陽小腸経の秉風と交会する。

3．本経との交会

　陽蹻脈は本経の肩髃，巨骨にて交会し，足陽明胃経は本経の迎香にて交会する。臂臑は手陽明絡の会である。肩髃，巨骨は，その所在部位の陽蹻の病を治療し，迎香は足陽明の病である鼻や唇の疾患を治療する。

［本章の常用穴］　　合谷，曲池，肩髃，迎香

1. 合谷 (ごうこく)

　合谷は，別名，虎口ともいう。その命名の由来は，本穴が第1，第2中手骨の間に位置しており，また2骨の合する部位の形状が峡谷状をなしていること，また虎の口に似ていることに求められる。
　本穴は手陽明経脈の原穴であり，回陽九針穴の1つである。本穴を用いた治療では急性熱病，外感表証，神志病に効果的である。また本穴は，気虚病証を治療する常用穴とされている。循経取穴として用いる場合には，手陽明経脈の通路上の体表病変（頭，顔，眼，口，鼻などの疾患）治療の要穴とされる。したがって「面口合谷に収める」といわれている。

本穴の特性

<治療範囲>

1．肺衛，気分証候

　肺と大腸は，互いに表裏の関係にある。肺は衛外に属し，皮毛に合している。外から風邪の侵犯をうけると，肺衛がまずその影響をうける。また手太陰肺経は裏・陰に属しており，手陽明大腸経は表・陽に属しているが，合谷は手陽明大腸経の原穴であり，表裏二経を通じさせる作用がある。
　本穴に瀉法を施すと，清肺，疏衛，陽明の清宣などの作用がある。そのため外邪が肺あるいは肺衛を侵襲しておこる病証の治療には，本穴を用いることができる。また温病のうち，邪が衛分にある証，熱が気分にある証，また傷寒病の陽明経証は，本穴の治療範囲に入る。

2．経脈通路上の病証

　合谷は本経経脈，経別の循行する所（腕，肘臂，肩，頸項，喉，面頬，歯，鼻，口唇など）の疾患を治療することができる。しかし，治療に際しては手陽明経脈の特性，経別の循行と針感の伝達方向，および去風散邪，陽明経の邪熱を清宣するなどの本穴のもつ作用を考えあわせて，弁証取穴・循経取穴を行わなければならない。また本穴は，四総穴，天星十二穴の1つとされており，『雑病穴法歌』では，「頭面耳目口鼻の病，曲池，合谷を主とする」，『玉竜歌』では，「頭面の諸般の証は，合谷に一つ針を行えば，その効は神のごとし」とさえいわれている。

3．気虚諸証

　肺は気を主っており，呼吸を司っており，気機出入昇降の枢としての役割をしている。肺

と大腸とは互いに表裏の関係にあるため，手陽明大腸経の原穴である合谷を補すと，肺気を補益する作用がある。したがって，肺気虚によりおこる病証の治療には，本穴を取ることができる。

　また本穴には，補気（宗気）の作用があるため，気虚による病変を治療するときには本穴を補すとよい。

4．脱証と陽実閉鬱の証

　補気，行気，清熱の作用をもつ合谷には，補気固脱，益気回陽，行気散滞，開竅醒志の効がある。そのため本穴を用いて補気すると固脱をはかることができるし，益気によって回陽をはかることができる。また行気すれば散滞啓閉をはかることができ，清熱によって開竅醒志をはかることができる。本穴は，脱証，閉証，厥証および一部の精神，神経性疾患の治療によく用いられる。また本穴は，回陽九針穴の1つであり，救急用にも用いられる。

　さらに気虚，肺気不足，風寒，風熱，気機阻滞，陽明熱盛による病証および閉・厥証，面口諸疾患は，すべて本穴の主治範囲に入る。

<効　能>

1．弁証取穴

　①瀉法：疏風解表，清熱宣肺，気分の熱邪を清する

　　湯液における葛根，荊芥，防風，黄芩，薄荷，竹葉，連翹，金銀花，羌活，白芷，石膏，菊花，辛夷，牛蒡子，蝉蛻，蔓荊子などの効に類似

　②瀉法または強刺激：通関啓竅，開竅醒志

　③補法：補気固表，益気固脱，益気昇陽，益気摂血，行血，生血

　　湯液における黄耆，人参，党参，白朮，炙甘草，百合，黄精などの効に類似

2．循経取穴

　瀉法（透天涼を施す）：陽明経気を清宣する

3．局部取穴

　①瀉法：舒筋活絡

　②補法：壮筋補虚

<主　治>

　頭痛，眩暈，耳鳴り，耳聾，感冒，哮証，喘証，咳嗽，肺癆，失音，歯痛，顔面神経麻痺，顔面筋痙攣，三叉神経痛，鼻衄，鼻炎，鼻淵，アレルギー性鼻炎，酒渣鼻，下顎関節炎，習慣性下顎関節脱臼，口輪筋痙攣，急性結膜炎，眼瞼下垂，涙囊炎，流涙証，眼瞼縁炎，眼丹，夜盲症，電気性眼炎，緑内障，青盲（視神経萎縮），目痒，眼輪筋痙攣，耳下腺炎，扁桃炎，急性咽頭炎，急性喉頭炎，軟口蓋麻痺，痓病，破傷風，急驚風，舞踏病，手指振戦，脱肛，胃下垂，疝気，子宮脱，脳外傷後遺症，陽萎，泄瀉，便秘，遺尿，癃閉，産後血暈，崩漏，乳汁分泌不足，久瘡，浮腫，狂証，脱証，中暑，閉証，厥証，癇証，ヒステリー，瘧疾，虚労，自汗，傷寒（白虎湯証），中風後遺症，多発性神経炎，熱痺，痿証，腸チフス，日本脳

炎，流行性髄膜炎，流行性出血熱，冠動脈じゅく状硬化性心疾患，扁平疣，尋常疣，疥瘡，麻疹，じんましん，疔瘡，日光皮膚炎，滞産，斜視，眼球震戦，再生不良性貧血，腎下垂，胃痛，しゃっくり，外傷性対麻痺，身体痛，心悸，リウマチ性心疾患など

臨床応用

1 頭　痛

外感頭痛および気虚と関係ある頭痛を主治する。

1．外感頭痛

　　合谷（瀉）により去風解表，鬱熱の消散をはかり，さらに治則にもとづき配穴を行う。

2．気虚頭痛

　　本穴を補して，補気をはかる。
　　①中気不足……………………………………足三里（補）を配穴し，補中益気をはかる
　　②気血両虚……………………………………三陰交（補）を配穴し，気血の補益をはかる
　　③気虚兼腎虚…………………………………復溜または太谿（補）を配穴し，益気補腎をはかる

2 哮　証

本病の原因は肺脾腎に求められる。哮証がなかなかよくならなかったり，治癒しにくい理由は，発病期に肺を主治して邪を攻め標を治したものの，緩解期に扶正培本を行わず，正虚邪盛となる例が多いためと考えられる。また「肺は皮毛に外合している」とか，「肺は貯痰の器」といわれているが，脾が虚して運化機能が低下し，そのために痰濁が内積するというのが発病の内因である。さらに「腎は気の根」といわれており，腎が虚して納気無力になると，気逆して哮がおこる。腎中の命門の火が衰退して，火が土を生じなければ脾陽はいっそう虚す。また脾虚は容易に肺虚をひきおこし，肺脾両虚のために衛外不固となれば，外邪をうけて発病しやすくなる。このように病理上の悪循環を形成してしまうと，哮証は治癒しにくくなる。

1．脾肺両虚による哮証

　　太淵，陰陵泉（補）を配穴………………………………脾肺の気を補益する

2．肺腎両虚による哮証

　　肺兪，腎兪（補），または太淵，太谿（補）を配穴……肺腎の補益
　　※　上処方には体質の増強，再発の防止という点で良好な作用があり，長期治療を行えば哮証を根治することも可能である。

3 歯痛，顔面神経麻痺，顔面筋痙攣，三叉神経痛，鼻衄，鼻炎，鼻淵，アレルギー性鼻炎，下顎関節炎，習慣性下顎関節脱臼，口輪筋痙攣

1．下歯痛

頬車，地倉（瀉）を配穴

※ 風熱プラス胃火による歯痛：解谿（瀉）を配穴………風熱を去り胃火を降ろす

2．顔面神経麻痺

①気血両虚による難治性の場合：三陰交（補）を配穴……気血の補益

または局部穴を補す

②中気不足による難治性の場合：足三里（補）を配穴……中気の補益

または局部穴を補す

3．顔面筋痙攣

太衝，局部穴（瀉）を配穴…………………………………疏風散邪，熄風通絡

4．陽明熱盛による三叉神経痛

内庭，局部穴（瀉）を配穴…………………………………陽明鬱熱の清泄，通絡止痛

5．慢性蓄膿症

①外感風熱による場合：尺沢（瀉）を配穴…………疏風清熱，鼻竅の宣通

②肺虚感寒による場合：太淵（補），上星（灸瀉）を配穴……肺気の補益，散寒通竅

6．アレルギー性鼻炎

肺気不足，衛外不固の場合の治療は5．と同じ

7．下顎関節炎

下関（瀉）を配穴……………………………………………舒筋活絡

※ 偏寒の場合………………………………………………下関（瀉，加灸）を加える

8．習慣性下顎関節脱臼

①風寒に属する場合：下関（瀉，加灸）を配穴

②筋脈が弛緩している場合：下関（補）を配穴……壮筋補虚

4 急性結膜炎，眼瞼下垂，涙囊炎，流涙証，眼瞼縁炎，眼丹，夜盲症，電気性眼炎，緑内障，青盲（視神経萎縮），目痒

上記の眼疾患のうち，それぞれ風熱，風盛，熱盛，気血両虚，脾虚気陥による疾患は，本穴を用いて治療することができる。虚の場合には補法を，実の場合には瀉法を施し，それぞれの病因，症状，病理類型にもとづいて，適切に配穴をするとよい。

1．風熱による緑内障

風池（瀉）を配穴………………………………………………去風清熱

2．熱盛による急性結膜炎

睛明（瀉），太陽（瀉または点刺出血）を配穴…… 清熱散火

3．気血両虚による視神経萎縮，夜盲症，眼瞼下垂

三陰交（補）を配穴……………………………………気血双補
　　※　球後穴または風池（補）を加えてもよい
4．脾虚気陥による視神経萎縮，眼瞼下垂
　　足三里（補）を配穴……………………………………補脾益気
5．風熱上攻による上眼瞼下垂
　　風池，陽白，攢竹（瀉）を配穴………………………去風清熱，脈絡の通調

5　軟口蓋麻痺

本病は嚥下困難，食べた物が鼻から流れでる，鼻声といった症状を特徴とする。

1．気虚，腎虚の症状をともなう軟口蓋麻痺
　　合谷，復溜または太谿（補）…………………………補気益腎
　　※　百会（補）を加えて昇陽挙陥をはかるとよい。足三里（補），または廉泉（補）を加えるといっそう効果的である。
2．中気不足，気虚下陥に属する軟口蓋麻痺
　　合谷，足三里（補）……………………………………補中益気
　　または百会（補）を加える……………………………補中益気，昇陽挙陥（補中益気湯の効に類似）
3．湿熱上蒸または湿熱内蘊による軟口蓋麻痺
　　合谷，陰陵泉，足三里，廉泉（瀉）…………………湿熱の清利

6　痙病，破傷風，急驚風

角弓反張，頸項部の強急，四肢の痙攣，口噤不開または某筋脈拘攣などの症状が現れている場合には，疏風清熱，平肝熄風あるいは退熱熄風解痙の法を施すとよい。合谷，太衝（瀉）を用いて同法を施すと効果的である。ただし配穴は，それぞれの病証にもとづいて行う必要がある。

1．裏熱外感，熱盛動風に属する急驚風
　　人中，手十二井穴（点刺出血）を配穴…………………清熱解表，平肝熄風
　　※　この治療を施すと，患者の意識はただちに回復し，痙攣，煩躁はとまる。再診時に体温が38℃以下の場合には，ひきつづき合谷，太衝（瀉）を用いると，2診または3診で治癒する。
2．痙　病
　　①痙病には大椎，人中（瀉）を配穴する。陰液不足，筋脈失養をともなう場合には，復溜（補）を配穴して育陰柔筋をはかるとよい。
　　②亡血または産後血虚による筋脈失養，あるいは汗下過度による陽気陰血両虚証の痙病には，通督解痙の法（合谷，太衝，大椎，人中（瀉）など）を用いることはできない。この場合には三陰交，復溜（補），太衝（瀉）を用いて育陰柔筋，佐として熄風をはかるとよい。
　　③久瘡の治療に誤って発汗法を用い，津液をいっそう損傷し筋脈失養となっておこる痙病には，合谷，三陰交（補）を施し，気血を補益することによって筋脈を補益するとよい。

7 脱肛，胃下垂，疝気，子宮脱

　　足三里の一節を参照

8 泄瀉，便秘，遺尿，癃閉，産後血暈，崩漏，乳汁分泌不足

気虚による上記の諸病，あるいは上記の諸病に加えて気虚の症状のある場合には，すべて本穴を補して補気をはかるとよい。

1．気虚腸滑による泄瀉

　　天枢，上巨虚（補）を配穴…………………………補中益気，濇腸止瀉

2．【1】気虚腸痺による虚秘

　　天枢（補），足三里（先瀉後補）を配穴…………益気通便

　【2】真陰虚損のために腸道を潤すことができず，加えて気虚（伝導無力）を伴う場合

　　復溜（補），支溝（瀉）を配穴……………………益気育陰通便

3．【1】脾肺気虚のために水道を順調に制御できずおこる遺尿

　　①陰陵泉，中極（補）を配穴………………………益気摂胞

　　②足三里，中極（補）を配穴………………………補中益気，約胞止尿

　【2】気虚下陥，腎不固摂，膀胱失約による遺尿

　　太谿，復溜（補）を配穴……益気補腎

4．中焦気虚のため「昇」，「運」無力となって下陥現象が現れ，そのため気化不足となっておこった癃閉

　　足三里，中極（補）を配穴…………………………益気行水

5．脾肺気虚，中気下陥により統血機能が低下しておこる崩漏，または気随血脱による産後の血暈

　　足三里，三陰交（補）を配穴………………………補中益気，摂血固脱

6．気血両虚のために乳汁生化不足となっておこった乳汁分泌不足

　　三陰交（補）を配穴…………………………………気血の補益

9 久　瘡

膿は気血が変化して生じる。久瘡には，膿が外溢して気血両傷となることによって生じるものが多い。または瘡が長期にわたって治癒せず食欲も低下し，さらに膿が外溢することにより気血大傷，正気虚衰となり久瘡がおこる場合もある。

1．瘡面の肉芽の生成が遅い場合

　　合谷，三陰交（補）…………………………………気血の補益

2．瘡面の肉芽が嫩白で新鮮でなく，内にくぼんでおり，膿が水様であるか，または臭気を放ち，なかなか癒合しない場合

　　合谷，足三里，三陰交（補）………………………気血双補，正気の培補

　　または合谷，神門，三陰交（補）…………………益気養栄，精血の塡補（人参養栄湯の効に類似）

※ 久瘡で，気血両虚，正気不足，陰寒内盛と認められる場合には，上方に関元（灸）を施すとよい。または上方に附子灸（瘡面）を施すとよい。毎回5〜7壮とし，皮膚面が発赤するまで施す。隔日治療とする。これにより気血の大補，温陽扶正をはかることができ，瘡面の回復を促すことができる。

10 脱　証（ショック）

久病のために元気衰亡となったか，あるいは急病で陽気暴脱となっておこる脱証には，本穴を補して益気固脱をはかるとよい。

1．中風の病で真気衰弱，陽気暴脱となっておこる脱証
　　関元，気海または足三里（補）を配穴……………………益気回陽固脱
2．霍乱の病で，ひどく吐瀉して津液を損傷し，陽気衰微となっておこる脱証
　　神闕（灸）を配穴………………………………………………温陽益気固脱
3．中暑の病で，陰損及陽，気虚欲脱となっておこる脱証
　　復溜（補），神闕（灸）を配穴………………………… 復陰温陽，補気固脱
4．気随血脱による暴崩，産後血暈におこる脱証
　　足三里，三陰交（補）を配穴……………………………中気の補益，摂血固脱
5．心陽虚脱による心筋梗塞にともないおこる脱証
　　関元，神門（補）を配穴……………………………………回陽救逆，益気復脈
6．元陽衰微による呃逆にともないおこる脱証
　　気海，関元（補），または足三里（補），関元，気海（灸補）を配穴……元気の扶正，培元固脱

11 傷寒（白虎湯証）

内庭一節の［臨床応用］を参照

12 中風後遺症，多発性神経炎

1．中風による後遺症（半身不随：下記の病証・症状をともなう）
　　この治療には，本穴を用いて補気をはかるとよい。
　①気血両虚の場合：三陰交（補）を配穴……………気血の補益（さらに局部穴を配穴）
　②気虚と腎虚の場合：太谿，復溜または腎兪（補）を配穴……益気補腎（局部穴配穴）
　③脳血栓形成：10分間，合谷（補）を行い，5分間三陰交（瀉）を行う。
　④強直性の不随：太衝（瀉），または局部穴（瀉）を配穴
　⑤弛緩性の不随：局部穴（補）を配穴
　⑥脳梗塞：脳血栓治療の法を用いてもよい。
　※　心拍数が遅い場合
　　　合谷，神門（補），三陰交（瀉）……………………心気の補益，通絡去瘀
2．多発性神経炎
　気管を切開して酸素供給を行っている期間，またはその前後には，現代医学と併行して合谷，

復溜（補），または合谷，足三里，太谿（補）による治療を施すと効果的である。また痰の多い患者には豊隆（瀉）を配穴するとよい。

※ 多発性神経炎の後遺症で18～60日以内の場合
　　①湿熱型……………………………………合谷，陰陵泉，三陰交（瀉）
　　②熱盛肝風型………………………………合谷，太衝（瀉）
　　③肺腎陰虚型………………………………合谷，太淵，復溜（補）
以上の3型中，局所配穴なしで治癒したものもある。

13　日本脳炎

これは暑湿に属している。本穴を瀉し疏衛清熱，気分の熱を清す。

1．衛分証
　　尺沢（瀉）を配穴……………………………………清熱疏衛透表

2．気分証
　　内庭（瀉），曲沢（点刺出血）を配穴……………清熱解毒透邪（白虎湯加味の効に類似）

3．熱陥営血証
　症状：高熱。意識障害，譫語。頸項部の硬直，痙攣。呼吸促迫。痰鳴でひどい場合は角弓反張。全身の硬直。両目上視。手足厥冷となる。舌質紅絳，舌苔黄燥，脈弦数。
　処方：神門，太衝（瀉）を配穴………………………清営泄熱，熄風開竅
　　　　失治，誤治により気虚欲脱または元気衰亡となっている場合には，急いで合谷，気海（補）による益気救脱をはかるか，または合谷，関元，気海（補）による益気回陽固脱をはかる必要がある。

14　流行性髄膜炎

春温，風温に類似している。本穴を瀉し，疏衛，清熱をはかり，気分の熱を清す。

1．衛気同病型
　　内庭，尺沢（瀉），曲沢（瀉血）を配穴……………疏衛，清熱疏表解毒

2．気営両燔型
　　神門，内庭（瀉），曲沢（瀉血）を配穴……………清気涼営解毒

3．熱盛風動型（脳膜脳炎型）
　　熱入心包，肝風内動する場合：
　　太衝，神門（瀉），曲沢（瀉血）を配穴……………清熱解毒，清営熄風

15　扁平疣，尋常疣

これらは「枯筋箭」，「千日瘡」ともいわれている。本穴を瀉すと，顔面部の瘡を治療することができる。さらに三稜針にて疣の根部を刺し，少量の血液を絞り出すと，疣はすばやく消失し治癒する。

症例

［症例1］　女，62才，初診1969年12月2日
主　訴：飲食時にむせる症状，嚥下困難が数カ月続いている
現病歴：数カ月前に咽喉の右側が腫れて痛み，化膿した。腫れが治癒した後に嚥下困難となり，飲食時にむせる，飲食物が鼻から流出するといった症状が現れた。また発語がはっきりせず，鼻声であり，咽喉部がつっぱり呼吸にも影響する。そのほか，症状としては咽頭は乾くが口渇はない，軽度の咳嗽，咳痰，痰は白く粘い，大便秘結，息切れ，倦怠，ときに耳鳴りがある，顔色蒼白，身体は痩せており弱々しい，などがある。舌の中央にやや白苔があり，脈細数である。
検　査：咽喉壁に小さい顆粒がある。「あ」を発声させると，声が短く低い。口蓋垂と上顎の色は淡で，悪心嘔吐反射はない。軟口蓋麻痺と診断される。
弁　証：咽頭の乾き，便秘，耳鳴り，脈細数は腎陰不足の現れである。また倦怠，息切れは気虚の現れである。脈証にもとづき，気虚のために腎水が上承しないためにおこった軟口蓋麻痺と考えらえる。
治　則：補気昇挙，滋陰補腎，佐として局部の気血の改善をはかる
取　穴：初診，合谷，復溜，百会（補），さらに毫針にて口蓋垂と上顎を数カ処点刺し，局部の充血をはかる
　　　　2，3診，同上，ただし百会を去る
　　　　4〜10診，合谷，復溜（補），廉泉（瀉）
効　果：3診後には食べたものが鼻から流出しなくなり，声も大きくなり，鼻声は軽くなった。咳嗽も軽減し，痰涎も減少した。5診後には飲食時にむせなくなり，8診後には喉がつっぱるだけで他の症状は消失した。9，10診にて治療効果の安定をはかった。
経　過：1971年10月12日に手紙にてその後再発していないことを確認。

［症例2］　女，4才，初診1972年8月5日
主　訴：（代訴）右下肢無力が4日間続いている
現病歴：7日前に発熱し，咳嗽，吐痰，悪心，嘔吐，食べると吐く，腹脹，食少などの症状がおこる。3日目には右下肢が無力となり転びやすくなった。舌苔は白膩である。
既往歴：気管支炎
診　断：小児麻痺症（湿熱浸淫型）
治　則：湿熱の清利
取　穴：合谷，陰陵泉（瀉），隔日治療とする。
効　果：1診後に症状は著明に改善し，3診で治癒。
経　過：1973年7月28日に手紙にてその後再発していないことを確認。

［症例3］　男，43才，初診1971年8月30日
主　訴：肢体の運動麻痺，舌強，言語障害が6日間続いている
現病歴：6日前に右上肢麻痺が突然おこり，手指で物を持てなくなり麻木感もおこる。また右下肢の動きも悪くなり跛形歩行となる。右顔面部には麻木感があり，舌筋の動きが悪くなり言語障害となる。息切れをともない，舌質は絳，舌苔は薄白，脈は沈弱である。
弁　証：正気不足，瘀阻脈絡による中風病
治　則：正気の補益，去瘀通絡
取　穴：初～6診，合谷（補）10分間，三陰交（瀉）5分間
　　　　7～9診，右曲池，合谷，阿是穴（補）
　　　　10～13診，1診に同じ
効　果：3診後には右手で扇子を持てるようになるがまだ握力は弱い。右顔面部と口角の麻木には変化がないが精神状態は良好となり右下肢は正常に回復した。6診後には右手で清掃ができるようになった。7～9診の治療では効果はなかった。12診後には右上肢の機能は正常となり，箸を使うこともできるようになった。そのほかの症状はすべて消失した。
経　過：1971年11月24日には職場に復帰した。

［症例4］　男，18才，初診1978年12月2日
主　訴：自汗，盗汗が5年来続いている
現病歴：5年来，全身に自汗と盗汗が交互に出現する。息切れ，心悸，歩くと呼吸促迫，頭暈，眼花，聴力減退，耳鳴り（蟬の声状），健忘，口乾，精神不振，倦怠感などの症状をともなう。また3年来，空腹時に症状が悪化するようになっている。加えて畏寒，手足がときに熱くなりときに冷たくなるなどの症状もあり，舌質は淡紅，無苔少津，脈は沈細無力である。
弁　証：脈証にもとづき，気虚腎精不足による虚労証と判断
治　則：補気滋腎
取　穴：合谷，復溜（補）。2，3日に1回の治療を行う。
効　果：2診後には自汗，盗汗，頭暈，眼花，息切れ，歩くと呼吸促迫，倦怠感などの症状は顕著に軽減した。4診後には耳鳴り，難聴以外の症状はすべて消失した。6診後には左の聴力が正常となった。耳鼻咽喉科の検査でも右耳の聴力には顕著な好転が認められ，また左耳の聴力は正常となった。
経　過：23日後の訪問で，その後再発していないことを確認。

［症例5］　女，30才，初診1972年9月26日
主　訴：半年来の不眠
現病歴：半年来，不眠，多夢，心煩，心悸，頭暈，眼花，健忘がおこる。食欲不振，空腹でも食べたくない，両側頭部の疼痛，腰部のだるさ・疼痛，息切れ，倦怠感，四肢無力な

どの症状をともなう。舌質淡，舌苔白，脈沈細無力，血圧86／70である。
弁　証：気血両虚，血不養心による不眠
治　則：気血双補
取　穴：合谷，三陰交（補）。隔日治療とする。
効　果：2回の治療で治癒。
経　過：1973年11月12日に患者の夫を通じて，治癒していることを確認。

［症例6］　女，24才，初診1972年12月10日
主　訴：3カ月来の乳汁分泌不足
現病歴：第1子出産時には，乳汁の分泌は十分であった。今回第2子を出産，産後1カ月に満たないが，乳汁の分泌がしだいに少なくなり，ついに分泌しなくなった。原因は不明である。脈沈弱。外見から判断すると虚弱体質のようである。
弁　証：乳汁は気血が化生して生じる。気血不足のために乳汁を化生できずおきた乳汁分泌不足である。
治　則：補気養血，佐として乳汁の通暢をはかる
取　穴：合谷，三陰交（補），乳根（瀉）（乳汁の通暢をはかる）。
経　過：1973年2月28日に1回の治療で治癒していたことを確認。現在でも乳汁は多くでるとのことであった。

経穴の効能鑑別・配穴

効能鑑別

1．合谷，大椎，列欠，外関，風門の解表作用の比較
　　上記各穴には共通して解表作用があるが，それぞれに固有の特徴もある。詳細は風門一節の［経穴の効能鑑別］を参照。
2．合谷，風池，列欠，曲池の解表作用の比較
　　詳細は風池一節の［経穴の効能鑑別］を参照。
3．合谷，大椎，風門，曲池，風池の去風作用の比較
　　詳細は風門一節の［経穴の効能鑑別］を参照。

配穴

1．合谷，足三里，百会（補）
　　補中益気，昇陽挙陥の作用があり，湯液における補中益気湯（『脾胃論』方）の効に類似している。中気不足，気虚下陥のものには，この3穴を取るか，または必要な治療穴を配穴して用いるとよい。
　例1．癃閉，遺尿……中極（補）を加える。

※ 癃閉では佐として化気行水をはかり，遺尿では佐として膀胱の約束機能の改善をはかる。
例2．機能性子宮出血：三陰交（補）を加える（佐として統血をはかる）。
例3．胃下垂：瀋陽陸軍総医院の胃下垂の針治法と同時に用いるか，または交互に用いる。
例4．子宮脱：吉林医大一院の針刺子宮穴法と同時に用いるか，または交互に用いる。
例5．直腸脱：長強（補）を加える，または長強，大腸兪，次髎（補）などを交互に用い，標本兼治をはかる。

2．合谷（補）
　①三陰交（瀉）を配穴……………………………………湯液における補陽還五湯（王清任方）の効に類似
　②関元（補）を配穴………………………………………湯液における参附湯（『婦人良方』方）の効に類似
　③陰陵泉（瀉）を配穴……………………………………湯液における防已黄耆湯（張仲景方）の効に類似
　④関元，神門（補）を配穴………………………………温陽救逆，益気復脈
　⑤天枢，上巨虚（補）を配穴……………………………濇腸益気止瀉
　⑥大椎（補）を配穴………………………………………益気固表
　⑦太谿，腎兪（補）を配穴………………………………益気補腎
　⑧神門または心兪（補）を配穴…………………………心気の補益
　⑨足三里，関元，気海（補）を配穴……………………益気回陽固脱
　⑩陰陵泉（補）を配穴……………………………………健脾益気

3．合谷，三陰交（補）
　湯液における八珍湯（『正体類要』方）の効に類似している。気血両虚または気血両虚による症状をともなう場合には，この2穴またはさらに配穴して用いるとよい。
　例1．気血両虚による乳汁分泌不足には，少沢を加え，佐として通乳をはかるとよい。
　例2．切迫流産には，血海（補）を加えると益気養血，摂血安胎の効がある。
　例3．痿証と外傷性対麻痺には，局所穴（補）を配穴して交互に用いると気血を補益し，筋脈を健壮にする効がある。
　例4．痛経と閉経で虚中挾実の場合には，帰来（瀉）を配穴し佐として調経行血をはかるとよい。
　例5．久瘡には，足三里（補）を加え佐として正気の培補をはかるとよい。または関元（灸）を加え佐として温陽扶正をはかるとよい。
　例6．気血両虚のために子宮の収縮が無力となりおこる滞産には，三陰交（補）を配穴して気血の補益，胞宮の健運をはかるとよい。または合谷（補），三陰交，太衝（瀉）により子宮口が完全に開くように促すとよい。

4．合谷（瀉）
　①三陰交（瀉）を配穴……………………………………清気涼血
　②陰陵泉，内庭（瀉）を配穴……………………………湯液における越婢湯（張仲景方）の効に類似

③三陰交，内庭（瀉）を配穴……………………………清熱瀉火，涼血止血
　④陰陵泉，三陰交（瀉）を配穴……………………………湿熱の清利，活血通絡
　⑤刺人中，十宣または手十二井穴の点刺出血を配穴……通関開竅，清脳醒志

５．合谷，内庭（瀉）

　湯液における白虎湯（『傷寒論』方）の効に類似している。具体的な運用については，内庭一節の［配穴］を参照。

６．合谷と太衝の配穴

　具体的な運用については，太衝一節の［配穴］を参照。

７．合谷と列欠の配穴

　具体的な運用については，列欠一節の［配穴］を参照。

８．合谷と太淵の配穴

　具体的な運用については，太淵一節の［配穴］を参照。

９．合谷，陰交，神門（補）

　湯液における人参養栄湯（『和剤局方』方）の効に類似している。具体的な運用については，神門一節の［配穴］を参照。

１０．合谷，足三里（補）

　この２穴に針補を施すと，補中益気の作用がある。詳細については足三里一節の［配穴］を参照。

参　考

１．本穴の針感

　１．捻転運針を施すと，針感は手陽明大腸経に沿ってしだいに臂，肩，頸項部および顔面部にいたる。透天涼法を施すと，涼感が手陽明大腸経に沿って，しだいに顔面部にいたる。少数の症例ではあるが，針感が面頬，鼻唇部，口歯などにいたって口腔の発熱や歯痛がただちに消失したケースがある。また鼻閉がただちに消失した例もある。そのほかにも頸項部，口腔，顔面部の手術に対して，本穴の針感を利用すると高い針麻酔効果を得ることができる。

　２．本穴の針感，針下の状態は，身体の盛衰，疾病の程度，転帰および虚実寒熱を判断する際に役にたつ。足三里一節の［参考］を参照。

２．古典考察

　１．『傷寒論』には，以下のような記載がある。「咽喉乾燥するは，発汗するべからず」（85条），「淋家は，発汗するべからず，汗出れば必ず便血す」（86条），「瘡家は，身疼痛するといえども，発汗するべからず，発汗すれば則ち痙す」（87条），「亡血家は，発汗するべからず，発汗すれば則ち寒栗して振える」（89条）。これらは陰液不足の患者に対して発汗法を用いる場合は注意を要すること，誤って発汗させてしまうと津液を損傷して変証をひきおこすことについて述べたものである。本穴には発汗作用があるが，上述した咽喉部の乾き，淋家，

亡血家，瘡家の諸証に対しては，本穴を瀉して発汗させてはならない。

2．『霊枢』五禁論には，「熱病脈静か，汗已に出で，脈盛躁なるは，是れ一逆なり」との記載がある。これについては内庭一節の［古典考察］を参照。

3．臨床見聞

1．気血両虚による病証の治療として合谷，三陰交（補）を施すと，補的要素が強すぎて気血が阻滞することがある。この場合には間使または内関（瀉）を配穴し，佐として行気をはかるとよい。

また虚労病証や胃痛，腹痛，泄瀉，痢疾などの病が治癒し，その後の調理をはかりたい場合には，益気健脾法により合谷，足三里（補）を用いるとよい。しかし捻補の時間が長すぎると中焦に気滞が生じることがある。その結果，腹脹や食欲不振がおこると，数日しないと緩解しない。こうした弊害を防止するには，間使または内関（瀉）を配穴して気機の通暢をはかったり，あるいは足三里は先に少し瀉しておいて，後に多く補すという法を採用すると良い。

2．気虚の患者には，本穴を補して補気をはかるとよい。ただし誤って瀉法を施すと，気がいっそう虚してしまうので注意を要する。また気脱の患者に誤って瀉法を施すと，生命の危険がある。

中気不足，元気大傷，または気血両虚の患者に誤って瀉法を施したり，他の治療穴に捻瀉を過剰に行ったために正気を損傷し，気がうまく接続しなくなって呼吸困難，汗が多くでるなどの症状が現れている場合には，急いで合谷，足三里（補）を施すとよい。長時間にわたる捻補により正気を回復させることができる。しかし，なかには数回治療を行わないと正気が回復しないものもある。

著者の叔父は，1949年に長年にわたり哮証を患っている患者に対し針治療を施しており，天突への捻瀉時間を長く保ちすぎたことがある。そのため患者は急に息をつなぐことができなくなり，顔面蒼白，四肢無力，めまい，意識混濁が出現した。この際，叔父はただちに抜針し，急いで合谷，足三里（補）を施し，各穴に30分間捻補を行ったところ，患者の呼吸はおちつき意識もしだいに回復したという。さらにスープを飲ませて危険を脱した。その後，数回にわたり上穴を補ったところ，患者はしだいに正常に回復した。

3．経穴には，適応性がある。詳細については三陰交一節の［参考］を参照。

4．妊婦の禁針について

合谷，三陰交は，妊婦に対しては禁針となっている。妊婦への禁針については，最も古いものでは，『宋書』，『銅人腧穴針灸図経』に記載がみられる。例えば『宋書』には，「昔文伯が一婦人の臨産証危なきを見る，之を視るに，すなわち子腹中にて死す，三陰交二穴を刺し，また足太衝二穴を瀉す，その子手に随いて下る」と記載されている。このような観点から後世の医家は，合谷，三陰交を「妊婦禁針」とした。例えば『針灸大成』には，「合谷，妊娠瀉すべし補うべからず，補えば即ち堕胎す」，『類経図翼』には，「婦人妊娠するに，合谷を

補えば即ち堕胎す，妊娠刺す（三陰交を指す）べからず」との記載がある．また『禁針穴歌』では，「妊婦合谷に針するは宜しからず，三陰交穴もまた論に通ずる」と述べている．このような先人の経験則に対しては，臨床実践の歴史を踏まえて弁証的に対応する必要がある．すなわち，妊婦に対して禁針か否かを判断するにあたっては，患者の体質，疾病の病理類型を把握し，かつ合谷，三陰交といった経穴の効能を完全に理解しておく必要がある．

妊娠期間の母体には，「血を以て用と為す」という特徴がある．臓腑経絡の血は，衝任に注ぎ胎児を滋養している．そのため，妊婦の全身には血分が不足し，気分が偏盛となっている．妊婦が気旺にして血衰の状態であるのにもかかわらず，合谷（補）（補気），三陰交（瀉）（行血去瘀）を施すことは，流産や堕胎をひきおこす要因となる．『霊枢』五音五味篇では，「婦人の生は，気に有余にして，血に不足す，其の数々脱血するを以てなり」と述べているが，妊婦は，同述の婦人一般よりいっそう気が有余で，血が不足している状態にある．したがって，合谷（補）により有余の気をさらに増し，不足している血をいっそう虚させることは胎児に悪影響をあたえる．ただし妊婦への刺針でも，合谷（瀉），三陰交（補）を施すと，安胎をはかることができるという例もある．

一方，虚弱体質のために気血不足，運行不良となり胞脈が阻滞しておこる妊娠腹痛に対しては，合谷，三陰交（補），間使または内関（瀉）により気血の補益をはかり，さらに佐として理気をはかると良い効果を収めることができる．また気滞血瘀により胞脈が阻滞しておこる妊娠腹痛，捻挫や打撲のために気血瘀滞が生じ，胎気がその影響をうけて胎動不安となっているものに対しては，間使（瀉），三陰交（先瀉後補）により行気活血をはかると高い効果を収めることができる．さらに気血両虚，衝任不固により摂血が悪くなりおこる胎動不安，崩胎に対しては，合谷，三陰交（補）により安胎をはかることができる．以上は妊婦に対して効果的で，かつ弊害のない合谷（補），あるいは三陰交（瀉）の配穴の例である．これは『素問』六元正紀大論にある「故有らば殞ることなく，亦殞すことなきなり」の道理によるものである．

日本の管周桂の『針灸綱要』には，「妊婦の両手麻木を治すに，合谷穴を用いて治すに癒ゆ，胎と殞ることなきなり」という記載があるが，これも妊婦への刺針における1つの例証である．

5．傷寒に対する合谷，復溜による発汗，止汗

詳細は復溜一節の［参考］を参照．

6．透刺法

①合谷透労宮……労宮の清心安神，救急などの協同作用を取る

②合谷透後谿……後谿一節の［参考］を参照

③合谷透三間……逆経透刺に属し，歯痛，喉痛，鼻疾患などを治療する，陽明の火などを清瀉する作用を増強する

7．本穴の作用機序

1．血液がたえず脈中を循行するのは，心の「血脈を主る」という機能と関係があると同時

に，気の機能とも密接な関係がある。「気は血の帥を為し，血は気に随いて行る」，「血は気に頼りて生じ，また気に頼りて行る」といわれている。血病になると気を生じることができず，逆に気病になると血はうまく行らない。血の虚実は気に影響し，気の盛衰もまた血に影響する。

合谷を補すと補気の作用があり，瀉すと行気散滞の作用がある。したがって，気虚のために統血が悪くなっておこる失血証，「有形の血は自ずとは生じず，無形の気により生じる」という道理によっておこる血虚証，気虚による血行障害の病証に対しては，本穴を補して補気をはかると，摂血，生血，行血の作用をもたらすことができる。また激怒によって気滞となり，血行が悪くなっている病証に対しては，本穴を瀉して行気をはかると行血去瘀の作用をもたらすことができる。

2. 手陽明経脈と経別は，面頬部，口，歯，鼻，咽喉部などに循行している。また喉，面頬部，口，歯，鼻，目および頭部疾患の多くは，風熱，風寒，熱邪の鬱結によりおこるものが多い。一方，合谷には去風散邪，陽明の熱邪を清宣する，頭顔面部諸竅の邪熱を清瀉するといった作用がある。したがって，歴代の医家は，合谷を頭顔面部，目，喉，口，歯，鼻疾患の常用有効穴としている。

8．暈針の救急措置

暈針（刺針によって生じためまい）のひどい患者は，虚弱体質である場合が多い。暈針が生じた場合の救急措置では，合谷（補）が，百会（灸）よりも効果が速い。同様に合谷，関元または気海（補）は，足三里，関元または気海（灸）よりも効果が速い。気虚または気血両虚のように虚のためにおこる暈針は，急いで合谷，足三里（補）により補中益気をはかると，すばやく暈針を改善して気を接続させると同時にまた真気不足の改善をはかることができる。

9．注意事項

陰陽は，相互に依存しており分割することはできない。陰陽は互根の関係を保つことにより，その平衡状態を維持しているのである。しかし，汗が多くですぎたため陰液を損傷してしまい，陽気がその依存するところを失い，そのために散越して亡陽となると，陰陽平衡は失調し，陰陽離決という危険な状態になる。したがって，治療を施す際には，用薬，針灸を問わず発汗させすぎて亡陽，陰陽離決にならないように注意する必要がある。本穴は汗穴であり，発汗作用があるので，臨床上は特に注意すべきである。

2. 曲池（きょくち）

　曲池は，肘部を屈曲した時にできる陥凹部にあり，その形状は「池」に似ている。また肘部の屈曲した部位は，手陽明脈気が入り合するところであり，そこから池にたとえられる。そうした特性および形状から，本穴は曲池と命名されたのである。

　『霊枢』邪気臓腑病形篇では，「合は内腑を治す」と述べており，『霊枢』四時気篇では，「邪が腑に在るは合を取る」と述べている。本穴は大腸の合穴であり，大腸腑病を治すことができる。また大腸腑病の治療には，下合穴である上巨虚を用いるのも効果的である。邪気臓腑病形篇では，「大腸は巨虚上廉に合す」と述べている。大腸が上巨虚に合する理由については，上巨虚一節の［参考］を参照するとよい。

　また曲池は，皮膚病，外感表証，頭面咽喉病と，手陽明大腸経の循行している肘，臂，肩，頸項部の疾患およびアレルギー性疾患を主治する。さらに周身（全身）の風を駆除する際の常用穴とされている。

本穴の特性

＜治療範囲＞

1．風病，外感表証

　「病が陽中の陽に在る者は，陽の合を刺す」と，『霊枢』寿夭剛柔篇では述べている。「陽中の陽」とは，部位的には肌表である。肺は衛に属し，表を主っており，皮毛に合している。風邪が皮毛に侵襲すると，まず肺衛がその影響をうける。陽明は肌肉を主っており，肌表皮膚に連絡している。皮膚病は風邪挟寒，挟湿，挟熱などが肌表に客し，そのために気血が阻滞しておこるものが多い。本穴には，去邪透表，全身の風邪を駆除するという特殊な作用があり，皮膚病，外感表熱証を主治する。

治療範囲：
①風邪挟寒，挟熱，挟湿による皮膚病
②風寒，風熱，陽明熱盛による病変，あるいは風寒，風熱，高熱症状をともなう者
③病が衛，気分にある病証

2．経脈循行上の病証

　本穴は，手陽明経脈の循行する指，腕，肘，臂，肩，頸項，面頬，鼻，歯などに現れる疾患や，これらの部位の経筋病を治療する。また上肢の疾患に対しては，通経活絡，気血を宣通させる作用があるだけでなく，去風散邪の効もある。さらに面頬，鼻，歯疾患に対しては，

経気の宣通と去風散邪の作用がある。

<効　能>

1．弁証取穴

①瀉法：去風散邪，清熱透表

　　湯液における荊芥，防風，地膚子，白芷，桑葉，葛根，菊花，蒼耳子，黄芩，牛蒡子，白鮮皮，羌活，蝉蛻などの効に類似。

②瀉法（灸または焼山火を配す）：駆風散邪，温経散寒

　　湯液における羌活，独活，桂枝，秦艽，桑枝，忍冬藤，威霊仙，絡石藤，千年健，海風藤などの効に類似

2．局部取穴

①瀉法：舒筋活絡，気血の宣通

　　灸を配す………………散寒去邪

②補法：壮筋補虚。湯液における続断，寄生，亀板，鶏血藤などの効に類似。

<主　治>

　痺証，麻疹，じんましん，神経皮膚炎，日光皮膚炎，乾癬，疥瘡，丹毒，アレルギー性鼻炎，アナフィラキシー様紫斑病，皮膚瘙痒症，癤腫，中風，感冒，頭痛，耳鳴り，急性化膿性中耳炎，歯痛，慢性鼻炎，鼻淵，緑内障，急性結膜炎，耳下腺炎，咳嗽，肺炎，痢疾，中暑，痙病，日本脳炎，流行性髄膜炎，急性膵炎，急性乳腺炎，急性扁桃炎，水腫，破傷風，舞踏病，高血圧。

　また湿疹，酒渣鼻，顔面麻痺，上腕骨外上果炎，髪際瘡，流行性出血熱などを治す。

臨床応用

1　痺　証

　本穴は，局部取穴で用いると肘関節痺証を治し，弁証取穴で用いると全身の関節，肌肉痺証を治す。

1．風寒湿痺

　局部取穴し，本穴に瀉法を用い，灸頭針，通電または焼山火を施すと，去風散寒，除湿通絡の作用がある。

①数カ所の関節の風湿偏盛

　　曲池，陰陵泉，阿是穴（瀉）（灸頭針）………… 去風除湿，散寒通絡

②数カ所の関節の風寒湿盛

　　曲池，陰陵泉（灸瀉）………………………………去風散寒除湿（阿是穴は用いないほうが効果がある）

③歴節風で熱盛型の者

曲池，内庭（瀉）……………………………………去風清熱，通絡散邪
2．熱痺
　症状：関節腫痛，または紅腫熱痛，または灼熱腫痛があり，冷やすと軽減する，患部には痛くて触知できない。屈伸不利，運動制限がある。脘悶。食欲不振。小便黄。便秘または溏薄。口渇または渇くが飲みたがらない。舌苔は白膩または黄膩，または黄燥，脈象は濡数または滑数。悪寒，発熱，口渇などの症状をともなう。
　解説：①関節部の紅腫熱痛，屈伸不利………………湿熱が関節に留滞して経絡に阻滞し，そのため気血の流れが悪くなっておこる。
　　　　②脘悶，食欲不振…………………………………湿熱が中焦に影響するとおこる。
　　　　③小便黄……………………………………………湿熱が下注しておこる。
　　　　④舌苔，脈象………………………………………湿熱の象である。
　　　　⑤悪寒，発熱口渇……病状が重かったり，表証をともなう場合に現れる。
　処方：弁証取穴：曲池（瀉または透天涼），陰陵泉（瀉）……湿熱の清利
　　　　①胃腸症状の著明な場合：足三里（瀉）を加える……和胃調中
　　　　②熱が湿より盛んな場合：曲池（透天涼），内庭（瀉）を加える
　　　　③血分症状をともなう場合：三陰交（瀉）を加える……活血通絡
　　　　④胃熱症状の著明な場合：内庭（瀉）を加える……胃火の清降
　　　　⑤小便黄赤，またはすっきり出ない場合：中極（瀉，透天涼）を加える……小便の清利
　　　　※　これらの弁証による本治は，局所治療よりも効果的である。
　注：
　　　『金匱要略』痙湿暍病脈証治篇では，「病者一身尽く疼み，発熱し，日晡所激しき者は，風湿と名づく。この病は汗出でて風に当たるに傷られ，あるいは久しく冷を取るに傷られて致す所なり。麻黄杏仁薏苡甘草湯を与うべし。」と述べている。「一身尽く疼むは」風湿が表にある象である。「発熱，日晡所激しきは」陽明に属し，風湿の勢が化熱しようとしている象である。「この病は汗出でて風に当たるに傷られる」とは，風邪を感受し着して痺となったものである。あるいは「久しく冷を取るに傷られる」とは，長時間にわたって涼をむさぼったりして寒冷をうけておこるものである。針灸治療では，曲池，陰陵泉（瀉）により去風除湿，散邪通絡をはかるとよい。また長時間にわたって涼をむさぼったりして寒冷をうけたものには，上穴に灸を施すとよい。
　　　『金匱要略』痰飲咳嗽病脈証併治篇では，「飲水流れ行き，四肢に帰し，当に汗出づべくして汗出でず，身体疼重す，これを溢飲という。」と述べている。飲邪がしだいに肢体や肌表に侵襲し，外邪を感受して毛竅が閉塞すると汗が出なくなり，そのために身体疼重がおこる。この場合には，曲池，陰陵泉，列欠（瀉）により解表宣肺化飲をはかるとよい。または曲池，陰陵泉，大椎（灸瀉）により温陽解表，行湿化飲をはかるとよい。

2 麻疹

麻疹が発病すると内から外へ，裏から表へと達する。したがって，治療上は宣透を主とする。

曲池（瀉）により托邪透疹をはかるとよい。この場合，曲池（瀉）を発熱期に用いて疏風清熱，解表透疹をはかるとさらに効果的である。また発疹期にあり発疹不利がみられる場合には，さらに升麻葛根湯を服用させて宣透を助ける。また風寒外束により発疹がうまく出られず，身熱，無汗，頭痛，嘔悪，発疹の色が淡紅で暗の場合には，列欠（瀉）を配穴して風寒を発散させ宣達透疹をはかる。

3 じんましん

曲池は，風（邪）に関係する皮膚病の治療における常用穴とされている。本穴を瀉すと去風，抗アレルギー作用がある。

1．食物，薬物，寄生虫またはそのほかの原因によるじんましん
　　曲池，血海（瀉），またはこの2穴に通電（20分間）
2．血虚で風をうけて発症するじんましん（白色じんましん）
　　曲池（瀉），三陰交（補）……………………………養血去風
3．風寒が肌表に影響しておこるじんましん
　　曲池（瀉，加灸），大椎（瀉，または加灸），血海（瀉）……疏風解表，営衛の調和
4．陽明熱盛で風邪が表に侵襲し，内では疏泄できず外では透達できず，邪正抗争となって発病した場合
　　曲池，足三里（瀉）……………………………………表裏双解
　　※　重症の場合には天枢（瀉）を加え，表裏双解をはかるとよい。
5．外感風邪が肌表に鬱して毛竅を閉塞させて宣泄できなくなり，それが長期化して化熱・化火し陰血を損傷し，血中の火が盛んになり発病した場合
　　処方：曲池，三陰交または血海（瀉）………………疏風散熱，清熱涼血
　　　　　①血分熱盛で下肢がひどい場合：委中（点刺出血）を配穴
　　　　　②胃腸実熱の症状をともなう場合：足三里（瀉）または下脘（瀉）を配穴……清熱暢中

4 神経皮膚炎，日光性皮膚炎

1．神経皮膚炎

　本穴を瀉すと，風湿の邪が肌膚に蘊結することによっておこる神経皮膚炎を治療することができる。この場合，症状には局部の皮膚が粗くなり肥厚する，発作性の瘙痒，経過が長い，皮損は限局的対称性といった特徴がみられる場合が多い。陰陵泉（瀉），三陰交（補）を配穴して去風利湿，養血潤燥をはかるか，赤医針胸5穴または阿是穴を配穴して刺針すると効果的である。

2．日光性皮膚炎

　露出した部位の紅潮，瘙痒，軽度の腫脹，日光にあたると増強，散在性の赤色の発疹と水泡，しだいにびらん，壊死，結痂，痂皮が脱落すると淡紅色の新皮が現れるなどの症状を特徴とする。また小便黄，大便が硬い，心煩，易怒，躁動不安，不眠などの症状もともなう。舌質は紅，舌苔は黄厚，脈は数を呈する。曲池，神門，三陰交（瀉）に透天涼を施すことに

より，去風清熱，涼血解毒の効を収めることができる。

5 疥瘡

疥癬虫が皮膚に寄生しておこる伝染性皮膚病である。風，湿，熱が肌膚に鬱したり，疥癬虫に接触し伝染しておこる場合が多い。

処方：曲池，陰陵泉，足三里（瀉）……………………去風除湿，理脾止痒
　①血熱をともなう場合：足三里を去り，血海（瀉）または三陰交（瀉）を配穴……去風除湿，涼血止痒
　②血虚をともなう場合：足三里を去り，三陰交（補）を配穴……除風去湿，養血止痒
　③偏熱をともなう場合：曲池，合谷，三陰交，陰陵泉（瀉）……清熱去風，除湿止痒
　④偏寒をともなう場合：曲池，陰陵泉，血海（灸瀉）……去風散寒，除湿止痒
　上記の処方を施すと，針治療後ただちに止痒効果がある。また治療回数をかさねることによって，疾病を好転または治癒させることができる。

6 アナフィラキシー様紫斑病

血熱壅盛であり，さらに風（邪）を感受して発症したアナフィラキシー様紫斑病に対しては，本穴を瀉して治療する。

症状：突然発病する。両下肢に紅色の斑点が現れ，しだいに紫暗色になり，局部に瘙痒感がある，ひどい場合には殿部，上肢に波及する。関節，腹部の疼痛をともなう場合もある。重症の場合には血便，嘔血，血尿が現れる。舌苔薄白または淡黄，舌質淡紅またはやや紅，脈滑有力。

処方：曲池，三陰交（瀉），委中（点刺出血）……散風清熱涼血

7 皮膚瘙痒症

本穴を瀉すと，血虚であるところに風をうけ，その風（邪）が肌膚に鬱して外泄できなくなっておこる皮膚瘙痒を治療することができる。

処方：曲池（瀉），三陰交（補）………………………養血去風
　①夏季，乾燥時に発症する場合：内庭（瀉）または解谿（瀉）を加える……清熱
　②冬季，入睡前に発症する場合：曲池（加灸）……去風散寒
　③老人血虚：三陰交，血海（補）………………養血
　または太谿（補）を加える……………………精血の補益

8 中風

局部取穴にて舒筋，駆邪，壮筋補虚をはかり，上肢不随を治療する。また弁証取穴で用いると，風邪を駆逐する作用がある。

1．風（邪）が痰湿に影響して経絡に作用し，脈絡が阻滞しておこる中風。
　症状：顔面麻痺，言語障害，半身不随として現れる。

処方：曲池，豊隆，陰陵泉（瀉）……………………風邪を去り，痰湿を除く
　　※　阿是穴：上記の処方と同時または交互に用いる。
　　①顔面麻痺：患側の太陽，頬車，下関，地倉などを瀉す……通経活絡
　　②言語障害：廉泉（瀉）を加える……………舌絡の宣通

2．上肢不随が症状として現れる場合
　①痙性不随……………………………………………瀉法を用いる
　②弛緩性不随…………………………………………補法を用いる
　※　患側の肩髃，手三里，合谷などを配穴して用いることが多い。

9　感冒，頭痛，耳鳴り，急性化膿性中耳炎，歯痛，慢性鼻炎，鼻淵，急性結膜炎，耳下腺炎，咳嗽，肺炎，痢疾，中暑，痙病，急性乳腺炎，急性扁桃炎など。

上記の症状が現れており，それが風熱によるもので病が衛・気分にある場合，高熱をともなう場合，または陽明熱盛に属する場合には，本穴を瀉して疏風清熱，退熱解表，陽明の清泄などをはかるとよい。

1．風熱が表を犯した肺衛失和による感冒
　　尺沢（瀉）を配穴…………………………………疏風清熱，宣肺解表
2．風熱に胃火がからんだ歯痛
　　内庭（瀉）を配穴…………………………………風熱を去り，胃火を降ろす
3．外感風熱による慢性鼻炎
　　尺沢（瀉）または列欠（瀉）を配穴……………疏風清熱，鼻竅の宣通
4．熱盛型の急性結膜炎
　　睛明（瀉），太陽（点刺出血）を配穴………… 清熱散火
5．風熱頭痛
　　風池，阿是穴（瀉）を配穴………………………疏風清熱，利竅止痛
6．外感風熱による耳鳴り
　　翳風，聴会（瀉）を配穴…………………………疏風散熱，聡耳利竅
7．風熱感冒の失治による耳鳴り
　　感冒治療プラス合谷（瀉）………………………疏風清熱解表
8．風熱咳嗽
　　尺沢（瀉）を配穴…………………………………疏風清熱，宣肺止咳
9．暑邪が陽明に影響している中暑
　　内庭（瀉）を配穴…………………………………陽明の清泄
10．湿熱痢
　　陰陵泉，天枢（瀉）………………………………湿熱の清利，通腸止痢
11．熱盛生風による痙病
　　太衝，神門（瀉）または行間，大陵（瀉）を配穴……清心平肝，退熱熄風

12．熱盛のため津液を損傷しておこる痙病
　　内庭（瀉），復溜（補）を配穴……………………… 清熱養陰救津
13．邪が陽明に伝わり，胃熱が盛んになりおこる耳下腺炎
　　内庭，足三里（瀉）を配穴……………………………陽明の清瀉
14．衛気同病の流行性髄膜炎
　　内庭，尺沢（瀉），曲沢（点刺出血）を配穴……… 清熱疏表解毒
15．病が気営にある流行性髄膜炎
　　内庭，神門（瀉）を配穴………………………………清気涼営解毒
16．熱盛風動の流行性髄膜炎
　　太衝，神門（瀉），曲沢（点刺出血）を配穴……… 清熱解毒，涼営熄風

10　水　腫

本穴を瀉して去風をはかる。
1．風邪により肺気不宣となり，肺の「通調水道，下輸膀胱」機能が失調しておこる風水には，列欠，中極（瀉）を配穴して風邪を除去し，宣肺行水をはかるとよい。
2．『金匱要略』水気病脈証併治篇では，「風水，悪風し，一身悉く腫れ，脈浮にして渇せず，続いて自ら汗出で，大熱なきは，越婢湯これを主る」と述べている。曲池に陰陵泉，内庭（瀉）を配穴して水気を発越させ，同時に内熱の清熱をはかると，湯液における越婢湯の効に類似する。

症　例

［症例1］　男，46才，初診1969年3月10日
主　訴：腕関節および手指関節部の腫痛が11カ月続いている
現病歴：この11カ月来，両側の手指，腕，足関節に腫痛がある。屈伸不利で，患部に触れると熱感があり，また痛がる。そのほか，胃脘部の不快感，食少，大便溏薄，口や鼻の息が熱い，耳が痛み流血するなどの症状をともなう。舌尖は紅，舌苔は黄膩，脈は数である。
弁　証：症例は熱が湿より盛んな熱痺証である。湿熱の邪が中宮に蘊結し，関節に留滞して阻滞すると，気血の流れを阻害する。また湿熱が中宮に留滞すると胃脘部の不快感，食少，大便溏薄となる。関節部の腫痛・発熱は，湿熱が経絡を阻滞させることにより生じたものである。口や鼻の息が熱い，舌苔黄膩，脈数などは，すべて内熱熾盛の象である。
診　断：痺証（熱痺）
治　則：清熱利湿，通経活血
取　穴：曲池，陰陵泉，三陰交（瀉）。隔日治療とする。
効　果：2診後には下肢の関節腫痛が顕著に軽減し，歩行できるようになった。しかし口や鼻

の息の熱さはまだある。4診後には下肢関節の腫痛は治癒。診療の前日，疲労の後に下肢が少し痛んだとのことであった。5診後には口鼻の熱気は消失した。9診後には熱痺は治癒，そのほかの症状もすべて消失した。

経　過：1971年4月に肩背痛の治療で来院したおりに，1969年の熱痺は治癒し再発していないことを確認した。

[症例2]　女，40才，初診1969年11月25日

主　訴：じんましんが11年続いている

現病歴：11年ほど前の冬に河をわたっていて発症。毎年冬になると再発し，春になると自然に良くなる。発疹は，手背，前臂，顔面，足背部などの陽経の循行する部位，および皮膚が露出している部位によくでる。また風寒を感受すると，殿部や背部などにも現れる。患部の皮膚には瘙痒感があり，患部は偏平に隆起しており，皮膚は紫紅色を呈している。口渇（しかし飲みたがらない），腹脹，胃脘部の不快感，食欲不振，小便黄，大便は水様になったり便秘ぎみになったりする，手足麻木，多夢，不眠，口唇は容易にびらんする，心煩などの症状をともなう。

　　　　またこの11年来，月経の経色は黒く，量が多い。15日から20日に1回来潮する。痛経であり，白帯が多く，陰部に瘙痒感がある。手指の関節部の色は淡であり，舌体は胖，舌辺には歯痕があり，舌苔は薄黄，顔は紅潮しており，脈は数である。

弁　証：平素より内熱があるところに外感寒湿をうけ，湿と熱が結合して肌膚に侵襲しておこったものである。そのため営衛に影響し，経絡を動きまわり，胃腸にも影響をあたえている。風寒の邪をうけるたびに，湿熱の邪が内に閉じこめられて疏泄できず，外に透達できない。そのために皮膚紫紅，偏平隆起，瘙痒がおこる。また小便黄，大便は水様になったり便秘ぎみになったりする，腹脹，食欲不振，口渇（飲みたがらない）などの症状が現れる。湿熱が下焦に下注すると白帯が多くなり，陰部の瘙痒，月経不順などが現れる。舌体，舌苔の変化は，すべて湿熱の象である。湿熱が上蒸すると，口唇のびらんが現れることがある。

診　断：癮疹（じんましん）

治　則：疏風解表，湿熱の清利

取　穴：曲池，合谷，陰陵泉，三陰交（瀉）。1日または2日おきに治療する。

効　果：9回の針治療で，じんましんは治癒。他の症状も消失し，月経周期も正常となった。

経　過：1970年1月12日に流涙の針治療で来院したおりに，じんましん，月経病，陰部の瘙痒などは前回の治療で治癒し再発していないことを確認した。

[症例3]　男，6才，初診1969年6月20日

主　訴：（代訴）1ヵ月余り前に耳性髄膜炎の治療で手術をしてから，半身不随，失語となり，意識がぼんやりしている

現病歴：1ヵ月余り以下の症状が続いている。左の上下肢の弛緩性の麻痺。失語。泣いても涙

がでない。意識がぼんやりしている。顔は無表情。身体は柴のように痩せている。脈細数である。
弁　　証：脳海の創傷により経脈が失調し，半身不随，失語，意識恍惚がおきたものである。
治　　則：経脈の通調
取　　穴：初～3診，曲池，合谷，足三里（瀉）
　　　　　4～11診，左曲池，手三里，合谷，足三里，三陰交，太衝（瀉）
　　　　　12～14診，委中，崑崙（瀉）
効　　果：3診後には会話は正常となるが声は低微である。左上下肢の機能は以前よりは改善した。8診後には意識がしっかりする。11診後には自力で立てるようになるが，足跟部を地に着けることができない。14診後には数歩ではあるが歩行できるようになった。その他の症状は正常となった。
経　　過：1971年7月に父親の知らせにより，左下肢の歩行がやや跛行ぎみであるほかはすべて治癒していることを確認した。

［症例4］　女，46才，初診1982年7月26日
主　　訴：全身性の関節リウマチが4年間断続的に続いている
現病歴：4年前に瘧疾を患って高熱を発し，その後，涼しい所で寝てから全身の関節がだるくなり，涼痛をおこすようになった。天気が悪くなって冷えると症状が悪化する。左側の手腕，手指に涼痛があり，腕時計をはめると痛みがひどくなる。手指がしびれる。症状は1980年に軽減したが，1981年には再び悪化し，翌年にはさらに悪化した。発病時には手足が熱くなり，全身の関節のだるさをともなう。また涼痛が悪化する時には，体温が37.5～38.5℃になる。アスロ法833単位。
弁　　証：風寒湿邪が経絡に流注して絡道が不通となり，気血の流れがうまくいかなくなっておこった寒湿痺である。寒は陰邪であり，陰寒が阻滞して営衛が失調しているため冷えると涼痛は増強し，それにつれて体温もいっそう高くなる。
診　　断：痺証（風寒湿痺）
治　　則：去風散寒除湿
取　　穴：初～4診，局所に灸瀉を施す
　　　　　5～13診，曲池，陰陵泉（瀉ともに灸頭針とする）
効　　果：初～4診の治療後に局部の涼痛は軽減したが，全身の関節の涼痛および発熱には改善がみられなかった。7診後には発熱と全身の関節の涼痛は消失し，雨天時にも再発しなかった。8～13診では治療効果の安定をはかった。
経　　過：1982年8月24日に患者と連絡がとれ，その後再発していないことを確認した。

経穴の効能鑑別・配穴

効能鑑別

1. 曲池，合谷，風門，風府，大椎の効能比較

　各経穴には共通して去風作用があるが，それぞれの経穴に固有の特徴もある。詳細については風門一節の［経穴の効能鑑別］を参照。

2. 曲池，列欠，合谷，風池の効能比較

　各経穴には共通して解表作用があるが，それぞれの経穴に固有の特徴もある。詳細については風池一節の［経穴の効能鑑別］を参照。

|配　穴|

1. 曲池（瀉）
   - ①尺沢（瀉）を配穴……………………………………疏風清熱宣肺
   - ②内庭（瀉）を配穴……………………………………去風清熱解肌
   - ③陰陵泉（瀉）を配穴…………………………………去風除湿
   - ④大椎（瀉）を配穴……………………………………疏風清熱解表，退熱除蒸
   - ⑤大椎，合谷（瀉）を配穴……………………………疏風発汗，退熱解表
   - ⑥陰陵泉，内庭（瀉）を配穴…………………………湯液における越婢湯（張仲景方）の効に類似
   - ⑦合谷，陰陵泉（瀉）を配穴…………………………疏風清熱利湿

2. 曲池（灸瀉）
   - ①大椎，三陰交または血海（瀉）を配穴……………疏風解表，営衛の調和
   - ②大椎，陰陵泉（灸瀉）を配穴………………………温陽解表，行湿化飲
   - ③陰陵泉（灸瀉）を配穴………………………………去風散寒除湿
   - ④足三里，陰陵泉（灸瀉）を配穴……………………去風燥湿調中

3. 曲池と三陰交の配穴

　この2穴による配穴は，皮膚病治療によく用いられる有効処方である。曲池は，去風退熱の要穴であり，三陰交は血証の要穴であり，また行湿の作用がある。皮膚病の多くは風，湿，熱，血と関係するため，同治療にはこの2穴による配穴がよく用いられるのである。この2穴をともに瀉すと去湿行血，除湿止痒の作用が生じる。また曲池を瀉して三陰交を補すと去風養血の作用が生じる。

|参　考|

1. 本穴の針感

　肘を屈曲させて直刺すると，針感は多くの場合，局部に集中する。肘関節の屈曲面に向けて斜刺すると，針感は多くの場合，指の末端に伝わる。やや上に向けて斜刺すると針感は上腕，肩部に伝わり，やや下に向けて斜刺すると前腕または食指に伝わる。

2．古典考察

1．『霊枢』五禁論では，「熱病脈静か，汗巳に出で，脈盛躁なるは，是れ一逆なり」と述べている。熱病の脈は本来は洪大となる。しかし反って沈静となる場合は，邪盛正虚がその要因である。また熱病で汗がでれば，邪は汗とともに解し，脈は平静とならなければならない。しかし反って脈盛となり煩躁が現れる場合は，汗がでて津液を損傷し，邪気が反って盛んになっていると考えられる。こうした場合は復溜（補）により養陰をはかり，曲池，内庭（瀉）により清熱をはかるとよい。

2．『金匱要略』血痺虚労病脈証併治篇では，「血痺の病は何よりこれを得るや。……それ尊栄の人は骨弱く肌膚盛ん，重ぬるに疲労に因って汗出で，臥して不時に動揺し，加うるに微風を被り，遂にこれを得る。ただ脈自ら微渋，寸口に在り，関上は小しく緊なるを以て，針して陽気を引くべし。脈をして和せしむれば緊去って則ち癒ゆ。」と述べている。脈微は陽気微の現れであり，脈渋は血滞の現れである。「関上小しく緊」は，風邪を外感し邪が浅い部位にあることを証明するものである。したがって，針治療では陽気を導引して営衛を通調し，陽気が順調にめぐれるようにすれば，邪気はおのずと去り，邪が去れば脈緊もおのずと和す。

血痺の証は，多くは局所性の肌膚麻木不仁をひきおこすが，その場合，局所治療が用いられることが多い。脈象から弁証取穴をし，全体的に治療する際には，曲池，三陰交（瀉）により陽気を導引し去風行血，営衛の通調をはかるとよい。この2穴に灸を併用したり，あるいは局所の経穴に灸瀉を施してもよい。これにより陽気が通暢して営衛が調和すれば，脈緊はおのずと和し，血痺は治癒する。

3．『霊枢』五禁論では，「著痺移らず，䐃肉破れ，身熱し，脈偏絶するは，これ三逆なり」と述べている。これは湿邪が偏盛となり，経脈に留滞した着痺を指している。この場合，䐃肉の萎縮，身熱がみられるが，これは湿邪が化熱して形を損傷し痿となったものである。その際の脈は，本来は洪盛滑実または滑数がみられるべきである。しかし反って細弱または微欲絶がみられる場合は，形気敗傷がその要因である。曲池，陰陵泉（瀉）により湿熱の清化をはかり，湿熱が少し去るのを待って，合谷，太白（補）により健脾益気をはかるとよい。このように順を追って施治すれば治癒に向かうことがある。

3．注意事項

血圧の不安定な脳血栓の患者に，曲池，足三里を用いて治療を施し，降圧をはかる場合には，特に注意する必要がある。針治療の前に必ず血圧を測定して，針治療の適否を判断し，治療時に脳溢血の発作がおこるのを防止する必要がある。例えば次のような症例がある。

男，52才，1982年6月に脳血栓で当病院に入院。その後，左半身の麻木，運動障害により針治療を受診。左曲池，合谷，足三里（補）などを用いた治療を施したが，4回の治療でも患肢の状態は好転しなかった。しかし不良な反応もみられない。9月22日午後5時頃，5回目の針治療を前回同様に行ったところ，抜針して1，2分してから患者の表情に異常が現れた。すぐに気分を尋ねたが，すでに会話できない状態になっていた。しばらくして目がぼん

やりとし，呼吸促迫，痰鳴となり，頭部から汗がでて，嘔吐がおこった。血圧を測定すると収縮期血圧は300mmHg以上であった。ただちに病棟にて救急治療を行ったが効果はなく，約1時間後に死亡した。その後，死因は脳溢血と確定された。脳溢血の原因としては以下のことが考えられる。患者は平素から血圧が不安定であり，加えて当日の早朝と朝食後にかなり動いて血圧が高くなっていた。針治療を施した午後5時には血圧が高く，また極度に疲労している状況にあった。そのような時に針治療（左曲池，足三里（補））を行ったため，血圧をいっそう上昇させて脳溢血の発作がおきた。

3. 肩　髃 (けんぐう)

　本穴は，肩甲骨肩峰部に位置していることから，肩髃と命名された。「髃」とは肩甲骨のことであるが，同部位は中肩井，扁骨，肩頭，偏骨，顒骨，尚骨，肩骨ともいう。肩髃は手陽明大腸経の肩部の経穴であり，また手陽明大腸経と陽蹻脈との交会穴である。本穴は肩関節，および肩臂部の病変を治療する際の常用穴とされている。

　関節部は気血の集まる所であり，陰陽気血が内外に出入する「要道」である。そして邪気が侵入しやすい部位でもある。外邪が侵入して陰陽失調となり，経絡の通りがうまくいかなくなって気血が阻滞すると，関節部（要道）に障害が生じる。陽鬱となると熱が生じ，陰鬱となると寒が生じる。また血が阻滞すると痺となる。したがって，関節部位は痺証となりやすい。

　体質が虚弱で気血両虚，または精血不足であるものは，関節を順調に滋養することができない。また労働過多のため関節を損傷すると，損傷性の病変をひきおこしやすい。本穴を用いた治療では，虚証の場合には補を，実証の場合には瀉を施す。また熱証の場合には透天涼を，寒証の場合には灸，焼山火または吸角を施すとよい。

　肩関節の病変は，実証と虚中挾実証による場合が多く，そのため本穴を取穴しての治療では，瀉法と「先瀉後補」法を用いる機会が多い。

　肩髃と肩髎の効能と治療範囲などは，基本的に同じなので，ここでは肩髃を代表穴として述べる。

本穴の特性

<治療範囲>

　肩髃の針感は，肩関節周囲全体に拡散する。または手陽明大腸経に沿って前腕部に伝わる。こうした針感の走行，また手陽明大腸経の循行と経筋の分布，さらに本穴の所在部位をかんがみて，本穴は手陽明大腸経が循行している肩，肩臂部の疾患を主治するとされている。

　『素問』五臓生成論篇では，「人に大谷十二分あり，……これ皆衛気の留止する所，邪気の客する所なり，針石縁って之を去る」と述べている。この十二大谷の１つである肩関節が，邪気に客されると肩関節疾患がおこる。本穴に刺針すると，病所（関節疾患をおこしている部位）に直接到達して邪を去り病を治療する。

　また『霊枢』刺節真邪篇では，「虚邪偏して身半に客し，其の入ること深く，内営衛に居し，営衛稍衰うるときは，則ち真気去り，邪気独り留して，偏枯を発す。其の邪気浅き者は，脈偏

痛す。」と述べている。営衛機能が低下して真気が去り，邪気が独り留滞しておこる偏枯，邪が浅い部位に留滞して血脈不和となりおこる偏痛には，本穴を局所療法として用いるとよい。肩髃は，上肢の偏枯，偏痛を治療する常用穴でもある。

＜効　能＞
局部取穴
　①補法：壮筋補虚，関節を強健にする
　②瀉法：舒筋活絡，駆邪散滞
　　透天涼を配す……………鬱熱の消散
　　灸または焼山火を配す……寒湿の温散

＜主　治＞
　上肢痿軟，肩関節痛，肩臂痛，痺証，肩関節周囲炎，肩峰下滑液嚢炎，棘上筋腱炎，半身不随。

臨床応用

1　上肢痿軟

　肺燥津傷，湿熱侵入，気血両虚，肝腎不足，脾虚湿盛が原因となって現れる上肢痿軟，流行性髄膜炎，日本脳炎，閉塞性脳動脈炎，ウイルス性脳炎，および小児麻痺後遺症などにともなう上肢痿軟などは，すべて処方に本穴を配穴して用いることができる。治療する場合には，患側の肩髃，曲池，合谷，外関，手三里などを加えて配穴したり，下に述べる弁証取穴処方も併用して，標本兼治をはかるとよい。

１．肺燥津傷による上肢痿軟
　　①太淵，復溜（補）を配穴………………………………補肺潤燥（金水相生法），上記6穴による処方と交互に用いる
　　②尺沢，内庭（瀉），復溜（補）を配穴……………清熱養陰，同上処方と交互に用いる

２．湿熱侵淫による上肢痿軟
　　陰陵泉，足三里（瀉）を配穴………………………………湿熱の清利，同上処方と交互に用いる

３．気血虚損による上肢痿軟
　　合谷（補）（補気），三陰交（補）または血海（補）（養血益陰）を配穴……気血の補益，処方同上

４．肝腎不足による上肢痿軟
　　①太衝，復溜（補）を配穴…………………………… 肝腎の補益
　　②曲泉，太谿（補）を配穴……………………………肝腎の補益（筋骨を補益する），処方同上

５．脾虚湿盛による上肢痿軟
　　陰陵泉（瀉）（利水行湿），足三里（補）または太白（補）（脾土を益する）を配穴……健脾去湿，処方同上

2 肩関節痛，肩臂痛

　虚には補，実には瀉，寒には灸，吸角または焼山火というように，手技・治療法を使い分けて本穴を用いると，温経散寒，通経活絡，駆邪散滞，気血の宣通，壮筋補虚，虚損の補益などの作用がある。局所取穴としては，肩髃，臂臑または阿是穴を配穴して用いるとよい。

1．気血鬱滞による肩関節痛，肩臂痛
　上記の処方に間使，三陰交（瀉）を配穴…………行気和血法，同時または交互に用いる

2．気血両虚による肩関節痛，肩臂痛
　局所取穴には補法を施す。またはさらに合谷，三陰交（補）（気血補益法）を配穴して併用する。

3．風湿による肩関節痛，肩臂痛
　局所取穴には瀉法を施す（灸または焼山火を配す）。さらに曲池，陰陵泉（灸瀉）を配穴（去風除湿法）して併用する。

3 痺　証

1．風寒湿痺
　局所治療（肩髎，肩髃，阿是穴（瀉））では灸または焼山火，通電などを施し，肩部の風寒湿邪を去り，経絡気血の阻滞を疏通する。
　※　風痺，寒痺，湿痺の違いにより，弁証取穴を配穴してもよい。

2．熱痺：肩関節部の熱痺
　肩髃，肩髎，阿是穴（瀉）……………………………鬱熱の消散，気血の宣導，通絡止痛
　※　局所取穴と弁証取穴を交互に用い，標本兼治をはかってもよい。
　弁証取穴例
　①曲池（または合谷），内庭（または解谿）（瀉）を配穴……清熱通絡，散邪止痛
　②曲池（または合谷），三陰交（瀉）を配穴………清熱涼血，行血活絡
　③曲池，足三里，陰陵泉（瀉）を配穴……………湿熱の清利，調中通絡

3．痰瘀痺阻
　症状：経過は長く，以下のような症状をともなう。反復的に発作がおこる，関節疼痛，寒冷刺激により悪化，運動制限あり，または関節の変形，強直腫大。舌質紫，舌苔薄白または白膩，脈弦濇など。
　処方：肩髃（瀉）（灸頭針），豊隆，三陰交（瀉）……去痰行瘀，駆邪通絡

4 肩関節周囲炎

　本病は「痺証」に属しており，一般的には「漏肩風」，「肩凝」，「凍結肩」，「肩痺証」といわれている。50才前後に多くみられることから，「五十肩」，「五十病」ともいわれている。捻挫，過労，局部に寒冷刺激をうけたり，寒湿を感受しておこる場合が多い。本病の初期は肩部の疼痛が主であり，放散性の疼痛を呈する。また疼痛は夜間に増強し，疼痛のために目が覚めるこ

ともあるが，朝起きて運動すると軽減する。末期では機能障害が主であり，挙上，外旋，外展などの運動制限がおこり，病状が進行して組織が癒着すると機能障害はさらに悪化，「肩凝」，「凍結肩」となる。

　治療に際しては，本穴を瀉したり，または灸を併用したり，通電，吸角などを施すとよい。肩髃穴の所在する部位に顕著な圧痛がみられ，また外旋，外展，挙上時に疼痛がおこり運動障害をともなう場合には，肩髎，陽陵泉（瀉）を配穴するとよい。または腕神経叢刺（強刺激を与える。やや下に向けると 針感は臂部に伝わり，やや前に向けると肩前面部に伝わり，やや後に向けると肩甲部に伝わる）を併用するとよい。

　外旋，外展時の疼痛を原因とする運動障害には，列欠または尺沢（瀉）を配穴するとよい。また挙上時の疼痛を原因とする運動障害には，臂臑または曲池または合谷（瀉）を配穴するとよい。これらの治療により舒筋活絡，駆邪散滞をはかることができる。本穴にはまた肩前，肩髎，三角筋の各方向に向けて斜刺すると，針感を肩関節周囲に拡散させることができ，また臂部に放散させることができるという特徴がある。

5　肩峰下滑液嚢炎

　本病には主として上臂（上腕）の旋回，外展時に生じる疼痛と，それを原因とする運動制限，肩外側の圧痛などの症状がともなう。また重症になると患側肩輪郭の拡大がおこる。本穴を瀉し肩峰下に沿って水平に刺入し，刺針後には前後に向けて透刺するとよい。さらに阿是穴を配穴したり，肩髎，陽陵泉（瀉）を配穴すると，舒筋活絡止痛の効を収めることができる。

6　半身不随

　本穴は，半身不随症状の上肢麻痺を治療する。
局所取穴：肩髃，曲池，合谷，手三里，外関，腕神経叢部などを配穴して用いる
痙性麻痺　：瀉法……………………………………舒筋活絡
弛緩性麻痺：補法……………………………………壮筋補虚
　この局所取穴を病因病理の違いにもとづく弁証取穴と併用することにより，標本兼治を施すとよい。

　　※　針灸治療期間中に肩部の経穴を用いなかったり，また肩を長期間動かさなかったりすることによっておこる肩関節の強直，疼痛
　　　　肩髃，肩髎，または臂臑（瀉），灸，吸角や通電を併用……舒筋活絡，関節の通利

　針灸治療による半身不随の治療では，下肢の方が上肢よりも回復しやすい。これは薬物治療においても同様である。また経過が長くなると，肩の筋肉が萎縮したり，筋脈の弛緩により肩関節が亜脱臼の状態になったりする。これは治療の過程のなかで，肩髃や肩髎の配穴を怠ったためである。このような状態に陥っている場合は，肩髃または肩髎への針補または灸補を重視し，壮筋補虚，関節の強健をはかるとよい。

症例

[症例1] 女，7才，初診1965年4月1日
主　訴：（代訴）脳外傷による半身不随が3カ月続いている
現病歴：3カ月前に脳外傷により当病院の救急外来に来院。12月16日，28日に2回にわたり頭部縫合手術をうける。1965年1月7日に清創術をうける。退院時には左上肢の挙上不能，肘と手指の屈伸不利，左下肢の運動麻痺などの後遺症をのこした。
診　断：脳外傷後遺症
弁　証：髄海損傷，筋脈失用の証
治　則：筋脈を強壮にする
取　穴：初～2診，左肩髃，曲池，合谷，足三里，三陰交，環跳（補）
　　　　3～4診，左肩髃，曲池，手三里，魄戸，環跳，足三里，陰陵泉（補）
　　　　5～9診，左肩髃，膏肓兪，環跳，陽陵泉，足三里（補）
　　　　10～13診，左膏肓兪，魄戸，譩譆，肩髃（補）
効　果：13回の治療で治癒。
経　過：1965年の秋に再発していないことを確認。

[症例2] 男，45才，初診1966年7月2日
主　訴：右肩関節痛が1年余り続いている
現　症：右側肩関節部のだるさ・疼痛，挙上と外展時に疼痛は増強し運動制限がおこる，挙上は35度の角度で痛みがおこる
弁　証：気血瘀滞型の肩関節周囲炎
治　則：気血の宣通，通経活絡
取　穴：右肩髃，阿是穴（瀉）。隔日治療とする。
効　果：4回の治療で治癒。
経　過：再発はない。

[症例3] 男，13才，初診1971年2月27日
主　訴：外傷による右上肢の運動麻痺
現病歴：馬車から落ちて右肩関節部と上腕骨部を打ち，上腕骨の上1/3の筋肉を損傷した。傷口が癒合した後に，右上肢の運動麻痺，萎軟無力，手指および前腕の麻木がおこる。レ線では骨折は認められなかった。外科では外傷による神経損傷と診断され針灸科を受診。
弁　証：外傷による筋脈損傷，機能失調
治　則：筋脈の補益
取　穴：初診，右肩髃，曲池，合谷（補）
　　　　2～4診，上方から合谷を去り，上腕神経叢刺を加える

　　　　　5～9診，肩髃（補），上腕神経叢刺
　　　　　10～12診，上方に右少海（補）を加える
効　果：3診後には右上肢が動くようになり，麻木も軽減した。9診後には右上肢の運動はほ
　　　　ぼ正常となるが，肘を伸ばしたときに少海穴付近に違和感がある。12診で治癒した。
経　過：再発はない。

参　考

1．本穴の刺針方向と針感

　肩関節疾患の治療では，上肢を水平にさせて針体を関節腔内に直刺で刺入し，針感を関節腔内に伝わるようにする。肩臂疾患の治療では，下に向けて斜刺または横刺し，針感が上臂（上腕）または前臂（前腕）部に伝わるようにする。肩関節周囲炎の治療では，肩内，肩髎，三角筋の方向に向けて斜刺し，針感が肩関節周囲または肩臂部に伝わるようにする。棘上筋腱炎の治療では，肩峰と上腕骨大結節のあいだに向けて水平に刺入し，針感が患部に伝わるようにする。

2．歴代医家の経験

① 「風湿両肩に伝わるは，肩髃が療す」（『玉竜歌』）
② 「両手痠疼して物を執り難きは，曲池合谷肩髃」（『勝玉歌』）
③ 「手臂攣痺するは肩髃を取る」（『長桑君天星秘訣歌』）
④ 「肩髃，陽谿，癮風の熱極まるを消す」（『百症賦』）
⑤ 「肩髃癱瘓疾を主治し，手攣肩腫は効常にあらず」（『十四経要穴主治歌』）
⑥ 「肩中熱し，指臂痛むは，肩髃これを主る」（『針灸甲乙経』）
⑦ 「顔色焦枯，労気精を失い，肩臂痛んで頭に上げるを得ざるは，肩髃に灸すること百壮」（『千金翼方』）
⑧ 「肩髃偏風による半身不遂，熱風癮疹，手臂攣急，物を捉するを得ず，弓を挽くに開かず，臂細く力なく，筋骨痠疼するを療す。灸すること七壮から二七壮に至り，差を以て度と為す。」（『銅人腧穴針灸図経』）

3．灸の注意事項

　1．肩関節または膝関節のリウマチに対しては，針体を関節腔内に刺入し，針の上に灸を施すとよい。すなわち，灸頭針を用いるのである。これによって熱が針体に沿って直接内に輻射または伝導する。同治療法は，生姜灸や温灸器よりも効果的である。
　2．灸頭針を施すときは，患者が灸の熱を感じた時点で，新しい灸と交換するとよい。タイミングが遅れて患者が熱さを訴えたり痛みを訴えたときは，術者はただちに母指腹と示指腹で針体または針柄付近をつまんで熱が伝わらないようにする。
　3．『霊枢』刺節真邪篇では，「脈中の血は，凝して留止す，之を火もて調えざれば，之を取

ること能わず」と述べ,『霊枢』禁服篇では,「陥下する者は,脈血中にて結び,中に著血,血寒あり,故にこれに灸するが宜しい」と述べている。これらの記述は,血寒により血行が悪く,停留する状況下で灸を運用すると,温経散寒,血脈を通利する作用が生じることを説明したものである。同治療により,気血の運行を強め,血脈を改善し肌肉を改善することができる。これは寒痺証に適応する。

4.『霊枢』背腧篇では,「気盛んなるときは則ち之を瀉し,虚するときは則ち之を補す。火を以て補す者は,其の火を吹くことなかれ,須らく自から滅せしむべきなり。火を以て瀉す者は,疾く其の火を吹き,其の艾に伝え,須らく其の火を滅すべきなり。」と述べている。灸の補法では,艾が自然に燃焼するにまかせ,息を吹きかけないようにし,火力が緩慢に伝わるようにするとよい。逆に灸の瀉法では,頻繁に息を吹いて速く燃焼するようにし,火力を速く短くするとよい。その作用は棒灸による温和灸と雀啄灸法と基本的に同じである。

4.弁証の重視

　本穴は,本穴の所在する部位の局所病証を主治する。しかし局部病証には,虚実寒熱の区別があり,また全身の機能状態とも密接な関係がある。そのため,虚実寒熱を鑑別せず,病理類型を分類せず,内在因子を考慮せず,ひたすら局所取穴のみを行う治療,また刺針時に強刺激または中程度の刺激だけを用い,機械的に灸や吸角や通電を併用するだけの対症療法は,往々にしてよい結果はもたらさない。臨床上,特に注意を要する。

4. 迎 香 （げいこう）

　迎香は，別名，衝陽ともいい，手陽明大腸経の終止穴である。また本穴は手足陽明経の交会穴（足陽明経経別も本穴に循行している）でもある。「迎」には「接」の意味があり，「香」とは気味のことである。本穴には鼻閉，嗅覚減退を主治し，鼻竅の開通，香臭を迎聞させる効があることから，迎香と命名された。

　迎香は，局所取穴として用いられ，本穴の所在部位および近隣部位の病変を治療する常用穴とされている。

　また本穴は鼻の疾患を治療する際に用いると効果的である。鼻の疾患をひきおこす原因には，内火，積熱，湿熱（蘊蒸），痰濁（上壅），風熱（上攻），および風，寒，燥，火などの侵襲が考えられる。その治療では，鼻竅の宣通，鬱熱の宣散が主となるため，同効果をもつ迎香が配穴されるのである。

本穴の特性

＜治療範囲＞

1．局部病

　本穴は，鼻翼の両傍5分の鼻唇溝中にあり，本穴が所在する局部の病変（歯痛，鼻病，三叉神経痛など）を治療する。

2．経筋病

　手陽明経筋は，「その支は，頬に上り，頄に結す」といわれている。本穴の所在する経筋の弛緩により現れる顔面麻痺，または経筋の拘急により現れる痙攣などは，すべて本穴の治療範囲に入る。

＜効　能＞

局部取穴

　①瀉法：鼻竅の宣通，鬱熱の宣散，舒筋活絡
　②補法：壮筋補虚

＜主　治＞

　急性鼻炎，慢性鼻炎，アレルギー性鼻炎，鼻淵，鼻衄，萎縮性鼻炎，顔面神経麻痺，三叉神経痛，酒渣鼻，胆道回虫症，歯痛，顔面筋痙攣など

臨床応用

1 慢性鼻炎

本穴を瀉して鼻竅の宣通，外邪の疏散をはかるとよい。

1．風寒犯肺のため肺絡が阻滞しておこる慢性鼻炎

症状：左右交互または間欠性の鼻閉がおこる。水様の鼻汁。頭痛，頭脹をともなうことがある。寒冷刺激により症状は増悪する。舌苔薄白，脈濡細など。

処方：迎香，列欠（瀉），上星（灸瀉）……… 疏風散寒，宣肺通竅

2．肺胃蘊熱があり，さらに風熱を感受しておこる慢性鼻炎

症状：鼻閉，黄色く粘い鼻汁がでる，鼻燥咽乾。頭脹があり熱刺激により増悪。舌苔薄黄，脈数など。

処方：①尺沢，曲池または風池（瀉）を配穴………去風清熱，宣肺通竅
　　　②尺沢，合谷，内庭（瀉）を配穴…………清胃宣肺，鼻竅の宣通

2 アレルギー性鼻炎

本病はアレルギー反応性鼻炎であり，突然発病することが多い。アレルギー体質の人に多くみられ，哮喘，じんましんなどのアレルギー性疾患と併発する場合もある。伝統医学では「鼻鼽」といわれている。

①迎香，曲池（瀉），太淵または肺兪（補），上星（灸瀉）……疏風散寒，補肺固表
②迎香（瀉），百会，上星（灸瀉）を配穴………… 疏風散寒，鼻竅の温通
大椎，合谷（補）……………………………………益気固表

この処方を交互に用い，標本兼治をはかる。

　※　肺兪穴の部位が寒く感じられる場合
　　　迎香（瀉），肺兪（灸）……………………… 扶正去邪，鼻竅の宣通

3 鼻　淵

本病は粘い鼻汁，鼻閉，または頭痛脳脹を主症とする疾患であり，「脳漏」ともいわれている。本穴を瀉して，鼻竅の宣通，外邪の疏散をはかるとよい。

1．外感風熱または風寒化火により熱が鼻竅に影響しておこる鼻淵

症状：鼻閉，黄色い鼻汁がでたり，膿様で悪臭をともなう鼻汁がでる。嗅覚減退。頭痛，頭暈脳脹。または全身の不快症状をともなうなど。

処方：列欠，曲池（瀉），または尺沢，合谷（瀉）を配穴……疏風清熱，鼻竅の宣通

2．風寒の侵襲により肺竅が不通となりおこる鼻淵

症状：鼻閉（間欠性），濁った鼻汁または膿様の鼻汁がでる（生臭い臭いをともなう）。頭暈脳脹。記憶力減退，精神疲労などの症状をともなう。

処方：列欠（瀉），上星（灸），または大椎（瀉，加灸），列欠（瀉）を配穴……疏風散寒，鼻竅の宣通

3．胆熱が上移し鼻竅に影響しておこる鼻淵

症状：鼻閉，黄色いまたは膿様で悪臭をともなう鼻汁がでる。嗅覚麻痺。頭暈脳脹，片頭痛。口苦。脇痛などの症状をともなう。

処方：丘墟（または足臨泣），風池（瀉）を配穴……胆火の清瀉，鼻竅の宣通

4．病が長期化し，さらに肺虚のために寒を感受しておこる鼻淵

合谷，太淵（補）にて肺気の補益をはかる。迎香，上星あるいは神庭（灸または灸瀉）を配穴して，散寒通竅をはかる。

4　鼻衄

『霊枢』百病始生篇では，「陽絡傷れれば則ち血外溢す，血外溢すれば則ち衄血す」と述べている。衄血の1つである鼻衄の原因には，次のようなものが考えられる。

1．外感太陽病が表散せず，熱が経に鬱しておこる。
2．陽明病をうまく瀉下しなかったために，熱が裏に鬱しておこる。
3．温病に辛温の薬を誤用し，それが経血に影響しておこる。
4．肝火犯肺となり，鼻絡を損傷しておこる。
5．胃火が上攻し，「迫血妄行」となっておこる。
6．陰虚火昇のため，鼻絡を損傷しておこる。
7．肺熱が肺絡を損傷しておこる。
8．風熱が盛んとなり，鼻絡を損傷しておこる。

治療：鬱熱を清宣する効がある本穴を瀉し，弁証取穴の処方に加えると効果的である。本穴だけを用いるのは，「標治法」となる。

5　三叉神経痛

本穴を瀉して用いると，三叉神経痛の1つである上顎神経痛を治療することができる。この局所療法に，下関，四白などを配穴して用いると通経活絡，散邪止痛の効を収めることができる。本穴は次のように用いるとよい。

1．陽明熱の盛んな三叉神経痛

合谷，内庭（瀉）を配穴……………………………………陽明の鬱熱を清泄する
または曲池，解谿（瀉）を配穴……陽明の鬱熱を清泄する

2．痰火上擾による三叉神経痛

内庭，豊隆（瀉）を配穴……………………………………痰火の清瀉

3．熱盛風動による三叉神経痛

曲池，太衝または風池（瀉）を配穴………………………清熱熄風

4．肝胃の火が上攻しておこる三叉神経痛

行間，内庭または解谿（瀉）を配穴………………………肝胃の火を清する

5．風熱の外犯による三叉神経痛

曲池，外関（瀉）を配穴……………………………………去風清熱解表

6．陰虚肝旺による三叉神経痛

行間（瀉），曲泉または復溜（補）を配穴………… 育陰清肝

7．胃火熾盛に風動をともなう三叉神経痛

太衝，内庭または解谿（瀉）を配穴………………清胃熄風

6 酒渣鼻

本病は肺胃の積熱が鼻に影響し，血液が瘀滞しておこる場合が多い。

①迎香，解谿（瀉）（または内庭（瀉）または，陥谷（瀉）……胃熱を清す），尺沢（瀉）（肺熱を清す）……清熱涼血去瘀

②素髎および鼻翼部の小結節に点刺出血を施し，さらに迎香，合谷，内庭（瀉）にて活血化瘀，清熱去風通絡をはかる。

症　例

[症例1]　　男，15才，初診1966年6月7日

主　訴：3年来，時々鼻出血がおこる

現病歴：3年来，鼻出血がくりかえしおこる。出血は左の鼻腔からおこり，鼻をふさぐと血液は口腔内に流れて咽頭部に入り，ひどい場合には胃に入る。この3日来，出血が多くなったり少なくなったりする。また口や鼻の息が熱い，咽頭部の乾き，口渇，耳鳴り，小便黄などの症状をともなう。脈は数である。

弁　証：陽明の熱が強く，それが鼻竅に上衝し，迫血妄行しておこる鼻衄である。

治　則：清熱止血

取　穴：迎香（左），風池（左），合谷（瀉）に捻瀉を1分間施し，5分間置針すると鼻衄は止まった。

経　過：1966年6月29日に1回の針治療で治癒し，再発していないことを確認。

[症例2]　　男，13才，初診1981年12月25日

主　訴：口眼歪斜が10日間続いている

現病歴：10日前に原因不明で突然，顔面右側に麻痺がおこった。顔面筋が左に歪斜し，右側の鼻唇溝が浅くなり，右目を閉眼できなくなった。前額部にしわを寄せたり，口笛を吹いたりできなくなり，話しをすると空気が漏れ，言語不清となる。また咀嚼障害がおこり，食べた物が口角から流れるようになった。右側の耳の後ろおよび側頭部には疼痛はない。

診　断：面瘫（口眼歪斜）

治　則：駆邪通経活絡

取　穴：右迎香，頬車，下関，太陽（瀉）

効　果：2診後に麻痺は軽減した。5診後には右目の閉眼ができるようになり，涙も流れなくなった。8診で治癒した。

配　穴

1．迎香と関連穴との配穴

　　鼻と肺とは，非常に密接な関係にある。病理上からみると，鼻と肺には次のような関係がある。風寒が肺を犯して肺気不宣になると，鼻づまり，鼻汁（水様）がおこる。また風熱が肺を犯して肺失清粛になると，粘い鼻汁が出たり，鼻が乾いたり，鼻衄がおこる。肺熱が盛んになって，鼻絡を損傷すると，鼻出血がおこる。熱盛化風になると，鼻翼煽動がおこる。また肺熱が非常に強くなったり，肺燥により津液を損傷すると，膿様の鼻汁，黄色い鼻汁，膿血様の鼻汁がでるようになる。

　　また心・肝・胆・胃腸も鼻と関係があり，心や肝の火旺または胃熱熾盛により迫血妄行すると鼻衄がおこる。胆熱が上に伝わると鼻額疼痛または鼻淵がおこる。さらに手足陽明，手太陽，足厥陰，督脈などの経脈も，その走行・分布により鼻と密接な関係をもつ。したがって，鼻部にある迎香は，手足陽明，手太陽，足少陽，足厥陰，督脈経の関連穴（例えば，合谷，曲池，列欠，尺沢，内庭，解谿，太衝，行間，上星，風池，丘墟，百会など）と配穴してよく用いられる。迎香は，弁証取穴による処方のなかでは，補助的な作用がある。標本兼治，因果併治の処方のなかでは，「治標」，「治果」として用いられる。

2．迎香（瀉）

　①百会，上星（灸瀉）を配穴……………………疏風散寒，鼻竅の温通
　②丘墟，風池（瀉）を配穴………………………胆火の清瀉，鼻竅の宣通
　③行間，三陰交（瀉）を配穴……………………清肝涼血止血
　④合谷，尺沢（瀉）を配穴………………………泄肺清熱，鼻竅の開宣
　⑤風門，上星（灸瀉）または百会（灸瀉）を配穴…疏風散寒，鼻竅の通暢
　⑥尺沢（瀉）を配穴………………………………肺熱を清す，鼻竅の宣通
　⑦大椎，列欠（瀉）を配穴………………………疏風散寒，宣肺通竅
　⑧曲池（瀉）を配穴………………………………疏風清熱，鼻竅の宣通
　⑨合谷，三陰交（瀉）を配穴……………………清熱寧絡，涼血止血
　⑩列欠，上星（灸瀉）を配穴……………………疏風散寒，宣肺通竅
　⑪尺沢，内庭（瀉）を配穴………………………肺胃の熱を清す，鼻竅の宣通

参　考

1．本穴の刺入方向

　　鼻病を治療する場合には，針尖を鼻唇溝に沿って斜刺するとよい。胆道回虫症を治療する場合には，針尖を四白穴に向けて透刺するとよい。

2．刺針の注意事項

　　本穴の所在部位は，肌膚が薄く，針感がかなり敏感で，出血しやすいので注意を要する。

3．歴代医家の経験

迎香は鼻病治療の常用穴とされている。

① 「香臭を聞かざるは何から治すか，迎香両穴堪えて攻むるべし」（『玉竜歌』）
② 「鼻窒聞かざるは，迎香引くべし」（『通玄指要賦』）
③ 「鼻窒聞かざるは迎香間」（『霊光賦』）
④ 「迎香鼻に瘜肉有りて，香臭聞かず，鼻衄……するを治す」（『銅人腧穴針灸図経』）
⑤ 「迎香鼻臭い失うを主刺し，面痒く虫行くがごとしを兼刺す，三分刺して先に補い後に瀉す，此の穴火にて攻めること禁ずるを知るべし」（『十四経要穴主治歌』）
⑥ 「鼻鼽利せず，窒洞気塞がり，喎僻にて涕多く，鼽衄して癰有るは，迎香これを主る」（『針灸甲乙経』）
⑦ 「鼻閉塞して香臭を聞かずは，迎香に一分刺す，皮に沿って上に向け，瀉多く補少なくし，灸を忌む」（『医学綱目』）

4．灸の問題

文献の記載にもとづくと，本穴は禁灸，または灸は宜しくないとしている。本穴の所在部位および治証における病因，類型をかんがみて，一般的には灸は用いられない。しかし寒邪が客しておこる鼻疾患や鼻唇溝，上唇の病変には，直接灸や瘢痕灸は用いないが，灸頭針や棒灸は用いてもよい。

第4章　足陽明胃経

第4章　足陽明胃経

概　論

経脈の循行路線および病候

1. 循行部位

　鼻翼の両側からおこり，上行して鼻根部（頞）で左右が交会し，傍らに向かい足太陽経の睛明穴に交会する。下へ向かって鼻の外側に沿いながら上歯の中に進入し，戻ってきて口角をめぐり，督脈の人中穴で交会する。再び下に向かって任脈の承漿穴と交会する。退いてきて下顎の後下方に沿い，本経の大迎穴に浅くでる。そこから下顎角の前下方の頬車穴に沿って上へ向かい，耳の前の下関穴に散布する。耳の前の頬骨弓上縁を経て足少陽経の上関穴と交会する。鬢髪の縁に沿って足少陽経の懸釐，頷厭と交会し，前額に行き督脈の神庭穴に交会する。

　その支脈は，大迎穴の前から下へ向かい頸部に走り，喉のわきの人迎穴に結ぶ。喉嚨に沿って欠盆の中に進入し，後ろに向かって行き督脈の大椎穴で交会する。下へ向かって内行し，横隔膜を通過し，任脈の上脘，中脘穴の深部で交会する。足陽明胃経は胃に属し，脾臓に絡す。

　その直行する脈は，鎖骨の陥凹部から乳部の内側の縁へ直行し，それから下へ向かって臍の傍らを挟んで行き，気街部に入る。別の支脈が胃の下口である幽門部から始まり，腹腔の深層に沿って下へ向かい，気街部にいたって，直行していた脈と会合する。ここから下へ向かい，髀関穴にいたり，股前の伏兎穴に達し，下へ向かい膝蓋の中に入り，さらに下へ向かい，脛骨外側に沿って足背へ行き，足の第3趾の内側指縫に進入する。上述の支脈の分支は膝の下3寸のところから分かれでて，下へ向かい第3趾の外側指縫に進入する。またその分支は，足背から分かれでて，第1趾の指縫に進入し，第1趾の前縁に沿って，その端にでて，足太陰経脈に連接する。

　本経の経穴は，胃および胃と関係のある他臓の病証，さらに本経の循行している部位の病変を治療する。これは本経脈との絡属関係を通じ，本経脈の経気の作用が発揮されることにより，その効果が生じるものである。

2. 病　候

　本経の病候には，胃痛，嘔吐，しゃっくり，腹脹，腹痛，消渇，善飢，高熱，面赤，咽頭痛，歯痛，頭痛，顔面神経麻痺，狂証，瘧疾，さらに陽明経証，腑証，本経が循行している

下肢の病変が多くみられる。これらは胃腑，胃経経気および本経が関係する部位が，発病因子の侵襲をうけることによって，全身または体表に現れる症状と徴候である。これらの症状と徴候は，すべて本経と関係ある部位に現れるため，病の診断と治療においては重要な情報となる。

　これらの病候の発生，発展，伝変と治癒の過程も，すべて本経を通じて実現する。したがって本経を通じて現れるこれらの病候は，すべて本経の経穴の治療範囲に入り，本経の経脈を通じ，本経の経気の改善により効を収めることができる。

経別の循行路線

　足陽明経脈の大腿上半部から分かれでて，腹内に進入し，入って胃腑に属し，脾に散じ絡す。上に向かって心臓を通過し，再び上に向かって食道に沿って口部に到達し，鼻梁と眼窩部に伸びて，目系と連係し，足陽明経経脈に帰属する。

　この経別の循行は，足陽明経経脈と経別が循行している部位との関係を強めており，表裏の関係にある足太陰経との外的な連接を密接にし，また胃と脾の内的な絡属関係を結ぶものである。こうした絡属関係は表裏経の経穴の配穴による治療を有益なものとし，本経の経穴が胃，胃と関係のある脾，心，腸の病，およびその循行部位の病変を治療することを可能にしている。

絡脈の循行部位と病候

1．循行部位

　主な絡脈は，豊隆穴から別れでる。外果の上8寸のところにて別れ足太陰脾経に走る。その別支は脛骨の外側に沿って上行し，頭項部に絡し，諸経の経気と会合し，下に向かってめぐり咽喉部に絡す。この絡脈は，互いに表裏の関係にある足太陰脾経と足陽明胃経を連絡させ，肢体に分布している表裏経を連接させている。すなわち足陽明胃経と足太陰脾経の関係する経穴，原絡穴配穴の1つの通路となっている。

2．病　候

　多くは循行する部位である下肢，頭項部，咽喉の疾患である。例えば『霊枢』経脈篇では，「足陽明の別，名づけて豊隆という。……その病，気逆するときは則ち喉痺し瘁瘖す。実するときは狂巓し，虚するときは則ち足収まらず，脛枯れる。之を別れる所に取るなり。」と述べている。これらの病候は，絡脈が循行している部位に現れたものである。絡穴である豊隆を取って刺すと，絡脈の脈気の調整を通じて治療効果を得ることができる。

経筋の分布部位および病候

1．分布部位

　「足陽明の筋は，中の三の指よりおこり，跗上に結ぶ。邪に外を上り輔骨に加わり，上り

て膝外廉に結び，直上して髀枢に結び，上りて脇を循り脊に属す。その直なるは，上りて骭を循り，膝に結ぶ。その支なるは外輔骨に結び，少陽に合す。その直なるは，上りて伏兎を循り，上りて髀に結び，陰器に聚まる。腹に上りて布して，欠盆に至りて結ぶ。頸に上り，上りて口を挟み，䪼に合し，下りて鼻に結び，上りて太陽に合す。……目の上の網となる。その支脈は，頬よりいき耳前に結ぶ。」（『霊枢』経筋篇）

その分布部位は，大腿外側，側腹部，後背部を除けば，体表における本経の循行部位と基本的に一致している。

2．病　候

本経の経筋の病候は多くの場合，その循行，結ぶところ（一致しない経筋を除く）に現れる。主な病候は以下の通り。足の2，3，4趾の強直・疼痛または麻痺，足背部の強直・痺痛，ガングリオン，腓骨部の転筋・痺痛・弛緩，足背および腓骨部の弛緩（足下垂にみられる），膝外側の弛緩・腫脹（外側側副靭帯損傷にみられる），伏兎穴部の転筋・痿・痺，大腿前面部の腫脹・拘急・痿・痺，腹筋の痙攣・疼痛，陰器の弛緩，疝気，抽搐，乳部の腫脹・疼痛，頸部の拘急による口角のつっぱり，口角の拘急または弛緩（頬筋の痙攣または口の歪みにみられる），頬部の拘急または弛緩，耳前部の拘急（牙関緊急，口噤にみられる），耳前部の弛緩（顔面神経麻痺，下顎関節脱臼にみられる），目の下から鼻の傍ら部の痙攣など。

上記の病候は，それぞれ足趾部の内庭，陥谷，足背部の衝陽，解谿，阿是穴，腓骨部の上巨虚，下巨虚，条口，足三里，膝部の犢鼻，梁丘，足三里，阿是穴，伏兎部の伏兎，阿是穴，大腿前部の髀関，阿是穴，陰器部の気衝，腹部の梁門，関門，天枢，大巨など，頸部の人迎，水突，気舎，口唇部の地倉，大迎，巨髎，頬部の頬車，耳前部の下関，目下鼻傍の承泣，四白などを取穴して治療するとよい。

胃の生理病理

胃は膈下にあり，上は食道につながり下は小腸に通じており，脾と表裏関係にある。その主な生理機能は，受納および水穀の腐熟を主り，脾とともに昇清降濁を司ることにある。したがって，胃の病理変化は，主として受納と腐熟の失調として現れる。

飲食不節，飢飽失常，または食べ物の寒熱のバランスが悪いなどの要因により，胃の生理機能が影響をうけると，胃寒，胃熱，胃虚，胃実といった病証がおこるが，これらは本経の関連する経穴の治療範囲に入る。また脾は胃に代わって水穀の精微の輸送をおこない，運化を主っており，脾と胃は共同して昇清降濁の職を司っている。そのため，治療にあたっては足太陰脾経の経穴を配穴することが多い。

脾胃同病，胃腸同病，肝気犯胃，心胃同病および肺脾気虚，脾腎陽虚によりおこる胃腑病証は，それぞれ脾，肝，心，肺，腎経の関連する経穴およびその背兪穴，大腸の兪募穴，下合穴，任脈の関連する経穴を配穴して施治するとよい。

経穴の分布と治療範囲

1．本経の経穴

　　頭維，下関，頬車，承泣，四白，巨髎，地倉，大迎，人迎，水突，気舎，欠盆，気戸，庫房，屋翳，膺窓，乳中，乳根，不容，承満，梁門，関門，太乙，滑肉門，天枢（大腸募穴），外陵，大巨，水道，帰来，気衝，髀関，伏兎，陰市，梁丘（郄穴），犢鼻，足三里（合土穴），上巨虚（大腸下合穴），条口，下巨虚（小腸下合穴），豊隆（絡穴），解谿（経火穴），衝陽（原穴），陥谷（兪土穴），内庭（滎水穴），厲兌（井金穴）の45の経穴がある。各経穴は，それぞれ額角部，面頬部，口の傍ら，頸部，欠盆部，胸腹第2側線，大腿前部，膝部外側，脛骨外側前縁，足背部，足の第2趾の外側および末端部に位置している。

　　本経経穴の効能面では，各経穴ともその所在部位とその近隣の局部の病証を治療することができるという共通性がある。また，肘以下の経穴は，頭額部，面頬部，口，歯，鼻，胸部，乳部，腹部，胃，腸，脾の病，および熱性病，精神疾患を治療することができ，また腹部の経穴は，胃腸病や婦人病を治療できるといった特殊性がある。個別の効能では，豊隆にはさらに去痰の作用がある。足三里には降血圧の作用や，去痰，益気健脾の作用があり，大腸の下合穴である上巨虚は大腸腑病を治療し，小腸の下合穴である下巨虚は小腸腑病を治療し，水道穴には利水作用がある。これらは膝以下および腹部の経穴であるが，その使用範囲は非常に広い。

　　『傷寒論』中の陽明経証，腑証と太陰証，厥陰証（寒熱錯雑型）は，それぞれ内庭，解谿，足三里，上巨虚，天枢などの治療範囲に入る。

　　温病中の熱盛傷津型，湿熱留恋型，熱結腸道型などの気分証候は，それぞれ天枢，足三里，上巨虚，内庭，陥谷，解谿，豊隆などの治療範囲に入る。

2．他経との交会

　　督脈の人中，神庭，大椎，任脈の承漿，上脘，中脘，手陽明大腸経の迎香，足太陽膀胱経の睛明，足少陽胆経の上関，懸釐，頷厭などと交会する。

3．本経との交会

　　足少陽胆経は，本経の下関にて交会し，足少陽胆経，陽維脈は本経の頭維にて交会する。手陽明大腸経，陽蹻脈は本経の地倉にて交会し，陽蹻脈は本経の承泣，巨髎にて交会する。気衝は衝脈のおこるところであり，承泣はまた任脈と会する。このことから，下関はさらに胆火上攻による耳前部の疼痛を治療し，頭維は足少陽の病である少陽頭痛と陽維の病である頭痛を治療する。気衝は，さらに衝脈の病である少腹部痛，瘕疝などを治療する。

[**本章の常用穴**]　　承泣，下関，頬車，梁門，天枢，帰来，足三里，上巨虚，豊隆，解谿，内庭

1. 承　泣 （しょうきゅう）

　　承泣は，別名，面髎，鼷穴，羨注，谿穴ともいう。「承」は受けつぐ，「泣」は涙という意味である。本穴は目下7分にあり，涙をうけとめるところに位置していることから，承泣と命名されている。承泣は，足陽明胃経の起始穴であり，また任脈，陽蹻脈，足陽明胃経の交会穴である。また本穴は，眼窩下縁と眼球とのあいだに位置しているため，局所取穴として用いられる際には，眼疾患治療の常用穴とされている。

本穴の特性

＜治療範囲＞

　　万物を見る，五色を区別する，物の形を見分けるといった目の機能は，五臓六腑の精気が目に上注することにより，はたらくことができる。気血風水肉の五輪は，それぞれ肺，心，肝，腎，脾の五臓に属しているが，目は五臓に通じていることから，「目は，五臓六腑の精なり」（『霊枢』大惑篇）とされている。

　　手陽明大腸経は上って鼻孔をはさんでおり，手少陰心経は目系に連絡している。手少陽三焦経は外眼角にいたり，陽蹻脈は内眼角にいたっている。陽維脈は眉上に絡し，陰蹻脈は内眼角に属している。督脈は額を循って鼻にいたり，足陽明胃経は鼻よりおこり傍らに足太陽の脈を納めている。任脈は面を循って目に入り，足太陽膀胱経は内眼角よりおこる。足少陽胆経は外眼角よりおこり，手太陽小腸経は外眼角にいたり，内眼角にいたる。足厥陰肝経は目系に連絡している。このように多くの脈が目を到達点としていることから『素問』五臓生成篇では，「諸脈は，皆目に属す」と述べている。

　　目と臓腑，経絡とは密接な関係にあり，外感の諸邪，内傷の諸疾は，すべて眼疾患をひきおこす要因となる。臓腑，経絡が眼疾患に反映している場合は，本穴を用いて治療することができる。眼疾患には虚実寒熱の区別があるが，本穴は，実，熱に属する眼疾患に対して速やかに効を奏する。一方，虚，寒に属する眼疾患に対しては，効果は緩慢である。

　　眼窩内疾患の治療では，針を眼窩下縁の中点と眼球のあいだから眼窩縁に沿って垂直に眼球下に刺入し，針感が眼球全体に達するようにするとよい。下眼瞼疾患の治療では，眼窩から皮に沿って外側または内側（鼻側）に横刺するか，あるいは眼窩骨外縁から下（口角）に向けて斜刺または横刺するとよい。

<効　能>
局部取穴
①瀉法：駆邪明目，舒筋活絡
②補法：補虚明目
③三稜針による眼瞼局部の点刺出血：泄血去瘀，鬱熱の宣散

<主　治>
　胞瞼腫脹（眼瞼腫脹），急性結膜炎，夜盲症，角膜炎，顔面神経麻痺，顔面筋痙攣，眼輪筋痙攣，眼球振戦，視神経萎縮，視神経炎，近視，眼瞼縁炎

臨床応用

1　胞瞼腫脹（眼瞼腫脹）

　肺脾壅熱，風熱上攻，血分熱盛となり，胞瞼（眼瞼）に上衝するとおこる。症状としては，目がまず赤くなり痛み，眼瞼の腫脹，疼痛は前額部に放散，流涙，熱刺激を嫌う，羞明などが現れる。治療にあたっては本穴を瀉す。皮に沿って内側（鼻側）に向け，または外側（外眼角）に向けて平刺するとよい。あるいは三稜針により下眼瞼局部を点刺出血させるとよい。こうした針治療により，下眼瞼の腫脹を消散させることができる。また攢竹，絲竹空（瀉）を配穴，または上眼瞼の血絡を点刺出血すると，泄血散熱，壅腫の消散をはかることができる。さらに合谷，風池，陽白（瀉），または上眼瞼の血絡の点刺出血により，去風清熱，涼血解毒をはかることができる。

2　顔面神経麻痺，顔面筋痙攣，眼輪筋痙攣

　承泣に沿皮で横刺すると，本穴の所在部位の病変を治療することができる。例えば，眼輪筋痙攣中の下眼瞼痙攣，顔面神経麻痺中の下眼瞼の拘急や弛緩，顔面筋痙攣が下眼瞼におよんでいるものなどは，本穴の治療範囲である。また虚証の場合は補法，実証の場合は瀉法を施すと，舒筋活絡，去邪解痙，健筋補虚の効を収めることができる。以上の病証には局所治療を主とし，同時に関連する局所配穴が行われる。

3　近　視

　後天性の近視の治療では，本穴を刺し，脹感が眼球全体に達するようにすれば，眼球部の経気を調節する作用が生じて治療効果が高い。この場合，抜針後すぐに眼球がすっきりして目がよく見えるようになる患者が多い。少数ではあるが視力が治療前よりも著しく向上する場合や，数回の針治療で治癒する場合もある。この治療では視力が正常に回復するのを待ち，その後，肝兪，腎兪，または復溜，曲泉（補）により肝腎の補益をはかり，治療効果の安定をはかるとよい。

　本穴に刺針しても，針感がない，または効果があまりない例には，体質がかなり虚弱であったり，虚性の疾患をともなっている場合が多い。この場合は体質や兼証にもとづいて，必要な

配穴を施したり，全体治療を行う必要がある。例えば，肺腎両虚による症状をともなう患者には，合谷，復溜（補）を配穴し，肝腎不足による症状をともなう患者には，肝兪，腎兪，または復溜，曲泉（補）を配穴するとよい。また気血両虚による症状をともなう患者には，三陰交，合谷または足三里（補）を配穴し，肝血不足による症状をともなう患者には，肝兪，膈兪または三陰交（補）を配穴するとよい。

4 眼瞼縁炎

この病は中医学では「瞼弦赤爛」，「眦惟赤爛」の2証に属している。本穴を瀉して風熱の疏散，止痒をはかると，同病の症状である下眼瞼の瞼弦赤爛を治療することができる。以下のような治則処方のなかで配穴によく用いられる。

1. 風湿による眼瞼縁炎

平素から脾胃に湿熱があるものが，さらに風邪を感受し，風と湿熱が眼瞼部に鬱結するとおこる。症状としては，眼瞼部の紅潮，涙が多い，目脂は少ないか無い，瘙痒がひどく痛みは少ない，痂皮はあるが薄いなどの症状が現れる。承泣に，攅竹（眉に沿い魚尾穴に向けて横刺），曲池（または風池），陰陵泉（瀉）を配穴して，去風利湿をはかるとよい。

2. 湿熱による眼瞼縁炎

湿熱が眼瞼に鬱結しておこる場合が多い。症状としては，眼瞼縁の発赤，びらん，目脂は多い場合と無い場合がある，疼痛と瘙痒がともに強い，痂皮は厚い，痂皮を剥がすと局部のびらん，粘液がでるなどが現れる。承泣に攅竹，合谷，陰陵泉（瀉）を配穴して，去風清熱滲湿をはかるとよい。

症 例

[症例1] 男，9才，初診1979年1月11日
主　訴：口眼歪斜の状態が3カ月間続いている，感冒により発症
現　症：右側の口眼歪斜，右側の鼻唇溝が浅い，右目は閉眼できず涙が流れる。前額部にしわを寄せたり口笛を吹いたりできない。言語不清。咀嚼障害。右側の下眼瞼の発作性の痙攣。顔がつっぱる。脈数。
弁　証：外邪を感受し，邪が顔面部の経絡に客して筋脈失調となりおこった面癱
治　則：散邪舒筋活絡
取　穴：右承泣，太陽，下関，頬車，迎香（瀉）
効　果：10診後には麻痺は軽減し，22診で治癒した。
経　過：1979年7月10日に患者と連絡がとれ再発していないことを確認した。

[症例2] 男，75才，初診1969年4月30日
主　訴：左目の充血，腫脹，発熱，疼痛が10日余り続いている
現　症：左目の充血，腫脹，発熱，疼痛，瘙痒と疼痛が交互におこる。流涙。目脂が多い。羞

明。熱さを嫌う。物がはっきり見えない。
- 弁　証：天行赤眼の熱盛型
- 治　則：清熱涼血解毒
- 取　穴：左承泣（瀉），左太陽（点刺出血）
- 効　果：2診後には左目の充血，腫脹，発熱は消失し，流涙しなくなった。また瘙痒は軽減し目脂は少なくなった。4診で治癒した。

配　穴

　承泣は，眼疾患を治療する常用穴であり，臨床上は眼区にある睛明，攢竹，陽白，絲竹空，瞳子髎などとの配穴に用いられることが多い。弁証取穴による処方にもとづいて配穴に用いることにより，標本兼治，因果併治がはかられる。循経取穴としては，患部と関係のある経脈（例えば手足少陽，手足陽明，足厥陰，手少陰などの経脈）の肘膝以下の関連する経穴との配穴に用いられることが多い。

参　考

1．本穴の禁灸について

　『針灸甲乙経』には，「三分刺入し，灸すべからず」とある。また『外台秘要』には，「甄権云う……禁じて灸すべからず，多少を問うことなし」とあり，『西方子明堂灸経』には，「針すること四分半，灸すること宜しからず」とある。古典のみならず近代の針灸医書の記載においても，本穴を用いた治療について多くは，禁灸，または古書禁灸としている。本穴の治療範囲と所在部位をかんがみると，古書で禁灸または灸すること宜しからずとされているのは，臨床に則した見解である。本穴を用いた治療で灸を施すと，病状に不利であるばかりか，眼球を損傷して視力に影響したり，または眼疾患を悪化させることもある。

2．本穴の刺入の深さ

　『済生総録』には，「承泣穴，ただ三分針するべし，深くすれば即ち人の目をして陥し，陥すれば即ち治さず。瞼池上下四穴，針することただ一米許の深さとすべし，過ぎて深きは人をして血黒睛に灌ぎ，物を視るに見えず，治するべからざるなり」とある。『針灸甲乙経』でも「三分刺入し，灸すべからず」としている。また近代の医書の記載によると，「針三分」，「針五から八分に至る，捻転を作らず」，「眼窩下縁に沿って直刺すること三から四分に至る，あるいは直刺すること一から一寸五分に至る」，「直刺するに，病人に嘱して上を見させ，眼球を固定し，針尖は眼窩下壁に沿って緩慢に刺入し，深さは一から一寸五分に至り，睛明に横刺して透針す」となっている。さらに『銅人腧穴針灸図経』では，「灸すること三壮，針を禁ず，これに針すれば人の目をして烏色」としている。

　本穴を刺して眼球外疾患を治療する場合には，眼窩下縁の中点と眼球のあいだから，針を

眼窩下壁にしっかりとくっつけて緩慢に3～5分刺入するとよい。眼瞼疾患を治療する場合には，下眼瞼から皮に沿って外側または内側に向けて5～6分横刺するとよい。また眼底疾患を治療する場合には，まず眼球をすこし上におし上げ，眼球を固定し，眼窩下縁と眼球の中点から刺入するとよい。この場合，眼窩縁のほうがやや高く眼底のほうがやや低いので，針尖はまずやや下に向けて緩慢に刺入し，眼球赤道を越えてからやや上に緩慢に刺入する。さらに針を眼球壁にしっかりとくっつけて刺入し，1寸5分の深さに達するようにするとよい。抜針後はただちに綿球で針穴を按圧して出血を防止する必要がある。正確に取穴し，細心の注意をはらって操作し，緩慢に刺入と抜針を行えば，眼球を損傷することはない。「これに針すれば人の目をして烏色」，「深くすれば人をして目陥し，陥すれば即ち治さず」という状態は，おそらく眼球あるいは眼内の血管を損傷し，眼球内陥または血が黒睛に灌ぎおこったものであると考えられる。操作が慎重でなかったために眼窩内の血管を損傷すると，抜針後に局部の皮膚および眼球下1／3が半月形青紫になり，視力にもやや影響する。しかしこの場合は，処理しなくても症状は5～10日で自然に消失し，視力もそれにつれて正常に回復する。

2. 頰車 （きょうしゃ）

　本穴は，その所在部位の形態から，頰車と命名された。別名，機関，曲牙，鬼床ともいい，足陽明経の頰部の経穴である。頰車は局部取穴として用いられ，その所在部位および隣接する部位の病変を主治する。

本穴の特性

<治療範囲>

　『霊枢』経脈篇では，「胃は足の陽明の脈なり。鼻の交頞中におこり傍ら太陽の脈に納むる。下りて鼻外に循り，上歯の中に入る。還り出て口を挟み，唇を環り下って承漿に交わり，却いて頤後の下廉に循って大迎に出で，頰車に循って耳前に上り，客主人を過ぎり，髪際に循って額顱に至る」と述べている。また『霊枢』経筋篇では，「手陽明の筋は，……その支なるは，頰を上り頏に結ぶ」，「手少陽の筋は，……その支なるは曲牙を上りて，耳の前を循り，目外眥に属す」，「手太陽の筋は，……その支なるは曲牙を上りて，耳の前を循り，目内眥に属す」，「足陽明の筋は，……その支なるは，頰よりいき耳前に結ぶ」と述べている。

　上記の記載は，本穴と関わる経脈の循行と経筋の分布について述べたものである。本穴は，曲頰で耳垂前に位置しており，その針感は局部に拡散し，下歯槽に向かって走る。所在部位と針感の走行，また上記のような経脈の循行と経筋の分布をかんがみて，本穴は顔面神経麻痺，三叉神経痛，歯痛，咬筋痙攣，牙関緊急などの，本穴の所在部位および隣接部位の病変を主治するとされている。

<効　能>

局部取穴
　①瀉法：駆邪散滞，舒筋活絡
　　　灸または焼山火を施すと散寒駆邪の効があり，透天涼を施すと邪熱を消散させる効がある。
　②補法：壮筋補虚

<主　治>

　歯痛，咬筋痙攣，習慣性下顎関節脱臼，下顎関節炎，牙関緊急，開口障害，耳下腺炎，三叉神経痛，顔面神経麻痺。

臨床応用

1 歯　痛

　本穴に瀉法または透天涼を施すと，下歯部の鬱熱の宣散，さらに通絡止痛の作用がある。胃火，風火，湿熱の邪が循経上擾し，陽明経に鬱熱が阻滞しておこる下歯痛を主治するのである。治療にあたっては，針を下顎に沿って大迎の方向に向けて刺入し，針感が下歯に到達するように手技を施すとよい。また局部配穴は患部にもとづいて行う。例えば，疼痛が耳後に放散している場合には，翳風（瀉）を配穴し，疼痛が耳に放散している場合には，耳門または聴会（瀉）を配穴する。さらに疼痛が側頭部に放散している場合には，太陽（瀉）を配穴し，下臼歯痛には下関（瀉）を配穴する。局所取穴と弁証取穴を併用することにより，治療効果を向上させることができる。

1．胃火歯痛

　　内庭または解谿（瀉）を配穴すると胃火を清瀉し，鬱熱を消散させることができ，そのため胃火歯痛を治療することができる。上下歯痛には，上方に合谷，下関（瀉）を配穴するとよい。

2．風火歯痛

　　合谷，内庭（瀉）を配穴，または曲池，解谿（あるいは陥谷）（瀉）を配穴して，疏風清熱をはかるとよい。これは風火歯痛を収めると同時に，胃熱を清熱することができる。上下歯痛には，上方に下関（瀉）を配穴するとよい。

3．湿熱歯痛

　　陰陵泉，足三里または内庭（瀉）を配穴して，清熱利湿，通絡止痛をはかるとよい。本型の歯痛は，虫歯に多くみられる。本処方は一時的に止痛をはかることはできるが，根治は難しい。

4．腎虚歯痛

　　腎陰不足のために虚火が上炎しておこる下歯痛には，標治として頬車（瀉）により清熱通絡をはかり，本治として復溜，太谿（補）を配穴して滋陰補腎をはかるとよい。または頬車，照海（瀉），太谿（補）により，清熱通絡，滋陰降火をはかるとよい。

　「腎は骨を主っており，歯は骨の余を為す」といわれている。腎気不足，精血不足により牙歯不固となりおこる歯痛には，一般的には本穴（瀉）または本穴（補）の配穴は用いられない。本穴を瀉すと正気を損傷し，これを補すと滞りが生じやすいからである。

2 咬筋痙攣

　本穴（瀉）により針感を病所に到達させると，駆邪散滞，舒筋活絡の効がある。下関（下方に向けて斜刺する）を配穴すると痙攣を緩解させる効がある。これにより咬筋痙攣を治療することができる。またこの2穴を弁証取穴の処方中で用いると，標本兼治をはかることができる。

3 耳下腺炎

　外感の時行瘟毒が少陽と陽明の2経に壅滞し，気血を阻滞させて経絡の流れが悪くなると，耳下腺部に腫脹と疼痛がおこる。この場合，局所取穴として足陽明経の曲頬部の頬車を瀉すと，耳下腺炎の腫脹，熱痛を治療することができる。同治療には壅滞を消散し，鬱熱（局所）を清瀉する作用がある。翳風，合谷と配穴すると清熱散腫の効がある。また局所取穴と循経取穴を併用して，翳風，丘墟，外関または中渚（瀉）を配穴すると，清熱散腫の作用と少陽の壅熱を清泄する作用が生じる。さらに翳風，内庭，曲池（瀉）を配穴すると，清熱消腫の作用と陽明の鬱熱を清泄する作用が生じる。

4 三叉神経痛

　本穴（瀉）を地倉または大迎に向けて2寸斜刺し，または透天涼を施して針感が下歯槽に到達するように手技を施すと，三叉神経の下顎神経痛を主治することができる。局所療法として翳風，下関，地倉（瀉）などを配穴して，通経活絡，去邪止痛をはかるとよい。この局所療法は弁証取穴と併用したり，また交互に用いられる。具体的な施治については，下関一節の「三叉神経痛」を参照。

5 顔面神経麻痺

　『百症賦』には，「頬車地倉穴，正口喎於片時」とあり，『玉竜賦』には，「地倉頬車療口喎」とある。また『玉竜歌』には，「口眼喎斜最可嗟，地倉妙穴連頬車，喎左瀉右依師正，喎右瀉左莫令斜」とある。

　本穴は，頬筋麻痺，頬部をふくらませることが困難なものを主治する。上記の記載にもみられるように，針は地倉または大迎に向けて刺入し，針感が頬部に到達するように手技を施す。虚証の場合には補法を施し，実証の場合には瀉法を施し，風寒によるものには灸を加えると，舒筋活絡，壮筋補虚，駆邪散滞の効がある。

　この病の治療では，局所治療としては地倉，下関，太陽などの治療穴がよく配穴される。前額部にしわを寄せることができない場合には陽白を加え，上下唇の動きが悪い場合には人中，承漿を加え，耳の後ろが痛む場合には翳風（瀉）を加える。また胆経火旺となり循経上擾により足少陽経の側頭痛をともなう場合には風池（瀉）を加え，人中溝が歪斜し流涎する場合には人中を加える。

　筋脈が弛緩している場合には補法を施し，筋脈が拘急している場合，または軽度の痙攣がある場合には瀉法を施す。拘急していた患者が弛緩した場合には，先瀉後補法を施す。逆に弛緩していた患者が正常に回復しかけている場合には，補法を施す。発病初期は顔面部の筋脈が弛緩している場合でも，局所療法としては瀉法または先瀉後補法を施して，まず邪の除去をはかり，その後に扶正をはかるとよい。また発病が長期化し，顔面部の筋脈が拘急している場合，または自覚症状として顔面部がつっぱるように感じられる患者に対しては，局所療法として瀉法を施して去邪舒筋活絡を主とし，その後に扶正をはかるとよい。先に扶生をはかると，邪閉

となり難治となってしまう。局所取穴と弁証取穴の配穴については，下関一節を参照。

症　例

[症例1]　男，23才，初診1970年4月21日
主　訴：左側の顔面痛が1年間続いている，痛みはこの5日ほど増強
現病歴：1969年4月に発病し，この5日ほど痛みが増強。左側の三叉神経第3枝の分布域に発
　　　　作性の跳痛，灼熱痛がおこる。1日に十数回発作がおこり，ひどい場合は数十回発作
　　　　がおこる。
既往歴：1967年4月に脳膜炎を患い，その後遺症として健忘と軽度の痴呆が現れた。
診　断：三叉神経痛
治　則：鬱熱の宣散，通絡止痛
取　穴：左頬車，翳風，合谷，地倉（瀉）
効　果：1回の治療で痛みは消失し，2〜4診で治療効果の安定をはかった。

[症例2]　男，39才，初診1969年11月7日
主　訴：口眼歪斜が4カ月余り続いている。野外で睡眠して発病
現病歴：4カ月前，熱帯夜のため野外で睡眠をとり発病した。病状としては右側の口眼歪斜，右
　　　　目は閉眼できず涙が流れる，前額部にしわを寄せたり口笛を吹いたりできない，咀嚼障
　　　　害，言語不清，右側の鼻唇溝が浅い，右側の頬部につっぱった感じがし按じるとだるく
　　　　痛むなどの症状をともない，右耳はつまった感じがし聴力減退が現れている。体格は肥
　　　　満で血圧は正常。上海，南京などの病院で60回余り針治療をうけ，90余剤の中薬を服用
　　　　し，さらにビタミン剤の穴位注射，理学療法なども行ったが効果がなかった。
弁　証：病程，治療経過と症状にもとづくと，顔面部の筋脈弛緩，肌肉失調による面痺と考え
　　　　られる。
治　則：まず去邪扶正をはかり，その後に壮筋補虚をはかる。
取　穴：初〜12診，右頬車，下関，太陽，禾髎，大迎に先に少し瀉法を施し，その後に多めに
　　　　補法を施して去邪扶正をはかる。
　　　　13〜23診，右頬車，下関，太陽，陽白，禾髎，大迎（補）により壮筋補虚をはかる。
効　果：12診後には顔面麻痺は80％ほど改善し，17診後にはほぼ治癒し，23診で治癒した。

[症例3]　男，33才，初診1965年4月6日
主　訴：口眼歪斜の状態が10日間続いている
現病歴：10日前に急に左側の口角に麻木感がおこり，継いで左側の口眼歪斜となる。症状とし
　　　　ては左目は閉眼できず涙が流れ，咀嚼障害，言語不清，前額部にしわを寄せたり口笛
　　　　を吹いたりできない，左側の鼻唇溝は浅い，などが現れている。舌質紅，舌苔白，脈
　　　　滑数。体質は虚弱で胃痛歴がある。

診　断：顔面神経麻痺
治　則：駆邪活絡，筋脈の調補
取　穴：初診，左頬車，太陽，下関，地倉（瀉）により駆邪活絡をはかる。
　　　　2～4診，上穴に先瀉後補法を施し，去邪扶正をはかる。
効　果：初診後に流涙は軽減し，左顔面筋の歪斜は著明に改善した。3診後にはほぼ治癒し，4診で治癒した。
経　過：1965年5月20日に4回の治療で治癒しているのを確認した。さらに2年間再発はない。

経穴の効能鑑別・配穴

効能鑑別

頬車と下関の効能比較

　この2穴の効能は基本的に同じであるが，主治する病変部位は異なる。頬車は，曲頬，下歯および下顎神経の分布域の病変の治療に偏している。一方，下関は，下顎関節，上歯，上顎神経の分布域の病変の治療に偏している。

配穴

　頬車は，その所在部位と隣接部位の病変を治療する際の常用穴とされている。臨床においては，局所の下関，地倉，大迎，翳風などの経穴を配穴して用いることが多い。局所取穴と全体治療としての弁証取穴を併用したり，交互に用いたりすることにより，標本兼施をはかることができる。また手足陽明の脈は顔面部に循行しているため，循経取穴として手足陽明経の肘や膝以下の関連する治療穴である曲池，合谷，内庭，解谿，陥谷などを配穴することが多い。この配穴は，局所取穴と循経取穴の併用である。

参考

1．本穴の刺入方向と針感

　直刺して針感を局部に拡散させると，口筋痙攣を治療することができる。地倉または大迎の方向に向けて1.5寸横刺し，針感を頬部および下歯部に到達させると，顔面神経麻痺，下歯痛，三叉神経の下顎枝痛を治療することができる。上に向けて斜刺し，針感を局部または上歯部および下顎関節部に到達させると，上歯痛，咬筋痙攣，牙関緊急，下顎関節疾患を治療することができる。

2．古典考察

1）『類経図翼』の記載では，本穴は「失音不語」を治療するとされており，『銅人腧穴針灸図経』の記載では，「口噤不語，失音」を治療するとされている。臨床上では「失音不語」とは，牙関緊急または口噤不開によるものである。そのほかの原因による「失音不語」には，

本穴を用いた治療は効果がない。

２）『玉竜歌』では，「口眼喎斜最可嗟，地倉妙穴連頬車，喎左瀉右依師正，喎右瀉左莫令斜」と述べている。しかし，これを左側の喎斜には右頬車，地倉（瀉）を取り，右側の喎斜には左頬車，地倉（瀉）を取るというように解釈してはならない。また口眼喎斜は，頬車，地倉を取って，すべて瀉法を用いるという意味でもない。治療にあたっては，短絡的な発想を排し，具体的な状況にもとづいて，瀉法，補法または先瀉後補法を採用しなければならない。

３．頬車から地倉への透刺法

この方法は強刺激であり，刺激面が広いため，頬部の実証に適用する。

４．弁証の重視

本穴は，その所在部位の局部の病証を主治する。しかし局部の病証にも，虚実寒熱の違いがあり，全体的な機能状態とも密接な関係がある。したがって，虚実寒熱の鑑別を行わず，病理分類，内的な要素を考慮せず，むやみに局所取穴だけを行ったり，また一律に強刺激または中程度の刺激をあたえたり，機械的に灸を用いたり通電を行ったりして対症療法のみを施してはならない。

3. 下関 （げかん）

　本穴は，その所在部位の特性から，下関と命名された。本穴は上関に相対するものである。「関」とは頬骨弓を指すが，上関とは「関」の上に所在することを意味し，また下関とは「関」の下に所在することを意味する。下関は，足陽明胃経の顔面部にある経穴であり，また足陽明，足少陽経の交会穴でもある。下関は局所取穴として用いられ，その所在部位および隣接する部位の病変を主治する常用穴である。

本穴の特性

＜治療範囲＞

　足陽明の脈は，頬車を循り，耳前に上り，客主人を過ぎる。足少陽の脈は，耳後から耳中に入り，でて耳前に走り，外眼角にいたる。その後，この二脈は本穴にて交会する。耳前にあり頬骨弓に位置する下関の針感は，耳区，側頭下顎関節部，上下歯などに拡散する。所在部位と針感の走行と経脈の循行をかんがみて，本穴はその所在部位および隣接部位の病変を主治するとされている。

　下関は，手陽明，少陽，太陽経と足少陽経の経筋の過ぎるところであり，また足陽明経の筋の結ぶところである。『素問』痿論篇では，「宗筋は束骨を主りて機関を利するなり」と述べている。下関穴の所在する部位の経筋の拘急，または弛緩によりおこる下顎関節脱臼，咬筋痙攣，牙関緊急などは，すべて本穴の治療範囲に入る。

＜効　能＞

局部取穴

①瀉法：駆邪散滞，舒筋活絡

　　透天凉を施すと，鬱熱を消散させる効があり，灸または焼山火を施すと，風寒の温散，舒筋活絡の効がある。

②補法：壮筋補虚，関節を強健にする

＜主　治＞

　習慣性下顎関節脱臼，牙関緊急，開口障害，下顎関節炎，咬筋痙攣，三叉神経痛，顔面神経麻痺，歯痛，中耳炎

臨床応用

1 習慣性下顎関節脱臼

この病は下顎関節部の靭帯の弛緩に加え，あくび，大笑い，くしゃみ，硬いものの咀嚼，または風寒の邪の感受などが誘因となっておこる場合が多い。これを適切に本治しないと，習慣性脱臼となりやすい。整復後には針治療により本治をはかり，再発を防止するとよい。本穴を取り，虚証の場合には補法を施し，実証の場合には瀉法を施し，寒証の場合には灸を併用すると，局部の経筋を強壮にし，局部の風寒を温散させ，下顎関節を強固にすることができる。また局所取穴としての下関を次のように用いると，標本兼治をはかることができる。

1．風寒の侵襲により経脈が失調しておこる脱臼
　　下関（瀉），頬車（瀉，加灸）……………… 疏風散寒，温経活絡
　　または下関，頬車（灸）…………………………寒邪の温散

2．単純性の靭帯の弛緩による脱臼
　　下関，頬車，耳門または聴会（補）……………壮筋補虚，関節の健固
　　または下関，合谷，足三里（補）………………益気壮筋補虚

3．気血両虚，経筋虧損による脱臼
　　下関，合谷，三陰交（補）………………………気血の補益，経筋を強壮にし，関節を強固にする

　※ 精血不足，経筋失養による脱臼
　　下関，三陰交，太谿（補）……………… 精血の補益，経筋を強壮にし，関節を強固にする

2 牙関緊急，開口障害

多くは痙病，破傷風，中風閉証，厥証，癇病などの病に随伴して出現する。またそのほかの原因により単独で出現することもある。本穴を瀉して針感を病所に到達させると，開関通絡の作用があり，これを治療することができる。頬車または翳風などを配穴して，以下の処方中で用いることが多い。

破傷風を要因としておこった場合には，合谷，太衝，大椎（瀉）を配穴すると，熄風解痙，開関通絡の作用がある。中風閉証でおこった場合には，合谷，人中（瀉），手十二井穴（点刺出血）を配穴すると，宣竅啓閉，開関通絡の作用がある。暴怒傷肝による気厥に現れる牙関緊急には，内関（または間使），人中（瀉）を配穴すると，理気開竅，開関通絡の作用がある。

3 下顎関節炎

局所取穴として針感を病所に到達させ，本穴を瀉し，寒証の場合には灸を併用し，熱証の場合には透天涼を施すと，去邪散滞，活絡止痛の効がある。開口する際に，疼痛が耳に放散している場合には，耳門（瀉）を配穴し，疼痛が曲頬部に放散している場合には，頬車（瀉）を配穴するとよい。

風寒湿邪により経絡が阻滞しておこる関節炎には，下関，頬車（灸瀉）により寒湿の温散，

通絡止痛をはかるとよい。また鬱熱蘊結により経脈が阻滞しておこる関節炎には，下関，頰車，耳門または合谷か曲池（瀉）を加えて清熱散邪，通絡止痛をはかるとよい。

4 三叉神経痛

　本穴を瀉すことによって，上顎枝または下顎枝による三叉神経痛を主治する。前者の痛点は，眼窩下孔点，頰骨点，頰骨間あるいは上唇，上歯槽，顎部にある場合が多い。本穴を取り1寸余直刺（または透天涼を施して，針感を耳前，頰骨区に到達させる）して瀉法を施し，さらに局所取穴として顴髎，迎香または四白などを配穴すると通経活絡，去邪止痛の作用がある。

　後者の痛点は，オトガイ部，下顎部，頰粘膜，下歯槽，舌，外耳部にある場合が多く，また病邪の多くは下歯槽部を侵犯する。本穴を取り，針をやや前下方に向けて斜刺し，針感を曲頰部または下歯槽部に到達させるように瀉法を施し，さらに局所の頰車，翳風または阿是穴を配穴して瀉すと，通経活絡，去邪止痛の作用がある。

①陽明熱盛：合谷，内庭（瀉）を配穴……………………陽明鬱熱の清瀉
②熱盛風動：合谷，太衝または風池（瀉）を配穴……清熱熄風
③痰火上擾：豊隆，内庭（瀉）を配穴……………………痰火の清降
④肝胃の火が上攻している場合：行間，内庭（瀉）を配穴……肝胃の火の清瀉
⑤風熱外襲：曲池，外関または風池（瀉）を配穴……去風清熱解毒
⑥肝胆火旺（循経上擾）：丘墟（瀉，透天涼を施す）を配穴……胆火の清降
⑦陰虚肝旺：行間（瀉），復溜（補）を配穴…………育陰清肝

5 顔面神経麻痺

　臨床上みられるのは，末梢性の顔面神経麻痺である。本穴は，耳前，頰骨およびその下部の経筋失調による顔面神経麻痺を主治するために欠かせない治療穴である。虚証の場合には補法を施し，実証の場合には瀉法を施し，風寒による麻痺には灸を併用するとよい。針感を面頰部に放散させると，駆邪散滞，舒筋活絡，壮筋補虚の効がある。

　局所療法とするときには，太陽，頰車，地倉などを配穴して用いることが多い。また前額部にしわを寄せられない場合は，陽白を加え，上下唇の動きが悪い場合には，人中，承漿を加える。また耳の後ろが痛む場合には，翳風（瀉）を加え，胆経火旺のために循経上擾しておこる足少陽胆経の側頭痛には，風池（瀉）を加える。人中溝が歪斜して流涎している場合には，人中を加える。筋脈が弛緩している場合には，補法を施し，筋脈が拘急または軽度の痙攣がある場合には，瀉法を施す。拘急していた患者が弛緩に転じた場合には，先瀉後補法を施し，逆に弛緩していた患者が回復に向かっている場合には，補法を施すとよい。

１．風熱による顔面神経麻痺

　　曲池（または合谷）（瀉）に顔面部の関連穴（瀉）を配穴……疏風清熱，舒筋去邪
　　　※　同時または交互に用いる

２．風寒による顔面神経麻痺

　　曲池，太陽（瀉），下関（瀉，加灸），頰車（瀉，加灸）……去風散寒，舒筋活絡

3．気血両虚による顔面神経麻痺
　　合谷，三陰交または血海（補）に顔面部の関連穴（補）を配穴……気血の補益，筋脈を壮健にする
　　※　本虚標実……………………………………顔面部の関連穴は瀉法または先瀉後補法
4．陽明熱盛による顔面神経麻痺
　　合谷，内庭または解谿に顔面部の関連穴（瀉）を配穴……陽明の清宣，舒筋散邪
　　　※　同時または交互に用いる）
5．肝風内動による顔面神経麻痺
　　太衝，丘墟，風池（瀉）に顔面部の関連穴（瀉）を配穴……平肝熄風，舒筋活絡
6．血虚受風による顔面神経麻痺
　　三陰交，血海または膈兪（補）に顔面部の関連穴（補）を配穴……営血の補益，壮筋補虚，舒筋活絡
7．胆経火旺，循経上擾による顔面神経麻痺
　　風池，丘墟（瀉）に顔面部の関連穴（瀉）を配穴……清胆瀉火，舒筋去邪
8．中耳炎を併発している場合
　　太陽，下関，頬車，地倉（瀉）などに翳風，耳門（または聴会，あるいは聴宮）（瀉）を配穴，あるいは丘墟，外関（瀉）を配穴
9．乳突炎を併発している場合
　　下関，太陽，頬車，四白（瀉）などに風池，翳風または丘墟（瀉）を配穴
10．中気不足による顔面神経麻痺
　　合谷，足三里（補）に顔面部の関連穴（補）を配穴……中気の補益，筋脈を壮健にする
　　　※　同時または交互に用いる）

　発病初期に顔面部の筋脈が弛緩している場合，局所療法として瀉法または先瀉後補法を施してまず去邪をはかり，その後に扶正をはかるとよい。発病が長期化して顔面部の経筋が拘急している場合，または顔面部がつっぱった感じがする場合には，局所療法として瀉法を施して去邪舒筋活絡を主にはかり，その後に扶正をはかるほうがよい。さもなければ邪閉となり治癒しにくくなる。

　『玉竜歌』には，「口眼喎斜最可嗟，地倉妙穴連頬車，喎左瀉右依師正，喎右瀉左莫令斜」とある。これを喎が右側に向いているものは左側の顔面部穴を取り，喎が左側に向いているものは右側の顔面部穴を取ると解釈してはならない。口眼喎斜の治療においては，すべての例に瀉法を施すわけではなく，状況に応じて瀉法，補法，または先瀉後補法を使い分ける必要がある。

> 症　例

［症例１］　男，68才，初診1975年12月10日
主　訴：左顔面部痛が３カ月間続いている，原因不明
現　症：左顔面部痛，鼻翼部の発作性の灼熱跳痛，痛みは左顴部・眼窩部に放散する。１日に

10回から10数回発作がおこり，毎回数分するとおのずと緩解する。顔面紅潮，脈数。
診　　断：三叉神経痛
治　　則：邪熱の宣散，通絡止痛
取　　穴：左下関，太陽，顴髎（瀉）。隔日または3日ごとに針治療を行う。
効　　果：2診後には発作性の疼痛は軽減した。5診後には疼痛は軽減した。6診で治癒した。
経　　過：1976年10月の追跡調査では，その後再発はおこっていない。

［症例2］　男，33才，初診1970年2月13日
主　　訴：両側の下顎関節痛が16年間続いている
現　　症：両側の下顎関節痛。患部はやや腫れている。咀嚼や開口やあくびのときに顎関節部にクリック音が発生する。大きく開口できない。咀嚼困難。局部に圧痛がある。笑うと口角が左にやや曲がる。気候の変化とは無関係。某病院と当病院口腔科にてリウマチ性下顎関節炎と診断される。
診　　断：下顎関節炎
治　　則：駆邪活絡止痛
取　　穴：下関，聴宮（瀉）（1度だけ頬車を用いた），2〜3日に1回の治療とする
効　　果：5診後には疼痛は軽減し，顎部運動時のクリック音も消失し，大きく開口できるようになった。7診後には咀嚼も正常となり，9診後には指が2本入る広さにまで開口できるようになった。13診で治癒した。
経　　過：治癒後に再発はない。

［症例3］　女，34才，初診1965年6月25日
主　　訴：9年来，しばしば下顎関節の脱臼がおこり，この数年病状が悪化している
現病歴：数年来，あくびをするたびに下顎関節脱臼がおこる。冬には1日に10数回脱臼し，夏には1日に3〜6回脱臼がおこる。左が右より重症である。咀嚼無力であり，患部に圧痛はない。毎回の脱臼は患者自ら整復できる。
弁　　証：寒邪が客して筋脈が弛緩し，関節不固となりおこる習慣性の下顎関節脱臼である。
治　　則：温陽散寒，壮筋補虚
治　　療：初診（25日），左下関，頬車に先瀉後補法を施し，針をした後に温灸器で局部に灸を施す。
　　　　　2診（28日），初診後は2日間脱臼はおこらなかったが，昨日の夜に5回脱臼がおこった。治療は同上。
　　　　　3診（7月1日），左の咀嚼は有力となる。左下関，頬車（補），針をした後に温灸器で灸を施す。
　　　　　4診（6日），3診後から今日まで脱臼はおこっていない。咀嚼は有力，あくびをしても脱臼しなくなる。治療は同上。
　　　　　5診（26日），効果の安定をはかるため治療は同上。

経　過：治癒しており再発はない。

経穴の効能鑑別・配穴

効能鑑別
下関と頬車の効能比較
　頬車の一節［経穴の効能鑑別］を参照。

配　穴
　下関は，その所在部位および隣接する部位の病変を治療する常用穴である。臨床においては患部の頬車，耳門，顴髎，太陽などを配穴することが多い。また手足陽明の脈は顔面部を循行しているので，循経取穴として手足陽明経の肘と膝以下の関連穴を誘導穴として配穴することも多い。その際に配穴するのは，例えば合谷，内庭，解谿，陥谷などである。

参　考

1．本穴の刺入方向と針感
　　直刺またはやや鼻の尖端，上唇に向けて1.5寸斜刺し，針感を耳前，上歯槽，側頭部に到達させると，三叉神経痛，顔面神経麻痺，顔面筋痙攣，上歯痛などを治療することができる。やや前方または後方に向けて斜刺し，針感を側頭部，顎部，耳前部に到達させると下顎関節炎，下顎関節脱臼などを治療することができる。また頬車の方向に気持ち向けて1.5～2寸斜刺し，針感を頬部および下歯槽に到達させると咬筋痙攣，下歯痛などを治療することができる。

2．本穴の禁灸について
　　一部の医書では，本穴を「禁灸」，「不宜灸」，「不可灸」としている。しかし臨床においては容貌に影響することから，化膿灸，有瘢痕灸は用いないものの，本穴によって虚寒，風寒による病証を治療する際には灸，または棒灸，灸頭針を用いている。本穴に灸を用いるか否かは，病状により決定される。本穴の禁灸について，古典には以下のように記されている。「灸三壮，耳中に乾挺抵あるは，灸するべからず」（『針灸甲乙経』），「耳中に乾底あり，聤耳膿あるは，これに灸するべからず」（『外台秘要』），「久風卒風を治し，諸風を緩急するは，次いで下関に灸す」（『千金翼方』）。

3．取穴の体位
　　『針灸甲乙経』には，「口を合すれば孔あり，口を張じれば即ち閉じる」とあり，『銅人腧穴針穴図経』には，「下関……その穴側臥し口を閉じて之を取る」とある。また『霊枢』本輸篇には，「上関を刺す者は，咋して欠すること能わず。下関を刺す者は，欠して咋するこ

と能わず。」とある。『霊枢』本輸篇・張志聡注では，「欠とは，口を撮して気を出すなり，呿とは，大きく口を張る貌，下関は足陽明経穴，必ず口を合して乃ち得る，故に下関を刺すは，欠し呿を能わず」と述べている。すなわち，下関に刺入する場合は，口を合すれば空があり，口を開けば閉じるので，口を合してこれを取るべきである。

4．弁証の重視
　本穴は，その所在部位の局部病証を主治する。しかし局部病証には虚実寒熱の違いがあり，また全体の機能状態とも密接な関係がある。したがって，臨床においては局部病証における異なる病因，病理類型にもとづき弁証取穴を行い，病証に応じた手技を施す必要がある。その結果，確実に効果を収めることができる。

4. 梁門 (りょうもん)

　本穴は，足陽明胃経の気が出入する重要な門戸であるところから，梁門と命名されている。「梁」とは，経気が流注する重要な部位を指す言葉である。本穴は，足陽明胃経の上腹部の経穴であり，臍上4寸の中脘の傍ら2寸に位置する。また本穴の穴下には肝下縁，胃幽門部がある。所在部位，穴下の臓器や，針感の走行，また胃の機能，胃と他臓との関係をかんがみて，本穴は胃，上腹部，さらには病理上胃と関係のある一部の病証を治療するとされている。また本穴を用いた治療では，瀉法または先瀉後補法を施すことが多く，補法を施すことは非常に少ない。

本穴の特徴

＜治療範囲＞

1．胃腑病

　胃は水穀の海であり，水穀の受納と腐熟を主っている。胃がその機能を正常に保てるかどうかは，脾，腸，肝と密接に関係する。胃と脾，腸，肝とが相互に影響する相互因果によりおこる病証，また寒涼傷胃，飲食停滞，湿熱蘊結，痰湿停胃などによりおこる胃腑病証は，すべて本穴の治療範囲に入る。

2．胃と関係のある病証

　脾胃は後天の本であり，気血生化の源である。五臓六腑・四肢百骸はすべて気血により滋養されている。これについて『霊枢』五味篇では，「胃は，五臓六腑の海なり，水穀は皆胃に入り，五臓六腑は皆気を胃に禀く」と述べている。胃の機能が失調して気血生化の源が不足し，気血両虚となることによっておこる病証については，本穴を取り，その「因」を治し「本」を治すとよい。本穴を用いた治療により，胃の水穀を受納し腐熟させる機能が正常となり，その結果，気血が旺盛になれば病はおのずと癒える。

3．局部病

　本穴は，所在部位の局部病変を治療する。例えば，気滞血瘀，肝気鬱結，陰寒内盛，寒邪内結などが要因となっておこる上腹部疾患などの治療である。また足陽明の筋は陰器から本経を循って上腹部に分布しており，欠盆にいたって結しているが，本穴が所在している部位の経筋病証および上下腹部筋の拘急，緊張，攣痛なども，本穴の治療範囲に入る。

＜効　能＞
1．弁証取穴

瀉法：和胃降逆，積滞の消導

灸を併用すると温中和胃の効がある

2．局部取穴

①瀉法：消積軟堅

灸の併用または焼山火を施す……寒積の温散

②灸法：温陽駆冷

＜主　治＞

反胃，しゃっくり，胃痛，嘔吐，幽門痙攣，疳証，積滞，腹痛，腹筋攣痛，積聚，腹脹，痰飲，鬱証，伝染性肝炎，閉経，月経不順，乳汁分泌欠乏。

臨床応用

1　呃逆（しゃっくり）

本穴を取り和胃，温胃，消導積滞をはかる。

1．寒冷刺激により胃を損傷し，胃陽が抑止され通降が失調しておこる寒呃

梁門，上脘（瀉ともに灸を併用または焼山火），足三里，公孫（瀉）……温胃散寒，降逆平呃

2．痰濁が阻滞して気機が悪くなり，胃失和降となりおこる実呃

梁門，上脘，豊隆（瀉）……………………………………去痰和胃，降逆平呃

3．宿食停滞や痰濁阻滞が化熱し，胃火が上衝しておこる熱呃

梁門，中脘（瀉），足三里（瀉，透天涼）…………消積導滞，清胃降逆

または梁門，公孫，内庭（瀉）………………………消積導滞，清胃降逆

または梁門，豊隆，内庭（瀉）………………………去痰導滞，清胃降逆

4．肝気鬱滞が気鬱化火し，肝火犯胃となって肝胃の火が上衝しておこる熱呃

梁門，行間，内庭（瀉）………………………………平肝清胃，降逆平呃

または梁門（瀉），太衝（瀉，透天涼），足三里（瀉，透天涼）……平肝清胃，降逆平呃

5．情志失調により肝気犯胃となり，気機が阻滞し胃気が上逆しておこる実呃

梁門，内関，公孫（瀉）………………………………疏肝理気，和胃降逆

または梁門，太衝，公孫（瀉），………………… 疏肝理気，和胃降逆

6．脾胃虚弱，中陽不振のために胃失和降となりおこる虚呃

梁門（瀉，加灸），関元（補，加灸または焼山火），神闕（灸），公孫（瀉）……脾陽の温運，和胃降逆

※　脾腎陽虚，元気衰敗による虚呃は，ただちに脾腎の温補をはかって元気を助ける必要がある。一般的には本穴は刺さない。

2 胃　痛

1．肝気犯胃による胃痛
憂，思，怒による気鬱により肝を損傷し，肝の疏泄が失調し横逆して胃を犯すとおこる。
症状：胃脘部の脹痛，疼痛は両脇部，または後背部に放散。ゲップ。ときに痛みときに痛まず，按じると楽になる。脈沈弦，舌苔薄白など。
処方：梁門，上脘，内関（瀉）……………………………疏肝理気，和胃止痛

2．脾胃虚寒による胃痛
脾胃虚寒により受納と運化が悪くなり，胃失和降となりおこる。
症状：胃脘部の隠痛，按じると疼痛は軽減。清水を吐く。食欲不振。嘈雑。精神疲労。懶言。顔色蒼白。病が重い場合は冷涎を吐く。四肢不温，喜温悪冷。脈虚軟，舌質淡，舌苔白。
処方：①梁門（瀉，加灸または焼山火），足三里（先瀉後補），関元（補，加灸または焼山火）
　　　……脾陽の温運，調胃止痛
　　　②梁門，上脘，神闕，関元（灸）……………温陽益脾，暖胃止痛

3．飲食停滞による胃痛
飲食損傷により食滞が生じ，胃脘を閉塞して胃気不和になるとおこる。
症状：胃脘部の脹満，疼痛（拒按）。胃脘部のつかえ。悪食。吞酸。噯腐。疼痛時の下痢，下痢すると疼痛は軽減。嘔吐をともなう。脈弦滑または沈滞有力，舌苔白厚または厚膩など。
処方：①梁門，上脘，足三里（瀉）または四縫穴（点刺出血）……消食導滞，和胃止痛
　　　②胃部が冷え喜温悪冷である場合には，上方の梁門，上脘を加灸とし温胃散寒をはかる。

4．湿熱蘊結による胃痛
湿熱が内蘊して中宮に留滞し，脾胃を損傷し運化と受納が悪くなるとおこる。
処方：梁門，中脘（瀉），陰陵泉（瀉，透天涼を施す）……湿熱の清利，和胃通暢
　　　※　胃気虚弱による胃痛に対して，本穴（補）を用いることはできない。患部に補法を施すと，その気機の通暢に影響するからである。

3 幽門痙攣

梁門穴の内部は幽門部に相当し，本穴に瀉法を施すと鎮痙和胃の効がある。幽門部が痙攣し，そのために食べた物が阻滞して胃失和降，気逆となりおこる胃脘部の満悶感，ゲップ，泛酸，食欲不振，食穀不下，反胃，嘔吐などの症状には，公孫，中脘（瀉）を配穴して鎮痙和胃，理気降逆をはかるとよい。

4 腹　痛

本穴を取ると，上腹部痛を主要症状とする腹痛を治療することができる。

1．寒邪凝滞による腹痛
『素問』挙痛論では，「寒気腸胃の間，膜原の下に客するときは，血散ずることを得ず，

小絡急に引く故に痛む」，「経脈は流行して止まず，環周して休まず，寒気経に入りて則ち稽遅し，泣して行かず，脈外に客するときは則ち血少なく，脈中に客するときは則ち気通ぜず，故に卒然として痛む」と述べている。寒邪が腹中に侵入して陽気の通暢が悪くなり，また脈絡が阻滞して気血の流れも悪くなって，中陽が抑止されることにより寒邪が内積すると腹痛がおこる。『霊枢』刺節真邪篇では，「脈中の血は凝して留止す，之を火もて調えざれば，之を取ること能わず」とある。同記載にしたがって，梁門，下脘（灸瀉），神闕（灸）により，寒邪の温散，通経止痛をはかると，「住痛移痛」の効を収めることができる。

2. 脾胃虚寒による腹痛

『霊枢』五邪篇では，「邪，脾胃に在るときは，……陽気不足し，陰気有余なるときは，則ち寒中し腸鳴り，腹痛む」と述べている。脾土虚寒のために運化機能が失調している場合には，梁門，下脘，神闕，天枢（灸）により，扶陽散寒をはかるとよい。または梁門，天枢，下脘（灸瀉），神闕（灸）により，温陽益脾，散寒止痛をはかるとよい。

3. 肝気鬱滞による腹痛

肝気鬱結のために，気が脈絡を滞らせておこる気滞腹痛には，梁門，間使，阿是穴（瀉）により，理気散滞，通絡止痛をはかるとよい。また気滞血瘀による腹痛には，上方に三陰交（瀉）を加えると理気行血，通絡止痛の効がある。

4. 飲食停滞による腹痛

『素問』痺論篇に記されている「飲食自ら倍き，腸胃乃ち傷る」のような食滞腹痛には，梁門，下脘，足三里（瀉）により消食導滞をはかるとよい。

5 腹筋攣痛

『霊枢』経筋篇には，「陽急するときは則ち反折し，陰急するときは則ち俛して伸せず」とあり，また「寒するときは則ち反折筋急し，熱するときは則ち筋弛縦して収せず」とある。これは陰陽経脈の失調によりおこる腹筋攣痛である。本穴の所在している部位には腹直筋（経筋）がある。これが寒邪を感受すると，拘急による発作性の疼痛がおこり，そのため俯して伸びず，反折筋急して腰を伸ばすことができないという状態になる。しかしこれを腹部内臓病の疼痛とみなして治療してはならない。この場合は，梁門に浅く刺して瀉法を施し，さらに天枢，太乙（瀉）または阿是穴（瀉）を配穴するとよい。さらに灸頭針とすると温経散寒，舒筋活絡の効がある。

6 積 聚

本穴を瀉すと，本穴の所在する部位の積聚に対して，行気散結，消積軟堅の効がある。積塊の大きさにもとづき，患部の関連穴または阿是穴を配穴するとよい。血瘀による積聚には三陰交（瀉）を加え，気滞による積聚には内関（瀉）を加えるとよい。また気滞血瘀による積聚には間使，三陰交（瀉）を加え，気滞痰結による積聚には間使，豊隆（瀉）を加えるとよい。さらに食滞痰鬱による積聚には中脘，豊隆（瀉）を加えるとよい。

症例

[症例1] 　男，54才，初診1964年6月11日

主　訴：腹痛が3日間続いている

現病歴：3日前に咳嗽が要因となって左腹直筋の発作性の拘急，抽痛が突然おこった。また右腹直筋と腰筋にも断続性の抽痛が現れた。腹直筋の拘攣は腰部に影響し，腰腹部の運動制限がおこることもある。1昼夜に約20回前後拘攣・抽痛がおこるが，咳嗽が生じているときや仰臥・起立時に現れやすい。4日ほど便通がなく，服薬により羊糞状の便がでた。食欲不振，口味不良などの症状をともなう。舌苔は白膩で微黄，脈は沈弦数である。腰腹部に圧痛点はない。

弁　証：腹直筋は足陽明経脈が走行しているが，突然の咳嗽により陽明経気が阻滞したために上症状がおこったと考えられる。

治　則：陽明経気の通暢，通便導滞をはかる。

治　療：初診，梁門，天枢，足三里，解谿（瀉）
　　　　2診，梁門，天枢，豊隆，内庭（瀉）
　　　　3診，梁門，天枢，足三里，照海（瀉）
　　　　4診，梁門，天枢，解谿（瀉）

経　過：初診後には腹直筋の拘急，疼痛の回数が減少し，発作時間も短縮した。2診後には腹直筋の拘急は1日2回となり，腰部には影響しなくなった。通便はまだないが，舌苔の黄色は消失した。3診後には拘急は1日1回となり，時間もかなり短縮した。舌苔と大便は正常となり，食欲も増加し，気分も良好である。6月16日の報告により治癒を確認。

[症例2] 　男，26才，初診1964年11月6日

主　訴：10年余り胃痛が断続的におこる，サトウキビの食べすぎにより発病

現病歴：10年前にサトウキビを食べすぎ胃を冷やしたために発病。その後，寒冷刺激をうけたり，鬱怒または労倦により再発するようになる。疼痛部位は中脘穴および脇下，左上腹部，臍の周囲で，痛みは激痛・隠痛・脹痛とさまざまな形で現れる。両脇部の痛みが激しく，ときには痛みは両上肢に放散する。温めると楽になる。そのほかの症状としては食欲不振，ゲップ，呑酸，胃脘部の嘈雑感，便秘，咳をすると腹部と背部に隠痛がおこる，言語低微，顔色青黄，身体虚弱などがある。脈は沈弦である。中脘および左梁門，天枢，肝兪，脾兪，胃兪，腎兪，気海兪にすべて圧痛がある。胃腸管バリウム造影検査では異常はみとめられなかった。

弁　証：寒涼刺激により脾胃を損傷して脾胃虚寒となり，そのために運化と受納機能が失調しておこった胃痛である。脾胃虚寒であるために邪の侵入をうけやすく，そのために寒涼刺激や労倦または情緒因子（肝気犯胃）をうけると胃痛がおこりやすくなっている。

治　則：疏肝理気，和胃調中

治　療：初診，中脘，左梁門，天枢，間使，太衝（瀉）
　　　　2診（9日），上脘，梁門，間使，太衝（瀉）
　　　　3診（11日），同上
経　過：初診の治療で，抜針後には胃痛，腹痛，ゲップ，呑酸，溜め息，咳による腰背部の隠痛は消失した。2診時には食欲は増加しており，ただ右脇下の隠痛だけが残った。3診時には症状は消失しており，食欲も増加し精神状態も良好となっていた。効果の安定をはかるために2診時と同じ治療を施した。

[症例3]　　女，23才，初診1977年5月16日
主　訴：しゃっくり，溜め息が1カ月余り頻繁におこる
現病歴：情志の失調により胃痛がおこるようになり，中薬を服用すると胃痛は止まった。しかし継いでしゃっくりと溜め息が交互に頻繁におこるようになり，会話や食事に影響するようになった。昼間にひどくなり，横になると軽減し，夜間は比較的軽くなる。熟睡すると止まる。胃の悶痛および脇肋部への放散痛，食欲不振，精神抑鬱，腹直筋の異常な緊張などの症状をともなう。舌苔は薄白である。患者が協力しないので切脈はできなかった。
弁　証：肝気犯胃，胃失和降によるしゃっくり，胃痛
治　則：理気和胃，降逆止痛
取　穴：初診，内関，足三里，公孫（瀉）
　　　　2診，中脘，梁門（瀉）
　　　　3診，同上
効　果：初診後にはしゃっくりは断続性の発作となるが，ときにひどい発作となり，腹直筋の緊張が顕著である。2診後には発作の回数が減り，発作も緩慢となり，飲食は正常となった。胃痛は消失した。3診後には症状はすべて消失した。ただ胃は按じると痛む。4診で治癒した。
経　過：1977年6月8日に手紙にて再発していないことを確認した。

参　考

1．本穴の針感
　　肋部に気持ち向けて斜刺すると，針感は足陽明胃経に沿って腹中を循り，しだいに不容穴の部位にいたる。天枢の方向に気持ち向けて斜刺すると，針感は足陽明胃経に沿って腹中を循り，しだいに天枢穴の部位にいたる。針を直刺すると，重い脹感が局所に生じる。やや内側または外側に向けて斜刺すると，針感は同側の数寸離れた部位に向かって走行する。胃気上逆している場合には，針感が上から下に拡散するようにするのが良い。

2．刺針の注意事項

1．臓器の損傷に注意

本穴を用いて治療する際には，刺針する前に，まず肝臓または脾臓の腫大の有無を確認する必要がある。腫大の辺縁が本穴の部位またはそれ以下にある場合は，刺針しないほうが良い。肝臓を刺傷するのを防止する必要がある。

2．正虚邪実の患者に対して

平素から虚弱なもの，または正気が不足しているものが胃の疾患を患った場合，または長期にわたり胃腑病証を患っているものが正気を損傷するような薬を服用した場合には，正虚邪実となる。この場合には，上腹部の梁門，上脘，承満，中脘などに24号の毫針で2寸ほど刺針するとよい。刺針後に呼吸に影響して気閉または呼吸が浅く短くなり顔面蒼白，言語障害，または脱力（無力）などの症状が現れた場合は，針を数分もどすか1寸の深さにしなければならない。それでも緩解しない場合は抜針するか，またはただちに合谷，足三里（補）により益気固脱をはかるとよい。

3．妊婦の禁針，禁灸について

詳細は下脘の一節［参考］を参照。

4．瀉法が多用される理由

六腑は，「通を以て用と為す」といわれており，胃は「通降」，「消導」を喜ぶ腑である。局所取穴される病候は実証である場合が多く，胃腑も実証である場合が多い。また他の病が胃におよんだ場合も，その胃病は実証となる例が多い。したがって「邪去れば正自ずと安ずる」といわれているとおり，本穴による治療では瀉法を用いる機会が多い。胃の虚証は脾虚と関係している場合が多いが，本穴を補して病所に到達させると，胃腑を滞らせ気機の通暢に影響しやすい。

5．梁門穴の部位の圧痛と寒熱反応

これらの反応は，胃腑疾病の寒熱虚実を判断するときに参考になる。例えば，拒按または按じると疼痛が増強する例は実証である場合が多く，喜按または按じると疼痛が軽減する例は，虚証である場合が多い。畏寒喜温で温めると気持ちがよく，または疼痛が軽減する例は，寒証である場合が多く，悪熱喜冷で冷やすと気持ちがよく，または疼痛が軽減する例は，熱証である場合が多い。これらの異常な反応の多くは，病状の軽減または緩解，または疾病の治癒にしたがって消失する。

腹痛，腹脹に対して本穴に捻転瀉法または灸瀉を施した後，腹部が気持ちよくなり，腹鳴，ゲップ，矢気がおこり，または穴下の肌肉の緊張がとれると，治療効果は良好であると判断できる。一部の症例においては置針中に，針体が自然に内に入っていく場合がある。「吸針」といわれるこの状態がおこるときは，虚寒証である場合が多い。また針体が自然に外に移動する場合がある。「頂針」といわれるこの状態がおこるときは，実熱証である場合が多い。

6．抜針後におこる腹痛の原因と処理法

　　梁門，上脘，中脘，下脘，天枢などの腹部の経穴を2～3穴取穴し，24号針で1.5～2寸刺入すると，一部の患者には抜針5～15分後に腹部の突然脹痛，結痛，放散痛，絞痛がおきたり，また激痛のために気閉となり人事不省となる例もある。これは瀉法を用いて置針時間が短く，加えて抜針後に患者が突然おき上がったために，腹内の経気や気血の運行が影響をうけるか，または胃腸の気機の通行が影響をうけるかして経気阻滞，気血結聚となりおこるものである。穴下には腸があるために，腸の絞痛がおこる場合もある。この場合は足三里，内関（瀉）または間使（瀉）により行気暢中をはかり，症状の解除をはかるとよい。適切に処理しないと，この状態が数時間または数日持続し，または病状が悪化する例もある。

5. 天枢 （てんすう）

　本穴は，天文の星名を借りて，天枢と命名された。別名，長谿，谷門，長谷，循際，循元，補元ともいう。天枢は，足陽明胃経の腹部の経穴であり，臍の傍ら2寸にある。大腸の経気が集まっているところであり，大腸の募穴とされている。大腸腑病の多くは，この募穴に圧痛または異常反応が現れるため，本穴は大腸腑病の虚実寒熱を鑑別する際に重要な情報をもたらす。

　天枢は，穴下の臓器，大腸の募穴であること，また針感の走行，大腸の機能および大腸と他臓との関係をかんがみて，腸腑の病を主治するとされる。とりわけ大腸腑病と臍腹病，および病理上，腸腑と関係する病証を主治する。また本穴は腸（腑）機能の改善，および腸腑機能失調によりおこる病理証候に対して，一定の効果をおよぼす。

本穴の特性

＜治療範囲＞

1．腸腑病

　『素問』霊蘭秘典論では，「大腸は，伝導の官，変化これより出づ」と述べている。腸は脾胃系統に属しており，腸腑機能が正常に保たれているかどうかは，脾胃と密接に関係する。腸病の治療は，脾胃にも有益であり，逆に脾胃の治療は，腸にとっても有益である。したがって，腸と脾胃が相互に影響しあっておこる病証，およびそのほかの原因による腸腑病は，すべて本穴の治療範囲に入る。

　さらに傷寒病中の陽明腑証，太陰証と，温病中の気分証候である熱結腸道型の場合も，本穴の治療範囲に入る。

2．腸と関係ある病

　気血は「水穀の精微」が化生して生じる。腸病または胃腸病のために，気血となる「水穀精微」が不足しておこる乳汁欠乏，閉経，月経不順，頭痛，眩暈などに対しては，すべて本穴を取ってその「本」を治すとよい。

3．局部病

　本穴は，本穴の所在している局部の病（例：気滞血瘀，肝気鬱結，陰寒内盛，寒邪内結などによりおこる病証），また「陰急則俯不伸」による腹筋攣痛などを治療する。

＜効　能＞
1．弁証取穴
　①瀉法：通腸導滞

　　　透天涼を配す………清熱通便

　　　湯液における枳実，枳殻，黄連，黄芩，胖大海，檳榔，大黄，番瀉葉などの効に類似
　②瀉法（灸または焼山火を配す）：腸道の温通，積滞の温散

　　　湯液における乾姜，厚朴，丁香，枳殻，橘紅，巴豆などの効に類似
　③補法：腸道の固渋

　　　灸または焼山火を配す…温陽固腸

　　　湯液における肉豆蔻，芡実，赤石脂，伏竜肝，五味子，訶子肉などの効に類似
　④棒灸：毎回5〜20分施す……温陽駆邪
2．局部取穴
　　瀉法（灸を配す）：寒積の温散

＜主　治＞
泄瀉，痢疾，便秘，霍乱，腸チフス，虫垂炎，血便，腸道回虫症，急性腸梗塞，寒疝型腹痛，腹満，積聚，痰飲，じんましん，腹筋攣痛，狂証，傷寒（陽明腑証），疳積，急性膵炎，腰痛，頭痛，眩暈，閉経，月経不順，乳汁分泌欠乏など。

臨床応用

1　泄　瀉

　大腸の募穴は，泄瀉治療の常用穴とされている。寒湿，湿熱，食積，脾虚，気滞，腎虚によりおこる泄瀉は，すべて本穴を取穴して治療することができる。足三里，上巨虚などの節の「泄瀉」を参照。

2　痢　疾

1．寒湿痢
　①天枢，陰陵泉（瀉），神闕（灸）……………… 寒湿の温化，通腸止痢
　②天枢，水分，神闕（灸），上巨虚（瀉）………… 寒湿の温化，通腸止痢
　　※　食滞をともなう場合：足三里，陰陵泉（灸瀉），天枢（瀉）……寒湿の温化，消食導滞
2．湿熱痢
　　天枢，陰陵泉，上巨虚（瀉）……………………………湿熱の清化，通腸止痢
　加減：①熱が湿より強い場合：陰陵泉または天枢に透天涼を配す
　　　　②熱により気分を損傷している場合：合谷（瀉）を加える
　　　　③熱により血分を損傷している場合：三陰交または血海（瀉）を加える
　　※　食滞をともなっている場合：

　　　　天枢, 陰陵泉, 足三里（瀉）……………………湿熱の清利, 積滞の消導。湯液における
　　　　　　　　　　　　　　　　　　　　　　　　　枳実導滞丸の効に類似。

3．虚寒痢
　①天枢（灸補または先に少し瀉し後で多く補す）, 関元（灸補）, 上巨虚（補）……下元の温
　　補, 濇腸止痢
　②天枢（灸補）, 神闕（灸）, 足三里（補）…………補虚温中, 濇腸固脱
湯液における真人養臓湯の効に類似。濇腸しすぎる恐れがある場合は, 天枢は瀉法または先瀉
後補法に変えるとよい。

4．休息痢
　　天枢（瀉）, 神闕（灸）, 陰陵泉または脾兪（補）……温補脾土, 佐として化滞通腸をはかる
　　※　発病時
　　　　天枢, 足三里, 陰陵泉（瀉）………………………「標」を治す
　　　　または天枢, 上巨虚（瀉）, 神闕（灸）………「標」を治す
　　※　休止期
　　　　天枢（灸補）, 足三里（補）, 神闕（灸）………「本」を治す

5．噤口痢
　①濁邪が上に影響し, 胃気上逆しておこる噤口痢
　　　　天枢, 公孫, 内関（瀉）………………………………和胃降逆, 通腸去濁
　②寒が胃に影響し, 胃気が上逆しておこる噤口痢
　　　　天枢, 中脘（灸瀉）, 公孫または足三里（瀉）……腸腑の温通, 暖胃降逆

3　便　秘

　本病は大腸の伝導, 排泄機能が失調しておこる病証であり, 大腸の募穴はその治療にあたっ
ては常用穴とされている。

1．気虚不運による虚秘
　　　天枢（瀉）, 合谷, 足三里（補）…………………… 益気通便
2．血虚津少による虚秘
　　　天枢（瀉）, 復溜, 三陰交または血海（補）……… 津血の補益, 潤腸通便
3．陽虚内寒による冷秘
　　　天枢, 下脘, 上巨虚（灸瀉）………………………温通開秘
4．気滞による気秘
　　　天枢, 気海, 太衝（瀉）……………………………理気通便
5．陽明熱盛, 腸胃熱結による熱秘
　①天枢, 中脘, 足三里（瀉）…………………熱結の攻下
　②天枢, 合谷, 内庭（瀉）……………………………清熱通便
6．腸腑燥熱による熱秘
　　　天枢, 支溝（瀉）, 上巨虚（瀉, 透天涼を配す）……腸腑を清し, 大便を通じる

7．食滞による食秘

　　天枢，中脘，足三里（瀉）……………………………消食導滞，攻下通便

8．肺気不降による便秘

　　天枢，尺沢（瀉）………………………………………降気通便

　　効果が顕著でない場合には，上巨虚（瀉）を加える。

　　※　大承気湯により腑熱を泄し燥結を攻下して「急下存陰」をはかる場合

　　　　天枢，中脘，足三里（瀉）でこれを治す。

4　霍　乱

1．寒湿穢濁が中焦に阻滞しておこる霍乱

　　①天枢，中脘，神闕（灸）……………………………中陽を振いたたせ，寒湿の温化をはかる

　　②天枢，中脘（灸瀉），関元，神闕（灸）……… 温陽散寒，去湿化濁

　　※　表証をともなう場合：大椎（瀉）を加え，解表をはかる

2．湿熱穢濁が中焦に阻滞しておこる霍乱

　　天枢，中脘，陰陵泉（瀉），曲沢（点刺出血）または委中（瀉血）……清熱化湿，駆穢化濁

3．宿食停滞，胃腸不和による霍乱

　　天枢，中脘（瀉），四縫（点刺）……………………消食導滞，腸胃の調和

4．暑湿穢濁が中焦に阻滞しておこる霍乱

　　天枢，中脘，公孫，曲沢（瀉）または委中（瀉血）……調中宣壅，開閉駆邪

5．中陽不振，脾胃虚寒による霍乱

　　①天枢，中脘，足三里（灸瀉）と陰陵泉（先に少し瀉して後，多く補す）……温中散寒，脾胃の補益

　　②天枢，中脘（灸瀉），脾兪，胃兪（補）……… 温中散寒，脾胃の補益

　　『霊枢』五乱篇では，「腸胃に乱れるときは，則ち霍乱と為る，……気，腸胃に在る者は，之を足の太陰，陽明に取る，下らざる者は，之を三里に取る」と述べている。すなわち，中焦の気機が逆乱して昇降が失調し，清濁が混じりあって吐瀉が交互におこる場合には，足太陰脾経の陰陵泉または太白を瀉し，足陽明胃経の天枢を瀉すとよい。効果がない場合は，足陽明胃経の合土穴である足三里を瀉して，中焦を斡旋し通腸和胃をはかるとよい。

5　急性腸梗塞

1．瘀阻気滞による急性腸梗塞

　　オペ後に瘀血が阻滞し，腸道不通となっておこる場合が多い

　　三陰交，気海または阿是穴（瀉）を配穴……………理気去瘀，寛腸通降

2．食積阻滞による急性腸梗塞

　　腸捻転（初期）または単純性腸梗塞に多くみられる

　　足三里，中脘（瀉）を配穴……………………………消食導滞，攻下通便

3．腑気閉結による急性腸梗塞

外傷，炎症，腹部オペ後の腸麻痺によりおこる場合

公孫，下脘（瀉）を配穴……開結通腑

①虚に偏するもの：上巨虚（瀉），合谷（補）を配穴……益気通導
②寒に偏するもの：天枢，阿是穴（灸瀉），足三里または上巨虚（瀉）
③熱に属するもの：公孫，内庭または解谿（瀉）を配穴
④癔病によるもの：内関（瀉）を配穴し，さらに暗示療法を施す

4．虫積阻滞による急性腸梗塞

①関元，太衝（瀉），四縫（点刺）を配穴………… 消導積滞，駆回通腸
②下脘，公孫（瀉）を配穴………………………………導滞通便

本病に対して，針灸治療は一定の効果をもたらすが，それは症状を緩解させるだけである。したがって，そのほかの療法と併用すると，なお効果的である。

6　寒疝による腹痛，腹満

これは『金匱要略』所収の寒疝，腹満を指している。治療に際しては，局所取穴として臍の傍ら2寸にある天枢を取る。

1．脾胃陽虚による寒疝証治

『金匱要略』腹満寒疝宿食病脈証治篇「腹中寒気，雷鳴して切痛し，胸脇逆満，嘔吐するは，附子粳米湯これを主る」

①天枢，中脘（灸瀉），神闕（灸）…………………… 散寒止嘔，温経止痛
②天枢，下脘または中脘（灸瀉），公孫（瀉）…… 温中散寒，化飲降逆

2．発作性寒疝の証治

『金匱要略』同篇「寒疝繞臍痛，若し発すれば則ち自汗出で，手足厥冷し，その脈沈緊の者は，大烏頭煎これを主る」

天枢（灸瀉），神闕（灸）…………………………… 駆寒止痛

3．風寒を感受しておこる腹痛と誤下後の変証

『金匱要略』同篇「……繞臍痛するは，必ず風冷ありて，穀気めぐらず，而して反ってこれを下せば，その気必ず衝る，衝せざるは，心下則ち痞となる」

①天枢（灸），下脘（または水分），神闕（灸）……温陽駆邪
②天枢（灸瀉），下脘（または水分）（灸瀉），神闕（灸）……温陽散寒，駆邪通便

4．血虚にして寒である寒疝腹痛

産後血虚にして寒のためにおこる場合が多い。

『金匱要略』同篇「寒疝腹中痛み，脇に及びて痛み裏急するは，当帰生姜羊肉湯これを主る」

天枢，神闕，気海または阿是穴（灸）……………温陽散寒補虚

5．中気虚弱，寒邪犯脾，裏虚泄瀉

『金匱要略』同篇「寒に中りて，その人下利するは，裏虚なり，嚏を欲して能わずは，此の人肚，寒に中る」

※ 中気虚弱であるところに寒が中に入り，この寒邪が太陰を犯し，裏虚して泄瀉するという例である。
　　　天枢（灸瀉），神闕（灸）…………………… 温陽益脾，散寒止瀉

6．虚寒腹満の治則
『金匱要略』同篇「腹満時に減じ，また故の如し，此れ寒を為す，温薬を与えるべし」
　　　天枢，神闕，中脘または下脘（灸）………………温腑扶陽

7．腹満裏実には急いで攻下する
『金匱要略』同篇「腹満減じずとは，減足ざるをいう，当にこれを下すべし，大承気湯に宜しい」
　　　天枢，足三里，中脘（瀉）………………………裏実の攻下

7 痰　飲

本穴は，飲が胃腸に停滞しているものを治す。

1．脾腎陽虚のため，運化が失調し，飲が胃腸に停滞しておこる痰飲
　　　天枢（灸瀉），下脘（または中脘）（灸瀉），関元（補），神闕（灸）……温腎益脾，化飲行水

2．『金匱要略』痰飲咳嗽病脈証併治篇所収の，中陽不足のために水飲が内停し，飲が胃腸に停滞している痰飲
　　　天枢，中脘（灸瀉），神闕，水分（灸）……………温陽益脾，化飲駆水

8 じんましん

本穴は，胃腸実熱のために，腹痛または便秘，泄瀉をともなうじんましんを主治する。
症状：発疹が発赤している，皮膚に灼熱感がある，絶えず瘙痒感がある，これらの症状は風をうけると悪化する。胃中に嘈雑がある。肚腹の疼痛。煩熱口乾，大便秘結などの症状をともなう。舌質紅，舌苔薄白または薄黄，脈弦滑または弦滑にして数など。
処方：天枢，中脘，合谷，三陰交（瀉）……………去風散邪，通腑泄熱

9 腹筋攣痛

梁門一節の「腹筋攣痛」を参照。

症　例

[症例1]　男，37才，初診1969年3月29日
主　訴：痢疾を患って2年になる
現病歴：2年来，痢疾が反復的に再発する。発作時には腹痛，裏急後重，赤白膿血を下痢するといった状態となり，1日の大便の回数は約5回となる。食欲減退，身体が痩せて弱くなる，小便黄赤，口渇をともなう。舌質絳，舌苔薄白，脈沈数。この数日は夜間に

歯痛がおこる。
弁　証：厥陰熱痢に属し，白頭翁湯証である。
治　則：清熱利湿，行血散滞
取　穴：天枢，三陰交（瀉）に透天涼を施す。隔日治療とする。
効　果：3回の針治療で治癒した。
解　説：『傷寒論』370条には，「熱痢し，下重なる者は，白頭翁湯これを主る」とある。本症例にも「熱痢，下重」，口渇，腹痛，舌絳などがみられ，厥陰熱痢証に属していると判断できる。この場合は白頭翁湯で治療するとよい。針治療の場合は，天枢（瀉，透天涼を施す）にて大腸の湿熱の清熱をはかり，さらに血証の要穴である三陰交（足三陰経の交会穴）に透天涼を施し，涼血行血散滞をはかるとよい。この2穴の配穴は，白頭翁湯の効に類似している。

［症例2］　女，生後10カ月，初診1971年8月12日
主　訴：（代訴）泄瀉が6日間続いている
現病歴：数カ月来，飲食損傷により泄瀉をくりかえしている。今回も飲食損傷により泄瀉が再発。便通は1日に10数回あり，腹痛がおこると噴射状の下痢をする。下痢をすると腹痛は軽減する。大便の色は黄色で臭いが強く，水様であるが牛乳の腐敗状のものや粘液が混じっている。腹脹，腹鳴，食欲減少，肛門の紅潮と軽度の腫れをともない，尿は黄色で量は少ない。舌尖は紅でびらんしており，指紋は太く紫色を呈している。体温は38℃である。脱水状態を呈しており，精神不振である。今回の泄瀉に対しては，薬物治療と輸液を行ったが，効果がなかった。
弁　証：飲食損傷により胃腸に食滞がおこり，そのために伝化が失調しておきた小児泄瀉である。胃腸の食滞により伝化が失調すると，腹脹，腹鳴，腹痛をともなう下痢，食欲減少がおこる。宿食が停滞して腸腑に蘊結すると，大便は黄色く水様で，臭いが強くなり，また肛門の発赤や腫れがおこる。清濁の分別ができないと，牛乳の腐敗状のものが混じる。また内熱が盛んになると，小便は黄色くなり量は少なくなる。熱邪が盛んになると，発熱がおこる。舌所見，指紋の状態は内熱の象である。
診　断：小児泄瀉（食滞型）
治　則：瀉熱，消食，導滞
取　穴：天枢，足三里（瀉）
効　果：初診後には泄瀉，腹脹は軽減し，体温は37℃となった。2診で治癒。
経　過：治療後2カ月が経過したが再発はない。

［症例3］　男，26才，初診1965年5月12日
主　訴：痢疾を1年余り患っている
現病歴：1964年にはじめて痢疾を患い，中西薬で治療をしたが効果はなかった。その後，便通は1日3〜4回となり，腹痛，裏急後重，下痢（膿血，白い粘液状のもの），左下腹

部痛（ときに軽くときに重い）などの症状がおこるようになった。怒りを覚えると耳鳴り，右側の脇肋痛がおこる。また肛門が痒く，毎週1～2回遺精がおこる。身体は痩せており，顔色は青黄色を呈している。舌辺は嫩紅，脈は沈数でやや弦。以前に某病院にて治療をうけ，いくぶん軽減したが薬を止めると再発する。慢性腸炎，慢性肝炎（？），慢性痢疾と診断された。

弁　証：湿熱が腸に鬱滞して，気血が阻滞し伝導機能に障害が生じると，腹痛，裏急後重がおこる。湿熱が蘊蒸し，腑気が阻滞し，気血が凝滞して変化すると膿血となる。そのために下痢に赤白膿血が混じるようになる。病毒が下行結腸，乙状結腸に影響すると，左下腹部痛がよくおこるようになる。脈沈数は内熱の象である。

診　断：痢疾（湿熱型）

治　則：清熱化湿，寛腸導滞

取　穴：初，4，5診，天枢，大巨（左），足三里（瀉，ともに透天涼を施す）
　　　　2，3診，上処方に太衝（瀉）を加え透天涼を施し，涼感を脇部に到達させる
　　　　※　天枢，大巨の涼感は胸部に到達させ，足三里の涼感は本経に沿って天枢穴の部位に到達させる。

効　果：初診後，7日間腹痛はおこらず，また裏急後重と下痢もおこらず，大便は1日2回となった。3診後，アイスクリームを食べた後に腹痛がおこり，大便の回数も増え，便に粘液が混じるようになり，裏急後重も生じるようになった。4診後には腹痛，裏急後重，粘液便は治癒し，5診後にはすべて治癒した。

経　過：1965年6月15日に前回の治療で治癒し，再発していないことを確認した。

経穴の効能鑑別・配穴

効能鑑別

1．天枢と大腸兪の効能比較

　この2穴は，ともに腸腑病証を治療する要穴である。その効能比較については，大腸兪の一節［経穴の効能鑑別］を参照。

2．天枢と上巨虚，大腸兪の効能比較

　腸腑虚寒，または寒邪が腸腑に凝滞しておこる病証には，天枢（灸瀉）により針感を直接病所に到達させ，温腸，散寒，導滞をはかるとよい。これは上巨虚，大腸兪（灸瀉）よりも即効性があり効果も高い。

配　穴

1．天枢と大腸兪の配穴

　詳細は大腸兪の一節［配穴］を参照。

2．天枢と上巨虚の配穴

　これは募合配穴法の1つである。詳細は上巨虚の一節［配穴］を参照。

3．天枢（瀉）
　①足三里，陰陵泉（瀉）を配穴……………………湯液における枳実導滞丸（李東垣方）の効に類似
　②三陰交（瀉）を配穴し，ともに透天涼を施す……湯液における白頭翁湯（張仲景方）の効に類似
　③合谷，上巨虚（瀉）を配穴…………………………清熱通便，止瀉，止痢
　④中脘，公孫（瀉）を配穴……………………………開結導滞，寛腸和胃
　⑤下脘，中極，上巨虚（瀉）を配穴，または陰陵泉，上巨虚（瀉）を配穴……湿熱の清化，通腸止痢，止瀉
　⑥気海，間使（瀉）を配穴……………………………理気，散滞，通便

4．天枢（灸瀉）
　①中脘（灸瀉），公孫（瀉）を配穴……………………腸腑の温通，温胃降逆
　②神闕（灸瀉），陰陵泉（瀉）を配穴，または天枢，神闕，水分（灸）……寒湿の温化，止瀉止痢

5．天枢（補）
　①気海，合谷（補）を配穴……………………………益気通便，益気固腸
　②合谷，上巨虚または大腸兪（補）を配穴…………益気濇腸
　③合谷，足三里（補）を配穴…………………………補中益気，濇腸固脱，湯液における補中益気湯加減の効に類似
　④陰陵泉，太谿（補）を配穴…………………………脾腎の補益，濇腸止瀉

6．天枢（灸補）
　①神闕（灸），足三里（補）を配穴……………………湯液における真人養臓湯（羅謙補方）の効に類似
　②関元（灸補），神闕（灸）を配穴……………………下元の温補，濇腸止瀉，止痢
　③神闕（灸），上巨虚または大腸兪（補）を配穴…補虚温中，濇腸固脱

7．天枢，中脘，足三里（瀉）
　　これは湯液における大承気湯（『傷寒論』方）の効に類似している。大承気湯病証およびその加減治療の病証の該当者には，すべてこの3穴を取るか，または加減して施治することができる。例えば，陽明熱盛によりおこる狂証に，大便秘結，舌苔が黄色くて粗い，脈実大などの症状がともなう場合には，この3穴を取穴して蕩滌穢濁，胃腸の実火の清泄をはかるとよい。また陽明腑実証によりおこる痙証に対しては，中脘を去って内庭（瀉）を加え，攻下泄熱をはかるとよい。厥証のうち食厥に対しては，四縫穴を加えて刺針し，通腑攻下，食滞の消導をはかるとよい。また便秘のうち冷秘に対しては，中脘を去って神闕，天枢（灸）を加え，温通開秘をはかるとよい。

参　考

1．本穴の針感

　1．やや上方の肋部に向けて斜刺すると，針感は足陽明胃経に沿って腹中を循り，しだいに不容穴の部位に到達する。やや下方の水道穴に向けて瀉すと，針感は足陽明胃経に沿って腹中を循り，しだいに水道，帰来穴の部位に到達する。直刺すると局部に酸脹感が生じ，針感は同側の腹部に拡散する。やや内側または外側に向けて斜刺すると，針感は同側の数寸離れた部位に到達する。刺針の方向と針感の走行は，部位と病証にもとづいて決定するとよい。例えば，寒湿や気滞性の腰痛には針を直刺し（前者には焼山火を施す），針感を腰部に到達させると良好な効果を収めることができる。

　2．刺針感覚の敏感性，針下の肌肉の緊張度，灸により生じる熱感の速さなどは，腸腑の疾病の寒熱虚実を鑑別するときの参考になる。針感の発生が遅い例は虚寒証に多くみられ，逆に速い例は実熱証に多くみられる。また針下の肌肉が緊張する例は実証に多くみられ，逆に弛緩する例は虚証に多くみられる。灸による温熱感の発生が遅い例は寒証に多くみられ，逆に速い例は熱証に多くみられる。

2．古典考察

　1．『霊枢』玉版篇では，「其の腹大いに脹り，四末清え，形脱して，泄すること甚だしきは，是れ一逆なり」，また「腹鳴りて満たし，四肢清え泄し，其の脈大なるは，是れ二逆なり」と述べている。その治療については，関元一節の［古典考察］を参照。

　2．『標幽賦』では，「虚損天枢を取るべし」と述べている。天枢は腸病を治療する要穴であり，腸病によりおこる虚損には，本穴を配穴して腸の機能の調節をはかるとよい。腸の機能が正常になると，虚損による証候はそれに応じて治癒する。

　3．『霊枢』厥病篇では，「腸中に虫瘕および蚊蛕あるものは，……心腸痛，憹痛を作し，腫聚，往来して上下に行き，痛みに休止あり，腹熱し喜く渇し，涎出づる者は，是れ蚊蛕なり。手を以て聚按して堅く之を持ち，移ることを得しむることなくして，大針を以て之を刺し，久しく之を持ち，虫動かざるときは，乃ち針を出すなり。」と述べている。同記述は，古人が針を用いて虫病を治療した方法を紹介したものである。現在では回虫性腸梗塞，腸道回虫症に対しては，天枢，関元，太衝（瀉），または天枢，四縫穴，下脘（瀉）または上巨虚，百虫窩（瀉）などにより駆虫止痛がはかられている。

3．臨床見聞

　1．腹痛，腹脹などの腸腑実証には，本穴（または下脘）を取穴して，捻転瀉法または灸瀉により腹部を楽にする。これにより，腹鳴，矢気がでたり，または穴下の肌肉の緊張が弛緩すると，高い効果が期待できる。

　2．臓腑と背兪穴，腹部の募穴とのあいだでは，気が連絡し合っている。病邪が臓腑に侵襲すると，兪募穴に各種の異なる反応が出現する。この場合，兪募穴に相応する部位に針灸治

療を行うとよい。例えば，腸腑の病変では，多くの場合，天枢穴に圧痛または異常反応が出現するが，この場合は天枢に針灸を施すとよい。また天枢（または下脘）の部位におこる圧痛や寒熱反応は，腸腑疾病の寒熱虚実を鑑別するときに参考になる。例えば，拒按は実証の場合に多くみられ，喜按は虚証の場合に多くみられる。また畏寒喜温で温めると気持ちよくなるものは，寒証の場合に多くみられ，悪熱喜冷で冷やすと気持ちよくなるものは，熱証の場合に多くみられる。これらの異常反応は，病状の軽減や治癒により，軽減したり消失したりする。

4．妊婦への禁針，禁灸について
　　下脘の一節［参考］を参照。

5．五臓六腑の兪募穴の臨床応用
　　五臓病に背部兪穴を取って施治すると，該当する臓の機能改善，該当する臓の機能失調によりおこる証候群の消失に対する全体治療となり高い効果をもたらす。同療法は慢性病の治療によく用いられる。例えば，陰性病証である臓証，虚証，寒証の治療において効果を発揮する。また六腑病に腹部の募穴を取って施治すると，該当する腑の機能改善，該当する腑の壅滞，濁気の通暢に対し，高い効果がある。同療法は急性病の治療によく用いられる。例えば，陽性病証である腑証，実証，熱証の治療において効果を発揮する。

6．本穴に瀉法がよく用いられる理由
　　六腑は伝化の府であり，瀉して蔵さず，通降を以て順となし，閉塞や上逆を病としている。腸病は実証，または虚中挟実証である場合が多い。また他の病が腸におよぶと腸病も実証となることが多い。腸腑の虚中挟実証に対して瀉法を施すと，「邪去れば正自ずと安じる」となり，これに補法を施すと，滞りが生じ気機の通暢に影響する。局所取穴を行う場合の病証もまた実証のものが多い。このため本穴には瀉法を施す場合が多い。また腸腑の虚証は，脾陽不振または脾胃陽虚による運化機能の失調と密接に関係している。この場合は脾陽の温補，健脾益気をはかると同時に，本穴を配穴して針補または灸補を施すと，濇腸，腸腑を温健する作用がある。

6. 帰来 (きらい)

　帰来は，別名，谿穴，谿谷ともいう。足陽明胃経の下腹部の経穴であり，臍下4寸にある中極の傍ら2寸にある。穴下には腸があり，膀胱に近接している。

　帰来は，少腹部，腸および婦人の生殖器病変を主治し，局所，近隣取穴として常用される。また本穴を用いた治療では，瀉法と先瀉後補法（先に瀉して後に補す法）が施される場合が多い。虚証以外の場合に補法を施すと，「滞」が生じやすい。

本穴の特性

＜治療範囲＞

　その所在部位，針感の走行，また穴下の臓器，本穴の効能と臨床における応用といった要素をかんがみて，帰来は少腹部，腸および婦人科疾患を主治するとされている。例えば，気血瘀滞，瘀血凝聚，寒涼などによりおこる少腹の病，婦人科の経，帯，胎，産病の一部，および大腸の伝導機能失調によりおこる病変などは，すべて本穴の治療範囲に入る。

＜効　能＞

1．弁証取穴
　　①瀉法：活血散滞
　　　灸を配す……………………温経散寒
　　②補法：摂胞固脱
2．局部取穴
　　瀉法：瘀滞の消散
　　灸を配す……………………温陽散寒

＜主　治＞

　痛経，閉経，月経不順，帯下，産後腹痛，小腹痛，子宮脱，便秘，疝気（付:睾丸炎），積聚，産後の悪露不止，癥瘕，不妊症，子宮外妊娠，膀胱炎，奔豚気など。

臨床応用

1 痛　経

1．気滞血瘀による痛経

　　肝の気機不利のため血行が悪くなり，胞宮に阻滞しておこる痛経。

症状：経前または経期中に小腹脹痛がおこる。出血量は少なく，すっきり出血しない，経色紫黒，血塊をともなう。乳房が脹る，胸脇脹痛。しゃっくり，易怒。舌質暗紅または瘀点がある，脈沈弦または沈濇など。

処方：①帰来，間使，三陰交（瀉）……………………行気活血，去瘀止痛
　　　②帰来，気海，間使（瀉）…………………………疏肝理気，行血散滞

2．寒湿凝滞による痛経

　　経期中に雨にあたったり，寒をうけたり，なま物を食べすぎたりすることにより，寒湿が下焦を損傷して胞宮に客し，そのため経血が凝滞して血行が悪くなりおこる痛経。

症状：経前または経期中に小腹に冷痛がおこる。拒按。経血量は少ない，経色は黒で血塊をともなう。大便溏薄。四肢が冷える。舌質または舌辺が紫，舌苔白膩，脈沈緊など。

処方：帰来（灸瀉），水道（または阿是穴）（灸瀉），三陰交（瀉）……寒湿の温化，通経行血

3．気血虚弱による痛経

　　平素から気血不足，脾胃虚弱，または大病，久病のため気血虚損となっており，経血の運行が無力のためおこる痛経。

症状：経行時または経行後に少腹に空痛がおこる，喜温喜按。月経量は少ない，経色は淡であり経質は清稀。頭暈心悸。顔面蒼白。舌淡，脈虚弱無力など。

処方：補益気血の処方（合谷，三陰交（補））に帰来（瀉）を配穴し，佐として調経行血をはかる

※　経行後，血海が空虚となり，そのためにおこる小腹の冷痛
　　帰来，気海，関元（灸）………………………………培元扶陽，散寒逐冷

2 閉　経

本穴に瀉または灸瀉を施して去瘀，行滞，温経，散寒をはかると，寒凝，気鬱，気滞血瘀，寒湿凝滞による閉経を治療することができる。

1．寒凝による閉経

　　寒邪が胞宮に客して衝任に結し，胞脈が阻滞しておこる場合

処方：帰来，関元（灸瀉），血海（瀉）……………温経散寒，通経行血

2．気滞による閉経

　　情志鬱結のため気機不暢となり，胞脈阻滞となって経水が下行できずおこる場合

処方：帰来，気海，太衝（瀉）…………………………疏肝解鬱，通経行血

3．気滞血瘀による閉経

　　肝気鬱結，気滞血瘀のため，衝任不通，胞脈阻滞となり，そのため経水が下行しなくなっておこる場合

処方：帰来, 関元, 太衝（または気海）, 三陰交（瀉）……行気逐瘀, 通経行血

4. 寒湿凝滞による閉経

寒湿の邪が衝任に客したために, 血が寒により凝滞して血海に滞り, 胞脈に阻滞しておこる場合

処方：帰来, 阿是穴（灸瀉）, 三陰交（瀉）……… 寒湿の温化, 通経行血

3 産後腹痛

本穴を局部または近隣取穴として用いると, 寒邪が虚に乗じて侵入し, この寒のために気血が凝滞しておこる寒凝血瘀による腹痛を治療することができる。

症状：悪露過少または早期消失。少腹痛, 腹部の硬い塊, 按じると痛みが増強。顔色は紫暗。舌質はやや紫, 脈は沈緊など。

処方：帰来, 関元（灸）, 三陰交（瀉）…………… 温陽散寒, 活血止痛

※ 血虚体質の場合には, 三陰交を去るとよい。

4 子宮脱

本病は気虚下陥と腎気虚損によりおこる場合が多い。

1. 気虚下陥し, 胞宮を固摂できないためにおこる子宮脱

「陥なるは之を挙げる」という治療原則を用いる。

処方：帰来（両側）, 合谷, 足三里（補）………… 益気昇提, 胞宮の固摂

2. 腎気不足のため胞宮を固摂できなくなりおこる子宮脱

処方：帰来, 気海, 太谿, 腎兪（補）……………腎気の補益, 胞宮の固摂

5 疝気（付：睾丸炎）

本穴は疝気病のうち気疝と狐疝を治療するときに用いる。

1. 狐 疝

症状：陰嚢が腫大となったり収縮したりする。陰嚢の位置が姿勢によって変わる, 臥すると奥に入り, 起きると元に戻る。脹痛など。

処方：【1】気虚下陥による狐疝

①帰来（患側）, 天枢（患側）, 気海, 合谷（補）……益気昇提

②帰来（患側）, 合谷, 足三里（補）, 太衝（瀉）……益気昇提, 佐として疏肝をはかる

【2】肝気鬱滞による狐疝

帰来（患側）, 気海, 太衝（瀉）………… 疏肝理気

①寒滞肝脈をともなう場合：上処方の太衝に灸を加える

②陰寒内盛をともなう場合：上処方の帰来に灸を配し, さらに曲骨（灸瀉）を加える……温経散寒, 疏肝止痛

2. 気 疝

症状：陰嚢が腫脹し疼痛をともなう。少腹結滞し違和感がある。症状の緩急に法則性がない。

舌淡苔薄，脈弦。情緒が過敏の状態のとき，過労時に発症するなど。
処方：【1】気滞不行に偏している場合
帰来（患側），曲骨，太衝（瀉）………… 理気止痛
【2】気虚下陥に偏している場合
帰来（補，痛みのひどいものには瀉法を施す），合谷，足三里（補），大敦（灸）……
益気昇提，佐として疏肝理気をはかる
付：睾丸炎
急性：帰来（患側），三陰交，行間（瀉）……疏肝行血，消腫止痛
慢性：帰来（患側）（瀉），三陰交（灸瀉），大敦，曲骨（灸）……暖肝散寒，消腫散結

6 産後悪露不止

本穴を瀉すと，新産後，胞脈が虚しているところに寒邪が侵入し，血に作用して瘀血阻滞となり，悪露がうまく排泄できないものを治療することができる。
症状：悪露の量は少なく，すっきり出ない，色は黒かったり塊をともなったりする。少腹疼痛，按じるとひどくなる。胸腹脹痛。舌質辺紫，脈沈濇または沈実有力など。
処方：三陰交（瀉）を配穴……………………活血去瘀
※ 小腹部が冷える場合：帰来に灸頭針を施す

7 癥 瘕

本病は気血瘀積，痰湿凝滞により腫塊を形成する疾病である。胞宮に生じるものは，「石瘕」といい，子宮筋腫に相当する。また胞脈に生じるものは，卵巣嚢腫または輸卵管積水に類似している。軽症の場合には，針灸治療により一定の効果が現れる。軽症の卵巣嚢腫，小さな子宮筋腫に対しては，数多くの治癒例がある。

1．瘀血凝聚による癥瘕

肝気鬱結，気滞血瘀となり，瘀血が凝結しておこる癥塊
症状：子宮がしだいに大きくなり堅くなる，腫塊を触知できるが圧痛はない，経期は正常である，経量は多く塊をともなう。頭痛，不妊または帯下の量が多くなるなどの症状をともなう場合もある。舌質辺紫，脈細弦など。
※ 子宮筋腫に相当する。
処方：帰来，関元，阿是穴，三陰交（瀉）…………活血化瘀，消堅散結

2．痰湿凝滞による癥瘕

思慮過度，肝脾不和により痰湿が凝滞し，それが癥塊となる場合
症状：小腹の一側に腫塊が生じ，しだいに大きくなる，球状を呈する，軟かく按じると移動する，圧痛はない。月経は正常である。舌潤苔薄，脈沈弦など。
※ 卵巣嚢腫，輸卵管積水に相当する。
処方：帰来，阿是穴，足三里（瀉）………………化瘀軟堅，去痰利湿

8　不妊症

本穴は胞宮寒冷，肝鬱気滞による不妊症を治療する。

1．胞宮寒冷による不妊症

症状：月経異常，経行時に腹痛がある，小腹部が冷えていたり冷痛がある。顔面蒼白。舌淡苔白，脈細緩など。

処方：帰来（灸瀉，灸頭針），石門（灸瀉）または帰来，関元，気海（灸）……胞宮の温暖

2．肝鬱気滞による不妊症

症状：月経が前後し不定期である，すっきり出血しない，または痛経。経前に乳房脹痛がおこる，胸脇脹満。精神抑鬱。舌紅苔白，脈弦など。

処方：帰来，太衝（瀉），三陰交（先瀉後補）…… 疏肝解鬱，養血扶脾

9　子宮外妊娠

本穴を瀉して活血去瘀，通経止痛をはかるとよい。

1．気滞血瘀による子宮外妊娠

気海，阿是穴（瀉）を配穴…………………………通経活血，去瘀止痛

2．血瘀成癥による子宮外妊娠

三陰交，阿是穴（瀉）を配穴………………………通経活血，去瘀除癥

※　寒をともなう場合…………………………………帰来と阿是穴に灸を加える。

血脱気竭による子宮外妊娠には，先に合谷，関元，気海（補）を施し，ショック状態が改善してから弁証取穴を行い，その「本」を治すとよい。

症　例

［症例1］　男，38才，初診1973年3月20日

主　訴：疝気を患い10年になる

現病歴：10年前に右側の少腹部に狐疝がおこった。咳嗽，起立・歩行しているとき，またはショックをうけると小腸が陰嚢に脱入し，横になるか休息をとると回復する。寒冷刺激をうけたり，食事を急いで食べたりしても，疝気がおこる。息切れ，頭暈，心悸，脱力感，腹脹，食欲不振，吐酸などの症状をともない，顔色は萎黄，脈は沈弱である。1969年に1度手術をしたが，半年後に再発。

既往歴：十二指腸潰瘍を12年患っており治癒していない。肝炎を患い2年が経過している。

弁　証：脈証にもとづくと，中気不足，気虚下陥によりおこった狐疝と考えられる。

治　則：益気固摂

取　穴：右帰来，合谷（両側），三陰交（両側）（補）。隔日治療とする。

経　過：10回の治療で治癒。1973年6月25日に再発していないことを確認。

［症例2］　女，28才，初診1982年6月30日
主　　訴：腹痛が7カ月間続いている（月経前後）
現病歴：7カ月来，月経時に月経量が減少，経質は稀薄，血塊をともなう，月経前には帯下が多くなり色は白色であるなどの症状がともなう。毎回月経前には両脇部および小腹部に脹痛がおこり，矢気後には軽減する。月経後には少腹部に発作性の激痛がおこり，腰部に酸痛がおこることもある。朝方に症状は重く，このような状態が2週間持続すると緩解する。便通は1日に1～2回，小便は黄色で熱感がある。平素から怒りっぽい。顔には色素沈着があり，舌質は紅である。
婦人科検査：子宮の大きさは正常，後屈があり，左側の付属器は肥厚しており索状を呈している。右側は正常。結婚して3年になるが子供にめぐまれない。付属器炎と診断され，中西薬の治療を行うが効果はあがらなかった。
弁　　証：気滞血瘀型の痛経
治　　則：行気活血，通経止痛
取　　穴：帰来，内関，三陰交（瀉）
効　　果：2診後には腹痛は消失し，3診で治癒。

［症例3］　男，32才，初診1979年8月24日
主　　訴：10年来の便秘
現　　症：排便困難，強く力まないと排便できない，排便の回数は24時間に1回だが排便量は少なく塊状を呈する。食欲不振，精神不振，息切れ，脱力感などの症状をともない，会話・歩行・仕事などによって疲労感を覚える。食後に腸が動いていないように感じられる。脈は細数。入院時に慢性直腸結腸炎と診断されて治療をうけたが効果はなかった。
既往歴：8才時にアメーバ赤痢を患い，10年前に1度再発している。
弁　　証：脈症，随伴症状，経過，病歴にもとづくと，初期は熱毒が腸中に積滞して大腸の伝導機能が失調した痢疾であったと考えられる。その後，失治により胃腸の積熱が去らず，この熱により津液を損傷して便秘がおこるようになったものである。この熱秘が長く続くと，胃腸の機能が失調するため，食欲不振，大便秘結，腸の蠕動運動の減弱などの症状が出現している。息切れ，疲労感，脱力感，精神不振は，病が長期化して食欲もなく，そのために気血生化の源が不足しておこったものである。
治　　則：通便開秘
取　　穴：初～3診，左帰来，天枢，曲骨（瀉）
　　　　　4～5診，支溝，陽陵泉，豊隆（瀉）
　　　　　6～10診，左帰来，天枢，曲骨（瀉）
効　　果：1日1回の針治療とし，3診後には症状は軽減した。5診後の効果は不良であったために再び元の処方に変える。8診後には便秘は顕著に改善され，10診で治癒した。
経　　過：1979年10月18日に患者の妻に治癒していることを確認した。

> 参 考

1．本穴の針感

　　やや上方（天枢穴の方向）へ向けて斜刺すると，針感は足陽明胃経に沿って腹中を循り，天枢穴の部位に到達する。やや下方（気衝穴の方向）へ向けて斜刺すると，針感は足陽明胃経に沿って気衝穴の部位に到達する。直刺すると，針感は多くは局部に集中するか，または周囲に拡散する。やや内側または外側に向けて斜刺すると，針感は同側の数寸離れた部位に走行する。恥骨結合に気持ち向けて1.5～2寸横刺すると，下腹部に酸脹感が生じる。一部には小腹部および外生殖器に向かって放散する場合もある。疝気を治療する場合は，針感が気衝穴または陰嚢に到達するようにし，閉経や痛経，産後腹痛などを治療する場合は，針感が患部に到達するように手技を施すとよい。

2．歴代医家の経験

　①「帰来は，少腹奔豚，卵縮茎中痛，婦女の血臓積冷を治す，五壮灸し，針を五分入れるべし」（『銅人腧穴針灸図経』）
　②「奔豚，卵上に入りて痛み茎に引くは，帰来これを主る。女子の陰中寒えるは，帰来これを主る」（『針灸甲乙経』）
　③「小腸気痛帰来治す」（『勝玉歌』）
　④「婦人の陰冷え腫れて痛むは，帰来に灸すること三十壮」（『備急千金要方』）

　これらの経験は臨床において参考にする価値がある。本穴に瀉を施すと行気去瘀，平衝降逆の作用があり，また疝気を緩解させる作用がある。また灸を施すと温通経気，散寒止痛の作用がある。

3．本穴の位置

　　諸書により異なる。水道の下1寸，中極の傍ら2寸という説，水道の下1寸，任脈曲骨を去ること2寸，足少陰腎経の横骨穴を去ること1寸5分という説などがある。本書では臍下4寸，中極穴の傍ら開くこと2寸とした。

4．妊婦の禁針，禁灸について

　　中極の一節［参考］を参照。

7. 足三里 (あしのさんり)

　本穴は，理（古くは里は理に通じる）すなわち腹部の上中下三部の諸証を治すことから，足三里と命名された。別名，下陵，鬼邪，中愈髎ともいう。本穴は足陽明脈の合（入るところ）穴・土経の土穴であり，回陽九針穴の1つとされている。臨床においては，強壮穴，肚腹疾病治療の常用穴とされている。

　『霊枢』邪気臓腑病形篇では，「合は内腑を治す」と述べている。足陽明胃経の合穴である足三里は，胃の腑病，経病，気化病および胃と関係のある臓腑器官の病変治療に常用される。また胃腑機能の改善，胃の機能失調により生じる病理証候の治療に一定の効果がある。さらに本穴には，中気を補し，脾胃を健やかにする作用があるため，脾虚と関係のある肚腹病を治すこともできる。

本穴の特性

＜治療範囲＞

1．肚腹病

　胃は経絡を通じて，心，脾，肺，肝，胆，大腸，小腸，膈と密接に連絡されている。そのため胃と前記の各臓腑・器官は，しばしば相互に影響しあう。例えば，胃病は腸，脾に影響するし，脾病は胃腸，肝胆に影響する。また腸の病は脾，胃に影響をあたえるし，肝病は脾，胃，胆に，胆病は肝，胃にそれぞれ影響をあたえる。

　また胃を治すことは，腸，脾にとって有益であり，脾を治すことは胃，腸，肝，胆にとって有益である。また肝を治すことにより益胃，益脾，利胆をはかることができるし，胆を治すことは肝，胃などに有益である。

　足陽明胃経の合穴である足三里には，和胃，健脾，通腸導滞などの作用があり，また健脾益気の作用がある。この作用によって脾と胃，肝，胆，腸が相互に影響しておこる病証や，胃と関係する脾，肝，胆，大小腸の肚腹病の治療に，本穴を用いることが可能になる。「肚腹三里に留める」の意はここにある。

　さらに胃と関係のある心，肺，膈病証，傷寒病中の陽明腑証，太陰証と厥陰証の寒熱錯雑型，温病気分証の熱結腸道型も，本穴の治療範囲に入る。

2．脾胃と関係する虚証

　①脾胃は後天の本であり，気血生化の源である。脾胃の「納・運」機能が失調して気血生化不足（気血両虚）となると，臓腑，器官，肢体に病証をひきおこす。これらの病証の治療で

は，本穴を取って脾胃を調理し，本治をはかることができる。また病後の体弱に脾胃の調養をはかるときにも，本穴を用いることができる。

脾には統血作用があるが，脾気が虚弱になったために統血機能が低下すると，出血性の疾病がおこる。この疾病の治療では，本穴を補して益気摂血をはかるとよい。

②『霊枢』五味では，「胃は，五臓六腑の海なり，水穀は胃に入り，五臓六腑は皆気を胃に禀く」と述べている。また金・李東垣も，脾胃が内傷すると百病がこれによっておこるという病機学説を唱えており，「脾胃の気が損傷すると，元気も十分ではなくなり，諸病が生じる」と述べている。こうした病の治療にあたっては，脾胃の調理，脾胃の健壮を重視しなければならないが，その方法として本穴を配穴するとよい。

3．虚脱証

本穴には中気を補す作用があるが，補気によって回陽固脱をはかることができる。このため先人は，本穴を回陽九針穴の１つに加えている。久病のため元気が衰弱している場合，急病の陽気暴脱と中気不足による病証などは，すべて本穴の治療範囲に入る。

4．痰湿証

「あるいは痰に針するは，先に中脘，三里に針す」，これは『行針指要歌』の一節である。水，飲，痰の形成には，脾，肺，腎の三臓が密接に関係する。脾に原因があって生じた痰湿には，本穴を補して健脾去湿をはかり，止痰をはかるとよい。痰湿が胃に集まっている場合には，本穴を瀉して，和胃行湿をはかり，降痰をはかるとよい。しかし土が旺盛である場合は，湿を制御することができるため，痰湿証は生じない。

足三里には健脾去湿，去湿益脾の作用があり，湿や痰の生成を制御することができる。したがって，痰飲，癇証，狂証，癲証，哮証などの痰，あるいは痰湿による病証には，本穴を配穴するとよい。

5．経脈循行上の病証

本穴は本経の循行する足，膝脛部，大腿部，腹部の疾患や経筋病を治療することができる。

＜効　能＞

1．弁証取穴

①補法：健脾養胃，補中益気

　灸または焼山火を施す…脾胃の温補

　湯液における潞参，白朮，山薬，茯苓，黄精，扁豆，炙甘草，薏苡仁，伏竜肝，白蔲，肉蔲仁，紅棗，益智仁などの効に類似

②瀉法：和胃通腸，去痰導滞

　湯液における枳実，枳殻，神曲，麦芽，山楂，莱菔子，厚朴，大黄，檳榔，木香，陳皮などの効に類似

③瀉法（灸または焼山火を施す）：温胃導滞，寒湿の温化

　湯液における乾姜，生姜，呉茱萸，白蔲仁，草蔲仁，丁香などの効に類似

④棒灸または灸を隔日あるいは５～７日に１回，毎回10分～30分間行う。同治療を長期にわ

たって実施すれば中焦の温運，後天の養益，防病抗疫，健体益寿の作用がある。
2．局部取穴
　①瀉法（灸を配す）：駆邪散滞
　②補法：筋脈を強壮にする

＜主　治＞

　泄瀉，痢疾，便秘，急性腸梗塞，反胃，嘔吐，胃痛，しゃっくり，噎膈，霍乱，急性膵炎，傷寒陽明腑証，虫垂炎，黄疸，伝染性肝炎，単純性腸道回虫症，腹痛，脱肛，胃下垂，子宮脱，疝気，疳積，癇証，狂証，癲証，厥証，脱証，虚労，不眠，慢驚風，慢脾風，崩漏，産後血暈，閉経，月経不順，妊娠悪阻，暴盲，青盲，軟口蓋麻痺，脳外傷後遺症，哮証，喘証，痰飲，腸チフス，浮腫，遺尿，陽萎，中風，外傷性対麻痺，痿証，鶴膝風，下肢湿疹，臁瘡，じんましん，疥瘡，瘧疾，久瘧，多眠，脚気，乳汁分泌欠乏。

　また初期の肝硬変，急性胆嚢炎，胆石症，帯下，産後悪露不止，頭痛，眩暈，肺癆，顔面神経麻痺，夜盲症，眼瞼下垂，癃閉，痺証を主治する。

臨床応用

1　泄　瀉

1．**脾胃虚弱による泄瀉**
　　足三里，陰陵泉（少し瀉してから多く補す）………健脾益気，滲湿止瀉
2．**肝木乗脾による泄瀉**
　　足三里（補），太衝（瀉）……………………………抑肝扶脾
3．**寒湿による泄瀉**
　　①足三里，陰陵泉，天枢（灸瀉）…………………寒湿の温化，調中止瀉
　　②足三里，天枢（瀉），水分，神闕（灸）…………寒湿の温化，調中止瀉
　　※　湿困の状態が重く，胸悶，食欲不振，肢体倦怠，舌苔白膩，脈濡緩の場合
　　　　足三里，陰陵泉（灸瀉）……………………………温中分利
4．**飲食損傷による泄瀉**
　　①足三里，中脘（瀉），四縫穴（点刺出血）……… 保和丸の効に類似
　　②足三里，天枢，陰陵泉（瀉）……………………消積導滞，利湿止瀉
5．**湿熱による泄瀉**
　　足三里（瀉），陰陵泉（瀉，透天涼），天枢（瀉）……湿熱の清利
6．**脾腎陽虚による泄瀉**
　　足三里，関元，太谿（補）…………………………脾腎の温補，固腸止瀉
7．**脾胃虚寒による泄瀉**
　　①足三里，関元，神闕，天枢（灸）………………脾陽の温運，去寒止瀉
　　②足三里，陰陵泉（補），天枢（灸瀉）…………… 温中散寒，脾胃の健運

※ 久しく泄瀉の状態が続き，気虚下陥となり脱肛している場合
　　①足三里，合谷，天枢または大腸兪（補）……補中益気，濇腸固脱
　　②足三里，合谷，百会（補）………………………補中益気，昇陽挙陥

2　便秘，急性腸梗塞

天枢一節の［臨床応用］を参照。

3　胃　痛

病位は胃にある。「合は内腑を治す」といわれており，足陽明胃経の合穴である足三里は，胃痛治療の常用穴とされている。

１．肝気犯胃による胃痛
　　①足三里，中脘，内関（瀉）……………………………行気和胃
　　②足三里，太衝，間使（または期門）（瀉）……… 疏肝理気，和胃調中

２．脾胃虚寒による胃痛
　　①足三里（瀉），中脘（瀉，加灸），神闕，関元（灸）……温陽益脾，暖胃止痛
　　②脾兪，胃兪（灸補）による温脾健胃法と足三里，中脘（灸瀉）による暖胃散寒止痛法を交互に用いる

３．飲食損傷による胃痛
　　①足三里，中脘（瀉），四縫穴（点刺）……………… 消食和胃
　　②足三里，中脘（または上脘），公孫（瀉）……… 消食導滞，和胃調中

4　呃逆（しゃっくり）

本穴にて和胃降逆，益気健中をはかる。

１．寒涼により胃を損傷し，胃陽が影響を受け，その通降作用が失調しておこる呃逆
　　足三里，中脘または上脘（灸瀉）…………………温中散寒，和胃降逆
　　※　または公孫（瀉）を加えて和胃降逆の効を強める。

２．宿食積滞，痰濁中阻となり，それが久しく鬱して化熱し，胃火が上衝しておこる呃逆
　　足三里（瀉，透天涼），上脘，公孫（瀉）………… 積滞の消導，清胃降逆

３．肝気鬱滞，気鬱化火，肝火犯胃し，肝胃の火が上衝しておこる呃逆
　　足三里（瀉），太衝（瀉，透天涼），公孫（瀉）……平肝和胃降逆

４．【1】脾腎陽虚で気虚不固となり虚気上逆しておこる呃逆
　　①足三里（瀉），命門，腎兪（補）………………… 脾腎の温補，和胃降逆
　　②足三里，太谿，関元（補）……………………………脾腎の温補
　　※　上処方に公孫（瀉）を加え，佐として和胃降逆をはかることもある。

　　【2】高齢または病後で体が弱く，脾腎陽虚，元気が大いに虚しておこる呃逆
　　足三里，関元，気海，太谿（補）……………………脾腎の温補，元気の固摂

5．脾胃虚弱で胃失和降，虚気上逆しておこる呃逆

足三里（瀉），脾兪（補），または足三里，陰陵泉（補），公孫（瀉）……脾胃の補益，和胃降逆

5 脱肛，胃下垂，子宮脱，疝気

上記の諸病に対して補中益気法を治法として用いる場合は，足三里，合谷（補），または百会（補）を加えて補中益気，昇陽挙陥をはかるとよい。これは湯液における補中益気湯の効に類似している。病位にもとづいて上処方で配穴を行うとよい。

例1．脱肛：長強（補）を加える……………………肛門の収縮，昇提を増強する
例2．胃下垂で消化不良の場合：合谷（補），足三里（瀉）
　　　胃下垂で湿が絡む場合　：足三里，合谷（補），陰陵泉（瀉）
例3．子宮脱：子宮穴または維胞を同時あるいは交互に刺針
　　　※　胞脈は腎と関係があるので，腎兪または太谿（補）も可
例4．気虚による気疝，狐疝：太衝（瀉）または大敦（灸）を配穴……疏肝理気

6 疳 積

疳証と積滞は，脾胃の運化機能が失調しておこる証候である。食事の不摂生により脾胃を損傷し，中焦に食滞が生じておこる場合が多い。こうした事例から「積無くば疳を成さず」という説が生まれ，「内傷食積針三里」といわれている。疳証と積滞の治療では，ともに本穴を取ることができる。

1．積滞

【1】乳食が停滞し，脾胃が失調しておこる積滞
足三里，中脘（瀉），四縫穴（点刺出血）………… 化食消積，調中和胃
【2】積滞が改善せず滞りにより内熱が生じている場合
上処方の中脘を内庭に代える……………………清熱化滞
【3】脾胃虚弱で宿食が内停しておこる積滞
①足三里（瀉），陰陵泉（補），四縫穴（点刺出血）……脾胃の健運，積滞の消導
②足三里（先瀉後補），陰陵泉（補）……………… 脾胃の健運，積滞の消導

『金匱要略』腹満寒疝宿食病脈証治篇には，「問うて曰く，人病みて宿食有り，何を以ってこれを別つか。師曰く，寸口の脈浮にして大，これを按じて反って濇，尺中も亦微にして濇，故に宿食有るを知る。大承気湯これを主る。脈数にして滑の者は実なり，此れ宿食有り，これを下せば愈ゆ。大承気湯に宜し。下利し食を欲せざる者は，宿食有るなり。当にこれを下すべし，大承気湯に宜し。」との記載がある。同記載中の3つの事例は，ともに宿食が下にある大承気湯の脈証である。この場合，針灸では足三里，天枢，中脘（瀉）を取穴する。これには，通腑泄満，積滞を消導させる作用があり，これは湯液における大承気湯の効に類似している。

2．疳証

【1】久積食滞のために湿熱が内蘊しておこる疳証
足三里，陰陵泉（瀉），四縫穴（点刺出血）……消積和胃，湿熱の清利

【2】積滞が長期化して正気を損傷し，脾胃虚弱となりおこる疳証
　　足三里（先に少し瀉した後，多く補す），四縫穴（点刺出血），脾兪または陰陵泉（補）……
　　　　　　　　　　　　　　　　　　　　　　　　　　　健脾益胃，消食化滞

7 不 眠

　足陽明経別は，「上りて心に通じており」，また足陽明経脈は心と直接連絡している。心は神志を主っており，人の精神・意識活動を正常に保つ機能をもっている。睡眠も，心のこうした機能と密接に関係する。『素問』逆調論篇「胃不和なれば，則ち臥するに安ぜず」，あるいは『張氏医通』「脈滑数有力で不眠の者は，中に痰火が宿滞している，これは胃不和にして臥せずといわれているものである。」といった記述にみられるような不眠証は，心に連絡している足陽明胃経の足三里を取って治療するとよい。

1．食滞胃腑
　　足三里，中脘（瀉），四縫穴（点刺）……………… 消食導滞
　　※　大便がスッキリでない場合
　　　　四縫穴を去り，天枢（瀉）を加える…………通便導滞

2．宿食痰火
　　足三里（瀉），豊隆（瀉，透天涼）………………… 清熱去痰，和胃調中
　　※　痰熱が清化されて胃腑が安らかになれば，不眠も改善する。
　　※　心煩する場合
　　　　神門または大陵（瀉）を加える……………清心安神

8 慢驚風，慢脾風　関元の一節［臨床応用］を参照。

9 崩漏，産後血暈

　本穴を補して，補脾益気をはかるとよい。

1．肺脾気虚，気不統血による崩漏
　　合谷，三陰交（補）を配穴……………………………益気摂血

2．心脾気虚による崩漏
　　神門，三陰交（補）を配穴……………………………心脾の補益，益気摂血

3．気血がもともと虚している妊婦で，産後の出血過多により起こる血暈
　　ただちに足三里，合谷，三陰交（補）………………補気摂血固脱

10 閉 経

　本穴には，脾胃を調理する作用がある。脾胃失健，気血生化不足により血海空虚となりおこる血枯閉経を主治する。疾病の具体的な状況をかんがみて，次のように対処するとよい。
　①足三里，中脘，内関（瀉）……………………………理気和胃
　②足三里（瀉），脾兪，胃兪（補）……………………健脾養胃，和胃散滞

③足三里，太衝，間使（瀉）……………………………疏肝理気，和胃調中
④足三里，太白（または陰陵泉）（補），中脘，上脘（瀉）……健脾和胃
※ 脾胃の「納・運」機能が正常に回復し，気血が旺盛になれば，閉経もよくなる。

11 腸チフス　陰陵泉の一節［臨床応用］を参照。

12 痿　証

ここでの痿証は，小児麻痺を指している。

1．前駆期および麻痺前期

　　湿邪が肺衛を侵犯し，湿熱が胃腸に内蘊しておこった場合には，悪寒，発熱，咳嗽，鼻汁，悪心，嘔吐，食欲不振，大便溏薄の各症状が現れる。麻痺前期には，肢体疼痛，全身過敏，項部のこわばりの各症状がみられ，舌苔白膩，舌質淡紅，脈滑数または濡数となる。
　　足三里，陰陵泉，合谷または曲池（瀉）……………解表和中，清熱利湿

2．麻痺初期

　　湿熱が胃腸に影響し，経絡に外入，そのため経脈が阻滞しておこった場合には，麻痺，肢体の痿軟無力（下肢の非対称性の麻痺が多い），悪心，嘔吐，食欲不振，大便溏薄の各症状が現われ，舌苔白膩，舌質淡紅，脈細滑となる。
　　足三里，陰陵泉（瀉）………………………………湿熱の清利，通絡和中

3．麻痺期および後遺症期

　　下肢の痿軟を治療する場合には，局所取穴として本穴を補い健筋補虚をはかるとよい。この場合，三陰交，陽陵泉，環跳などの局所穴を配穴することが多い。あるいは上処方と肝腎を補益する処方である太谿，腎兪，曲泉（補）を交互に用いてもよい。

4．『素問』痿論篇では，

　　「陽明（胃）は，五臓六腑の海，宗筋を潤すを主る」と述べている。宗筋の生理機能は，主として胃の受納，津液の化生に依存している。痿証に食欲不振をともなう場合には，本穴を配穴して調胃，養胃をはかることにより宗筋を補益すれば，麻痺の早期回復に有益である。

13 瘧　疾

本穴を補うと，瘧疾が長期化して脾胃を大いに傷り，気血がともに虚していて，疲れると発病する労瘧を主治する。
　①合谷（補），間使（瀉）を配穴……………………補中益気，扶正去邪
　②合谷，三陰交（補）を配穴………………………気血の補益，扶正止瘧

14 久　瘡　合谷の一節［臨床応用］を参照。

15 多　眠　陰陵泉の一節［臨床応用］を参照。

16 脚　気

1．湿脚気

足脛部の腫大，軟弱，麻木，無力，行動に影響する，小便不利，舌苔白膩，脈濡緩などが現れる。これは水湿を外からうけて衛気がめぐらなくなり，邪が経絡に侵襲して気血が阻滞することによりおこる。足三里，陰陵泉（瀉）により去湿散滞をはかるとよい。寒湿偏盛である場合には，灸を加えるとよい。また湿熱偏盛の場合には，透天涼を施して清熱利湿をはかるとよい。上処方と舒筋活絡，行血散滞の作用がある三陰交，陽陵泉，崑崙，照海（瀉）を，併用するとさらに効果的である。

2．乾脚気

足脛部には腫大はないが，日増しに痩せ，麻木，酸痛がある。またときに乾嘔がおこる，食欲不振，小便は黄色く熱感がある，大便秘結の前記のような症状と舌質紅，脈弦数などが現れる。これらの症状は平素から陰虚内熱があるところに風湿の邪毒をうけて邪が経絡気血を阻滞させ，湿が化燥してさらに津血を損傷するために，筋脈失養となって生じる。足三里（瀉），陰陵泉（瀉，透天涼を施す）により湿熱の清利，和胃暢中をはかるとよい。また三陰交，陽陵泉（瀉）を配穴すると，通絡散滞をはかることができる。

病が長期化し，精血の不足，筋脈失養が主証となる場合には，足三里（瀉），陰陵泉（瀉，透天涼を施す）と，育陰生津，精血を補益する作用がある三陰交，復溜（補）を，併用すると効果的である。

症　例

[症例１]　女，28才，初診1974年３月30日
主　訴：乳汁分泌欠乏が３カ月間続いている
現　症：産後，乳汁の分泌がしだいに減少し，乳房の脹痛がおこる。また腹脹，食欲不振，胃脘部の隠痛，息切れ，頭暈，心悸，身体のだるさ，脱力感などの症状をともなう。舌苔は薄白，脈は沈弦である。
弁　証：脈証によると，肝気犯胃により受納と運化機能が失調し，そのために気血不足，気機不暢となり，乳汁の生化と運行が悪くなっていることがわかる。気が胃脘部に滞り，乳絡を阻滞させると，胃脘部の隠痛，腹脹，食欲不振，乳房の脹痛などがおこる。また息切れ，頭暈，心悸，身体のだるさ，脱力感などの症状は，受納と運化機能が失調したために，気血の生成が不足して生じたものである。
治　則：行気和胃，佐として益気をはかる
取　穴：初診，合谷，三陰交（補）
　　　　２〜４診，足三里，間使（瀉），合谷（補）
効　果：初診時では気血双補をはかろうとしたが，効果的ではなかった。２〜４診では足三里，間使（瀉），合谷（補）に変えて良好な効果を収めた。２診後には食欲は増加し，乳汁の

分泌も増加した。3診後には腹脹，胃痛は消失し，乳汁の分泌も増加し，4診で治癒した。

［症例2］　男，53才，初診1966年6月1日
主　訴：8年来腹痛が断続的におこる
現病歴：8年来，臍周囲に繰り返し隠痛がおこる。ひどいときは胃の部位も痛む。上に突き上げるように痛み，酸水を嘔吐すると痛みは軽減する。痛みは空腹時に著しく，また食後も痛む。平素から息切れ，身体のだるさ，脱力感，精神不振があり，大便は溏薄で1日に2回，疲れると喘息や心悸がおこる。身体は痩せており，舌質は淡，脈は沈弱である。
弁　証：脾胃虚弱により受納と運化が悪くなり，さらに気機の阻滞をともなっている。
治　則：補気健脾，調胃和中
取　穴：足三里（先に少し瀉し，後に多く補す），合谷（補）
経　過：1971年4月に，2回の治療で治癒し，その後再発していないことを確認した。

［症例3］　男，8才，初診1971年5月13日
主　訴：（代訴）皮膚の発疹，瘙痒が40日余り続いている
現病歴：初めは左側の下腿部に腫痛がおこり，その後両膝の関節部の腫痛がおこるようになった。さらに両下肢に赤色の小さな発疹がおこり，瘙痒はかなりひどかった。また腹痛，食欲不振をともなっていた。ペニシリン注射により両膝関節の腫痛は治癒したが，両下肢の癮疹は悪化した。さらにペニシリン，アナルギンなどを注射したが，両下肢および陰部の癮疹は消失しなかった。4月9日から4月30日までアナフィラキシー様紫斑病の疑いで当病院の内科に入院して治療をうけたがあまり効果はあがらなかった。
内科検査：口峡峡部に充血がある，扁桃腺腫大Ⅲ，項部は軟かい，心肺肝脾（−），腹部は平らで軟かい，患児は1カ月前に1度ペニシリンのアレルギー反応がでたことがある。
弁　証：湿熱が関節部に下注したために，関節部の腫痛がおきたと考えられる。また湿熱が下肢の肌膚に留注したために皮膚の発疹がおこり，湿熱が中焦に停留したために腹痛，食欲不振がおきたと考えられる。
治　則：湿熱の清利，和胃暢中
取　穴：足三里，陰陵泉（瀉）。隔日治療とする。
効　果：2診後には皮膚の赤い発疹は減少した。3診後には下肢の赤い小さな発疹はすべて消失した。4診後には瘙痒も止まり，5診にて治癒した。
経　過：1971年6月16日に患児の母親からその後再発していないことを確認した。

［症例4］　男，50才，初診1970年4月17日
主　訴：12年来の全身のこわばり，だるさ
現病歴：1958年の冬に水をあびてから発病。1960年に浮腫がおきてから全身のこわばりがひどくなる。症状は気候とは関係がない。四肢と項部および腰部がこわばり，だるい感じ

がする。空腹時に症状は増強する。この5カ月来，両上肢および手指のこわばりがひどく，物を持つ手にも力がはいらない。息切れ，頭暈，食欲不振，食べる量も減少，腹部空竭，多汗，雨が降ると下肢の跳痛や麻木感がおこるなどの症状をともなう。徹夜すると耳鳴りがおこり，冷たい飲料水や果実を食べると，下肢のこわばりが強くなる。夏は暑さに弱い。顔色は萎黄で，脈は沈弱である。以前に某病院でリウマチと診断され，各種治療をうけたが効果はなかった。

弁　証：気血両虚のために四肢を灌漑できず，筋脈の栄養が悪くなっておこったものである。水をあびてから発病したとのことであるが，局部は冷えておらず，気候との関係はない。冷たい飲料水や果実を食べたり，雨が降ると下肢のこわばりが増強するのは，陽気の宣通が悪いためである。

治　則：気血の補益，脾胃の補益

取　穴：足三里，合谷，三陰交（補）。隔日治療とする。

効　果：2診後には症状は80％軽減し，耳鳴りもなく，食べる量は増加した。また風雨が強くても下肢の跳痛や麻木もおこらなくなった。4診後には右側の大腿外側部の麻木があるだけで，そのほかの症状は消失した。5診後には普通に出勤して仕事ができるようになり，6診で治癒した。

経　過：1971年10月20日に手紙にて再発していないことを確認した。

［症例5］　男，57才，初診1969年12月1日

主　訴：胃脘部の麻涼感，隠痛が1年余り断続的におこる

現病歴：1年来，胃脘部に麻涼感と隠痛がおこる。寒冷刺激をうけたり，冷たい物を食べると症状は増強する。口からは清涎が流れ，熱い物を食べたがる。腹鳴があり，ときに飢餓感がおこり，空腹時には汗がでて身体が震える，大便は最初は硬いが後は溏薄である。耳鳴り，めまい，盗汗，息切れ，頭項部の麻涼感などの症状をともなう。舌苔は微黄で膩，脈は濡数である。鶏スープを飲むと大便の回数は増加し，口苦が強くなる。

弁　証：これは寒湿が内停し，脾胃が損傷している証候である。寒湿の邪が胃腸に内停して脾胃の運化機能が失調すると，胃脘部の冷え，隠痛，口から清涎が流れる，熱い物を好んで食べる，腹鳴，大便溏薄などの症状がおこる。また寒冷刺激をうけたり，冷たい物を食べると胃を損傷して湿を助けるので，胃脘部の冷え，隠痛は増強する。このような状態が長期化すると，運化と受納機能が悪くなるために気血の生成が不足し，頭暈，息切れ，めまい，空腹時に汗がでて全身が震えるなどの症状がおこる。寒湿の証のため鶏スープのような温熱の品を急いで飲んでも，陽が陰を化さず陰陽格拒となる。陽熱が上に浮くと口苦，舌苔微黄で膩，脈濡数となる。

治　則：去湿和中

取　穴：足三里，陰陵泉（瀉）

効　果：初診時には抜針前に胃脘部の麻涼感は軽減し，15分間置針した後には腹部が温かくなった。2診後には胃脘部の麻涼感は軽減し，清涎の量も減少した。5診で治癒。

経穴の効能鑑別・配穴

効能鑑別

1．足三里，豊隆，天突の効能比較

　この3穴には，ともに去痰作用があるが，各穴それぞれに固有の特徴がある。詳細は豊隆の一節［経穴の効能鑑別］を参照。

2．足三里と中脘，上脘の効能比較

　胃中虚寒と寒邪滞胃の病証の治療では，足三里に灸瀉法を施すより，中脘，上脘に灸瀉法を施したほうが効果的である。刺激が直接病所に到達するためである。

3．足三里と内庭の効能比較

　この2穴はともに足陽明胃経の経穴である。効能の比較の詳細は，内庭の一節［経穴の効能鑑別・配穴］を参照。

配　穴

1．足三里と中脘の配穴

　詳細は中脘一節の［配穴］を参照。

2．足三里と胃兪の配穴

　詳細は胃兪一節の［配穴］を参照。

3．足三里，合谷，百会（補）

　この処方には，補中益気，昇陽挙陥の作用があり，湯液における補中益気湯（『脾胃論』方）の効に類似している。その具体的な運用については，合谷の一節［配穴］を参照。

4．足三里，合谷（補）

　この処方には，補中益気の作用がある。中気不足の病証，または中気不足を要因とする症状が生じている場合にはこの2穴を取り，必要に応じて次のような配穴を施すとよい。

　1）便秘：天枢（瀉）を加える……………………益気通便
　2）泄瀉：天枢（補）を加える……………………補中益気，澀腸止瀉
　3）脾虚湿困による泄瀉：陰陵泉（瀉）を加える……佐として滲湿益脾をはかる
　4）胃痛，しゃっくり：
　①間使または内関（瀉）を加える………………佐として理気をはかり補による「滞」
　　　　　　　　　　　　　　　　　　　　　　　　を防止する
　②中脘（瀉）を加える……………………………佐として和胃をはかる
　5）悪露不止，機能性子宮出血：三陰交（補）または隠白（灸）を加える……益気摂血
　6）陽萎：三陰交（補）を加える…………………宗筋の濡養をはかる
　7）頭痛：局所穴（瀉）を加える…………………去邪（「補」中に「散」の効あり）
　8）遺尿：中極（補）を加える……………………佐として膀胱の約束をはかる

5．足三里，天枢，中脘（瀉）

　この処方は，湯液における大承気湯（『傷寒論』方）の効に類似している。その具体的な

運用については，天枢一節の［配穴］を参照。

６．足三里，中脘（瀉），四縫穴（点刺出血）

この処方は，保和丸（『丹溪心法』方）の効に類似している。その具体的な運用については，中脘一節の［配穴］を参照。

７．足三里と陰陵泉の配穴

この２穴にはともに「先に少し瀉して後に多く補う」法を用いると，湯液における参苓白朮散（『和剤局方』方）の効がある。その具体的な運用については，陰陵泉一節の［配穴］を参照。

８．足三里（瀉）

①陰陵泉，天枢（瀉）を配穴……………………湯液における枳実導滞丸（李東垣方）の効に類似

②内関または間使（瀉）を配穴…………………寛胸利気，和胃行滞

③内関（または間使）（瀉），中脘，上脘（灸瀉）を配穴……温中和胃，理気散滞

④中脘，上脘，公孫（瀉）を配穴………………和胃降逆，止嘔，止呃

⑤公孫（瀉），四縫穴（点刺出血）を配穴………消食導滞，和胃降逆

⑥陰陵泉（瀉）を配穴……………………………和胃理脾去湿

９．足三里（補）

①天枢（灸，加補），神闕（灸）を配穴…………湯液における真人養臓湯（羅謙甫方）の効に類似

②合谷，神門，関元（補）を配穴………………益気復脈，回陽固脱

③関元，気海，合谷（補）を配穴………………益気回陽固脱

④陰陵泉（補）を配穴……………………………健脾強胃

１０．足三里（灸瀉）

①中脘（灸瀉），内関（瀉）を配穴………………湯液における厚朴温中湯（李東垣方）の効に類似

②陰陵泉（灸瀉）を配穴…………………………湯液における胃苓湯（『証治準縄』方）の効に類似

参　考

１．本穴の針感

１．本穴の針感の発生時間，針下の肌肉の緊張度，灸による熱感の発生時間は，身体の盛衰，疾病の程度，転帰および虚実寒熱を判断するときに参考になる。

１）針感の発生時間

針感の発生が遅い場合は虚証，寒証であることが多く，速い場合は実証，熱証であることが多い。針感の発生が遅く，あるいはまったく無い場合は，身体が大いに虚しているか，病状が重篤，あるいは急激な疼痛の証候であることが多い。またこの針感は体質が改善された

り，病状が好転するにともない，しだいに敏感になることが多い。
　2）針下の肌肉の緊張度
　　針下の肌肉が弛緩している場合は，虚証であることが多く，沈緊で緊張している場合は実証であることが多い。また肌肉に刺針または捻針する際，豆腐を刺しているように感じられることを「不抱針」と称すが，病が大いに虚している場合や重篤な場合にみられる。同「不抱針」は，病状の好転にともない，針下の肌肉の状態の回復により消失する。また針下の肌肉の緊張度は，体質が改善されたり，病状が好転するにつれて，回復することが多い。
　3）年令，仕事との関係
　　身体が弱っている老人や肉体労働者には，針感の発生が遅い場合が多く，身体が壮健である若者や頭脳労働者には，針感の発生が速い場合が多い。
　4）針感の鋭敏度
　　陽気亢盛であるものは，針感は鋭敏であり，効果も速く現れやすい。また陰盛陽衰であるものは，針感は鈍く，効果も遅くなりやすい。豆腐を刺しているように感じられる（不抱針）ものや，針感の発生が遅いか，またはまったく無いものは，病状が虚衰あるいは重篤である場合が多く，効果は一般に緩慢または不良である。このような場合は，補益法を用い，捻針時間を長くすることにより効果を生じさせることができる。
　5）灸の熱感発生
　　陰盛陽衰，陰寒偏盛の場合では，その多くが灸の熱感発生が遅く，陽気亢盛の場合では，その多くが灸の熱感発生が速い。
　6）吸針と頂針について
　　置針時に針体が自然に吸いこまれるように内に移動するものを吸針というが，これは寒証に多くみられる。また針体が自然に外に向かって移動するものを頂針というが，これは実熱証に多くみられる。
　7）『針灸大成』の候気法について
　　『針灸大成』には，「針を用いるの法，候気を先と為し……得気を以て度と為し，此の如くして終いに至らざる者は，治すべからざるなり。もし針を下し気至れば，まさにその邪正を査し，その虚実を分つべし。経にいう邪気来たる者は緊にして疾，穀気来たる者は徐にして和，但だ濡虚なる者は即ち是れ虚，但だ牢実なる者は即ち是れ実，此れその訣なり。」との記載がある。同記載にみられる候気法は，臨床応用において有意義である。

2．針感の走行

　　針を直刺すると，針感は足陽明胃経に沿って脛骨部位を下行し，足関節部，足背部，足の第2，3指に走行する。やや上に向けて斜刺し，連続して捻転運針を行うと，針感は足陽明胃経に沿ってしだいに大腿部を循り，髀関，帰来，天枢穴の部位にいたる。少数の例ではあるが，胃腑，剣状突起の部位にいたる場合もある。また，やや上に向けて刺針し，焼山火法を施すと，その温熱感は前記と同じように走行し，少数の例ではあるが胃腑の発熱，または口内の発熱，咽頭部の乾きや発熱がおこる場合もある。症例によっては，口の乾き，咽頭部の乾き，胃腑の発熱が，数日持続する場合もある。同療法は胃腑の寒冷，脾胃虚寒の病証に

対して効果的である。

　髀関から内庭穴にいたる下肢の足陽明胃経の走行部位の疼痛または麻木に対しては，針感を上下に通達させると良好な効果を収めることができる。『霊枢』九針十二原篇では，「之を刺して気至らずんば，其の数を問うことなかれ。之を刺して気至らば，乃ち之を去って，復た針することなかれ。……気至って効あり，効の信なることは，風の雲を吹くが如く，明なること蒼天を見るが如し，刺の道畢りぬ」，また『霊枢集注』では，「行針は，貴なるは神を得，気を取るに在る」と述べている。これらの記述は得気の重要性について述べたものである。

2．古典考察

1．『針灸資生経』では，「凡そ艾を著けて瘡を得て発するは，患する所即ち瘥する，もし発せざれば，その病愈えず。」と述べている。また『針灸易学』では，「灸して瘡必ず発するは，病去ること把抓のごとし」と述べている。これらの記述は灸により局部の皮膚をただれさせて瘡を成すと，良好な効果があがることを説明したものである。また『針灸甲乙経』では，「灸をして発するを欲する者は，履韈に灸して之を熨すれば，三日にして即ち発す。」と述べている。履韈とは，靴底のことである。しかし，この方法は感染症をひきおこす可能性があるため，採用することはできない。熱感の鈍い患者では，皮膚が紫紅色になったり，水泡ができても熱感がおこらない場合もあるので，とくに注意を要する。

　上の記述で述べられている化膿灸は，局部の組織を火傷させて無菌性化膿をおこさせる手法である。この治療を施した際の膿色は淡白色であるが，細菌感染による化膿色は黄緑色であるので，膿色をしっかり鑑別する必要がある。

2．『類経図翼』では，「小児は三里に灸するを忌ましめ，三十外方にして灸すべし，さもなくば反って疾を生じる」と述べている。同記述にみられるように，長期にわたって本穴に灸を施すと，脾胃を壮健にし元気を補うことができるが，三十才以下の場合は，一般的には治療の目的以外では長期施灸はしないほうがよい。

3．『傷寒論』では，「太陽病，頭痛し七日以上に至りて自ずから愈ゆる者は，其の経を行ぐり尽くすを以ての故なり。もし再び経を作るを欲する者は，足陽明に針し，経をして伝えざらしむれば則ち愈ゆ。」と述べている。同記載は病が癒えず邪気が陽明に向って伝変しようとする場合は，まず足陽明胃経の足三里に針を施して，正気を旺盛にして邪気を消散させる手法を説明したものである。これによって邪は再び伝わらず，病はおのずと癒えるのである。足三里は足陽明胃経の合穴であり，足太陰，足陽明の諸疾をよく治し，諸虚百損の治療を主っている。とくに邪気がまだ陽明に侵入していないときに本穴に刺針すると，その侵入を予防することができ，扶正去邪がはかられるため，陽明への伝変を防止でき病は癒える。

4．『霊枢』五乱篇では，「腸胃に乱れるときは，則ち霍乱と為る。……気，腸胃に在る者は，之を足の太陰，陽明に取る，下らざる者は，之を三里に取る」と述べている。これは中焦の気機が逆乱して昇降が失調し，清濁が混合して吐瀉が交錯する霍乱に対して，足太陰脾経の陰陵泉または太白を瀉し，足陽明胃経の天枢と用いても，効果のない例についての記述である。この場合は記述どおり足陽明胃経の合土穴を瀉して，中焦の斡旋，通腸和胃をはかればよい。

5．『霊枢』五邪篇では，「邪，脾胃に在るときは，則ち肌肉痛むを病む。陽気有余にして，陰気不足するときは，則ち熱中し善く飢ゆ，陽気不足し，陰気有余なるときは，則ち寒中し腸鳴り腹痛む，陰陽俱に有余なるか，若しくは俱に不足なるときは，則ち寒あり熱あり，皆三里に調うなり。」と述べている。

また『霊枢』邪気臓腑病形篇では，「胃病む者は，腹䐜脹して胃脘心に当って痛み，上支両脇膈咽して通ぜず，食飲下らざるは，之を三里に取る」と述べている。同記載は脾胃の病に対しては，その陰陽，寒熱，虚実を問わず，すべて足三里を用いて調治すればよいことを，明言したものである。

3．臨床見聞

1．中気不足または元気を大いに損傷している場合，補のつもりで誤って瀉したり，あるいは気を損傷しやすい経穴に捻瀉を施しすぎると，真気を損傷する。そのために気が接続できなくなったり，喘息が止まらなくなった場合は，ただちに足三里，合谷（補）を施すとよい。この場合，長時間にわたり捻補を施し，損傷した気を回復させる必要がある。患者によっては数回にわたり治療しないと，損傷した気が回復しない場合もある。

2．脾胃が大いに虚して食欲不振をともなう患者に，足三里（補）により脾胃の補益をはかる際，和胃消導の作用がある経穴を配穴しないと，食欲不振が増悪し，さらに中焦の膨満感が出現する。

上記のような虚労証候には，健脾益気の法を使用して調理をはかるとよい。または胃痛，腹痛，腹瀉，痢疾などの病が治癒した後に，補中益気の法を使用して調理をはかるとよい。足三里，合谷（補）を過度に行うと，中焦を阻滞させて中満がおこる。この症状は数日経過すれば，おのずと消失する。同時に内関または間使（瀉）を配穴して気機の調節をはかるか，あるいは足三里に「先に少し瀉し，後に多く補す」法を施せば，中焦の阻滞はおこりにくくなる。

上法はさらに峻補により中焦が阻滞する恐れのある場合や，気機不暢をともなう場合，あるいは中焦の虚中挟実による症状をともなう場合にも適応できる。

3．誤補，誤瀉による虚虚実実の弊害について

1）著者の叔父は，2度ほど気滞胃痛で，しかも飲酒後の患者を治療した。その際に足三里，中脘などに刺針したところ，捻針後に胃痛はかえって増強した。しばらくしてから，瀉法を施すべきところで誤って補法を施したことに気がつき，捻針方向を修正すると激痛は緩解しはじめ，胃痛は消失した。

2）1953年に著者は中気不足の患者を治療した。その際に足三里，合谷に刺針し，誤って補のつもりで瀉の捻針を行ってしまった。2穴にそれぞれ5分ずつ捻針したところ，しばらくして患者は息切れ，頭痛，心悸を訴えた。しかし捻針の方向を修正すると症状はしだいに緩解した。

4．経穴の適応性について

詳細は三陰交一節の［参考］を参照。

5．血圧が不安定な脳血栓の患者を治療する場合は，毎回針治療を行う前に血圧を測定する

必要がある。これは針治療後の脳溢血の偶発を防止するためである。実例については曲池一節の［参考］を参照。

4．暈針の救急措置

『禁針穴歌』では，「肩井深時亦暈倒，急補三里人還平」と述べている。肺尖部にある肩井に深く刺して肺気を損傷すると暈針がおこる。この場合は，ただちに足三里（補）を施して回陽益気をはかるとよい。また暈針がひどい患者には，虚弱体質が多い。暈針の除去では，百会（灸）よりも足三里（補）の方が効果が速い。気虚または気血両虚の患者が暈針をおこした場合は，ただちに足三里，合谷（補）を施すと暈針を回復させることができ，さらに補中益気をはかることができる。

5．足三里が強壮要穴とされる理由

『素問』生気通天論篇では，「陽気固く，賊邪ありと雖も，害すること能わざるなり。……陽気は，天と地の若し，其の所を失うときは則ち折寿して彰ならず。故に天運はまさに日を以て光明なるべし，この故に陽は因って上って外を衛る者なり。」と述べている。同記述は，人体の陽気の盛否が寿命の長短に関係することを説明すると同時に，陽気には身体を保護し病邪に抵抗する機能があることを説明したものである。また『霊枢』経脈篇では，「陥下するは則ち之に灸す」と述べている。灸には回陽，逐冷（去寒），益虚，去邪の作用があり，血中の気をめぐらせ，気中の滞をめぐらせるといった作用がある。長期にわたり足三里に灸を施すと，後天を補益し先天の気を養うことができ，また元気を衰えさせないようにし，脾胃を弱らせないようにすることができる。つまり足三里には身体の強壮，疾病の予防，寿命を伸ばすといった効果があるのである。さらに本穴に針補または灸補を施すと，温陽益気，健脾養胃の作用がある。こうした作用により，足三里は強壮の要穴とされている。

『江間式心身鍛練法』では，「無病長寿の法は，毎月必ず十日その三里穴に灸するに有り，寿は二百余才に至る」と述べている。また『日本・文庫名家漫筆』では，「三河の百姓満平，毎二百四十余才，一門の長寿，その原は足三里穴に灸する家伝の致すところなり。」と述べている。これらの記述は，足三里に灸を施すことで寿命を伸ばす手法について述べたものであるが，日本では足三里への灸を長寿の灸と称している。また足三里への灸を健康灸の主穴とし，関連穴を配穴して灸を施す例もある。例えば，虚弱体質の改善では，膏肓などを配穴して灸を施す。これらは足三里を疾病の予防，健康維持，長寿の要穴とみなすことの根拠となっている。

8. 上巨虚 (じょうこきょ)

　巨虚とは，大きな空隙という意味である。本穴は，下腿外側に位置しており，部位的に大きな空隙の上端にあることから，上巨虚と命名された。また別名，巨虚上廉，足上廉ともいう。上巨虚は足陽明胃経の経穴であり，また大腸の気が合入している経穴である。足三里の下3寸にあり，腸，胃腑および下肢の足陽明経病を主治する常用穴である。

　胃，腸の病は，実証である場合が多い。胃腸の虚中挟実証は，実証の側から治療する場合が多い。また胃腸の虚証は脾虚と関係する場合が多く，したがって脾虚の側から治療することが多くなる。そのため本穴を用いた治療では，瀉法を施す機会が多く，補法を施す機会は少ない。

本穴の特性

＜治療範囲＞

1．胃腸病証

　上巨虚は，足陽明胃経の経穴であり，また大腸の下合穴である。したがって，胃病を治し，また大腸腑病を治すことができる。胃病が腸に影響した病証，腸病が胃に影響した病証，胃腸同病などの病証は，すべて本穴を用いて治療することができる。また傷寒病の陽明腑証，温病の気分証のうち熱結腸道証も本穴の治療範囲に入る。

2．経脈通路上の病証

　本穴の所在部位や，針感の走行，また経脈および経筋の循行と分布といった要素をかんがみて，本穴を循経取穴や局部取穴として用いると，本穴の所在部位の病変，足陽明経脈の循行している部位である足背部，膝，大腿部，胃，腹部などの疾患を治療することができるとされている。

3．衝脈病

　衝脈は，胞中よりおこり，前をめぐる脈は会陰にでて，陰器を経過し，気街にでる。そこから足陽明胃経に沿って足少陰腎経二脈間を上行し，胸中に散布する。さらに喉を循り口唇を絡い，その輪下するものは足陽明胃経の上下廉にでる。こうした循行路線をめぐる衝脈の気が失調して上逆し，陽明の気と平行して上行すると，嘔吐，気逆，裏急がおこる。本穴を配穴して瀉すと，和胃降逆の作用により，これを治療することができる。

＜効　能＞
1．弁証取穴
　①瀉法：通腸化滞，和胃暢中
　　透天涼を施す……………胃腸の熱の清熱
　　湯液における黄芩，枳実，枳殻，木香，大黄，番瀉葉，胖大海，陳皮，神曲，山楂などの効に類似
　②補法：固腸養胃
　　灸または焼山火を施す…腸胃の温補
　　湯液における訶子肉，烏梅，山薬，焦白朮，肉豆蔲，赤石脂，伏竜肝などの効に類似
　③瀉法を用い，灸または焼山火を施す…温胃通腸，化滞暢中
　　湯液における厚朴，乾姜，橘紅，丁香，神曲，巴豆，山楂，莱菔子などの効に類似
2．局部取穴
　①瀉法：舒筋活絡
　　灸を施す………………駆邪散滞
　②補法：健筋補虚

＜主　治＞
泄瀉，痢疾，便秘，霍乱，急性腸梗塞，血便，虫垂炎，胃痛，腹痛，嘔吐，腸道回虫症，腸チフス，内反尖足，下肢痿軟，脚気，膁瘡，脱肛，じんましん，胃下垂，狂証など。

臨床応用

1 泄　瀉

　泄瀉は，胃腸の消化・伝導機能が失調しておこる病証である。上巨虚は胃を治し，また腸を治すため湿熱や寒湿，食滞，脾虚，気滞，腎虚による泄瀉は，すべて本穴を取穴して治療することができる。

1．食滞による泄瀉
　　飲食が停滞して食べた物が胃腸に阻滞し，伝化機能が失調すると，このタイプの泄瀉がおこる。
　症状：泄瀉，便の臭いは強い。腹鳴，腹痛，腹痛は泄瀉すると軽減。ゲップ。食欲不振。脘腹部の痞満感。舌苔垢濁，脈滑数など。
　処方：①上巨虚，天枢，中脘（瀉）……………………消食導滞
　　　　②上巨虚，中脘（瀉），四縫穴（点刺）……消食導滞
　解説：食滞が化し，胃腸が調和すると，泄瀉はおのずと癒える。また『金匱要略』嘔吐噦下利病脈証治篇には，「下利し，脈遅にして滑なる者は，実なり。利未だ止むを欲せずは，急ぎこれを下せ，大承気湯に宜し。」とあり，「下利し，脈かえって滑なる者は，当に去る所あるべし，下せば乃ち癒ゆ。大承気湯に宜し。」とある。この2条文の下

利の脈証は，一つは内に宿食があり，一つは中焦の食滞によるものである。針灸治療では，ともに針にて上巨虚，天枢，中脘を瀉して食滞の攻導をはかるとよい。

2．湿熱による泄瀉

　　湿熱が蘊結して胃腸を損傷し，伝化機能が失調すると，このタイプの泄瀉がおこる。

　症状：腹痛して泄瀉，便の臭いは強い，便は黄褐色。肛門の灼熱感。小便短赤。心煩，口渇。舌苔黄厚膩，脈濡数。

　処方：上巨虚，天枢，陰陵泉（瀉）……………………湿熱の清利

　解説：上記の処方により湿熱が化し，胃腸が調和すると，泄瀉はおのずと癒える。熱が湿より強い場合には，上巨虚に透天涼を施すとよい。

3．寒湿による泄瀉

　　寒湿が内生して脾胃の昇降が失調し，清濁の分別ができなくなると，清濁が混じった泄瀉がおこる。

　症状：腹痛，腹鳴。水様の泄瀉。胃脘部のつかえ，食欲不振。舌苔白膩，脈濡緩など。

　処方：①上巨虚（瀉），天枢（瀉，灸を加えるか，焼山火を施す），陰陵泉（瀉）……寒湿の温化
　　　　②天枢，神闕，水分，上巨虚（灸）…………寒湿の温化

　解説：これにより寒湿の温化をはかるのだが，寒湿が温化して脾胃の機能が回復すると，泄瀉はおのずと癒える。

4．脾腎陽虚による泄瀉

　　腎陽不足，命門火衰により火が土を生じないと，運化機能が失調して，このタイプの泄瀉がおこる。

　症状：明け方に臍下が痛み腹鳴がおこり下痢をもよおす，下痢の後は正常となる。腹脹。畏寒，下肢の冷え。舌質淡，舌苔白，脈沈細。

　処方：上巨虚，天枢（灸を加えるか，焼山火を施す），関元を取り，補法を施して命門の温補，益脾止瀉をはかる。または上巨虚，命門，腎兪，脾兪を補い，温陽補腎，健脾止瀉をはかる。実をともなう場合には，針にて関元，陰陵泉を補い，上巨虚を瀉して壮陽健脾をはかり，佐として通腸散滞をはかる。

5．脾虚による泄瀉

　　脾胃虚弱のために水穀をうまく運化できなくなると，このタイプの泄瀉がおこる。

　症状：大便はときに溏薄，ときに水様，未消化物を下痢する。食欲不振。食後の腹部膨満感。精神疲労，倦怠。顔色萎黄。舌質淡，舌苔白，脈濡弱または緩軟など。

　処方：上巨虚，神闕，天枢，中脘に灸を施し，脾胃の温健，益腸止瀉をはかる。または天枢を瀉し，上巨虚，陰陵泉（あるいは脾兪）を補い，脾胃の健運をはかり，佐として通腸止瀉をはかる。または上巨虚，大腸兪，脾兪を補い，脾胃の健運，益腸止瀉をはかる。長期に泄瀉し腸滑である場合には，上巨虚，天枢，大腸兪を補い，濇腸止瀉をはかるとよい。

6．気滞による泄瀉

　症状：肝気横逆により脾胃の運化機能が失調すると，このタイプの泄瀉がおこる。

処方：上巨虚，太衝を瀉し，陰陵泉または脾兪を補って抑肝扶脾をはかり，佐として腸の気機の通暢をはかる。

解説：肝気が条達するようになって脾の運化が正常になり，腸の気機が通暢すると，泄瀉はおのずと癒える。

2 痢 疾

1．湿熱痢

上巨虚，天枢，陰陵泉（瀉）……………………湿熱の清化，通腸止痢

※ 熱が湿より強い場合には，上巨虚または天枢に透天涼（瀉法）を施す。熱が気分を損傷している場合には，合谷（瀉）を加え，熱が血分を損傷している場合には，三陰交または膈兪または血海（瀉）を加える。

2．寒湿痢

①上巨虚（瀉），天枢（瀉，灸を加えるか焼山火を施す），神闕（灸）……寒湿の温化，通腸止痢
②または上巨虚（瀉），神闕，天枢，水分（灸）……寒湿の温化，通腸止痢

3．虚寒痢

関元，天枢（灸補），上巨虚（補）……………… 下元の温補，濇腸止痢

※ 濇腸の作用が強くなるのが心配な場合や，虚中挾実の場合には，上巨虚を瀉法に改めるか，または先瀉後補の法を用いるとよい。

4．休息痢

上巨虚（瀉），神闕（灸），陰陵泉（または脾兪）（補）……脾土の温補，佐として化滞通腸

※ 発病時は，上巨虚，天枢，陰陵泉（瀉），あるいは上巨虚，大腸兪（瀉），神闕（灸）により，その標を治す。休息期には，上巨虚，大腸兪，脾兪（補），あるいは上巨虚，陰陵泉（または脾兪）（補），天枢，神闕（灸），あるいは天枢（灸補），上巨虚（補），神闕（灸）により，その本を治す。処方は症状に応じて選択するとよい。

5．噤口痢

①濁邪により胃気が上逆しておこる噤口痢には，上巨虚，中脘（または上脘），内関（瀉），あるいは上巨虚，公孫，内関（瀉）により和胃降逆，通腸去濁をはかるとよい。
②寒涼傷胃，胃気上逆によりおこる噤口痢には，上巨虚（瀉），中脘（瀉，加灸），公孫（瀉）により通腸，暖胃降逆をはかるとよい。

3 便 秘

本病は大腸の伝導と排泄機能が失調しておこる病証である。したがって，大腸の下合穴である上巨虚が常用穴とされている。

1．陽明熱盛，胃腸熱結による熱秘

①上巨虚，中脘，天枢（瀉）………………………熱結の攻下
②上巨虚，合谷，内庭（瀉）………………………清熱通便

『傷寒論』241条には，「病人大便せざること五六日，臍を繞り痛み，煩躁し，発作時に有

るものは，これ燥屎有り，故に大便せしめざるなり。」とある。同記述は熱邪が裏にあり，腸内が燥結して阻滞し，気が下行しないためにおこる病証を説明したものである。
　③天枢（瀉），上巨虚（瀉，ともに透天涼を施す）……清熱通便
　④上巨虚（瀉，透天涼），天枢，支溝（瀉）………清腸通便

2．気虚不運による虚秘
　上巨虚，大腸兪，合谷（補）………………………補気通便，大腸の機能の増強をはかる

3．気滞による気秘
　①上巨虚，天枢，太衝（瀉）………………………理気通便
　②上巨虚，大腸兪，気海（瀉）……………………理気通便

4．血虚津少による虚秘
　上巨虚（瀉），復溜，三陰交（または血海）（補）……津血の補益，潤腸通便
　※　気虚不運をともなう場合
　　　合谷，三陰交（補），上巨虚（瀉）……………益気養血，佐として通便

5．陽虚内寒による冷秘
　①上巨虚，天枢，下脘（灸瀉）……………………温通開秘
　②上巨虚（瀉），天枢（瀉，加灸），関元，神闕（灸）……温陽開秘

6．肺気不降による便秘
　上巨虚，尺沢（瀉）…………………………………宣肺通便
　※　効果のない場合には，天枢（瀉）を配穴する。

4　血　便

　大腸の下合穴である上巨虚を瀉すと（透天涼を施す），湿熱が蘊結して大腸に下注したために，陰絡を損傷しておこる血便を主治し，胃腸の熱邪を清泄する効がある。
　①陰陵泉，天枢（または大腸兪）（瀉）を配穴……大腸の湿熱を清利する
　②解谿（または内庭），三陰交（瀉）を配穴………清熱涼血
　③内庭，大腸兪（瀉）を配穴…………………………清熱寛腸

5　闌尾炎（虫垂炎）

　闌尾炎は，伝統医学の「腸癰」に相当する。大腸の下合穴は大腸腑病を主治するが，腸癰はまさしく大腸腑病であり，これを反映して本穴の右側の部位に圧痛反応が現れることが多い。したがって，本穴を取り瀉法を施すと効果的であり，また透天涼を施すと，腸腑を清熱し裏熱を瀉すことができる。
　湿熱積滞により，腸腑が糟粕を伝化できず，気血が瘀滞しておこる闌尾炎には，闌尾穴，三陰交（瀉）を配穴して通腸泄熱，去瘀散結をはかるとよい。または闌尾穴（瀉，透天涼），天枢（瀉）（患部）を配穴して，腸腑の鬱熱の清泄をはかるとよい。発熱のある場合には，合谷，内庭（または解谿）（瀉）と，上処方を交互に用いる。
　単純性の本病，または病の初期で化膿していない場合，本穴を用いた治療は効果的であり，

また化膿しているが病勢が悪化していない場合にも，一定の効果がある。なお膿液が腹腔内にび漫している場合は，ただちに外科的措置を施す必要がある。

6 腸チフス

本病は伝統医学の「湿温病」の範囲に入る。

1．湿熱が蘊蒸して外に発泄せず内鬱気阻となっている場合
　　症状：身熱不揚，午後に熱が増強。頭痛，悪寒。身重疼痛。胸悶。食欲不振。口乾，口不渇。顔色淡黄。舌苔白膩，脈濡緩。
　　処方：上巨虚，合谷，陰陵泉（瀉）……………湿熱の清利，宣透和中

2．湿熱が鬱して中焦に阻滞し，脾胃の運化と昇降が失調している場合
　　症状：身熱，口渇，脘腹痞満，煩悶，嘔悪，小便短赤，舌苔黄膩，脈滑数
　　処方：上巨虚，陰陵泉，中脘（瀉）……………湿熱の清利，理気和中

7 臁瘡

本穴を取り瀉法を施すと，局部取穴として外臁を治療する。

1．気血不足，瘀血阻滞により皮肉の栄養状態が悪く，瘡を形成しており，長期にわたり改善しない場合
　　症状：瘡面の肉牙は淡紅色。患肢の軽度の浮腫。分泌物は少量または水様。周囲の皮膚色は暗紅色。下肢の皮膚は光沢がないなど。
　　処方：懸鐘，陽陵泉（瀉）を配穴し，刺針後に棒灸を施して局部の皮膚を発赤させ，瘙痒感が痛みに変わるまで棒灸を施す。隔日または3日に1回の治療とする。上処方と，気血を補益する処方である足三里（または合谷），三陰交（補）を交互に用い，標本兼施を行ってもよい。

2．感染症を誘発し，湿熱下注，瘀血阻滞，気血不暢をともなう場合
　　症状：患部の腫痛が顕著で，潰瘍面の膿汁がかなり多く，周囲に皮疹があり瘙痒をともなう。
　　処方：懸鐘（または下巨虚），陽陵泉（処方①）（瀉）と，足三里，陰陵泉，三陰交（処方②）（瀉）により湿熱の清利，行血去瘀の法を交互に施す。
　　　　※　久病で気血両虚，脾虚有湿の場合には，足三里，陰陵泉，三陰交を先瀉後補の法に改め，健脾利湿，去瘀生新の法と，局所治療とを交互に施す。

症　例

［症例1］　男，51才，初診1976年9月22日
主　訴：痢疾を7日間患っている
現病歴：9月15日に柿を食べ冷たい水を飲んだ後，夜になってから腹痛，下痢がおこりだした。2日目から裏急後重が出現し，大便は1日に10数回となり，膿血を下痢するようになる。肛門には灼熱感と痛みがあり，小便は短赤，舌苔は薄黄でやや膩，脈は滑数である。

弁　　証：湿熱が腸腑に積滞して気血を阻滞させ，そのために伝導機能が失調して腹痛，裏急後重がおきている。湿熱の毒により気血を損傷すると膿血が下るようになる。また湿熱が下注すると，小便短赤，肛門灼熱となる。舌苔，脈象は，湿熱の象である。
治　　則：清熱寛腸，調気行血
取　　穴：上巨虚，天枢，三陰交（瀉）
効　　果：初診で治癒。
経　　過：1976年9月24日に1回の治療で治癒したことを確認した。

[症例2]　男，59才，初診1978年2月17日
主　　訴：しゃっくりを30年患っている，気持ちが晴れないと再発する
現病歴：この15日来，旧病が再発し，しゃっくりが頻繁におこる。しゃっくりの音は大きく，ときに重くなりときに軽くなる。食欲不振，胃と腹部の悶痛。吐酸，食事と睡眠に影響する。脈は沈実。
弁　　証：気機阻滞，胃失和降によるしゃっくり
治　　則：理気和胃，降逆平呃
取　　穴：上巨虚，中脘，上脘（瀉）
効　　果：初診でしゃっくりは止まる。ただしときにゲップがおこる。2診後には食欲が増加し，胃や腹の具合は良好となる。3診で治療効果の安定をはかる。
経　　過：1カ月余り後に，治癒しており再発していないことを確認した。

[症例3]　女，22才，初診1965年7月27日
主　　訴：腹痛が4日間続いている
現病歴：急性の腹痛がおこり，4日が経過しても治らない。原因は不明である。痛みは右側の小腹部にあり，発作性の跳痛があり，右下肢の運動に影響する。発熱（体温38℃），口渇，口苦，食欲不振，頭暈，頭痛，小便黄，息切れなどの症状をともなう。当病院の外科にて急性虫垂炎と診断され，針灸治療を受診。舌苔は薄白，脈は数有力である。
弁　　証：熱邪が腸腑に壅滞し，気血瘀滞となりおこった腸癰である。
治　　則：清熱通腑散結
取　　穴：初診では右側の上巨虚，闌尾穴に針瀉を施し透天涼を行ったところ，涼困感が発生し，足陽明胃経に沿って不容穴の部位に上行した。次いで右下肢全体に冷たい感覚が生じ，全身が涼しく感じられ，約20分後にはこれらの涼感は消失した。28日の2診時には，右側の小腹部の疼痛は消失しており，右下肢の屈伸も正常に行えるようになっており，体温も37.3℃まで下がった。しかし食欲がなく，息切れ，頭暈，脱力感などの症状がある。2診の治療穴と手技は同上。この2穴の涼困感は，足陽明胃経に沿って天枢穴の部位に上行し，50分間置針しても涼感は存在した。また涼感の発生は初診時よりも早かった。
経　　過：2回の針治療で治癒し，半年後に再発していないことを確認した。

配　穴

1．上巨虚と天枢の配穴
　　これは「募合配穴法」の1つである。上巨虚と大腸の募穴である天枢は，ともに大腸と密接な関係があり，大腸疾患を治療する際の常用穴である。これらは大腸腑病を直接治療するだけでなく，病理的に腸の機能失調と関係する疾病を治療することができる。この2穴を配穴して瀉法を施すと，通腸利気，積滞を消散する作用が増強する。またこの2穴を配穴して補法を施すと，濇腸固本の作用があり，大腸の機能を改善することができる。

2．上巨虚と大腸兪の配穴
　　詳細は大腸兪一節の［配穴］を参照。

3．上巨虚（瀉）
　①天枢，中脘（瀉）を配穴‥‥‥‥‥‥‥‥‥‥‥‥腑熱を泄し，燥結を下ろす
　②天枢，大腸兪（瀉）を配穴‥‥‥‥‥‥‥‥‥‥‥大腸の気機調節，通腸導滞による止瀉，
　　　　　　　　　　　　　　　　　　　　　　　　　　止痢，通便の効
　③中脘，内関または間使（瀉）を配穴‥‥‥‥‥‥‥理気和胃
　④天枢（瀉，透天涼を施す），支溝（瀉）を配穴‥‥清熱通便
　⑤天枢，合谷（瀉）を配穴‥‥‥‥‥‥‥‥‥‥‥‥清熱通便，止瀉，止痢
　⑥天枢，気海（または太衝）（瀉）を配穴‥‥‥‥‥理気通便
　⑦天枢，陰陵泉（または中極）（瀉）を配穴‥‥‥‥湿熱の清化，通腸止瀉，止痢
　⑧公孫，内関（瀉）を配穴‥‥‥‥‥‥‥‥‥‥‥‥理気，和胃，降逆
　⑨天枢（瀉），神闕，水分（灸）を配穴‥‥‥‥‥‥寒湿の温化，通腸止瀉，止痢

4．上巨虚（補）
　①天枢，大腸兪（補）を配穴‥‥‥‥‥‥‥‥‥‥‥腸腑を健固にする
　②脾兪，陰陵泉（または太白）（補）を配穴‥‥‥‥健脾益胃
　③関元，神闕，天枢（灸）を配穴‥‥‥‥‥‥‥‥‥温陽益脾，固腸止瀉，止痢
　④関元，天枢（灸補）を配穴‥‥‥‥‥‥‥‥‥‥‥下元の温補，渋腸止瀉，止痢
　⑤中脘（補）を配穴‥‥‥‥‥‥‥‥‥‥‥‥‥‥‥養胃健中

参　考

1．本穴の針感
　　やや下に向けて斜刺すると，針感は足陽明胃経に沿って下行し，足背部，指にいたる。やや上に向けて斜刺し，連続して捻転により運針すると，針感は本経に沿って膝，大腿部を循り腹部にいたる。少数の症例では胃，胸部に到達した。

2．瀉法を多用する理由
　　胃には通降消導の作用があり，腸には通暢去濁の作用がある。胃腸の病は，実証である場

合が多い。また衝脈の気の失調による上逆，あるいは陽明の気が並んで上行して生じる病も，実証である場合が多い。また胃腸の虚中挾実の証候は，これに瀉を施すと「邪が去り正気は自ずと安じる」が，補を施すと「滞」が生じやすく，気機の通暢に影響しやすい。このために本穴を用いて胃腸の病を治療する際には，瀉法が多く用いられる。これによって通腸化滞，和胃暢中がはかられるのである。

また六腑は伝化の腑であり，その特徴は「瀉して蔵せず」であり，通降下行を順としており，「滞」，「閉塞」，「上逆」を病としている。この点からも本穴には瀉法がよく用いられる。ただし真性の虚証を治療する際は，絶対に補法を用いてはならないということではない。

3．本穴と大腸との関係

『霊枢』邪気臓腑病形篇では，「大腸は巨虚上廉に合して入る」と述べている。同記述は，大腸と上巨虚とのあいだの連絡関係を述べたものである。この連絡関係により，大腸に病があるとき，本穴に圧痛反応が現れる。こうした関係を治療面に応用することもできる。例えば，虫垂炎の多くは本穴に圧痛反応が現れるが，本穴を刺すと同病，また泄瀉，痢疾，便秘などの腸疾患も治癒させることができる。

4．大腸は上巨虚に合する

『霊枢』本輸篇では，「六腑は皆，足三陽に出で，上って手に合する者なり」と述べている。これは六腑が腹部にあり，足三陽経と密接な関係にあるためであり，六腑の下合穴は足三陽経上に所在する。『霊枢』邪気臓腑病形篇では，「榮兪は外経を治し，合は内腑を治す，……胃は足三里に合し，大腸は巨虚上廉に合し，小腸は巨虚下廉に合して入る」との記述があり，六腑が足陽明胃経に属していることが強調されている。また『霊枢』本輸篇に，「大腸，小腸皆胃に属す」とあるように，胃と大腸には機能上，上下相承の作用がある。したがって，大腸の下合穴である上巨虚は，手陽明大腸経の合穴である曲池に代わって，大腸腑病を主治する。これについて，例えば『霊枢』邪気臓腑病形篇では，「大腸の病は，腸中切痛して鳴ること濯濯たり，冬日重ねて寒に感ずれば即ち泄す，臍に当って痛み，久しく立つこと能わず，胃と候を同じくす，巨虚上廉に取るべし」と述べている。また『針灸甲乙経』では，「大腸に熱あるは，腸鳴腹満し，臍を挟んで痛み，食化さず，喘して久しく立つこと能わず，巨虚上廉これを主る」と述べ，また「殥泄し，大腸痛むは，巨虚上廉これを主る」と述べている。

9. 豊 隆 (ほうりゅう)

　本穴は，肌肉が豊満で隆起している部位にあることから，豊隆と命名された。豊隆は足陽明胃経の絡穴であり，去痰，和胃降逆と健脾益胃の作用がある。本穴は，胃腑病，また痰濁が心，肺，胃，腸，肌膚，関節などに影響しておこる病証，および足陽明経脈，絡脈が循行している通路上におこる病変を主治する。また痰病を治療する際の要穴とされている。

　痰は咳嗽，哮，喘をひきおこすが，これは本穴を用いて去痰し止咳，平喘をはかるとよい。止咳，平喘は本穴の重要な作用のひとつである。また痰迷心竅による神志病には，本穴を取穴して去痰し，開竅醒志をはかるとよい。痰邪を要因とする病は，多くの場合実証を呈するため，本穴を用いた治療では瀉法を施すことが多い。

本穴の特性

<治療範囲>

1. **胃，脾病**

　　胃は脾の腑であり，脾と胃とは互いに表裏の関係にある。脾と胃（表裏二経）の表裏関係は，足陽明胃経を通じた連絡によって形成されている。足陽明胃経の絡穴である豊隆は，胃腑病および脾胃腸が相互に関連しておこる病証を主治する常用穴である。

2. **痰病**

　　痰は，水液代謝障害によって生じる病理的な異物である。痰の生成は，肺脾腎三臓の機能失調を要因とするが，なかでも最も重要なのは脾である。そのため「脾は生痰の源」とか，「脾が湿を留めなければ，痰は生じない」といわれている。痰は以下のようにして形成される。

①脾陽不振のため運化機能が失調し，そのために湿が集まると痰を形成する。

②長期にわたって多湿の品である酒，油っこい物，甘い物を食していると，湿が集まって飲，痰を形成する。

③腎陽不足となって水気を化せなくなり，これが集まって上泛すると痰を形成する。

④陰虚生熱，または肝鬱化火による火熱が上炎し，津液に作用すると痰を形成する。

⑤風寒が肺を犯し，そのため気機が阻滞し，または化熱，化燥し肺の津液に作用すると痰を形成する。

　これらの病証の治療では，本穴を瀉して去痰をはかるとよい。また痰と関係ある病証には，次のようなものがある。

①痰湿が胃を犯すと悪心嘔吐がおこり，痰濁が肺に阻滞すると咳嗽，哮喘がおこる。
②痰が中焦に阻滞すると，腹部の脹満，食欲不振などが現れる。
③痰が肌膚に溢れると，肌膚に浮腫が現れる。
④経絡に流注すると，肢体の麻木，半身不随が現れる。
⑤皮下の経絡に流注すると，皮下に腫塊が現れる（頸部リンパ結核など）。
⑥清陽に影響すると頭痛，眩暈などが現れる。
⑦痰火が清竅に上擾すると，頭痛が現れる。
⑧痰邪が心に影響すると，心悸，意識不明，癲狂が現れる。
⑨痰が舌絡に阻滞すると，舌瘖となる。
⑩痰火が肺に阻滞すると，喉瘖となる。
⑪痰が胸絡に阻滞すると，胸痺となる。
⑫痰気が喉に阻滞すると，梅核気となる。
⑬痰に関連した瘰疾が現れる。
　上記の病証は，すべて本穴の治療範囲に入る。

3．絡脈病

　『霊枢』経脈篇では，「足陽明の別，名を豊隆という。果を去ること八寸，別れて太陰に走る。その別なる者は，脛骨外廉を循り，上って頭項に絡し，諸経の気に合し，下りて喉嗌に絡す。その病気逆すれば則ち喉痺瘁瘖す。実するは則ち狂癲し，虚するは則ち足収まらず，脛枯れる，之を別れる所に取るなり。」と述べている。

　気逆喉痺となり，とつぜん音瘂となった場合には，循経取穴として本穴を取り，降逆去痰，宣竅通絡をはかるとよい。また実証の神志失調である癲，狂には，弁証取穴として本穴を取り，去痰醒志をはかるとよい。さらに虚証に属する足緩不収，脛部の肌肉萎縮には，局部取穴として本穴を取り，壮筋補虚をはかるとよい。

4．経脈通路上の病証

　豊隆はまた本経経脈，絡脈の循行する部位である頭項，喉，面，歯，腹，大腿，膝，脛，足の病変を治療するときに用いられる。痰によりおこる頭項，喉，胃腸病に対しては，循経取穴として，または弁証取穴としても本穴を取穴することができる。

＜効　能＞

1．弁証取穴

①瀉法：去痰，和胃，降濁

透天涼を配す……………痰火の清泄

　湯液における栝蔞，貝母，天竺黄，竹茹，半夏，枳実，陳皮，蘇子，茯苓，胆南星，莱菔子，枳殻などの効に類似

②瀉法（灸または焼山火を配す）…痰湿の温化，温胃暢中

　湯液における半夏，白芥子，橘紅，款冬花，旋覆花などの効に類似

③補法：健脾養胃

2．局部取穴
　①瀉法（灸を配す）：駆邪散滞，通経活絡
　②補法：壮筋補虚

＜主　治＞

　頭痛，眩暈，反胃，しゃっくり，嘔吐，胃痛，百日咳，肺癰，咳嗽，喘証，哮証，舌喑，喉喑，心悸，癇証，癲証，狂証，傾眠，ヒステリー，臓躁，厥証，便秘，痰飲，胸痺，肺炎，甲状腺機能亢進，単純性甲状腺腫，梅核気，中風（閉証）。

　また耳鳴り，耳聾，高血圧症，心煩，不眠，脇痛，瘧疾，腸チフス，坐骨神経痛，下肢痿証，痺証などを治す。

臨床応用

1　頭痛，眩暈

　本穴を瀉すと去痰と，痰火を清泄する作用がある。

1．脾失健運のために湿が集まって痰を生じ，この痰湿が上擾して経絡に阻滞し，清陽が抑止されて頭部に到達しないためにおこる痰濁頭痛，眩暈

　①陰陵泉（瀉）を配穴……………………………………去湿化痰
　※　湯液における二陳湯の効に類似
　②上処方に脾兪（補）を加える……………………………去湿化痰，健脾開胃
　③眩暈に対しては，豊隆，百会（瀉），陰陵泉（補）……健脾去湿，化痰熄風
　※　湯液における半夏白朮天麻湯の効に類似

2．痰鬱化火となり，清竅に上擾しておこる頭痛，眩暈

　豊隆（瀉，透天涼を配す）………………………………痰火の清泄
　①阿是穴（瀉）を配穴……………………………………通絡止痛（頭痛を治す）
　②風池，百会（瀉）を配穴………………………………清脳（眩暈を治す）
　※　心火をともなう場合：神門または通里（瀉）を加える
　※　肝火をともなう場合：太衝または行間（瀉）を加える
　※　胃火をともなう場合：内庭または陥谷（瀉）を加える
　※　肝風をともなう場合：風池または百会（瀉）を加える

3．肝鬱化火，肝風内動となり，痰がこれに絡んで清竅に上擾しておこる眩暈

　豊隆，陰陵泉，行間，百会（瀉）………………………去湿降痰，清肝熄風

2　呃逆（しゃっくり），嘔吐，胃痛

　呃逆は多くの場合，胃気上逆によりおこり，嘔吐は胃失和降によりおこる。また胃痛は多くの場合，胃絡が阻滞しておこる。これらの治療では本穴を瀉して和胃，降逆，去痰をはかるとよい。

1. **胃中寒冷による胃痛，呃逆**
   豊隆（瀉），中脘，上脘（灸瀉）……………………温中散寒，和胃降逆，和胃暢中
2. **痰飲内阻による嘔吐**
   ①豊隆，中脘（灸瀉）……………………………温胃化痰
   ②豊隆（瀉），中脘（瀉，加灸），関元，神闕（灸）……痰飲の温化，和胃暢中
   ③豊隆（瀉），中脘（瀉，加灸），陰陵泉（瀉）……化痰去湿，温中和胃
3. **肝気犯胃による胃痛，嘔吐**
   ①豊隆，太衝，内関（瀉）…………………………理気和胃
   ②太衝を去り，中脘（瀉）を加える………………理気和胃降逆
4. **飲食停滞による胃痛，嘔吐**
   ①豊隆，上脘，中脘（瀉）…………………………消積和胃
   ②内関（瀉）を加える………………………………理気，止嘔
   または公孫（瀉）を加える…………………………降逆
5. **脾胃虚寒による胃痛，嘔吐，呃逆**
   豊隆（瀉），中脘（瀉，加灸），関元（補，または灸），神闕（灸）……温陽益胃，和胃降逆
   ※ 脾胃虚弱による呃逆：豊隆，公孫（瀉），脾兪（補）……健脾和胃，降逆止呃
6. **胃火上逆による呃逆，嘔吐**
   豊隆，公孫，内庭（瀉）……………………………清胃降逆，止嘔平呃

3 咳嗽，喘証

　咳嗽，痰，喘には病理的にみて共通するところが多く，その治療においても関係が深い。一般的にいうと，咳嗽は痰を要因として発症する場合が多い。そのため去痰をはかると，咳嗽を治めることができる。また咳嗽と喘とは，しばしば同時におこるが，この場合，止咳により平喘をはかることができるし，逆に平喘により止咳をはかることもできる。
　去痰の作用をもつ豊隆穴には，また止咳，平喘の作用がある。とりわけ痰濁阻肺，痰火犯肺により，肺の宣降，清粛機能が失調しておこる咳嗽，喘証の治療に適用される。

1. **脾虚のため湿が生じ，痰濁となって肺に阻滞し，そのために肺の宣降機能が失調しておこる痰濁阻肺による咳嗽，喘証**
   ①豊隆，陰陵泉（瀉）………………………………去湿化痰
   ※ 湯液における二陳湯の効に類似
   ②天突（瀉）を加えて開痰利気をはかり，肺兪（瀉）を加えて宣肺利気をはかる。
   ※ 脾兪（補）を加えて健脾燥湿をはかってもよい。その効果は湯液における二陳湯加味の効に類似している。
   ③豊隆（瀉），陰陵泉（補）………………………健脾去湿，去痰宣肺
2. **痰濁が化さず，こもって化熱し，この痰熱が肺に影響して肺の清粛機能が失調しおこる痰火犯肺による咳嗽，喘証**
   ①豊隆（瀉，透天涼を配す），尺沢，天突（瀉）……痰火の清降，宣肺利気

②豊隆，内庭，尺沢（瀉）……………………………痰火の清降，宣肺止咳平喘

　　肺虚のために気を主れず虚喘がおこっている場合，腎虚のために気を摂納できず虚喘がおこっている場合は，ともに本穴を取ることはできない。この2例では瀉しても降りるべき痰がなく，補しても力がおよばないからである。

4　哮証

　主として内外の邪が合して痰気がからみ，気道を閉塞して肺の昇降が失調し，さらに内に潜んでいる痰が誘因となって発症する。したがって，去痰の作用をもつ本穴が常用される。

1．痰熱が肺に内鬱しているときに，外邪を感受して発症する哮証

　　①豊隆（瀉，透天涼を配す），尺沢，天突（瀉）……清熱化痰，宣肺利気
　　※　湯液における清気化痰丸の効に類似
　　②豊隆，尺沢（瀉）……………………………………清熱宣肺，化痰降逆
　　③豊隆，尺沢，風門，肺兪（瀉）……………………清熱化痰，宣肺平喘
　　※　湯液における定喘湯の効に類似

2．寒痰が肺に内伏しているときに，外感の邪気を感受することによって発症する哮証

　　豊隆，天突（瀉），風門，肺兪（灸瀉）……………温肺化痰，宣肺利気
　　※　湯液における冷哮丸の効に類似

3．脾虚のために湿を生じ，湿が集まって痰となり，これが肺に影響し気道を閉塞させておこる哮証

　　①豊隆，陰陵泉，天突（瀉）…………………………去湿降痰，宣肺利気
　　②豊隆（瀉），陰陵泉（補）……………………………健脾去湿，降痰平喘

5　舌瘖，喉瘖

　本穴を瀉すと，痰が原因でおこる舌瘖，喉瘖を主治する。

1．痰が舌絡に阻滞したために，舌筋がうまく動かない舌瘖

　　廉泉（瀉）を配穴……………………………………痰濁を去り，舌絡を通じる
　　※　痰火に偏している場合
　　　豊隆（瀉，透天涼を配す），廉泉（瀉），金津，玉液（点刺出血）……清気化痰，舌絡の宣暢

2．痰熱が阻滞し，肺気失宣となって声がかすれたり，声がでない喉瘖

　　①尺沢，廉泉（瀉）を配穴……………………………痰火の清降，宣肺益喉
　　②尺沢，天突（瀉）を配穴……………………………清気化痰，宣肺益音

6　心悸

　本穴を瀉して，去痰をはかるとよい。

1．痰火が内生し，それが神明に上擾し心神不安となっておこる心悸

　　豊隆（瀉，透天涼を配す），神門（瀉）………………清心降痰
　　※　痰熱を清すと心はおのずと安らかとなる。

2．胃失和降，痰火上逆による心悸

豊隆，公孫（瀉）……………………………………清熱化痰，和胃安神

7　癇　証

本病は痰によっておこる場合が多い。痰が集まると癇証発作がおこり，痰が散ると癇証は休止する。豊隆は，去痰の要穴であり，本病治療の常用穴とされている。

1．肝気失和・陽昇風動し，痰がからんで上逆，内では心竅に影響し，外では経絡を阻滞して癇証の発作がおこる場合

豊隆，神門，太衝または行間（瀉）…………………去痰宣竅，熄風定癇

※　長期治療を施すとその効果は良好である。

2．毎回発作前に，とつぜん足の指から足陽明胃経に沿って腹部または頭部に麻木あるいは痙攣がおこる場合の，癇証の休止期の治療

豊隆，陥谷，解谿または陰市（瀉）………………多めに瀉すか，強刺激をあたえ長く置針する

3．精神性または運動性発作（昼夜を問わず意識の混濁，発作的な行為が現われ短時間で正常に戻る。本人に自覚はない。）

神門，中脘（瀉）を配穴……………………………去痰理気，安神醒志

8　癲証，狂証

癲と狂は，すべて痰によりおこる。したがって，本穴を瀉して（または透天涼を配す）治療するとよい。

1．痰火上擾による狂証

①神門，大陵，行間（瀉）を配穴……………………鎮心去痰，清肝瀉火

②神門（瀉），曲沢（点刺出血）を配穴……………清心逐痰開竅

③神門，内庭（瀉）を配穴……………………………痰火の清降，鎮心安神

2．痰気鬱結による癲証

①神門，太衝（瀉）を配穴……………………………疏肝理気，化痰開竅

②間使，中脘，上脘（瀉）を配穴……………………理気解鬱，化痰開竅

3．狂証発作時

まず太い針にて人中，合谷に強刺激をあたえ，症状が消失または軽減してから，さらに豊隆などを配穴し，弁証施治を行う。

9　胸　痺

本穴を瀉すと，痰飲と関係ある胸痺を主治する。

1．胸陽不振，痰涎壅塞のため気機不利となり，胸陽を阻滞させておこる胸痺

（『金匱要略』胸痺心痛短気病脈証治篇で述べている「胸痺のため臥するを得ず，心痛み背に徹す」者がこれに該当する）

豊隆（瀉），膻中，肺兪（灸瀉）……………………通陽散結，去痰逐飲

2．『金匱要略』胸痺心痛短気病脈証治篇の「胸痺にて，心中痞気，気結びて胸に在り，胸満し，脇下より逆して心を搶く」という証

豊隆，公孫（瀉），膻中（灸瀉）………………通陽開結，泄満降逆

10 肺炎

1．痰熱壅肺，肺失宣降による肺炎

豊隆，内庭，尺沢（瀉）………………………清熱宣肺，化痰降逆

2．痰熱が肺に影響し，心包に内陥している場合

豊隆，尺沢，神門（瀉）………………………宣肺化痰，清心開竅

11 甲状腺機能亢進

1．肝鬱気滞，湿痰凝結による甲状腺機能亢進

症状：甲状腺腫大。精神憂鬱，煩躁，易怒，不眠，多夢。胸悶，あるいは脇痛や月経不順がある。舌質晦暗，脈弦滑。

処方：豊隆，太衝（瀉），阿是穴（瀉，腫塊の中心に向けて2～3針）……疏肝理気，消痰散結

2．痰火上擾，心陰虚損による甲状腺機能亢進

症状：甲状腺腫大。多食善飢。熱がり，多汗。情緒が激動しやすい，心悸，驚きやすい，不眠，時に煩躁。顔面紅潮，消痩。舌質紅，脈細数。

処方：豊隆，内庭（瀉），神門（補）……痰火の清降，養心安神

12 梅核気

1．肝気抑鬱，気鬱挟痰となり，痰気が内結し上逆しておこる梅核気

①豊隆，天突，廉泉，太衝または間使（瀉）………疏肝解鬱，理気去痰

②豊隆，天突（瀉）…………………………………順気降逆，化痰散結

2．半夏厚朴湯証（『金匱要略』婦人雑病脈証併治篇）

豊隆，天突（瀉）………………………………理気降逆，化痰散結

症例

［症例1］　男，44才，初診1982年4月7日

主　訴：哮証を10年余り患っている

現病歴：10年前に高原地方に出張しており，その地の気候に適応できずに発症。その後，痰火が内宿するようになり，風寒を感受するたびに再発する。発病時には以下のような症状が現れる。気管が痙攣し，呼吸困難となり，喉に痰の音がし起坐呼吸をする。青色の粘い痰をはく。発作時には服薬により緩解する。舌質は紅，舌苔は薄白，脈は滑数

である。または風寒の邪により感冒を患い哮証がおこる際には，悪寒発熱，口や鼻の息が熱い，黄色の痰を喀痰するが痰のきれが悪いなどの症状をともなう。

弁　証：痰濁が内宿しており，風寒の外邪を感受すると，肺中の伏痰を刺激して発症する。痰気，痰熱によって肺の清粛機能が失調すると，肺気上逆して呼吸困難となり，また喉に痰の音がするようになる。哮証が長期にわたって改善されないと肺気不足，肺衛不固となり，外感風寒によって発症しやすくなる。

治　則：発作時には宣肺散邪，化痰降逆をはかる。緩解時には補肺健脾にて本治をはかる。

取　穴：初診，風門，肺兪（瀉）
　　　　2～3診，豊隆，尺沢（瀉）
　　　　4～7診，豊隆，列欠（瀉）
　　　　8～10診，上処方に合谷（補）を加える

効　果：3診後には痰は黄色から清に変化した。6診後，喉の痰の音はほとんど消失した。7診後，鼻の息は熱くなくなり，哮証は軽減した。8～10診で補気宣肺化痰，扶正去邪をはかり，哮証は治癒した。11～17診では，合谷，陰陵泉（補）により補肺健脾固本をはかったところ，精神状態も良好となり職場（肉体労働）に復帰した。

経　過：1982年6月25日に寝ちがいの治療で来院したおりに，その後再発していないことを確認した。

[症例2]　　男，11才，初診1965年3月29日
主　訴：後頭痛が4日間続いている
現病歴：原因は不明であるが，この4日あまり後頭部が痛む。局部の筋肉がもりあがって腫れており，圧痛が顕著である。食欲がなく，脈は滑数である。
弁　証：脈証にもとづき，風熱痰火による頭痛と判断した。
治　則：去風導痰
取　穴：豊隆，風池，風府（瀉）
効　果：1回の治療で治癒した。
経　過：1965年7月20日に母親が鬱証の治療で来院したおり，患児の頭痛が1回の治療で治癒したことを確認した。

[症例3]　　男，35才，初診1965年8月3日
主　訴：この5日余り，咽喉がつまり，こわばって上顎部がびらんして痛む
現病歴：5日前の猛暑のおり，怒りを爆発させた後，発症した。まず喉がつまって緊張し，ついで上顎に潰瘍ができて痛みだした。食べ物を嚥下しようとすると，つまった感じと緊張度と痛みがいっそうひどくなる。鼻声になっており，言葉をはっきり話せない。また両こめかみ部に躍動痛があり，蟬の鳴くような耳鳴りがする，咽喉は乾いているが渇きはない，口から涎がでる，空腹感はあるが食欲はない，心煩，易怒，身体がだるい，両手に麻木感がある，物をしっかり握れない，傾眠，早朝に咳をする，白く粘

い痰を吐くなどの症状をともなっている。
　両側の心兪から肝兪の部位にかけて，索状の異物があるように感じられ，こわばったり痛くなることがある。顔はやや黄色っぽく，上顎部に潰瘍が数個ある。口蓋垂は淡紅色，咽喉部がやや赤くなっている。甲状軟骨に触れると木痛がある。両側の膈兪穴の付近をおさえると，とつぜん激痛，困痛がおこる。舌苔は薄白，脈は濡数である。

弁　証：湿邪内盛，肝気内鬱の状態に暑熱が加わり，湿熱が痰を形成，その痰が咽喉部に結し，また清陽に影響したために発症したものと考えられる。

治　則：去湿降濁，化痰宣竅

取　穴：初診（3日），廉泉，人迎，陰陵泉，照海，膈兪（瀉）（圧痛取穴法）

　2診（4日），1診後，咽喉部の緊張感は軽減する。

　廉泉，陰陵泉，太衝（瀉）

　3診（13日），この数日，針治療をうけず西洋薬を服用していたが無効であった。まだ咽喉部がつまってこわばっている。粘い痰が咽喉部にひっかかる。頭痛があり，全身はだるく力が入らない。泥状便が1日2～3回でる。鼻声であり，脈は濡，舌苔は薄白である。ときどき胃が冷え，少し痛む。よく眠くなる。膈兪穴に顕著な圧痛がある。

　これは脾虚湿困の証であり，湿が集まって痰を生じ，この湿痰が清陽に影響している象である。胃が冷えて少し痛むのは，湿が中脘部に滞っているためである。化痰利湿降濁の法に変えて，豊隆，陰陵泉に針瀉を施す。3診後には上述した症状は著しく軽減した。

　4診（15日），前回と同じ施術を行い治癒した。

経　過：1968年にその後の3年再発していないことを確認した。

［症例4］　男，40才，初診1973年5月10日

主　訴：発作性の肢体不随が28日間続いている

現病歴：28日前に左肢体が発作性不随となる。発病時に突然めまいがおこり，ついで左顔面麻痺となり，左上下肢に力が入らなくなり動かせなくなる。症状は数分から十数分するとおのずと緩解する。1日に数回発作がおこることもある。しかし意識はしっかりしている。発病すると両下肢がだるくなり，力が入らなくなる。舌苔は薄黄にして滑，脈は沈細弦である。血圧は156／80～98mmHg，コレステロールは240mg％。

弁　証：肝風内動，痰阻経脈

治　則：鎮肝熄風，去痰通絡

取　穴：豊隆，風池，太衝（瀉）

効　果：8回の治療で治癒した。

経　過：1973年7月25日に再発していないことを確認。また同年11月8日に手紙により再発していないことを確認。

［症例5］　男，22才

主　訴：（代訴）狂乱状態が10日余り続いている，怒りを爆発させた後に発症

現病歴：10日前，怒りを爆発させた後に狂乱状態となり，某病院で精神分裂症と診断され治療をうける。5日間服薬したが，病状はかえって悪化した。急躁，心煩，易怒，頭痛，不眠などの症状があり，話に論理性がなく，発作的に暴れたり味覚を無くしたりといった意識障害の症状が著しい。また口唇は乾いており，歯肉からの出血，便秘，顔色紅潮，目やになどの症状もある。舌質は紅絳，舌苔は黄厚，脈は弦数で有力である。発病前には口苦，耳鳴り，心煩，易怒，遺精などの症状があった。

弁　証：痰火気結しており，それが神明に影響しておこった狂証と考えられる。

治　則：鎮心去痰，瀉肝清火

取　穴：初〜4診，豊隆，太衝，合谷（瀉）
　　　　5〜9診，豊隆，神門，太衝（瀉）
　　　　10〜14診，豊隆，神門（瀉）

効　果：2診後，以前よりは頭がすっきりし，痙攣的な動作も治まった。5診後には意識も澄み，食欲も増進し，煩躁，口乾，歯肉出血，不眠などの症状は消失した。12診後には遺精も治癒した。13, 14診は効果の安定をはかった。5月30日には治癒して退院した。

経穴の効能鑑別・配穴

効能鑑別

豊隆，足三里，天突の効能比較

この3穴には，ともに去痰の作用があるが，各経穴それぞれに固有の特徴がある。例えば，豊隆は降痰，全身の痰を去る作用にすぐれており，足三里は去痰，胃腑の痰を去る作用にすぐれており，また天突は開痰利気，肺系の痰を去る作用にすぐれている。

配穴

1. 豊隆，内庭（瀉）

　これには痰熱を清降させる作用がある。したがって，痰熱を清降させる法を用いる場合は，この2穴を取穴するか，また必要に応じて配穴を行うとよい。

例1．痰熱犯肺により気道不利となっておこる哮証には，天突（瀉）を加え，佐として開痰利気をはかるとよい。

例2．痰熱互結となり邪が肺絡に阻滞しておこる百日咳には，尺沢（瀉）を加えて清熱化痰，宣肺平逆をはかるとよい。

例3．痰火擾心により心神不寧となりおこる心煩には，神門（または心兪，または大陵）（瀉）を加えて痰火の清降，安神除煩をはかるとよい。

例4．痰火上昇により耳竅が閉塞しておこる耳鳴り，耳聾（難聴）には，聴会（または聴宮，または耳門）（瀉）を加えて痰火の清降，耳竅の宣通をはかるとよい。

例5．気鬱化火，痰火上擾により清竅が悪くなりおこる癲病（ヒステリー）のうち精神型の者には，内関または間使（瀉）を加えて痰火の清降，理気安神をはかるとよい。

2．豊隆（瀉）
　①陰陵泉（瀉）を配穴……………………………………湯液における二陳湯（『和剤局方』方）の効に類似
　②百会（瀉），陰陵泉（補）を配穴……………………湯液における半夏白朮天麻湯（『医学心悟』方）の効に類似
　③風門，肺兪，尺沢（瀉）を配穴………………………湯液における定喘湯（張時徹方）の効に類似
　④列欠（瀉）を配穴………………………………………宣肺化痰，止嗽平喘
　⑤尺沢（瀉）を配穴………………………………………清肺降痰，止嗽平喘
　⑥天突（瀉），風門，肺兪（灸瀉）を配穴……………湯液における冷哮丸（『張氏医通』方）の効に類似
　⑦尺沢，天突（瀉）を配穴………………………………湯液における清気化痰丸の効に類似
　⑧天突（瀉）を配穴………………………………………湯液における半夏厚朴湯（張仲景方）の効に類似
　⑨列欠，天突（瀉）を配穴………………………………開痰利気，宣肺平喘，止咳
　⑩神門，太衝または行間（瀉）を配穴…………………湯液における定癇丸（『医学心悟』方）の効に類似
　⑪陰陵泉，神門（瀉）を配穴……………………………清熱化湿，去痰開竅
　⑫陰陵泉（瀉），関元（補）を配穴……………………温陽益脾，去湿化痰
　⑬列欠（瀉），陰陵泉（補）を配穴……………………健脾去湿，化痰宣肺
　⑭太衝，内関（瀉）を配穴………………………………理気和胃降逆
　⑮合谷，間使（瀉），人中（瀉，または手十二井穴出血）を配穴……行気去痰，開竅醒志

3．豊隆（灸瀉）
　中脘（灸瀉）を配穴………………………………………温胃化痰

4．豊隆（瀉，透天涼を施す）
　神門（瀉，透天涼）を配穴………………………………清心安神，逐痰瀉火

参　考

1．本穴の刺入方向と針感

　直刺すると，針感は足陽明胃経に沿って足関節部にいたりやすい。さらに足背部，足の第2，3指にいたることもある。直刺は，下腿や足背部の疾患の治療によく用いられる。針をやや上に向け膝の方向に向けて斜刺し，連続して捻転すると，針感は足陽明胃経に沿ってしだいに髀関，帰来，天枢穴の部位にいたる。少数の例ではあるが，胃腑にいたる場合もある。同方法は腹部疾患の治療によく用いられる。またごく少数の例ではあるが，欠盆，項部，頭

維の部位にいたる場合もある。この針感の走行は，足陽明胃経の走行と完全に一致している。

2．歴代医家の経験

豊隆は，痰と飲を治す要穴であり，痰によりおこる癲，狂，咳嗽，哮，喘，頭痛などの病を治療する経穴である。歴代の医家の経験では，次のような記載がある。

① 「痰多きは豊隆に向けて尋ねるに宜し」（『玉竜歌』）
② 「哮喘発し来たりて寝るを得ずは，豊隆に三分深く刺入す」（『肘後方』）
③ 「風痰頭痛は，豊隆五分，灸も亦た得る。諸痰の病，頭風喘嗽，一切の痰飲は，豊隆，中脘を取る」（『医学綱目』）
④ 「豊隆は狂い妄行し，高きに登りて歌い，衣を棄てて走るを主る」（『備急千金要方』）
⑤ 「豊隆，肺兪，痰飲奇を称す」（『玉竜賦』）
⑥ 「強間，豊隆の際，頭痛禁じ難し」（『百症賦』）
⑦ 「厥頭痛，面浮腫，煩心し狂いて鬼を見，善く笑いて休まず，外に発して大いに喜ぶところ有り，喉痺し言を能わずは，豊隆これを主る」（『針灸甲乙経』）

3．瀉法が多用される理由

胃腑の病は，実証である場合が多く，「和」と「降」が宜しいとされている。また痰の病も，実証である場合が多く，「去」と「降」が宜しいとされている。したがって，豊隆を用いて治療を施す場合には，瀉法が多く用いられ，去痰，和胃，通降がはかられる。脾病が胃におよんだ病証，胃病が脾におよんだ病証，脾虚に胃実がからんだ病証に本穴を取り，これを補うと胃に不利である。

10. 解　谿 (かいけい)

　　解谿は，足関節前面の横紋の中央にある。本穴は，靴ひもを解くところに位置しており，その部位の陥凹部が谿のようであることから，解谿と命名された。本穴は，足陽明胃経の経火穴であり，また火は土を生じるので，足陽明胃経の母穴でもある。

　　足陽明胃経の母穴である本穴は「虚する者はその母を補う」にもとづいて配穴すると，胃虚を補益する作用を生じる。しかし胃の病は，実や熱である場合が多く，また「和降」が失調したものが多い。そのため，胃虚は脾虚と関係する場合が多いことから，本穴を用いた治療では補を施す機会は少ない。臨床においては，胃火の清降，陽明の経気の宣通に用いられることが多く，これによって足陽明経脈や経別が循行する部位の病変を治療する。

本穴の特性

＜治療範囲＞

1．経脈通路上の病証

　　足陽明経脈と経別が循行している胃，咽喉部，額部，面頬部，口歯，鼻の疾患は，すべて本穴の治療範囲に入る。とくに胃火熾盛，陽明熱盛，邪熱上攻による循経上擾の病変に対しては，本穴を瀉すと効果的である。また，その際には弁証取穴と循経取穴の二通りの効果が生じる。

2．胃熱と関係ある病証

　　胃と腸，肺（肺胃の脈気は相通している），心（心胃の脈気は相通している）との関係は密接である。胃熱と関係ある肺胃同病，胃腸同病，心胃同病の病証は，すべて本穴を配穴して瀉法を施すとよい。

　　また解谿は，その所在部位の経脈病と経筋病を治療する。

＜効　能＞

1．弁証取穴

　①瀉法（または透天涼）：胃火の清降，陽明経気の清宣

　　　湯液における石膏，知母，竹葉，白芷，寒水石，大青葉，大黄（酒制），芦根，葛根などの効に類似

　②補法：扶脾，養胃

2．局部取穴

①瀉法：舒筋活絡
  灸を施す……………駆邪散滞
②補法：壮筋補虚
③点刺出血（三稜針）：気血の宣通

<主　治>

頭痛，歯痛，鼻衄，歯衄，咽頭炎，耳下腺炎，急性扁桃炎，鵞口瘡，三叉神経痛，顔面神経麻痺，酒皶鼻，胃痛，吐血，消渇，痙病，積滞，甲状腺機能亢進，狂証，急性乳腺炎，閉塞性血栓血管炎，血栓性静脈炎，ガングリオン，下垂足，内反尖足。

また熱痺，疔瘡，嘔吐，しゃっくり，暑病，脚気，泄瀉，痢疾，便秘，臁瘡，痿証などを治す。

臨床応用

1　頭　痛

本穴の治療範囲に入る頭痛は，内庭の治療範囲に入る頭痛と同じタイプのものであるが，そのほかの各種原因によりおこる頭部の熱痛，あるいは頭部に熱感を生じている場合の治療においても，本穴を取り火邪の清降をはかるとよい。

2　咽頭炎

1．急性咽頭炎

肺胃に熱があり，その熱が咽頭部に上炎することによりおこる。

症状：咽頭部の発赤・腫脹・灼熱・疼痛・閉塞感。嚥下不利。かすれ声。舌質紅，舌苔薄黄，脈数または滑数など。

処方：解谿，尺沢（瀉），廉泉（瀉または少商の点刺出血）……瀉熱利咽

【1】風熱を再び感受しておこり，初期に軽度の悪風寒があり，また頭痛，咳嗽，痰が多く粘いなどが現れていて舌質紅，舌苔薄白，脈浮数である場合

解谿，曲池，廉泉（または合谷）（瀉），少商（点刺出血）……疏風解表，清熱利咽

【2】胃腸に熱があり，その熱が咽喉部に上攻しておこり，大便秘結，口渇引飲などの症状をともなう場合

解谿，足三里，合谷（瀉）………………清熱瀉火，咽喉の清利

2．慢性咽頭炎

熱邪により陰を損傷し，肺胃陰虚となりおこる。

症状：咽頭部の乾きと疼痛，異物感。悪心。食欲不振。かすれ声。咽頭部の充血（暗紅色），咽頭後壁のリンパ濾胞。頬部の紅潮，唇紅。舌質紅，少苔，脈細数など。

処方：解谿，尺沢（瀉），復溜（補）………………滋陰降火

3 耳下腺炎

本穴を瀉すと（または透天涼を施すと），胃火をともなう耳下腺炎を治す。

1．時行温毒を外感し，少陽と陽明の二経に鬱結しておこる耳下腺炎

　　丘墟（瀉）（少陽経の熱邪の清降），患側翳風（瀉）（清熱散結）を配穴……清熱降火，消腫散結

2．邪熱が少陽に鬱結し，さらに陽明の胃火が上攻し鬱結しておこる耳下腺炎

　　丘墟，中渚（または外関）（瀉）を配穴……………清熱瀉火，降火散結

3．邪が陽明に伝わり，胃熱壅盛となり高熱，煩躁，意識障害，譫語，便秘，舌苔黄厚，脈滑数有力などをともなう場合

　　合谷，翳風（患側）（瀉）を配穴………………………陽明の清泄，消壅散結

4 急性扁桃炎

本穴を瀉すと，肺胃熱盛による急性扁桃炎を治療することができる。肺胃積熱，外感風熱，風火相搏に痰の凝滞をともなう場合におこる。

　　解谿，合谷（または曲池），尺沢（または魚際）（瀉），少商，商陽（点刺出血）……疏風解表，清熱解毒

5 鵞口瘡

本穴を瀉すと，脾胃湿熱が上に薫蒸しておこる鵞口瘡を治療することができる。症状としては，口に白膜が生じ，それが咽頭部におよぶ場合もある。白膜は剝がそうとしても脱落しにくく，また食欲減退，煩躁，舌苔黄膩，脈滑などが現れる。

　　解谿，陰陵泉（瀉）……………………………………清胃，理脾，行湿

6 三叉神経痛

本病の疼痛部位は，足陽明経脈の循行部位に現れることが多い。足陽明胃経の解谿穴を瀉すと，三叉神経の各支の疼痛を治療することができる。弁証取穴として用いた場合は，胃火を清瀉する作用があり，また循経取穴として用いた場合は，足陽明胃経の経気の流れを改善したり，足陽明胃経の鬱熱を清瀉する作用がある。

1．陽明熱盛

　　合谷（瀉）を配穴………………………………………陽明経の鬱熱の清瀉

2．肝胃の火の上攻

　　行間（瀉）を配穴………………………………………肝胃の火の清瀉

3．胃火熾盛に風動をともなう場合

　　太衝または風池（瀉）を配穴…………………………清胃熄風

部位による配穴

　　清熱去邪，通絡止痛

①第1支痛：頭維，攅竹（瀉），または陽白，阿是穴（瀉）を配穴
②第2支痛：下関，四白（瀉）などを配穴
③第3支痛：頬車，下関，阿是穴（瀉）を配穴

7 顔面神経麻痺

　足陽明経脈は，顔面部を循行している。循経取穴により本穴を取穴すると，陽明熱盛のために面頬部に上擾しておこる顔面紅潮，唇の紅潮，面頬部の発熱・緊張感などの症状をともなう顔面神経麻痺を治療することができる。合谷（瀉），局所穴としての太陽，頬車，地倉などを配穴すると，陽明の熱邪を清宣し，面絡（顔面部の絡脈）を通調することができる。

8 酒皶鼻

　肺胃積熱が鼻に上炎し，血瘀が凝滞しておこる場合が多い。本穴を瀉して胃熱を清瀉し，尺沢，素髎（瀉，または点刺出血）を配穴して，清熱涼血去瘀をはかるとよい。

9 痙 病

　陽明実熱により陰液を損傷し，筋脈を滋養できなくなると痙病がおこる。症状・所見としては，発熱，自汗，口噤，項背部の強直，下肢の痙攣，腹満，便秘，舌苔黄膩または黄燥，脈弦実などが現れる。
1．解谿，足三里，合谷または曲池（瀉）……………瀉熱救陰
2．解谿，合谷，大椎（瀉）……………………………退熱瀉火による救陰
3．解谿，合谷（瀉），復溜（補）……………………泄熱生津

10 積 滞

　本穴を瀉すと，積滞が改善しないためにおこる滞熱内生を治療することができる。症状・所見としては，食欲不振，腹部脹満，小便黄，大便は硬い，口渇喜飲，頬部の紅潮，午後に熱が盛んになる，手足心熱，不眠，盗汗，舌苔厚膩，脈細滑数などが現れる。解谿を瀉して足三里（瀉），四縫穴（点刺）を配穴すると清熱化滞の作用があり，これは湯液における保和丸加減の効に類似している。

11 甲状腺機能亢進

　これは「中消」，「肉痩」，「癭気」などの範疇に入る。本穴を瀉すと，胃熱化燥，肝胆鬱結による甲状腺機能亢進を治療することができる。症状・所見としては，多食善飢，顔面消痩，体重減少，頭暈，眼花，心悸，煩躁，口苦，唇の乾き，舌質紅，舌苔薄黄，脈弦細数などが現れる。解谿を瀉し，丘墟（瀉）を配穴すると清胃益陰，疏肝利胆の作用がある。

12 狂 証

　症状：平素から急躁，突然に狂乱状態となる。言語錯乱，奇声を発する，ひどい場合は破壊

衝動をともなう。不食，不眠。両目怒視。大便秘結。顔面紅潮，目赤。舌質紅，舌苔黄膩，脈弦滑または滑数または数大など。
　処方：精神分裂症型の狂証：解谿，豊隆，行間，神門または大陵（瀉）……清肝瀉肝，鎮心去痰

13　急性乳腺炎

乳房は肝胃経脈の過ぎるところであり，一般的には肝胃二経から論治することが多い。胃経の解谿を瀉すと，胃熱壅盛による乳腺炎を主治する。
　症状：発熱，悪寒，または寒熱往来。乳房部の紅潮・腫脹（び漫型）・強い疼痛。嘔悪，食少。骨節のだるさ。舌苔黄厚，脈弦数。
　処方：１．解谿，三陰交（または膈兪）（瀉），少沢（点刺出血）……清熱解毒，通乳和営
　　　　２．または合谷（または曲池）（瀉），少沢（点刺出血）を配穴……清胃泄熱，通乳散結
　　　　　肝鬱胃熱があるところに外邪を感受して乳絡不通となり，乳汁が腐敗して熱毒蘊結となっておこる急性乳腺炎には，解谿，曲池，太衝（または間使）（瀉）により疏肝理気，清胃散結をはかるとよい。中薬治療と併用すると，いっそう効果的である。
　　　　※　後背部で，乳房部の圧痛点または紅疹出血点に対応する部位に刺針してもよい。

14　閉塞性血栓血管炎

本病は大小の動静脈の慢性閉塞性の疾患である。初期は「脈痺」に属しているが，末期のものは「脱疽」，「十指零落」といわれている。針灸治療では，脈痺に属す初期の閉塞性血栓血管炎を治療する。その際に本穴を取ると，病が足の大指，次指，中指にある者を治療することができる。

１．寒阻経絡による閉塞性血栓血管炎
　解谿，三陰交，絶骨，阿是穴（灸）（患指または患指上部）……温経散寒，活血通絡
２．気滞血瘀による閉塞性血栓血管炎
　解谿，三陰交，阿是穴（瀉）（患指上部）……………活血去瘀，理気通絡
３．気血両虚による閉塞性血栓血管炎
　合谷，三陰交（補），解谿，阿是穴（瀉）（患指上部）……気血の補益，活血通絡
４．気虚血瘀による閉塞性血栓血管炎
　合谷（補），三陰交，解谿，阿是穴（瀉）（患指上部）……益気行血，活血通絡
５．熱盛毒聚による閉塞性血栓血管炎
　解谿，三陰交，阿是穴（瀉）（患指上部），衝陽（瀉血）……清熱解毒，涼血通絡
　※　解谿，三陰交，阿是穴には透天涼を施す

15　血栓性静脈炎

本穴を瀉すと，足背部の浅層にある静脈炎を治療することができる。衝陽または陥谷（瀉）を配穴して活血通絡散滞をはかるとよい。外用では清熱解毒薬を熱敷するとよい。また静脈注

射によって生じた炎症の治療にも，効果的である。

16 ガングリオン

　本病は局部の隆起，だるい痛み，脱力感，触れると膨脹感がある，隆起物には波動するという特徴がある。本穴は，その所在する部位に生じたガングリオンを治療することができる。治療の際には，三稜針を囊腫の最も高い点に刺入して腫塊を破り，黄白色の粘液を絞りだすと，囊腫はただちに消失する。再発した場合は，同様の治療をもう一度施す。あるいは26号の毫針を囊腫の中心に向けて2～3針刺入して，瀉法を施す治療を隔日に施してもよい。囊腫は再発しやすいので，治療効果の安定をはかるために治療回数は多くしたほうがよい。

17 下垂足

1．足陽明経筋，足少陽経筋，足厥陰経筋の三経の経筋が弛緩しておこる下垂足
　解谿，足下廉，丘墟，中封（補）……………………経筋の健壮，虚損の補益
2．足太陽経筋，足少陰経筋の二経の経筋が拘急しておこる下垂足
　承山，太谿，崑崙（瀉）……………………経筋の舒暢，通経活絡

　経筋の機能は，経絡気血の濡養に依存している。気血両虚による下垂足には，局部取穴と合谷，三陰交（補）による気血補益（益経筋）の法とを交互に用い施治するとよい。

症　例

［症例1］　　女，34才，初診1965年4月2日
主　訴：10年にわたる頭痛，頭暈，頭がぼんやりする
現病歴：妊娠期に怒りを爆発させたこと，また出産後の疲労や心労により発症した。その後は，心労を覚えたときや怒りを爆発させたとき，また月経前，不眠時，まぶしい物を見たときなどに頭痛がおこりやすくなった。前額部と側頭部に跳痛，刺痛がおこり，昼間は光りや熱により痛みが増強する。そのため光や熱を見るのを嫌う。痛みがひどいときには，頭がぼんやりしたり，頭暈がおこる。平素から多夢，不眠，心煩，易怒，健忘，咽頭部に乾き，不渇または口渇はあるが飲みたがらない，空腹感はあるが食欲はない，味覚減退などの症状がある。月経は通常より6～7日早く来潮し，経血は黒紫色である。顔色は黄白で，舌質と舌苔は正常である。脈は細数でやや弦を呈している。
　　　　　以前に陰虚頭痛，血虚肝熱頭痛と診断されて治療をうけており，知柏地黄丸，六味地黄丸などを服用したが効果はなかった。
弁　証：脈証およびその治療経過から，陽明頭痛と考えられる。そのために白昼に光を見ると熱痛が増強し，口味不良，空腹感はあるが食欲はないなどの症状が現れる。月経先期と月経前の頭痛，疼痛部位が一定しており，また跳痛や刺痛を呈するなどの症状が現れているということは，血分に熱があり，瘀血が阻滞していると考えられる。
治　則：陽明の鬱熱の清宣，活血

取　穴：解谿（瀉，透天涼を施す），三陰交（瀉）
　　　　解谿穴は涼感が本経に沿って前額部および側頭部にいたるようにする。隔日治療または3日に1回の針治療を行う。
効　果：3診後には，頭痛と多夢，不眠の各症状は改善された。この2日は毎日小腹部の軽度の墜痛が2～3回おこり，これは月経の来潮時の感覚に似ているが，3～5分するとおのずと消失する。6診後には，頭痛はなく，精神状態も良好となった。ただし2日にわたって小腹部に軽度の墜痛が数回おこる。8診後には月経が来潮したが，小腹部の下垂感や腰部の鈍痛はなく，頭痛もない。ただし多少頭がぼんやりとし，頭暈がおこる。10診後には，仕事の都合で数日徹夜したが，頭痛はおこらなかった。ただしやや頭がぼんやりする。14診で治癒した。

［症例2］　男，17才，初診1971年8月21日
主　訴：3年来の頭痛
現病歴：3年来，しばしば前額部および両側頭部に困痛がおこる。夏の正午や暑いときには，頭痛が増強し，昼寝後は頭暈，前額部がぼんやりして痛む，目花などの症状がおこる。そのほか，口苦，口臭，咽頭部の乾き，口渇，鼻の乾き，鼻閉，小便黄，脈沈数などの症状・所見がある。
弁　証：脈証にもとづき，陽明頭痛と判断した。
治　則：陽明鬱熱の清宣，通絡止痛
取　穴：解谿，太陽（瀉）
効　果：初診後には頭痛は顕著に軽減したが，頭暈はある。3診後には頭痛，頭暈ともに消失した。
経　過：1973年9月24日に精神病で来院しており，その父親から，頭痛は前回の治療で治癒しており，再発がなかったことを確認した。

配　穴

解谿（瀉）

① 足三里（瀉）を配穴……………………………………胃火の清泄
② 足三里（瀉），四縫穴（点刺）を配穴……………胃火を清し，積滞を化す
③ 豊隆，行間，神門または，大陵（瀉）を配穴……肝火の清泄，鎮心去痰
④ 三陰交（瀉）を配穴……………………………………清胃涼血
⑤ 大椎，合谷（瀉）を配穴………………………………陽明の清解，去熱截瘧
⑥ 外関，丘墟（瀉）を配穴………………………………少陽の和解，清熱止瘧
⑦ 復溜（補）を配穴………………………………………清胃養陰
⑧ 合谷（瀉），復溜（補）を配穴………………………清熱救陰

> 参　考

本穴の刺入方向と針感

　　直刺の場合は，関節腔に向けて5分から7分刺入する。または両側に向けて1～1.5寸透刺する。針を直刺して連続して捻転すると，針感はしだいに足陽明胃経に沿って上行し，脛部，大腿部，腹部にいたる。少数の症例では，胃部まで針感がいたる。また一部の症例には，咽頭部，前額部，顔面部にいたるものもある。また透天涼を施して，その涼感が経脈の走行に沿って前額部にいたると，前額部の熱痛は軽減または消失する。涼感が咽頭部にいたると，咽頭部の乾きや口渇はただちに消失する。また顔面部，歯にいたると，顔面紅潮や発熱，歯痛はただちに消失する。極めて少ない症例ではあるが，涼感が胃脘にいたる場合もある。

11. 内 庭 (ないてい)

本穴は，厲兌（「兌」は『易経』では，口と為し，門と為す）の内に位置しており，その位置が門庭の内に似ていることから，内庭と命名された。本穴は，足陽明胃経の榮水穴であり，胃火を清降する作用と，陽明経気を清宣する作用を有する。胃火熾盛によりおこる病証を主治する常用穴である。

胃火熾盛や陽明の熱が強くなり，それが循経により頭顔面部，咽喉，歯，鼻に上擾しておこる疾患に対して本穴を取ると，弁証取穴として用いた場合には胃火を清降する作用，循経取穴として用いた場合には陽明経気を清宣する作用という，二通りの効果が生じる。

効能および主治をかんがみて，本穴を用いた治療では，瀉法を施す場合が多く，灸は用いないか，あまり用いられない。

本穴の特性

<治療範囲>

1. **胃熱と関係ある臓腑病および頭顔面部の病**

   胃と腸，心，肺，肝，脾，胆，膈とのあいだには，経絡を通じた直接的な関係がある。したがって，胃火熾盛によりおこる頭部，顔面部，口，唇の病証，胃熱と関係のある心，肺，胆，腸，膈の病証，あるいは胃熱の症状をともなう場合は，すべて本穴の治療範囲に入る。

   温病中の気分証候（例：熱盛傷津型），また傷寒邪熱が裏に入り陽明経証に属している場合は，すべて本穴を取り治療することができる。

2. **経脈通路上の病証**

   『霊枢』邪気臓腑病形篇では，「榮輸は外経を治し，合は内腑を治す」と述べている。針感の走行，経脈の循行にもとづくと，内庭は足陽明経脈や経別が循行している部位である頭額部，面頬部，咽喉部，歯，鼻，下肢の疾患を治療することができる。

<効 能>

1. **弁証取穴**

   瀉法（または透天涼を施す）：胃火を清す，裏熱を泄す

   湯液における石膏，竹葉，知母，山梔子，黄連，大黄（酒制），寒水石，大青葉，黄芩，白芷，芦根，葛根などの効に類似

2．循経取穴
　　瀉法：陽明経気の清宣
3．局部取穴
　　瀉法：駆邪散滞

＜主　治＞

　頭痛，三叉神経痛，歯痛，歯衄，鼻衄，吐血，口臭，咽頭炎，急性扁桃炎，消渇，しゃっくり，嘔吐，胃痛，痺証，便秘，泄瀉，痢疾，咳嗽，痿証，腸チフス，秋燥，日本脳炎，流行性髄膜炎，哮証，肺炎，百日咳，不眠，心煩，耳鳴り，耳聾，狂証，癇病，甲状腺機能亢進，瘧疾，傷寒（白虎湯証），流行性出血熱。

　また失音，顔面神経麻痺，耳下腺炎，急性乳腺炎，暑病，熱痺，痙病，脚気などを治す。

臨床応用

1　頭　痛

　本穴を瀉すと，胃火を清泄する作用と，陽明経の熱邪を清降する作用が生じる。胃熱熾盛となり，胃熱が循経により上攻し清空に上擾して頭痛がおこる場合には，口臭，咽頭の乾き，煩渇引飲，便秘，舌苔黄または薄黄，脈数または洪数などの症状・所見をともなう。

　本穴を針にて瀉す（透天涼を施す）と，弁証取穴としては胃火を清泄し，循経取穴としては陽明経の熱邪を清降するという，二重の効果を収めることができる。また解谿，局所穴（または阿是穴）（瀉）を配穴すると，胃火の清降，通絡止痛の効果を収めることができる。

2　歯　痛

1．胃火熾盛，循経上攻による胃火歯痛
　　内庭（瀉，または透天涼を施す），局所穴（または阿是穴）（瀉）……胃火の清泄，散熱止痛
2．腎陰不足に胃火上攻をともなう歯痛
　　復溜（補），内庭（瀉）………………………………… 腎陰を補い，胃熱を瀉す
　　※　湯液における玉女煎の効に類似
3．胃熱熾盛の歯痛に歯肉の腫脹，発赤，潰瘍または出血，口臭，舌質紅，脈数などをともなう場合
　　内庭，三陰交（瀉）……………………………………清胃涼血
　　※　湯液における清胃散の効に類似

3　歯　衄

　陽明の熱が盛んになり，それが循経により上擾して歯絡を損傷すると歯衄がおこる。症状・所見としては歯肉の腫脹・発赤，出血量は多い，口臭，歯痛があり冷やすと軽減，口渇引飲，舌苔黄で乾いている，脈滑数などが現れる。

①内庭, 合谷（瀉） ……………………………………清胃泄火
②内庭, 三陰交（瀉） …………………………………清胃涼血

4 消 渇

　本穴を瀉すと，清胃の作用があり，上消と中消を治す。胃火の薫蒸，肺燥津傷によりおこる上消は，内庭，魚際（瀉），復溜（補）により，潤肺と清胃をはかるとよい。また胃火熾盛，陰液不足によりおこる中消は，内庭（瀉）により清胃をはかり，復溜（補）により滋腎をはかるとよい。陽明の燥熱裏実によりおこる消渇は，内庭，足三里（瀉）により清胃瀉火をはかるとよい。

　『金匱要略』消渇小便不利淋病脈証併治篇では，「渇きて水を飲むを欲し，口乾舌燥する者は，白虎加人参湯これを主る」と述べている。渇きて水を飲むを欲し，口乾舌燥するのは，陽明の熱が盛んになり津液を損傷したためである。この場合，内庭（瀉）により陽明の内熱を清熱し，復溜（補）により養陰生津をはかるとよい。

5 呃逆（しゃっくり），嘔吐

　本穴を瀉すと，胃火上逆による呃逆と胃火上炎による嘔吐を治療することができる。

1．胃火上逆による呃逆
　症状：呃声は力強く衝逆してでる。煩渇引飲。口臭。舌燥。排便困難，小便赤。舌苔黄，脈洪数または滑数。
　処方：内庭, 公孫, 中脘（瀉）……………………胃火の清泄，降逆平呃
　　　　※　大便秘結には天枢（瀉）を加え，大腸の通利をはかる。

2．胃火上炎による嘔吐
　症状：食べるとひどく吐く，吐物には酸苦熱臭がある。口渇，口臭。喜冷悪熱。便秘。小便赤。舌苔黄燥，脈洪数または滑数。
　処方：内庭, 足三里, 中脘（瀉）…………………胃火の清泄，降逆止嘔

6 便 秘

　便秘は大腸の伝導機能と排泄機能が失調した病証である。足陽明胃経の内庭を取ると，胃腸積熱により津液を損傷し，燥熱が内結しておこる熱秘を主治する。
　症状：便秘。小便短赤。顔面紅潮，身熱。口臭。唇の瘡。煩躁，口渇。脘腹脹悶。舌苔黄燥，脈滑数。
　処方：①内庭, 上巨虚, 支溝（瀉）……………………清熱通便
　　　　②内庭, 天枢, 支溝（瀉）…………………………清熱通便

7 咳 嗽

　本穴に針瀉を施すと，燥熱傷肺，肺失清潤によりおこる咳嗽を治療することができる。尺沢（瀉），復溜（補）を配穴すると，清肺潤燥の作用があるが，これは湯液における清燥救肺湯の効に類似している。

8 痿証

本穴を瀉すと，温邪犯肺により肺が熱をうけ，水虧火旺となり筋脈が潤いを失っておこる痿証を治療することができる。

症状：肢体痿軟，麻痺。咳でむせる，喉の乾き。心煩，口渇。小便短赤熱痛。舌質紅，舌苔黄，脈細数。

処方：①内庭，尺沢（瀉），復溜（補）……………清肺潤燥，養陰栄筋

　　　　※　湯液における清燥救肺湯の効に類似

　　　②または上処方と局所治療を交互に行う

『素問』痿論篇では，「脾気熱すれば，則ち胃乾きて渇き，肌肉不仁となり，発して肉痿を為す」と述べている。これに対しては，内庭，合谷，阿是穴（瀉）により清熱益胃，舒筋調絡をはかるとよい。または内庭（瀉），復溜（補）により清胃養陰をはかり，阿是穴（補）により壮筋補虚をはかるとよい。

9 腸チフス

症状：気分湿盛型——壮熱，汗がでて粘る。口臭，口苦，渇くが飲みたがらない。胃脘部のつかえ，嘔悪。顔は赤くねっとりしている。小便黄濁。便秘または大便溏薄。舌質紅，舌苔黄膩，脈濡数。

処方：内庭，合谷，陰陵泉（瀉）………………気分の熱の清熱，利湿

10 日本脳炎

本穴に針瀉を施すと，暑熱壅盛となり邪が陽明に入りおこる日本脳炎を治療することができる。

症状：高熱または悪寒。煩躁，口渇。頭痛。嘔吐。譫語。便秘。痙攣。顔面紅潮。呼吸が粗い。舌質紅，脈洪数。

処方：内庭，合谷（瀉），曲沢（点刺出血）………清熱解表透邪（湯液における白虎湯加味の効に類似）

　　　　※　痙攣が頻繁におこる場合には，太衝（瀉）を加える。

11 流行性髄膜炎

1．衛気同病による流行性髄膜炎

内庭，合谷，尺沢（瀉），曲沢（瀉血）…………清熱疏表解毒

2．気営両燔による流行性髄膜炎

症状：壮熱。煩躁，口渇。頭痛。嘔吐。意識障害，譫語，または痙攣。斑疹が増える。顔色灰暗または紫紅。舌質紅絳，舌苔黄で乾いている，脈滑数または洪大。

処方：内庭，合谷，神門（または大陵）（瀉），曲沢（瀉血）……清気涼営解毒

12 哮証，肺炎，百日咳，不眠，心煩，耳鳴り，耳聾，狂証，癲病，甲状腺機能亢進

本穴を瀉し，豊隆（瀉）を配穴すると，痰熱を清降させる作用がある。

1．痰熱犯肺，気道不利による哮証
　　尺沢（瀉）を配穴……………………………………宣肺清熱，化痰降逆
2．痰熱壅肺，肺失宣降による肺炎
　　尺沢（瀉）を配穴……………………………………清熱宣肺，化痰降逆
　　※ 痰熱壅肺，内陥心包による肺炎
　　　　尺沢，神門（瀉）を配穴……………………………清熱化痰，宣肺開竅
3．胃失和降，痰火上擾による不眠
　　中脘（瀉）を配穴……………………………………清熱化痰，和中安神
4．痰火上擾，心神不寧による心煩
　　神門または心兪（瀉）を配穴………………………痰火の清降，寧心安神，除煩
5．肝火挟痰，心神に上擾しておこる狂証
　　行間，神門（瀉）を配穴……………………………清肝瀉火，鎮心去痰
6．痰火が上昇し，耳竅を閉塞しておこる耳鳴り，耳聾
　　聴会，聴宮または耳門（瀉）を配穴………………痰火の清降，耳竅の宣通
7．気鬱化火，痰火上擾による癲病（精神型）
　　内関または間使（瀉）を配穴………………………痰火の清降，理気安神
8．痰火上擾による甲状腺機能亢進
　　神門（瀉）を配穴……………………………………痰火の清降，寧心安神

13 傷寒（白虎湯証）

1．傷寒陽明経証

　　外邪が裏に入って化熱し，熱と燥が胃中にて合し，津液を損傷すると身熱，汗，口渇引飲，脈洪大，舌苔黄燥などの症状・所見が現れる。内庭，合谷（瀉）により，裏熱の清解をはかるとよい。これは湯液における白虎湯の効に類似している。

2．『傷寒論』224条

　　熱邪が上下内外に影響しておこる自汗には，内庭，合谷（瀉）により陽明の熱を清熱するとよい。

3．『傷寒論』350条

　　熱が深いと厥も深いという仮象，無形の裏熱には，「清」をはかるのがよく，「下」をはかってはならない。裏熱が清熱すれば，厥逆はおのずと緩解する。内庭，合谷（瀉）を取り治す。

14 気営両燔による流行性出血熱

症状：壮熱。口渇引飲。煩躁不安。肌膚の斑疹は片状をなす。鼻衄または喀血。嘔血または血便。舌質紅，舌苔黄，脈数など。

処方：①内庭，合谷，神門（瀉）……………………清熱涼営

②内庭，合谷，神門（瀉），三陰交（瀉，すべて透天涼を施す）……気分の熱の清熱，清営涼血

※　清瘟敗毒飲加減を併用して即効をはかるとよい。

症　例

［症例１］　男，68才，初診1973年10月３日
主　訴：胃脘部のつかえ，食道および咽頭部の熱感，再発して４カ月になる
現病歴：４カ月前に鬱により発病した。胃脘部のつかえ，ゲップ，食欲不振，食道の灼熱感，咽頭部の熱痛，喉の乾きと痛み，胃内の煩熱感，嘈雑，ひどいと吐血する，口苦，口臭，口渇欲飲，小便黄，便秘などの症状がある。胃脘部のつかえ，気逆上衝がひどい場合には頭暈，頭が熱くぼんやりする，前額部痛，下肢痿軟でだるく無力などの症状もおこる。昼間の気温・湿度が高いと，頭暈や頭のぼんやりした感じはひどくなる。左上腹部および臍の左側の拍動が著しいほど，病は重い。顔面紅潮，舌質絳，舌苔黄，左脈数有力，右脈沈細数。
　　　　患者は以前，1971年９月15日に同じ病で本科にて治療をうけ，中脘，足三里，内庭（瀉）により２回の治療で治癒している。
弁　証：肝気犯胃により胃失和降になると胃脘部のつかえ，ゲップ，食欲不振がおこる。また肝鬱化火となり胃火をともなって上攻すると，口苦，口臭，咽喉部の熱痛，食道の灼熱感，顔面紅潮が現れる。気火上逆し清竅に上擾すると，頭暈，頭が熱くぼんやりする，頭痛などの症状がおこる。口渇欲飲，胃熱嘈雑，小便黄，便秘，舌質絳，舌苔黄などは，胃熱熾盛の象である。
治　則：清胃暢中，理気降逆
取穴と効果：初診（３日），２診（５日）は，内庭，足三里，中脘（瀉）にて治療を行った。
　　　　２診後には頭暈，胃内煩熱，嘈雑，口渇は軽減し，食欲は増加した。
　　　　３診（８日）では上処方に透天涼を施した。中脘穴の局部に涼感を生じさせ，足三里と内庭穴の涼困感は本経を上行させて腹部にいたらせ，連続して透天涼を施して，食道と咽頭部に涼感を生じさせて燥熱を消失させ，かつ胃脘部の上下の通暢をはかる。
　　　　３診後には食道と咽頭部の燥熱感，口渇は消失し，胃脘部の上下が通暢し，左腹部の拍動は軽減した。しかし前日から息切れ，心悸，時に眩暈がおこるようになる。脈は沈細で舌には瘀血点がある。
　　　　４診（10日）では，合谷（補），内庭（瀉，透天涼）を施した。内庭穴の涼困感を本経を上行させ腹部をへて中脘穴の部位にいたらせ，また中脘から上行させ咽頭部にいたらせたところ，咽頭部と食道が気持ちよくなった。さらに涼困感を咽頭部から舌にいたらせたところ，最後は頭暈と頭の熱感とぼんやりした状態が消失した。抜針後も咽頭部の涼感は続いた。４診後には息切れ，頭暈，心悸が軽減し，また腹鳴がおこり胃は通暢した。早朝に咽頭部と食道の乾燥感と熱感があるものの，小便黄と口苦は消失した。

5診（12日）では，内庭（瀉，透天涼），足三里（瀉），合谷（補）を施した。内庭穴の涼感は，3診と同じように走行させた。
経　　過：1973年11月28日に手紙にて病は治癒しておりその後再発していないことを確認した。

[症例2]　　男，2才，初診1968年1月3日
主　　訴：（代訴）下肢の無力状態が2日間続いている
現病歴：3日前に発熱，咳嗽がおこり，腹脹，食欲不振，便秘，小便黄，乾嘔がおこるようになった。昨日，両下肢の痿軟に気がついた。舌苔薄黄，唇紅，脈濡数。
検　　査：意識は正常，体温38.8℃，腹部は軟かい，肝脾の腫大（－），下肢筋肉の張力低下，腱反射正常，胸部レ線正常。
血液検査：白血球11,400，リンパ球31%，単球1%，好中球68%，血沈9mm／1時間
　　　　　内科にて小児麻痺と診断され，針灸治療を受診した。
弁　　証：病邪に湿熱がからみ肺胃に侵入し，経絡を阻滞させておこった痿証と考えられる。
治　　則：湿熱の清利
取　　穴：内庭，合谷，陰陵泉（瀉）。隔日治療とする。
効　　果：2診後には数歩歩けるようになった。3診後にはある程度，歩行できるようになり，他の症状も顕著に軽減した。5診にて治癒した。

[症例3]　　女，37才，初診1979年5月21日
主　　訴：頭痛が半年間続いている
現病歴：昨年の12月から持続性の頭痛がおこるようになった。痛みは昼間が重く夜間には止まる。痛む部位は主に前額部と両側頭部であり，頭暈，眼花，精神疲労，脱力感，不眠，健忘，心煩，耳鳴り，午後の手足心熱等の症状をともなう。怒ると頭痛と頭暈は増強する。顔面紅潮，口渇がある。1年余り前から疲労を覚えたり怒ったりすると心悸，息切れ，手指のふるえ，不眠が現れる。
弁　　証：肝陽上亢と陽明の熱が合併し，循経により頭部に上擾しておこった頭痛と考えられる。
治　　則：平肝潜陽，陽明の清宣
取　　穴：1診，2診，8～11診，内庭，太衝（瀉）
　　　　　3～7診，上処方に太陽（瀉）を加える
効　　果：5診後には頭痛，煩渇，頭暈は軽減し，不眠も著しく改善された。7診後には頭痛はほぼ治癒し，8～11診で治療効果の安定をはかった。
経　　過：1979年6月20日から7月4日の期間は，息切れ，心悸，頭暈，脱力感，手指のふるえの治療を行ったが，その期間に頭痛の再発はみられなかった。

経穴の効能鑑別・配穴

効能鑑別

内庭と足三里の比較

　榮穴である内庭は，胃経病の治療にすぐれた効果を示し，合穴である足三里は胃腑病の治療にすぐれた効果を示す。

[配　穴]

1．内庭，尺沢（瀉），復溜（補）

　これは湯液における清燥救肺湯（『医門法律』方）の効に類似している。したがって，清燥救肺湯証の治療に針灸を適用する場合は，上処方または加減を行って用いるとよい。例えば，燥熱化火により肺陰を損傷しておこる秋燥，肺金燥熱による肺結核は，ともに上処方により施治することができる。また肺燥傷津による失音には，上処方に廉泉（瀉）を加え，佐として開音をはかるとよい。肺熱薰灼による痿証には，上処方と局所治療を交互に用い，標本兼治をはかるとよい。

2．内庭，合谷（瀉）

　これは湯液における白虎湯（『傷寒論』方）の効に類似している。白虎湯およびその加味が適用される病証に対しては，この2穴を取り治療することができる。また必要に応じて，さらに配穴するとよい。

　例1．熱盛傷津による痙病：復溜（補）を配穴して清熱養陰救津をはかる

　例2．熱痺：局所穴（瀉）により，佐として去風勝湿通絡をはかる

　例3．熱多寒少の温瘧：大椎（瀉）を配穴して清熱疏表，達邪截瘧をはかる

　例4．但熱不寒の温瘧：委中を瀉血し，佐として清熱截瘧をはかる

　例5．気津両傷の中暑：復溜（補）を配穴し，佐として生津をはかる

　例6．邪が陽明に伝わり，胃熱壅盛となりおこる耳下腺炎：翳風（瀉）を配穴して清熱瀉火，清壅散腫をはかる

3．内庭（瀉），復溜（補）

　これには養陰清熱の作用があり，湯液における玉女煎（『景岳全書』方）の効に類似している。玉女煎およびその加味が適用される病証に対しては，この2穴を取り治療することができる。また必要に応じて，さらに配穴するとよい。

　例1．胃火熾盛による鼻衄：三陰交（瀉）を配穴し，佐として涼血止血をはかる
　　　　または足三里（瀉）を配穴し，佐として腑熱の清瀉をはかる

　例2．腸チフスで熱邪内結，津液損傷がある場合：同2穴により清熱養陰をはかる

4．内庭（瀉）

　①三陰交（瀉）を配穴……………………………湯液における清胃散（李東垣方）の効に類似
　②合谷，三陰交（瀉）を配穴………………………清熱瀉火，涼血止血
　③豊隆，公孫（瀉）を配穴…………………………胃火の清瀉，降逆止嘔，平呃
　④合谷（または曲池），陰陵泉（瀉）を配穴………水気の発越，清熱
　　※　これは湯液における越婢湯（張景岳方）の効に類似している。

5．内庭と豊隆の配穴

　これについては豊隆一節の［配穴］を参照。

参　考

1．本穴の針感

　　やや上（陥谷の方向）に向けて斜刺し，連続して捻転すると，針感は足陽明胃経に沿ってしだいに上行し，脛部，大腿部，腹部を走る。少数ではあるが針感が胃部にいたる場合もある。また極めて少数であるが，咽頭部，前額部および顔面部にいたる場合もある。透天涼を施すと，その涼感は前述した部位を走行する。涼感が前額部にいたると，前額部の熱痛はただちに消失または軽減する。咽頭部にいたると，咽頭の乾きや口渇はただちに消失する。また顔面や歯にいたると，顔面の紅潮や発熱，歯痛はただちに消失する。

2．古典考察

　1．『霊枢』五禁篇では，「熱病脈静か，汗已に出で，脈盛躁なるは，是れ一逆なり」と述べている。熱病の脈は洪大となるはずであるが，反って沈静の脈がみられる場合は邪盛正虚のためである。熱病で汗がでれば，病は汗により解し，脈は平静となるはずであるが，反って脈が盛となり煩躁する場合，それは汗がでることにより津液を損傷し，そのために邪気が反って盛んになるためである。これに対しては，針治療は宜しくないとの先人の説があるが，内庭，合谷（または曲池）（瀉）により清熱をはかり，復溜（補）により養陰をはかると，好転することがある。

　2．『傷寒論』234条では，陽熱の邪を泄し，経絡の閉鬱を疏暢するのが宜しいとある。ただしこの条文では針による治療穴について言及していない。三陽合病の症状にもとづき，内庭（瀉）により陽明の邪熱を清し，大椎（瀉）により太陽肌表を宣泄し，外関または丘墟（瀉）により少陽の邪熱を清宣するとよい。

　3．『素問』痿論篇では，「痿を治すは，独り陽明を取る」と述べている。これは痿証に対しては，一般的に後天の補益を治療原則とするという定理について述べたものである。後世の医家は，痿証の治療において，「独り陽明を取る」ことを治療の大法とし，あるいは脾胃の調理を主とし，治療においては陽明経の経穴を主に刺針するなどの方法をとっている。しかし痿証には，肺熱によるもの，湿熱によるもの，肝腎両虚によるもの，気血両虚によるものなど多くの類型がある。したがって，病機にもとづいて弁証施治を行わなければならず，「独り陽明を取る」に固執してはならない。固執すれば，予期した効果を得られない。

　4．『金匱要略』瘧病脈証併治篇では，「温瘧は，その脈平の如く，身に寒なくただ熱し，骨節疼煩し，時に嘔す。白虎加桂枝湯これを主る」とある。この温瘧は，合谷，内庭，大椎（瀉）により治療するとよい。脈平の如くして弦が強くなく，身に寒なくただ熱し，ときに嘔（邪熱犯胃）する場合には，合谷，内庭（瀉）を取るとよい。これは白虎湯の主治するところに類似している。また骨節疼煩は表寒によるものであり，大椎（瀉）を加えて表寒を解表し，また截瘧をはかるとよい。

第5章　足太陰脾経

第5章　足太陰脾経

概　論

経脈の循行路線および病候

1．循行路線

　足の母指内側の末端からおこり，母指内側の赤白肉際に沿って，第1中足趾節関節突起（核骨）の後面を経て，上へ行き内果の前辺にいたる。そこから下腿の後側に分布し，脛骨の後縁に沿って交叉して足厥陰肝経の前面にでて，膝の内側を走り，大腿内側の前面に到達する。さらに上へ向かって行き腹部へ深く入り，任脈の中極，関元，下脘などの経穴と交会し，脾に属し，胃に絡す。再び上へ向かい足少陽胆経の日月と交会し，足厥陰肝経と期門で会する。横隔膜を通過し，食道をはさんで上行し，手太陰肺経の中府を経て，舌根部に連なり，舌下に散布する。

　その分支は，胃部から別れて横隔膜を通過し，脈気は心臓のなかに輸注し，手少陰心経と連接する。足太陰脾経は脾に属し，胃に絡す。

　本経の経穴は，脾および脾と関係のある胃，腸，心，肺，肝，腎の病証，さらに本経の循行部位の病変を治す。これは本経脈との絡属関係を通じ，本経脈の経気の作用が発揮されることにより，その効果が生じるものである。

2．病　候

　本経の病候には，腹脹，水腫，泄瀉，腹鳴，黄疸，痞塊，疝積，胃痛，食欲不振，消化不良，身重，舌強，舌痛，さらに本経が循行している下肢の病変が多くみられる。これらは脾臓，脾経経気および本経が関係する部位が，発病因子の侵襲をうけることによっておこる全身または体表の症状と徴候である。これらの症状と徴候は，すべて本経と関係のある部位に現れるので，その診断と治療において重要な情報となる。

　上記の病候の発生，進行，伝変と治癒の過程も，すべて本経を通じて実現する。したがって，本経を通じて現れるこれらの病候は，すべて本経の経穴の治療範囲となる。よって本経の経脈を通じ，本経の経気を改善することで，十分な治療効果を得ることができる。

経別の循行路線

　足太陰経脈の髀部から分かれでて，足陽明経別に向かって走って会合し，上に向かって循行して咽喉部に連係し，舌中に通じている。足陽明経別と会合し並行する部位は，腹中に入り，臍の傍らをめぐり，脾胃を経過して，上って心に通じ，咽頭を循る。

　この循行路線は，足太陰経脈と経別が循行している部位との関係を強めており，表裏の関係にある足陽明胃経との外的な連接を密接にし，また脾と胃との内的な絡属関係を結ぶものである。こうした絡属関係は，表裏経の経穴の配穴による治療を有効にしている。また本経の経穴による脾，脾と関係のある胃，腸，心および本経の循行部位の病変の治療を可能にしている。

絡脈の循行部位と病候

1．循行部位

　主な絡脈は公孫から別れでる。足の第1趾の基節の後方1寸から別れて，足陽明胃経に走る。その分支は，腹内に進入し，腸胃に入絡する。この絡脈はたがいに表裏の関係にある足陽明と足太陰を連絡させ，肢体に分布している表裏経を連接させている。また腹に入り胃と連絡しているが，これは足太陰脾経と足陽明胃経の関係する経穴，原絡穴配穴の1つの通路となっている。絡脈が循行している下肢，腹部，胃腸の病変は，絡穴である公孫の治療範囲に入る。

2．病　候

　多くは循行する部位である腹，腸，胃と下肢の疾患である。例えば『霊枢』経脈篇では，「足太陰の別，名づけて公孫という。……厥気上逆するときは則ち霍乱す。実するときは則ち腸中切に痛む。虚するときは則ち鼓脹す。之を別れる所に取るなり。」と述べている。これらは，絡脈が循行する部位に現れたものである。絡穴である公孫を取って刺すと，絡脈の脈気の調整を通じて治療効果を得ることができる。

経筋の分布部位および病候

1．分布部位

　「足の太陰の筋は，大趾の端内側よりおこり，上りて内果に結ぶ。その直なるは，膝の内輔骨に絡し，上りて陰股を循り，髀に結び，陰器に聚まり，腹に上り，臍に結び，腹裏を循り，肋に結び，胸中に散ず。その内なるは，脊に着く。」(『霊枢』経筋篇)

　経筋の分布は，本経の経脈が循行している体表の部位と，大部分で一致している。その循行，結ぶところの多くは，本経の経穴の所在する部位である。

2．病　候

　本経の経筋の病候は多くの場合，その循行，結ぶところに現れる。主な病候は以下の通り。

足の母指の強直・弛緩または疼痛，内果部の拘急・弛緩，または内側靱帯の損傷，脛部内側の転筋・痿廃不用，内果および脛部の拘急（足太陰と足少陰経筋の同病，内反足にみられる），足太陰と足少陰，足太陽経筋の拘急は，下垂足と内反足の合併にみられる，内果および脛部の弛緩（足太陰と足少陰経筋の同病，外反足にみられる），膝内輔骨の部位の弛緩・腫脹・痺痛，または内側側副靱帯の損傷がみられる，陰股部の腫脹・拘急・弛緩，大腿部の痺痛・弛緩または拘急，陰器（外生殖器）の牽引痛または弛緩，腹筋の痙攣痛・強直，胸脇部の疾患など。

　上記の病候は，それぞれ足の母指部の隠白，太白，核骨（種子骨）部の公孫，内果部の商丘，脛骨内側の三陰交，漏谷，地機，膝内輔骨部の陰陵泉，血海または阿是穴，陰股部の箕門，阿是穴（または三陰交を加える），陰器部の衝門（または三陰交を加える），臍腹部の関元，中極，神闕，脇肋部の経穴を取穴して治療するとよい。足陽明，少陰と厥陰の経筋もまた陰器に結んでいるので，陰器の病を治療する場合は，この3経の関連穴を配穴してもよい。

脾の生理・病理

　脾は腹中にあり，後天の本であり，生化の源である。脾の体は肉，口に開竅しており，胃と表裏の関係にある。その主な生理機能は，水穀の精微の運化と輸布，昇清降濁，益気，統血である。脾の機能が失調して水穀の消化と吸収，血液の統摂，脾気の固摂に影響がおよび，その結果おこる病変，あるいは脾胃の受納，腐熟，転輸，伝導機能が失調しておこる病変は，本経の関連する経穴の治療範囲に入る。

　中気不足，脾陽虚衰，寒湿困脾，脾不統血，脾蘊湿熱などの病証は，それぞれ本経の膝以下の経穴を取って治療することができる。また脾虚及肺，脾胃失和，脾腎陽虚，脾湿犯肺，肝脾不和，脾胃湿熱，心脾両虚などの病証は，それぞれ肺，胃，腎，心，肝経の関連する経穴およびその背兪穴，または兪募穴および任脈の関元，神闕などを配穴して施治するとよい。

　脾の病変には，胃，腸，心，肝，肺，腎の病証をともないやすい。これは足太陰脾経は心，肺，腸，胃と密接な関係にあること，また足少陰腎経の経脈，足厥陰肝経の経脈がそれぞれ心と肺に直接連係しており，たがいに影響するためである。

経穴の分布と治療範囲

1．本経経穴

　隠白（井木穴），大都（滎火穴，母穴），太白（原穴，兪土穴），公孫（絡穴），商丘（経金穴，子穴），三陰交，漏谷，地機（郄穴），陰陵泉（合水穴），血海，箕門，衝門，府舎，腹結，大横，腹哀，食竇，天谿，胸郷，周栄，大包（脾の大絡）の21の経穴がある。各経穴は，それぞれ足の母指の内側部，第1中足趾節関節部，内果前部，脛骨内側部，大腿内側部，胸腹部の第3側線，腋下脇部などに位置している。

　本経経穴の効能面では，各経穴ともその所在部位とその近隣の局部の病証を治療することができるという共通性がある。また膝以下の経穴は脾，胃，腸と生殖器系，泌尿器系の疾患を治

療することができ，腹部の経穴はその穴下にある関連臓器の病証を治療することができるという特殊性がある。個別の効能では，大横は回虫症を治療し，三陰交は血分病，皮膚病，男女の生殖器系疾患を治療することができる，陰陵泉には利水去湿の作用がある，などがある。そのほかにも膝以下に位置する経穴が適用される病証は多く，治療において広く応用されている。

また傷寒病中の太陰証は，陰陵泉，太白などの治療範囲に入る。さらに温病中の営分証候と血分証候の実熱型，虚熱型は，三陰交，血海の治療範囲に入り，温病中の気分証候で湿熱留恋，または湿熱内鬱，裏熱挟湿型のものは，陰陵泉の治療範囲に入る。

２．他経との交会

任脈の中極，関元，下脘，足少陽胆経の日月，足厥陰肝経の期門，手太陰肺経の中府と交会する。

３．本経との交会

足厥陰，少陰経は，本経の三陰交にて交会し，足厥陰肝経は本経の衝門にて交会する。また足厥陰肝経，陰維脈は本経の府舎にて交会し，陰維脈は本経の大横，腹哀にて交会し，公孫は衝脈に通じている。このことから，三陰交はさらに肝，腎病を治療し，衝門はさらに足厥陰の病である陰器病を治療する。また府舎はさらに足厥陰の病による腹痛を治療し，公孫はさらに衝脈の病である「逆気して裏急す」，逆気上衝，少腹痛，癥，疝，胃脘痛，胸脘満悶，結胸，反胃および月経病を治療する。

［本章の常用穴］　太白，公孫，三陰交，陰陵泉，血海

1. 太白 (たいはく)

　太白は，星名を借りて命名されている。本穴は，足太陰脈の兪（注ぐところ）土穴であり，土経中の土穴である。陰経では，兪穴を原穴としているので，本穴はまた足太陰脾経の原穴でもある。

　「病陰の陰に在るは，陰の滎兪を刺す」（『霊枢』寿夭剛柔篇），「臓を治すは，その兪を治す」（『素問』咳論）といわれているが，太白は脾の臓病，経病，気化病および脾と関係ある臓腑器官の疾病を主治する。また脾の機能を改善し，脾の機能失調により生じる病理証候に対して，一定の効果をおよぼす。脾証には虚証のものが多いため，本穴を用いた治療に際しては補法が多く採用される。

本穴の特性

<治療範囲>

1．脾虚と関係ある病証

　脾は，水穀精微と水湿の運化を主っている。脾が虚すと，水湿を化すことができなくなり，そのため湿が盛んになると，「湿困脾土」となる。また脾が虚して水穀を化すことができなくなり，食が滞ると脾土を損傷する。その結果，生じる脾虚湿盛，湿困脾土，食滞傷脾，脾陽失健，湿聚生痰，痰湿による病証などは，すべて本穴の主治範囲に入る。

　脾と心肝肺腎とのあいだには，密接な関係がある。脾腎陽虚，心脾不足，肺脾両虚，肝乗脾土による病証の治療にも，しばしば本穴（補）を配穴して用いる。

2．脾虚（「生化の源」不足）によりおこる病証

　脾は後天の本であり，気血生化の源である。脾失健運のため，気血生化の源が不足し気血両虚となって現れる臓腑，肢体，器官の病証の治療には，本穴を取り本治をはかることができる。

3．脾失統摂による失血証

　脾は統血を主っている。脾気虚弱となり統血機能が低下しておこる血証には，本穴を補して益脾摂血をはかるとよい。

<効　能>

弁証取穴

　①補法：健脾益胃，化湿，益気摂血

湯液における白朮, 山薬, 茯苓, 薏苡仁, 扁豆, 炙甘草, 黄土, 伏竜肝, 芡実, 益智仁などの効に類似

②補法（灸）：脾土の温補

湯液における白朮, 草蔻仁, 肉蔻仁, 大棗, 益智仁などの効に類似

③瀉法：理脾行湿

＜主　治＞

泄瀉, 痢疾, 胃痛, 反胃, 嘔吐, しゃっくり, 疳証, 痰飲, 腹脹, 崩漏, 血便, 月経不順, 閉経, 帯下, 乳汁欠乏。

また脱肛, 霍乱, 咳嗽, 虚労などを治す。

臨床応用

1 泄　瀉

本穴を補すと脾胃虚弱, 脾陽不振, 脾腎陽虚および肝木乗脾による泄瀉を主治する。

1．脾胃虚弱による泄瀉

脾兪, 足三里または陰陵泉（補）を配穴……………脾胃の健運

【1】虚中挟実の場合

脾兪, 陰陵泉（補）, 足三里（瀉）, または足三里を去り天枢（瀉）を加える……通腸化滞

【2】脾虚腸滑の場合

脾兪または足三里を去り, 天枢（補）を加える……濇腸止瀉

2．脾陽不振による泄瀉

①関元（補）, 神闕（灸）を配穴……………………脾陽の温補, 益火生土

②太白, 脾兪（灸補）, 神闕（灸）を配穴…………中陽の温運, 健脾止瀉

3．脾腎陽虚による泄瀉

関元（または命門）, 太谿（補）を配穴……………脾腎の温補, 固腸止瀉

4．肝木乗脾による泄瀉

脾兪または陰陵泉（補）を配穴して脾土の補益をはかり, 太衝（瀉）にて疏肝理気をはかる。これにより抑肝扶脾をはかる。

※　または太白（補）, 天枢, 太衝（瀉）にて抑肝扶脾, また佐として通腸散滞をはかる。肝気が調達し, 脾の運化が正常になって腸腑が通暢するようになると, 泄瀉は止まる。

2 痢　疾

太白を補して健脾をはかると, 脾腎陽虚, 脾陽虚弱による痢疾を主治する。

1．脾腎陽虚, 運化失調, 関門不固による虚寒痢

①関元, 天枢（補）, 神闕（灸）を配穴………………温陽益脾, 濇腸止瀉

②関元, 太谿（または腎兪）（補）を配穴……………脾腎の温補

2．脾陽虚弱，正虚邪恋による休息痢

太白，脾兪（灸補），天枢（瀉）……………… 脾陽の温補，去邪通暢
① 発病時：天枢，上巨虚，陰陵泉（瀉）にて，その標を治す
② 休止期：太白，脾兪（補），神闕（灸）にて脾陽を温補し，その本を治す

3 疳　証

1．脾胃虚弱，運化低下に偏している場合

太白，胃兪（または中脘）（補），四縫穴（点刺）を配穴……脾胃の健運，疳積の除去

2．虚中挾実の場合

太白（補），足三里（瀉），四縫穴（点刺）を配穴……健脾和胃，消積導滞

　疳証は虚を主としているが，それは積滞が改善せず進行しておこったものである。したがって，虚中挾実である場合が多く，治療も虚だけに対処するのではなく，攻補兼施を行うことが多い。

4 崩　漏

脾には，統血の機能がある。本穴に針補を施して，補脾益気をはかり，統血を助ける。

1．肺脾気虚，中気下陥となり，固摂機能が低下しておこる崩漏

合谷，三陰交（補）を配穴…………………………益気摂血

2．心脾気虚のため統血を主宰できずおこる崩漏

神門，三陰交（補）を配穴…………………………心脾の補益，益脾摂血

※　暴崩の場合には，ただちに合谷，足三里，三陰交（補）を施し，補中益気，摂血止血をはかる。各穴に10分ぐらい捻補をおこない，止血してからさらに弁証取穴で処理する。

5 血　便

1．脾不統血

　脾気不足のため摂血できず，血が腸内に溢れると，便後下血する。

症状：先便後血，紫暗色の血便または黒色の便。腹部隠痛（ジワジワ，シクシク痛む）。精神疲労。懶言。顔色不華。大便溏薄。舌淡脈細。

処方：太白，脾兪，三陰交（補）………………補脾摂血

2．虚寒下血

　脾気虚寒のために，統血機能が低下すると，虚寒下血がおこる。これについては『金匱要略』驚悸吐衄下血胸満瘀血病脈証治篇に「下血し，先便後血するは，これ遠血なり，黄土湯これを主る」との説明がある。

症状：下血量は多い，久しく血便する。腹部冷痛，怯寒肢冷。顔面蒼白。脈沈弱遅。

処方：① 太白，隠白，太谿（灸）………………脾腎の温養，止血
　　　② 脾兪，腎兪，太白（灸）………………脾腎の温養，止血

6 帯　下

本穴を補すと，脾虚湿盛による帯下を治療することができる。

症状：帯下色白または淡黄，その質は稀薄，臭いはない。食欲不振。めまい，脱力感。足が少しむくむ。顔色がすぐれない。舌淡苔薄，脈細弱。

処方：脾兪（補），陰陵泉（瀉）を配穴……………健脾益気，除湿止帯

7 乳汁欠乏症

1. 脾胃虚弱となり，「納」「運」機能が失調し，生化の源が不足すると，「赤に化して血となすことができず」，乳汁を生成することができなくなる。

    ※ 太白，脾兪，胃兪（補）にて健脾益胃と脾胃の納運機能の回復をはかり，さらに合谷，三陰交（補）にて気血の補益をはかって，生化を促す。あるいは，これを交互に用いて標本兼治をはかる。

2. 思慮労倦により心脾を損傷した場合，心が損傷すると陰血が暗耗するため血行に影響する。また脾が損傷すると精微気血の生化に影響する。気血両虚となって乳汁生成がうまくできない患者には，次のような治療を施すとよい。

    太白，神門，三陰交（補）……………………………… 心脾の補益をはかり，気血を補益する

症　例

[症例1]　男，46才，初診1981年9月1日

主　訴：20年来の腹脹，症状はこの数年増強

現病歴：幼児期になま物や冷たい物を食したことが要因となり，胃酸過多や腹脹をおこしやすい体質となった。また学生時代に栄養不足だったこともあり，腹脹がおこるようになった。腹脹は空腹時におこり，午後にひどくなり，腹部がパンパンに脹る。ただし矢気により軽減する。ときに食欲が減少し，ゲップがうまくでない，畏寒，四肢の冷え（冬季は肘や膝の上まで冷え，夏季は暑いときでも衣服を多く着用している），精神疲労，倦怠，大便溏薄，息切れ，脱力感などの症状をともなう。舌質は淡，舌苔は白で潤，脈は沈遅である。バリウム検査では，胃腸の気体が多く，また胃カメラ検査により，萎縮性胃炎と診断されている。攻下剤による治療を1クールうけたが効果がなく，針治療を受診。

弁　証：脈証から脾陽不振，運化失調，胃失和降による腹脹と考えられる。

治　則：温陽，健脾，調胃

取　穴：初〜6診，太白，関元（補），足三里（先瀉後補）

効　果：2診後には腹脹は好転，午後の腹脹も軽減し，食欲は増加した。精神状態も良好である。4診後には腹脹はほぼ治癒し，畏寒と四肢の冷えも改善した。6診後には症状はすべて消失したが，上腹部のつかえを感じる。上脘（瀉）による治療を数回行い，上

腹部のつかえは消失した。

［症例2］　男，69才，初診1976年6月18日
主　訴：1年余り前から腹部に腫脹が現れる，原因は不明である
現病歴：この1年余り食欲がなく，食後に腹脹がおこり，また無力感が生じる。腹部の腫脹は小腹部に顕著であり，顔面部と下肢に軽度の浮腫がある。口淡で口渇はなく，四肢の倦怠があり，大便は正常である。舌苔は薄白，脈は沈緩である。
弁　証：脾虚により湿の運化がうまくできないためにおこった腹脹，浮腫である。
治　則：健脾，去湿，和中
取　穴：太白，陰陵泉（補），足三里（先瀉3分後に8分間置針し，その後に針補を8分間施す）
効　果：2診後には腹脹，腹腫は軽減し，食欲も増加した。3診後には腹壁も軟らかくなり薄くなった。しかし食後に軽度の無力感がある。6診後には腹脹，腹部の腫脹，顔面部および下肢の浮腫は消失し，飲食も正常となり，7診で治癒した。
経　過：1976年9月1日に再発していないことを確認した。

経穴の効能鑑別・配穴

効能鑑別

1．太白，陰陵泉，三陰交の効能比較
　①太　白：健脾補虚にすぐれ，脾虚証を治療する
　②三陰交：健脾摂血にすぐれ，脾不統血証を治療する
　③陰陵泉：健脾去湿にすぐれ，脾湿証を治療する
　※　太白は取穴する際に不便であり，針感が敏感であることから，脾虚証の治療では陰陵泉を代わりに取穴してもよい。

2．太白と公孫の効能比較
　①足太陰脾経の原穴である太白は，脾虚証を治療する。これは脾の臓病，気化病の常用穴である。
　②足太陰脾経の絡穴である公孫は，脾胃病を治療する。これは脾虚胃実証の常用穴である。

配　穴

1．太白と脾兪の配穴
　詳細については脾兪一節の［配穴］を参照。
2．子母配穴法
　子母配穴法は，子母補瀉法，五行輸配穴法ともいわれている。経穴の五行生克の関係にもとづき，「虚する者はその母を補い，実する者はその子を瀉す」という原則を応用して取穴する方法である。
　1）金虚が生じた場合，金は木を制御できず，木気が有余になるため，木実勝土となり，脾土は必ず虚してしまう。土は金の母であり，母が虚すと子を養えなくなり，肺金はいっそう

虚し，その結果，悪性の病理循環を形成してしまう。

「虚する者はその母を補う」という治療原則にもとづき，手太陰肺経の母穴である太淵および足太陰脾経の土穴である太白を補うと（土はもともと虚しているので，これを補って充実させる），子は母気を食して充実する。その結果，金（肺）虚が治癒し，金が木を制御できるようになると，木は土を犯さなくなり，土もまた虚でなくなり，金を生じることができるようになる。これは「虚する者の母を補うことにより，五行の平衡を保つ」治療法の好例である。

2）火実が生じた場合，土（子）が火（母）の余気を得ると，火実はさらに亢進し，土が水に勝つようになる。水が土の制御をうけて虚となれば，火は水によって制御をうけることができなくなり，そのため火は恐れるものがなくなり，いっそう盛んになる。その結果，病理的な悪循環が形成され，五行の平衡を維持することができなくなる。

この場合，「実する者はその子を瀉す」という治療原則にもとづき，火経の兪土穴である神門および足太陰脾経の兪土穴である太白を瀉すとよい。子を瀉すということはここでは土を瀉すことであり，土が制御をうければ水を克せなくなり，そのため水は土を恐れなくなり火を制御することができるようになる。火が水の制御をうけ，実を欲さなくなれば，病理的な悪循環が消滅し，相互制約が行われるようになって，五行の平衡を保つことができるようになる。

3．太白（補）

①関元（補）を配穴……………………………………脾陽の温補
②脾兪，足三里（または陰陵泉）（補）を配穴……脾土の培補
③関元（補），神闕（灸）を配穴……………………脾陽の温補，益火生土
④関元，太谿（または腎兪）（補）を配穴…………脾腎の温補，化気行水，止瀉止痢
⑤天枢（補），神闕（灸）を配穴……………………温陽益脾，渋腸止瀉，止痢
⑥太衝（瀉）を配穴……………………………………抑肝扶脾
⑦太衝，天枢（瀉）を配穴……………………………抑肝扶脾，通腸導滞
⑧陰陵泉，豊隆（瀉）を配穴…………………………健脾去湿，化湿降濁
⑨豊隆，肺兪（または尺沢）（瀉）を配穴…………健脾去湿，化痰宣肺
⑩太淵，陰陵泉（補）を配穴…………………………補脾益肺，培土生金
⑪脾兪，三陰交（補）を配穴…………………………益気摂血，生血

参　考

1．古典考察

『霊枢』九針十二原篇では，「凡そ此れ十二原なる者は，五臓六腑の疾あるを主治するなり」と述べ，『難経』六十六難では，「臍下の腎間の動気は人の生命なり，十二経の根本なり，ゆえに名づけて原という。三焦は原気の別使なり，三気を通行し，五臓六腑に経歴するを主る。原とは，三焦の尊号なり，ゆえに止る所をすなわち原となし，五臓六腑の病ある者は，皆其の原を取るなり。」と述べている。

これらは，原穴の治療上の重要性について述べたものである。原穴は，人体の原気の作用が現れる部位であり，そのため「原」の文字が冠されている。太白は，足太陰脾経の原穴であり，脾臓の真気が輸注する位置にある。したがって，太白は脾の臓病，経病，気化病および脾臓の機能の改善に対して，一定の治療効果がある。

　六腑の原穴には，（それが所属する）本経の経病を治療するものが多い。五臓の原穴には，（それが所属する）本臓の臓病，経病，気化病および本臓と関係のある臓腑器官の病を治療するものが多い。また，五臓の原穴を用いて弁証取穴による全身治療を施すと，本臓の機能改善，病理上本臓と関係のある証候の除去に対して，一定の効果が生じる。さらに，これを用いた治療を施すと，互いに表裏の関係にある腑病にも，一定の効果がある。例えば，足太陰脾経の原穴は，胃腑病を治療することができるが，足陽明胃経の原穴は必ずしも脾臓病を治療できるとはかぎらない。

2．補法が多用される理由

　その生理機能から，脾は病理的にみると虚になりやすく，失職しやすい。したがって，脾病には虚証が多く，例としては次のものがある。脾の寒は脾陽虚によるものであり，脾の湿は運化失調によるものである。食滞は脾を損傷しやすく，湿邪は困脾をまねきやすい。また労倦は脾を損傷しやすく，憂思も脾の損傷をまねきやすい。胃虚は脾虚をまねきやすく，肝木は脾土に乗じやすい。また火衰は脾衰をまねきやすく，胃腸病がながびくと脾気も虚してくる。脾気不足により血は統摂を失い，脾が湿を運化しないと湿が集まって痰を形成する。土が金を生じないと肺脾両虚となり，脾虚が心におよぶと心脾両虚となる。脾虚により生化が不足すると気血両虚をまねく，などがある。

　金代の李東垣は，脾胃を内傷すると，これにより百病が生じるという病機学説を提起している。補脾することにより，制湿，健運，行湿去痰，摂血，益肺，養胃，益腸，養心をはかることができる。したがって，太白，脾兪は補法が多く用いられる。脾の運化機能は脾陽に依存しているので，灸を併用して脾陽の温補をはかることも多い。

2. 公孫 (こうそん)

公孫の命名由来については『中医雑誌』(1962年第11期)に、次のような記載がある。「脾は中土に居し、四傍を灌漑する。中央には黄帝がおり、四方を君臨している。黄帝の性は公孫であり、したがって此れを名とする」。

公孫は、足太陰脾経の絡穴であり、衝脈に通じており、通腸和胃、平衝降逆の作用がある。脾、胃、腸、腹、胸、膈部の疾患を主治する常用穴である。

本穴は、足太陰脾経の経穴であり、脾を治す作用がある。また本穴は、足太陰脾経の絡穴でもあり、足太陰脾経の絡脈は腹内に入り、胃腸を絡い、また衝脈に通じている。そのため、臨床上は足太陰脾経の絡穴、衝脈に通じる八脈交会穴としてよく用いられる。本穴が主治する病証は、実証である場合が多く、したがって本穴を用いた治療では、瀉法が施されることが多い。

本穴の特性

<治療範囲>

1. 脾, 胃, 腸病

足太陰脾経の絡脈は、公孫穴から別れてでて、走りて足陽明胃経に入る。また一支は別れて腹に入り胃腸に絡す。足太陰経脈は腹に入り、脾に属し、胃に絡す。またその経別は別れて共にめぐり、腹に入り、脾胃を経過し、上りて心に通じ、咽に結し、舌中を貫く。足太陰経脈、経別、絡脈が循行している胃腸、脾および胸腹部におこる病変は、すべて本穴の治療範囲に入る。

2. 衝脈病

公孫は、衝脈に通じている。『素問』骨空論では、「衝脈は、気街よりおこり、少陰の経に併び、臍を挟みて上行し、胸中に至りて散じ、……衝脈の病たる、逆気して裏急す」と述べている。衝脈の気の失調、逆気して裏急し衝逆して痛む病変、気が胸中、胸膈、喉に衝逆しておこる病証、衝脈の気が陽明の気と共に上逆しておこる病証は、すべて衝脈に通じている公孫の治療範囲に入る。

3. 局部病

足太陰経脈は、母指内側の末端からおこり、母指内側の赤白肉際に沿って、第1中足趾節関節突起(核骨)の後面を経て、上へ行き内果の前辺にいたり、下腿の後側に分布している。また足太陰の筋は、母指の内側端からおこり、上りて内果に結ぶ。上記のような経脈、経筋

の循行と分布をかんがみて，本穴はその所在部位にある経脈，経筋および血絡の病証を治療するとされている。

<効　能>

1．弁証取穴
　①瀉法：腸胃の通調，理気降逆
　　　灸を配す……………………温陽降逆
　　　湯液における枳実，枳殻，沈香，厚朴，代赭石，陳皮，砂仁，白蔻仁などの効に類似
　②補法：健脾益胃
2．局部取穴
　①瀉法：舒筋活絡
　　　灸を配す……………………駆邪散滞
　②補法：壮筋補虚

<主　治>

嘔吐，反胃，胃痛，霍乱，しゃっくり，奔豚気，泄瀉，痢疾，便秘，腹脹，痞積，急性腸梗塞，内反足，内反尖足。

また積聚，月経不順，閉塞性血栓脈管炎，腹痛などを治す。

臨床範囲

1　嘔　吐

本穴を瀉すと，和胃降逆の作用がある。

1．飲食停積による嘔吐

　　飲食過多のため運化失調となり，中焦が阻滞し胃気が上逆しておこる場合
　症状：酸腐物を嘔吐，脘腹脹満，ゲップ，拒食。大便溏瀉。舌苔白膩，脈滑実など。
　処方：中脘，内関（瀉）を配穴……………………………消食化滞，胃気の調和
　※　便秘には天枢（瀉）を加える

2．痰飲内阻による嘔吐

　　脾の運化がうまくいかず，痰飲が胃に内停し，胃気不降となっておこる場合
　症状：清水痰涎を嘔吐する。胸悶，納呆，頭眩，心悸。舌苔白膩，脈滑など。
　処方：①内関，豊隆（瀉）を配穴………………………化痰降逆止嘔
　　　　②中脘（瀉，灸または焼山火を配す），豊隆（瀉）を配穴……痰飲の温化，和胃降逆
　※　口苦，胸悶，舌苔黄膩などの痰鬱化熱の症状をともなう場合
　　内関（瀉），中脘（瀉，透天涼を配す）を配穴…… 清熱化痰，和胃降逆

3．肝気犯胃による嘔吐

　　情志失調のため肝気鬱滞し，横逆して胃を犯し，胃気不降となっておこる場合

症状：嘔吐，呑酸，ゲップがよくでる。胸脇満痛，煩悶。舌辺紅，舌苔薄膩，脈弦。
処方：内関，太衝（瀉）を配穴……………………疏肝理気，和胃降逆

4．脾胃虚弱による嘔吐

　　脾胃虚弱，中陽不振のため，運化がうまくいかず，水穀を納めることができない場合

症状：食べすぎると吐く，倦怠，脱力感。口乾，不渇。大便溏薄。顔色不華。四肢不温。舌質淡，脈濡弱など。
処方：中脘（瀉，加灸または焼山火），関元（補または加灸，焼山火），神闕（灸）を配穴……
　　　温陽益脾，和胃降逆

5．肝胃虚寒，濁陰上逆による嘔吐

処方：中脘（灸），公孫（瀉）を配穴……………… 温胃散寒，降逆止嘔

2　胃　痛

本穴を瀉すと，理気和胃，降逆止嘔の作用がある。

1．憂鬱，思慮過多，怒りなどにより気鬱して肝を損傷し，肝の疏泄機能が失調し，それが胃に影響しておこる胃痛

　　内関，中脘（瀉）を配穴……………………………疏肝理気，和胃止痛

2．食滞となって胃脘に阻滞し，そのため胃失和降となっておこる胃痛

　　中脘，上脘，足三里（瀉）を配穴………………消食導滞，和胃止痛

　　※　冷たい物を食したため胃が冷えているが，温めると楽になる場合

　　　　上処方の中脘，上脘に灸を加える……………温胃散寒

3．湿熱内蘊となり中宮に留滞し，脾胃を損傷し「納運」機能が失調しておこる胃痛

　　中脘，陰陵泉（瀉）を配穴…………………………湿熱の清利，和胃暢中

3　呃逆（しゃっくり）

主に理気和胃，降逆平呃をはかる。具体的には元気大虚による「虚呃」を除くのだが，各種の病理的な呃逆には，すべて本穴（瀉）を取り，和胃降逆をはかるとよい。また陰維脈に通じている内関を配穴すると，理気和胃，降逆平呃の効が得られる。

1．実呃

【1】情志失和により肝気犯胃となり，気機阻滞し，そのため胃気が上逆しておこる実呃

①太衝（瀉）を配穴……………………………………疏肝理気，和胃降逆
②中脘（瀉）を配穴……………………………………理気和胃降逆

【2】飲食が停滞して胃脘に阻滞し，そのため気機不利，胃失和降となっておこる実呃

中脘，足三里（瀉）を配穴………………………消食導滞，和胃降逆

【3】痰濁が阻滞しているために，気機不利，胃失和降となっておこる実呃

豊隆（瀉）を配穴……………………………………去痰和胃，降逆平呃

2．熱呃

【1】宿食痰濁が久しく胃中にあり，鬱して化火し，胃火上衝しておこる熱呃

内庭，中脘（瀉）を配穴……………………………消積導滞，清胃降逆
【2】肝気鬱滞のため気鬱化火し，肝火犯胃となり，肝胃の火が上衝しておこる熱呃
行間，内庭（瀉）を配穴……………………………平肝清胃，降逆平呃

3．寒呃
【1】突然冷気をうけたり，なま物を過食することにより，寒気が中焦に阻滞して，胃陽に影響したために，胃失和降となっておこる寒呃
中脘，上脘（灸瀉）を配穴……………………………温中散寒，和胃降逆
【2】脾腎陽虚，または元気衰弱などによりおこる寒呃
※　本穴を用いることはできない。脾腎の温補，元気の扶助をはかるとよい。

4 奔豚気

奔豚気は自覚症状として，気が少腹から胸咽部に上衝するように感じる疾病である。衝脈に通じている公孫は，この疾病に対して降逆平衝の作用がある。

1．水寒の気が上逆しておこる奔豚気
　症状：臍下に動悸があり，それが上衝する。寒がり。舌苔白膩，脈弦緊など。
　処方：内関（瀉），中極（瀉，灸または焼山火を配す），神闕（灸）を配穴……温陽行水，理気降逆
　　　※　下焦に寒があり，肝気がこの寒をともなって上逆する場合
　　　公孫（瀉），気海（瀉，加灸），関元，神闕（灸）……温陽理気，去寒降逆

2．肝腎の気が上逆しておこる奔豚気
　症状：気が少腹から咽喉に上衝する，発作は非常に苦しい。驚悸，話しかけられるのを嫌う。または腹痛，喘逆，嘔吐，煩渇。脈弦数，舌苔薄白または薄黄など。
　処方：太衝，照海，公孫（瀉）……平肝理気降逆

3．『金匱要略』奔豚気病脈証治の「発汗後，臍下悸する者は，奔豚を作るを欲す」に該当する奔豚気
　これは発汗後，陽虚となり，水飲が内動しておこる奔豚気である。
　公孫（瀉），中極（瀉，加灸），神闕（灸）………通陽利水，益脾降逆

4．『金匱要略』奔豚気病脈証治の「奔豚し，気が胸に上衝し，腹痛，往来寒熱する者」に該当する奔豚気
　これは肝鬱化熱のため上衝しておこる奔豚気である。往来寒熱は少陽証であるが，これは足厥陰肝経の邪が表裏の関係にある少陽に影響しておこる。
　公孫（瀉），太衝（瀉，透天涼を配す）……………清肝理気，降逆止痛

5 急性腸梗塞

1．瘀阻気滞による急性腸梗塞
　公孫，三陰交，気海，阿是穴（瀉）…………………理気行瘀，疏腸通降

2．食積阻滞による急性腸梗塞

公孫，天枢，中脘（瀉）……………………消食導滞，寛腸通便

3．腑気閉塞による急性腸梗塞

公孫，下脘，足三里（瀉）………………………開結通腑
①虚に偏している場合：公孫，天枢（瀉），合谷（補）
②寒に偏している場合：公孫（瀉），天枢，下脘（灸瀉）
③熱に偏している場合：公孫，内庭，天枢（瀉）

6 内反足，内反尖足

1．内反足（足太陰，足少陰経経筋が拘急している場合）

①公孫，照海，太谿，三陰交（瀉）………………経筋の舒暢
②弛緩している足少陽，太陽経経筋部の絶骨，申脈，丘墟，崑崙を補し，経筋の健壮をはかる。
※　この①，②を交互に用いて，経筋機能のバランスを回復させる。

2．内反尖足

【1】足太陽，少陰，太陰経経筋が拘急しておこる内反尖足
①公孫，照海，承山，太谿，崑崙（瀉）……………経筋の舒暢
②丘墟，申脈，絶骨，足下廉（補）………………外側の経筋を健壮にする
※　①と②を交互に用いる。

【2】足少陽，太陽，陽明経経筋が弛緩しておこる内反尖足
①申脈，丘墟，絶骨，解谿，足下廉（補）………経筋の健壮
②公孫，照海，太谿，三陰交，承山（瀉）…………経筋の舒暢
※　①と②を交互に用いる。

症　例

[症例1]　男，51才，初診1976年10月12日

主　訴：8日前からしゃっくりが頻繁におこる

現病歴：10月5日，食事中にしゃっくりがおこりだした。当地の病院にて中西薬，針灸治療を5日うけたが，効果はなかった。横隔膜の痙攣と診断されて当病院の内科に入院し，12日に針灸治療を受診。現在もしゃっくりは頻繁におこっており，食事や睡眠に影響する。また腹脹，胃脘部のつかえ，食欲不振などの症状をともなっており，舌苔は薄白，脈は沈弦である。

弁　証：飲食による損傷で，胃失和降となりおこったしゃっくりである。

治　則：暢中，和胃，降逆

取　穴：公孫，足三里，中脘（瀉）

効　果：刺針後，ただちにしゃっくりは軽減し，夕食後に病棟にもどり4時間ほど睡眠がとれた。目が覚めてから再びしゃっくりがおこったが，以前よりはかなり軽いものであっ

た。2診で治癒した。
経　過：1976年10月26日に治癒しており，再発していないことを確認した。

[症例2]　男，40才，初診1969年5月3日
主　訴：小腹部痛が5日間続いている
現病歴：5日前に小腹部に発作性の刺痛，跳痛がおこりだし，上に向かって中脘穴の部位まで上衝する。痛くて我慢できず，大汗がでる。5～10分に1回激痛がおこり，毎回激痛は2～5分後には自然に緩解する。飲食と二便は正常である。胃腸のバリウム検査では，異常はみられなかった。また中西薬により治療をうけたが効果はなかった。
弁　証：気機阻滞，気逆上衝による腹痛
治　則：降逆，和中，止痛
取　穴：公孫，足三里（瀉）。毎日1回の針治療とする。
効　果：初診後には1時間に1回の隠痛となり，痛みは1～2分で緩解するようになった。2診後には腹痛は治癒し，3診で効果の安定をはかった。
経　過：1969年9月と1970年3月に再発していないことを確認した。

経穴の効能鑑別・配穴

効能鑑別

公孫と太白の効能比較

　詳細は太白一節の［経穴の効能鑑別］を参照。

配穴

1．内関と公孫の配穴

　　陰維脈は，足の内果の上5寸にある築賓穴からおこり，下肢の内側に沿って上行し，腹を経て脇肋部にいたり，頸部の廉泉穴で止まる。また衝脈は，胞中からおこり，会陰にでて陰器を過ぎ，気街にでて，足陽明胃経と足少陰腎経の二脈のあいだに沿って上行し，胸中に散布し，喉を循り，口唇に絡る。『難経』二十九難では，「衝脈の病たる逆気し裏急す」と述べ，また「陰維の病たる心痛に苦しむ」と述べている。衝脈に通じている公孫と陰維脈に通じている内関は，心，胃，胸で合しており，気機不利，気逆上衝による心胃胸膈部の疾患に対して，理気降逆，通腸和胃，上下を宣通する作用がある。嘔吐，しゃっくり，胃痛，反胃，噤口痢，乾霍乱などは，上法に適用される。この2穴を取り，あるいは必要な配穴を行い施治するとよい。

2．公孫（瀉）

①足三里（瀉），四縫穴（点刺）を配穴……………消食化滞，和胃降逆
②内関，太衝（瀉）を配穴……………………………疏肝理気，和胃降逆
③豊隆（瀉）を配穴……………………………………去痰和胃，降逆平呃，止嘔

④中脘（瀉，加灸または焼山火），豊隆（瀉）を配穴……………痰飲の温化，和胃降逆
　　⑤天枢，中脘（瀉）を配穴………………………………………開結導滞，寛腸和胃
　　⑥下脘，足三里（瀉）を配穴……………………………………開結通腑，通腸和胃
　　⑦中脘（灸）を配穴………………………………………………温胃散寒，降逆止嘔，平呃
3．公孫（灸瀉）
　　①太衝，気海，阿是穴（灸瀉）を配穴…………………………暖肝行滞，散寒止痛
　　②中脘（灸瀉），関元，神闕（灸）を配穴……………………温陽益脾，暖胃降衝
　　③中脘，天枢（灸瀉）を配穴……………………………………腸腑の温通，暖胃降逆
　　④下脘，気海（灸瀉），神闕（灸）を配穴……………………温陽理気，降逆止痛

参　考

1．本穴の針感

　連続して捻転すると，針感は足太陰脾経に沿ってしだいに上行し，鼠径部，小腹部にいたる。胃腑までいたる場合もある。また極めて少数ではあるが，胸部までいたるケースもある。この針感の伝導経路は，足太陰脾経の走行と一致している。胃腑疾患の治療において，針感が腹部にいたり，腹鳴がおこるものは著効が現れる。

2．古典考察

　『傷寒論』166条では，「傷寒汗を発し，もしくは吐し，もしくは下し，解して後，心下痞鞕し，噫気除かざるものは，旋覆代赭湯これを主る」と述べている。傷寒で発汗し，または吐法や下法により，表は解したが中陽気虚となり痰飲が内停すると，心下痞鞕や胃気上逆による噫気がおこる。針灸で治療する場合は，脾兪（または陰陵泉）（補），公孫，豊隆（瀉）により健脾去痰，和胃降逆をはかるとよい。

3．八脈交会穴の治療範囲

　竇漢卿は『標幽賦』のなかで，奇経八脈に通じる8穴の治療経験を総括して，「陽蹻，陽維並びに督，帯は，肩背腰腿の表にある病を主る。陰蹻，陰維，任，衝脈は，心腹脇肋の裏にある疑を去る」と述べている。ここでの陰蹻は陰蹻脈に通じている照海穴を指しており，陰維は陰維脈に通じている内関穴を指している。また任は任脈に通じている列欠穴を指しており，衝は衝脈に通じている公孫穴を指している。

　これらはそれぞれ裏にある胸，腹，脇肋部などの病変を治療する。そのうち陰維脈に通じている内関穴は，裏にある胃，心，胸部の疾患の治療にすぐれており，任脈に通じている列欠穴は，裏にある胸肺の疾患および任脈の病である咳嗽，喀血，咽頭の腫れ，胸膈満悶などの治療にすぐれている。また衝脈に通じている公孫穴は，裏にある胃，胸部の疾患および衝脈の病である腰痛，奔豚などの治療にすぐれている。

4．歴代医家の経験

公孫が，胃腸，腹部の疾病を治療する常用穴であることは，歴代医家の公認するところである。文献的には，次のようなものがある。

① 「肚疼はまさしく是れ公孫妙」（『席弘賦』）
② 「脾冷え胃疼むは，公孫を瀉せば立ちどころに癒ゆ」（『標幽賦』）
③ 「腹痛公孫，内関のみ」（『雑病穴法歌』）
④ 「脾心痛み急するは公孫を尋ねる」（『勝玉歌』）
⑤ 「公孫腹中脹り食化さざるを主る，腸鳴を主る」（『千金』）
⑥ 「腹脹心痛を治すは，七壮灸すべし」（『神農経』）
⑦ 「霍乱，公孫これを主る」（『針灸甲乙経』）

5．公孫から湧泉への透針

本法により刺針による刺激面を拡大させ，刺激量を増強させることができる。急性腹痛，嘔吐などに適用される。

3. 三陰交 （さんいんこう）

　本穴は，足三陰経の交会穴であることから三陰交と命名されている。別名，太陰，下三里，承命ともいう。

　本穴は，足太陰脾経の経穴であり，肝脾腎三経の交会穴である。したがって，生殖泌尿器系の疾患，血証および婦人科疾患を主治する常用穴とされている。また肝脾腎三臓の気化機能の失調により生じる病理証候の治療にも，一定の効果がある。

　本穴の治療範囲は広く，諸科の疾患におよぶ。とりわけ肝脾腎と関係する婦人科疾患，すなわち胎，産，経，帯など，および心，胞胎などの臓腑経絡の総合病変の治療に適している。ただし治療にあたっては，その証を詳細に弁別し，適切に配穴を行う必要がある。それによって良好な効果を収めることができる。

本穴の特性

＜治療範囲＞

1．婦人科疾患

　婦人科病の経，帯，胎，産諸疾と，衝，任，帯脈とは密接な関係がある。衝脈は「血海」をなし，任脈は「胞胎」を主っており，帯脈は諸脈を「約束」している。また，この三脈は，肝脾腎と密接に関係している。

　脾胃が虚して化源が不足し，肝腎の精血が少なくなると，衝，任，帯脈を充足できなくなり，生成の源が不足するために胎も栄養されなくなるので，胎，産，帯，経の諸疾が生じるようになる。このように肝脾腎三臓の機能失調が，衝，任，帯脈に影響しておこる病証には，本穴を用いることができる。

2．血　証

　脾不統血，肝不蔵血，肝血虚損，精血虚損などによる病証の治療には，本穴を用いる。本穴には，統血，涼血，全身の血分の虚損を補益する，全身の血液の運行をよくするなどの作用がある。したがって，各種の原因によりおこる血虚，血瘀，血熱などの病証を治療する場合には，本穴を用いることができる。

3．肝脾腎と関係する生殖，泌尿器系疾患および経脈病

　足三陰経の循行路線，また肝脾腎三臓の生理機能と，病理における特徴をかんがみて，三陰交は肝脾腎三臓の機能失調による生殖，泌尿器系疾患を治療するとされている。また本穴は，足三陰経の循行している下肢，陰器，腹，胸，脇，肋などの部位の病変も治療する。

第5章　足太陰脾経

4．経筋病証
　　本穴の所在する部位を走る経筋が，拘急または弛緩する経筋病（内反足，内反尖足など）には，本穴を用いることができる。

<効　能>
1．弁証取穴
　①補法：健脾統血，補血，育陰
　　湯液における四物湯，阿膠，何首烏，龍眼肉，紫河車，黒蒲黄，炒霊脂，茯苓，山薬，苡米，扁豆などの効に類似
　②瀉法：活血去瘀，疏肝，行湿
　　湯液における当帰尾，赤芍薬，姜黄，桃仁，紅花，乳香，没薬，蒲黄，霊脂，郁金，香附子，玄胡，益母草，茯苓，沢瀉，土茯苓などの効に類似
　③瀉法（軽く瀉す）：透天涼を施すと涼血の効がある
　　湯液における生地黄，牡丹皮，地骨皮，黄柏，玄参，丹参，地楡，茜草などの効に類似
　④先瀉後補法：活血，去瘀生新
　　湯液における全当帰，川芎，丹参，鶏血藤の効に類似
2．局部取穴
　①瀉法：舒筋活絡
　②補法：壮筋補虚

<主　治>
　月経不順，崩漏，経行吐衄，痛経，閉経，帯下，産後腹痛，産後血暈，産後悪露不止，産後悪露不下，妊娠腹痛，難産，習慣性流産，胎動不安，不妊症，心悸，怔忡，不眠，臓躁，癲病，健忘，眩暈，痙病，癇証，癲証，再生不良性貧血，眼瞼下垂，夜盲症，流涙症，青盲（視神経萎縮），暴盲（急性視神経炎，眼底出血，網膜中心動脈塞栓など），吐血，咳血，鼻衄，歯衄，歯痛，血便，陰痒，乳汁欠乏症，陽萎，遺精，遺尿，淋証，疝気，睾丸炎，痢疾，臌脹，癥瘕，中風，黒熱病，瘧母（慢性マラリアによる脾臓腫大），身体痛，麻木，頭痛，鶴膝風，痿証，足痕痛，虚労，アナフィラキシー様紫斑病，じんましん，皮膚瘙痒症，日光皮膚炎，紅絲疔（急性リンパ管炎），久瘡，牛皮癬（乾癬，鱗屑癬），神経性皮膚炎，丹毒，疥瘡，血小板減少性紫斑病，流行性出血熱，閉塞性血栓血管炎。
　また狭心痛，心筋梗塞，厥証，軟骨病，破傷風，横痃（鼠径リンパ節腫大），癤腫，疔瘡，外傷性対麻痺，痺証，裂肛，痔疾，脚気などを治す。

| 臨床応用 |

[1]　月経不順，崩漏，経行吐衄，痛経，閉経，帯下，産後腹痛，産後血暈

1．心脾不足による崩漏，閉経，月経不順
　　三陰交，神門（補）……………………………心脾の補益
2．中気不足，血随気陥による崩漏
　　①三陰交，合谷（補）……………………………中気の補益，益気統血
　　②足三里（補）を加える……………………………中気の補益，益気統血
3．肝気鬱滞，気滞血瘀による月経不順，痛経，閉経
　　三陰交，太衝，気海（瀉）……………………………疏肝理気，通経行血
4．寒と血が結し，血が寒により凝滞しておこる痛経，閉経，月経不順
　　三陰交（瀉），気海（または関元），阿是穴（灸瀉）……温経散寒，行血去瘀
　　※　寒邪凝滞，血行不良による産後腹痛
　　　　三陰交（瀉），関元（灸）…………………………… 活血去瘀，温経止痛
5．肝気上逆により血が気とともに上っておこる経行吐衄
　　三陰交，太衝（瀉）……………………………理気降逆，引血下行
6．脾腎両虚，帯脈失約による帯下
　　三陰交，関元，帯脈，腎兪（または太谿）（補）… 脾腎の補益，固濇止帯
7．脾陽不運，湿濁内停による帯下
　　三陰交，関元（補），陰陵泉（瀉）………………… 温陽益脾，化湿去濁

2　習慣性流産

『婦人良方』では，「血気虚損し，胎を養わなければ，たびたび墜胎する」と述べている。本穴には益脾養血，肝腎を調補する作用がある。したがって本穴を取ると，肝腎を補益して衝任を調理することができる。

1．肝腎不足で衝任気虚の場合
　　復溜，腎兪（または太谿）（補）を配穴
2．脾腎虚損の場合
　　復溜，太白（補），または太谿（補），隠白（灸）を配穴
3．気血両虚の場合
　　合谷（補）を配穴，または血海（補）を加える

3　胎動不安

　この病は現代医学の切迫流産に類似している。打撲や捻挫により気血瘀滞となり，胎気が影響をうけて胎動不安となり，間欠性の下腹部痛がおこる場合には，本穴に刺針して先瀉後補を施し，さらに間使または内関（瀉）を配穴して行気活血をはかるとよい。その後，症状が緩解するのを待ち，気血補益法または肝腎補益法を施し，安胎をはかるとよい。
　気血両虚，衝任不固により摂血できなくなりおこる胎動不安には，三陰交，合谷（補）により気血の補益，摂血安胎をはかるとよい。

第5章　足太陰脾経

4　心悸，怔忡，不眠，臓躁，健忘，眩暈，痙病，癇証，癲証，再生不良性貧血

以上の病証のうち，それぞれ以下の病因と関係のある場合は，次の関連処方を参考にして治療することができる。本穴に補法を施すと，益脾，養血の作用がある。

1．心脾不足に属する前記の病証
　　神門（補）を配穴……………………………………心脾の補益，養血安神
2．心陰不足に属する前記の病証
　　①復溜（補），神門（瀉）を配穴……………………滋陰養血安神
　　②三陰交（補），神門（瀉）…………………………養陰清火，鎮心安神
3．気血両虚に属する前記の病証
　　合谷（補）を配穴……………………………………気血の補益
　　または神門（補）を加える
4．心血虚損による心神不寧
　　神門，心兪（補）を配穴……………………………養血寧心安神
5．眩暈，痙病で肝腎陰虚に属する前記の病証
　　三陰交，復溜（補），太衝（瀉）……………………育陰潜陽

5　眼瞼下垂，夜盲症，流涙症，青盲（視神経萎縮），暴盲（急性視神経炎，眼底出血など）

本穴に補法を施すと，精血を補い，肝腎を補益する作用がある。上述の眼疾患で次の証に属する場合には，以下のように治療するとよい。

1．肝血不足による前記の眼疾患
　　肝兪（補）を配穴……………………………………肝腎の補益
2．心脾不足による前記の眼疾患
　　神門（補）を配穴……………………………………心脾の補益
3．気血両虚による前記の眼疾患
　　合谷（補）を配穴……………………………………気血の補益
4．肝腎虚損による前記の眼疾患
　　復溜（または太谿），肝兪（補）を配穴……………肝腎の補益，養陰明目

6　吐血，咳血，鼻衄，歯衄，歯痛，血便

本穴を取ると，益脾養血，涼血の作用がある。

1．【1】労倦により脾を損傷し，統血機能が低下しておこる血便
　　　　三陰交，合谷，太白（補）……………………益気摂血
　　【2】心脾不足による吐血，咳血，鼻衄，歯衄
　　　　三陰交，神門（補）……………………………心脾の補益
　※　状況に応じて適切な経穴を加え，その標を治すとよい。

2．血熱妄行により血絡を損傷しておこる吐血，咳血，鼻衄，歯衄
　　　三陰交，神門（瀉）に透天涼を施す……………………清熱涼血
3．陽明の熱が盛んであり，さらに血分の熱が加わっておこる歯衄，歯痛
　　　三陰交，内庭（瀉）………………………………………清胃涼血
　　　※　針の効果が思わしくない場合には，合谷（瀉）を加える。

7　乳汁欠乏症

本病の多くは，肝気鬱滞および気血両虚によりおこる。『婦人良方』では，「婦人の乳汁が行らないのは，すべて気血虚弱，経絡不調による」と述べている。乳汁は，気血が化生して生じる。気が虚すと乳を化すことができないし，血が虚すと乳を生じることができない。

1．気血両虚による乳汁欠乏
　　合谷，三陰交（補）………………………………………補気養血
　【1】気機がスムーズでない症状をともなう場合
　　内関または間使（瀉）を加える……………………………利気通絡
　【2】血行をいっそう旺盛にしたい場合
　　膈兪（補）を加える。あるいは少沢（瀉）または乳根（灸）を加えて，乳汁の分泌を促す。

2．脾胃虚弱のために「納・運」機能が失調し，気血両虚となりおこる乳汁不足
　　①合谷，三陰交（補）………………………………………健脾益胃法
　　②脾兪，胃兪（補），足三里（瀉）……………… 和中導滞法
　　※　①②を交互に用い，標本兼治をはかる。

3．気滞血瘀により，乳絡がうまく通じない場合
　　三陰交，間使，期門（または乳根）（瀉），少沢（点刺出血）……行気散瘀，乳絡の通暢

8　陽　萎

足三陰の脈は，少腹部を循行し陰器に結している。また足三陰と足陽明の経筋はともに生殖器の部位に結集している。これについて『素問』厥論篇では，「前陰は宗筋の聚る所なり」と述べている。また経筋は経絡気血の濡潤，滋養をうけている。臨床においては，足三陰の交会穴である三陰交を補して，陽萎の治療を行うことが多い。さらに病証に応じて，次のように配穴するとよい。

1．腎陽虚損による陽萎
　　関元，腎兪（または太谿）（補）を配穴

2．中気不足による陽萎
　　合谷，足三里（補）（補中益気法）を配穴

3．心脾不足による陽萎
　　神門（補）を配穴

4．腎を損傷する恐れのある場合
　　太谿，腎兪（補）を配穴

9　痢　疾

1．湿熱が血分を損傷しておこる赤痢

　三陰交，陰陵泉，天枢（瀉）……………………湿熱の清利，涼血止痢

2．疫毒痢

　三陰交，天枢（瀉，ともに透天涼を施す）…………清熱解毒，涼血止痢

　　『傷寒論』372条には，「下利し，水を飲むを欲する者は，以て熱あるの故なり，白頭翁湯これを主る」とあり，『金匱要略』嘔吐噦下利病脈証治篇には，「熱利，下重する者は，白頭翁湯これを主る」とある。これらには三陰交，天枢（瀉）に透天涼を施し，清熱解毒，涼血止痢をはかるとよい。その治療効果は，湯液における白頭翁湯の効に類似している。

10　中　風

1．中臓腑

　肝陽上亢，気血上逆，痰火壅盛により清竅が閉塞しておこる中風

　①閉証：三陰交（瀉）を配穴……………………………引血下行
　②脱証：三陰交（補）を配穴……………………………養血益陰，精血の補益

2．中経絡

　気血両虚による半身不随または顔面麻痺

　三陰交，合谷（補）………………………………気血の補益

　※　または局所療法と併用する。

　　脳血栓による半身不随を治療する際には，三陰交（瀉）（5分間），合谷（補）（10分間）により補気活血，去瘀通絡をはかるとよい。これは湯液における補陽還五湯の効に類似している。痙性麻痺には，太衝（瀉）を加えて平肝熄風をはかるとよい。またはこの法と局所穴の瀉法を交互に行う。弛緩性麻痺を治療する際には，局所穴に補法を施す。

　　脳栓塞による半身不随の治療は，上記と同様であるが，徐脈をともなう場合には，合谷，神門（補），三陰交（瀉）により心気の補益，去瘀通絡をはかるとよい。

11　黒熱病

　本穴を瀉して，疏肝理脾，行血去瘀をはかる。局所穴に刺針後（具体的な方法は章門一節を参照），さらに三陰交，間使（瀉）を施す。これは一方で脾臓に刺針しておこる疼痛を制止し，一方で理気解鬱，行血化瘀をはかることができ，痞塊の消散を助けることができる。

　患者が気血虚弱である場合は，痞塊に刺針する前に合谷（補）により益気をはかるとよい。ただし三陰交（補）により補血養血，肝脾の補益をはかってはならない。これをはかると脾臓を腫大させ，病状は悪化する。

12　身体痛，麻木，頭痛，鶴膝風，痿証，足跟痛

　本穴により肝腎の補養，養血活血，去瘀通絡をはかるとよい。

1. 気滞血瘀による前記の病証
    三陰交,間使または内関(瀉)……………………行気活血,去瘀止痛
2. 気虚血滞による前記の病証
    三陰交(瀉),合谷(補)………………………… 益気行血
3. 気血両虚による前記の病証
    三陰交,合谷(補)…………………………………気血双補
4. 精血不足による前記の病証
    三陰交,太谿または復溜(補)……………………精血の補益
5. 肝腎不足による前記の病証
    三陰交,曲泉または復溜(補)……………………肝腎の補益

13 アナフィラキシー様紫斑病

　本穴を瀉すと,血熱壅盛によるアナフィラキシー様紫斑病で,風邪をともなう患者を治療することができる。さらに曲池(瀉),委中(点刺出血)により,去風清熱涼血をはかると効果的である。

14 日光皮膚炎

　曲池一節の[臨床応用]を参照。

15 紅絲疔

　紅絲疔は現代医学の急性リンパ管炎に類似している。手足に疔が生じたり,または皮膚を破損したり,毒気に感染して毒が経絡に流れるとおこる。本穴(瀉)は,足部の創傷により,紅絲が短時間で内果に沿って膝窩または鼠径部にいたった場合の治療によく用いられる。
　陰陵泉(瀉)を配穴し,あるいは三稜針により紅絲の走行に沿って点刺出血し,通絡涼血,熱毒の消散をはかるとよい。全身的治療としては,三陰交,神門(瀉),曲沢の点刺出血(病位が上肢にある場合),委中の点刺出血(病位が下肢にある場合)により,清熱解毒涼血をはかるとよい。

16 久 瘡

　合谷一節の[臨床応用]を参照。

17 血小板減少性紫斑病,流行性出血熱

　神門一節の[臨床応用]を参照。

18 閉塞性血栓血管炎

　これは「脱疽」と称されている。本穴は下肢の脱疽の治療に用いられる。

1．寒凝絡阻による脱疽
　　三陰交，解谿（灸瀉），患趾（灸）…………… 温経散寒，活血通絡
2．気滞血瘀による脱疽
　　三陰交，太衝，阿是穴（瀉）…………………活血去瘀，気機の通暢
3．気血両虚による脱疽
　　三陰交，合谷（または足三里）（補），阿是穴（瀉）……気血の補益，活血通絡
4．気虚血瘀による脱疽
　　三陰交，阿是穴（瀉），合谷（補）…………… 益気行血，去瘀通絡

| 症　例 |

［症例1］　女，29才，初診1971年5月18日
主　訴：崩漏が40日間続いている
現病歴：40日前，性交後に陰道出血がおこった。たえず少しづつ出血し，現在にいたるが止血しない。下腹部痛はない。口中に血なまぐさい臭いがする。頭暈と，悪心，また息切れ，倦怠感がある。脈は沈細である。
　　　　産婦人科にて慢性子宮頸部の炎症と診断される。病理検査にて鱗状上皮増殖が認められた。中西薬にて治療をうけていたが，効果がなかった。
弁　証：脾気不足，衝任失摂による崩漏
治　則：益気固摂，また補助的に理気をはかる
取　穴：三陰交，合谷（補），内関（瀉）
効　果：初診後，出血量は減少し，2診後には止血。頭暈，息切れ，悪心および口中の血なまぐさい臭いも消失し，3診で治癒した。
経　過：1971年10月7日に手紙にて，その後再発していないことを確認した。

［症例2］　女，37才，初診1965年11月27日
主　訴：陰道出血，下腹部の下垂感と疼痛，腰のだるさ，隠痛が3日間続いている
現病歴：最近，水害にあってから食欲がなくなり，体調もよくない。また3日前から過労のため，主訴にある症状が現れるようになったが，出血量は多くない。平素から，めまいや精神倦怠がよくある。
検　査：顔色はすぐれない，舌質淡，舌苔白，脈細数で滑，言語低微。腹痛があり，触診すると胎動感がある。妊娠5カ月（第4子）である。婦人科の検査にて切迫流産と診断される。
弁　証：脈証，病因から，気血両虚，胎元不固による胎動不安と考えられる。
治　則：気血の補益，安胎
取　穴：三陰交，合谷，腎兪（補）
効　果：初診後，出血は止まり，腰部のだるさは消失し，胎位も安定した。2診にて効果の安

定をはかった。
経　過：1965年12月7日に安定していることを確認した。

［症例3］　女，30才，初診1969年9月17日
主　訴：1年余り両側の乳房痛，痛経に苦しんでいる
現病歴：1年余り前，怒りを爆発させた後に両側の乳房に脹痛がおこりだした。痛みはときに刺痛となる。ふさぎこんだり怒ったりすると症状がひどくなる。月経時には腹痛がおこり，経色は黒，血量は少ない。月経先期である。精神はふさぎこんでおり，心煩があり，よく怒る。頭重感があり，よく夢をみるため熟睡できない。潮熱感があり，身体がだるい。食欲はなく身体は痩せている。脈は沈濇である。
弁　証：肝気鬱滞して条達せず，それが乳絡に影響すると乳房脹痛がおこる。気滞血結して血行が悪くなってつまると，乳房の刺痛がおこる。気滞血瘀により血行が悪くなると，月経時に腹痛がおこり，経量は少なくなり，経色は黒となる。抑鬱，怒ると症状がひどくなる，脈沈濇などは，気滞血瘀の象である。
治　則：理気通絡，活血去瘀
取　穴：三陰交，内関（瀉）。隔日治療とする。
効　果：3回の治療で治癒した。
経　過：1969年10月25日に，頭痛，不眠の治療で来院しており，乳房脹痛と痛経は治癒していることを確認した。

［症例4］　男，38才，初診1979年4月10日
主　訴：身体痛，無力，右半身の麻木が4年間続いている
現病歴：4年前に全身無力となる。とくに右半身がひどい。右半身および足関節部（両側）に酸痛があり，5～10分ほど立つと右下肢に麻木感がおこる。また右を下にして寝ても麻木が生じる。頻尿，尿急，排尿無力，尿失禁，腰背部の酸痛，息切れ，健忘，心悸，不眠，多汗などの症状をともなう。顔色は蒼白で，舌苔は薄白，脈は沈細無力である。耳障りな物音を聞くと，頭部の脹痛がしばらく続き，目がくらむ。
既往歴：15才頃に梅毒病を患う。これは父母からの遺伝であり，治療により右下肢に梅毒による斑痕が残っている。内科にて中枢性梅毒，右半身の不完全麻痺と診断され，針灸治療を受診。
弁　証：気血両虚，腎精不足による虚労病である。
治　則：気血双補，佐として補腎清脳をはかる
取　穴：初～2診，三陰交，合谷（補）
　　　　3～8診，上処方に腎兪（補）を加える
　　　　9～16診，上処方に百会（瀉）を加える
効　果：4診後には腰背部と右半身の酸痛無力は，顕著に軽減し，全身無力，倦怠，頻尿，尿急，排尿困難，尿失禁などの症状も著しく好転した。心悸，不眠は治癒した。しかし，

まだときに自汗がある。10診後には耳障りな物音を聞いても，頭部の脹痛や目のくらみはおこらなくなった。13診後には頻尿，尿急，排尿無力は治癒し，腰および下肢の麻木，疼痛も治癒に向かっている。16診にて治癒した。
経　過：1979年7月26日に治癒していることを確認した。

［症例5］　　女，60才，初診1970年10月17日
主　訴：眼瞼下垂が2カ月余り続いている
現病歴：両上眼瞼下垂，眼を開ける力と咀嚼無力。疲れると症状がひどくなる。また息切れ，言語無力，身体のだるさ，喜臥喜眠，両足が冷たいなどの症状をともなう。この半年来，空腹感がつよく，早朝下痢をする。大便の回数は1日4〜5回，脈は細弱である。
弁　証：眼瞼は脾に属している。眼瞼下垂，早朝の下痢，下痢の回数，喜臥，息切れ，脱力感，両足の冷えなどは，すべて脾気不足，精血虚損による証候である。
治　則：気血双補，補気益脾
取　穴：初診，合谷（補），陽白（瀉）
　　　　2〜7診，三陰交，合谷（補）
効　果：2診後，両足の冷えはなくなり，下痢も止まった。精神状態も良好である。5診後，眼瞼下垂は治癒し，喜臥の傾向もなくなった。6〜7診で効果の安定をはかった。

経穴の効能鑑別・配穴

効能鑑別
1．三陰交，血海，膈兪の効能比較
　　この3穴は，ともに血証の要穴であるが，各経穴それぞれに固有の特徴がある。詳細は血海一節の［経穴の効能鑑別］を参照。
2．三陰交，太白，陰陵泉の効能比較
　　この3穴は，ともに脾を治す経穴であるが，各経穴それぞれに固有の特徴がある。詳細は太白一節の［経穴の効能鑑別］を参照。

配　穴
1．三陰交（補）
　　①復溜（補），神門（瀉）を配穴………………… 湯液における天王補心丹（『道蔵』方）の効に類似
　　②復溜（補），太衝（瀉）を配穴………………… 湯液における大定風珠（呉鞠通方）の効に類似
　　③神門（瀉）を配穴……………………………… 湯液における珠砂安神丸（李東垣方）の効に類似

④神門，心兪（補）を配穴……………………湯液における養心湯（『証治準縄』方）
　　　　　　　　　　　　　　　　　　　　　　　　の効に類似
　　⑤復溜（または太谿）（補）を配穴……………肝腎の補益，精血補益
　　⑥血海，膈兪（補）を配穴………………………営血の大補，益脾摂血
　　⑦太谿，絶骨，大杼（補）を配穴………………填精益髄
　　⑧中極（補）を配穴………………………………脾腎の補益，膀胱の約束
　　⑨太衝（補）を配穴………………………………肝血の補養
２．三陰交（瀉）
　　①内庭（瀉）を配穴………………………………湯液における清胃散（李東垣方）の効に
　　　　　　　　　　　　　　　　　　　　　　　　類似
　　②天枢（瀉）を配穴（ともに透天涼）…………湯液における白頭翁湯（張仲景方）の効
　　　　　　　　　　　　　　　　　　　　　　　　に類似
　　③合谷（補）を配穴（合谷（補）10分，三陰交（瀉）5分）……湯液における補陽還五湯（王
　　　　　　　　　　　　　　　　　　　　　　　　清任方）の効に類似
　　④関元（灸）を配穴………………………………湯液における生化湯（『傅青主女科』方）
　　　　　　　　　　　　　　　　　　　　　　　　の効に類似
　　⑤神門（瀉）を配穴（ともに透天涼）…………湯液における犀角地黄湯（孫思邈方）の
　　　　　　　　　　　　　　　　　　　　　　　　効に類似
　　⑥阿是穴（瀉）（小腹部の塊上に2～3針）を配穴…湯液における少腹逐瘀湯（王清任方）
　　　　　　　　　　　　　　　　　　　　　　　　の効に類似
　　⑦太衝，期門（瀉）を配穴………………………疏肝解鬱，寛胸去瘀
　　⑧合谷，陰陵泉（瀉）を配穴……………………湿熱の清利，活血通絡
　　⑨間使（または内関）（瀉）を配穴……………行気活血，寛胸利気
３．三陰交，神門（補）
　　これは湯液における帰脾湯（『婦人良方』方）の効に類似している。詳細については神門
　一節の［配穴］を参照。
４．三陰交，合谷，神門（補）
　　これは湯液における人参養栄湯（『和剤局方』方）の効に類似している。詳細については
　神門一節の［配穴］を参照。
５．三陰交，合谷（補）
　　これは湯液における八珍湯（『正体類要』方）の効に類似している。詳細については合谷
　一節の［配穴］を参照。
６．三陰交と曲池の配穴
　　具体的な運用については，曲池一節の［配穴］を参照。
７．三陰交は補気，行気の作用をもつ経穴を配穴してよく用いる
　　気と血とは，密接な関係がある。「気は血の帥」であり，「血は気の母」である。この2つ
　は相互に依存している。血病になると気は独りでは化さず，気病になると血のめぐりは悪く

なる。血の虚実は気に影響し，気の盛衰もまた血に影響する。血は気に依存して生じ，気に依存してめぐる。したがって，血証を治療する三陰交は，臨床においては補気や行気の作用をもつ経穴と配穴して用いられることが多い。

例えば，気虚のために摂血できずおこる失血証には，合谷（補）を配穴して補気をはかり，摂血を有利にする。気滞血瘀証には，間使（瀉）を配穴して行気させ，行血を有利にする。また気虚のために血行が悪い証には，合谷（補）を配穴して補気をはかり，行血を有利にする。肝気鬱滞により血行が悪い証には，太衝（瀉）を配穴して疏肝散滞をはかり，血液の流れをスムーズにする。「有形の血は自生するを能わず，無形の気より生じる」といわれているが，血虚証には合谷または足三里（補）を配穴して補気をはかり，生血を有利にする。

参　考

1．古典考察

『金匱要略』血痺虚労病脈証併治篇では，「男子の面色薄き者は，渇および亡血を主る。卒に喘悸し，脈浮の者は裏虚なり」と述べている。男子の面色が淡白であり口渇するとは，失血によって生じる症状である。血分が不足すると面色は淡白となり，陰血が不足すると陰虚内熱により口渇がおこる。ただしこの場合，口渇するが多飲はしない。また腎不納気となれば喘し，心営虚損となれば悸がおこり，動くと気喘，心悸がおこるため，同篇では「卒に喘悸する」と述べているのである。さらに「浮脈」は陰虚陽浮の証であり，したがって裏虚とされている。これについては尤在涇が，「脈浮にして裏虚し，以て労すれば則ち真陰守りを失い，孤陽無根となり，気外に散じ，而して精内に奪われるなり」と述べている。

本穴を取り養血益陰をはかり，気海（補）を配穴して元気を補えば，気喘は治癒する。この処方には腎気を補益し，陰血を養う作用がある。

2．刺針注意事項

1．気滞血瘀または瘀血内停により腹部に積聚，癥塊がある場合は，本穴を取って瀉すと効果的である。たとえ血虚による症状をともなっていても，この場合はこれを補してはならない。これを補すと病状は悪化する。

2．経穴には耐性がある。慢性病に対して本穴（または足三里，合谷などの経穴）を長期にわたって使用すると，効果がしだいに低下してくる。これは久刺することにより，その経の敏感性が低下し，また病に対する耐性が増加するからである。そのほかの経穴にも類似した現象がみられる。このような場合は，効能が類似する経穴を代用するか，または交互に用いるとよい。

3．妊婦は禁針

詳細は合谷一節の［参考］を参照。

4．三陰交が婦人科病を主治する理由

　　婦人科疾患の胎産経帯の諸疾は，脾胃肝腎および衝任帯三脈と密接な関係がある。衝は血海を為し，任は胞胎を主っており，胞宮の作用は衝任二脈の影響をうけている。腎は精を蔵し胞宮に連絡しており，脾胃は生化の源であるが，脾土の機能が悪くなると腎精は資生せず，衝任はその滋養を失い，血海と胞胎がその影響をうけると病になる。また肝は蔵血しており，腎は蔵精しているが，精血は月経生成の本とされている。精血は脾胃肝腎により資生し，衝任に集まり，胞宮に達し，満ちた後に溢れることにより，月経は周期的に来潮する。

　　肝腎が病むと，衝任に影響する。また先天の腎気と後天の脾胃が虚損しても，衝任および帯脈に影響することがある。このように衝任帯三脈の失調は，肝脾腎三臓と関係がある。

　　ところで肝気鬱結すると血滞となったり，乳絡が阻滞する。肝血不足により肝陽は亢進し，肝気上逆により血は気に随って上衝する。また労倦，憂慮，思慮は脾を損傷し生化の源が不足する。中気が不足すると血を統摂できなくなり，脾陽に障害が生じると湿濁が内停する。肝脾不調により気滞血凝になると，営血の輸送が悪くなる。脾腎両虚になると帯脈失約となる。これらはすべて胎産経帯および胞宮などの病をひきおこす。また腎陰不足，精血不足，腎陽不振，腎気虚寒なども，すべて胎産経帯および胞宮などの病をひきおこす。

　　成年の婦人は月経，出産，授乳などにより，「血を以て用と為す」特徴があり，血を消耗しやすい生理的特徴がある。したがって情志が激動しやすく，肝気は鬱滞しやすい。これらにより血分不足，気分偏盛になると，肝気鬱結，肝血不足となることが多い。足三陰経は少腹部を循り陰器に結しており，三陰交には疏理肝脾，肝脾腎三臓を補益する作用があり，また血証の要穴でもある。このことから，三陰交は婦人科疾患を治療する常用穴とされている。

5．補瀉法の偏重

　　血は水穀の精微を源とし，脾で生化され，心により統括され，肝に貯蔵される。その後，肺に宣布され，腎に泄し，脈に注いで，脈道により全身をめぐり，全身に栄養を供給している。視覚，聴覚，手足の運動，筋骨肌肉の屈伸，皮膚の潤い・光沢，五感，五臓六腑の協調，これらはすべて血液が栄養を供給することにより実現される。血は生命活動の源泉であるといえる。しかし，血液は消耗・不足しやすく，虚損となりやすい。したがって，血行阻滞，血分熱盛，瘀血内停を要因とする病証以外には，一般に本穴を用いた治療では瀉法は施さない。虚中挾実の血証には，先瀉後補法を用いるとよい。

6．久瘡，亡血，誤汗傷陰の変証

　　本穴に補法を施すと，育陰，養血の作用がある。

1．『傷寒論』87条では，「瘡家，身疼痛するといえども，発汗するべからず，発汗すれば則ち痙」と述べている。長期にわたって瘡瘍を患うと気血を損傷する。しかし，この場合は表証があっても発汗してはならない。発汗法を誤用すると陰液をいっそう損傷し，そのために筋脈が栄養を失うことがある。そうなると筋脈の強直や肢体の拘攣などの痙証をひきおこす。

　　この場合，三陰交，復溜（補）により育陰柔筋をはかるとよい。または合谷（補）を配穴

して気血を補益して壮筋をはかるとよい。

　2．『傷寒論』89条では，「亡血家は，発汗するべからず，発汗すれば則ち寒慄して振える」と述べている。血と汗は同源であり，亡血者に発汗法を用いると，血虚となるだけでなく，気もその拠りどころがなくなる。気血が虚して筋脈が濡養されず，肌膚が温煦されないと，「寒慄して振える」という症状が現れる。

　三陰交，合谷（補）により気血を補益し，筋脈の濡養をはかるとよい。

7．本穴の広範な治療範囲

　三陰交は血証の要穴であり，また婦人の胎，産，経，帯病証の常用穴である。気と血は，生命活動の動力であり源泉である。気と血は臓腑機能の反映であり，また臓腑活動による産物でもある。また生命活動を維持するうえでの基礎物質であり，婦人の経，胎，産，乳の基礎物質でもある。『素問』五臓生成篇では，「足は血を受けて歩くを能う，掌は血を受けて握るを能う，指は血を受けてつまむを能う」と述べ，『霊枢』本臓篇では，「血和せば則ち筋脈流行し，営は陰陽に復し，筋骨は勁強，関節は清利する」と述べている。これらの記述は，営血が人体内におよぼす重要な作用について説明したものである。人体の病理的な変化において，気血と関係ないものはなく，気血失調はすべての疾病に関わる普遍的な発病機序の1つである。したがって，血証を治療する常用穴である本穴は，臨床上，非常に広範に用いられている。

4. 陰陵泉 （いんりょうせん）

　陰陵泉は，その所在部位にもとづいて命名されている。脾は陰経に属し，膝の内側は陰に属している。また脛骨は陵に似ており，陵下の陥凹部で流水が深部に合するように経気が合することから，泉に似ているとされる。したがって，膝の内側の脛骨部に所在する本穴は，陰陵泉と命名されたのである。陰陵泉は足太陰脈の合（入るところ）水穴であり，湿を治す要穴である。本穴は，脾不化湿，湿困脾土，聚湿生痰や，脾虚が胃および腸に影響しておこる病証を治療する。また本穴の所在する局部，近隣部の病変を治療する場合にもよく用いられる。さらに脾臓の機能の改善，脾臓の機能失調によりおこる病理的な証候の治療においても，一定の効果をもたらす。

　「湿は粘膩な邪で速やかには化さない」という特徴がある。そのため湿邪による疾患を治療する場合は，審因論治を重視し，適切な配穴を行う必要がある。

　本穴の主治する病証は，現代医学における消化器系疾患と体液疾患の一部に相当する。

本穴の特性

＜治療範囲＞

　脾は運化を主っており水穀精微と水湿を運化し，水液代謝を促進する作用がある。脾が虚すと水湿を運化することができなくなり，それによって湿が盛んになると，今度は脾に悪影響がおよぶ。水湿の運化という機能を正常に保つことによって，脾は身体の安定を図るのである。

１．水湿によりおこる病証

　１．脾が湿を運化できず，水湿が停滞しておこる病変

　①頭脹，頭重………湿が上焦に阻滞して清陽が昇らずおこる

　②脘腹脹満…………湿が中焦に阻滞し，脾胃の「納運」機能が失調しておこる

　③泄瀉，腫満………湿が内生しておこる

　④足の浮腫，小便淋濁，帯下，陰痒，陰嚢湿疹……湿が下焦に注いで，気化が失調し，水が通調しないためにおこる

　⑤胸中痞悶…………胸陽が阻滞し，気機不調となっておこる

　⑥四肢の沈重無力…湿邪が留滞し，清陽が四肢に達しないためにおこる

　⑦水腫，尿少………水液が肌膚に氾濫しておこる

　⑧腹水，小便不利…水液が腹部に内停しておこる

　※　これらはすべて本穴の治療範囲に入る。

2．水湿の邪の侵入によりおこる病変
①湿邪が筋肉のあいだに留滞しておこる屈伸不利，転側不利
②湿邪が関節に流注しておこる関節の疼痛と重だるさ，屈伸不利
③湿邪が皮膚のあいだに氾濫しておこる浮腫
④湿邪が皮膚に流注しておこる皮膚疾患（神経性皮膚炎，下肢湿疹など）
※ 湿邪に風，寒，熱が絡んでおこる病証の治療では，本穴を瀉して去湿をはかるとよい。また湿蘊化熱による病証の治療では，本穴を瀉して利水行湿をはかるとよい。これによって湿熱が分消し，湿が去れば熱化することはない。また傷寒病中の太陰証と太陽腑証（蓄水型），温病中の気分証候，湿熱留恋型または湿熱内鬱型および湿熱蘊阻による腸チフスなどの治療にも，本穴を瀉すと効果的である。

2．脾虚のため聚湿生痰となりおこる病証
　　脾は，生痰の源といわれている。脾が虚して湿が生じると，この湿から痰が形成される。
①痰湿が胃を犯すと，悪心，嘔吐が現れる。
②痰濁が肺に阻滞すると，咳嗽，痰喘がおこる。
③痰濁が清陽に作用すると，頭痛，眩暈がおこる。
④痰濁が皮下，関節，経絡に流注すると，関節冷痛，肢体麻木，肢体痿軟，深部の腫塊となる。
⑤飲が脇下にある懸飲，膈上にある支飲，胃腸にある痰飲，肌肉にある溢飲や水飲上逆，心陽不振による心悸などは，すべて本穴の治療範囲に入る。

3．脾虚と関係ある病証
　　脾は運化を主り，水穀精微を輸布している。また胃は受納を主り，水穀を腐熟する機能を有しており，そのため水穀の海といわれている。脾の運化がうまくいかなくなって飲食が停滞している場合，受納機能が失調している場合，または脾と胃腸，肝胆が相互に絡んでおこる病証には，本穴を取るとよい。
　　脾は後天の本，気血生化の源といわれているが，脾が虚して化源が不足し，気血虚損となって現れる臓腑，肢体，器官病には，本穴を取ってその本を治すとよい。また病後で身体の虚している場合，脾胃の調養をはかるのだが，この際にも本穴を取るとよい。

4．局部病証
　　足太陰の経脈，経筋は，すべて本穴を経過している。本穴の所在する局部および近隣部位の経筋拘急または弛緩，あるいは膝内側の側副靭帯損傷，および経脈病変である痿，痺，攣痛などの治療には，本穴を配穴して用いるとよい。

＜効　能＞
1．弁証取穴
　①補法：健脾益気
　　　灸または焼山火を加える…脾陽の温補
　　　湯液における白朮，茯苓，薏苡仁，扁豆，蒼朮，伏竜肝，炙甘草，大棗，益智仁，大腹皮，肉蔲，草蔲，山薬，黄土などの効に類似

②瀉法：利水行湿
　　　灸を加える……………………水湿の温化
　　　透天涼を加える……………湿熱の清利
　　　湯液における茯苓，猪苓，通草，大腹皮，車前子，沢瀉，滑石，薏苡仁などの効に類似
2．局部取穴
　①瀉法：駆邪散滞，舒筋活絡
　②補法：壮筋補虚

＜主　治＞

　頭痛，眩暈，メニエール病，嘔吐，痺証，泄瀉，胃痛，痢疾，腹脹，水腫，癃閉，淋証，遺尿，尿の混濁，痰飲，心悸，傾眠，急性胆嚢炎，胆石症，黄疸，伝染性肝炎（無黄疸型），初期肝硬変，腸チフス，哮証，喘証，咳嗽，痺証，痿証，陰痒，帯下，疔瘡，下肢湿疹，陰嚢湿疹，じんましん，丹毒，臁瘡，神経性皮膚炎，牛皮癬（乾癬，鱗屑癬），鶴膝風，膝関節部の軟部組織損傷，傷寒病太陽腑証（蓄水型），傷寒病（真武湯証），腎盂腎炎，脚気。
　また中風，腰痛，月経不順，胆道回虫症などを治す。

臨床応用

1　頭痛，眩暈

　本穴は，脾と関係ある頭痛，眩暈を主治する。

1．脾虚のために生じた痰湿が清竅に影響し，経絡を阻滞させ清陽がうまく作用しないためにおこる頭痛，および清陽不昇，濁陰不降によりおこる眩暈
　①陰陵泉，豊隆（瀉）……………………………………去湿降痰
　　湯液における二陳湯の効に類似している
　②上処方に脾兪（補）を加える……………………健脾去湿，化痰降濁
　③陰陵泉（補），豊隆，百会（瀉）……………… 健脾化痰止痛

2．脾胃の運化機能失調のため，気血生化の源が不足し，気血両虚となっておこる頭痛，眩暈
　①陰陵泉，脾兪（補）……………………………………健脾益胃
　②または脾胃を調理する作用をもつ治療穴を配穴……脾胃の納運機能が正常となり，気血が旺盛になれば，頭痛，眩暈は治癒する

3．肝気鬱結となり，鬱のために化火し，肝火が上昇して清空に影響しておこる頭痛，眩暈
　陰陵泉，太衝，丘墟（瀉）………………………………清肝瀉火

2　嘔　吐

　本穴を取り，健脾，利湿をはかる。

1．飲食停滞による嘔吐
　陰陵泉，足三里（瀉），四縫穴（点刺）…………… 消食導滞，和胃降逆

2．脾胃虚弱による嘔吐
陰陵泉（補），中脘（瀉，加灸），公孫（瀉）……　温中健脾，和胃降逆

3．痰飲内阻による嘔吐
陰陵泉，豊隆（瀉）………………………………化痰消飲
または中脘（灸瀉）を加えて温胃和中をはかる……行湿去痰，和胃降逆

③ 泄　瀉

本穴を取ると，脾虚，湿邪と関係ある泄瀉を主治する。

1．脾胃虚弱による泄瀉
陰陵泉，足三里（先に少瀉，後で多補）…………健脾益気，滲湿止瀉

2．肝木乗脾による泄瀉
陰陵泉（補）………………………………………健脾
太衝（瀉）を配穴………………………………疏肝理気

3．寒湿による泄瀉
湿がかなり重く，胸悶，納呆，肢体倦怠，舌苔白膩，脈象濡緩である場合
陰陵泉，足三里（灸瀉）…………………………温中分利

4．食滞胃腸による泄瀉
①陰陵泉，足三里（瀉），四縫穴（点刺）…………消積導滞
②陰陵泉，足三里，天枢（瀉）……………………消積導滞，利湿止瀉

5．脾腎陽虚による泄瀉
陰陵泉，太谿，関元（補）………………………脾腎の補益，固腸止瀉

6．脾胃虚寒による泄瀉
①陰陵泉，足三里，天枢，関元（灸）……………脾陽の温運，逐寒止瀉
②陰陵泉，足三里（補），天枢（灸瀉）……………温中散寒，脾胃の健運

7．湿熱による泄瀉
陰陵泉（瀉，透天涼を配す），足三里，天枢（瀉）……湿熱の清利

　『傷寒論』164条では，「傷寒，湯薬を服し，下利止まず，心下痞鞭す，瀉心湯を服しおわり，復た他薬をもってこれを下し，利止まず，医は理中をもってこれを与え，利ますます甚だし，理中は，中焦を理す，この利は下焦に在り，赤石脂禹余糧湯これを主る。復た止まざるものは，まさにその小便を利すべし。」と述べている。本条文の下利不止の治法は，「復た止まざるものは，まさにその小便を利すべし」である。これは小腸の清濁泌別の機能が失調した例であり，治療にあたっては滲利の法を用いるとよい。針灸治療の場合は，陰陵泉，中極（瀉）により小便を利し，水湿の滲利をはかる。

④ 水　腫

水腫の形成には，肺脾腎三臓の機能失調が関係する。その治療では，本穴を取り健脾利水をはかる。

1．脾虚のため水を制することができず，水湿が停滞しておこる水腫
　①陰陵泉，脾兪，中極（灸補）……………………脾陽の温運，化気行水
　②陰陵泉，中極（瀉），関元，脾兪（補）……… 脾陽の温運，化気行水
2．脾虚のため水を制することができず，また腎虚のため水を主ることができず水湿が停滞しておこる水腫
　　陰陵泉，関元，太谿または腎兪（補）……………脾腎の温補，化気行水
3．水湿が化さず，久しくこもって化熱し，そのために気機が阻滞し，三焦の決瀆機能が失調しておこる水腫
　　陰陵泉（瀉），中極（瀉，透天涼を配す）……… 湿熱の清利をはかり，小便を利する
4．風邪が肺を侵襲して宣散機能が失調し，そのために通調水道，膀胱への下輸ができずおこる風水
　①陰陵泉，中極，曲池（または合谷）（瀉）……… 疏風解表，水道の通利
　②陰陵泉，中極，列欠（瀉）……………………… 宣肺行水
5．『金匱要略』水気病脈証併治の「風水，脈浮，身重，汗出で悪風する者は，防己黄耆湯これを主る」に該当する場合
　　陰陵泉（瀉），合谷（補）……………………… 益気行水
6．栄養不良性水腫で脾胃虚弱に属する場合
　①陰陵泉，足三里（補）…………………………… 健脾益胃
　②この二穴に「先に少し瀉し，後に多く補す」法を用いる…健脾益気，和胃滲湿

5　痰　飲

　水液の運行には肺脾腎三臓の機能が大きな影響をおよぼすが，なかでもポイントとなるのは脾である。脾陽が虚衰となり，精を輸送して肺（上）を養うことができず，また腎（下）を助けることができないと，水液は中焦に内停する。また水液が各所に流溢して，五臓に波及するようになる。足太陰脾経の合水穴である陰陵泉は，本病を治療する常用穴とされている。

1．邪が胃腸に流れておこる痰飲証
　①陰陵泉，天枢，中脘（灸瀉）……………………温陽化飲
　②陰陵泉（瀉），中極（瀉，加灸），関元（補）……化気行水
　③陰陵泉，中極，天枢，中脘（瀉）………………逐水化飲，飲邪の分消
　④陰陵泉（瀉），脾兪，関元（補）……………… 温陽益脾，化気行水
　⑤陰陵泉，豊隆（瀉），関元，神闕（灸）……… 温陽益脾，去湿化痰
　⑥陰陵泉，太谿，関元（補），中極（瀉）………… 脾腎の温補，化気行水
　※　状況に応じて，これらの処方を選択して用いる。
2．『金匱要略』痰飲咳嗽病脈証併治篇では，「胸中に留飲ありて，その人短気して渇き，四肢歴節痛み，脈沈なる者は留飲有り」と述べている。水飲が，（とりわけ下肢の）関節に流注しており，脈沈である場合には，陰陵泉（瀉），関元（補）（焼山火を施し，関元穴の温熱感が両下肢に到達するようにする）を取り，温陽行湿化飲をはかるとよい。

3．『金匱要略』痰飲咳嗽病脈証併治篇の「卒して嘔吐し，心下痞，膈間に水ありて，眩悸するは，半夏加茯苓湯これを主る」に該当する場合，また「先に渇き後に嘔するは，水心下に停するを為す，これ飲家に属す，小半夏加茯苓湯これを主る」に該当する場合は，針灸治療では，陰陵泉，中脘または足三里（瀉）にてこれを治す。

6 心　悸

水飲が上逆すると，心悸をひきおこすことがある。この場合，本穴を取り健脾，行湿，利水をはかる。

1．水飲が上逆し，心陽不振となっておこる心悸
　　陰陵泉（瀉），心兪（灸補）……………………… 通陽行水
　　※　心陽が回復し，水気が下行すれば，心悸はおのずと治癒する。陰陵泉を用いても行水の力が弱い患者には，中極（瀉）を加える。

2．脾腎陽虚のため，水湿が化せず，水飲が内停し，それが心に上逆して心陽が抑えられることによっておこる心悸
　　①陰陵泉（瀉），関元（補）……………………… 通陽行水
　　または神門（補）を加える………………………養心安神
　　②陰陵泉，太谿（または腎兪）（灸補），中極（瀉）……脾腎の温補，通陽行水

7 傾　眠

1．痰湿内困，脾陽不振の証
　　傾眠で胸腹脹悶，食欲減退をともない，舌苔白膩，脈象濡緩または濡弱で，肥満体質である場合
　　①陰陵泉（瀉），脾兪（補）……………………… 健脾除湿
　　痰が多い場合：豊隆（瀉）を加える…………………化痰
　　②陰陵泉，足三里（灸補）豊隆（瀉）……………温陽益脾，去湿化痰

2．病後，または老人の陽気不足
　　傾眠で精神疲労，食少，寒がり，四肢厥冷，自汗，懶言，喜臥をともない，脈弱である場合
　　①陰陵泉，足三里（灸補）………………………温陽益脾建中
　　②陰陵泉，関元，合谷（補）……………………温陽益気
　　※　気虚に属す場合：陰陵泉，足三里（補）………補中益気

3．傾眠で中気不足，脾虚による運化機能低下の症状をともない，食後にそれらが現れる場合
　　①陰陵泉，足三里（補）…………………………益気健脾
　　②上処方の足三里を「先に瀉し後に補す」法に変える……佐として消導をはかる

8 黄　疸

黄疸の発生と消失は，小便の通利状態と密接な関係がある。小便不利であれば湿熱が分消されず鬱蒸して発黄する。また小便が通利すれば，湿熱は下泄するので黄疸は消失する。陰黄の

場合の治療では，健脾和胃のほかに寒湿の温化にも注意しなければならない。陰黄，陽黄の治療には，本穴を配穴するとよい。

①湿熱の清利または利湿化濁の陽黄治療の処方に，本穴（瀉）を配穴……逐湿利水
②健脾和胃，寒湿を温化する陰黄治療の処方に，本穴（瀉または灸瀉）を配穴……行湿益脾，温脾行湿
※ または本穴（補）……………………………………健脾制湿

1．陰 黄

脾陽不振，寒湿内阻による陰黄

陰陵泉，中極，足三里（ともに先瀉後補，灸を配す）……健脾和胃，寒湿の温化
※ 寒湿が裏にあって解さず，そのために身目発黄する場合には，「攻」法を用いてはいけない。
陰陵泉（瀉），神闕，水分（灸）……………………… 寒湿の温化

2．陽 黄

熱が湿より重い場合：陰陵泉，中極（瀉）（ともに透天涼），足三里（瀉）……清熱瀉火利湿
湿が熱より重い場合：陰陵泉，中極，足三里（瀉）……利湿清熱，和中化濁

9 痺 証

1．風寒湿痺

①寒湿偏盛による膝関節または膝内側痺証
　局所取穴，本穴（瀉または灸瀉）………………………通経活絡，去湿開痺
②風湿偏盛による痺証（いくつかの関節に同時に現れる）
　陰陵泉，曲池（瀉）…………………………………去風除湿
※ これと局部取穴を併用する
③風寒湿がともに盛んな痺証（いくつかの関節に同時に現れる）
　曲池，陰陵泉（瀉）（ともに灸頭針とする）………去風除湿散寒

2．熱 痺

全体治療としての弁証取穴：陰陵泉，合谷（または曲池）（瀉）……清熱利湿

加減：①胃腸症状が顕著な場合：足三里（瀉）を加える……和胃暢中
　　　②熱が湿より強い場合：曲池に透天涼を配す
　　　③血分症状をともなう場合：三陰交（瀉）を加える……活血通絡
　　　④胃熱症状が顕著な場合：内庭または解谿（瀉）を加える……胃火の清降
　　　⑤小便黄赤濇少が顕著な場合：中極（瀉または透天涼を配す）を加える……小便の清利

※ 『傷寒論』の「少陰病，身体痛，手足寒，骨節痛，脈沈なるは，附子湯これを主る」
　　関元，陰陵泉（補）…温陽逐寒，健脾去湿
※ 『金匱要略』痙湿暍病脈証治篇の「太陽病，関節疼痛して煩し，脈沈にして細なるは，此れ湿痺と名づく。湿痺の候，小便不利，大便反って快，但だ当にその小便を利すべし」に該当する湿痺証候。

陰陵泉（瀉），中極（瀉，加灸）…………… 逐湿行水

10 痿 証

本穴を瀉すと，湿熱浸淫による痿証を主治する。

湿熱が鬱蒸して筋脈に浸淫し，気血が阻滞して筋脈を弛緩させると，両足痿軟となり少し腫れて熱をもち冷やすと軽減する，身重面黄，胸脘痞満，小便混濁，赤濇熱痛などの症状が現れ，舌苔黄膩，脈象濡数となる。

①合谷，足三里（瀉）を配穴……………………清熱去湿をはかり，筋脈を補益する
②合谷，三陰交（瀉）を配穴……………………湿熱の清利，活血通絡
※ 陽明の熱が盛んな場合：合谷，内庭または陥谷（瀉）を配穴

11 帯 下

脾虚，湿盛によりおこる場合が多い。同病の治療では，本穴を取り健脾，去湿をはかる。

1．**脾虚のため湿が生じ，この湿が下焦に下注して任脈を損傷しおこる白帯**
　①陰陵泉（瀉），足三里，三陰交（補）
　②陰陵泉，足三里を先瀉後補……………………健脾益気，除湿止帯
　※ 脾虚のため湿を生じ，その湿が痰を形成し，痰湿が下注しておこる白帯
　　　陰陵泉，豊隆（瀉），脾兪または太白（補）……健脾化痰，行湿止帯
　※ 平素から気虚であるところに労倦，飲食損傷といった要因が加わり，脾の運化機能が失調，そのため湿が下注し任脈を損傷しておこる白帯
　陰陵泉，合谷，足三里または三陰交（補）…………補中益気，健脾去湿

2．**脾虚湿盛，肝鬱生熱となり，湿熱が下注して胞宮に鬱結しおこる帯下**
　陰陵泉，丘墟，太衝または行間（瀉）……………………瀉肝清熱，去湿止帯
　※ 湯液における竜胆瀉肝湯の効に類似
　※ 治帯の要穴である帯脈穴を加えると，より効果的である。
　※ 湿邪が侵入し，それが内蘊して化熱，そのため湿熱が下注してそれが胞宮に鬱結しおこる黄帯，赤白帯
　　　陰陵泉，三陰交（瀉），中極（瀉または透天涼を配す）……清利湿熱止帯
　※ 湿熱が胞宮に鬱結し，鬱蒸化火して生じた火が営血を損傷しておこる赤帯
　　　中極，陰陵泉，三陰交（瀉）（後の二穴には透天涼を配す）……湿熱の清化，涼血止帯

3．**腎陽不足，命門火衰，帯脈失約，任脈不固となり，さらに脾陽不振のため湿を生じ，これが下注しておこる白帯**
　陰陵泉，関元，太谿または腎兪（補）……………………脾腎の温補，勝湿止帯

12 癬 瘡

本病は風，湿，熱が肌膚に鬱したり，あるいは接触によって病源に感染することにより発症

する場合が多い。常用処方として，陰陵泉，曲池，足三里（瀉）がよく用いられる。これにより去風止痒，理脾除湿をはかるとよい。

1．血熱に偏している場合

　陰陵泉，曲池（または合谷），血海または三陰交（瀉）……去風除湿，涼血止痒

2．血虚に偏している場合

　陰陵泉，曲池（瀉），三陰交（補）………………… 去風除湿，養血止痒

3．熱に偏している場合

　陰陵泉，合谷，曲池（瀉）………………………………清熱去風，除湿止痒

4．寒に偏している場合

　陰陵泉，曲池，血海（灸瀉）………………………去風散寒，除湿止痒

　上記の処方にもとづいて治療を施すと，刺針後ただちに止痒効果がある。数回の治療により好転または治癒する場合が多い。

13 下肢湿疹，陰嚢湿疹

　本穴は，それぞれ風湿，湿熱と脾虚湿盛による下肢湿疹，陰嚢湿疹を治療するときに用いる。

1．風湿による下肢湿疹，陰嚢湿疹

　下肢湿疹：陰陵泉，血海，曲池（瀉）……………………去風除湿

　陰嚢湿疹：上処方に承山（瀉）を加える

2．湿熱による下肢湿疹，陰嚢湿疹

　下肢湿疹：陰陵泉，合谷，血海（瀉）………………湿熱の清利

　陰嚢湿疹：上処方に承山（瀉）を加える

3．脾虚湿盛による下肢湿疹，陰嚢湿疹

　下肢湿疹：陰陵泉，足三里（ともに先瀉後補）……健脾去湿

　※　寒に偏している場合：上穴に灸を加える，または局部に棒灸を施す

14 傷寒（真武湯証）

1．『傷寒論』84条では，

　「太陽病汗を発し，汗出でて解せず，その人なお発熱し，心下悸し，頭眩し，身は瞤動し，振振と地に擗れんと欲するものは，真武湯これを主る」と述べている。このような真武湯証には，次の処方を用いるとよい。

　陰陵泉（先瀉後補），関元（補）…………………… 温陽利水

2．『傷寒論』316条では，

　「少陰病，二三日已まず，四五日にいたり，腹痛み，小便利せず，四肢沈重疼痛し，自下利のものは，これ水気有りとなす，その人あるいは咳し，あるいは小便利し，あるいは下利し，あるいは嘔するものは，真武湯これを主る」と述べている。このような真武湯証には，次の処方を用いるとよい。

　陰陵泉（先瀉後補），関元（補）…………………… 温陽利水

15 脚　気

足三里一節の［臨床応用］を参照。

症　例

［症例1］　　女，3才，初診1967年10月20日
主　訴：（代訴）食べるとむせる，嚥下困難の状態が15日間続いている
現病歴：半月前に発熱，下痢が治癒してから嚥下困難がおこり，食べるとむせるようになる。また飲食物が鼻から流れる，言葉をはっきり話せない，鼻声などの症状が現れはじめた。さらに昨日からは腹脹，食少，腹部の発熱，嘔吐，泄瀉，五心煩熱，小便黄などの症状も現れはじめた。
検　査：顔色は黄色っぽい，唇は乾いている，後頸部は青っぽい，水様の鼻汁がでる，舌苔は黄膩，脈は濡数。
　　　　五官科にて軟口蓋麻痺と診断され，針灸治療をうけにきた。
弁　証：半月前の発熱，下痢は湿熱が腸道に蘊結しておこったものである。湿熱が中宮に留滞し，脾胃の受納，運化，転輸機能が失調して清陽が昇らず，濁陰が降りなくなることによって嘔吐，泄瀉，腹脹，食少，腹熱などの症状が現れたものと考えられる。また軟口蓋麻痺は，湿熱が上竅に薫蒸して軟口蓋を侵したためにおこったと考えられる。これは「邪気反緩」といわれているものである。黄色っぽい顔色，唇の乾き，水様の鼻汁，小便黄，舌苔黄膩，脈濡数などは，すべて湿熱の象である。
治　則：湿熱の清利，佐として調中導滞をはかる
取　穴：陰陵泉，合谷，足三里（瀉）。隔日治療とする。
効　果：2診後，嚥下は通常どおりできるようになり，腹脹，嘔吐，泄瀉は治癒した。小便も黄色くなくなる。3診後には舌苔も黄膩から薄白にかわり，唇も乾かなくなる。しかし，話し声にはやや鼻声がかかっている。4診後には諸症状は消失し，多少の鼻声を残すのみとなる。5診後には治癒し退院した。

［症例2］　　女，52才，初診1970年2月18日
主　訴：12年来の腹部の腫大
現病歴：1958年に怒りを爆発させた後に発病。脘腹部が膨満して痛み，腹部は鼓状に膨脹している。四肢，顔面および眼瞼に浮腫がある。両側の季肋部に脹痛があり，ゲップがすっきりでず，食欲不振，悪心，嘔吐をともなう。肘膝から下が午後になると熱くなる。頭がぼんやりし，めまいがする，目がかすむ，目が痒く涙がでる，心煩，不眠，夜間に腹中が熱くなる，腰痛などの症状をともない，尿は黄色，尿量が減少している。怒ると上述の諸症状がひどくなる。顔は紅潮しており，舌は胖舌で歯痕があり，舌苔は薄黄，脈は沈弦である。

肝機能：セファリン・コレステロール絮状試験（＋＋），ＴＴＴ12単位，ＺＴＴ１６単位，Ｇ
　　　　ＰＴ120単位
弁　証：気滞湿阻型の鼓脹
治　則：疏肝理気，除湿散満
取　穴：初診，内関，太衝（瀉）
　　　　２～３診，内関，太衝，陰陵泉（瀉）
　　　　４～16診，陰陵泉，内関，足三里（瀉）
効　果：初診後，全身の浮腫，腹部の鼓脹に変化はなかった。３診後，腹脹は軽減し，小便は
　　　　黄色くなくなった。不眠も改善し，患者は病状が半ば治癒したと感じた。５診後，腹
　　　　部の熱感は消失し，腹部の膨脹，悪心，嘔吐と午後の発熱は軽減した。排尿回数も増
　　　　加した。11診後，顔に軽度の浮腫を残すのみで，そのほかの症状はすべて消失した。
　　　　16診後に治癒。
肝機能：黄疸指数３単位，セファリン・コレステロール絮状試験（－），ＴＴＴ６単位，ＴＦ
　　　　Ｔ（－），ＺＴＴ10単位，総蛋白7．7g％，アルブミン5．3g％，グロブリン2．4g％，
　　　　ＧＰＴ40単位
経　過：1971年患者の妻から前回の針治療で治癒しており，健康を回復したことを確認した。
　　　　1980年，1981年ともに再発はない。1982年の春に怒りを爆発させたことが原因で再発
　　　　したが，病状は軽く，このときには陰陵泉に針瀉を施し，20回の治療で治癒した。

［症例３］　　女，36才，初診1973年12月10日
主　訴：20年来の胃痛，吐酸
現病歴：なま物の飲食と飲食の不摂生により発症した。その後，飲食の不摂生，情緒不安によ
　　　　り容易に発症したり，また症状が悪化するようになる。食後に胃脘部の脹痛がおこり，
　　　　それが季肋部に放散する。ゲップ，しゃっくりがおこり，酸水や食物を吐くが１～２
　　　　時間後に止まる。または白沫を吐くとしゃっくりは止まる。ひどいときには食後に３
　　　　～４時間ほど腹脹が続く。食欲はない。この数年は，上述の原因がなくとも胃痛，吐
　　　　酸がしばしばおこる。また易怒，多夢，頭暈，息切れ，心悸，倦怠，便秘（４～５日
　　　　に１行）などの症状をともなう。身体は痩せており，顔は黄色っぽく，舌質は淡，舌
　　　　苔は白，右脈は沈細無力，左脈は沈細弦でやや数である。
弁　証：脾虚湿困，また飲食不摂生により胃を損傷したことが原因となり，胃の受納に支障を
　　　　きたした。また肝気の乗脾と犯胃がからんでおこった胃痛である。
治　則：理気和胃，利湿醒脾
取　穴：初～７診，陰陵泉，足三里，内関（瀉）
　　　　８診，上処方から内関を去る
　　　　９～10診，神門，三陰交（補）
効　果：２診後に胃痛，吐酸は軽減した。４診後には胃痛，腹脹，吐酸は消失し，食欲は増加
　　　　し，しゃっくりも軽減した。８診後，まだ心悸，不眠，空腹感があるので，補益心脾

法に変える。10診にて治癒した。
経　過：1974年3月24日に再発していないことを確認した。また1982年6月にも再発していないことを確認した。

経穴の効能鑑別・配穴

効能鑑別

1．陰陵泉，関元，腎兪，中極の効能比較

　　この4穴には，ともに小便を利する作用（利尿作用）があるが，その作用機序は各穴それぞれ異なる。詳細については中極一節の［経穴の効能鑑別］を参照。

2．陰陵泉と中極の効能比較

　　この2穴は水湿を治療する要穴であるが，それぞれの経穴に固有の特徴がある。

　1．陰陵泉：瀉法を施すと，脾気の疏理，行湿利水，去湿益脾の作用がある。また補法を施すと健脾をはかることができ，これにより去湿の作用が生じる。本穴を用いた治療では，主として中焦の水湿を調節するが，また下焦の水湿も調節する。

　2．中極：瀉法を施すと，膀胱を清宣し，水道を開通する作用がある。補法を施すと，膀胱の約束機能を改善し，気化を助け，小便を利する作用がある。主として下焦の水湿を調節するが，中焦の水湿も調節する。

3．陰陵泉と水分の効能比較

　　この2穴は水湿を治療する要穴であるが，それぞれの経穴に固有の特徴がある。

　1．陰陵泉：脾気の疏理，利水行湿，健脾利湿にすぐれた作用をもち，全身の各部位の水湿を治療する。

　2．水分：利水行湿，温陽化水にすぐれた作用をもち，腹部の水湿を治療する。

4．陰陵泉と曲泉の効能比較

　　陰陵泉は足太陰脾経の湿邪の疏利にすぐれた作用をもち，曲泉は足厥陰肝経の湿熱の清利にすぐれた作用をもつ。

5．陰陵泉，気海，関元，中極の効能比較

　　詳細は気海一節の［経穴の効能鑑別］を参照。

配　穴

1．陰陵泉と足三里の配穴

　　この2穴に「先に少し瀉し後に多く補う」法を施すと，湯液における参苓白朮散（『和剤局方』方）の効に類似した作用が生じる。脾虚虚労，泄瀉，水腫，伝染性肝炎などの治療には，この処方が適用される。または，この処方に必要な経穴を配穴して用いると効果的である。例えば，肝脾不和，水湿阻滞によりおこる伝染性肝炎には，太衝（瀉）を加えて健脾柔肝，滲湿和中をはかるとよい。脾陽不振によりおこる水腫には，関元（補）を加えて佐として温腎助陽をはかるか，または神闕（灸）を加えて運脾行湿を助けるとよい。また脾虚湿困

による泄瀉には，この2穴により補気健脾，滲湿止瀉をはかるとよい。

2．陰陵泉と中極の配穴

　　上の2穴の配穴により，中焦と下焦の水湿を調理する作用を増強することができる。この2穴に瀉法を施す（透天涼を施す）と，湯液における八正散（『和剤局方』方）の効に類似した作用がおこる。

3．陰陵泉（瀉）

　①豊隆（瀉）を配穴……………………………湯液における二陳湯（『和剤局方』方）の効に類似

　②足三里，天枢（瀉）を配穴…………………湯液における枳実導滞丸（李東垣方）の効に類似

　③合谷（または曲池），内庭（瀉）を配穴……湯液における越婢湯（張仲景方）の効に類似

　④曲池（瀉）を配穴……………………………去風除湿

　⑤合谷，三陰交（瀉）を配穴…………………湿熱の清利，活血通絡

　⑥中極，陽陵泉（瀉）を配穴…………………利湿化濁，清熱利胆

　⑦中極，水分または水道（瀉）を配穴………水道の通利

　⑧足三里（瀉）を配穴…………………………和胃暢中，理脾去湿

4．陰陵泉（灸瀉）

　①曲池（灸瀉）を配穴…………………………去風散寒除湿

　②足三里（灸瀉）を配穴………………………湯液における胃苓湯（『証治準縄』方）の効に類似

5．陰陵泉（補）

　①太衝（瀉）を配穴……………………………湯液における痛瀉要方（劉草窓方）の効に類似

　②豊隆，百会（瀉）を配穴……………………湯液における半夏白朮天麻湯（『医学心悟』方）の効に類似

　③関元，中極（補）を配穴……………………温陽益脾，化気行水，約胞止溺

　④天枢，足三里（補）を配穴…………………健脾益気，渋腸止瀉，止痢

　⑤関元，太谿または腎兪（補）を配穴………脾腎の温補，化気行水，止泄止痢

　⑥脾兪（または足三里），太淵または肺兪（補）を配穴……補脾益肺，培土生金

　⑦豊隆，尺沢または肺兪（瀉）を配穴………健脾去湿，化痰宣肺

　⑧脾兪，足三里（補）を配穴…………………健脾益胃，益気摂血，益気止瀉

6．陰陵泉，丘墟，太衝（または行間）（瀉）

　　湯液における竜胆瀉肝湯（『和剤局方』方）の効に類似している。その具体的な運用については，丘墟一節の［配穴］を参照。

参　考

1．古典考察
1）『霊枢』五禁篇では，「著痺移らず，䐃肉破れ，身熱し，脈偏絶するは，是れ三逆なり」と述べている。これに対応する取穴，治法については，曲池一節の［古典考察］を参照。
2）『通玄指要賦』には，「陰陵，水道を（に）開通する」とある。これには2つの意味がある。1つは陰陵泉には，水道を開通する作用があるということ。もう1つは陰陵泉と水道を配穴すると，水道を開通し，泄水利溲（尿）の効がより著しくなるということである。

2．歴代医家の経験
① 「陰陵，水分，水腫の臍盈を去る」（『百症賦』）
② 「小便通ぜざるは陰陵泉」（『雑病穴法歌』）
③ 「陰陵泉，霍乱，足痺痛を主る」（『外台秘要』）
④ 「『千金』洞瀉不化，……暴泄，……殞泄，……水腫し臥すること得ざるを主る」（『針灸経穴図考』）
⑤ 「溏して食を化さず，寒熱不節なるは，陰陵泉これを主る」（『針灸甲乙経』）

　これらは本穴が，中焦水湿，脾虚湿滞，脾失転輸によりおこる病変に対して，健脾，行湿，利水，導水下行などの作用をおよぼすことを述べたものである。

5. 血　海 (けっかい)

　血海は，足太陰脾経の経穴であり，別名，百虫窠，血郄ともいう。本穴には，血気・血室を調節し，血気を流れに帰らしめ，血を導いて海に帰らしめる作用があり，それが命名の由来となっている。
　血海穴は，血証病および血分，湿気と関係のある皮膚病を主治する。また湿熱下注による病証および血海付近の局部の病変，現代医学におけるアレルギー性疾患の一部を治療することができる。

本穴の特性

<治療範囲>

1．血証

　1．足太陰脾経は，多血の経であるが，人体において統血を主るのは脾である。脾は気を補益し，血液は脾気の統血作用によって脈管中を正常に運行することができる。このことから「気は血の帥，気めぐれば血すなわちめぐる」といわれている。脾気虚弱となり，統血作用が弱くなることによっておこる崩漏，月経不調，血便などの病は本穴の治療範囲に入る。
　2．気血失調は，疾病に関わる普遍的な発病機序の1つである。思慮，労倦，気滞，肝火，痰火，寒凝，湿熱，気虚，熱邪，損傷などが要因となり，心肝脾肺腎の機能が失調すると，血行障害，瘀血痺阻，血熱妄行，陰血不足，新血不生といった血に関わる病理的な変化をひきおこす。
　血海は，陰血の海であり，養血行血，涼血調血の作用を有する。諸因（思慮，労倦，気滞，肝火，痰火，寒凝，湿熱，気虚，熱邪など）によりおこる血病，とりわけ下半身および婦人科の血証，あるいは血虚，血燥，熱耗陰血によりおこる皮膚病などは，本穴の主治範囲に入る。

2．局部病証

　足太陰の経筋，経脈は，本穴を経過している。したがって，本穴の部位および隣接した部位の経筋の拘急や弛緩，損傷，経脈病変の痿，痺などは，すべて本穴を使って治療することができる。

<効　能>

1．弁証取穴

　①補法：益脾統血，生血養血，健脾去湿
　　湯液における当帰，白芍薬，熟地黄，阿膠，側柏葉，伏竜肝，紫河車，茯苓，薏苡仁，竜

眼肉などの効に類似
　②瀉法：行血去瘀，血分の熱を清する，化湿去濁
　　湯液における当帰尾，赤芍薬，桃仁，紅花，川芎，丹参，茯苓，車前子，牡丹皮，地骨皮，生地黄，郁金，茜草，地楡，益母草などの効に類似
2．局部取穴
　①瀉法（または灸，焼山火を施す）：去邪散滞
　②補法：筋脈の強壮

＜主 治＞

痛経，閉経，月経不順，崩漏，血淋，アナフィラキシー様紫斑病，下肢湿疹，陰囊湿疹，臁瘡，皮膚瘙痒，じんましん，牛皮癬（乾癬，鱗屑癬），日光皮膚炎，神経性皮膚炎，虚労（血虚），乳汁欠乏症，身体痛，腰痛，麻木，坐骨神経痛，鶴膝風，痿証，足跟痛，頭痛，青盲（視神経萎縮），眼瞼下垂，夜盲症，痺証，膝関節部の軟部組織損傷。

また痢疾，帯下，脚気，痔出血などを治す。

臨床応用

1 痛　経

本穴には，行血去瘀，益脾養血の作用があり，気滞血瘀，寒湿凝滞および気血虚弱による痛経を主治する。

1．**気滞血瘀による痛経**
　　気海，血海（瀉）（行血去瘀），帰来または阿是穴（瀉）……調気活血，理気止痛
2．**寒湿凝滞による痛経**
　　血海（瀉），帰来，阿是穴（灸瀉）……………… 寒湿の温散，活血行瘀
3．**気血虚弱による痛経**
　　①血海（補）（益脾生血），合谷（補）………………益気養血
　　②血海，合谷（補），三陰交（先瀉後補）………… 益気養血，佐として活血止痛
　　※　陽気不振のため血がめぐらず，経行不調となっている場合
　　　　血海，合谷（補），気海，帰来（灸）………… 気血の補益，温陽行経
4．**血虚気滞による痛経**
　　血海（補），気海（瀉）……………………………… 養血調気

2 崩　漏

血海には，血気・血室を調節し，血気を流れに帰らしめ，血を導いて海に帰らしめる作用がある。そのため本病を治療する常用穴とされている。

1．**心脾不足による崩漏**
　　神門（補），隠白（または太白）（灸）を配穴…… 心脾の補益，統血止血

2．中気不足，血随気陥による崩漏
① 合谷，足三里（補）を配穴……………………… 中気の補益，統血止血
② 合谷（補），隠白（灸）を配穴………………………気血の補益，益脾統血

　本病の治療では，「急なれば則ち標を治す」にもとづいてその「流」を塞ぎ，「緩なれば則ち本を治す」にもとづいてその「源」に対処するとよい。暴崩出血に対して，その「流」を塞ぐためには，速やかに血海，合谷，足三里（補），または血海，三陰交，合谷に捻転補法を数多く施し，血が止まるのを待ってから，さらに弁証論治を行うとよい。

3　血　淋

　『霊光賦』では，「気海，血海は五淋を療す」と述べており，『雑病穴法歌』では，「五淋血海男女通」と述べている。これらの記述にみられるように，血海は淋病を治療する有効穴とされている。熱が血分に入って血絡を灼傷し，血が常道をはずれて血尿となる血淋には，血海（瀉），中極（瀉，透天涼を施し，針感を小腹部にいたらせる），少府（または神門）（瀉）により，熱を去って血をめぐらせる。これにより血淋は治癒する。

4　臁　瘡

1．湿熱下注，瘀血停滞，経絡阻滞，気血不通により瘡を形成している場合
　　血海，陰陵泉，三陰交（瀉）………………………湿熱の清利，行血去瘀
2．潰瘍が長期化し，気血不足により皮肉の栄養が悪く瘡を形成している場合
　　血海，三陰交，合谷または足三里（補）………気血の補益
3．脾虚湿盛に血分の虚熱をともなう場合
　　血海，足三里（補），陰陵泉（先瀉後補）………健脾去湿，養血潤膚

5　皮膚瘙痒

　血虚であるところに風をうけ，風邪が肌膚に鬱して外泄できなくなっておこる皮膚瘙痒の治療では，本穴を補すとよい。さらに曲池を瀉して養血去風をはかると効果的である。夏季燥熱時に発作をおこしている場合には，内庭または解谿（瀉）を配穴する。冬季の睡眠前に発作をおこす場合には，曲池（灸）を配穴する。血虚の老人には三陰交（補）を配穴する。

6　じんましん

　曲池を参照。

7　牛皮癬（乾癬，鱗屑癬）

1．血熱による牛皮癬
　　血海（瀉，透天涼を施す），神門，合谷（瀉）……清熱涼血活血
2．血熱挾風による牛皮癬
　　血海，曲池（瀉）に透天涼を施す………………疏風清熱涼血

3．血燥による牛皮癬
　　血海（先瀉後補），復溜（補）…………………………養血潤燥，活血通絡
4．血虚挟風による牛皮癬
　　血海（補），曲池（瀉）または三陰交（補）を加える……養血去風

8　神経性皮炎

　本病は中医学の「頑癬」，「牛皮癬」，「乾癬」の範疇に属している。本穴を補して，養血活血，去風止痒をはかるとよい。

1．肝鬱が長期に続いて化熱し，その熱が陰血を損傷している場合
　　症状：不眠。めまい。頭痛。胸悶，息切れ，または心煩。動悸，易怒をともなう。
　　処方：太衝または行間（瀉）を配穴…………………疏肝理気，養血柔肝
2．風湿の邪が肌膚に影響（蘊蒸）しておこる神経性皮炎
　　処方：曲池（瀉）（去風），陰陵泉（瀉）（去湿）を配穴……去風除湿，養血潤燥

9　乳汁欠乏症，身体痛，腰痛，麻木，坐骨神経痛，鶴膝風，痿証，足跟痛，頭痛，眼瞼下垂

1．気血両虚による上記の病証：血海，合谷（補）……気血の補益
　①乳汁欠乏症：少沢を加える……………………………佐として通乳をはかる
　　または三陰交（補）を加える
　②腰痛：標実の場合には局部穴を瀉して，通経活絡をはかる
　③坐骨神経痛：標実の場合には局部穴を瀉して，通経活絡をはかる
　④足跟痛：太谿（補）を加える……………………………補腎壮骨
　⑤眼瞼下垂：陽白または魚際（補）………………………健筋補虚
2．気滞血瘀による身体痛，腰痛，乳汁欠乏症，坐骨神経痛
　　血海，間使（瀉）……………………………………………行気活血

10　膝関節部の軟部組織損傷

血海，陰陵泉（瀉）……………………………………………去瘀行血，舒筋活絡
※　発症後，日数が経過している場合
　　血海，陰陵泉（補）…………………………………………壮筋補虚

症　例

［症例1］　男，41才，初診1964年10月12日
主　訴：半身疼痛が数ヵ月間続いている
現病歴：数ヵ月来，左側の上下肢がだるく痛み，疲れると症状がひどくなる。就眠時に寝返りがうてない。気候の変化と症状とは無関係である。また息切れ，めまい，心悸，朝に

下痢をする，ときおり腰痛がおこるなどの症状をともなう。身体は痩せている。精神は奮わず，脈は沈細無力である。
弁　　証：気血両虚のために筋脈が養われず，そのためにおこった身体痛である。
治　　則：気血双補
取　　穴：血海，肩井（補）
効　　果：初診後，左側の半身痛は消失し，寝返りもうてるようになった。2診で治癒。
経　　過：1965年5月10日に小腹部痛の治療で来院したおりに，再発していないことを確認した。

［症例2］　女，30才，初診1980年8月21日
主　　訴：7日来のじんましん
現病歴：7日前に突然全身にじんましんがおこる。非常にかゆく，片状になり，皮膚は紅潮している。両下肢はむくんでいる。左側の肩部に熱痛があり，運動制限をきたしている。小便は黄色で，口苦，口渇があり，舌苔は薄黄，脈は浮数である。
弁　　証：風熱に湿がからみ肌膚に鬱しておきたじんましんである。
治　　則：去風清熱，除湿止痒
取　　穴：血海，曲池，陰陵泉（瀉）。隔日治療とする。
効　　果：2診後，全身の皮膚の熱っぽい痒みは軽減し，左肩関節痛は消失して運動制限も消失した。3診後，痒みはほとんど消失し，両下肢の浮腫も軽減した。4診で治癒。
経　　過：半年後に再発していないことを確認した。

［症例3］　女，5才，初診1976年6月6日
主　　訴：（代訴）下肢痿軟が3カ月間続いている
現病歴：今年の春に数日間発熱した後に，右下肢痿軟となり，跛行し転びやすくなった。当院内科にて小児麻痺と診断され，針灸治療を受診。中西薬を服用していたが効果はなかった。
弁　　証：経脈失調，経筋不用による痿証
治　　則：筋脈の強壮をはかる
取　　穴：右血海，陽陵泉，陰陵泉（補）。隔日または3日に1回針治療を行う。
効　　果：3診後，下肢痿軟は軽減した。8診後，歩行にも力強さがみられるようになり，跛行は軽減し，転びにくくなった。11診後，ほぼ治癒した。12～13診で効果の安定をはかった。
経　　過：1976年11月3日に治癒していることを確認した。

経穴の効能鑑別・配穴

効能鑑別

血海，膈兪，三陰交の効能比較

1．血海：下半身の血証を治療する。とりわけ婦女の血証に効果的である。三陰交よりは，その治療範囲がせまい。

2．膈兪：心肝肺三臓の血証を治療する。上半身の血証の治療にすぐれている。また慢性の出血性疾患の治療にすぐれている。

3．三陰交：全身性の血証を治療する。婦女の血証に著しい効果をあらわす。

配 穴

1．血海（補）
　①三陰交，膈兪（補）を配穴……………………………営血の大補，益脾摂血
　②心兪，脾兪（補）を配穴………………………………心脾の補益，摂血止血
　③合谷（補）を配穴………………………………………気血の補益
　④神門（補），太白（補または隠白（灸））を配穴……心脾の補益，摂血止血
　⑤曲池（瀉）を配穴………………………………………養血去風
　⑥合谷（補），少沢（点刺）を配穴……………………気血の補益，乳汁の通暢
　⑦肝兪，膈兪（補）を配穴………………………………肝血の補養
　⑧合谷，足三里（補）を配穴……………………………養血摂血，補中益気

2．血海（瀉）
　①神門，三陰交（瀉）を配穴……………………………清熱涼血止血
　②帰来，阿是穴（瀉）（少腹部）を配穴………………通経活血，去瘀止痛
　③気海，太衝（瀉）を配穴………………………………疏肝理気，行血去瘀
　④帰来，阿是穴（灸瀉）（少腹部）を配穴……………温経散寒，行血去瘀
　⑤足三里，陰陵泉（瀉）を配穴…………………………和中理脾行湿
　⑥合谷，陰陵泉（瀉）を配穴……………………………湿熱の清利

3．血海（瀉）に透天涼を施す
　①陰陵泉，太衝（瀉）を配穴……………………………疏肝利湿，清熱涼血
　②曲池（瀉）を配穴………………………………………去風清熱涼血
　③委中（血絡に点刺出血）を配穴………………………血中の熱毒を清す，引血下行

4．血海と膈兪の配穴
　　詳細については膈兪一節の［配穴］を参照。

参 考

補瀉の偏重

　五臓六腑，四肢百骸の活動，また生殖発育などの機能は，すべて血の栄養をうけることによって正常に保たれている。血は，その広範な作用ゆえに消耗・不足しやすく，虚損となりやすい。血行障害，血分熱盛の病証以外では，血病は虚証である場合が多いため，一般的に本穴に瀉法は用いない。虚中挟実の血証には，先瀉後補法を用いるとよい。

第6章　手少陰心経

第6章 手少陰心経

概論

経脈の循行路線および病候

1. 循行路線

　心中よりおこり、でて心系に属し、下へ向かって横隔膜を通過し、小腸に連絡する。その支脈は、心系から分かれてでて、上行して食道を挟み、浅く顔面にでて、目系（眼球周囲の組織）に連係する。その直行する支脈は、心系から肺臓に直上し、それから下へ向かい斜めに走って腋窩の下面にでて、上腕の内側後縁に沿って手太陰と手厥陰経の後面を行く。下へ向かって肘の内後方へ行き、前腕の内側後縁を循って、掌後の鋭骨端（豆状骨の突起）に達する。そこから手掌の小指側に進入し、小指の内側に沿って指爪甲の内側末端にいたり、手太陽経脈に連接する。手少陰心経は心に属し、小腸に絡す。

　本経の経穴は、心および心と関係する小腸、肺、肝、脾、腎の病証、さらに本経の循行部位の病変を治す。これは本経脈との絡属関係を通じ、本経脈の経気の作用が発揮されることによりその効果が生じるものである。

2. 病　候

　本経の病候には、心悸、不眠、心絞痛（狭心痛）、心煩、昏迷、譫語、癲、狂、癇証および本経が循行している部位である目、胸、上肢の病変が多くみられる。これらは心臓、心経経気および本経が関係する部位が、発病因子の侵襲をうけることによっておこる全身または体表の症状と徴候である。これらの症状と徴候は、すべて本経と関係のある部位に現れるので、その診断と治療において重要な情報となる。

　上記の病候の発生、進行、伝変と治癒の過程も、すべて本経を通じて実現する。したがって本経を通じて現れるこれらの病候は、すべて本経の経穴の治療範囲となり、本経の経脈を通じ、本経の経気の改善により効を収めることができる。

経別の循行路線

　手少陰経脈の淵液（腋窩）の両筋から分かれでて、胸中に進入し、心臓に属す。再び上に向

かって喉にいたり，顔面部で浅いところにでて，内眼角で手太陽経の経脈と会合する。この循行路線は，手少陰経経脈と経別が循行している部位との関係を強めており，表裏の関係にある手太陽経との外的な連接を密接にし，心と小腸との内的な絡属関係を結ぶものである。こうした絡属関係は，表裏経の経穴の配穴による治療を有効にし，本経の経穴による心の治療，心熱が小腸に移熱したものの治療，およびその循行部位である胸，喉，舌の病変の治療を可能にしている。

絡脈の循行部位と病候

1．循行部位

主な絡脈は，通里穴から別れてでる。手掌の上1寸から別れて，手太陽小腸経に走る。手根の上1寸半のところから別れでて，手少陰本経に沿って上行し，心中に入り，再び上行して舌本に連係し，さらに上行して目系に属す。この絡脈は互いに表裏の関係にある手太陽小腸経と手少陰心経を連絡させ，肢体に分布している表裏経を連接させている。すなわち，手少陰心経と手太陽小腸経の関係する経穴，原絡穴配穴の1つの通路となっている。絡脈の循行部位である胸，心，舌，目および上肢の病変は，絡穴である通里の治療範囲に入る。それは心臓，手少陰心経の病を治療するだけでなく，また心と関係のある小腸病を治療する。

2．病　候

多くは絡脈が，循行している部位である心，胸，舌，目，上肢の疾患である。例えば『霊枢』経脈篇では，「手少陰の別，名を通里という。……その実するときは則ち支膈し，虚するときは則ち言うこと能わず。之を掌後一寸に取る。別れて太陽に走るなり。」と述べている。これらの病候は，絡脈が循行している部位に現れたものである。こうした病候に対しては，絡穴である通里を取って刺すと，絡脈の脈気の調整を通じて効を収めることができる。

経筋の分布部位および病候

1．分布部位

「手の少陰の筋は，小指の内側よりおこり，鋭骨に結ぶ。上りて肘内廉に結ぶ。上りて腋に入り，太陰と交わり，乳裏を挟み，胸中に結び，賁を循り，下りて臍に係る。」（『霊枢』経筋篇）

経筋の分布は本経の経脈が循行している体表の部位と，基本的に一致している。その循行，結ぶところの上肢部には，本経の経穴が所在している。

2．病　候

本経の経筋の病候は多くの場合，その循行，結ぶところに現れる。主な病候は以下の通り。小指の攣急・不用，腕関節部の拘急・弛緩・痺痛，前腕部の拘急・弛緩無力，前腕および腕部

第6章　手少陰心経

の拘急（手少陰と手厥陰，太陰経筋の同病，垂手にみられる），肘部の拘急（手少陰と手太陰経筋の同病，伸展不利にみられる），上腕部の攣急・疼痛，腋前部の拘急・疼痛など。

　上記の病候は，それぞれ小指部の少衝，少府，腕部の神門，陰郄，前腕部の通里，霊道，阿是穴，肘部の少海，上腕部の青霊，阿是穴，腋部の極泉，阿是穴を取穴して治療するとよい。膻中から臍にいたる部位には，本経の経穴がないが，任脈穴を取穴することにより治療することができる。

心の生理病理

　心は胸中にあり，心包がそれを保護している。心の体は脈，その華は面にあり，舌に開竅しており，小腸と表裏関係にある。心の主な生理機能は，血脈と神志を主ることにある。心の機能失調が血脈の運行と情志・思惟活動に影響しておこる病変，また心熱が小腸に移熱しておこる病変，舌病は，すべて本経の関連穴の治療範囲に入る。

　心陽虚衰，心陰不足，痰火内擾，心陽阻滞，心血瘀阻，痰迷心竅などの病証は，それぞれ本経の肘より先に所在する経穴により施治することができる。心脾両虚，心腎不交，腎水凌心，心肝血虚，心胆気虚，心肺気虚などの病証，また心熱が小腸に移熱した病証は，それぞれ脾，腎，肝，胆，肺経の関連する経穴およびその背兪穴，さらに小腸の兪募穴または下合穴を配穴して治療するとよい。

　心の病証は小腸，肝，胆，脾，肺，腎の病証をともなうことがある。それらの病証は，手少陰心経と各臓腑に絡属する経絡とが連絡しているため，病理的に影響し合って生じるのである。経絡相互の関係は，古典の記載によると次のようになっている。例えば，手少陰経脈は「心中におこり，出でて心系に属し，膈を下り，小腸を絡う，……復た心系より却きて肺に上り」（『霊枢』経脈篇），手太陽経脈は「心を絡い，……胃に抵り，小腸に属す」（『霊枢』経脈篇），その経別は「心に走り，小腸に繋がるなり」（『霊枢』経別篇），足太陰経脈は「復た胃より，別れて膈に上り，心中に注す」（『霊枢』経脈篇），その経別は「与に別れて倶に行き，上りて心に通じ」（『霊枢』経別篇），足少陰経脈は「肺より出でて，心を絡い，胸中に注ぎ」（『霊枢』経脈篇），足少陽経別は「胆に属し，散じて上りて肝に之き，心を貫き」（『霊枢』経別篇），足厥陰経別は「与に別れて倶に行き，心を貫き」（『霊枢』経別篇）と述べられている。手少陰経脈は，「その直なる者は，復た心系より却きて肺に上る」ために，「温邪を上受すると，まず肺を犯す」のであり，また心包に逆伝することもある。

経穴の分布と治療範囲

　本経の経穴には，極泉，青霊，少海（合水穴），霊道，通里（絡穴），陰郄（郄穴），神門（原穴，兪土穴，子穴），少府（滎火穴），少衝（井木穴，母穴）の9つがある。それぞれ腋窩，上腕と前腕の内側後縁，肘の内後方，腕関節の尺側，手掌の小指側，小指内側の爪甲部などに位置している。本経経穴の効能面では，各経穴ともその経穴の所在部位とその近隣の局部の病証

を治療することができるという共通性がある。また，肘以下の経穴は心，心包，胸，舌，脳，神志疾患を治療することができるという特殊性がある。

　そのほか，傷寒病のなかの少陰証虚熱によるものは，神門，少府などの治療範囲に入る。また温病のなかの営分証候と血分証候の実熱型，虚熱型は，それぞれ神門，通里，少府などの治療範囲に入る。

［本章の常用穴］　　通里，神門

1. 通里（つうり）

　手少陰心経の絡脈は，本穴から別れでて，裏に通達し，心中に入る。そこから本穴は，通里と命名された。通里には，心火を清し，心神を安定させ，心絡を通じさせ，舌絡を調節する作用があり，また補心寧神の作用がある。本穴は，神志病，心血管，心の経脈や絡脈の循行している部位の病変，さらに小腸病を主治する。

本穴の特性

＜治療範囲＞

1．神志と血脈病

　「心なる者は，精神の舎る所なり」といわれている。心は神を蔵し，神明の府であり，情志や思惟活動の中枢である。温邪逆伝，熱入心包，湿痰蒙心，痰火擾心，熱擾心神，心血不足などによりおこる神志病は，すべて本穴の治療範囲に入る。また心は胸中にあり，心包絡がその外側を保護しているのだが，心と心包とは同一体であり，その気は互いに通じている。

　また心は血脈を主っており，生命活動の中心をなしている。血液は脈中を循行しているが，これは心気の鼓動をうけることにより，全身を循環しているのである。そして血液が全身に栄養を供給することにより，各臓腑・組織・器官は正常な機能活動を維持している。心と関係のある血液の運行障害，例えば心陽虚，心気虚，心血虚，心絡瘀阻などによりおこる心血管病の治療に際しては，すべて本穴を取穴することができる。

2．心病，小腸病

　心気は舌に通じており，舌は心の苗といわれている。心火熾盛により心火が舌に上炎しておこる舌瘡，舌尖部の赤痛，また痰が舌絡に阻滞したり，熱により舌絡を損傷しておこる舌体のこわばり，攣縮，麻痺などは，すべて本穴の治療範囲に入る。治療にあたっては，本穴は手少陰心経の絡穴としての循経取穴，手少陰心経の経穴としての弁証取穴として用いることができる。

　心の経脈は，下って小腸に絡しており，心と小腸は表裏の関係にある。絡脈は表裏関係にある臓と腑を連絡させる作用がある。心火熾盛となり，小腸に移熱しておこる小便赤，熱痛，血尿などの病は，本穴を取穴して施治することができる。

3．絡脈病

　『霊枢』経脈篇では，「手少陰の別，名づけて通里という。腕を去ること一寸半，別れて上行し，経に循って心中に入り，舌本に繫り，目系に属す。その実するときは則ち支膈し，

虚するときは則ち言うこと能わず。之を掌後一寸に取る，別れて太陽に走るなり」と述べている。

　実証の「支膈」，虚証の「言うこと能わず」は，別れてでるところの絡穴である通里により施治することができる。通里は，さらに絡脈が循行している通路上にある心，胸，舌，目，上肢の病変を治療することができる。

4．経脈通路上の病証
　刺針した際の針感の走行や経穴の所在部位，また通里が所在する手少陰経脈の循行，治療における局所取穴や循経取穴といった手法などの要因をかんがみて，通里はさらに本経経脈の循行している部位である心，胸，上腕，肘，手腕，手指の疾患，所在部位の経筋病を治療することができるとされている。

＜効　能＞
1．弁証取穴
①瀉法：心絡を通じる，心竅を開く，舌絡を調節する
　　透天涼を施す…心火を清す，心神を安定させる
　　湯液における珠砂，琥珀，燈心，蓮子心，枝子，石菖蒲，郁金，竜歯，犀角，黄連，百合，生地黄，珍珠母，竹葉，丹参などの効に類似
②補法：心気を補う，心神を安定させる，心血を養う，舌絡を補益する
　　湯液における酸棗仁，遠志，柏子仁，茯神，当帰，阿膠，竜眼肉などの効に類似

2．局部取穴
①瀉法：去邪散滞，舒筋活絡
②補法：壮筋補虚

＜主　治＞
　舌瘖，舌瘡，木舌，重舌，瘰病，心悸，心煩，善笑不休，甲状腺機能亢進，狂証，癲証，癇証，不眠，昏迷，狭心痛，心筋梗塞，リウマチ性心疾患，盗汗，遺精，血尿，赤脈伝睛，疔瘡，腕関節部の軟部組織損傷，下垂手。
　また暴瘖，意識障害，譫語，臓躁，血淋，紅絲疔（急性リンパ管炎）を治す。

臨床応用

① 舌　瘖

　舌瘖とは舌筋の運動障害，言語不利のことである。張景岳は，「舌は心の苗をなし，心病めば則ち舌転ずること能わず，此れ心は声音の主を為す」と述べている。また『霊枢』憂恚無言篇では，「舌は，声音の機なり」と述べている。心気は舌に通じており，手少陰心経の別れてでる絡脈は舌本に連絡しているため，舌瘖の発症には心が密接に関わっている。手少陰心経の絡穴である通里は，本病治療の常用穴である。

1．風邪が虚に乗じて入り，体内の痰湿を刺激して舌絡が阻滞し，舌筋の運動障害がおこる場合

これは中風病では言語障害として現れる。

①通里，廉泉（瀉），金津・玉液（点刺出血）

②風府，豊隆，陰陵泉（瀉）

※　この2処方を交互に用い，標本兼治をはかる。

または通里，風府，豊隆（瀉），金津・玉液（点刺出血）……去風除痰，舌絡の通暢

2．風陽が内動して清空に上擾し，さらに痰がからんで経絡に影響し，舌体の運動障害がおこる場合

これは中風病では言語障害として現れる。

①通里，廉泉，太衝，豊隆（瀉）………………熄風去痰，舌絡の宣通

②通里，廉泉，瘂門（瀉）により言語障害に対処し，さらに太衝，豊隆，百会（または風池）（瀉）により平肝潜陽，熄風去痰をはかる。後者は本治の処方である。

※　喜悦が過剰で自己制御できない患者に対しては，本穴は舌絡を通じる作用と清心安神の二重の効果がある。

3．脳疾患または温邪上攻により舌絡を損傷し，そのために舌体の運動障害がおこる場合

通里，廉泉，瘂門（瀉），または金津・玉液（点刺出血）……舌絡の清宣，音竅を利する

※　本治をはかる弁証取穴による処方と交互に用い，標本兼治をはかってもよい。

※　発病経過の短い患者に，通里，廉泉（瀉）を施すと，1～2回の治療で治癒する。

※　この種の患者で神志痴呆，または心煩，躁狂などの症状をともなう場合には，本穴を用いた治療を施すと，舌絡を通じる作用と，清心除煩，開竅醒志という二重の効果が生じる。

4．舌筋麻痺による舌瘖

通里，廉泉（補）……………………………舌絡の補益（舌本の補益）

【1】腎虚の症状をともなう場合

太谿（補）を配穴…………………………………補腎

【2】気虚の症状をともなう場合

合谷（補）を配穴…………………………………補気

【3】陰血不足による舌筋失養

通里，三陰交（補）……………………………陰血の補益，舌絡の補益

【4】気血両虚による舌筋失養

通里，合谷，三陰交（補）……………………気血の補益，舌絡の補益

【5】腎精虚損による舌筋無力

通里（瀉），関元，腎兪，復溜（補）…………補腎益精，寧心開竅

※　湯液における地黄飲子の効に類似

2　舌瘡

本穴を瀉すと，心火を清し，経気を宣暢させることができる。心火熾盛となり火が口舌に上炎すると，舌尖の紅赤，舌体のびらん，または舌面の潰瘍がおこり，舌苔黄，煩熱，不眠，口

渇（欲飲）などの症状が現れる。この場合，内庭（瀉），金津・玉液（点刺出血）を配穴して心胃の火の清降をはかるとよい。また舌瘡に舌尖部の赤痛，小便の赤渋熱痛（小便の色が濃く，出が悪く，熱感と疼痛をともなうこと），心煩，不眠，口や咽頭部の乾き，脈数または滑数をともなう場合には，中極（瀉，透天涼を施す）を配穴して心火を清し，小便を利するとよい。これは湯液における導赤散の効に類似している。

3 木舌，重舌

木舌とは，舌体の腫大，板状麻木，運動障害をいう。また重舌とは，舌下の根部の発赤・腫脹・突出をいう。脾脈は舌本に連なり舌下に散じており，手少陰心経の絡脈は舌に直接連絡している。そのため心脾蘊熱となり，熱毒が上炎し，循経により上行して舌本に影響すると本病がおこる。本病の治療では，通里（瀉）により心火を清して舌絡を調節し，三陰交，廉泉（瀉），金津・玉液（点刺出血）により清熱解毒をはかるとよい。

4 癔病（ヒステリー）

本穴への瀉法は，ヒステリー性失語，舞舌，弄舌，語遅の治療に用いられる。舌下の廉泉を配穴して舌絡の通暢をはかり，さらに暗示療法を併用すると良好な効果が得られる。心煩，不眠，狂躁不安などをともなう場合には，本穴を用いた治療を施すと，舌絡を通じる作用と清心除煩の二重の効果が生じる。

肝気鬱滞により気機不利となり，舌絡が悪くなっておこる癔病には，通里，間使（または内関），廉泉（瀉）により理気解鬱，竅絡の宣暢をはかるとよい。また暗示療法を併用すると効果的である。痰火上擾により舌絡が悪くなりおこる癔病には，通里，豊隆，内庭（瀉）により痰火の清降，舌絡の宣暢をはかるとよい。

5 心　煩

心煩とは，心中が煩躁不安となる症状である。心火熾盛により心神が影響をうけ，心陰を暗耗し虚火が上炎しておこる心煩，痰火擾心などによりおこる心煩には，本穴に瀉法を施して清心除煩をはかるとよい。

1．痰火擾心による心煩
　　豊隆，内庭（瀉）を配穴……………………………痰火の清降，寧心安神
2．陰虚火旺による心煩
　　復溜（補）を配穴……………………………………滋陰清火，除煩
3．心血不足による心煩
　　復溜，三陰交（補）を配穴…………………………滋陰養血，清心除煩

6 善笑不休

これは神志病に属する病である。『霊枢』本神篇では，「心気虚すれば則ち悲しみ，実すれば則ち笑いて休まず」と述べており，『素問』調経論篇では，「神有余なれば則ち笑いて休まず，

神不足なれば則ち悲しむ」と述べている。上記の記述にみられるように，本病と心とは密接な関係がある。本病の治療では，本穴を瀉すと良好な効果を収めることができる。脳溢血，脳血栓，脳血管痙攣，ヒステリー病，または他の病に善笑不休がともなう場合には，本穴を配穴して安神醒志をはかり，異常な喜笑の出現を抑制するとよい。

7 甲状腺機能亢進

　本穴を瀉すと，痰火内擾，火盛傷陰，心陰不足，心神不寧などによりおこる本病を治療することができる。
　症状：甲状腺腫大。暑がり，多汗。情緒が激動しやすい。多食善飢。顔面紅潮。身体は痩せている。心悸，易驚，不眠，ときに煩躁。舌質紅，脈細数。
　処方：豊隆，内庭（瀉）を配穴……………………痰火の清降，安神除煩

8 狂証（精神分裂症）

　本穴を瀉すと，清心安神醒志の作用がある。激怒して肝を傷り，肝火が暴張して火盛痰結となり，神明に上擾し清竅が蒙閉しておこる狂証には，行間，豊隆，内庭（瀉）を配穴して清肝瀉火，豁痰醒志をはかるとよい。

9 盗汗

　「汗は心の液」といわれている。水が不足して心に上済できないために心火が強くなり，心火が液に迫って液が外泄しておこる盗汗には，通里（瀉）により心火を清瀉するとよい。さらに足少陰腎経の母穴である復溜を配穴して補法を施し，腎水の滋補をはかると，滋陰清火の効を収めることができる。

10 血尿

　手少陰心経の絡穴である通里を刺して瀉法を施すと，清心瀉火の作用がある。これは心火亢盛となり小腸に移熱して血絡を損傷し，そのため迫血妄行しておこる血尿を主治する。『諸病源候論』では，「心は血を主り，小腸と合す，もし心家に熱ありて，小腸に結すれば，故に小便血するなり」と述べている。血尿の治療では，中極（瀉，透天涼を施す）を配穴すると，湯液における導赤散の効に類似した効果を収めることができる。または三陰交（瀉，透天涼を施してもよい）を加えると，清心涼血，小便を通利する効を収めることができる。

11 赤脈伝睛

　両眼角の血絡は，心に属しているので，赤脈伝睛は本穴を取り施治することができる。

1．三焦の壅熱（三焦に滞っている熱），心火上炎による赤脈伝睛
　①通里，外関，三陰交（瀉）……………………清心涼血，鬱熱の消散（本治）
　②睛明（瀉）を配穴………………………………鬱熱の宣散（標治）

2．心陰暗耗により虚火が上擾しておこる赤脈伝睛
　①通里（瀉）（清心安神），復溜（補）（壮水により陽光を制す）
　②睛明（瀉）を配穴……………………………………鬱熱の宣散
　③通里（瀉），復溜，三陰交（補）…………… 滋陰降火，養血寧心

12　下垂手

　『霊枢』終始篇では，「手屈して伸びざる者は，其の病筋に在り，伸びて屈せざる者は，其の病骨に在り。骨に在れば筋を守る。」と述べている。上肢内側の筋脈の攣急と下垂手はどのような原因によって生じたものであっても，対症治療の局所取穴として本穴を取り瀉法を施すことによって治癒させることができる。

1．手少陰経筋，手厥陰経筋，手太陰経筋の三経の経筋が拘急しておこる下垂手

　通里，大陵（または内関），列欠（または太淵）（瀉）により舒筋通経活絡をはかるとよい。また陽経の経筋の弛緩をともなう場合，または奇形が生じて下垂している場合には，陽経の陽池，外関，支正，偏歴に補法を施して壮筋をはかるとよい。この虚損補益法は，先の処方と交互に用いるとよい。この治療により，経筋の機能のバランスを調節し，奇形を矯正することができる。また，これは発病経過が短く，奇形が軽い患者に用いられる場合が多い。

2．手少陽経筋，手陽明経筋，手太陽経筋の三経の経筋が弛緩しておこる下垂手

　陽池，外関，偏歴（または温溜），養老（または支正）（補）により経筋の健壮，虚損の補益をはかるとよい。また陰経の経筋の拘急をともなう場合には，大陵（または内関），通里，太淵（または列欠）（瀉）により舒筋通経活絡をはかるとよい。これらの処方を交互に用いると，経筋の機能のバランスを調節することができる。

症　例

［症例1］　女，40才，初診1969年4月4日
主　訴：（代訴）20日余り過剰な喜悦を示す
現病歴：平素から高血圧症であったが，産後数日して突然半身不随となり，また過剰な喜悦を示すようになる。当病院の内科にて脳溢血と診断され，針灸治療を受診。
現　症：右側の半身不随，異常に喜び笑う，毎日数回〜十数回大笑いし，1回につき30分〜1時間笑い続ける。ときに心煩があり，顔面紅潮，舌質紅，脈数である。
弁　証：手少陰心経に熱があり，それが神明に影響しておこった証候である。
治　則：清心安神
取　穴：通里，内関（瀉）
効　果：2回の針治療により異常に喜び笑う症状は治癒した。
経　過：3カ月後に再発していないことを確認した。

［症例2］　男，8才，初診1970年10月30日
主　訴：対話不能，耳聾となり2カ月余
現病歴：8月13日に日本脳炎を患い，当病院の第3内科に入院して治療をうけた。10月2日の退院時に対話不能，耳聾，意識がぼんやりしている，排便をコントロールできない，左側の上下肢の運動障害などの後遺症を残す。身体は痩せている。
弁　証：温邪が心包に内陥し，竅絡が阻滞しておきたものである。
治　則：清心，宣竅，通絡
取　穴：初診，神門，合谷，太衝（瀉）
　　　　2～6診，通里，廉泉（瀉）
効　果：2診後にいくつかの言葉を発するようになった。4診後には意識は回復し，左の上下肢の運動も正常となる。耳聾も治癒し，簡単な会話ができるようになった。6診で日常生活に支障がないまでに回復した。
経　過：1971年10月9日の手紙によると，話しかたがゆっくりであるほかは，すべて正常とのことであった。

［症例3］　女，17才，初診1975年5月24日
主　訴：歯，舌および下唇の麻木が10日余り続いている，原因は不明
現　症：下の切歯，舌尖，下唇の麻木，さらに舌尖部の微痛。ときに心煩する，多夢，小便黄などの症状をともなっている。舌尖は紅，脈は数有力である。
弁　証：心火熾盛となり，口や舌に上炎し，また神明にも影響している証候である。
治　則：心火を清し，鬱熱を散じる
取　穴：通里（瀉）により心火を清し，承漿を配穴して下歯，下唇の鬱熱を散じる
効　果：2回の針治療で諸症状はすべて消失した。
経　過：同年5月31日に治癒していることを確認した。

経穴の効能鑑別・配穴

効能鑑別

1．通里と神門の効能比較

この2穴は，ともに心の病証を治療する常用穴である。通里は，心実証と舌体，小腸病の治療にすぐれている。神門は，心実証を治し，また心虚証を治すこともできる。

2．通里と心兪，厥陰兪の効能比較

心気不足，心陽虚衰，寒邪瘀阻の病証の治療では，通里に灸を施すよりは，病処に近い心兪，厥陰兪に灸を施したほうが効果的である。

配穴

1．通里（瀉）

① 廉泉（瀉）を配穴……………………………………舌絡の通調，清熱散結
② 廉泉（瀉），金津，玉液（点刺，出血）を配穴…舌部の壅熱の清散，舌絡の調節
③ 中極（瀉，透天涼を施す）を配穴………………湯液における導赤散（銭乙方）の効に類似
④ 合谷，太衝（瀉）を配穴…………………………平肝熄風，清心宣竅，安神
⑤ 豊隆（瀉）を配穴…………………………………清心，導痰，開竅
⑥ 豊隆，太衝（瀉）を配穴…………………………平肝熄風，去痰安神
⑦ 豊隆，内庭（瀉）を配穴…………………………痰火の清降，安神除煩
⑧ 復溜，三陰交（補）を配穴………………………滋陰養血，清心除煩
⑨ 関元，腎兪，復溜（補）を配穴…………………湯液における地黄飲子の効に類似

2．通里（補）

① 合谷，三陰交（補）を配穴………………………心気の補益，心血の補益
② 心兪，三陰交（または膈兪）（補）を配穴………心血の補益，寧心安神
③ 廉泉（補）を配穴…………………………………舌絡の補益
④ 廉泉，三陰交（補）を配穴………………………心血の補益，舌絡の補益

参 考

本穴の針感

1．本穴の針感は，手少陰心経に沿って下行し，薬指および小指にいたる。連続し捻針すると，針感はしだいに上行し前腕，肘窩，上腕内側にいたる。少数ではあるが胸部にいたる例もある。

2．灸や焼山火手技を用いていないのに，熱感または熱くしびれた感覚が生じ，それが薬指または少海穴に向かって放散する場合は，あまり治療効果はあがらない。また本穴に刺針したところ，感電様または灼熱様の感覚が手指に向かって放散する場合は，神経に刺したためである。この場合は，ただちに針を皮下までもどし，別の方向に刺入するとよい。連続して捻針したために麻木，灼熱痛または運動障害が出現した場合は，軽症では数時間後に自然に消失するが，重症になると数日間その感覚が持続する。重症の場合には陰郄に刺針して，少し捻瀉して長めに置針し，心地よい針感を手指にいたらせる。これにより症状はすばやく消失する。

2. 神門 (しんもん)

あたかも神気が出入りする門のようであるところから，本穴は神門と命名された。本穴は手少陰脈の「注ぐところ」，すなわち兪土穴である。また陰経では，兪穴を原穴としているので，本穴は手少陰心経の原穴でもある。さらに心は火に属しており，火は土を生じるので，兪土穴である本穴は手少陰心経の子穴でもある。

『霊枢』寿夭剛柔篇では，「病が陰の陰に在るは，陰の滎輸を刺す」と述べており，また『素問』咳論篇では，「臓を治すは，その兪を治す」と述べている。これらの記述によると，神門が心の臓病，経病，気化病および心と関係のある臓腑器官の疾患を主治する経穴であることが理解できる。心機能の改善，また心機能失調によっておこる病理証候の治療において，本穴は一定の効果をもたらす。また原穴には補の作用と瀉の作用があるため，本穴は心の虚証と実証の治療に用いることができる。

本穴の特性

<治療範囲>

1．神志病証

『素問』霊蘭秘典論では，「心は，君主の官，神明出づるなり」と述べている。心は神を蔵しており，神明の府といわれており，精神意識思惟活動の中枢である。心と心包とは，同一体であり，その気はたがいに通じている。臨床においては，温邪逆伝，熱入心包，湿痰蒙心，痰火擾心，痰迷心竅，熱擾心神や心気不足，心血不足によっておこる神志病は，すべて本穴の主治範囲に入る。

また傷寒病の少陰証，温病の熱入営血の一部の証候も，本穴の治療範囲に入る。

2．心および血脈病

心は血脈を主っているが，血液は心気の力によって全身を流れ，身体の各組織に栄養を供給している。このメカニズムにより，人体の各機能は正常に保たれているのである。また心陽は熱エネルギーを提供し，人体の動力としての作用をはたしている。心と関係のある血液循環障害の病変（心陽虚衰，心気不足，心血不足，心血瘀阻，心陽阻滞によっておこる心血管疾病など）は，すべて本穴の治療範囲に入る。

3．心と関係のある他臓の病証

心熱が，小腸に移ることによって生じる病証，心脾両虚，心腎不交，心肝血虚，心胆気虚，心肺気虚，胃不和による不眠などの心と関係のある病証においては，その治療に本穴を配穴する

ことができる。

4. 舌および小腸病

心は血を主っており，五行では火に属している。心気は舌に通じており，また心と小腸とはたがいに表裏の関係にある。したがって，心火熾盛による舌尖赤痛，舌瘡，血尿，小便が赤く（非常に黄色いもの）すっきりと排尿できず熱痛をともなうもの，および舌筋疾患においては，その治療に本穴を配穴することができる。

5. 眼疾患

心と目とのあいだには，密接な関係がある。『霊枢』大惑論篇では，「目は，心の使なり」と述べている。手少陰脈は目系に連絡しており，両眼角の血絡血輪は心に属している。また心は火を主っている。心気が和せば火もおだやかであり，心気が盛んであると火も盛んとなる。例えば，心火上炎が目に影響したもの，心血不足による眼疾患の治療にも，本穴を取ることができる。

6. 経脈通路上の病証

経穴の所在部位や刺針の際の針感の走行，また手少陰経脈の循行と経筋の分布（手少陰の筋は本穴の部位に結ぶ），治療における循経取穴の効果といった要素をかんがみて，本穴はさらに本経脈の通路である胸，肘，上腕，前腕，手腕，手指の疾患，手腕の筋脈の異常などの本穴が所在する経筋の弛緩または拘急を治療することができるとされている。

<効　能>

1. 弁証取穴

①補法：心気を補す，心神を寧じる，心血を養う

　湯液における酸棗仁，柏子仁，遠志，茯神，人参，丹参，阿膠，竜眼肉などの効に類似

②瀉法：心絡を通じる，清心，開竅

　透天涼を施すと心火を清する作用がある

　湯液における竜歯，珍珠母，郁金，犀角，山梔子，黄連，石菖蒲，琥珀，百合，生地黄，蓮子心，燈心，朱砂，丹参，紫雪丹などの効に類似

2. 局部取穴

①瀉法：駆邪散滞，舒筋活絡

②補法：壮筋補虚

<主　治>

不眠，癇証，狂証，癔病（ヒステリー），善笑不休，意識障害，譫語，腸チフス，臓躁，遺精，盗汗，心悸，虚労，リウマチ性心疾患，血小板減少性紫斑病，眩暈，健忘，癲証，崩漏，月経不順，再生不良性貧血，血便，無脈症（脈なし病），狭心痛，心筋梗塞，舌瘡，久瘡，痿証，日光皮膚炎，流行性出血熱。

また咳血，暴盲（急性視神経炎，眼底出血，網膜中心動脈塞栓），紅絲疔（急性リンパ管炎），疔瘡，頭痛，赤脈伝睛，鬱証，青盲（視神経萎縮），牛皮癬（乾癬，鱗屑癬），血尿，血淋などを治す。

臨床応用

1 不 眠

本穴には，補心，清心，鎮心安神の作用があり，心脾血虚，陰虚火旺，心胆気虚，胃不和による不眠を主治する。

1．**心脾血虚による不眠**

　神門（補心），三陰交（補） ………………………… 心脾の補益，養血安神
　心血虚による不眠：心兪（補）を配穴 ………… 補血寧心（養心湯の効に類似）

2．**陰虚火旺による不眠**

　神門（瀉），復溜（補） ………………………………… 滋陰清火
　※　陰虚陽亢のため心煩，不眠，身熱などの症状が現われており，舌紅または紅絳にして乾，苔黄，脈細数となる者には，神門（瀉），復溜（補）を施すとよい。

3．**心胆気虚による不眠**

【1】心胆気虚のため驚き易く，就眠中は多夢で，虚煩不眠の場合
　神門，肝兪（補） ………………………………………… 安神定志

【2】驚愕しやすい場合
　神門，大陵または内関（瀉） ………………………… 鎮驚安神

【3】驚愕後，しだいに心胆気虚となった場合
　①神門（瀉）（鎮心安神），心兪（補）（心血の補養）
　②神門（補）（心血の補益），大陵（瀉）（鎮心安神）
　③神門，心兪（補） ……………………………………… 補心寧神

4．**胃中不和による不眠**

『張氏医通』には，「脈滑数有力で不眠の者は，中に痰火が宿滞している。これは胃和せざれば則ち臥するに安ぜずといわれているものである」との記述がある。

【1】食積による不眠
　神門，足三里（または中脘）（瀉），四縫穴（点刺） …… 消積導滞，和胃安神

【2】痰火による不眠
　神門，豊隆，内庭（瀉） ………………………………… 痰火の清降，和胃安神

2 癇 証

本穴には，清心開竅，養心安神の作用がある。

1．**風痰壅阻による癇証**

　神門，豊隆，太衝または行間（瀉） ………………… 去痰宣竅，熄風定癇

2．**心腎不足による癇証**

　神門，太谿，腎兪または復溜（補） ………………… 心腎の培補

3．**心脾両虚による癇証**

　①神門，三陰交（補） …………………………………… 心脾の補益

②神門，三陰交，心兪（補）……………………………養血安神
　※　痰の盛んな場合…………………………………豊隆（瀉）を加え，佐として化痰をはかる

3 臓躁

　本病は主として精神的刺激（憂鬱，驚き，思慮，情志鬱結など）により，心を損傷し心血虚となったために心火上亢しておこったり，また臓腑の機能失調によりおこる。発病時には，悲嘆にくれる，心中煩乱，頻繁に溜め息をつく，睡眠不安，精神抑鬱などの状態となる。
　処方：神門，内関，太衝（瀉）……………………………疏肝理気，清心安神
　※　肢体筋脈拘攣をともなう場合：神門，太衝（瀉）……清心宣竅，平肝熄風
　※　緩解期は状況にもとづき，神門，復溜（補）にて心気の補益，腎陰の補益をはかったり，神門，三陰交（補）にて心脾の補益をはかったり，神門，豊隆，内関（瀉）にて理気化痰，清心安神をはかるとよい。

4 遺精

　手少陰心経の子穴を瀉すと，心と関係のある遺精を治すことができる。
1. 心肝失調し（心肝の火が内動し），腎の封蔵機能に影響しておこった遺精
　　行間（瀉），復溜（補）を配穴……………………… 清肝制火，補腎固精
2. 君火亢盛，水虚火旺，心腎不交により，精室が影響をうけておこった遺精
　　神門（瀉），復溜（補）……………………………… 滋陰清火
3. 性交している夢を見て遺精する場合
　　神門，会陰（瀉）………………………………………効果は極めて良好である

5 心悸

1. 心神不寧による心悸
　　　驚くことによって気が乱れ，心神不安となっておこる。
　　神門，心兪（補）……………………………………………補心安神
　　【1】血虚の場合…………………………………………三陰交（補）を加えて補血寧心をはかる
　　【2】体質良好で，新病……………………………………神門，大陵（瀉）にて鎮驚安神をはかる
　　【3】痰熱上擾をともなっている場合……………… 豊隆（瀉）を加える
2. 心血不足による心悸
　　　久病血虚また失血過多，または思慮傷脾，生化不足による心血不足のために，心を養って神を蔵することができなくなっておこる。
　　①神門，三陰交（補）……………………………………心脾の補益，養血安神
　　②上処方に膈兪，心兪（補）を配穴して心血を補して心神の安定をはかる

3. 陰虚火旺による心悸
　　　心火が心神に影響しておこる。

①神門（瀉），復溜（補） ……………………… 滋陰清火，心腎の交通
②神門（瀉），三陰交（補） …………………… 清心養血安神

4．心陽不振による心悸

心陽不振，心気虚のため血行不良となっておこる。

神門，合谷（補），心兪（灸）または神門，気海（補），心兪（灸補）……心陽の鼓舞，心気の補益

※ 脾腎陽虚，水湿不化，水飲内停により心陽が影響をうけておこる。
神門，関元（補），陰陵泉（瀉） ………………… 心陽の鼓舞，去湿行水

5．心気不足による心悸

心気不足のため血行障害がおこり，心絡瘀阻となっておこる。

神門，三陰交，大陵または内関（瀉） ………………理気活血化瘀

※ または神門，心兪（補）にて心気を補し，内関（瀉）にて心絡を通じる。

6．痰火上逆による心悸

痰熱が体内に潜伏しているうえに，鬱怒の状態になって胃失和降，痰火上逆しておこる。

神門（瀉），豊隆（瀉，透天涼），公孫（瀉） ……… 清熱化痰，和胃安神

7．心血瘀阻による心悸

痺証が血脈に影響して心に波及し，心血瘀阻となりおこる。

神門（瀉），心兪，厥陰兪（灸瀉） ……………… 温陽通絡，活血去瘀

6　血小板減少性紫斑

「発斑」，「紅疹」，「肌衄」の範疇に入る。

1．熱が営血に鬱し，その熱によって血が溢れ，脈絡を損傷しておこる紫斑

神門（瀉），三陰交（瀉，透天涼） ………………… 清熱涼血止血
①鼻衄…………………………………………尺沢（瀉）を加える
②歯衄…………………………………………内庭または解谿（瀉）を加える
③血便…………………………………………上巨虚または大腸兪（瀉）を加える
④血尿…………………………………………中極（瀉）を加える

2．邪熱が久しく鬱して陰液を損傷し，陰虚内熱となって迫血妄行し脈絡を損傷しておこる紫斑

神門，三陰交（瀉），復溜（補） ………………… 清熱養陰，涼血止血

3．脾虚により統血作用が低下しておこる紫斑

神門，三陰交，膈兪または血海（補） ……………心脾の補益，摂血止血

7　眩暈，健忘，癲証，崩漏，月経不順，再生不良性貧血，血便

1．思慮過度により心脾を損傷して気血両虚となっておこる上記の病証，あるいは失血過多，陰血不足により脳失養となっておこる眩暈，健忘や，心脾両虚による癲証，再生不良性貧血，月経不順，崩漏，血便

神門, 三陰交（補）……………………………心脾の補益
　※　後三者には合谷を加えて補気をはかるとよい
2．心腎虚損, 精血不足, 髄海空虚のため脳を養うことができずおこる健忘
　　復溜, 腎兪, または太谿（補）を配穴……………心腎の補益

8　狭心痛, 心筋梗塞

　胸痺, 真心痛, 厥心痛, 瘀血心痛などの病証に相当する。本穴は, 手少陰心経の原穴, 子穴であり, 心気を補す, 心絡を通じる, 行血去瘀などの作用がある。

1．心気不足になると脈中に気滞が生じ, そのために血行障害がおこる。そのため, 心脈が阻滞し, 心絡が攣急するとこれらの病証が発症する。
　　発病時：神門, 内関または膻中（瀉）………………理気通絡, 行血止痛
　　緩解期：神門, 心兪（補）, 内関（瀉）……………心気の補益, 理気通絡
2．心陽虚損のため血行障害となり, 心脈阻滞, 心絡攣急になると, これらの病証が発症する。
　　①神門, 合谷（補）, 心兪, 厥陰兪（灸補）………心陽の温補, 益気復脈
　　②神門, 関元, 気海（補）……………………………温陽救逆, 益気復脈
　※　湯液における回陽救逆湯の効に類似
3．脾虚のために運化機能が低下し, 痰湿が胸膈に阻滞し心絡がつまると, これらの病証が発症する。
　　①神門, 膻中, 豊隆（瀉）
　　②心兪, 脾兪（補）
　※　この処方を交互に用いて, 健脾除湿, 化痰養血, 開胸通絡をはかる。
4．陰虚陽亢型の冠性心疾患に高血圧症を合併している場合
　　①神門, 太衝, 風池（瀉）, 復溜（補）……………育陰潜陽, 行血通絡
　　②神門, 心兪, 膈兪（瀉）……………………………心気を疏通し心絡を通じる。または太衝, 風池（瀉）, 復溜（補）を配穴して平肝熄風, 育陰潜陽をはかる。この2処方を交互に使用。
5．気陰両虚による狭心痛
　　神門（瀉）, 合谷, 復溜（補）……………………益気養陰, 去瘀通絡

9　久　瘡

　合谷一節の［臨床応用］を参照。

10　日光皮膚炎

　曲池一節の［臨床応用］を参照。

11　流行性出血熱

　内庭一節の［臨床応用］を参照。

症 例

[症例1] 　男，24才，初診1967年8月31日
主　訴：数カ月来の遺精
現病歴：数カ月来，遺精，多夢，不眠，頭暈，耳鳴り，腰痛，健忘，両目昏花，目が乾く，眼精疲労により目が痛む，咽喉部の乾きと痛み，五心煩熱，煩躁，多汗，易驚，心悸，顔のほてり，胸背部の疼痛の諸症状が現れる。ときに食後の腹脹と悪心があり，顔面紅潮となる。舌尖は紅，脈は細数である。
弁　証：心腎不交のために水虚火旺となり，精室に影響しておこった遺精と考えられる。心火偏旺のために神が不安定になると多夢，不眠，易驚，心悸がおこる。また腎陰不足のために水が上承しないと頭暈，耳鳴り，両目昏花，目の乾き，咽頭部の乾きと痛みがおこる。五心煩熱，煩躁，多汗，顔のほてり，舌尖紅，脈細数などは，すべて陰虚火旺の象である。
治　則：心腎の交通
取　穴：初～4診，神門（瀉），復溜（補）
　　　　5～7診，神門（瀉），復溜，太谿（補）
経　過：1968年3月11日に再発していないことを確認した。

[症例2] 　女，41才，初診1973年8月7日
主　訴：2年来の驚悸，不眠。怒りを爆発させたことと思慮過度により発症。
現病歴：2年来，多夢，不眠，疑り深い，妄想，驚きやすく恐れやすい（情緒不安定），心悸，物を見ると驚悸しやすい，全身のしびれ感，経筋のひきつり，息切れ，頭暈，腹脹，大便溏薄，善飢，食後も空腹感がある，熱飲を喜ぶ，冷たい物やなま物を食べると胃痛や吐酸がおこる，後頸部が凝って痛む，全身の浮腫，顔色やや萎黄などの諸症状がある。舌質は淡，舌苔は白，脈は沈緩である。中西薬で治療をうけたが効果はなかった。
弁　証：脈証と病因から，思慮により心脾を損傷し，心脾不足により驚悸，不眠がおこったものと考えられる。
治　則：心脾の補益
取　穴：神門，三陰交（補）。2～3日に1回治療を行う。
効　果：2診後には心悸，驚きやすく恐れやすい（情緒不安定），善飢，食後の空腹感は軽減した。腹脹も消失し，熟睡できるようになった。また手足と顔の浮腫もやや軽減している。4診後には時々夕方にやや驚きやすく恐れやすくなるが，腹脹や泄瀉，息切れ，全身の浮腫は治癒した。5診後には驚きやすく恐れやすい症状は消失し，頭暈だけが改善していなかった。7診後にはすべての症状は消失した。8～12診で効果の安定をはかった。
経　過：1973年11月9日に手紙にて治癒していることを確認した。

［症例3］　女，14才，初診1979年3月26日
主　　訴：両下肢の運動障害が1カ月間続いている
症　　状：両下肢を自由に屈伸することができず，硬直状態を呈しており歩行ができない。心煩，心悸，精神錯乱，一晩中眠れない，易怒，両目昏花，視覚障害，方向感覚の喪失などの症状がある。精神は抑鬱状態にあり，両目もぼんやりしている。脈は沈弦細である。
現病歴：体育の授業中に発症したが，その後，四肢が動かなくなり，ついで全身の動きが悪くなった。当地の病院にて15日間治療をうけたが効果がなく，他の病院に転院して1週間治療をうけて治癒した。この1カ月前から再発し，針灸治療を受診。
弁　　証：脈証から，ヒステリー性の下肢麻痺と考えられる。
治　　則：疏肝理気，清心醒志
取　　穴：初診，神門，太衝，足三里（瀉）（暗示療法を併用）
　　　　　2診，神門，太衝（瀉）（暗示療法を併用）
　　　　　3診，承山，崑崙（瀉）
効　　果：初診の刺針15分後には，下肢の屈伸ができるようになり，1時間置針し抜針後には歩行できるようになる。しかし両下肢ともにまだ十分に力が入らない。初診後には視覚は正常となり，歩行も不自由ではあるがある程度可能になった。精神状態は良好である。2診後には自由に歩行できるようになる。ただし両腓腹筋と足跟部に痛みがある。3診後に治癒した。
経　　過：1979年4月14日に治癒していることを確認した。さらに1カ月後も再発していなかった。

［症例4］　男，28才，初診1974年4月8日
主　　訴：不眠の傾向が3カ月間続いている
現病歴：8年前の学生時に不眠症を患ったことがあるが，それは治癒した。3カ月前に頭脳の酷使により再発。夜間3〜4時間ぐらいしか眠れず，入睡しても驚いて目が覚めやすい。昼も眠れない。心煩，心悸，咽頭部の乾き，口渇，両目の乾き，両目昏花，健忘などの症状をともなっている。また全身に倦怠感がある。脈は沈細数で，左の関脈がやや沈細弱である。
弁　　証：少陰陰虚火旺による黄連阿膠湯証である。
治　　則：育陰清熱
取　　穴：神門（瀉），復溜（補）
効　　果：12診で治癒した。
経　　過：1984年6月15日に再発していないことを確認した。
解　　説：『傷寒論』303条では，「少陰病，これを得て二三日以上，心中煩し，臥するを得ずは，黄連阿膠湯これを主る」と述べている。ただし本症例には，「心中煩し，臥するを得ず」という症状はないが，咽頭部の乾き，口渇，両目の乾き，昏花，脈沈細数などの少陰陰虚火旺による証候がみられる。したがって，手少陰心経の原穴であり子穴である神門を瀉して心火を清し，足少陰腎経の母穴であり，金穴である復溜を補して腎水

の滋養をはかった。この2穴の配穴は，湯液における黄連阿膠湯の効に類似している。

経穴の効能鑑別・配穴

効能鑑別

1. 神門と大陵の効能比較

    詳細は大陵一節の［経穴の効能鑑別］を参照。

2. 神門と通里の効能比較

    この2穴は心の病証を治療する常用穴であり，それぞれの経穴に固有の特徴がある。詳細については通里一節の［経穴の効能鑑別］を参照。

配穴

1. 神門と心兪の配穴

    詳細は心兪一節の［配穴］を参照。

2. 神門，三陰交（補）

    これは湯液における帰脾湯（『婦人良方』方）の効に類似している。心脾両虚の証には，この2穴を取穴するとよい。また必要に応じて配穴するとよい。

3. 神門，三陰交，合谷（補）

    これは湯液における人参養栄湯（『和剤局方』方）の効に類似している。虚労（心血虚），厥証（血厥），虚黄，肺癆，リウマチ性心疾患，再生不良性貧血，青盲（視神経萎縮），久瘡などで，人参養栄湯またはその加味により治療が適用される場合には，この3穴を取穴することができる。また必要に応じて配穴して用いるとよい。例えば，隔附子灸を瘡面の局所に施すと，気血を大いに補うことができる。また同療法には温陽扶正の効があるので，瘡面の愈合を促進することができる。

4. 神門（瀉）

    ①復溜（補）を配穴……………………………湯液における黄連阿膠湯（張仲景方）の効に類似

    ②三陰交（補）を配穴…………………………湯液における朱砂安神丸（李東垣方）の効に類似

    ③復溜，三陰交（補）を配穴…………………湯液における天王補心丹（『道蔵』方）の効に類似

    ④豊隆，太衝または行間（瀉）を配穴………湯液における定癇丸（『医学心悟』方）の効に類似

    ⑤陰陵泉，豊隆（瀉）を配穴…………………湿熱の清化，去痰開竅

    ⑥豊隆，大陵または心兪（瀉）を配穴………清心安神，去痰除煩

    ⑦合谷，太衝（瀉）を配穴……………………平肝熄風，清心宣竅

    ⑧心兪，膈兪（瀉）を配穴……………………心気を疏通する，心絡を通じる，瘀血を

　　　　　　　　　　　　　　　　　　　　　　　めぐらす
　⑨中極（瀉）を配穴……………………………心火を清し小便を利する
　⑩豊隆，内庭（瀉）を配穴……………………痰火の清降，安神除煩

5．神門（補）
　①太谿，心兪，復溜または腎兪（補）を配穴………心腎の補益
　②関元，太谿（補）を配穴……………………回陽救逆，扶元復脈
　③関元，気海（補）を配穴……………………温陽救逆，益気回脈
　※　湯液における回陽救急湯（『傷寒六書』方）の効に類似
　④心兪，厥陰兪（灸補），合谷（補）を配穴……… 心陽の温補，益気復脈

6．神門，心兪，三陰交（補）
　　補心養血，安神定志の作用があり，湯液における養心湯（『証治準縄』方）の効に類似している。不眠，驚悸，癲証などで，養心湯が適用される場合には，この3穴を取穴して治療することができる。

7．子母配穴法
　1）心実病証：手少陰心経の神門穴を瀉す
　　心は火に属しているが，本穴は五行では土に属しており，火は土を生じるので神門は手少陰心経の子穴とされている。「実なる者は，その子を瀉す」にもとづき，神門を瀉すことにより心実証を瀉すことができる。
　2）本穴には，清心安神の作用がある。五行の生克による相互制約の関係からいうと，手少陰心経の兪土である神門を瀉すと，土勢を弱めることができる。土が治められると水を制することができず，水は土を畏れなくなる。また水勢が旺盛になると火を制することができ，火は水の制御をうけることにより実でいられなくなる。これにより心火を清すと神志は安定する。
　　また本穴には心気を補う作用がある。兪土穴である神門を補うと，土勢が旺盛になり，土が旺盛になると水を制するので，水勢は弱くなる。水勢が弱くなると火は水を畏れなくなり，火は克されないので心気は旺盛になる。

参　考

1．本穴の針感
　　連続して捻針すると，その針感は手少陰心経に沿って上行し，肘，上腕内側に沿って胸部にいたる。少数ではあるが心区，咽頭部にいたる例もある。針感が心区にいたる場合は，心臓病の治療において顕著な効果が現れる。

2．歴代医家の経験
　1．神門穴の部位には動脈があり，先人はこの動脈の拍動の有無により，生死を判断している。例えば，『素問』至真要大論篇では，「太陽の司天，寒勝つ所に淫するときは，……病は心に本づく。神門絶すれば，死して治せず」と述べており，『素問』気交変大論篇では，「歳

水太過なるときは，寒気流行し，邪心火を害す。……神門絶する者は，死して治せず。」と述べている。

2．神門が神志病を主治することについては，歴代の医家も認めるところである。
①「邪心にあるときは，則ち心痛み喜く悲し，時に眩瞑するを病む。有余不足を視て之を調えるなり。」(『霊枢』五邪篇)
②「気心に乱るるときは，則ち煩心し密嘿し，嘿首して静かに伏す。……気心にある者は，之を手の少陰心主の兪に取る。」(『霊枢』五乱篇)
③「『千金』神門，……笑うに狂うが若きを主る，数々噫恐悸して足らざるを主る」(『針灸経穴図考』)
④「神門は痴呆笑咷を治す」(『玉竜賦』)
⑤「発狂して奔走するは，上脘神門に同じくおこる」(『百症賦』)
⑥「後谿，鳩尾および神門は，五癇を治療し立ちどころに癒ゆ」(『勝玉歌』)
⑦「神門は心性の痴呆を去る」(『通玄指要賦』)
⑧「神門は悸忪忡，痴呆中に恍惚驚を悪うを主治す，小児の驚癇証を兼ねて治す」(『十四経要穴主治歌』)

3．誤灸証治
心兪，厥陰兪に誤って灸し，心火亢盛となって心煩，不眠などの症状が現れた場合には，神門を瀉して心火を清し安神をはかると，これらは消失する。

第7章　手太陽小腸経

第7章　手太陽小腸経

概　論

経脈の循行路線および病候

1．循行路線

　小指の外側末端よりおこり，手の外側赤白肉際（掌背側の境界）を循り，腕に上り，尺骨茎状突起のなかに浅くでる。そのまま上に向かい，前腕の尺骨後面の縁に沿って，肘尖の後面内側の両骨間にいたる。再び上に向かい，上腕外側後縁に沿って肩関節の背面にでて，肩甲棘の上下の窩を繞って行き，足太陽膀胱経と附分，大杼穴にて交会する。また第七頸椎にて大椎穴と交会し，前へ向かい欠盆のなかに入り，胸腔に深く入って心臓に連絡する。さらに食道に沿って横隔を通過し胃部にいたり，任脈と上脘，中脘の深部で交会し，小腸に属す。
　その支脈は，欠盆から頸部に沿って上へ行き，顔面頬部へ向かい，外眼角へいたり，足少陽胆経と瞳子髎で交会する。また戻ってきて，手少陽三焦経の和髎を経て，耳のなかに入る。その分支は，顔面頬部から別れでて，斜めに眼窩下縁に向かい，鼻根部にいたり内眼角に達する。足太陽膀胱経と睛明穴で交会し，斜めに行って顴部（頬骨部）に分布する。この支脈と足太陽経脈とは互いに連接する。手太陽小腸経は小腸に属し，心に絡す。
　本経の経穴は，それが循行している手，腕，肘，臂，肩，頸項，耳，目の疾患を治療する。これは本経脈との絡属関係を通じ，本経脈の経気の作用が発揮されることにより，その効果が生じるものである。

2．病　候

　本経の病候は，外経病候が多くみられ，それが循行している耳，目，頸項，頷頬，肩，臂，肘，腕，手指の病変が多い。『霊枢』経脈篇では，「是れ動ずるときは則ち病む，嗌痛み，頷腫れ，以て顧みるべからず，肩抜けるに似て，臑折れるに似たり。是れ主液の生ずる所の病なり，耳聾し，目黄し，頬腫れ，頸，頷，肩，臑，肘，臂の外後廉痛む」と述べている。これらは，まさに本経脈が循行している部位の病変である。またこれらは手太陽小腸経の経気および本経が関係する部位が，発病因子の侵襲をうけることによっておこる体表の症状と徴候である。これらの症状と徴候は，すべて本経と関係のある部位に現れるので，その診断と治療において重要な情報となる。
　これらの病候の発生，発展，伝変と治癒の過程も，すべて本経を通じて実現する。したがっ

て本経を通じて現れるこれらの病候は，すべて本経の経穴の治療範囲となり，本経の経脈を通じ，本経の経気の改善により効を収めることができる。

経別の循行路線

手太陽経脈の肩解部（肩関節部）から別れでて，腋部に侵入し，心臓に入り，下に向かって小腸に連絡する。この循行は，手太陽経経脈と経別が循行している部位との関係を強めており，表裏の関係にある手少陰心経との外的な連接を密接にし，小腸と心との内的な絡属関係を結ぶものである。この循行により表裏経の経穴の配穴による治療が有効となり，本経の経穴による心，心と関係のある小腸病，本経の循行部位の病変の治療が可能となっている。

絡脈の循行部位と病候

1．循行部位

主な絡脈は，支正穴から別れてでる。腕の上5寸から内に向かい，別れて手少陰心経に走る。その別支は，上行し肘部を経て肩髃の部位に絡す。この絡脈は，互いに表裏の関係にある手少陰心経と手太陽小腸経を連絡させ，肢体に分布している表裏経を連接させている。すなわち，手太陽小腸経と手少陰心経の関係する経穴，原絡穴配穴の1つの通路となっている。循行している部位の病変は，絡穴である支正の治療範囲に入る。

2．病候

多くは絡脈が循行する部位である肘，臂，肩部の疾患である。これらの病候は，絡脈が循行する部位に現れたものである。こうした病候に対しては，絡穴である支正穴を取って刺すと，絡脈の脈気の調整を通じて効を収めることができる。

経筋の分布部位および病候

1．分布部位

「手太陽の筋，小指の上よりおこり，腕に結び，上りて臂内廉を循り，肘内鋭骨の後に結び，……入りて腋下に結ぶ。其の支なるは，後ろへいき腋後廉に走り，上りて肩甲を繞り，頸を循りて太陽の前に走り，耳後の完骨に結ぶ。その支なるは，耳中に入る。直なるは，耳の上に出でて，下りて頷に結び，上りて目外眥に属す。……本の支なるは，曲牙に上り，耳の前を循りて目外眥に属し，額に上り，角に結ぶ。」（『霊枢』経筋篇）

経筋の分布は，本経の経脈が循行している体表の部位と，基本的に一致している。それが循行，結ぶところの多くには，本経の経穴が所在している。

2. 病　候

本経の経筋の病候は多くの場合，その循行，結ぶところに現れる。主な病候は以下の通り。例えば，小指の強直・弛緩・疼痛，腕関節の痺痛・弛緩，または尺側側副靭帯の損傷，前臂（前腕）の拘攣・疼痛・弛緩，前臂（前腕）と腕部の弛緩（手太陽と手少陽，陽明経筋の同病，垂手にみられる），肘部の弛緩無力・痺痛または拘攣，上臂（上腕）の拘攣・痺痛と痿廃不用，肩部の痿・痺・挙上不能または外展・内展障害，肩関節周囲炎や肩甲部の痺痛・拘攣がみられることもある，頸部の疼痛・拘急・回転障害，耳鳴り・耳痛，顴部の拘攣（顔面筋痙攣にみられる）など。

上記の病候は，それぞれ小指部の少沢，前谷，腕関節部の腕骨，陽谷，前臂（前腕）部の支正，養老，肘部の小海，上臂（上腕）部の阿是穴，肩部の肩貞，臑兪，肩甲部の秉風，曲垣，頸部の天窓，天容，耳部の聴宮，顴部の顴髎にて治療するとよい。

小腸の生理病理

小腸は腹中にあり，上部では胃につながり，下部では大腸に通じており，心と表裏関係にある。小腸の主な生理機能は，食物の消化と清濁の転輸であり，その病理的な変化は，主に清濁不分，転輸障害，消化不良などという形で現れる。また飲食の不摂生による脾胃の損傷，心熱の小腸への移熱，さらに小腸自身の機能失調などが生じた場合，小腸虚寒，小腸実熱，小腸気痛などの病証をひきおこす。

本経の経脈や絡脈の病候，また手太陽小腸経の下合穴である下巨虚による小腸腑病の治療効果といった要素，および臨床における観察から得た情報などをかんがみて，本経の経穴の多くは，本経経脈，経別，絡脈の循行する部位の体表疾患および神志病を主治するとされている。小腸腑病の多くに対しては，その下合穴および小腸の兪募穴を取って施治するとよい。また小腸は脾胃系統に属しており，そのため小腸腑病は，脾胃の機能失調によるものが多い。その治療に際しては，足太陰脾経や足陽明胃経の関連する経穴を配穴する場合が多い。

経穴の分布と治療範囲

1. 本経経穴

少沢（井金穴），前谷（滎水穴），後谿（兪木穴），腕骨（原穴），陽谷（経火穴），養老（郄穴），支正（絡穴），小海（合土穴），肩貞，臑兪，天宗，秉風，曲垣，肩外兪，肩中兪，天宗，天容，顴髎，聴宮の19の経穴がある。各経穴は，それぞれ小指外側，腕関節尺側，前腕尺側下縁，肘尖後内側面，上腕外側後縁，肩関節後面，肩甲棘上下，頸部，顴部および耳前部などに位置している。

本経経穴の効能面では，各経穴ともその経穴の所在部位とその近隣の局部の病を治療することができるという共通性がある。また，肘以下の経穴は，頭部，項部，目，耳の病，および熱性病，精神方面の疾患を治療することができるという特殊性がある。個別の効能では，少沢は

乳房疾患を治療し，また開竅醒志の作用があり，後谿は癲癇，瘧疾などを治療し，肩外兪と肩中兪は経穴下の臓器の病証を治療する，などがある。

2. 他経との交会

　督脈の大椎，任脈の中脘，上脘，足太陽膀胱経の睛明，大杼，附分，足少陽胆経の瞳子髎，手少陽三焦経の和髎と交会する。

3. 本経との交会

　足少陽胆経，手少陽三焦経，手陽明大腸経は本経の秉風にて交会し，手少陽三焦経は本経の顴髎にて交会する。また足少陽胆経，手少陽三焦経は本経の聴宮にて交会し，陽蹻脈，陽維脈は本経の臑兪にて交会する。後谿は督脈に通じている。

　こうした他経との交会により，各経穴には以下のような作用が生じる。秉風は，足少陽胆経，手少陽三焦経，手陽明大腸経の経気失調によりおこる同穴が所在する部位の疾患を治療する。聴宮は，胆火上攻または三焦の火の上攻によりおこる耳の疾患を治療する。また後谿は，督脈の病である角弓反張，頭項部の強痛，頸項部の強直，狂証，癇証，破傷風などを治療する。

[**本章の常用穴**]　　少沢，後谿

1. 少沢 (しょうたく)

　少沢は別名，小吉ともいう。先人は，気の運行している状況を自然界の水流にたとえ，それを用いて，多くの経穴を命名している。例えば，沢，海，池，淵，泉といった言葉の使用に表れている。"沢"の一字を使用して命名された本穴は，小指の端に位置しているが，手太陽小腸経の起始穴であり，脈気がでるところの井であることから，少沢とされたのである。
　少沢は，神志の突然の変化，意識障害，また乳房の病変を主治する常用穴である。

本穴の特性

<治療範囲>

1. 神志病

　心は血脈を主っており，また神明を主っているが，心と小腸とは表裏の関係にある。熱陥心包，痰火擾心，痰迷心竅，暴怒傷肝，肝陽暴張，またはそのほかの原因によりおこる神志異常は，すべて本穴の治療範囲に入る。少沢は，小指の外側の爪甲根部に位置しており，非常に敏感な経穴である。そのため本穴に刺針すると非常に強い反応がおこる。三稜針を用いて点刺出血を施したり，毫針にて捻瀉すると，開竅醒志，鎮心安神，泄血散熱，気血を宣通させるなどの効を収めることができる。また少沢は，陽実閉鬱証の救急穴とされている。

2. 乳房の病証

　少沢は，乳病を治療することができる。とくに乳汁欠乏を治療する際の有効穴である。少沢には，乳汁を通行させ，乳汁の分泌を促す作用がある。治療にあたっては，上に向けて横刺し，虚証の場合は患者の乳房部に脹満感を生じさせ，気滞証の場合は，やはり同部位に爽快感を生じるさせると良好な効果を収めることができる。

<効　能>

1. 弁証取穴
　①三稜針による点刺出血：開竅醒志，太陽の清宣
　②瀉法（角度の大きな捻瀉，または捻刺）：通乳散結，開竅醒志
　③補法（出血させてはならない）：乳汁の充足

2. 局部取穴
　瀉法または点刺出血：気血の宣通

<主　治>

　乳汁欠乏症，急性乳腺炎，乳癬，狂証，昏迷，頭痛，閉証，厥証，小指の麻木。また癇証，ヒステリー性疾患，急驚風，目翳などを治す。

臨床応用

1　乳汁欠乏症

　本病は産後3カ月以内におこりやすい。正確な弁証にもとづいたうえで，本穴を用いて治療を施せば，その効果は著しい。病の初期に針治療を行えば，数回の治療で治癒する。本穴を取ると，乳汁を通暢し，乳汁の分泌を促すことができる。また臨床においては，弁証取穴の処方中に配穴して用いられる。

1．気血虚弱による乳汁欠乏症

　症状：乳汁の欠乏，または無乳，または乳汁が稀薄，乳房は柔らかく脹痛感はない。顔色不華。心悸，息切れ。舌質淡紅，脈細弱。

　　　　食欲不振，大便溏薄，倦怠無力，顔色蒼白などをともなうこともある。

　処方：

【1】分娩出血が多く，気が血とともに消耗して乳汁が欠乏している場合

合谷，三陰交または血海，少沢（補）………………… 気血の補益，乳汁を充足し乳汁の分泌を促す

①虚中挾実の症状をともなう場合

合谷，三陰交または血海（補），少沢（瀉）……… 気血の補益

②肝気鬱滞による症状をともなう場合

合谷，三陰交または血海（補），少沢，間使または膻中（瀉）……気血の補益，佐として行気通乳をはかる

【2】脾胃虚弱で生化の源が不足し，気血虚弱のために乳汁を生成できない場合

①脾兪，胃兪，少沢（補）……………………………健脾養胃，佐として乳汁の充足，分泌促進

②神闕，中脘（灸），太白または脾兪，少沢（補）…… 温中健脾，佐として乳汁の充足，分泌促進

【3】栄養不良のために気血両虚となり乳汁が不足している場合

　栄養の補充をはかり，さらに少沢（補）により乳汁の分泌を促進する

　本穴は，乳汁を旺盛にし，乳汁の分泌を促進するが，これは審因論治のもとでのみ作用を発揮するものである。したがって，脾胃の機能に障害がある場合には，脾胃の調理を主とし，栄養不良によって発症した場合には，栄養の補充をはかる必要がある。また気血が大いに虚している場合には気血を補う必要がある。

2．肝気鬱滞による乳汁欠乏症

　症状：乳汁の分泌障害，乳房脹痛，脹って硬くなる，胸脇脹満。食欲減退，または悪寒，発熱。舌苔薄黄，脈弦または滑など。

　処方：

【1】肝気鬱結により気機が悪くなり，乳絡が阻滞しておこる乳汁欠乏症

①間使，膻中，乳根，少沢（瀉）・・・・・・・・・・・・・・・・・・・・・・疏肝解鬱，理気通乳
　　※　乳根は乳房に沿って上に横刺し，針感を乳房に拡散させる，または灸を施す
　　②少沢，間使，期門（瀉）・・・・・・・・・・・・・・・・・・・・・・・・・・・・疏肝解鬱，理気通乳
　【2】乳房が硬く脹痛が顕著で，発熱，悪寒する場合
　　上処方から期門，膻中を去り，曲池，内庭（瀉）を配穴・・・・・・退熱消腫，理気散結
　【3】肝気犯胃により胃失和降となり，食欲が減退して気血の生成（乳汁の生成）が悪い場合
　　間使，中脘，足三里，少沢（瀉）・・・・・・・・・・・・・・・・・理気和胃，佐として乳汁の通暢（通乳）

3．気滞血瘀による乳汁欠乏症

　　これは肝気鬱滞により気機が悪くなり，そのために血行障害がおこり乳絡が阻滞しておこる乳汁欠乏症である。
　症状：乳汁不通，乳房は脹って硬く刺痛を呈する，胸脇痛。または悪寒，発熱。舌苔薄白または薄黄，脈沈弦または濇など。
　処方：内関，三陰交または膈兪，乳根，少沢（瀉）・・・・・行気活血，陽明気血の通暢，通乳
　臨床においては，原因不明の乳汁欠乏に対する対症治療として，少沢と膻中に刺入すると，一定の効果がある。あまり効果的でない場合は，さらに合谷，三陰交（補）を配穴して気血の補益をはかるとよい。

2　急性乳腺炎

　本病は肝気鬱滞，または胃熱壅盛であるところに外邪を感受し，そのため経絡が阻滞したり，または乳汁が通じなくなっておこるものが多い。乳頭は足厥陰肝経に属しており，乳房は足陽明胃経に属している。したがって，本病は肝気鬱滞，胃熱壅盛とも関係があり，臨床においては肝胃の側から治療を施すことが多い。本穴を配穴して瀉すと，通乳散結をはかることができる。

1．肝気鬱滞による急性乳腺炎

　症状：乳房の腫塊・腫脹・疼痛，乳汁不通，胸悶。ゲップ，食欲不振。情緒抑鬱。舌苔薄黄，脈弦または弦数など。
　処方：①少沢，太衝，膻中（瀉）・・・・・・・・・・・・・・・・・・・・・・疏肝理気，通乳散結
　　　　②少沢，乳根，期門（瀉）・・・・・・・・・・・・・・・・・・・・・・疏肝理気，通乳散結

2．胃熱壅盛による急性乳腺炎

　処方：①少沢，内庭，曲池（瀉）・・・・・・・・・・・・・・・・・・・・・・清胃泄熱，通乳散結
　　　　②少沢，内庭，三陰交あるいは膈兪（瀉）・・・・・・清胃散結，通乳活営

3．肝鬱胃熱に外邪を感受し，乳絡不通となり熱毒が蘊結しておこる急性乳腺炎

　処方：少沢（瀉）（または出血），太衝（または間使），内庭，曲池（瀉）・・・・・・疏肝理気，清胃散結

3　昏迷（昏睡）

　本穴への刺針は，急性温熱病中に出現する昏迷，またそのほかの原因により陽実閉鬱となっておこる昏迷に用いられる。本穴に瀉法を施したり，点刺出血すると，開竅啓閉，醒脳蘇厥の

作用が生じる。さらに商陽，少商，中衝，関衝，少衝を配穴して瀉血し，神門または大陵（瀉）を配穴すると，開竅醒志，清心安神，泄血散熱などの効がある。しかし脱証に現れる昏迷には，本穴を用いることはできない。これについては，合谷と関元の一節を参考にするとよい。

症例

[症例1]　女，30才，初診1973年2月28日
主　訴：乳汁の分泌欠乏が20日間続いている
現病歴：産後10日目に怒りを爆発させたことによって発症した。怒ると乳房に刺痛がおこり，乳汁がしだいに減少し，ついには分泌しなくなった。その後，怒るたびに乳房に刺痛がおこるようになる。肥満しており，顔面は紅潮している。舌質はやや胖で脈は沈弦である。行気通乳作用のある中薬を服用したところ，乳汁は少し分泌するようになっている。
弁　証：産後に情志抑鬱となり，そのために気滞血瘀となり乳絡が阻滞しておきた乳汁欠乏である。
治　則：行気活血通乳
取　穴：少沢，内関，三陰交（瀉）
効　果：初診後，乳房の痛みは消失し，乳汁も増加した。2診で治癒した。
経　過：1973年9月3日に治癒していることを確認した。

[症例2]　女，30才，初診1973年12月28日
主　訴：乳汁の分泌欠乏が2カ月余り続いている
現病歴：産後，乳汁がしだいに減少した。息切れ，心悸，脱力感，盗汗，自汗などの症状をともなう。右脈は沈細無力で，左脈は沈弱である。中西薬を服用したが効果はなかった。
弁　証：乳汁は気血から化生したものである。「気なくば則ち乳化さず，血なくば則ち乳生ぜず」といわれている。脈証にもとづくと，気血両虚により乳汁が化生できずおきた乳汁の分泌欠乏であると考えられる。
治　則：気血の補益，佐として通乳をはかる
取　穴：合谷，三陰交（補），少沢は捻刺する
経　過：1974年4月27日に，前回の2回の治療で治癒したことを確認した。現在子供は生後6カ月であり，乳汁の分泌も十分であるとのことであった。

経穴の効能鑑別・配穴

効能鑑別

少商，商陽，中衝，関衝，少衝，少沢の効能比較

　　この6穴はともに指の末端にあり，針感は敏感であり，反応も非常に強い。6穴すべてに

開竅蘇厥の作用があるが，個別にはそれぞれ次のような特徴がある。
1．少商：肺気を清宣し，咽喉を清利し，疏衛解表の作用がある。
2．商陽：陽明の鬱熱を清宣し，咽喉を清利し，解表退熱の作用がある。
3．中衝：清心安神，心包の鬱熱を清する作用があり，開竅醒志の作用は他の5穴よりすぐれている。
4．関衝：上焦の火を清し，少陽の鬱熱を清宣する作用がある。
5．少衝：清心安神の作用と，心火を清し，鬱熱を散じ，心気を通じる作用がある。
6．少沢：清心除煩の作用と，太陽の鬱熱を清宣し，乳汁を通調する作用がある。

[配穴]
1．少沢と少商，商陽，中衝，関衝，少衝の配穴
　両手の井穴を総称して「手十二井」穴という。三稜針により点刺出血すると，開竅醒志，退熱除煩，解表発汗，泄血散熱，鎮肝止搐，清心安神の効と陰陽を調節する効がある。手十二井穴の各穴に上記の作用があるのは，以下の要因による。
①陽経の井穴は金に属しており，肺と密接な関係がある。
②陰経の井穴は木に属しており，肝と密接な関係がある。
③中衝は手厥陰心包経に属しており，少衝は手少陰心経に属している。
④商陽は手陽明大腸経に属しており，手太陰肺経とは表裏の関係にある。
⑤少沢は手太陽小腸経に属しており，手少陰心経と表裏の関係にある。
⑥関衝は手少陽三焦経に属しており，手厥陰心包経と表裏の関係にある。
　さらに手十二井穴は，陰陽経の脈気が交通するところでもあるため，各穴には陰陽の調節，開竅蘇厥の作用がある。

2．少沢，少商，商陽，中衝，関衝，少衝の点刺出血
　上記各穴に，人中，合谷（瀉）を配穴したり，あるいは合谷，湧泉（瀉）を配穴すると，退熱解表，清心除煩の作用が生じる，また泄血することにより鬱熱を散じる作用も生じる。

[参考]

1．本穴の針感
　毫針を上に向けて1分ほど横刺すると，乳病を治療することができる。補法を施すと，患者に乳房が張った感覚を生じさせることができる。また瀉法を施すと，乳房がすっきりした感覚が生じる。

2．本穴の催乳作用の機序
　心と小腸は，表裏の関係にある。心は血脈を主っており，乳汁は気血から化生する。少沢を刺すと，心気を調節し，血脈を通じる特殊な作用が生じるため，乳汁の通行がよくなり，また旺盛となる。

2. 後 谿 （こうけい）

　後谿は，小指基節後方の横紋の先端，赤白肉の際にある。この部位は「肉の小会」といわれている。この「肉の小会」が谿を為すことから，後谿と命名されている。本穴は手太陽経脈の兪木穴（注ぐところ）であり，また八脈交会穴の1つでもあり，督脈に通じている。瘧疾，督脈病および手太陽小腸経の循行通路上の病変を治療する常用穴とされている。

本穴の特性

＜治療範囲＞

1．経脈通路上の病証

　『霊枢』邪気臓腑病形篇では，「榮輸は外経を治し，合は内腑を治す」と述べている。後谿は，本経経脈，経別の循行している耳，目，頸項，肩甲部，肘臂，腕，手指などの部位の病変を主治する。

2．督脈病

　後谿は八脈交会穴の1つであり，督脈に通じている。督脈は脊を貫き，脳に入絡し，また下項に別れている。さらに脊を挾み腰中に抵し，入って膂を循っている。その絡脈は脊をはさみ項に上っている。『素問』骨空論篇では，「督脈の病たる，脊強反折す」と述べており，『難経』第二十九難では，「督の病たる，脊強ばりて厥す」と述べている。督脈に邪気が侵入しておこる頭項強痛，頸項強直は，本穴の治療範囲に入る。治療に際しては，督脈経の大椎，人中，百会などを配穴して治療すると，さらに効果的である。

＜効　能＞

1．弁証取穴
　　瀉法：通督解痙，太陽の経気の宣通，瘧疾を治す
2．局部取穴
　　①瀉法（または灸を配す）：去邪散滞，舒筋活絡
　　②補法：壮筋補虚

＜主　治＞

破傷風，痙病，瘧疾，耳鳴り，耳聾，頭痛，頭項強痛，狂証，癲証，ヒステリー性疾患，落枕，手指麻木，手指攣急，手腕筋脈の異常。

臨床応用

1 破傷風

輸液，抗毒素，鎮静薬などによる治療と，針灸治療を併用すると極めて効果的である。督脈に通じている手太陽小腸経の後谿を瀉すと，督脈と太陽を宣通することにより駆邪解痙の作用が生じ，また督脈と太陽経筋脈の拘攣や拘急を抑制する作用が生じる。さらに同療法には，手太陽小腸経の上肢の筋脈の痙攣を緩解させる作用がある。

1．対症治療

督脈の経筋の拘攣，拘急を緩解させるためには，後谿に人中，大椎，百会，筋縮などを配穴するとよい。また太陽経の経筋の拘攣，拘急を緩解させるためには，後谿に風門，天柱，肝兪などを配穴するとよい。

2．全体治療

【1】初期の破傷風で軽症の場合

症状：軽度の牙関緊急。嚥下困難。頸項部の強急。四肢の痙攣。ひきつった笑いを浮かべる（破傷風顔貌）。舌苔白膩，脈弦細。

処方：後谿，大椎，合谷，太衝（瀉）……………去風鎮痙，舒筋

【2】経過が長く重症の場合

症状：牙関緊急。嚥下困難。頻繁に痙攣をおこす。角弓反張。呼吸促迫。痰涎が多い。舌苔白膩，脈弦緊。

処方：後谿，大椎，合谷，太衝，豊隆（瀉）………鎮肝熄風，去痰解痙

【3】失治，誤治あるいは過度の発汗や攻下により身体が衰弱し，筋脈が濡養を失っている場合には，上処方を用いることはできない。

処方：①合谷，三陰交，復溜（補）……………気血の大補，養陰柔筋
　　　②①に太衝（瀉）を配穴………………平肝熄風

【4】失血や妊婦で血虚の患者には，虚実に注意をはらい併治する必要がある。単純に去邪解痙をはかってはならない。

処方：①三陰交，復溜または太谿（補）………精血の補益
　　　②合谷，太衝，後谿（瀉）………………去邪解痙，熄風柔筋
　　　※　①と②を交互に用いるとよい。

2 痙病

本病は項背強急，四肢痙攣，角弓反張などを主症とする。同病は督脈と太陽経筋脈が拘急しておこるものである。本穴には，督脈と太陽の経気を宣通する効能があり，これにより督脈と

太陽経の筋脈拘攣を緩解させることができる。
1．風寒湿邪が経絡に阻滞し，気血の流れが悪くなり，筋脈拘攣しておこる痙病
　　症状：頭痛，悪寒発熱。項背強急。肢体が重だるい，四肢が痙攣する場合もある。舌苔白膩，脈浮緊。
　　処方：大椎（瀉），風門（瀉，加灸または吸角）……去風散寒，通督解痙
　　※　合谷，太衝（瀉）の2穴を交替に用いてもよい。
2．気血両虚，亡血，または産後血虚のため筋脈を栄養できずおこる痙病，または過度の汗下法により，陽気陰血がともに損傷しておこる痙病
　　※　本証には，本穴，風門，大椎などを用いることはできない。

3　瘧疾

後谿を瀉して宣陽駆邪をはかり，瘧邪を太陽から除去するとよい。同療法には截瘧の効がある。

1．正瘧
　　症状：寒熱往来。あくびをする。脱力感。身体が震えて歯の根が合わない。頭痛。煩渇。顔面紅潮。汗がでて解熱すると証候は緩解する。舌質紅，舌苔薄白または黄膩，脈は弦の場合が多い。
　　処方：①後谿，大椎（瀉）……………………………宣陽疏表，去邪止瘧
　　　　　②後谿，外関，丘墟（瀉）………………………少陽の和解，駆邪截瘧

2．熱瘧
　　症状：熱多寒少，または但熱不寒。汗がすっきりでない。頭痛，身体痛。口渇引飲。大便秘結。小便黄。食欲不振。舌質紅，舌苔黄，脈弦細数。
　　処方：①後谿，内庭，合谷（瀉）……………………清熱疏表，去邪止瘧
　　　　　②後谿，大椎，足三里（瀉）…………………疏表調中，去邪止瘧

3．寒瘧
　　症状：但寒不熱，または寒多熱少。口不渇。胸脇痞満。精神疲労，倦怠。舌質淡，舌苔薄膩，脈弦遅。
　　処方：①後谿（瀉），太谿（補）………………… 扶陽達邪止瘧
　　　　　②上処方に大椎（あるいは陶道）（灸瀉）を配穴……温陽散寒，扶正達邪

4　頭　痛

1．循経取穴として本穴を瀉すと，太陽頭痛，後頭痛で痛みが項部までおよんでいる場合に，経気を疏通させることができる
　　天柱，大杼または阿是穴（瀉）を配穴………………太陽経気を宣通し，駆邪止痛をはかる

2．鬱熱による頭痛
　　後谿，天柱（瀉ともに透天涼を施す）………………経気の通暢，鬱熱の消散

3．風寒外束による頭痛
　　後谿（瀉），天柱（瀉，加灸），大椎（瀉）…………疏風散寒，通経止痛

4．風熱の侵襲による頭痛

後谿，天柱，風府（瀉）……………………………疏風清熱，通経止痛

5 頭項強痛

「上の病は下に取る」にもとづき，循経取穴として本穴を瀉して太陽経気の宣通をはかる。

1．傷寒病，太陽表実証に現れる頭項強痛

大椎（瀉）を配穴……………………………………宣陽解表

2．風寒の邪が経絡に侵入し，営衛不和，経脈阻滞となっておこる頭項強痛

後谿，阿是穴（灸瀉）………………………………温経散寒，通絡止痛

3．捻挫などにより筋脈，気血の運行が障害をうけおこる頭項強痛

阿是穴（瀉）を配穴…………………………………通経活絡，行血散滞

6 癇証

本穴を瀉して，通督醒志をはかるとよい。

1．癇証発病時に「脊強ばり厥する」場合

①発作時には本穴（瀉）にて通督醒志をはかる。多くの場合，大椎，腰奇穴を配穴する。
②休止期には，本穴（瀉）にて督脈の宣通をはかるとよい。

2．毎回発作前に，頭項または項背部に強痛がおこったり，脊背強痛，または脊背部が冷える，しびれ，ひきつりなどが生じる場合

休止期：後谿，風池，大椎（瀉）………………………通経去邪，熄風清脳

3．癲癇の小発作時に，両臂が外に伸展したり，また頭を下げたり振ったりする様子がみられる場合

後谿，大椎（または風府），天柱（瀉）……………通経去邪，舒筋清脳

4．毎回発作前に肘以下または上肢の手太陽小腸経にしびれ，またはひきつり，だるさがおこる場合

後谿，小海（多く瀉し長く置針する）……………経気の通暢，駆邪散滞

7 落枕

頸項部の強痛または微かに腫れて左右に転側できない，項部を前後に屈伸できない，肩背部にだるさや疼痛がおよぶ，だるさや疼痛は頭部または上臂（上腕）まで放散する場合もある，などの症状が現れる。「上の病は下に取る」にもとづき，循経取穴として本穴を瀉して太陽経脈の阻滞を宣通するとよい。

1．項部がこわばり，屈伸できない場合

申脈（瀉）（陽蹻脈に通じる）を配穴……………足太陽経脈の阻滞を宣通する

※ 『内経』では，「項痛して俯仰できない者には，足太陽を刺し，顧れない者には，手太陽を刺す」と述べている。

2．睡眠時に体位が悪かったり，または頸部の過度の疲労により，経絡の気血の運行が阻滞しておこる落枕

　　阿是穴（瀉）を配穴……………………………………舒筋活絡

3．睡眠時に風寒を感受し，営衛不和，経絡阻滞となって筋脈拘急する場合

　　阿是穴（瀉，刺針後に灸または吸角を施す）を配穴……温経散寒，舒筋活絡

8 手腕筋脈の異常

腕関節尺側の筋脈が失調しておこる弛緩または拘急に対しては，本穴を瀉して治療する。

1．腕関節尺側の筋脈の拘急

　　後谿，腕骨，養老または通里（瀉）………………… 舒筋活絡

　※　腕橈骨筋脈が弛緩している場合

　　　陽谿，合谷，偏歴（補）を配穴………………… 壮筋補虚

2．腕尺側筋脈の弛緩，または橈側筋脈の拘急をともなう場合

　　取穴は同上，補瀉法を逆にする。

症 例

[症例1]　男，68才，初診1981年9月9日

主　訴：3日前よりの瘧疾

現病歴：瘧疾を2回発している。発作は1日に1回おこり，6〜8時間持続する。発作時には寒熱往来，先に冷え後に発熱する，戦慄，頭痛，身体痛，口苦，咽頭の乾き，汗がでると戦慄，頭痛は止まるなどの症状が現れる。発作後には身体がだるくなり，食欲不振となる。脈は弦である。今日は午後1時頃に発作がおこりそうである。

既往歴：1980年に瘧疾を患ったことがある。

診　断：瘧疾

治　則：駆邪截瘧

取　穴：後谿，大椎（瀉）。1日1回の針治療とする。

効　果：初診後に瘧疾の発作はおこらなかった。2診後にも発作はおこらなかった。

経　過：1982年9月にその後発作がおきていないことを確認した。

[症例2]　男，21才，カルテ番号9107

主　訴：20日来の破傷風

現病歴：1965年4月4日に牛車により足の親指をひかれた。17日には口噤がおこり舌を噛んでしまった。腰背部の強痛，頸項部の強痛，口乾，口不渇などの症状があった。この数日，発作性の全身痙攣，角弓反張，頸項部の強急がおこり，夜間には痙攣が強くなる。また舌強，語声不清，嚥下困難，ひきつった笑い（破傷風顔貌）があり，舌苔は白，脈は微弦数である。1965年4月30日に当病院の第3内科に破傷風ということで入院し，

5月7日に針灸科を受診。
弁　証：破傷風の病毒が経脈に侵襲し，経筋が拘急しておこった破傷風である。
治　則：疏風駆邪，舒筋解痙
取　穴：初診，後谿，大杼，頬車（瀉）
　　　　2～5診，後谿，大杼，合谷，太衝（瀉）
　　　　6診，後谿，太陽（瀉）
　　　　※　すべて長時間置針を行った。
効　果：初診後には，口噤と頸項部の強急，背部痛は治癒し，夜間の痙攣回数も減少した。2診後には，痙攣の回数と時間が少なくなった。少腹部に軽い痛みがある。4診後には，夜間に軽い痙攣が2回おきただけである。5診後には，痙攣は止まった。しかし食後に両側頭部に強痛がおこる。6診後に治癒して退院した。

配　穴

1．後谿と申脈の配穴

督脈に通じている後谿と，陽蹻脈に通じている申脈は，内眼角，頸部，項部，耳，肩部，小腸，膀胱にて合している。この2穴を配穴すると，頭項部，耳，目，肩部，腰背部の疾患を主治する。

2．後谿（瀉）

①大椎（瀉）を配穴…………………………………宣陽達邪，截瘧，通督舒筋
②大椎，百会，人中（瀉）を配穴………………通督醒志，舒筋解痙
※　脊柱がこわばって厥している場合，脊強反折の証を治療する。
③天柱，大椎（瀉）を配穴…………………………太陽の通暢，舒筋和絡
※　項背部の強急，頭項部の強痛，落枕を治療する。
④外関，丘墟（瀉）を配穴…………………………少陽の和解，駆邪截瘧

参　考

1．古典考察

『金匱要略』瘧病脈証併治篇では，「瘧の脈は自ら弦，弦数の者は熱多く，弦遅の者は寒多し。弦小緊の者は之れを下せば差ゆ。弦遅の者はこれを温むべし。弦緊の者は汗を発し針灸すべきなり。」と述べている。脈が弦で緊をともない浮象があるものは，邪気が表に偏重している現れである。この場合は，発汗または針灸により治療するとよい。同篇では治療穴については言及していないが，脈象から，後谿，大椎（瀉）を配穴すると効果的であることがわかる。これによって解表截瘧をはかるとよい。

2．臨床見聞

ある化膿性中耳炎の患者には，右耳から膿が流れ，耳の周囲に激痛があった。同患者に対し，後谿（瀉）を施したところ，耳前の激痛は消失した。また中渚（瀉）により，耳後部の激痛も速やかに消失した。この治病のメカニズムは「経脈の在る所，疾病の主る所」，また「病が何経に在るかにより，穴を何経に取る」という法則にもとづくものである。

3．歴代医家の経験

① 「胸項痛みの有るが如くは，後谿並びに列欠」（『千金十穴歌』）
② 「陰郄，後谿，盗汗の多く出るを治す」（『百症賦』）
③ 「後谿は耳鳴りを主り，鼻衄窒喘息通ぜざるを主る」（『備急千金要方』）
④ 「後谿は専ら督脈病を治す，癲狂此の穴治してさらに軽き」（『蘭江賦』）
⑤ 「……頸項強ばり，身寒し，頭顧らずは，後谿これを主る。寒熱頸頷腫れるは，後谿これを主る。狂互いに癲疾たびたび発するは，後谿これを主る」（『針灸甲乙経』）

4．子母補瀉法

『十二経子母補瀉歌』では，「小腸小海後谿連」と述べている。後谿は，手太陽小腸経の母穴である。虚する場合はその母を補うのが原則であるが，火経の木穴である後谿を取穴して補うと，木を補いて火を生じ，小腸腑と手太陽小腸経の虚証を補益する作用が生じる。ただし臨床における原則および「滎輸は外経を治し，合は内府を治す」という配穴原則にもとづく本穴の取穴は，本経の経脈が循行している通路上の病変と督脈病を治療する場合が多い。著者は手太陽小腸経の母穴として，補木生火の角度から小腸虚証の治療に後谿を用いたことはない。

5．透刺法

後谿から合谷への透刺，または合谷から後谿への透刺の目的は，刺針の刺激面を拡大し，刺激量を増強することにある。同療法は，宣竅，止痛をはかるときに多く用いられ，五指の麻木または鶏爪風などを治療する。

6．八脈交会穴の治療範囲

竇漢卿は『標幽賦』のなかで，奇経八脈に通じる8つの経穴の治療経験を総括して，「陽蹻，陽維並びに督帯は，肩背腰腿の表に在る病を主り，陰蹻，陰維任衝脈は，心腹脇肋の裏に在る疑を去る」と述べている。陽蹻とは，陽蹻脈に通じている申脈穴を指しており，陽維とは，陽維脈に通じている外関穴を指している。また督とは督脈に通じている後谿穴を指しており，帯とは帯脈に通じている足臨泣穴を指している。これらはそれぞれ表にある肩背腰腿などの部位の病変を治療する。そのうち陽維脈に通じる外関穴は，表にある肩背部の疾患にすぐれた治療効果を発揮し，また督脈に通じている後谿穴は，表にある脊背部の疾患にすぐれた治療効果を発揮する。

第8章　足太陽膀胱経

第8章　足太陽膀胱経

概　論

経脈の循行路線および病候

1．循行路線

　内眼角の睛明穴の部位からおこり，額に上り，督脈の神庭および足少陽胆経の頭臨泣と交会し，頭頂に上行して督脈の百会と交会する。その分支は，頭頂から分かれでて，耳の上角に向かって走り，足少陽胆経の曲鬢，率谷，浮白，頭竅陰，完骨などと交会する。その直行する支脈は，頭頂から脳に入り，督脈の脳戸と交会し，還りでて項部に下行し，肩甲筋の内側に沿って下行し，督脈の大椎，陶道と交会する。さらに脊柱をはさんで下行し腰部にいたり，脈気は内部に深く入り，脊柱の傍らの肌肉に沿って腔内に入り，腎臓に連絡し，そのまま膀胱に属す。
　その分支は，腰部から分かれでて，脊柱の傍らに沿って下行し，殿部を経過し，膝窩にいたる。さらに別の支脈は，肩甲骨内縁から肩甲骨下面にいたり，脊柱をはさんで下行し，大腿骨大転子（髀枢）部を経て，足少陽胆経の環跳と交会する。さらに大腿の外側後縁を下行し，前述の支脈と膝窩にて会合する。ここから下に向かって腓腹筋（腨）内を通り，外果後面に浅くでて，第5中足骨粗面に沿って足の第5趾の外側末端にいたり，足少陰経脈と連接する。足太陽膀胱経は膀胱に属し，腎に絡す。
　本経は，脊中の両傍らをはさんで循行するが，脊柱の両傍らには五臓六腑の背兪穴がある。これらの背兪穴は，該当する臓腑の経気が輸注しているところであり，それぞれ心，肝，脾，肺，腎，大腸，膀胱，小腸，胃，胆と連絡している。本経の経穴は，本経が循行している部位の病変や五臓六腑および脳の病証を治療する。これは，臓腑や肢節との絡属関係，五臓六腑の経気の輸注関係を通じ，本経脈の経気の作用が発揮されることにより，その効果が生じるものである。

2．病　候

　本経の病候には，頭痛，頭項部痛，項部のこわばり，悪寒発熱，脊背痛，項背部の強急，腰背部痛，角弓反張，遺尿，癃閉などがみられる。また太陽経証や本経が循行している部位である目，下肢の病変がみられる。これらは，膀胱，足太陽膀胱経の経気および本経が関係する部位が，発病因子の侵襲をうけることによっておこる全身または体表の症状と徴候である。これらの症状と徴候は，すべて本経と関係のある部位に現れるので，その診断と治療において重要

な情報となる。

　これらの病候の発生，発展，伝変と治癒の過程も，すべて本経を通じて実現する。したがって，本経を通じて現れるこれらの病候は，すべて本経の経穴の治療範囲となり，本経の経脈を通じ，本経の経気の改善により効を収めることができる。

経別の循行路線

　足太陽経脈の膝窩部から分かれてでる。経別のうち一支は，上行して殿部の下5寸のところに分布し，別れて肛門に走り，膀胱に属し，腎臓に散絡する。さらに脊中両側に沿って心臓部にいたり散布する。直行する経別は，脊中両側に沿って上り，項部に出て，足太陽膀胱経の経脈に帰属する。

　この循行は，足太陽膀胱経の経脈と経別が循行している部位との関係を強めており，表裏の関係にある足少陰腎経との外的な連接を密接にし，膀胱と腎との内的な絡属関係を結ぶものである。これは表裏経の経穴の配穴治療を有効にし，また本経の経穴による膀胱および膀胱と関係のある腎，心（心熱の膀胱への移熱），本経の循行部位の病変の治療を可能にしている。

絡脈の循行部位と病候

1．循行部位

　主な絡脈は，飛陽から別れてでる。外果の上7寸のところから別れて足少陰腎経に走る。この絡脈は互いに表裏の関係にある足少陰腎経と足太陽膀胱経を連絡させ，肢体に分布している表裏経を連接させている。すなわち，足太陽膀胱経と足少陰腎経の関係する経穴，原絡穴配穴の1つの通路となっている。循行している部位の病変は，絡穴である飛陽の治療範囲に入る。

2．病　候

　絡脈が循行している下腿の疾患が多い。この病候は絡脈を通じて，それが循行している部位に病が反映したものである。絡穴である飛陽を取って刺すと，絡脈の脈気の調整を通じて効を収めることができる。

経筋の分布部位および病候

1．分布部位

　「足太陽の筋，足の小趾よりおこり，上りて果に結び，邪めに上りて膝に結ぶ。其れより下りて足外側を循り，踵に結び，上りて跟を循り，膕に結ぶ。其の別なるは，踹外に結び，膕中の内廉に上り，膕中にて与に併せ上りて殿に結び，上りて脊を挟み項に上る。其の支なるは，別れて入りて舌本に結ぶ。その直なるは，枕骨に結び，頭を上り，顔に下り，鼻に結ぶ。その支なるは，目の上の網となり，下りて頄に結ぶ。その支なるは，腋後の外廉よりいき肩髃に結

ぶ。その支なるは，腋下に入り，上りて欠盆に出で，上りて完骨に結ぶ。その支なるは，欠盆より出で，邪めに上りて頄に出ず。」（『霊枢』経筋篇）

　経筋の分布は，本経の経脈が循行している体表の部位と，基本的に一致している。それが循行，結ぶところの多くには，本経の経穴が所在している。

2．病　候

　本経の経筋の病候は多くの場合，その循行，結ぶところに現れる。主な病候を以下にあげる。小趾と足外側の拘攣・弛緩・疼痛，外果の部位の拘急・痿廃不用，脛外後廉の転筋・拘急，脛外後廉および外果部，足太陽経筋と足少陽経筋の拘急（外反足にみられる），足太陽経筋と足少陽経筋の弛緩（内反足にみられる），腓腹筋（腨部）の転筋・痺痛・攣縮，腨跟部の拘急（足太陽膀胱経と足少陰腎経の跟腨経筋の攣縮，下垂足にみられる），足太陽経筋と足少陰経筋，足太陰経筋の拘急は，下垂足と内反足の合併にみられる，膝膕の弛緩不用・拘急（伸展不利にみられる），大腿部後面の転筋・痺痛・拘急，殿部の痺痛・弛緩，腰部の痺痛・弛緩または筋腱靱帯の損傷，または腰筋労損，脊柱両傍の痺痛・弛緩無力，脊中両傍の拘急（角弓反張にみられる），項部捻挫による疼痛・運動障害，項部弛緩（大病後にみられる），頸項部の強急，後頭部痛，前額部の拘急・弛緩など。

　上記の病候は，それぞれ小趾部の至陰，通谷，足外側および外果部の申脈，僕参，金門，京門，足跟部の崑崙，腓腹筋（腨）部の承筋，承山，大腿後面の殷門，承扶，殿部の秩辺，承扶，腰部の三焦兪，腎兪，気海兪，脊柱両傍の風門，肺兪，心兪，肝兪，脾兪など，項部や後頭部の玉枕，天柱，前額部の攅竹，眉衝，曲差などにて治療するとよい。また本経の経脈の循行と一致しない部位の経筋病変は，そのほかの経の該当する部位の経穴にて治療する。

膀胱の生理病理

　膀胱は，少腹部に位置しており，腎と表裏関係にある。膀胱の主な生理機能は貯尿と排尿であり，その病理的な変化は主として排尿困難，小便失禁という症状として現れる。膀胱の機能が失調しておこる小便不利，失禁，癃閉などの病証は，すべて本経の関連穴の治療範囲である。

　腎と膀胱とは，表裏の関係にある。腎気不化が膀胱の気化に影響している場合には，足少陰腎経の経穴，任脈の下腹部の関連穴を配穴して治療するとよい。また肺，脾，腎三臓と関係する病変に対しては，それぞれ手太陰肺経，足太陰脾経，足少陰腎経の関連穴を配穴して治療するとよい。膀胱の湿熱蘊結による病には，膀胱の募穴を配穴して治療するとよい。また他臓の熱が移熱しておこる病証には，その病因となっている臓に属する経の関連穴を配穴して治療する。膀胱腑病は，膀胱の兪募穴を取って施治する場合が多い。

経穴の分布と治療範囲

1．本経経穴

睛明，攢竹，眉衝，曲差，五処，承光，通天，絡却，玉枕，天柱，大杼（骨会穴），風門，肺兪，厥陰兪，心兪，督兪，膈兪（血会穴），肝兪，胆兪，脾兪，胃兪，三焦兪，腎兪，気海兪，大腸兪，関元兪，小腸兪，膀胱兪，中膂兪，白環兪，上髎，次髎，中髎，下髎，会陽，附分，魄戸，膏肓兪，神堂，譩譆，膈関，魂門，陽綱，意舎，胃倉，肓門，志室，胞肓，秩辺，承扶，殷門，浮郄，委陽（三焦下合穴），委中（合土穴），合陽，承筋，承山，飛陽（絡穴），跗陽，崑崙（経火穴），僕参，申脈，金門（郄穴），京骨（原穴），束骨（兪木穴），通谷（滎火穴），至陰（井金穴）の67の経穴がある。

上記の各経穴は，それぞれ内眼角，眉頭，頭部第1側線，項部，脊柱両傍第1，2側線，腰仙部，大腿部後面，膝窩部，腓腹筋部，外果後部および下部，第5中足骨部，足小趾外側に位置している。

本経経穴の効能面では，各経穴とも，その経穴の所在部位とその近隣の局部の病証を治療することができるという共通性がある。また，膝以下の経穴は，目，頭部，項部，脊背部，腰背部，腰仙部，肛門の病，熱性病および精神疾患を治療することができるという特殊性がある。さらに個別の効能としては，以下のようなものがある。五臓六腑の経気が輸注している背兪穴は，該当する臓腑と穴下にある関連臓腑の疾患を治療することができ，該当する臓腑の機能改善に一定の効果がある。魂門，魄戸，志室，神堂，陽綱，意舎，胃倉などの臓腑と相応する背部の経穴は，相応する臓腑の病を治療することができる。風門には，肺を治す作用と去風解表の作用がある。膈兪は八会穴の「血会」であり，血証を治療し，大杼は八会穴の「骨会」であり，骨病を治療することができる。膏肓兪は久病による身体虚弱を治療し，腰仙部の八髎穴は骨盤腔内の疾病を治療し，泌尿，生殖器系の疾病に一定の効果がある。委中には，急性胃腸炎，中暑を治療し，泄血散熱，泄血解毒，泄血行瘀の作用がある。至陰には，分娩促進と胎位を矯正する特殊な作用がある。通天は，鼻疾患を治療する。傷寒病中の太陽経証は，大杼の治療範囲に入る。上にみられるように膝以下の経穴と背兪穴の適応症は非常に多く，臨床において広く用いられている。

2．他経との交会

督脈の大椎，陶道，百会，脳戸，神庭，足少陽胆経の曲鬢，卒谷，浮白，頭竅陰，完骨，頭臨泣，環跳などと交会する。

3．本経との交会

督脈は，本経の風門にて交会し，手太陽小腸経，足陽明胃経は本経の睛明にて交会する（また手足太陽，陽明，陽蹻，陰蹻五脈の会とする説もある）。手太陽小腸経は本経の大杼，附分にて交会し，陽蹻脈は本経の申脈（陽蹻脈の生じるところ），僕参（陽蹻脈の本），跗陽（陽蹻脈の郄）にて交会する。陽維脈は，本経の金門（陽維の別属）にて交会する。また申脈は陽蹻脈に通じている。

こうした他経との交会により，各経穴には以下のような作用が生じる。風門は督脈の経気が

失調しておこる項背部の強急を治療し，晴明は手太陽小腸経と足陽明胃経の熱邪によりおこる眼疾患を治療する。また大杼，附分は，手太陽小腸経の経気が失調しておこる肩背部（大杼，附分の所在部位）の疾患を治療する。申脈は陽蹻の病である陰緩陽急（外反足），癲病の昼間の発作，腰背部痛，腰背部の強直，頭痛，目赤痛などを治療する。

[本章の常用穴]

晴明，攢竹，大杼，風門，肺兪，心兪，膈兪，肝兪，脾兪，胃兪，腎兪，大腸兪，次髎，委中，承山，崑崙

1. 睛 明 （せいめい）

　　睛明は，睛に近い内眼角に位置している。本文には，視覚異常を治療し，明目作用があることから睛明と命名された。本穴は，別名，精明，涙孔，涙空，目内眥ともいう。

　　本穴は，足太陽膀胱経の起始穴であり，手足太陽，足陽明，陽蹻，陰蹻の5脈の会である。また眼疾患を治療する際の常用穴である。

本穴の特性

＜治療範囲＞

　　目と臓腑とのあいだには，密接な関係がある。例えば，「霊枢」大惑論篇では，「五臓六腑の精気は皆上りて目に注ぎ之が精と為る。精の窠は眼と為る。骨の精は瞳子と為る。筋の精は黒眼と為る。血の精は絡と為る。其の窠気の精は白眼と為る。肌肉の精は約束と為る。筋骨血気の精を裏擷して，脈と併して系を為す。上は脳に属し，後は項中に出づ。」と述べている。これは目の万物を視覚によってとらえて，五色を弁別し，物の形象を識別するという作用が，五臓六腑の精気の目への上注に依存していることを説明したものである。また目と経絡とのあいだにも，密接な関係がある。例えば『素問』五臓生成篇では，「諸脈は，みな目に属す」と述べている。

　　このように，目と臓腑，経絡とは密接な関係にあるため，外感の諸邪や内傷の諸疾などは，眼疾患をひきおこす要因となる。臓腑，経絡の失調を要因とする眼疾患は，すべて本穴を配穴して治療することができる。眼疾患には虚実によるものと，寒熱によるものがあるが，睛明には補の作用と瀉の作用があるため，両者を治療することができる。また本穴を用いた治療の効果では，実証や熱証の眼疾患に対しては即効性があるが，虚証や寒証の眼疾患に対しては効果は緩慢である。

　　睛明は，内眼角に位置しており，血輪に属しており，心に応じている。心は火を主っており，血脈を主っている。心気が和していれば火は平静を保っているが，心気が盛んになると火は上炎する。心火が上炎して血脈を逆行し，経絡を阻滞させて内眼角の部位で鬱すると，内眼角の疾患がおこる。また内眼角からはじまって，気輪，風輪，水輪の部位に波及することもある。これらは本穴の治療範囲に入る。

<効　能>

局部取穴

　①瀉法：清熱明目，退翳散瘀，舒筋活絡

　※　瀉法を用い抜針前に針をやや抜いて針尖を鼻根に向けて刺入し，血を鼻孔から数滴流すと（これは内眦肉上から刺針する法を採用する），清熱明目散瘀の作用がある。

　②補法：補虚明目，健筋

<主　治>

急性結膜炎，赤脈伝睛，翼状片，流涙症，近視，青光眼（緑内障），暴盲（急性視神経炎，眼底出血，網膜中心動脈塞栓），斜視，夜盲症，目痒，眼球振戦，中心性網膜炎，眼瞼炎，角膜炎，電気性眼炎，視神経炎，涙嚢炎，青盲（視神経萎縮）。

臨床応用

1　急性結膜炎

本病は伝染性の眼疾患であり，発病は急性で，目の著しい充血・発熱を症状の特徴とする。同病は伝統医学の「天行赤眼」，「暴風客熱」という2証に属している。治療に際しては本穴を瀉して清熱明目をはかるとよい。

１．天行赤眼（熱盛による急性結膜炎）

　　時気の邪毒を感受しておこる。

　症状：目が急に赤く腫れる，痛みと痒みが交錯する。熱を嫌う。羞明。涙がでて開眼しにくい，粘い目脂がでる，眼瞼とまつげがくっつくなど。

　処方：①睛明，合谷（瀉），太陽（点刺出血）……清熱去風，泄熱解毒
　　　　②睛明，合谷，三陰交（瀉），太陽（点刺出血）……清熱解毒，涼血清目

２．暴風客熱（風熱による急性結膜炎）

　　風熱が交錯して目を侵襲すると，急性で発病する。

　症状：眼瞼の充血と腫脹，白睛が急に充血する，熱い涙がでる，涙と目脂がでる。羞明，または頭痛。鼻閉。発熱。悪風などの症状をともなう。

　処方：睛明，風池（または曲池），太陽（瀉）……疏風清熱，散熱明目

2　赤脈伝睛

大眦（内眼角）からおこるものを大眦赤脈伝睛といい，小眦（外眼角）からおこるものを小眦赤脈伝睛という。本穴を瀉すと，大眦赤脈伝睛を主治する。

　主症：内眼角の痒みと痛みが交錯する。赤脈は多くの細い枝状を呈する。内眼角から気輪におよぶが，風輪におよぶ場合もある。

１．三焦壅熱，心火上亢によるもの（実証）

　随伴症：赤脈が充血して太くなる，痒みと刺痛をともなう，目脂が多く乾いている。頭痛，

煩熱，口乾などをともなう。舌質紅，脈数有力。
  処方：睛明，外関，神門，三陰交（瀉）……………清心涼血，鬱熱の消散
    ※　外関にて三焦の火を清降させ，神門にて心火を清し，三陰交で涼血をはかる。
2．心陰暗耗，虚火上擾によるもの（虚証）
  随伴症：赤脈が細く色は淡。軽度の痒みはあるが痛みはない。心悸。不眠。眩暈。心煩。舌質絳，無苔，脈細数。
  処方：睛明（患側），神門（瀉），復溜，三陰交（補）……滋陰降火，養血寧心，鬱熱の宣散
  ※　神門にて清心寧神をはかる。復溜にて水の主を壮じて陽光を制すれば，心火はおのずと降りる。三陰交にて養血益陰をはかる。これらは本治である。また患側の睛明を瀉して鬱熱の宣散をはかり，その標を治す。

3 翼状片

これは伝統医学における「胬肉攀睛」に類似している。本穴の取穴は，胬肉の根部が内眼角にあり気輪を貫き風輪に侵入している証の治療に用いる。
1．心肺風熱の壅盛による経絡瘀滞型
  睛明，合谷，神門（瀉）………………………………去風清熱
2．脾胃湿熱の蘊蒸による血滞型
  睛明，足三里，陰陵泉（瀉）…………………………脾胃の湿熱の清理
  ※　本病に対する局所治療として本穴に針瀉を施すと，退翳散滞の作用があり，短期効果を収めることができる。身体が虚している患者には，少し瀉して置針を多くするとよい。

4 斜　視

1．外斜視
  治療にあたっては局所取穴として，睛明（または攅竹を加える）（補）により壮筋補虚をはかるとよい。または瞳子髎（瀉あるいは太陽か絲竹空を加える）を配穴して舒筋活絡をはかる。これにより眼筋の機能の平衡を調節することができる。
2．内斜視
  取穴は外斜視と同じであるが，補瀉手技は逆に行うとよい。
3．随証配穴
【1】風痰が経絡に阻滞し，筋脈が攣急しておこる斜視
  合谷，太衝，患側の睛明，または豊隆（瀉）を加える
【2】脾気虚弱により目系が弛緩し，眼球運動の平衡が失調しておこる斜視
  合谷，足三里，患側の睛明（補）………………………補中益気，強筋補虚
【3】外傷性斜視
  睛明，瞳子髎，攅竹などの局所穴を取穴する

5　電気性眼炎

　本病は陽，表に属する実熱証である。初期には目のなかに軽い異物感が生じるが，病が進むにつれてしだいに症状が悪化して結膜が充血し，涙や羞明，灼熱様の痛みなどが生じる。

　治療にあたっては，睛明を瀉して清熱明目をはかり，風池（瀉，透天涼を施し，針感を眼部にいたらせる）を配穴する。または曲池（あるいは合谷）（瀉）を配穴し，さらに太陽に点刺出血を施して清熱明目をはかるとよい。

6　涙嚢炎

　これは伝統医学の「眦漏」，「漏睛瘡」に類似している。内眼角の部位にある睛明は，本病を治療する際の常用穴である。本病は手少陰心経の熱邪が長期に蘊結し内眼角に影響しておこる場合と，風熱の侵襲により内火が動いておこる場合があるが，両者とも本穴を瀉して去邪散熱をはかるとよい。局部取穴としては，攢竹，太陽または球後（瀉）がよく配穴される。湿熱による涙嚢炎には，上処方に合谷，陰陵泉（瀉）を配穴して清熱利湿をはかるとよい。または神門（瀉）を加えて，必要に応じて心火を清するとよい。風火による涙嚢炎には，上処方に曲池（または風池），外関（瀉）を配穴して風熱の疏散をはかるとよい。

症　例

［症例1］　　女，52才，初診1971年9月28日
主　訴：複視，眼瞼下垂が40日余り続いている
現病歴：40日余り，左目の外斜視と複視がある。また左の眼瞼に下垂がみられ，咽頭部の乾き，耳鳴，目を開くと頭暈がおこる，両目が乾く，息切れなどの症状をともなっている。舌質は絳で無苔，脈は弦である。また心音が亢進しており，血圧は190／110mmHgである。
検　査：瞳孔は等大，対光反射は正常，左眼球は外斜視で上下，外方には動く，眼窩上神経区に麻木感がある，眼底動脈は細い
弁　証：目系の経筋失調による斜視
治　則：経筋の調和
取　穴：睛明（補）（左），攢竹，陽白（瀉）（左）。2〜3日に1回の針治療とする。
効　果：初診後に複視は軽減し，左の上眼瞼は動くようになった。2診後には開眼できるようになったが持続しない。長時間にわたって物を見ると，やや複視のように感じられる。3診後には複視は治癒し，眼瞼下垂も80％は良くなった。4診で治癒した。
経　過：1971年10月27日に患者の自宅を訪れ，複視と眼瞼下垂が治癒していることを確認した。両目の乾き以外には，異常はみられなかった。

［症例2］　　女，48才，初診1965年7月3日

主　訴：右目の熱痛が8日間続いている
現　症：右目が赤くただれている，目脂が多い，羞明，目が乾き開眼しづらい，物がはっきり見えない，午後に目の熱痛がある，痛みと痒みが交錯する，赤脈絡が白睛に充満している。頭痛，頭がぼんやりする，これは熱や光刺激により増強する。息切れ，心悸があり熱刺激により増強する。尿は黄色で熱感がある，陰部の熱感と瘙痒，空腹感はあるが食欲はない。舌体には裂紋があり，舌苔は黄で乾いており，脈は数である。平素から内熱熾盛で，外感熱邪を感受しやすい。
弁　証：内熱熾盛の体質であり，外感暑熱の邪を感受して，それが目に上攻しておこった急性結膜炎である。
治　則：疏風清熱明目
取　穴：睛明，風池，光明（瀉）（右）
効　果：風池，光明には透天涼を施す。風池の涼感は右眼球部にいたり，光明の涼感は本経に沿って帯脈穴にいたる。風池と光明には8分間透天涼を施し，30分間置針したところ右目の瘙痒，熱痛は消失した。睛明（目内眥に刺入）に痒みがあるが痛みはない。
　　　　初診後には右目の痛みは消失し，充血も軽減した。
　　　　2診（6日），睛明（右），風池，光明（瀉）
　※　風池の涼感は両眼球にいたり，両眼球が涼しく感じられた。光明の涼感は本経に沿って股関節部にいたった。睛明の痒みは著しい。
経　過：1965年8月に急性結膜炎は前回の治療で治癒していたことを確認した。

［症例3］　男，19才，初診1969年9月19日
主　訴：数カ月来の斜視，複視
現　症：左眼球が鼻側に向いており，眼球を外側に動かせない，複視があり，物が2つに見える，目がかすむ。さらに左眼球に痛みがあり，頭痛をともなっている。視力は右が1.5，左が0.7であった。眼底検査は正常であった。
弁　証：左目の経筋失調による斜視
治　則：経筋の調和
取　穴：睛明（瀉）（左），瞳子髎（補）（左）
効　果：初診後には視物昏花と複視は軽減した。5診後には複視は顕著に軽減した。6診後にはすべての症状が顕著に軽減し，7診で治癒した。
経　過：1971年10月25日に手紙にて治癒していることを確認した。さらに72年から83年まで追跡調査を行ったが再発はなかった。

配　穴

　睛明は，眼疾患を治療する際の常用穴である。臨床においては，局所穴である陽白，太陽，攢竹，承泣，瞳子髎，絲竹空などを配穴して用いることが多い。「眼は五臓に通じ，気は五輪

を貫く」といわれている。全体治療としては，晴明は弁証取穴の処方のなかで配穴され，標本兼治として用いられている。

　手陽明大腸経は上って鼻孔をはさんでおり，手少陰心経は目と連絡しており，手少陽三焦経は内眼角にいたっている。また足陽明胃経は鼻の傍らからおこり，足太陽膀胱経と足少陽胆経は外眼角よりおこり，足厥陰肝経は目系に連絡している。こうした経脈の循行や目の病の所在部位をかんがみて，眼疾患の治療では肘や膝以下の経穴を循経取穴として配穴し用いることが多い。

参　考

1．臨床見聞

　虚証の眼疾患に対しては，主として本治を行う。局所穴を配穴して用いることは少ない。虚中挟実の眼疾患に対して，本穴を補うことは不適切である。また瀉す場合にも多く瀉してはならず，目の精明の気の損傷に注意して，少し瀉す必要がある。

　身体が虚している場合や，虚証の眼疾患に対して，本穴（瀉）を多く用いて治療すると，目の精明の気を損傷してしまい，一時的に失明することがある。この場合，適宜に関連する経穴を補って，気血の補益，肝腎の補益，腎陽を補益し腎気を補益するなどをはかれば回復させることができる。

2．歴代医家の経験

① 「晴明，太陽，魚尾は，目の症に頗るよろし」（『玉竜賦』）
② 「晴明は眼胬肉攀を治す」（『霊光賦』）
③ 「晴明，攅竹は目昏蒙とし，迎風流涙，眥痒痛し，雀目攀睛白翳生じる（を治す）」（『十四経要穴主治歌』）
④ 「その雀目肝気を観るは，晴明，行間細かに推す」（『百症賦』）

2. 攅竹 （さんちく）

攅竹の「攅」には集合するという意味がある。また本穴は，両眉毛のあいだに位置しており，眉毛の形が竹の葉に似ている。そこから本穴には竹の一字が使用された。攅竹は，別名，眉頭，員柱ともいう。また眼疾患を治療することから，始光，夜光，明光，光明とも称される。本穴は，足太陽膀胱経の眼区の経穴であり，局所取穴として用い，その所在部位の局部の病変を治療する常用穴である。

本穴の特性

＜治療範囲＞

眉毛の内側端に位置しており，局所取穴として用いた場合は，内眼角，眼瞼，上眼窩，前額部などの病変を主治する。また弁証取穴による処方においては，補助穴として配穴し用いられる。さらに標本兼治の処方においては，標を治すために用いられる。

＜効　能＞

局部取穴
　①瀉法：清熱明目，駆邪散滞，舒筋活絡
　②補法：明目，健瞼
　③三稜針による点刺出血：泄血散瘀，鬱熱の宣散

＜主　治＞

上眼瞼下垂，胞輪震跳（眼瞼痙攣），眼球振戦，近視，斜視，三叉神経痛，急性結膜炎，電気性眼炎，流涙症，涙嚢炎，暴盲（急性視神経炎，眼底出血，網膜中心動脈塞栓），顔面神経麻痺。
　また翼状片，眼丹（重症の麦粒腫），目痒などを治す。

臨床応用

1 上眼瞼下垂

先天性のものと後天性のものがある。臨床においては，後天性のものが多く，これは児童によくみられる。治療の際，攅竹に刺入する場合は，眉端から魚尾に向けて横刺し，虚証には補

法，実証には瀉法を施すと，去邪の作用と扶正の作用がある。また局所治療としては，陽白，太陽または絲竹空などを配穴すると良好な効果を収めることができる。本穴は，外傷，風熱上攻，脾気虚弱，気血両虚のどの要因による上眼瞼下垂にも用いることができる。

1．風熱上攻による上眼瞼下垂
　　①攅竹（瀉）
　　②合谷，風池（瀉）……………………………疏風清熱
　　※　①と②を同時または交互に用いる。
2．気血両虚による上眼瞼下垂
　　①攅竹（補）
　　②合谷，三陰交または血海（補）……………気血の補益
　　※　①と②を同時または交互に用いる。
3．脾虚気弱，脈絡失養による上眼瞼下垂
　　①攅竹（補）
　　②三陰交，足三里（補）………………………益気養血
　　※　①と②を同時または交互に用いる。
4．外傷により胞瞼の筋脈を損傷しておこる上眼瞼下垂
　　攅竹，陽白，太陽（補）………………………胞瞼の筋脈の補益

2　胞輪震跳（眼瞼痙攣）

本病は目瞤，眼瞼痙攣ともいう。痙攣は上眼瞼に生じることが多く，痙攣が眉の際におよぶものは眼眉跳といわれている。攅竹は，本病の標治をはかる常用穴である。対症治療としては，陽白または絲竹空を配穴して瀉法を施すと，去邪解痙鎮痙の効がある。全身の病理証候をともなわない場合は，この方法を主に用いる。

風熱が肌腠に客し，経絡に侵襲しておこる眼瞼痙攣には，合谷，風池（瀉）を配穴して疏風去熱をはかるとよい。気血両虚による本病には，合谷，三陰交（補）を配穴して，本治として気血の補益をはかり，標治として局所穴を瀉すとよい。局所穴に補法を施してはならない。

3　斜　視

内斜視と外斜視の治療では，ともに本穴を配穴することができる。虚実にもとづいて補瀉を施し，筋脈の協調をはかるとよい。

1．内斜視
　【1】邪実により筋脈が拘急しておこる内斜視
　　攅竹，睛明（瀉）……………………………筋脈の拘急の弛緩をはかる
　【2】正気が虚し目系が弛緩しておこる内斜視
　　太陽，魚尾または瞳子髎（補）……………健筋補虚
2．外斜視
　【1】邪実により筋脈が拘急しておこる内斜視

瞳子髎，魚尾または太陽（瀉）……………………筋脈の拘急の弛緩をはかる
【2】正気が虚し目系が弛緩しておこる内斜視
　攢竹，睛明（補）………………………………………健筋補虚
　斜視病であり，全身の病理証候をともなわない場合には，局所治療を施すことにより良好な効果を収めることができる。久病または局所治療による効果が遅い場合には，弁証取穴により全身治療を行うとよい。

4　三叉神経痛

　本穴（針は魚腰に向けて横刺する）を瀉すと，三叉神経の眼窩上神経痛を治療することができる。局所治療を施す場合には，陽白，頭維，太陽などを配穴することが多い。これにより通経活絡，散邪止痛の効を収めることができる。

1．陽明熱盛による三叉神経痛
　①攢竹，合谷，内庭（瀉）………………………陽明の鬱熱の清泄
　②攢竹，曲池，解谿（瀉）………………………陽明の鬱熱の清泄
2．痰火上擾による三叉神経痛
　攢竹，内庭，豊隆（瀉）…………………………痰火の清瀉
3．熱盛風動による三叉神経痛
　攢竹，曲池，太衝または風池（瀉）……………清熱熄風
4．肝胃の火の上攻による三叉神経痛
　攢竹，行間，内庭または解谿（瀉）……………肝胃の火の清瀉
5．風熱外襲による三叉神経痛
　攢竹，曲池，外関（瀉）…………………………去風清熱解表
6．陰虚肝旺による三叉神経痛
　攢竹，行間（瀉），曲泉または復溜（補）…………育陰清肝
7．胆経火旺，循経上擾による三叉神経痛
　攢竹，丘墟，風池（瀉）…………………………胆火の清降

5　流涙症

　本病には冷涙と熱涙がある。冷涙は肝腎両虚，精血不足を内因とし，さらに外邪をうけておこる場合が多い。治療に際しては，肝兪，腎兪（補）により肝腎の補益をはかり，さらに攢竹（補）を加えて補虚止涙をはかるとよい。また熱涙は肝火熾盛を内因とし，さらに風熱の侵襲をうけておこる場合が多い。治療に際しては，行間，合谷（または風池），攢竹（瀉）により去風清肝，鬱熱の宣散をはかるとよい。

6　眼瞼縁炎

　本病は伝統医学の「瞼弦赤爛」，「風弦赤爛」，「爛弦風」の類に相当する。眼瞼縁が発赤・びらんし，治癒しても再発しやすいという特徴がある。

1．風湿による眼瞼縁炎
　　平素から脾胃に湿熱があり，さらに風邪を感受して風と湿熱が眼瞼に鬱結しておこる場合が多い。
　症　状：眼瞼縁の発赤，涙が多い，目脂は少ない，または目脂はない，痒みが強く痛みは軽い，痂皮は薄い。
　処　方：攢竹（瀉）により清熱止痒をはかる。眉間に沿って魚尾穴に向けて横刺すると，ただちに瘙痒は軽減する。さらに曲池（または風池），陰陵泉（瀉）を配穴し，去風利湿をはかるとよい。

2．湿熱による眼瞼縁炎
　　湿熱が眼瞼に相結しておこる場合が多い。
　症　状：眼瞼縁の発赤・びらん，目脂は多い，または目脂はない，痒みと痛みがともに強い，痂皮は厚く，痂皮を去ると粘くびらんしている。
　処　方：攢竹，合谷，陰陵泉（瀉）……………清熱滲湿

7　暴盲（急性視神経炎，眼底出血，網膜中心動脈塞栓など）

　平素は両眼の視力が正常であった者が，急に単眼または両眼を失明する症状を暴盲という。攢竹を瀉すことにより，激怒して肝気上逆となり気血が鬱閉しておこる暴盲を治療する。治療に際しては，本穴を取るのと同時に暗示療法を施すとよい。または内関あるいは間使（瀉）を配穴すると，より効果的である。

症　例

［症例1］　男，34才，初診1968年3月6日
主　訴：眼瞼下垂が3カ月間続いている，原因は不明。
現病歴：3カ月前から左の上眼瞼下垂が続いており，開眼が困難である。眼球は乾いており，また違和感がある。左の内眼角部にも違和感がある。さらに複視もともなっている。
弁　証：発病後，日数が経っているが，正気不足の証候はない。これは「邪気反緩」であると判断できる。邪気が経絡に侵襲し，眼瞼下垂となったものである。
診　断：上眼瞼下垂
治　則：散邪舒筋
取　穴：左攢竹，陽白，太陽（瀉）
経　過：1968年5月25日に前回の2回の治療で治癒し，再発していないことを確認した。

［症例2］　男，48才，初診1977年6月4日
主　訴：右目の斜視が1カ月間続いている
現病歴：1カ月余り前に立てつづけに4回転倒し，頭顔面部に怪我を負った。以来，右目の外斜視，複視が出現した。まっすぐ歩行できず，頭重脚軽などの症状をともなっている。

症状は午後になると悪化する。
検　査：右目の内転運動に軽度の障害がある。右目の外斜角度は約10～15°前後である。麻痺性外斜視と診断される。
弁　証：目系の内，外経筋の機能が失調しておきた斜視である。
治　則：目系の経筋の平衡を調節する。
取　穴：右攢竹（補），右太陽，絲竹空（瀉）。隔日治療とする。
効　果：3診後には斜視は軽減した。5診後には著しい効果が認められ，複視もほぼ治癒した。6診で完全に治癒した。

参　考

1．古典考察

1．『玉竜賦』では，「攢竹，頭維は，目疼頭痛を治す」と述べている。攢竹は眼病を治療する際の要穴であり，また頭維は頭痛を治療する際の要穴である。この2穴を配穴すると，目疼頭痛をともなう病や，単独に目疼頭痛がおこっている患者を治療することができる。さらに目疼によりおこる頭痛も治療することができる。

2．『素問』刺禁論篇では，「匡上を刺し骨中の脈を陥すれば，漏を為し盲を為す」と述べている。これは上眼窩の陥骨部の経穴に刺したとき，目系の動脈を刺傷してしまい，そのため血が眼内に入って目系の機能を損傷すると，涙が止まらなくなり視力障害がおこることを説明したものである。

3．『素問』刺禁論篇では，「面を刺し，溜脈に中れば，不幸にして盲を為す」と述べている。面部の溜脈について，『類経』では「溜は，流なり。凡そ血脈の目に通じる者は，みな溜脈を為す」と解釈している。「面を刺し，溜脈に中れば，不幸にして盲を為す」とは，顔面部とりわけ眼区や眼区の近隣部位の経穴を刺したとき，動脈を刺傷してしまい，そのため血液が眼球に流入すると，眼球内の瘀血を形成し，失明または一過性の失明をひきおこす場合があることを述べたものである。

2．歴代医家の経験

① 「睛明，攢竹目昏蒙，迎風流涙眦痒痛，雀目攀睛白翳生」（『十四経要穴主治歌』）
② 「脳昏目赤するは，攢竹を泄し以て偏するに宜し」（『通玄指要賦』）
③ 「攢竹，頭維，目疼頭痛を治す」（『玉竜賦』）
④ 「目中漠漠とするは，即ち攢竹，三間を尋ねる」（『百症賦』）
⑤ 「攢竹は，目眈眈とし視物明るからず，眼中の赤痛および瞼の瞤動するを治す。針一分を入れ，三呼留め，三吸瀉し，徐徐にして針を出す。細い三稜針を以てこれを刺すに宜し，熱気を泄し，三度刺すに宜し，目大いに明るし」（『銅人腧穴針灸図経』）

3．本穴の刺法

本穴への刺入は，上眼瞼や眼窩部の疾患の治療に用いられる。眉端の皮膚をつまみあげて眉端から皮に沿って，魚腰，魚尾の方向に向けて横刺すると，目翳や涙囊，目眦の疾患を治療することができる。また眉頭から皮に沿って，睛明，内眼角の方向に数分斜刺すると（血管や眼球を損傷しないよう注意を要する），針下の局部の疾患を治療することができる。さらに眉端から直刺で1～2分刺入すると，熱邪壅結，風熱上攻によりおこる眼疾患を治療することができる。また三稜針にて血絡を点刺出血すると，鬱熱の消散，去瘀通絡の作用がある。

4．禁灸の問題

『銅人腧穴針灸図経』，『秘伝眼科竜木論』，『審視瑶函』などの書には，すべて「禁灸」と記載されている。また『針灸甲乙経』には，「灸三壮」とあり，近代の針灸医書には，「禁灸」，「灸二から三分間」，「禁艾炷灸」，「灸は宜しくない」，「隔物（生姜，にんにく）または艾炷灸」などの記載がある。治療範囲およびその所在部位といった本穴の特性をかんがみて，一般的には本穴を用いた治療では，灸は施さない。

3. 大　杼　(だいじょ)

　本穴は，「背中大腧，杼骨の端に在る」(『霊枢』背腧篇)にもとづき大杼と命名された。大腧とは五臓六腑の各背兪穴の位置より上にある経穴を指す。また本穴は杼骨の端(第1胸椎棘突起の下，大椎穴の傍ら1寸半)に位置しているため，「大杼」と称されているのである。

　本穴は，足太陽膀胱経の項背部の経穴であり，督脈の別絡であり，手足太陽，少陽経の交会穴である。穴下には気管があり，骨気の集まるところである。また刺針した際，その針感が項背部，脊背部，上肢部にいたるため，大杼は太陽，督脈，肺衛，気管，骨の病変および本穴の所在部位と上肢の疾患を治療する常用穴とされている。

本穴の特性

<治療範囲>

1．表証

　穴下にある臓器や本穴の所在部位，または督脈の別絡であること，手足太陽と少陽経の交会穴であることといった要素をかんがみて，大杼は太陽，督脈，少陽，肺衛，気管の病変を治療するとされる。

　太陽は「開を為し」，全身の表を主っており，督脈は諸陽経を総督する作用がある。少陽は「枢を為し」，半表半裏を主っている。また肺は気を主り，衛に属し，皮毛に合しており，宗気の出入するところである。外邪が太陽や少陽，督脈，肺衛に影響しておこる病証は，本穴の治療範囲に入る。

2．本病の治療

　全身の臓・腑・気・血・筋・脈・骨・髄には，特殊な作用をもつ「会穴」があるが，大杼は骨の「会穴」である。これについては『難経』にも，「骨会大杼」と記されている。したがって，大杼は，骨病を治療する。骨病とは，例えば，骨痿，軟骨病，頸部無力の骨などの虚，骨質の軟弱などである。また本穴には，壮骨補虚の作用があり，とりわけ上半身の頸項部や脊椎の病の治療に適している。骨は髄の府であり，骨は髄により滋養されている。そのため骨病の治療には，髄の「会穴」である絶骨がよく配穴されるのである。

3．経脈と筋脈の病変

　本穴の所在部位や刺針した際の針感の走行，また手足太陽と少陽経脈の循行，足太陽経別・経筋と督脈の絡脈の循行と分布といった要素をかんがみて，本穴を局所穴や循経近刺として

用いると，頭項部，脊背部，肩部，上腕部および所在部位の経筋の拘急，弛緩または痺痛などの病証の治療に効果を示す。

<効　能>
1．弁証取穴
　①瀉法：疏風散邪，疏衛宣肺
　②補法：壮骨補虚
2．局部取穴
　①瀉法：経気の通暢，舒筋活絡
　　　灸の併用……温経散邪
　②補法：壮筋補虚

<主　治>
　感冒，咳嗽，頭痛，鼻閉，哮証，喘証，頸項部の強直，落枕，項背部の強直，破傷風，痿証，骨軟化症，腰背酸軟，腰背部痛，脊柱酸軟，項背部痛，上肢痛，項背部筋の攣急，脊背部の強直，肩背痛，痙病。

臨床応用

[1]　感冒，咳嗽，頭痛，鼻閉

　風寒または風熱の邪によりおこる上記の病証に対しては，本穴を配穴して瀉法を施すとよい。前者に対しては宣陽解表の作用があり，後者に対しては疏衛退熱の作用がある。
1．感　冒
　【1】風寒感冒：風寒の邪が表を襲い，肺衛失宣となりおこる感冒
　　列欠，大椎（瀉）を配穴………………………………疏衛散寒，宣肺解表
　【2】風熱感冒：風熱の邪が表を犯し，肺衛失和となりおこる感冒
　　曲池（瀉）を配穴………………………………………疏風清熱，宣肺解表
　【3】『傷寒論』14条の「太陽病，項背強ばり几几とし，反って汗出で悪風する者は，桂枝加葛根湯これを主る」に属する感冒
　　大杼，風門（瀉）………………………………………解肌発表，経気の舒暢
2．咳　嗽
　【1】風寒外束，肺失宣降による咳嗽
　　大杼，肺兪（灸瀉）……………………………………疏風散寒，宣肺止咳
　【2】風熱犯表，肺失宣暢による咳嗽
　　肺兪，尺沢（瀉）を配穴………………………………疏風清熱，宣肺止咳
3．鼻　閉
　　風寒を感受して（感冒による症状はないが），鼻閉がおこる場合には，大杼，上星または

風池（灸瀉）により，風寒の温散，鼻竅の宣通をはかるとよい。

4．頭　痛

太陽頭痛で，頭痛が項背部におよぶ場合には，大杼，崑崙，天柱または阿是穴（瀉）により，通経活絡，止痛をはかるとよい。

2　頸項部の強痛

頸部の過度の捻転または打撲などにより，筋脈が阻滞し気血の運行が悪くなると，頸項部に強痛が生じる。また風寒湿の邪が経筋に侵襲し，営衛不和となり経脈が阻滞して頭痛がおこる場合もある。頸部の前後左右への運動に制限があり，または痛みが項背部におよんでいる場合には，局所取穴または循経近刺として，本穴を取穴し瀉法を施すとよい。

頸項部に強痛があり，頸部の前後屈ができない場合は，多くは太陽に邪があるためである。この場合の治療について『内経』では「項痛み以て俛仰するべからざるは，足太陽を刺す」としており，『針灸甲乙経』では，「頸項痛み以て俛仰するべからざるは，……大杼これを主る」としている。大杼，阿是穴，崑崙または申脈（瀉）により通経活絡，気血の宣暢をはかるとよい。また大杼，天柱，後谿（瀉）により通経活絡，気血の宣暢をはかってもよい。風寒湿の邪が太陽にある場合には，局所に吸角または灸を併用し，温経散邪，舒筋活絡をはかるとよい。

3　落　枕

落枕は，一側の項背部の肌肉が痛み，運動制限がおこるものをいう。睡眠時の姿勢が悪かったり，頸項部の過度の疲労により，気血の流れが悪くなり筋脈阻滞となりおこる場合が多い。また枕が高すぎたり，風寒を感受して営衛不和，筋脈阻滞となることによって，経筋が拘急しておこる落枕もある。落枕穴に刺針して無効である場合は，頸項強痛の弁証にもとづいて治療するとよい。

4　項背部の強痛

足太陽経筋は，「上りて脊を挟み項に上る」とされている。寒邪が侵入して，経脈が阻滞，また経筋が拘急すると，項背部の涼痛，筋脈の拘急，運動制限がおこる。「寒なれば則ち反折筋急」（『霊枢』経筋篇）に属する場合は，対症治療として局所穴を取り，天柱，大杼（灸瀉）により寒邪の温散，経筋の舒暢をはかるとよい。

5　破傷風

足太陽経脈は，「還りて出で別れて項に下り，肩髆の内に循って脊を挟みて腰中に抵り」，その経別は，「膂を循り，膂から上りて項に出で」，督脈の絡脈は，「脊を挟み項に上り」，足太陽経筋は，「上りて脊を挟み項に上る」とされている。足太陽と督脈は陽に属しており，背部も陽に属している。本穴を瀉すと，破傷風菌が足太陽と督脈に侵犯し，「陽急則反折」となっておこる角弓反張，項背部の強急などの筋脈の拘攣や強急を治療することができる。また対症治療としては，大椎，筋縮（瀉）などの経穴を配穴して，去邪通絡，経筋の舒暢をはかるとよい。

6 痿証

本穴に補法を施すと，壮骨補虚をはかることができる。

1．腎精虚損による痿証

症状：下肢痿軟，身体を支えられない，腰脊酸軟，ひどい場合は頸項部を支えられない，下肢がだるく冷たい，歩行障害。

処方：大杼に腎の背兪穴である腎兪，髄会である絶骨，足少陰腎経の原穴である太谿を配穴して補法を施すと，壮骨補髄の効がある。

症状：上肢痿軟，物を持ちあげられない，頸項痿軟で頭を支えられない（一般には天柱骨倒という）。

処方：本穴を取り補法を施すとよい。局所取穴，循経近刺として用いた場合は健筋補虚の効があり，弁証取穴として用いた場合は壮骨補虚の効がある。前者には天柱，合谷，曲池，肩髃（補）などを配穴するとよい。後者には天柱，絶骨，腎兪（補）などを配穴するとよい。

『素問』痿論篇では，「腎気熱するときは則ち腰脊挙らず，骨枯れ髄減ず，発して骨痿となる」とあるが，このタイプの痿証には，足少陰腎経の母穴である復溜を配穴して，腎陰の滋養をはかり，また腎の背兪穴である腎兪を配穴して，補腎，骨髄の補益をはかる。さらに髄会である絶骨を配穴して，益髄壮骨をはかるとよい。同処方には，腎陰を補い骨髄を壮じる効がある。

また『素問』脈要精微論篇にある「骨は髄の府なり，久しく立つこと能わず，行けば則ち振掉するは骨将に憊れんとするなり」のタイプの痿証には，太谿，絶骨（補）を配穴して補腎壮骨をはかるとよい。

2．肝腎虚損による痿証

肝は血を蔵し，筋膜を主っており，罷極の本といわれている。また腎は精を蔵し，骨髄を主っており，作強の官といわれている。したがって，肝血と腎精が充足していると，筋骨は強健となる。

肝腎虚損となり精血が不足して筋が弛緩したり，骨が軟弱になっている場合は，足厥陰肝経の母穴である曲泉を配穴して，補肝養肝をはかって筋脈の改善を促し，腎の背兪穴である腎兪を配穴して，肝腎の補益，壮筋壮骨をはかると効果的である。あるいは曲泉，三陰交，太谿（補）を配穴して肝腎の補益，精血の補益，壮筋壮骨をはかるとよい。

7 軟骨病

本病は先天，後天の不足，脾腎虚損により骨質が弱くなっておこる場合が多い。腎は先天の本であり，骨髄を主っており，作強の官である。また脾は後天の本であり，気血生化の源である。壮骨補虚をはかるときには，大杼に補法を施すとよい。次のように対処し，長期治療を施すと，一定の効果がある。

1．腎精虚損により骨髄が充足せず，骨質が弱くなりおこる軟骨病
　①太谿，絶骨，三陰交（補）を配穴……………………精血の補益，骨髄の健壮
　②太谿，絶骨，腎兪（補）を配穴…………………………補腎塡精，益髄壮骨
2．脾腎虚損，気血両虚により骨髄が充足せず，骨質が弱くなりおこる軟骨病
　　絶骨，三陰交，足三里（補）を配穴……………………壮骨補髄，益脾養血
3．肝腎虚損，精血不足により筋骨失養となりおこる軟骨病
　①絶骨，陽陵泉，三陰交（補）を配穴…………………塡精補髄，筋骨の強壮
　②肝兪，腎兪（補）を配穴…………………………………肝腎の補益，壮筋壮骨

8　腰背酸軟，腰背部痛，脊柱酸軟，脊柱疼痛

　大杼は，督脈の別絡であり，足太陽膀胱経の経穴であり，骨の会穴である。したがって，上述した諸症状の治療に用いられる。

　腎精虚損，精血不足により，腰背部や脊柱の濡養が悪くなっておこる上記の病証には，大杼，太谿（補）を主とし，または絶骨（補）を加える。肝腎虚損，精血不足により，腰背部や脊柱の濡養が悪くなっておこる上記の病証には，曲泉または肝兪（補）を加える。病位が腰仙部にある場合には，膏肓兪または膈兪，肝兪（補）などを加える。病位が頸椎部にある場合には，大椎または天柱（補）を加える。同処方には，肝腎の補益，精血の補養，壮骨補虚の効がある。

9　項背部痛，上肢痛，項背部筋の攣急，脊背部の強直，肩背部痛

　本穴の針感は，肩背部，上腕外側，項部に走行する。対症治療による局所治療，循経近刺として本穴を用いると，項背部痛，脊背部の強直，項背部筋の攣急，肩背部痛が上腕外側におよぶ患者，または上肢外側部の痛みが肩背部や項背部におよぶ患者などを治療することができる。本穴に針瀉を施し，または吸角や通電，灸を併用し，針感を足太陽，手太陽，手少陽に沿って，脊背部，項背部，肩背部，上腕または前腕に走行させると，駆邪散滞，通経活絡の効を収めることができる。針は内（脊柱），外（肩甲部），上（項部），下（腰部）に向けて5分〜2寸，斜刺または横刺するとよい。刺針の方向と深さは，病位にもとづき決定する。

　局所取穴としては，天柱，魄戸，風門，附分などが配穴されることが多い。また循経取穴としては，後谿，外関，崑崙，絶骨などの関連穴が配穴されることが多いが，この場合は瀉法を施す。

症　例

［症例1］　男，65才，初診1964年5月4日
主　訴：7日来の落枕
現病歴：7日前に睡眠時の姿勢が悪かったために，目が覚めた後に右側の後項部に強痛がおこった。頸部を動かすと痛みがあり，前後左右ともに運動制限がある。局部はやや膨隆しており，熱および圧痛がある。身体は痩せており，脈は沈弱である。

既往歴：咳嗽，吐痰，消化不良などにより内科に入院し，この5月に退院したばかりである。
弁　証：睡眠時の姿勢が悪かったために経筋を損傷し，気血の運行が悪くなったためにおこった疼痛，運動障害である。
診　断：落枕
治　則：舒筋活絡
取　穴：右大杼，天柱，肩中兪（瀉）
効　果：1回の治療で治癒した。
経　過：数日後に1回で治癒したことを確認した。

［症例2］　女，29才，初診1983年3月30日
主　訴：3年余り前からの頸項部の強痛，項背部の無力感
現病歴：3年前に落枕により頸項部が強直となり，1週間くらいその状況が改善しなかった。このときは按摩と中薬の治療により，症状は改善した。しかしその後，後項部（頸椎部）に激しい痛みがおこるようになった。首を後屈または左右に動かすと痛みは軽減する。再び治療をうけたが，時々痛みがおこり，症状はしだいに悪化して頸部無力となった。中薬の服用や湿布薬での治療は無効であった。
現　症：頸椎部の疼痛，頸部無力，頭を正面に向けると痛みは増強し，首を後屈または左右に屈曲すると痛みは軽減する。悪心，食少，空腹時に心悸亢進がおこるなどの症状をともない，発作は重い。不眠，多夢の傾向があり，月経の周期は不定期で，経量は少なく経色は淡である。舌質は淡で舌苔は少，脈は沈弱である。
検　査：X線検査では，頸椎の弯曲消失，そのほかには異常は認められない
弁　証：患者は平素から食欲不振，悪心といった脾胃虚弱の証があった。脾胃虚弱が長期化すると化源不足により気血が虚し，筋脈失養になると頸部無力となる。心神失養になると，心悸亢進，不眠，多夢がおこる。また脾虚のために統摂が悪くなると，月経の周期が不定期となり，経量は少なく，経色は淡となる。舌質淡，少苔，脈沈弱は，脾虚血少の象である。頸項部の強直・疼痛を経脈阻滞によるものとみなし，通経活絡，気血宣通を治則として治療したが無効であった。その点から本証は心脾両虚，気虚血少の証と考えられる。
治　則：心脾の補益，佐として壮筋補虚，和胃暢中をはかる
取　穴：初～2診，神門，三陰交（補），足三里（瀉）
　　　　3～10診，神門，三陰交，大杼（補）
　　　　2～3日に1回の針治療とする。
効　果：2診後，空腹時の心悸亢進は軽減し，不眠と多夢は治癒した。しかし白帯が多く，悪心と食少は改善していない。5診後には頸椎部の疼痛は顕著に軽減したが，頸部はまだ無力である。7診後には頸部の無力は軽減した。9診後には頸項部の無力と疼痛はともに改善し，平臥にて睡眠できるようになった。10診にて治癒した。

［症例3］　男，7才，初診1962年9月10日
主　訴：(代訴)全身無力，4年来，物を持ったり歩行したりできない
現病歴：発症当初は物を持てなくなり，また転びやすくなった。その後，病状がしだいに悪化し，物をもちあげたり握ったり，さらに持つことさえできなくなった。同時に歩行障害が現れ，正座・直立ができなくなり，また咀嚼無力となった。弟と妹も同じ病を患っている。当病院の内科にて骨軟化症と診断され，針灸治療を受診。
弁　証：腎虚により骨が軟弱となり髄が減少しておこった骨軟化症である。
治　則：補腎壮骨，填精補髄
取　穴：大杼，絶骨，腎兪，太谿（補）（腎兪と太谿は交互に用いる）
効　果：15診後には杖をついて歩行できるようになり，物を持つ力も以前よりは強くなった。25診後には自力歩行ができるようになったが，まだ足に十分に力がはいらない。しかし正座と直立はできるようになり，物もしっかり持てるようになった。精神状態も良好である。35診で治癒した。
経　過：1963年の夏，父親から治癒していることを確認した。弟も治癒している。妹は針治療をうけておらず，他の病にて当年死亡した。

配　穴

1．大杼（補）
　①太谿，腎兪（補）を配穴……………………………………補腎壮骨
　②絶骨（補）を配穴……………………………………………壮骨補髄
　③太谿，絶骨，曲泉または肝兪（補）を配穴………肝腎の補益，壮骨補髄
　④太谿，絶骨，陽陵泉（補）を配穴………………填精補髄，筋骨の強壮
　⑤三陰交，太谿，絶骨（補）を配穴…………………精血の補益，骨髄の補益

2．大杼（瀉）
　①大椎，列欠（瀉）を配穴……………………………疏衛散寒，宣肺解表
　②肺兪，尺沢（瀉）を配穴……………………………疏衛清熱，宣肺止嗽

3．大杼（灸瀉）
　肺兪（灸瀉）を配穴……………………………………疏風散寒，宣肺止嗽

4．大杼と絶骨，腎兪，太谿などの配穴
　　腎は精を蔵しており，精は髄を生じ，髄は骨中に蔵され骨を滋養している。骨の状態は腎精の充足度と密接な関係がある。したがって，骨の病変を治療する場合は，絶骨，腎兪，太谿，復溜などの経穴がよく配穴される。

参　考

1．本穴の針感
外方（肩関節の方向）に向けて斜刺または横刺すると，針感は手太陽または少陽経に沿って，上腕にいたり，少数の例ではあるが，前腕にいたる場合もある。同療法は上肢，肩背部の病変の治療に適している。

上方（項部）に向けて斜刺または横刺すると，針感は後項部にいたり，少数の例ではあるが足太陽膀胱経に沿って頭部にいたる場合もある。同療法は頭項部の病変の治療に適している。

下方（腰部）に向けて横刺すると，針感は足太陽膀胱経に沿って胸背部にいたり，少数の例ではあるが腰部にいたる場合もある。同療法は，胸背部，腰背部の治療に適している。

本穴を脊柱疾患の治療に用いる場合は，脊柱に向けて刺入するとよい。

2．古典考察
『傷寒総病論』では，「太陽と少陽の併病，或いは眩み，時に結胸の如く，心下必ず堅し，まさに肺兪，大杼に刺して瀉すべし，慎んで汗を発すべからず」と述べている。眩は少陽に属する。またときに結胸の如く，心下必ず堅しという症状は，邪気内結により経気の流れが悪くなっておこったものである。この場合は発汗してはならず，肺兪，大杼に針にて瀉法を施し，経気の通暢，去邪散結をはかるとよい。

3．歴代医家の経験
①「五癇にて寒多く熱さらに多きは，間使，大杼真に妙穴」（『勝玉歌』）
②「大杼は身発熱を刺すを主る，兼ねて瘧疾咳嗽痰を刺すを主る」（『十四経要穴主治歌』）
③「大杼は瘖瘧を主る」（『外台秘要』）
④「凡そ瘧疾を刺すは，脈満大なる者は，此れ（大杼を指す）を刺す」（『類経図翼』）

太陽は一身の表を主り，少陽は半表半裏を主っている。手足太陽，少陽経の交会穴である大杼に針瀉を施すと，駆邪達表の作用が生じ，止瘧の効がある。

4．骨会大杼の由来
本穴は，骨の会穴であり，骨気の集まるところである。『難経』では，「骨会大杼」としている。これについて滑伯仁は，「骨なる者は髄の養う所，髄は脳より大杼に下注す，大杼は脊心に滲入し，下りて尾骶を貫き，諸骨節に滲す，故に骨の気は皆此れに会す，故に骨会という」と述べている。

4. 風 門 （ふうもん）

　別名，熱府ともいわれる風門は，捜風の要穴である。本穴は，風邪が出入りする門戸であることから，風門と命名された。本穴はまた，足太陽膀胱経の背部穴でもある。
　本穴は，足太陽膀胱経と督脈との交会穴である。第二胸椎の下で外方1寸五分に位置しており，穴下には肺，気管がある。本穴に刺針すると，その針感は項背部，脊背部，上肢にいたる。風門は，太陽，督脈経脈，肺衛，気管および経穴の所在部位の病変を治療する。

本穴の特性

＜治療範囲＞

1．風邪病

　太陽は「開を為し」，一身の表を主っている。また督脈は「督脈の病たる，脊強反折」といわれるように，諸陽経を総督している。肺は気を主り，衛に属し，皮毛に合しており，宗気の出入りするところであるが，外邪が侵襲すると肺がまずその影響をうける。「高巓の上，惟だ風到る」，「風に傷らるる者は，上まず之を受ける」とされているように，風は陽邪であり，その性は軽揚である。外邪が太陽に侵襲したもの，督脈に侵襲したもの，肺に侵襲したもの，肺衛が影響をうけているもの，また風邪がひきおこす疾病は，すべて本穴の治療範囲に入る。

2．気管病と経脈病

　足太陽経脈，経別，経筋および督脈の循行は，すべて本穴を経過している。本穴の所在部位や刺針の際の針感の走行，また経脈・経別・経筋の循行と分布などの要素をかんがみて，風門は脊背部，肩上腕部，気管の疾患，督脈および足太陽膀胱経の病による角弓反張，脊強反折などの病証を治療するとされている。

＜効　能＞

1．弁証取穴
　①瀉法……………………疏風清熱，疏衛宣肺
　②瀉法に灸を併用…………去風散寒，温肺散邪

2．局部取穴
　①瀉法……………………舒筋活絡

灸または吸角を併用……温経散寒
　②補法：壮筋補虚

＜主　治＞

　感冒，咳嗽，哮証，喘証，肺炎，胸膜炎，破傷風，痙病，鼻閉，急性鼻炎，慢性鼻炎，アレルギー性鼻炎，鼻淵，じんましん，背部の癰疽，項背部痛，上肢痛，項背部筋の攣急，脊背部の強直，肩背部痛。
　また浮腫，頭痛，痺証，項背部のだるさ，背部筋の強直を治す。

臨床応用

1　感冒，咳嗽

　本穴に瀉法を施すと，疏衛解表，宣肺利気の作用がある。
１．**風寒が表に侵襲し，肺失宣降となっておこる感冒，咳嗽**
　①大椎，列欠（瀉）を配穴……………………………疏衛散寒，宣陽解表
　※　寒が強い場合には，大椎に灸を加える
　②肺兪，大椎（瀉）を配穴……………………………疏風解表，宣肺止嗽
２．**風熱が表に侵襲し，肺失宣降となっておこる感冒，咳嗽**
　①合谷（または曲池），大椎（瀉）を配穴………… 疏風清熱解表
　②肺兪，尺沢（瀉）を配穴……………………………疏風清熱，宣肺止嗽
３．**暑湿が表に侵襲し，肺衛失調となっておこる感冒**
　①内庭（瀉），尺沢（瀉血）を配穴………………… 清暑解表
　②合谷（瀉），曲沢（瀉血）を配穴………………… 清暑解表
４．『傷寒論』14条には，「太陽病，項背強ばること几几，反って汗出で悪風するものは，桂枝加葛根湯これを主る」とある。これは風邪が太陽経に客したものであり，針灸治療を施す際には，風門，大杼（瀉）により解肌発表をはかり経気の流れを改善するとよい。
５．『傷寒論』31条には，「太陽病，項背強ばること几几，汗無く，悪風するは，葛根湯これを主る」とある。また『傷寒論』32条には，「太陽と陽明の合病は，必ず自下利す，葛根湯これを主る」とある。風門，大椎（瀉）には前者に対して経気を通暢して発汗解表する効をもたらし，後者に対しては太陽の表を解す効をもたらす。表が解すと陽明の裏もおのずと和する。

2　哮　証

　本穴を取ると，冷哮と熱哮の発作期を主治する。
１．**寒痰が肺に影響し，気道が阻滞しておこる哮証**
　①風門，肺兪（瀉，ともに灸を併用）………………温肺散寒，宣肺平喘
　②風門，肺兪（灸瀉），豊隆（または天突）（瀉）……温肺散寒，宣肺平喘

2．痰熱が肺に影響し，気道が阻滞しておこる哮証
  ①風門，肺兪（瀉） ……………………………疏風清熱，宣肺平喘
  ②風門，肺兪，豊隆，内庭（瀉） ……………痰火の清降，宣肺利気
  ③風門，肺兪，豊隆，尺沢（瀉） ……………清熱化痰，宣肺平喘（湯液における定喘
  　　　　　　　　　　　　　　　　　　　　　　湯の効に類似）

3．『傷寒論』41条には，「傷寒，心下に水気あり，咳して微しく喘し，発熱し渇せず，湯を服しおわり，渇するものは，これ寒去り解せんと欲するなり，小青竜湯これを主る」とある。これに対して針灸治療を施す際には，風門，肺兪（灸瀉）にて寒飲の温化，宣肺平喘をはかってもよい。

4．『金匱要略』肺痿肺癰咳嗽上気病脈証治には，「咳して上気し，喉中水鶏声なるは，射干麻黄湯これを主る」とある。これは寒飲鬱肺証である。針灸治療を施す際には，風門，肺兪（灸瀉），天突（瀉）にて温肺散寒，開痰利気をはかってもよい。

3 痙病

本穴への瀉法は，対症治療としては項背部の強急，角弓反張を緩解させる際に用い，弁証治療としては宣陽解表，風邪の疏散をはかるときに用いる。

1．『素問』至真要大論篇では，「諸痙項強は，皆湿に属す。諸暴強直は，皆風に属す。」，「風痙身反折」としている。風寒湿邪により経絡が阻滞し，気血の運行が悪くなり，筋脈がその影響をうけると拘急して痙病がおこる。この場合，風門（瀉または吸角や灸を併用），大椎（瀉，灸を併用），後谿（瀉）を施すことにより，去風散寒，和営勝湿の効を収めることができる。また同処方は，合谷，太衝（瀉）と交互に用いることができる。

2．熱が裏で盛んとなって陰津を損傷し，筋脈がその滋養をうけられないと痙病がおこる。この場合，風門（瀉）（項背部の強急の緩解），足三里（瀉）（陽明腑熱の清熱），合谷（瀉）（陽明気分の熱の清熱）を施すことにより，清熱解痙の効を収めることができる。または風門，合谷，内庭（瀉），復溜（補）を施すことにより，清熱救津，益陰解痙の効を収めることができる。

3．熱盛生風による痙病には，高熱，手足の痙攣が現れる。重症の場合は，頸項部の強直，持続性の四肢の痙攣，意識障害が現れる。この場合，舌質は紅で乾，脈は数または浮数となる。治療に際しては，風門，太衝，神門（または大陵）（瀉）により，清心平肝，退熱熄風をはかるとよい。

　※　ただし陰陽気血がともに虚しておこる痙病には，大杼は不適当である。

4 急性鼻炎，慢性鼻炎，アレルギー性鼻炎，鼻淵

上記の病証に対して，本穴を用いた治療を施すと，風邪を疏散させる作用がある。風寒または風熱により病を誘発，または悪化している場合には，本穴を用いることができる。

1．風寒による上記の病証
  ①風門，大椎，列欠（瀉） ……………………疏風解表

②風門，上星（灸瀉），迎香（瀉）……………… 疏風散寒，鼻竅の宣通
2．風熱による上記の病証
①風門，合谷（瀉）……………………………………疏風清熱
②風門，迎香，合谷（または尺沢）（瀉）………… 疏風清熱，鼻竅の宣通

5 項背部痛，上肢痛，肩背部痛

大杼一節の［臨床応用］を参照。

| 症　例 |

［症例1］　男，14才，初診1971年7月27日
主　訴：14年来の哮喘
現病歴：14年来，哮証の発作が反復しておこる。今回は20日前に暑かったために水浴びをして哮証が再発した。呼吸困難，呼吸促迫，汗がでる，起坐呼吸，喉に痰鳴がある，咳により白痰がでる，痰は粘く吐きだしにくい，胸脘満悶，悪心，嘔吐，食欲不振，胃部の熱感，冷たい物を摂取したがる，息切れ，頭暈，心煩，急躁，脱力感などの症状がある。舌苔は白厚でやや膩，脈は滑数である。
検　査：胸部X線：肺気腫
診　断：内科診断：1．気管支喘息　2．熱帯性好酸球増多症　3．肺気腫
　　　　抗生物質，エフェドリン，アミノフィリン，プレドニンなどの薬物治療は無効であった。
弁　証：長期にわたる哮証により脾肺両虚となっている。脾虚により痰濁が内生し，肺虚により衛外不固となっているために，邪の侵襲をうけやすくなっている。疲労や寒熱刺激により肺中の伏痰を刺激したり，また寒邪が肺に侵襲すると，肺気の昇降出入が悪くなる。そのため宣発と粛降が失調して上述の症状が現れたものと考えられる。
治　則：宣肺平喘，健脾益肺
治　療：まず宣肺平喘により標治をはかる。初〜4診は風門，肺兪（瀉）を施す。4診時には哮喘は止まり，咳嗽は軽減したが，夜間に痰が多くでる。健脾益肺の法に変え，本治をはかる。陰陵泉，足三里（補）を施す。合計10回の治療後治癒した。
経　過：1972年〜1982年までの11年間，1回も再発していない。

［症例2］　男，16才，初診1971年8月11日
主　訴：3年来の哮証
現病歴：3年前に感冒を患ってから発症した。発病時には呼吸困難，呼吸促迫，起坐呼吸，汗がでる，喉に痰鳴がある，軽い咳がでるなどの症状をともなう。2〜3日ごとに1回発病し，多くは夜間12時以後に発病する。鼻腔は赤くただれており，寒冷刺激をうけたり，雨天のとき，また豚肉を食べると再発しやすい。また口や鼻の息が熱い，精神不振，食欲不振などの症状をともなっており，身体は痩せている。舌質は淡，舌苔は

　　　　　白，脈は沈細数である。
検　査：胸部X線：異常は認められない
弁　証：発病当初は，風寒を感受して肺失宣降となったものだが，それが長期化して脾肺両虚，衛外不固，痰濁内生となり，外邪により伏痰を刺激し発病しやすくなっていると考えられる。上述の症状は痰気により気道が阻滞し，肺気の昇降出入が悪くなったため生じたと考えられる。
治　則：緩解期には宣肺平喘と肺脾の補益法を交互に用いる
取　穴：①宣肺平喘法……風門，肺兪（瀉）
　　　　②肺脾補益法……合谷，陰陵泉（補）
　　　　※　①②を交互に用いる
効　果：初～12診の治療期間に哮証の発作は1度もおこらなかった。
経　過：1971年11月6日に手紙にて再発していないことを確認した。

経穴の効能鑑別・配穴

効能鑑別

1．風門，大椎，列欠，外関，合谷の効能比較

　この5穴には，ともに解表の効があるが，各穴それぞれに固有の特徴がある。
　①風門：去風疏衛解表，宣肺の効がある
　②大椎：宣陽退熱解表，項背部の表邪を解表する効がある
　③列欠：疏衛解表，宣肺，止咳，平喘の効がある
　④外関：清熱解表，上焦の熱を清熱する効がある
　⑤合谷：去風疏衛，清熱解表，宣肺，清肺の効がある

2．風門，大椎，合谷，曲池，風府の効能比較

　①風門……外風を治し，上半身の風を去る。とくに項背部，肩背部の風邪を去る。風寒，風熱が肺および肺衛に侵襲した場合の治療に用い，去風疏衛解表の効があり，さらに宣肺の効がある。
　②大椎……外風を治し，また肝風を治す。上半身の風を去る。とくに頭項部，肩背部の風邪を去る。外感風寒，風熱の治療に用い，去風，宣陽解表の効がある。
　③合谷……外風を治し，上半身の風を去る。とくに頭項部，口，顔面部の風邪を去る。風寒，風熱が肺衛および肺に侵襲したものの治療に用い，去風清熱解表の効があり，さらに宣肺の効がある。
　④曲池……外風を治し，全身の風を去る。とくに全身の肌膚の風邪を去る。風邪が肌膚に侵襲しておこる皮膚病の治療に用い，去風散邪，宣透解表の効がある。
　⑤風府……外風を治し，また脳風を治し，上半身の風を去る。とくに頭項部，脊背部の風邪を去る。外感風寒，風熱の治療に用い，去風散邪解表の効がある。

配穴

1. 風門（瀉）
   ①肺兪，豊隆，尺沢（瀉）を配穴……………………湯液における定喘湯（張時徹方）の効に類似
   ②大椎，列欠（瀉）を配穴……………………………疏衛散寒，宣陽解表
   ③肺兪，大椎（瀉）を配穴……………………………疏風解表，宣肺止嗽
   ④肺兪，豊隆，内庭（瀉）を配穴……………………痰火の清降，宣肺利気
   ⑤大椎，後谿（瀉）を配穴……………………………宣陽解表，舒筋解痙

2. 風門（灸瀉）
   ①上星（または百会）（灸瀉），迎香（瀉）を配穴……疏風散寒，鼻竅の宣通
   ②肺兪（灸瀉），天突，豊隆（瀉）を配穴…………湯液における冷哮丸（『張氏医通』方）の効に類似
   ③肺兪（灸瀉），大椎を（瀉）配穴……………… 解表，散寒，宣肺，平喘，止嗽
   ④肺兪（灸瀉）を配穴…………………………………寒飲の温化，止咳平喘，温肺散寒，宣肺利気

参　考

1. 本穴の針感

外方（肩関節の方向）に向けて斜刺または横刺すると，針感は肩背部にいたり，少数の例ではあるが上腕にいたる場合もある。これは上腕部，肩背部の病変に適用する。上方（項部の方向）に向けて斜刺または横刺すると，針感は後項部にいたり，少数の例ではあるが足太陽膀胱経に沿って頭部にいたる場合もある。これは頭項部の病変に適用する。下方（腰部の方向）に向けて横刺すると，針感は足太陽膀胱経に沿って胸背部にいたり，少数の例ではあるが腰部にいたる場合もある。これは胸背部，腰背部の疾患に適用する。脊柱疾患を治療する場合は，脊柱の方向に向けて斜刺する。肺および気管疾患を治療する場合は，直刺で用いる。少数の症例では，針感が肺，胸部にいたる。

2. 古典考察

『素問』生気通天論篇には，「陽気固く，賊邪ありと雖も害すること能わざるなり。……この故に陽は因って上って外を衛る者なり。」とある。同記述は，人体内における陽気の重要性について説明したものである。ある報告によると，本穴に灸を常用すると，感冒を予防できるとしている。これは風門に灸を施すと，温陽固衛の効が生じるためである。陽気が「密」となり，衛外機能が増強すれば，賊邪があっても害となることはなく，感冒の発生を減少または阻止することができる。

3．歴代医家の経験

① 「邪，足の太陽の絡に客するときは，人をして拘攣し，背急し，脇引きて痛ましむ。之を刺すに，項の始より脊椎を数え脊を挟み，疾く之を按じ手に応じて如し痛むときは，之が傍を刺すこと三痏，立ちどころに已む。」（『素問』繆刺論篇）

② 「風門は寒邪傷冒の嗽を主る」（『玉竜賦』）

③ 「或いは嗽に針するに，肺兪，風門は灸を用いるべし」（『行針指要歌』）

④ 「風門は風を感じ易く，風寒痰嗽吐血紅きを主治し，兼ねて一切の鼻中病を治す，艾灸多ければ臭いは自ずと通ずる」（『十四経要穴主治歌』）

⑤ 「風眩頭痛し，鼻利せず時に嚔し，清涕自ずと出るは，風門これを主る」（『針灸甲乙経』）

⑥ 「諸風を治すは，風門二処に灸すること各七壮。……上気短気咳逆し，胸背痛むは，風門熱府に灸すること百壮。」（『備急千金要方』）

⑦ 「風門，傷寒頸項強り，目瞑し嚔多く，鼻衄清涕出で，風労，嘔逆上気し，胸背痛み，喘気して臥すること安らかならざるを治す，針を五分入れ，留めること七呼」（『銅人腧穴針灸図経』）

　上記は歴代医家の経験を概括したものである。これらの記述にみられるように風門は，風邪と風寒による感冒，頭痛，鼻閉，水様の鼻汁，咳嗽，哮喘および頭項部，頸項部，胸背部の疾患を治療する常用穴とされている。

　また本穴には諸陽の熱気を瀉す効があり，癰疽や瘡疥などを治療・予防する作用がある。これも歴代の医家の公認するところである。例えば，『銅人腧穴針灸図経』には，「もし頻刺すれば，諸陽の熱気を瀉し，背永らく癰疽を発せず，七壮を灸すべし」とあり，『類経図翼』には，「此の穴は一身の熱気を瀉すを能う，常に之に灸すれば，永らく癰疽瘡疥などの患い無し」とある。また『伍氏方論』には，「癰疽背に発し，初め赤腫を覚えるは，先に背脊第二陥中の両傍から，相いに去ること一寸五分，名は熱府穴，二処に各々灸すること七壮，此れ諸陽の熱気の疏泄を能い，永らく癰疽の苦無し，或いは隔蒜灸とし，壮数を論ぜず，則ち邪客する所なく，而して真気損ぜず」とある。

5. 肺兪 (はいゆ)

　肺兪は，足太陽膀胱経の背部の経穴であり，肺臓と連絡している。本穴は，手太陰肺経の経気が輸注するところであるため，肺兪と命名された。

　肺兪は，肺の臓病と気化病を主治する。また肺機能を改善し，肺の機能失調によりおこる病理的な証候に対して，一定の効果がある。本穴の主治する病証は，現代医学における呼吸器系統の疾患に相当する。

本穴の特性

＜治療範囲＞

1．**肺，肺衛疾患**

　肺は衛に属しており，皮毛に合し，鼻に開竅している。また粛降を主り，呼吸を司っており，宗気が出入するところであり，気機出入昇降の枢である。外邪の肺への侵入，また肺気虚弱によりおこる肺，肺衛および鼻疾患は，すべて本穴の主治範囲に入る。

2．**肺と関係ある臓の病証**

　手太陰肺経は，心・肝・脾・腎経の経脈，絡脈，経別と互いに連絡している。他臓の病や内傷病が肺に影響しておこる病，例えば肝火犯肺，脾虚及肺，陰虚肺燥，心肺気虚，肺腎両虚などの病証および肺虚，肺熱によりおこる他臓の病変の治療には，すべて本穴を配穴して用いることができる。

3．**心，心血管病**

　宗気は，喉ならびに呼吸道よりいでて，呼吸を行っており，心脈を貫いて気血をめぐらせている。また肺は，心を助けて治節を主っている。肺気が壅滞しておこる心，心血管病変，および肺気不足のため心気不足となり，血液を推動する力が弱くなっておこる心，心血管病証は，すべて本穴の治療範囲に入る。

4．**経脈，経筋病証**

　足太陽経脈，経別，経筋および督脈の絡脈の循行と分布は，すべて本穴を経過している。したがって，督脈と足太陽膀胱経の病である脊背部疾患と，本穴の所在部位の経筋疾患も，すべて本穴の治療範囲に入る。

<効　能>

1. 弁証取穴
   - ①補法：補肺益気
     湯液における潞参，黄耆，五味子，百合，炙甘草などの効に類似
   - ②瀉法：肺熱を清す，肺気を宣じる，止咳平喘
     湯液における桑皮，桑葉，黄芩，麦門冬，枇杷葉，杏仁，蘇子，前胡，白前，半夏，栝蔞などの効に類似
   - ③瀉法（灸を施す）：温肺散邪
     湯液における杏仁，款冬花，紫菀，半夏，麻黄，干姜，細辛などの効に類似
2. 局部取穴
   - ①瀉法：通経活絡
     灸，吸角を施す…駆邪散滞
   - ②補法：筋脈の強壮

<主　治>

咳嗽，哮証，喘証，咳血，肺癆，アレルギー性鼻炎，胸膜炎，虚労，リウマチ性心疾患，背部痛，肩背部痛，脊背部の強直，舞踏病。
また感冒，失音，鼻淵，心悸，角弓反張，脊背部痛，背部筋の攣急などを治す。

臨床応用

1 咳　嗽

『玉竜賦』，『玉竜歌』，『勝玉歌』などでも，咳嗽の治療に肺兪をよく用いるとしている。古来，肺兪は咳嗽治療の有効穴とされている。解表宣肺，清気粛肺，化痰理肺，滋陰養肺，瀉火清肺，温肺化痰，平肝清肺，培土生金，肺気補益の各法を施すときには，すべて本穴を配穴して用いることができる。治療に際しては，虚には補，実には瀉を施し，あるいは灸，吸角を施して，補肺，清肺，宣肺，温肺などをはかるとよい。

1. 外感咳嗽

   【1】風寒犯肺による咳嗽

   風寒を感受し，衛陽が阻害され，肺気不宣となっておこる場合
   - ①肺兪，風門（灸瀉），または列欠（瀉）を加える……疏風散寒，温肺止嗽
   - ②肺兪，風門，大椎（瀉）………………………………疏風解表，宣肺止嗽

   【2】風熱犯肺による咳嗽

   風熱を感受し，肺の清粛機能が失調しておこる場合

   肺兪，風門または尺沢（瀉）を加える………………疏風清熱，宣肺止嗽

2. 内傷咳嗽

   【1】肺燥陰傷による咳嗽

①肺兪（瀉），復溜（補）･････････････････････ 養陰清肺
②肺兪，尺沢（瀉），復溜（補）････････････････ 養陰清肺
【2】肝火犯肺による咳嗽
肺兪，尺沢，行間（または太衝）（瀉）･･････････ 平肝瀉火，清肺降逆
【3】痰湿阻肺による咳嗽
①肺兪，豊隆，陰陵泉（瀉）････････････････････去湿化痰，宣肺止嗽
②肺兪，豊隆（瀉），陰陵泉（補）････････････････ 健脾去湿，宣肺化痰

2　哮　証

　発作期の病変は主として肺にあるため，治療には去邪宣肺，去痰利気法を採用するのだが，本穴を瀉すと宣肺の効がある。また緩解期には，「調，補（補肺，健脾，益腎）」にて本治を施すとよい。

1．発作期

【1】冷哮（寒痰による）
①肺兪，風門（灸瀉）･･･････････････････････････温肺散寒，宣肺平喘
②肺兪，風門（灸瀉），天突，豊隆（瀉）･･････････ 温肺化痰，宣肺利気
【2】熱哮（痰火内結，風寒外束し，痰が気道に阻滞し，肺気が宣降できずおこる熱哮）
肺兪，風門（または大椎），豊隆（瀉）･････････ 解表宣肺，化痰降逆
　※　肺熱による熱哮で熱をうけて発症する場合
①肺兪，天突，豊隆，内庭（または解谿）（瀉）･･････痰火の清降，宣肺利気
②肺兪，風門，豊隆，尺沢（瀉）････････････････清熱化痰，宣肺平喘

2．緩解期

【1】肺腎両虚による哮証
肺兪，太淵，太谿，腎兪（補）･････････････････肺腎の補益
【2】肺気虚損による哮証
①肺兪，太淵（または中府）（補）････････････････ 肺気の補益
②肺兪，合谷（補）･････････････････････････････補肺固表
【3】肺脾両虚による哮証
①肺兪，脾兪（補）･････････････････････････････脾肺の補益，培土生金
②肺兪，中府，陰陵泉，太白（補）･･････････････脾肺の補益，培土生金
　※　脾虚のため湿・痰を生じ，それが盛んになり肺に留伏し気道に阻滞しておこる哮証
①肺兪，豊隆（または天突），陰陵泉（瀉）･･･････ 去湿降痰，宣肺利気
　※　湯液における二陳湯の効に類似
②肺兪，豊隆（または中脘）（瀉）にて去痰宣肺利気法をはかり，また陰陵泉，足三里（補）にて健脾去湿，益気法をはかる。この2法を交互に用いる。
　※　肩背部がだるくなったり，涼痛がおこり，鼻づまりがおこる場合，発作の前兆であることが多い。この場合には肺兪，風門に灸または灸瀉を施すと発作を予防できる。

哮証が長期にわたって治癒しなかったり，治癒しにくい理由は，緩解期に扶正をはからないためである。「肺は衛に属し，皮毛に合す」，「肺は貯痰の器」といわれているが，肺虚のために衛外不固であれば外邪が侵襲しやすく，これが痰と結して気道を阻滞させると，哮証が発病する。肺虚が長期化すれば，「子盗母気」により脾虚をひきおこす。脾虚となり運化機能が失調すると痰濁が内生し，これが発病の内因となる。また「腎は気の根を為す」といわれているが，腎虚のために摂納（納気）が悪くなると気逆がおこる。腎中の命門の火が衰退し，火が土を生じないと，脾陽不振となり痰濁が生じやすくなる。また脾虚は肺虚を誘発させやすく，肺脾両虚となりやすい。脾腎両虚となれば，水穀精微の代謝に影響しやすく，そのために痰濁が内生しやすくなる。このように肺脾腎の3臓が相互に影響することが，哮証が治癒しにくい根源である。そのため緩解期には，補肺固表，肺脾の補益，肺腎の補益，補腎納気により本治をはかるように努める必要がある。

③ 喘　証

　本穴は，風寒束肺，痰濁壅肺，肺失宣降による実喘と，肺気不足，肺腎両虚，肺脾両虚による虚喘の治療に用いられる。

1．表邪が解せず，肺に鬱熱があって肺の清粛機能が失調し，気逆しておこる実喘
　　肺兪，中府，尺沢（瀉）……………………………疏衛宣肺平喘

2．風寒束肺：衛表が影響をうけ，肺気阻滞して宣降できずにおこる実喘
　　①肺兪，中府，大椎（瀉）……………………………宣肺解表，理気平喘
　　②肺兪，風門（灸瀉），列欠（瀉）……………… 疏衛解表，温肺平喘

3．痰濁壅肺，肺失宣降による実喘
　　①肺兪，中府，豊隆（瀉）……………………………降痰去濁，宣肺利気
　　②肺兪，天突，豊隆（または中脘）（瀉）………… 開痰利気，宣肺平喘

4．肺気虚弱のために気を主ることができずおこる虚喘
　　　『素問』玉機真蔵論篇には，「秋の脈，不及なるときは，則ち人をして喘して，呼吸気少なくして咳す」とある。
　　①肺兪，中府（または太淵），合谷（補）………… 肺気の補益，固表止咳
　　②肺兪，太淵，気海（補）……………………………益気定喘
　　※　肺虚に脾虚をともなう虚喘
　　　　肺兪，脾兪，太淵（補）……………………………肺脾の補益
　　※　脾虚及肺
　　　　肺兪，脾兪，太白（補）……………………………培土生金

5．肺腎気虚による虚喘
　　肺兪，太谿，気海（補）……………………………肺腎の補益，益気定喘
　　※　肺腎がともに衰退し，また心陽も衰退すると，喘逆がひどくなり，煩躁不安，四肢厥冷して汗がでるなどの症状が現れ，脈浮大無根となる。これは孤陽欲脱という危篤な状態である。

①急いで関元，気海（補）を施す……………扶元救脱，腎気の鎮摂
②急いで気海，関元，神門（補）を施す………回陽救逆，益気復脈

4 アレルギー性鼻炎

本病の多くは，肺気不足，衛外不固であるため，微かに風寒あるいは風熱を感受しても発症する。

処方：肺兪（補），曲池（瀉），上星（瀉，加灸），迎香（瀉）……疏風散寒，補肺固表
　　　※　発作がおきていないとき
　　　　　肺兪，大椎（補），迎香（瀉）……………補肺固表，佐として鼻竅の宣通をはかる
　　　※　肺気虚をともなったり，また肺兪穴の部位が冷える場合
　　　　　合谷（または太淵）（補），肺兪（灸）……扶正去邪，肺機能の増強をはかる

症　例

［症例］　男，48才，初診1965年2月22日
主　訴：6年来の哮喘
現病歴：1959年の夏に風のあたる場所で睡眠をとり，風寒を感受して発症した。その後，毎年夏至以後に再発するようになり，症状がしだいに悪化していった。しかし，症状は冬至以後はしだいに軽減する。発病の5～15分前には，背部（大杼，風門，肺兪の付近）が冷たくなる。発病時には呼吸困難，起坐呼吸，呼吸促迫，汗がでる，喉の痰鳴，軽度の咳嗽，口から水様の涎がでるなどの症状が現れる。洋金花をたばこにして吸うと発作は止まる。身体は痩せている。雲門，風門，肺兪，大杼，中府，心兪，厥陰兪，膈兪を按圧すると，だるく痛む。痛みはとくに雲門，風門，肺兪を按圧したときに著しい。舌苔は薄白，脈は細でやや滑である。
弁　証：風寒束肺，肺失宣降，痰濁阻肺による寒哮
治　則：温肺散寒，去痰利気
取　穴：初診，3診，風門，肺兪（瀉），灸頭針とする
　　　　2診，上処方に気戸，雲門（瀉）を加え，灸頭針とする
効　果：初診後には，肺兪，風門穴の冷えは軽減し，哮喘は止まった。しかし圧痛は依然として著しい。2診後には，哮喘は再発せず，刺針部位の圧痛は顕著ではなくなった。3診後，再発していない。

経穴の効能鑑別・配穴

効能鑑別

1．肺兪と中府の効能比較

肺兪は肺の背兪穴であり，中府は肺の募穴である。両穴ともに肺疾患を治すが，各穴それ

それに固有の特徴がある。詳細は中府一節の［経穴の効能鑑別］を参照。
2．五臓兪募穴の効能比較

　　兪募穴には，各穴とも臓腑の機能を調節する作用がある。しかし五臓病の治療には，募穴を取るよりも，背部の心，肝，脾，肺，腎兪穴を取るほうが，効果的である。
3．五官と五体（皮膚，肌肉，筋，骨，脈）の病証に対する臓腑の背兪穴の効果比較

　　五官，五体の病証の治療には，五臓の背兪穴および五臓とたがいに関係ある経絡の経穴を用いたほうが，六腑の背兪穴および六腑と互いに関係ある経絡の経穴を用いるよりも効果的である。これは五官と五体の病証の病機が，五臓と密接な関係をもっているからである。

[配　穴]

1．肺兪と中府の配穴

　　詳細は中府一節の［配穴］を参照。
2．肺兪と太淵の配穴

　　詳細は太淵一節の［配穴］を参照。
3．肺兪（補）

　　①大椎（補）を配穴……………………………………補肺固表

　　②太淵，合谷（補）を配穴…………………………補肺益気，益気固表

　　③心兪（補）を配穴……………………………………心肺の補益

　　④脾兪，太白（または陰陵泉）（補）を配穴………肺脾の補益，培土生金

　　⑤膈兪（補）を配穴……………………………………補肺理血

　　⑥気海，腎兪（補）を配穴…………………………肺腎の気の補益
4．肺兪（瀉）

　　①膈兪，尺沢（瀉）を配穴…………………………清肺寧絡止血

　　②風門，豊隆，尺沢（瀉）を配穴…………………湯液における定喘湯（張時徹方）の効に類似

　　③天突，尺沢（瀉）を配穴…………………………肺気の清宣，止嗽平喘

　　④大椎（瀉）を配穴……………………………………宣肺解表，退熱除蒸

　　⑤豊隆，天突（瀉）を配穴…………………………宣肺利気，降痰平喘，止嗽

　　⑥豊隆，内庭（瀉）を配穴…………………………痰火の清降，宣肺平喘，止嗽

　　⑦合谷，列欠（瀉）を配穴…………………………疏衛解表，清熱宣肺

　　⑧風門，大椎（瀉）を配穴…………………………疏風解表，宣肺止嗽
5．肺兪（灸瀉）

　　①風門（灸瀉）を配穴…………………………………寒飲の温化，止咳平喘，温肺散寒，宣肺利気

　　②風門，大椎（灸瀉）を配穴………………………解表散寒，宣肺平喘，止嗽

　　③風門（灸瀉），天突（瀉）を配穴………………温肺散寒，降痰利気

　　④風門（灸瀉），天突，豊隆（瀉）を配穴………湯液における冷哮丸（『張氏医通』方）の効に類似

6．肺兪と関連穴との配穴

肺は腎水によって滋養をうけることにより，清降，治節の機能を発揮することができる。また脾土は肺金の母であり，脾気虚弱は肺気不足を誘発することがある。したがって，肺の虚証を治療する場合は，足太陰脾経の関連穴を配穴して補脾益肺をはかったり，足少陰腎経の関連穴を配穴して腎陰を滋養することにより養肺をはかることが多い。肺の実証は外邪の侵襲による場合，肝火犯肺，痰濁阻肺，痰熱蘊肺による場合が多い。これらの治療では，去風，解表，瀉肝，行湿，去痰，痰火の清降，開痰利気の効をもつ関連穴を配穴し瀉法を施す。この際に用いられる経穴は，例えば太衝，豊隆，天突，列欠，風門，大椎，陰陵泉などである。

参　考

1．本穴の刺針方向と針感
心兪一節の［参考］を参照。

2．古典考察
『素問』生気通天論篇には，「陽気固く，賊邪ありと雖も害すること能わざるなり。……この故に陽は因って上って外を衛る者なり。」とある。同記述は，人体においては陽気が衛外の作用をもつことを説明したものである。肺兪，風門に灸を常用すると温陽益肺の効と衛陽を固め，腠理を密にし，抵抗力を増強する効がある。したがって，感冒の発生を予防することができる。

3．歴代医家の経験
1．①「肺兪は三椎の間，……皆脊を挟んで相去ること三寸ばかり，則ち得て之を験せんと欲すれば，其の所を按ずるに，応中に在りて痛み解す，乃ち其の兪なり。」(『霊枢』背腧篇)

②「哮喘，その肺兪穴を按じ，疼み錐で刺すが如きは，只だ専ら肺兪を刺す，又灸をせしめて癒ゆ。亦只だ刺し灸せざるにて癒ゆる者あり，此れ病に深浅あるなり。」(『針灸資生経』)

③「邪 肺にあるときは，則ち皮膚痛み，寒熱し，上気し，喘し，汗出で，咳し肩背を動ずるを病む。之を膺中の外兪に取る，背の三節五臓の傍なり，手を以て疾く之を按ずれば快然たり，乃ち之を刺す」(『霊枢』五邪篇)

上記の記述は，経穴を按圧することにより現れる反応と，経穴を探す方法について述べたものである。滑伯仁は『難経本義・注』のなかで，「陰陽経絡は，気相交貫し，臓腑腹背は，気相通応する」と述べている。これは，経絡臓腑と背兪，募穴とが，相互に通応していることを指摘したものである。病邪が肺臓に侵犯して肺臓が病むと，肺兪穴に圧痛または異常反応が現れる。この場合，その肺兪穴に針灸を施すことにより治療することができる。

2．①「咳嗽連声するは，肺兪天突穴を迎えるべし」(『百症賦』)

②「咳嗽は肺兪穴に針すべし」(『玉竜歌』)
③「もし痰涎並びに咳嗽するは,治すに却って肺兪に灸すべし」(『勝玉歌』)
④「或いは嗽に針するは,肺兪,風門に灸を用いるべし」(『行針指要歌』)
⑤「肺気熱し,呼吸し臥するを得ず,上気し沫を嘔し,喘気して相追逐し,胸満脇膺急し,息しがたし,……肺兪これを主る。肺脹する者は,肺兪これを主る。」(『針灸甲乙経』)
⑥「肺寒を治す方,肺兪に灸すること百壮。短気し語るを得ざるは,肺兪に灸すること百壮。肺兪は喘咳少気百病を主る」(『備急千金要方』)
⑦「咳嗽吐血唾紅,骨蒸虚労を治すは,十四壮灸すべし」(『神農経』)

6. 心兪 (しんゆ)

　心兪は，足太陽膀胱経の背部の経穴であり，心臓と連絡している。本穴は，手少陰心経の経気が背部において輸注するところであるため，「心兪」と命名された。
　心兪は，心の臓病と気化病を主治する。また心機能を改善し，心機能失調によりおこる病理的な証候に対して，一定の効果がある。
　本穴の主治する病証は，現代医学における一部の心血管疾患，神経精神疾患と自律神経機能失調などの病証に相当する。

本穴の特性

＜治療範囲＞

1．神志病証

　心は神を蔵し，神明の府であり，精神・意識・思惟活動の中枢である。心包と心とは同一体であり，その気は相通しており，心包は心に代わって邪をうけて病む。心包および心の機能失調によりおこる神志病（温邪の逆伝心包，湿痰蒙心，痰火擾心，痰迷心竅，心火熾盛，心気不足，心血不足などによりおこる神志病）は，すべて本穴の治療範囲に入る。

2．血脈病証

　心は血脈を主っており，生命活動の中心である。脈中を循行している血液も，心気の推動作用により全身に流れ，組織器官などを滋養することができる。これにより人体は，正常な活動を維持している。
　心気不足，心血不足，心血瘀阻，心陽虚衰や，飲邪が心陽を阻滞させておこる心および血脈病証の治療には，すべて本穴を取ることができる。

3．心と関係ある他臓の病証

　手少陰経脈は「小腸を絡い，却って肺に上る」，手太陽経脈は「心を絡い，小腸に属し」，その経別は「心に走り，小腸に系す」，足陽明経別は「上りて心に通じている」，足太陰経脈は「心中に注ぎ」，その経別は「上りて心に通じている」，足厥陰経別は「心を貫き」，足少陰経脈は「心に絡しており」，足少陽経別は「心を貫いている」。前記のような経脈，経別の循行およびその相互連絡があるため，心兪穴によって心と関係ある小腸，胃，肝，胆，肺，脾，腎疾患を治療することが可能となる。心脾両虚，心腎不交，心肝血虚，心胆気虚，心肺気虚などの病証には，本穴を配穴して治療することができる。

4. 経脈と経筋

　足太陽経脈，経別，経筋と督脈の絡脈の循行と分布をみると，すべて本穴を経過している。したがって，督脈と足太陽膀胱経の病である脊背疾患と，本穴の所在部位の経筋病は，すべて本穴の治療範囲に入る。

<効　能>

1．弁証取穴

①補法：心気を補益し，心神を寧じ，心血を養う

　　湯液における柏子仁，酸棗仁，茯神，遠志，人参，丹参，当帰，阿膠，竜眼肉などの効に類似

②瀉法：心絡を通じ，瘀血を散じ，神志を安じる

　　透天涼を施す：心火を清する効がある

　　灸を併用：心陽を温め，心絡を通じ，瘀血をめぐらす

　　湯液における郁金，元胡，竜歯，珍珠母，琥珀，丹参，朱砂，百合，生地黄，蓮子心，石菖蒲，灯芯などの効に類似

③補法（灸を施す）：心陽を温め，心絡を通じ，瘀血をめぐらす

2．局部取穴

①瀉法：舒筋活絡

　　灸，吸角を施す：通経散邪

②補法：健筋補虚

<主　治>

　狭心痛，心筋梗塞，心悸，虚労，善笑不休，リウマチ性心疾患，癲証，狂証，癇証，臓躁，心煩，健忘，遺精，不眠，脇痛，背部痛，脊背部痛，背筋攣痛，疔瘡，意識障害，譫語。

　また咳血，吐血，角弓反張，再生不良性貧血などを治す。

臨床応用

1　狭心痛，心筋梗塞

　上記の病は胸痺，真心痛，厥心痛，瘀血心痛ともいわれている。治療にあたっては，本穴を取って，心気を補益し，心陽を温め，心絡を通じ，行血去瘀をはかるとよい。

1．心気不足となり気が脈中に滞り，血行障害をひきおこして心脈がつまり，そのため心絡が攣急しておこる狭心痛，心筋梗塞

　症状：心悸，怔忡，胸悶，または胸悶痛，または突然おこる心痛。息切れ，恐がり。舌質暗紫，脈沈濇または結代など。

　処方：

　発作期　①心兪，内関（瀉）……………………理気通絡，行血止痛

　　　　　②心兪，膈兪（瀉）……………………心絡を通じ，心気を利し，瘀血をめぐらす

緩解期　①心兪，神門（補），内関または膻中（瀉）……心気の補益，理気通絡
　　　　　　　②心兪，膈兪（瀉），合谷（補）………益気行血，去瘀通絡
2．心陽虚衰のために血行障害となり，そのため心脈がつまり心絡が攣急しておこる狭心痛，心筋梗塞
　　症状：心前区に激痛がおこる。息がつまる。形寒肢冷，顔面蒼白。冷や汗をかく。口唇はチアノーゼ状になっている，手足は青紫色になっているなど。
　　処方：①心兪，厥陰兪（灸補）………………………心陽の温補
　　　　　　これに神門，合谷（補）を加える（補益心気）……心陽の温補，益気復脈
　　　　　②心兪，関元，気海，合谷（補）…………温陽救逆，益気復脈
3．気陰両虚による狭心痛
　　症状：胸悶，息がつまる，または心前区痛，夜間に息がつまっておきることがある。左肩背部に酸痛または酸麻感がある。全身倦怠。心悸，息ぎれ。咽頭部が乾く。舌質紅または暗紫，舌苔薄白，脈沈細無力など。
　　処方：心兪（瀉）………………………………………行血去瘀
　　　　　合谷（補）………………………………………補気，復脈滋陰
　　　　　※　心兪（瀉），合谷（補）………………益気養陰，去瘀通絡
4．陰虚陽亢型の冠性心疾患に高血圧症を合併している場合
　　症状：胸部悶痛，心悸，息切れ。頭暈，頭痛。両目が乾いてかすむ。四肢のしびれ，舌筋のしびれ。手足のほてり。舌質赤，舌苔薄黄，脈弦または細数にして弦。
　　処方：①心兪，太衝，風池（瀉），復溜（補）……育陰潜陽，行血通絡
　　　　　②心兪，膈兪，神門（または内関）（瀉）……心気を疏通し心絡を通じる
　　　　　　太衝，風池（瀉），復溜（補）………………平肝熄風，育陰潜陽
　　　　　※　これを交互に用いる。
5．脾虚不運のため湿が滞って痰となり，それが胸膈部に阻滞し心絡につまっておこる狭心痛，心筋梗塞
　　症状：全身倦怠。肥満している場合が多い。稀薄な痰がでる。胸部に満悶感がある，息がつまって痛む，心悸。頭がぼんやりする。舌苔白厚または白膩，脈滑または弦滑など。
　　処方：神門，膻中，豊隆（瀉）と心兪，脾兪（補）を交互に用いる
　　　　　※　健脾除湿，化痰養心，開胸通絡

2　心　悸

　心悸の病変は心にあり，その治療に際しては心の背兪穴が常用穴とされている。心兪には，心気の補益，心血の補益，寧心安神，活血去瘀，心陽の温補などの作用がある。

1．心神不寧による心悸
　【1】驚いて気が乱れ，そのために心神をコントロールできなくなっておこる心悸
　　　心兪，神門（補）………………………………………補心安神
　　※　平素血虚の場合：三陰交（補）を加える………補血寧心（養心湯の効に類似）

【2】体質が良く，発病まもない場合
　　心兪，神門または大陵（瀉）……………………鎮驚安神
　※　痰熱上擾をともなう場合：豊隆（瀉）を加える
2．心血不足による心悸
　①心兪，膈兪（補）……………………………心血を補益し，心神を安じる
　②心兪，三陰交（補）…………………………心脾の補益，養血安神
3．心陽不振による心悸
　【1】飲邪が上逆し，水が火位に乗じておこる心悸
　　心兪（灸補），陰陵泉（瀉）…………………… 通陽行水
　※　心陽が回復し水気がめぐれば，心悸は改善する。
　【2】脾腎陽虚のため水湿が化せず，水飲が内停し，そのために心陽が影響をうけておこる心悸
　　心兪，関元，太谿（補）………………………回陽救逆，扶元安神
　【3】汗は心液であるが，発汗過多のため心陽を損傷しておこる心下悸
　　心兪（灸補）……………………………………心陽を補益し，心気を補益す
4．陰虚火旺による心悸
　①心兪，復溜（補），神門（瀉）…………… 滋陰清火，養心安神
　②心兪，神門（瀉），復溜（補）…………… 滋陰清火，安神定志
　③心兪，神門（瀉），復溜，三陰交（補）………… 滋陰養血，清心安神
5．心気不足による心悸
　①心兪，膈兪（または厥陰兪），内関（瀉）……… 理気活血，通絡化瘀
　②心兪，合谷（補）（または肺兪（補），これは肺気虚が心気不足をひきおこしている場合に用いる）により心気を補益し，神門（瀉）にて心絡を通じる。この3穴により益気行血をはかる。
6．心血瘀阻による心悸
　　心兪，厥陰兪（灸瀉），神門（瀉）…………… 温陽通絡，活血去瘀

3 虚 労

本穴は，心血虚型と心陰虚型の虚労を主治する。

1．心血虚による虚労
　症状：心悸，怔忡。健忘。不眠，多夢。顔色がすぐれない。舌質淡，脈細または結代など。
　処方：①心兪，三陰交（補）………………………心血を補益し，心神を安じる
　　　　②心兪，膈兪（補）……………………………心血の補養
2．心陰虚による虚労
　症状：煩躁。不眠。盗汗。舌紅少津，脈細数など。
　処方：心兪（瀉），復溜，三陰交（補）…………… 滋陰養血，清心安神

4 リウマチ性心疾患

1．心腎陽虚によるリウマチ性心疾患
　①心兪，命門，腎兪（灸補）……………………心陽を補益し，腎陽を補益す
　②心兪，中極，腎兪（灸補）……………………温陽益腎，強心利水

2．心脾陽虚によるリウマチ性心疾患
　①心兪，脾兪（灸補），神闕（灸）………………… 心脾の温補
　②心兪，脾兪，命門（または関元）（補）………… 心脾の温補

3．気滞血瘀によるリウマチ性心疾患
　心兪，膈兪（瀉）………………………………活血去瘀

4．気血虚損によるリウマチ性心疾患
　①心兪，膈兪（または三陰交），合谷（補）……… 益気補血，佐として復脈をはかる
　②心兪，合谷，神門（補）………………………益気補血，佐として復脈をはかる

5．外邪侵心によるリウマチ性心疾患（風湿が表に影響し，また心に侵入したもの）
　症状：発熱，軽度の悪寒悪風がある。頭痛，頭重。関節腫痛。心悸。自汗。胸悶，呼吸促迫。
　　　　舌質紅，舌苔膩，脈細滑数など。
　処方：心兪，曲池，陰陵泉（瀉）………………………去風利湿，通絡寧心

6．心血瘀阻によるリウマチ性心疾患
　症状：心悸，息切れ，胸悶。脈濇または結代，舌質暗紫，口唇も紫っぽい。
　処方：心兪，膈兪（または厥陰兪）（灸瀉），神門（瀉）……温陽通絡，活血去瘀
　　　　※　心気不足をともなう場合
　　　　　　神門（補）に代え，さらに合谷（補）を加える……心気の補益

5 癲証

本穴にて安神醒志，養心寧神をはかる。

1．気鬱痰結による癲証
　①心兪，間使，豊隆（瀉）……………………理気解鬱，化痰醒志
　②中脘，内関（瀉）を配穴……………………理気解鬱，化痰醒志

2．心脾両虚による癲証
　①心兪，三陰交（補）……………………………心脾の補益
　②神門（補）を加える……………………………養心湯の効に類似
　※　または人中（瀉）を加え，佐として醒脳開竅をはかる。

6 遺精，不眠

1．遺　精

　本穴を瀉すと，心と関係ある遺精を主治する。
　心腎不交による遺精

復溜（補）を配穴……………………………滋陰清火，心腎の交通
※　「心兪，腎兪は腰腎の虚乏による夢遺を治す」（『玉竜賦』）といわれているが，その治療にあたっては心兪に腎兪（補）を配穴して，補腎清心をはかるとよい。性交する夢をみて遺精する場合には，会陰を配穴して刺針するとさらに効果的である。

2．不　眠

本穴は心脾両虚，心血不足，心腎不交，心胆気虚による不眠の治療に用いる。

※　具体的な配穴については神門［臨床応用］を参照すること。

7　背筋攣痛

『霊枢』経筋では，「陽急するときは則ち反折し，陰急するときは則ち俯して伸せず」，「寒するときは則ち反折筋急し，熱するときは則ち筋弛縦して収せず」と述べている。背は陽に属している。本穴が所在する背筋の経筋が寒邪をうけると，拘急または拘急疼痛して反折筋急，腰背屈曲不利となることがある。

このような場合には，本穴や阿是穴に浅刺したり，または心兪穴の上下の経穴を加え，それに瀉法や吸角を施して，温経散寒，舒筋活絡をはかると効果的である。

症　例

［症例1］　男，23才，初診1973年5月29日

主　訴：滑精が2年余り前からみられる

現病歴：2年余り疲れたり熱いと滑精しやすい。腰はだるく痛んだり，またこわばって痛む。心煩，不眠，頭暈，耳鳴り，夜間に手指がしびれて無力となる，倦怠，無力感などの症状をともなう。身体は痩せており，舌質は紅，舌苔は薄白で浮黄，脈は細数で無力。中西薬で治療したが効果はなかった。

弁　証：君火亢盛となり心陰を暗耗し，心火が腎に下りず，腎水が心に上らない。そのため水虚火旺，心腎不交となり，それが精室に影響しておこった滑精と考えられる。

治　則：心腎の交通

取　穴：心兪，神門（瀉），復溜（補）

隔日治療とする。

効　果：2診後には，すべての症状が著しく軽減し，4診後にはほぼ治癒した。5～7診で治療効果の安定をはかった。

経　過：1973年7月5日に手紙により滑精およびそのほかの症状が治癒していることを確認した。

［症例2］　女，47才，初診1971年11月27日

主　訴：右後項部および肩甲部の疼痛が3日間続いている，仕事中にひねって発症

現　症：右肩甲部，後項部，肩関節部および上肢の脹痛，項部をひねったり，物を持ち上げると痛みが増強する，運動制限があり，夜間痛により目が覚め睡眠に影響する。

弁　証：筋脈を損傷して気血瘀滞，脈絡不通となりおこった疼痛と考えられる。
治　則：舒筋活絡，気血の宣通
取　穴：右心兪，風池，阿是穴（瀉）（肺兪穴の付近）
効　果：1回の治療で治癒した。
経　過：1971年12月13日に手腕痛の治療に来院したときに，前回の治療で治癒したことを確認した。

［症例3］　女，18才，初診1975年6月9日
主　訴：この2カ月来，精神抑鬱状態にあり，時々泣き叫びたくなる
現病歴：3カ月前に発作性の畏寒，戦慄，手足の冷え，全身性の刺痛としびれ（背部がとくにひどい）がおこった。食欲不振をともなう。当地の病院にて治療をうけ，ビタミンB12を注射した後に，胃脘部の膨満，隠痛がおこり，呼吸促迫，呼吸困難となり，気が上衝するような感じがするようになった。時々泣き叫びたくなり，泣き叫ぶと気持ちがすっきりする。また泣き叫んでいるときは，呼吸困難，胸悶，呼吸促迫は軽減する。この2カ月来，毎月旧暦の14日前後になると発病する。また数十日来，汗がでない。舌質，舌苔には変化がみられない。脈は弦である。
検　査：意識はしっかりしている。精神は抑鬱状態である。頸部は軟かい。心拍120／分，肺（－），腹部（－），両眼底（－），瞳孔（－）
弁　証：脈証から，七情損傷により心が静まらず，気機失調，経絡阻滞となっておこった鬱証と考えられる。
治　則：理気清心安神
取　穴：初～3診，心兪，内関（瀉）
　　　　4診，上処方から内関を去る
効　果：初診後には，呼吸促迫，呼吸困難，全身の刺痛，発作性の畏寒，戦慄がおこらなくなり，食欲も増進した。3診後には，項部の違和感のみとなる。4診で治癒した。
経　過：2カ月後の追跡調査により，病は治癒しており，発作もおきていないことを確認した。

［症例4］　男，29才，初診1973年7月20日
主　訴：4カ月来の不眠，徹夜し頭脳を酷使してから発症
現病歴：4カ月来，毎晩3～5時間しか眠れない，夢を多くみる，心煩，易怒，心悸，易驚などの症状がある。また耳鳴り，聴力減退，頭部の麻木感，頭痛，口乾少津などの症状もともなっている。身体は痩せている。舌質は紅，脈は細数である。
　　　　咽頭炎を2カ月，また慢性胃腸炎を1年半患っており，治癒していない。
弁　証：脈証から，腎陰不足のため心火が盛んになりおこった心腎不交による不眠と考えられる。
治　則：壮水制火，心腎の交通，佐として清脳をはかる
取　穴：心兪，風池（瀉），腎兪（補）
効　果：初診後には7時間眠れるようになった。3診後には不眠および随伴症状は著しく改善

された。4診後には不眠はほぼ治癒した。5診後には不眠および随伴症状は治癒した。6～7診では治療効果の安定をはかった。

経穴の効能鑑別・配穴

効能鑑別

心兪，通里，神門の効能比較

　心陽は，人体が活動するためのエネルギー，動力の役割を果たしている。各種の病が心陽不振をひきおこした場合，また心陽不振を要因とする他の病証の治療には，心兪（灸補）にて心陽を鼓舞するとよい。また心陽虚衰のために心血瘀阻となりおこる心血管疾患には，本穴に灸瀉を施して心陽を通じ，瘀血をめぐらせるとよい。本穴の有する心陽を鼓舞し，心陽を通じ瘀血をめぐらせる効能は，通里や神門の有する効能よりもすぐれている。

配穴

1．心兪と神門の配穴

　上記の配穴は「兪原配穴法」によるものである。心兪と手少陰心経の原穴（手少陰心経の子穴でもある）である神門は，ともに心臓と密接な関係がある。この2穴を配穴して補法を施すと，心気を補う，心血を養う，心神を安じる，血行を促進するなどの効を増強することができる。またこの2穴を配穴して瀉法を施すと，心火を清す，心神を安じる，心竅を開く，心気を疏通する，心絡を通じる，瘀血をめぐらすなどの効を増強することができる。

　上記の療法によって，直接心臓疾患を治療することができる。また心機能失調と関係ある疾病を治療することもでき，心機能の改善に対しても一定の効果がある。

2．心兪，神門，三陰交（補）

　上記の処方には，補心養血，安神定志の作用があるが，これは湯液における養心湯の効に類似している。不眠，驚悸，癲証などが現れており，養心湯での治療が適用される場合には，この3穴を用いるとよい。

3．心兪（瀉）

①神門（または大陵），豊隆（瀉）を配穴…………清心安神，去痰除煩
②神門，膈兪（瀉）を配穴……………………………心気を通じ，心絡を通じ，瘀血をめぐらす
③神門（瀉），復溜（補）を配穴……………………滋陰清火，清心安神
④間使（または内関），膈兪（または三陰交）（瀉）を配穴…心気を通じ，心絡を通じ，瘀血を散じる
⑤通里，三陰交（瀉）を配穴…………………………心絡を通じる，瘀血をめぐらす，清心涼血
⑥復溜，三陰交（補）を配穴…………………………滋陰養血，清心安神
⑦肝兪，膈兪（瀉）を配穴……………………………疏肝行気，活血去瘀

4．心兪（補）

①神門，太谿，腎兪または復溜（補）を配穴………心腎の補益

②膈兪（補）を配穴……………………………………心血の補益，心神を安じる
③肝兪（補）を配穴……………………………………安神定志
④合谷，三陰交（補）を配穴…………………………心気の補益，心血の補益
⑤肺兪（補）を配穴……………………………………心肺の補益
⑥膈兪，脾兪（補）を配穴……………………………心脾の補益，摂血止血

5．心兪（灸瀉）
①膈兪（灸瀉）を配穴…………………………………心陽を温め，心絡を温め，瘀血をめぐらす
②厥陰兪（灸瀉）を配穴………………………………心陽を温め，心絡を通じる

6．心兪（灸補）
①厥陰兪（灸補），神門，合谷（補）を配穴………心陽の温補，益気復脈
②神門，気海（灸補）を配穴…………………………心陽の鼓舞，心気の補益

参　考

1．本穴の刺針方向と針感

　背筋に沿って上（項部）に向け，または下（肝兪穴の方向）に向けて1寸半横刺すると，針感は上では大杼穴の部位にいたり，下では肝兪穴の部位にいたる。この療法は胸部・背筋の疾患の治療に用いる。また針を直刺またはやや外方に向けて斜刺すると，少数の例ではあるが針感が胸脇部，上肢にいたる場合がある。胸脇部，肋間，上肢の疾患に対して，この療法を施すと効果的である。操作の熟練者が，胸椎に向けて1寸半から2寸刺入し，針感を心胸部，胸脇部，上肢にいたらせると，その針感がいたる部位の疼痛に対して著しい効果を収めることができる。

2．古典考察

　1．『霊枢』背腧篇では，「肺兪は三椎の間に在り，心兪は五椎の間に在り，……肝兪は九椎の間に在り，脾兪は十一椎の間に在り，腎兪は十四椎の間に在り，皆脊を挟んで相去ること三寸ばかり，則ち得て之を験せんと欲すれば，其の所を按ずるに，応中に在りて痛み解す，乃ち其の腧なり。」と述べている。同記述は，指で背部兪穴を按じ，患者が脹った感じ，だるい感じ，または痛い感じを覚え，病が緩解する場合は，そこが経穴の部位であることを説明したものである。現代でもこの方法は経穴をさがす際に用いられるだけでなく，触診の方法としても用いられており，経穴部位の異常な変化を検査したり，また診断においても参考にされている。

　滑伯仁は，「陰陽経絡，気相交わり貫き，臓腑腹背，気相通じ応じる」（『難経本義』注）と述べている。これは臓腑と背兪，腹募穴が，たがいに通じ応じていることを指摘したものである。病邪が臓腑に侵襲すると，背兪穴や募穴に各種の異常な反応が出現するが，その相応する部位に針灸治療を施すことができる。例えば，心臓の病変では，心兪穴に圧痛または異常反応が出現する。これについて『素問』挙痛論篇では，「寒気背兪の脈に客するときは，

則ち脈泣す。脈泣するときは則ち血虚す。血虚するときは則ち痛む。其の兪は心に注す，故に相引きて痛む。」と述べている。この場合，心兪に針灸をし施治するとよい。

2．『金匱要略』血痺虚労病脈証併治篇では，「男子面色薄き者は，渴および亡血を主る。卒に喘悸し，脈浮の者は裏虚なり。」と述べている。同記述にみられるとおり，男子で顔色が淡薄で口渴するという症状は，失血によりおこるものである。また血分が不足すると顔色は淡白となり，陰血が不足し陰虚のために内熱が生じれば口渴がおこる。ただしこの場合，口渴はおこるが多くは飲まない。さらに腎不納気になれば喘がおこり，心営が虚損すると悸がおこり，動くと気喘，心悸がおこるため，同篇では「卒に喘悸し」としているのである。また脈浮（浮大無力）は陰虚陽浮の象であり，したがって「裏虚」（脈浮は外感によるものではない）としている。尤在涇は，「脈浮きて裏虚し，以て労すれば則ち真陰守りを失い，孤陽は根なく，気は外に散じ，而して精は内に奪われるなり」と述べている。治療にあたっては，心兪，腎兪（補）により心営を養って心悸を治し，腎気を補益して気喘を治す。または気海（補）（元気を補い気喘を治す），三陰交（補）（養血益陰），心兪（補）（心営を養う）を施す。

3．経外奇穴の「患門」穴

「患門」穴は，心兪穴の部位に相当する。例えば『経外奇穴の研究』では，「患門穴は背部五六椎の間にあり，脊を去ること外に1寸5分左右，全身性の虚弱羸痩無神の特効穴である」としている。また『針灸大成』では，『針灸資生経』に記載がある灸労穴法の部位は，「此の穴を按ずるに五椎両傍各一寸五分，心兪二穴なり，心は血を主る，故に之に灸す」としている。虚労を灸治する「患門」穴は，実際には心兪二穴を指しているのである。

7. 膈兪 (かくゆ)

膈兪は，足太陽膀胱経の背部の経穴であり，血気の集まるところである。本穴は膈膜（横隔膜）と連絡していることから，膈兪と命名された。

本穴の所在部位や，穴下に所在する臓器，また刺針した際の針感の走行および血会穴であることといった要素をかんがみて，膈兪は横隔膜の病証や一部の血証を主治するとされている。また肺，脇肋部，食道，胃などの一部の病証を治療することができる。

臨床においては，本穴は上半身の血証の治療にとくに適している。

本穴の特性

<治療範囲>

1. 心肝肺の一部の血証，胸膈，脇肋病

　　膈兪は心兪の下，肝兪の上に位置している。心は血脈を主り，肝は蔵血を主っている。また『難経』四十五難に，「血会膈兪」とあるとおり，本穴は血の会穴である。本穴の内部には肺臓があり，針感は胸膈部，脇肋部および上肢に達する。上記のことから，本穴を用いると，心・肝・肺の一部の血証および胸膈部，脇肋部，食道，胃の疾患を治療することができる。

2. 経脈，経筋病証

　　足太陽経脈，経別，経筋の循行と分布は，本穴を経過している。したがって，足太陽膀胱経が邪に襲われておこる「陽急則反折」，「寒則反折筋急」や脊背酸軟，痺痛などはすべて本穴の治療範囲に入る。

<効　能>

1. 弁証取穴

　①補法：陰血の補養，摂血止血

　　湯液における当帰，熟地黄，阿膠，白芍薬，伏竜肝，紫河車，竜眼肉などの効に類似

　②瀉法：去瘀通絡，寛膈理気。先に瀉して後に補すと調血活血，去瘀生新の作用がある。

　　湯液における当帰尾，赤芍薬，桃仁，紅花，丹参，牡丹皮，生地黄，陳皮，茜草，地楡，香附子などの効に類似

2. 局部取穴

　①瀉法：舒筋活絡

　　灸を配す……………温経散邪

②補法：筋脈の強壮

<主　治>
狭心痛，心筋梗塞，血小板減少性紫斑病，貧血，リウマチ性心疾患，咳血，吐血，反胃，神経性嘔吐，しゃっくり，痙攣性食道狭窄，脇痛，夜盲症，急性乳腺炎，乳汁欠乏，じんましん，胆道回虫症，背部痛，脊背部の強直，背筋の攣急，脊背部酸軟。
また不眠，心悸，虚労，肺癆，胃痛などを治す。

| 臨床応用 |

1　狭心痛，心筋梗塞

本穴を刺すと，去瘀通絡，行血止痛の作用がある。

1．心気不足となり脈中の気が滞って血行障害となり，それによって心脈がつまり心絡が攣急して発作がおこる場合

　　発作時には針で膈兪，心兪を瀉して心絡を通じ，心気を利し，瘀血をめぐらすとよい。発作時に背部兪穴の刺針がしにくい場合には，かわりに神門，膻中または内関を瀉す。緩解期には合谷を補し，膈兪，心兪を瀉して益気行血，去瘀通絡をはかるとよい。

2．気滞血瘀で気機がスムーズにいかず，そのため心絡がつまっておこる狭心症，心筋梗塞

　　前胸部に発作性の刺痛がおこる，痛みは肩背部に放散する，胸悶，息切れ，舌質暗，舌辺舌尖部に瘀点がみられる，脈沈濇または結などの症状・所見が現れる。治療にあたっては，針で膈兪，心兪，間使を瀉し行気活血，化瘀通絡をはかるとよい。

3．脾虚により運化機能が低下すると，湿が集まって痰を生じる。それが胸膈部に滞り心絡につまって発作がおこる場合

　　針で膈兪，心兪，脾兪を補して心脾の補益をはかり，また豊隆，膻中，神門を瀉して開胸化痰，心絡の通暢をはかるとよい。この二法を交互に用いる。

4．肝腎陰虚，陰血不足で血流がスムーズに流れず，心血瘀阻となって心絡がつまり発作がおこる場合

　　胸悶，夜間胸痛，不眠，盗汗，心煩，目眩，口乾，耳鳴り，腰酸腿軟，舌質紅，脈細数または細滑などの症状・所見が現れる。治療にあたっては，針で膈兪，心兪を瀉し，復溜，曲泉を補して肝腎の補益，活血化瘀をはかるとよい。

2　リウマチ性心疾患

1．気滞血瘀によるリウマチ性心疾患

　　針で膈兪，心兪を瀉し，活血去瘀をはかる。または針で合谷，血海，三陰交を補して，気血の補益をはかる。この二法を交互に用いる。

2．気血両虚によるリウマチ性心疾患

　　膈兪，合谷，神門または心兪を補して，益気補血復脈をはかる。

3．心血瘀阻によるリウマチ性心疾患

針で心兪，膈兪を瀉して心絡を通じ，瘀血を去る。または心兪，膈兪に灸瀉を施し，神門を瀉して，温陽通絡，活血去瘀をはかる。心気不足をともなう場合には，心兪（灸瀉），神門，合谷（補）により心陽を温め，瘀血を去り，心気を補益するとよい。

3 咳血，吐血

1．肝火による咳血

膈兪，肝兪，肺兪（瀉）……………………清肝益肺，和絡止血

2．陰虚による咳血

膈兪，肺兪（瀉），復溜（補）……………… 滋陰清肺，潤燥止血

3．胃中熾熱による吐血

膈兪，内庭，心兪（瀉）……………………清胃瀉火，涼血止血

4．脾不統血による吐血

膈兪，脾兪，胃兪（補）……………………補脾益胃，摂血止血

4 呃 逆（しゃっくり）

呃逆には，虚呃，実呃，熱呃，寒呃の区別がある。寛膈理気，寛膈平呃の作用をもつ膈兪は，単独に現れる呃逆と実呃に効果がある。そのほかの疾病に虚呃がともなう場合，例えば脾胃陽虚，中気大虚，元気大傷，老人性の気衰などに現れる呃逆には，培補治本を主として治療する。この場合，本穴の配穴は不適当である。

1．寒呃：寒涼傷胃となり胃陽がおさえつけられ，そのため通降が失調しておこる寒呃

中脘（または上脘），足三里（灸瀉）……………… 温胃降逆

※ 膈兪（瀉）を配穴して寛膈平呃をはかる。

2．熱呃：宿食積滞，痰濁中阻となり，それが久しく鬱して化熱し，胃火上逆しておこる熱呃

①足三里，内庭（瀉）……………………………消積導滞，清胃降逆

※ 膈兪（瀉）を配穴して寛膈平呃をはかる。

②足三里，内庭，公孫，膈兪（瀉）……………清熱瀉火，平胃降逆

3．実呃：情志不和，肝気犯胃となり，気機が阻滞しておこる実呃

①中脘（または上脘または足三里），太衝または間使（瀉）……疏肝理気，和胃散滞

※ 膈兪（瀉）を配穴して寛膈理気をはかる。

②膈兪，肝兪，胃兪（瀉）………………………疏肝和胃，理気平呃

5 脇 痛

本穴を取り，去瘀行血，陰血の補養，寛膈理気をはかる。

1．情志失和，肝気鬱結による脇痛

膈兪（瀉）（通絡止痛），肝兪（瀉），または膈兪，期門，間使（瀉）……疏肝理気，通絡止痛

2．気滞血凝，または瘀血が脇絡に阻滞しておこる気滞血瘀による脇痛
　　膈兪，間使，阿是穴（瀉）……………………………理気通絡，活血去瘀
3．精血虚損，肝陰不足による脇痛
　①膈兪（補）（陰血の補養），肝兪，復溜（補），または曲泉（補）を配穴……補血柔肝
　②復溜（補），太衝または間使（瀉）を配穴……… 養血柔肝，佐として理気をはかる

6 夜盲症

「肝，血を受けて視るを能う」といわれている。肝虚血少のため目を養うことができず夜盲症となった場合には，膈兪，肝兪（補）またはさらに三陰交または血海（補）を加えて肝血の補養をはかるとよい。

7 乳汁欠乏症

本病は肝気鬱滞と気血両虚によりおこる場合が多い。『婦人良方』では，「婦人乳汁不足するは，皆気血虚弱，経絡不調による」としている。本穴を取穴して，瘀滞の改善，血行の改善をはかるとよい。気虚血少による気血両虚型の乳汁欠乏には，膈兪，合谷，三陰交（補）により気血の補益，血行の改善をはかるとよい。また肝気鬱滞，気滞血瘀による乳汁欠乏に対しては，膈兪，肝兪，乳根（瀉），少沢（点刺）により行気散瘀，乳絡の通暢をはかるとよい。

8 背部痛，脊背部の強直，背筋の攣急，脊背部酸軟

痿証，痺証，脊椎病，破傷風，内臓疾患およびそのほかの原因によりおこる上記の症状の治療に際しては，局所取穴や近隣取穴として本穴を取り（病状にもとづき針を脊・脇・項・腰部に向けて5分〜2寸斜刺または横刺する），虚証には補法，実証には瀉法を施すとよい。または灸を併用したり，吸角を併用するとよい。これにより，舒筋活絡，気血の宣通，行血去瘀，壮筋補虚の効を収めることができる。また局所取穴，対症療法としては，心兪，厥陰兪，肝兪，筋縮などの経穴がよく配穴される。循経取穴としては，太谿，委中，崑崙，後谿などの経穴がよく配穴される。局所取穴は，弁証取穴とともによく用いられるが，主に気血の補益，肝腎の補益，精血の補益，行気散滞，熄風解痙，去風去湿などの治則による処方のなかで使用される。これにより，標本兼治がなされるのである。内臓疾患によりおこる上記の症状に対しては，疾患に対応した治療を主とし，加えて局所穴を配穴すると良好な効果を得ることができる。

症　例

［症例1］　女，58才，初診1965年3月17日
主　訴：10余年来の胃痛
現病歴：10余年前に怒りの爆発や，なま物，冷たい物の取り過ぎが要因となって発症。症状としては胃痛，吐酸，飲食減少があり，食後に胃痛は増強する。症状は情志の失調や寒冷刺激により再発しやすく，再発すると3〜5日持続する。再発時には，まず右側の

　　　　膈兪穴の部位が重だるくなり，ついで上腹部痛がおこる。痛みが強い場合は，四肢厥冷，口渇，回虫を吐く，吐酸，右脇肋部の激しい固定痛などをともなう。平時はゲップ，呑酸，よくため息をつくなどの症状がある。この5年来，毎月上旬に回虫を1～3条吐いている。舌質は淡，舌苔は薄白，左脈は弦，右脈は弦数である。また右側の不容，承満，膈兪，上脘，巨闕に著しい圧痛がある。
弁　証：厥陰回厥，烏梅丸証に属する
治　則：安回止痛
取　穴：右膈兪，肝兪，承満，上脘（瀉）
　　　　膈兪，肝兪は，針感を右期門，不容穴にいたらせる。刺針後に痛みは消失した。
経　過：2カ月後に上記の治療で治癒し，再発していないとの連絡が入った。2カ月来，回虫も吐いていないとのことであった。
解　説：『傷寒論』338条では，「……蛔厥の者は，その人まさに蛔を吐すべし。病者をして静かに，しかして復た時に煩せしむる者は，これ蔵寒たり，蛔上りその膈に入る，故に煩し，須臾に復た止む，食を得て嘔し，また煩する者は，蛔は食臭を聞きて出づ，その人常に自ら蛔を吐す，蛔厥の者は，烏梅丸これを主る。」と述べている。本症例の蛔厥は，上腹部痛，右脇背部への放散痛，食をとると疼痛は増強，ひどい場合は四肢厥冷，蛔虫を吐く，吐酸，毎月上旬に蛔虫を吐くなどの症状をともなっているが，これは烏梅丸証に属している。したがって，上脘，右承満（瀉）にて和胃安蛔をはかり，右膈兪，肝兪（瀉）にて疏肝寛膈利胆をはかったところ，安蛔止痛の効を奏した。

[症例2]
主　訴：3年来の嚥下困難，怒りを爆発させた後に発症
現　症：嚥下困難，食べると咽がふさがった感じがする。ゲップが頻繁におこる。粘い水・白沫または食べ物を嘔吐する。胃がつまり不快。両脇部の脹痛。よくため息をつく。飲食減少。脈沈弦，膈兪と肝兪に著しい圧痛がある。
検　査：胸部透視：肺（－），心膈（－）
　　　　胃腸バリウム透視：噴門痙攣
弁　証：肝気犯胃，気機阻滞，胃失和降による噎膈（噴門痙攣）証候と考えられる。
治　則：理気寛膈
取　穴：初診，膈兪（瀉）
　　　　※　脹っただるい針感は肩甲部にいたり，灼熱感は胸脇部にいたった。置針30分間でゲップは止まった。
　　　　2診～6診，膈兪，肝兪（瀉）
　　　　※　両穴の針感は両側の脇肋部にいたり，肋間神経に沿って胸肋部にいたった。抜針後に胃および胸部が熱く感じられた。
効　果：初診後には嚥下は好転し，ゲップは減少した。2診後には嚥下，ゲップは軽減した。3診後には胃のつまった不快感は消失した。4診後にはほぼ治癒し，食事量も増加し

た。6診で治癒した。

経穴の効能鑑別・配穴

効能鑑別
膈兪，血海，三陰交の効能比較

3穴はともに血証を治療する要穴であるが，それぞれに特徴がある。詳細については血海一節の［経穴の効能比較］を参照。

配穴
1. **膈兪（補）**
   ① 神門，心兪（補）を配穴 …………………………………… 補血養心
   ② 三陰交（補）を配穴 ……………………………………… 補血摂血
   ③ 三陰交，血海（補）を配穴 ……………………………… 営血の大補，益脾摂血
   ④ 神門，三陰交（補）を配穴 ……………………………… 心血の補益，心脾の補益
   ⑤ 心兪，脾兪（補）を配穴 ………………………………… 心脾の補益，摂血止血
   ⑥ 肝兪（補）を配穴 ………………………………………… 肝血の補養
   ⑦ 心兪（補）を配穴 ………………………………………… 心血の補益，安神
   ⑧ 肺兪（補）を配穴 ………………………………………… 補肺理血

2. **膈兪（瀉）**
   ① 神門，心兪（瀉）を配穴 ………………………………… 心気を通じ，心絡を通じ，瘀血をめぐらす
   ② 三陰交（瀉）を配穴 ……………………………………… 行血通絡，活血去瘀
   ③ 心兪，肝兪（瀉）を配穴 ………………………………… 疏肝行気，活血化瘀
   ④ 神門（瀉），三陰交（瀉，透天涼を施す）を配穴 …… 清熱涼血止血
   ⑤ 内関，公孫（瀉）を配穴 ………………………………… 寛膈理気，降逆平呃，和胃止痛
   ⑥ 間使，三陰交（瀉）を配穴 ……………………………… 理気通絡，活血去瘀

3. **膈兪には補気，行気の作用をもつ経穴が配穴されることが多い**

   気と血とのあいだには，生理的，病理的に密接な関係がある。血病の治療に膈兪を用いる場合には，しばしば補気の作用をもつ合谷，足三里，行気の作用をもつ気海，間使，疏肝理気の作用をもつ太衝，期門などの経穴が配穴される。

4. **膈兪と血海の配穴**

   血会である膈兪は，心・肝・肺三臓，胸膈部，脇肋部など，とりわけ上半身の血証の治療に適している。これに陰血の海である血海を配穴すると，全身の陰血を統摂・補養する作用，清熱涼血，全身の瘀血を通暢する作用が生じる。

参 考

1．本穴の刺針方向と針感

　　背筋に沿って上または下に向けて1寸5分横刺すると，針感は上に向かって肺兪穴の部位，または下に向かって脾兪穴の部位にいたる。これは胸部・背筋の疾患の治療に用いられる。針を直刺または外方（脇肋部の方向）に向けて横刺すると，少数の症例ではあるが針感は脇肋部・胸膈部にいたる場合や，胃・上腹部・前胸部にいたる場合もある。同療法は針感が走行する部位に生じた疾患の治療に用いられる。また胸腹部の疼痛の治療に本穴を用いる場合は，胸椎に向けて1寸5分～2寸刺入し，針感が胸部・膈部・上腹部にいたるようにするとよい。

2．経外奇穴の「四花」穴は膈兪，胆兪に相当する

　　崔知悌の「四花」穴灸法は，膈兪，胆兪の2穴を同時に配穴して灸を施す療法である。「四花」穴といわれ，経外奇穴に入れられている。同法における配穴については『針灸大成』でも膈兪，胆兪としており，『針灸聚英』でも「四花」とは膈兪，胆兪4穴としている。ただし『経外奇穴の研究』では，『針灸大成』や『針灸聚英』における認識とは異なり，四花の部位は五六七三椎の周囲とするのが適切であり，これを虚労羸痩，全身衰弱の特効穴であるとしている。

3．経外奇穴の「騎竹馬灸法」について

　　「騎竹馬灸法」は，膈兪，肝兪穴の部位に灸を施す療法である。諸書により異説はあるが，詳細については肝兪一節の［参考］を参照。

4．経外奇穴の「六華灸」について

　　「六華灸」において配穴されるのは，膈兪，肝兪，脾兪，左右計6穴であるとの記載が古典にある。先人はこの3穴を同時に配穴して灸を施し，これを「六華灸」と称した。これは経外奇穴に入れられている。

5．日本針灸家の本穴の針感に対する観察

　　1949年に発表された，日本の長浜善夫，丸山昌朗の共著による『経絡の研究』では，刺針に極めて敏感な視神経萎縮の患者1症例に現れた経絡現象が論述されている。同書においては，第7胸椎の傍ら3横指の膈兪穴に刺針したとき，その感応路線は心臓部にいたり，末端では中指の外側の爪甲（「中沢」と称している）にいたるとしている。長浜善夫などはこの針感路線を「膈兪経」と称している。

　　また日本の赤羽幸兵衛氏は，手の中指の爪甲角尺側を「中沢」としているが，これを膈兪と相応させている。同氏は知熱感度測定法を用いて，その対熱感の敏感度を測定している。

6．血会膈兪の由来

　　血会膈兪の由来について滑伯仁は，「膈兪足太陽脈気の発する所なり。太陽は多血，また血は乃ち水の象，故に血会という。」「血なる者は心の統じる所，肝の蔵する所，膈兪は七椎の下に在り，上は則ち心兪，下は則ち肝兪，故に血会と為す」と述べている。また陳修園は，「諸経の血，皆膈膜から上下す，また心は血を主り，肝は血を蔵し，心は膈上に位置し，肝は膈下に位置し，膈膜にて交通す，故に血は膈兪に会すなり」と述べている。

8. 肝兪 （かんゆ）

　肝兪は，足太陽膀胱経の背部の経穴であり，肝臓と連絡している。本穴は，足厥陰肝経の経気が背部に輸注するところであるため，肝兪と命名された。

　肝兪は，肝の臓病と気化病を主治する。また肝臓機能を改善・調節し，肝臓の機能失調によって生じる病理的な証候の治療に対しても，一定の効果を示す。

　肝の病は，実証である場合が多い。肝の実証に対しては，「疏泄条達させ，鬱滞させない」というのが重要な治療原則であり，「木鬱には，即ち之を達する」のがよいとされている。したがって，本穴を用いた治療では，瀉法を用いる場合が多い。また肝の虚証には肝陰不足と肝腎陰虚が多くみられるが，これらの治療には肝腎併治法を採用する。治療に際しては，本穴を補し，さらに足少陰腎経から適切な経穴を選んで配穴するとよい。

本穴の特性

＜治療範囲＞

１．肝気，肝火と肝血の病

　肝には「剛強」な性質があり，条達を喜び，疏泄を主って抑鬱を嫌うという特徴がある。精神情志の調節機能は，肝気と密接な関係がある。過剰な情志，例えば「鬱」，「怒」などによって肝を損傷し，肝気鬱結となると，目，胸脇部，上腹部，胃，肝胆に疾患が現れる。これらはすべて本穴の主治範囲に入る。

　肝は，血臓であり，血液の貯蔵と調節を司っている。肝気鬱結は血行と血液の調節にも影響するし，気鬱化火となると血絡を損傷したり，蔵血機能に影響をおよぼす。こうした肝気鬱滞，肝火傷絡，肝血不足によっておこる心肺・胸膈部・胃脘などの血証も，すべて本穴を取ることができる。

２．目の病証

　「肝気は目に通じており，肝和せば則ち目は五色を弁ずるを能う」（『霊枢』脈度），「肝は血を受けて視るを能う」（『素問』五臓生成）といわれている。肝脈は目系と連絡しているが，肝の機能失調によりおこる眼病の治療には，しばしば本穴が取穴される。

３．経脈と経筋病証

　肝は「罷極の本」であり，全身の筋骨関節の屈伸運動を司っている。筋と関係ある病変（肝風内動，肝血不足による筋脈病変など），および邪が太陽経脈に侵入しておこる角弓反張，

背部痺証，背筋攣急，脊背強直などは，すべて本穴の治療範囲に入る。
4．肝と関係ある臓腑病

　　足厥陰経脈，経別と足少陰経脈の循行関係によって，肝は心・脾・肺・腎・胃・胆と連絡している。本穴は，さらに心肝血虚，肝火犯肺，肝脾不和，肝腎両虚，肝胆不寧，肝気犯胃の病証，および肝と関係ある膈と脇肋部の疾患を治療する。

<効　能>
1．弁証取穴
　①瀉法：疏肝解鬱，行気去瘀
　　湯液における柴胡，醋香附子，郁金，白芍薬，川楝子，木香，枳殻などの効に類似
　②補法：肝血の補養，養肝益目
　　湯液における当帰，阿膠，白芍薬，枸杞子，制何首烏，山茱萸，旱蓮草，潼蒺藜，熟地黄，鶏血藤などの効に類似
2．局部取穴
　①瀉法（灸または吸角を施す）：駆邪散滞
　②補法：健筋補虚

<主　治>
　夜盲症，青盲（視神経萎縮），暴盲（急性視神経炎，眼底出血など），青光眼（緑内障），流涙症，目眥，胃痛，しゃっくり，伝染性肝炎，初期肝硬変，急性胆嚢炎，胆石症，虚労，脇痛，痿証，痙病，破傷風，背部痛，背筋の攣急，脊背部の酸軟，脊背部の強直，胆道回虫症。
　また目痒，吐血，乳癖，乳汁欠乏，舞踏病などを治す。

臨床応用

1　夜盲症，青盲，暴盲，青光眼，流涙証

　本穴を取ると，肝と関係ある眼病を治す。
1．肝腎両虚のため，精血が目を養うことができずおこる夜盲，青盲，暴盲，流涙証，青光眼など
　　①肝兪，復溜，曲泉（補）……………………………肝腎の補益
　　②肝兪，復溜，太谿または腎兪（補）………………肝腎を補益し，精血を補益して明目をはかる
2．怒って肝を損傷して肝気上逆し，そのため気血が鬱滞しておこる暴盲
　　肝兪，太衝，または間使（瀉）……………………疏肝理気
3．肝虚血少のため精血が目を栄養できずおこる夜盲，青盲，青光眼
　　肝兪，三陰交または膈兪（補）……………………肝血の補養
4．腎虚肝熱，水虚火旺によっておこる夜盲，青盲，青光眼
　　肝兪，行間（瀉），復溜（補）……………………滋腎清肝

2　胃痛, 呃逆（しゃっくり）

1．肝気犯胃による胃痛, 呃逆
　①本穴（瀉）……………………………………疏肝理気
　　胃の募穴と足陽明胃経の合穴を配穴……和胃降逆散滞
　　または脾の絡穴公孫（衝脈に通じる）を瀉す……疏肝理気, 和胃降逆
　②肝兪, 膈兪, 胃兪（瀉）……………………疏肝理気, 寛膈和胃
　※　「肝を治して安胃をはかる」
2．肝気鬱滞, 気鬱化火, 肝火犯胃による胃痛, 呃逆
　①肝兪, 行間, 内庭（瀉）……………………清肝泄熱, 理気和胃
　②肝兪, 行間, 公孫（瀉）……………………清肝和胃降逆
　※　本穴の針感が脇肋部を循って上腹部または胃腑に到達すると, より効果的である。

3　伝染性肝炎

本穴を瀉すと, 疏肝解鬱をはかることができる。

1．気滞湿阻の肝炎
　陰陵泉, 間使（瀉）を配穴……………………疏肝理気, 行湿益脾
2．気滞血瘀の肝炎
　膈兪, 間使（瀉）を配穴………………………理気行血
3．肝鬱脾虚の肝炎
　脾兪（補）を配穴………………………………疏肝健脾
4．肝胃不和の肝炎
　胃兪, 足三里（瀉）を配穴……………………疏肝和胃
5．肝胆鬱熱の肝炎
　胆兪, 陽陵泉（瀉）または丘墟（瀉または透天涼を施す）……肝胆の鬱熱の清瀉

4　虚　労

本病は五臓虚損, 気血, 陰陽不足の病証である。本穴を補すと, 肝血虚あるいは肝陰虚による虚労を主治する。

1．肝血虚による虚労
　症状：眩暈, 耳鳴り。驚きやすい。婦人では閉経, または月経障害。舌質淡, 脈細濇または弦細など。
　処方：膈兪, 三陰交（補）を配穴………………肝血の補養
2．肝陰虚による虚労
　症状：頭痛, 耳鳴り, 眩暈。急躁（いらいらする）, 易怒。脈細数など
　処方：復溜（補）, または三陰交（補）を加える… 滋陰養肝

5 脇痛

1. 肝気鬱滞による脇痛
   肝兪，膈兪（瀉）………………………疏肝理気，通絡止痛
2. 気滞血瘀による脇痛
   肝兪，膈兪，阿是穴（瀉）……………理気通絡，活血去瘀
3. 肝陰（血）不足による脇痛
   ①肝兪，膈兪または三陰交（補）……肝血の補養
   ②肝兪，復溜（補）……………………養陰柔肝
   ※ この二処方に間使（瀉）を加え，佐として理気をはかってもよい。

6 痿証

下肢および腰脊部酸軟などをともなう肝腎不足による痿証
   ①肝兪，腎兪，太谿（補）……………肝腎を補益し，精血を補益して筋骨を壮じる
   ②肝兪，腎兪，絶骨，陽陵泉（補）…肝腎を補益し，筋骨を壮じる

7 背部痛，背筋の攣急

「寒すれば則ち反折筋急」（『霊枢』経筋篇）のタイプの背部痛，背筋の攣急（背部涼痛，筋脈拘急）は，寒邪が侵入して経脈を阻滞させるためにおこる。
本穴，阿是穴（灸瀉）…………………寒邪の温散，筋脈の舒暢

8 脊背部の酸軟，脊背部の強直

膈兪一節の［臨床応用］を参照。

症 例

［症例］ 男，49才，初診1966年7月13日
主 訴：夜盲症を患って5年になり，夜外出できない。
現病歴：5年来，夕方と明け方になると視覚障害がおこり，両目がかわく。同症状は栄養と関係がある。また腹脹，食少，消痩などの症状をともない，顔色はやや黄色で，脈虚弦である。
弁 証：肝腎陰虚のために精血が目をうまく栄養できないためにおこった夜盲症と考えられる。
治 則：肝腎の補益
取 穴：肝兪，腎兪（補）。1週間に2～3回の針治療とする。
効 果：4診にて治癒し，5診では治療効果の安定をはかった。
経 過：20日後に訪問して再発していないことを確認した。

経穴の効能鑑別・配穴

効能鑑別

1．肝兪と期門の効能鑑別

　　この2穴はともに肝を治す要穴であるが，各穴それぞれに固有の特徴がある。詳細については期門一節の［経穴の効能鑑別］を参照。

2．五臓兪募穴の効能鑑別

　　詳細は肺兪一節の［経穴の効能鑑別］を参照。

配　穴

1．肝兪と太衝の配穴

　　上記の配穴は「兪原配穴法」の1つである。肝兪と足厥陰肝経の原穴である太衝は，ともに肝と密接な関係がある。この2穴を配穴して補法を施すと，肝血を補養する作用が生じ，この2穴を配穴して瀉法を施すと，疏肝解鬱の作用が生じる。同療法は直接肝疾患を治療するだけでなく，病理的に肝の機能失調と関係ある疾患を治療することができる。また肝の機能の改善と調節においても一定の効果がある。

2．肝兪と期門の配穴

　　上記の配穴は「兪募配穴法」の1つである。肝兪と肝の募穴である期門は，ともに肝と密接な関係がある。この2穴を配穴すると，疏肝理気，活血去瘀の作用が生じる。

3．肝兪と曲泉の配穴

　　上記の配穴は「合兪配穴法」の1つである。肝兪と曲泉は，ともに肝と密接な関係があり，肝疾患を治療する際の常用穴とされている。この2穴を配穴して補法を施すと，肝血を補養する作用が生じる。また肝の機能の改善に対しても一定の効果がある。

4．肝兪（補）

　　①心兪（補）を配穴……………………………安神定志
　　②復溜，曲泉（補）を配穴……………………肝腎の補益，肝陰の補益
　　③復溜，太谿（補）を配穴……………………肝腎の補益，精血の補益
　　④膈兪（補）を配穴……………………………肝血の補養
　　⑤腎兪（補）を配穴……………………………肝腎の補益

5．肝兪（瀉）

　　①心兪，膈兪（瀉）を配穴……………………疏肝行気，活血去瘀
　　②膈兪（瀉）を配穴……………………………疏肝行血去瘀
　　③膈兪，胃兪（瀉）を配穴……………………疏肝理気，寛膈和胃
　　④間使または内関（瀉）を配穴………………疏肝理気，寛胸行気
　　⑤行間，丘墟，胆兪（瀉）を配穴……………疏肝利胆

参　考

1．本穴の刺針方向と針感
　　背部筋に沿って上または下に向けて1寸5分～2寸横刺すると，針感は上は心兪，肺兪の部位にいたり，下は胃兪，腎兪の部位にいたる。同療法は，胸部・背筋の疾患の治療に用いられる。直刺またはやや外側に向けて斜刺すると，少数の症例ではあるが針感は脇肋部・肝区・上腹部・胃にいたる場合がある。同療法は，脇肋部・上腹部の疾患および肝・胃の疾患の治療において効果的である。熟練者が，胸椎に向けて1寸5分刺入し，針感を上腹部にいたらせると，肝胆および上腹部の疾患，とりわけ疼痛の治療において，良好な効果を収めることができる。

2．古典考察
①『難経』六十七難では，「陰病は陽に行き，陽病は陰に行く」と述べている。これは五臓六腑の疾患に対する針治療において，「陰から陽を引き，陽から陰を引く」（『素問』陰陽応象大論篇）の法則を応用すること，そしてその際には兪募穴を配穴することを説くものである。これは陰陽，経絡，臓腑，腹背の気がたがいに通じ応じていることにもとづいている。

　著者の臨床経験では，五臓病に対して背部の心兪，肺兪，肝兪，脾兪，腎兪を取って施治すると効果的である。これは該当する臓の機能の改善，および該当する臓の機能失調による病理証候に対する全身治療においてみられる効果であり，慢性病（臓病，虚証，寒証などの陰性病証）の治療に用いられる場合が多い。また六腑病では，腹部の中脘，中極，天枢，関元などの募穴を取って施治すると効果的である。これは該当する腑の機能の改善，その腑の壅滞，濁気の改善においてみられる効果であり，急性病（腑証，実証，熱証などの陽性病証）の治療に用いられる場合が多い。

②『素問』刺禁論篇では，「刺して肝に中れば，五日に死す。その動は語を為す」と述べている。これに関しては，専門誌上で肝臓の刺傷により五日後に死亡したり，「語」（うわごと）の前兆が出現することはないと紹介されている例もあるが，注意する必要がある。とくに肝癌，肝腫大の患者には，細心の注意を払う必要がある。例えば，右側の肝兪に深刺して肝臓を損傷すると，肝臓破裂または病状の悪化をひきおこし，死亡する例もある。

3．歴代医家の経験
①「太陽と少陽の併病，頭項強痛し，あるいは眩冒し，時に結胸のごとく，心下痞鞭するものは，まさに大椎第一の間，肺兪，肝兪を刺すべし，慎みて汗を発すべからず，汗を発すればすなわち譫語し，脈弦，五日譫語止まらざれば，まさに期門を刺すべし」（『傷寒論』147条）

②「太陽少陽の併病，心下鞕く，頸項強ばりて眩するは，まさに大椎，肺兪，肝兪を刺すべし，慎みてこれを下すべからず。」（『傷寒論』176条）。

147条の頭項強痛は太陽に属すものであり，眩冒は少陽に属すものである。また結胸のごとし，心下痞鞕は邪気内結により経気の動きが悪くなっておこるものである。発汗ではよくならないので，「慎みて汗を発すべからず」としている。176条の頸項のこわばりは太陽に属し，眩冒は少陽に属している。また心下鞕は邪気内結により経気の動きが悪くなっておこるものである。汗吐下の法は，ともに少陽病では禁忌であるので，「慎みてこれを下すべからず」としている。
　この2条文は太陽と少陽の併病であり，発汗も下法も禁忌であるため，大椎，肺兪，肝兪に刺針すれば解す。大椎により，太陽の表の邪を解して経気の通暢をはかる。肺は衛に属しており，皮毛に合しているので，肺兪により疏衛解表をはかる。また肝は胆に合しており，肝兪に刺針することにより，少陽半表半裏の邪気の和解をはかる。

4．誤灸の弊害
　肝病には，陽亢の証候が多くみられる。誤って肝兪や胆兪などに灸を施すと，肝火上衝をひきおこしやすい。これによって，肝火が頭部に上擾すると，眩暈，頭痛，頭脹感，耳鳴りなどの症状が出現する。これらの症状が出現した場合には，足厥陰肝経の子穴である行間を瀉して，肝火の清降をはかるとよい。

5．経外奇穴の「騎竹馬灸法」について
　「騎竹馬灸法」は，膈兪，肝兪へ灸を施す療法である。同法での配穴については『針灸大成』，『針灸聚英』でも膈兪，肝兪としている。このように直接経穴を取れば，騎竹測定を行う必要はなくなる。ただし『経外奇穴の研究』では，これらの認識とは異なり，騎竹馬灸法を背脊九椎の傍ら，すなわち肝兪穴としている。

6．本穴の多瀉少灸の理由
　肝病は，実証である場合が多い。肝の実証の治療では，「疏泄条達させ，鬱滞させない」，「木鬱には，即ちこれを達する」が法とされており，そのため本穴には瀉法が多く用いられている。肝は，風木の臓，体陰にして用陽であり，その性は剛強で鬱結しやすく，陽亢や化火，生風しやすいという特徴がある。肝の病変では，陽亢証候がおこりやすいため，一般には灸を併用しない。また肝の虚証では，肝陰不足や肝腎陰虚の証候がおこりやすく，肝腎併治の法が多く採用される。したがって，本穴を補うのだが，その場合，足少陰腎経の復溜，太谿，足少陰腎経の経気が輸注している背部の腎兪が配穴されることが多く，本穴への施灸は必要とされていない。

9. 脾兪 (ひゆ)

　脾兪は，足太陽膀胱経の背部の経穴であり，脾臓と連絡している。足太陰脾経の経気は，背部の本穴が所在する部位に輸注しているため，本穴は脾兪と命名された。

　脾兪は，脾の臓病と脾の気化病を主治する。また脾臓の機能を改善し，脾臓の機能失調によって現れる病理的な証候に対しても，一定の効果がある。

　脾は，虚となりやすく，またその機能も失調しやすい。そのため脾の病は，虚証である場合が多い。したがって，本穴を用いた治療では，補法や灸を施すことが多い。また脾虚は，湿困，食滞，労倦，木乗，水犯，火衰，胃虚などに起因する場合が多いため，臨床においては，しばしばこれらの病証と関係する適切な治療穴を脾兪に配穴して用いる。

　本穴の主治する病証は，現代医学における一部の消化器系疾患，また消化器系疾患によりおこる病証，および出血性疾患である。

本穴の特性

<治療範囲>

1．脾虚証候

　脾は，水穀の精微と水湿の運化を主っており，水液代謝を促進する作用を有する。脾が虚して水湿を化すことができなくなると，湿が盛んになり，脾はこの湿によって影響をうける。また脾が虚すと水穀を化すことができなくなり，そのために食が滞ると，脾は損傷する。

　胃は脾の腑であり，脾と胃は互いに表裏の関係にある。また腸は，脾胃系統に属している。脾胃腸の3者は，密接な関係をもっており相互に影響しあう。この関係によっておこる脾胃腸の病証，および湿困脾土，脾陽失健，湿聚生痰，あるいは痰湿が原因となっておこる病証は，すべて本穴の治療範囲に入る。

2．脾と関係ある臓の病証

　足太陰脾経は，心・肝・肺・腎・胃経の経脈・絡脈・経別と密接な関係をもっている。したがって，脾と関係ある諸臓腑の病証（脾虚及肺，脾腎陽虚，脾湿犯肺，肝乗脾土，心脾両虚，脾虚胃弱など）の治療では，すべて本穴を配穴して補うとよい。これにより，脾気を補い，運化を助けて，その「本」を治すことができる。

3．脾虚のため生化の源が不足しておこる病証

　脾は，後天の本であり，気血生化の源である。五臓六腑，四肢百骸，皮肉筋骨は，脾の水

穀精微を運化・輸布する機能に依存することによって滋養されている。脾失健運となり，気血生化の源が不足しておこる（気血両虚によりおこる）臓腑・肢体・器官などの病証は，本穴によりその「本」を治すとよい。また病後，身体が虚している場合には，本穴を取って脾胃の調養をはかるとよい。

宋代の王執中は「脾胃の壮を欲するは，まさに脾胃兪などに灸すべきなり」と述べている。すなわち，脾兪，胃兪に灸を施すことで，脾胃の健壮をはかるとよい。

4．脾失統血による失血証

脾は，統血を主っている。脾気虚弱のため統血機能が低下しておこる血便，崩漏，月経不順なども，本穴の治療範囲に入る。

5．経脈と経筋病証

本穴は，さらに本穴が所在する部位あるいは近隣部の病，および背部の足太陽経脈と，経筋が邪の侵犯をうけておこる病証（背部痺証，捻挫，角弓反張，背筋攣急など）を治療することができる。

＜効　能＞

1．弁証取穴

①補法：補脾益気，健脾益胃

　湯液における白朮，雲苓，山薬，扁豆，炙甘草，薏苡仁，黄土，伏竜肝，益智仁などの効に類似

②補法（灸を施す）：脾陽の温補，温脾制湿

　湯液における白朮，草蔲，紅棗，益智仁，肉蔲などの効に類似

2．局部取穴

①瀉法（灸，吸角を施す）：駆邪散滞

②補法：健筋補虚

＜主　治＞

頭痛，眩暈，メニエール病，心悸，不眠，癲証，咳嗽，肺癆，哮証，しゃっくり，胃痛，疳積，腹脹，胃下垂，虚労，浮腫，痰飲，泄瀉，伝染性肝炎，初期肝硬変，乳汁欠乏症，月経不順，閉経，帯下，崩漏，血便，夜盲症，傾眠。

また嘔吐，子宮脱，脱肛，痢疾，背部痛，背筋の攣急などを治す。

臨床応用

1　頭痛，眩暈

本穴を補して健脾をはかると，脾虚と関係する頭痛，眩暈を主治する。

1．脾虚生湿，湿聚生痰となり，痰湿が清竅に影響しておこる頭痛，眩暈

脾兪（補），陰陵泉，豊隆（瀉）……………………健脾去湿，化痰降濁

2．運化機能が低下して，気血生化の源が不足し，気血両虚となっておこる頭痛，眩暈
　　脾兪，胃兪または足三里（補）……………………健脾益胃
3．思慮労倦により心脾を損傷しておこる眩暈
　　脾兪，心兪（補）……………………………心脾を補益し，気血を補益する

2　心悸，不眠

本穴を補すと，心脾両虚による心悸，不眠と，脾腎陽虚による心悸を主治する。

1．心脾両虚による心悸，不眠
　　神門，三陰交（補）を配穴……………………心脾を補益し，運化を助けて，気血を補益する
2．脾腎陽虚による心悸（水湿を化せず，内停している水飲が心に上逆しておこる心悸）
　　①関元，太谿または腎兪（補）を配穴……………脾腎の温補，化気行水
　　②関元（補），陰陵泉（瀉）を配穴………………温陽益脾，去湿行水
　　③脾兪，腎兪（灸補），中極（瀉）……………脾腎の温補，通陽行水

3　咳嗽

咳嗽の病位は肺にあるが，本穴を補すと痰濁阻肺および肺脾両虚による咳嗽を治療できる。

1．痰濁阻肺による咳嗽
　　豊隆，尺沢または肺兪（瀉）を配穴……………健脾去湿，宣肺化痰
2．脾虚及肺を要因とする肺脾両虚による咳嗽
　　①肺兪または太淵（補）を配穴…………………補脾益肺，培土生金
　　②太淵，太白（補）を配穴………………………補脾益肺，培土生金

4　呃逆（しゃっくり）

1．脾胃虚寒による呃逆
　　①脾兪，胃兪（灸補）……………………………脾胃の温補
　　　※　または公孫（瀉）を配穴（調胃降逆）
　　②脾兪（補），公孫（瀉），中脘（瀉，加灸）………健脾益胃，温中降逆
2．脾腎陽虚による呃逆
　　①脾兪，腎兪（灸補），公孫（瀉）……………脾腎の温補，調胃降逆
　　②脾兪，太谿，気海（補）………………………補腎納気，益脾止呃
3．脾胃虚弱による呃逆
　　脾兪，胃兪（補），公孫（瀉）…………………健脾養胃，調中降逆

5　水腫

本穴は，脾と関係ある水腫を主治する。

1．脾陽不運による水腫
　①脾兪，陰陵泉，中極（灸補）……………………脾陽の温補，化気行水
　②脾兪，関元（または命門）（補），中極（瀉）……脾陽の温補，利水消腫
2．脾腎陽虚による水腫
　①脾兪，関元，太谿（補）…………………………脾腎の温補，化気行水
　②脾兪，命門，腎兪（補）…………………………脾腎の温補，化気行水
3．脾胃虚弱による水腫：栄養性水腫
　①脾兪，胃兪（補）…………………………………脾胃の健運
　②脾兪，足三里（補），陰陵泉（瀉）……………健脾益胃，佐として利湿をはかる

6　痰　飲

脾の運化機能失調が本病の主要な原因である。例えば，脾陽虚衰のために精を輸送できなければ，肺を養ったり腎を助けて水を制することができなくなる。このような状態になると水液は中焦に内停し，各所に溢れ，五臓に波及する。この場合には，本穴を取って健脾培本をはかるとよい。

　※　邪が胃腸に影響している痰飲証
　①脾兪，関元（補），陰陵泉（瀉）…………………温陽益脾，化気行水
　②脾兪（灸補），中極，天枢，中脘（瀉）…………脾陽の温補，逐水化飲
　③脾兪（灸補），中極，天枢，中脘（灸瀉）………脾陽の温補，水飲の温化
　※　嘔吐，眩暈，心悸をともなう痰飲証
　　脾兪（補），陰陵泉，豊隆（瀉）………………………益脾化飲，去痰降逆

7　泄　瀉

本穴を補すと，脾胃虚弱，脾陽不振，脾腎陽虚および肝木乗土による泄瀉を主治する。
1．脾胃虚弱による泄瀉
　①太白，足三里（補）を配穴………………………健脾止瀉
　※　虚中挟実：足三里を瀉法に変える。または足三里を去り天枢（瀉）を加える…通腸化滞
　※　脾虚腸滑：太白（または足三里）を去り，天枢（補）を加える……濇腸止瀉
2．脾陽不振による泄瀉
　①関元（補），神闕（灸）を配穴…………………… 脾陽の温補，益火生土
　②脾兪，太白（灸補），神闕（灸）………………… 中陽の温運，健脾止瀉
3．脾腎陽虚による泄瀉
　①関元，太谿または腎兪（補）を配穴……………脾腎の温補
　②脾兪，腎兪，太谿（灸補）………………………脾腎の温補
4．肝木乗脾による泄瀉
　①太衝または肝兪（瀉）を配穴……………………疏肝理気（抑肝扶脾）
　②陰陵泉（補），天枢，太衝（瀉）を配穴………… 抑肝扶脾，佐として通暢散滞をはかる

8　傾　眠

李東垣は「脾気虚すれば則ち怠惰し嗜臥す」と述べており，また朱丹溪は「脾胃湿を受ければ，沈困として乏力，怠惰し嗜臥す」と述べている。本病は主として脾虚湿盛によりおこる場合が多い。本穴を補すか，灸補を施して，健脾と脾陽の温補をはかるとよい。

1．湿　盛

　　脾兪（灸補），陰陵泉（瀉）……………………………… 温陽健脾除湿
　　※　痰の多い場合
　　　　さらに（瀉）豊隆を加える…………………………温陽益脾，去湿化痰

2．脾　虚

　　脾兪（補），足三里（先瀉後補）……………………… 益気健脾調中
　　※　または上処方に陰陵泉（補）を加えて，健脾の効を増強する

3．陽　虚

　　①脾兪，足三里（灸補）……………………………温陽益脾建中
　　②脾兪，関元，合谷（補）……………………………温陽益気
　　※　気虚に属する場合
　　　　脾兪，足三里（補）……………………………………補中益気

9　伝染性肝炎

1．湿困脾陽，胆汁外溢：黄疸型伝染性肝炎

　　症状：黄疸（色は暗）。胃腕部のつかえ，腹脹，食欲不振。大便溏薄。四肢不温。精神疲労。
　　　　　畏寒。舌質淡，舌苔白膩または白滑，脈沈細または沈遅。
　　処方：脾兪（補），神闕（灸），陰陵泉（瀉）……寒湿の温化，健脾調胃
　　　　　※　または陽陵泉（瀉）を加えて，佐として利胆をはかる

2．肝脾不調，水湿阻滞：非黄疸型伝染性肝炎

　　症状：脇下部の隠痛（喜按）。腹部脹満，食欲不振。眩暈，脱力感。大便溏薄。動くと汗がでる。舌質淡，舌苔薄白または白滑，脈沈細無力など。
　　処方：脾兪（補），陰陵泉，太衝（瀉）……………健脾柔肝，滲湿和中

10　乳汁欠乏症

本穴を補して，健脾をはかるとよい。

1．気血虚損による乳汁欠乏症

　　脾兪，神門，三陰交（補）……………………………心脾の補益，気血の補益

2．脾胃虚弱のため，生化の源が不足しておこる乳汁欠乏症

　　脾兪，胃兪（補）……………………………………健脾益胃
　　※　またはさらに足三里（瀉）を配穴………和中導滞

11 夜盲症

　脾胃虚弱，運化失職のため肝虚血少となり，そのために精気が目を滋養できずにおこる夜盲症には，本穴を補し，肝兪（補）を配穴して，肝脾を補益し，精血を補益するとよい。また肝兪，三陰交（補）にて，肝脾を補益し，精血を補益してもよい。

症　例

[症例1]　　男，42才，初診1982年6月10日
主　訴：腰背部痛10日余
現病歴：10日余り前に気功の訓練をしていて極度に疲れ，第11胸椎と第12胸椎の両側に持続性のだるい痛みがおこるようになり，生活に影響する。疲れると症状は悪化する。また息切れ，頭暈，脱力感，食欲不振，精神不振などの症状をともなっている。舌苔は薄白，脈は沈細である。
既往歴：胃下垂
弁　証：経筋労損，筋脈失調
治　則：健筋補虚
取　穴：脾兪，三焦兪（補）
効　果：初診後には腰背部痛は著しく軽減し，運動もほぼ正常にできるようになる。2診後は，活動時に腰がだるくなるほかは，異常はない。
経　過：1982年6月29日に治癒して出勤していることを確認した。

[症例2]　　男，41才，初診1966年8月18日
主　訴：4年来の胃脘部の脹満，吐水
現病歴：4年前になま物を食べてから発症。最初は胃脘部の脹痛があり，大便または矢気により軽減していた。この3年来は胃脘部の脹満，呑酸，吐水，食欲不振がおこるようになり，腹脹は午後の空腹時にひどくなる。大便はときに溏，ときに泄となる。熟睡すると口から清水が流れる。胃の部位は喜温悪冷である。精神疲労，四肢の冷え，顔色萎黄があり，舌質は淡，脈は虚軟である。
弁　証：脈証にもとづくと，寒冷刺激により胃を損傷しておきた脾虚胃寒の証と考えられる。
治　則：温胃和中，補脾健胃
取　穴：脾兪，胃兪（補），中脘（瀉，焼山火を配す）。中脘の温熱感を上腹部全体にいたらせる。
効　果：2診後には食欲は増加し，吐水は軽減した。3診後には腹脹は治癒し，大便は正常となった。4診後には吐水しなくなり，泄瀉や腹脹は治癒している。6診後には諸症状はすべて消失した。

[症例3]　　男，42才，初診1970年1月10日

主　訴：2年来の不眠，思慮過度および驚愕によって発症
現病歴：2年前に驚愕と思慮過度により不眠となる。夜間の熟睡時でも少しの物音で目が覚める。心悸，息切れ，健忘，精神疲労，倦怠をともない，ときに食欲はなくなる。顔色はさえず，舌質は淡，舌苔は薄，脈は細弱である。1日に平均3～4時間前後しか眠れない。天王補心丹，柏子養心丸，知柏地黄丸などを服用したが効果はなかった。
弁　証：思慮労倦により心脾内傷となりおこった不眠と考えられる。
治　則：心脾の補益
取　穴：脾兪，心兪（補）。隔日治療とする。
効　果：4診後には息切れ，心悸は著しく軽減し，5～6時間は眠れるようになり，夜間目が覚めにくくなった。6診後には不眠は治癒し，そのほかの症状もほぼ消失した。7診で治癒。
経　過：1970年5月6日に坐骨神経痛の治療で来院したときに，不眠は前回の治療で治癒したことを確認した。

［症例4］　男，26才，初診1973年5月20日
主　訴：3年来の腹脹，食少
現病歴：3年来，脘腹部が脹満して不快である・症状は夜間とくにひどい。食欲はなく，ゲップがすっきりでず，倦怠，脱力感，口から清涎が流れる，嗜睡などの症状がある。大便はときに便秘（羊糞状）となり，3～5日に1回排便する。飲食不節により腹部脹満，食欲減退，大便溏薄または下痢（未消化便）がおこる。下痢は1日に6～7回である。瘦せており顔色は蒼白，舌質は淡，舌苔は滑，左脈は細弦，右脈は沈弱である。1972年12月に胃腸のバリウム検査にて慢性胃炎と診断されている。
弁　証：脾は運化を主り，胃は受納を主っている。脾胃虚弱となり脾胃の受納と運化が悪くなると，腹脹，食少，口から清涎が流れる，泄瀉などの症状がおこる。ときに便秘し数日に1行となるのは，泄瀉による津の損傷，食少による津の不足と関係がある。瘦身，嗜睡，倦怠，顔色蒼白および脈象と舌苔の変化は，すべて脾虚挟湿の象である。
診　断：腹脹（脾胃虚弱型）
治　則：補脾健胃，去湿和胃
取　穴：初診，足三里，陰陵泉は先に少し瀉し後に多く補す，内関（瀉）
　　　　※　補脾健胃，去湿和中，佐として行気をはかる。
　　　　2～4診，上方から内関を去り，脾兪（補）を加える
　　　　※　補脾健胃，和胃去湿
　　　　5診，脾兪，関元（補），中脘（瀉）
　　　　※　脾陽の温補，和胃暢中
　　　　6～10診，2～4診に同じ
効　果：2診後には腹脹は軽減し，5診後には大便はほぼ正常となった。7診後には夜間の腹脹は著しく軽減し，食欲も増加した。10診にて治癒した。
経　過：治療後45日が経過したが治癒していた。

経穴の効能鑑別・配穴

効能鑑別

1．脾兪と章門の効能鑑別
　脾兪は脾の背兪穴であり，章門は脾の募穴である。この2穴には，それぞれに固有の特徴がある。詳細については章門一節の［経穴の効能鑑別］を参照。

2．五官と五体の病証に対する背兪穴の効果比較
　五官と五体の病証に対しては，五臓の背兪穴および五臓に所属する経絡から関連穴を選穴し，治療する。この方法は，六腑の背兪穴と六腑に所属する経絡の関連穴による治療よりも効果的である。

配穴

1．脾兪と太白の配穴
　上記の配穴は「兪原配穴法」の1つである。脾兪と足太陰脾経の原穴である太白は，ともに脾と密接な関係があり，脾疾患を治療する常用穴とされている。この2穴を配穴して補法を施すと，補脾培本の作用が生じる。同法は脾疾患を治療するだけでなく，さらに病理上，脾の機能失調と関係のある疾患も治療する。また脾の機能の改善にも，一定の効果がある。

2．脾兪（補）
　①胃兪（補）を配穴……………………………………脾胃の健壮
　②関元（補）を配穴……………………………………脾陽の温補
　③関元（補），神闕（灸）を配穴……………………脾陽の温補，益火生土
　④関元，太谿または腎兪（補）を配穴………………脾腎の温補，化気行水
　⑤天枢（補），神闕（灸）を配穴……………………温陽益脾，濇腸止瀉，止痢
　⑥太衝（瀉）を配穴……………………………………抑肝扶脾
　⑦胃兪（補），中脘または足三里（瀉）を配穴……健脾益胃，和胃暢中
　⑧陰陵泉，豊隆（瀉）を配穴…………………………健脾去湿，化痰降濁
　⑨心兪，膈兪（補）を配穴……………………………心脾の補益，摂血止血
　⑩神門，三陰交（補）を配穴…………………………心脾の補益，益脾摂血
　⑪肺兪（または太淵），陰陵泉または太白（補）を配穴……補脾益肺，培土生金
　⑫陰陵泉（補）を配穴…………………………………健脾培土により水湿を制す
　⑬太白，三陰交（補）を配穴…………………………益脾摂血
　⑭合谷，三陰交（補）を配穴…………………………益気摂血，生血

3．脾兪（灸補）
　①関元または命門（灸補）を配穴……………………脾陽の温補
　②腎兪，天枢（灸補）を配穴…………………………脾腎の温補，渋腸止瀉，止痢
　③命門，腎兪（灸補）を配穴…………………………温陽健脾補腎

第 8 章　足太陽膀胱経

> 参　考

1．本穴の刺針方向と針感
　　詳細については胃兪一節の［参考］を参照。

2．古典考察
　　『傷寒論』166条では，「傷寒汗を発し，もしくは吐し，もしくは下し，解して後，心下痞鞕し，噫気除かざるものは，旋覆代赭湯これを主る」と述べている。傷寒で発汗し，または吐かせ，または下した後に，表が解して中陽気虚となり，痰飲が内停すると心下痞鞕となり，胃気上逆すると噫気がおこるようになる。この場合，針灸で治療する際には，脾兪（補），豊隆，公孫（瀉）にて健脾除痰，和胃降逆をはかるとよい。

3．本穴に補法を多用する理由
　　太白一節の［参考］を参照。

10. 胃兪 (いゆ)

　胃兪は，足太陽膀胱経の背部の経穴であり，胃と連絡している。本穴は，足陽明胃経の経気が背部で輸注するところであることから，胃兪と命名された。
　胃兪は胃病を治療する際の常用穴であり，胃の機能を改善し，胃の機能失調によりおこる病理的な証候の改善に対しても，一定の効果がある。

本穴の特性

＜治療範囲＞

1．胃腑病証

　1．胃は，水穀の海であり，水穀の受納と腐熟を主っている。また脾脈は胃に絡し，胃脈は脾に絡しており，脾と胃とは互いに表裏の関係にある。脾失健運，脾胃虚弱，飲食不節，外邪犯胃，肝気犯胃，痰濁内阻およびそのほかの原因により胃の受納，腐熟機能が失調しておこる病証は，すべて本穴の治療範囲に入る。

　2．脾胃は，後天の本であり，気血生化の源である。五臓六腑，四肢百骸は，脾胃の水穀の精微を受納・運化する機能により滋養されている。これについて『霊枢』五味篇では，「胃なるは，五臓六腑の海なり，水穀は皆胃に入り，五臓六腑は皆気を胃に稟（う）く」と述べている。また李東垣は，脾胃を内傷すると百病が生じるという病機学説を提唱し，「脾胃の気既に傷れ，元気も充たすこと能わざれば，諸病生じるなり」と指摘している。また「人は胃気を以て本と為し，胃気あれば則ち生き，胃気なくば則ち死す」との先人の指摘もある。臨床においては，脾胃の調理と健壮を重視しなければならない。健脾強胃をはかる場合，また病後に脾胃調養の法をはかる場合は，本穴を取って補い胃気を補益することによって，健胃をはかるとよい。

2．局部病証

　腰背部に位置している胃兪を，局部療法において局所または近隣取穴として用いると，本穴が所在している局部および近隣部位の病変を治療することができる。また循経取穴として用いると，足太陽経脈，経筋が邪をうけておこる痙病，破傷風などを治療することができる。

＜効　能＞

1．弁証取穴

①補法（または灸を配す）：健胃，胃気の補益

②瀉法：胃気の調和，積滞の改善
　※　湯液における白朮，雲苓，炙甘草，砂仁，紅棗，生姜，丁香，陳皮，木香，鶏内金，肉豆蔲，神曲などの効に類似
２．局部取穴
　　①瀉法：舒筋活絡
　　　　灸，吸角を併用…………駆邪散滞
　　②補法：筋脈の強壮

＜主　治＞
　胃痛，反胃，胃下垂，肝炎，泄瀉，痢疾，疳証，不眠，閉経，月経不順，乳汁欠乏症，背部痛，背筋の攣急。

| 臨床応用 |

1　胃　痛

　胃痛の病位は胃にある。本穴を取り，健胃，胃気の疏理，胃腑の温健をはかるとよい。
１．脾胃虚寒による胃痛（脾胃虚寒により運化失調，胃失和降となりおこる場合）
　　①胃兪（補）（健胃益脾），脾兪（補），中脘（瀉，加灸），足三里（瀉）……培土健中，温中和胃
　　②脾兪，胃兪（補），神闕，中脘（灸）……………健脾益胃，温中去寒
２．肝気犯胃による胃痛（情志失調により気鬱となり，肝気が胃に横逆しておこる場合）
　　胃兪（瀉）（疏理胃気），中脘，内関（瀉）…………疏肝理気，和胃暢中
３．脾胃虚弱による胃痛
　　①胃兪，脾兪（補）………………………………健脾益胃
　　②胃兪，足三里，中脘（補）……………………健脾益胃，培土健中
　※　虚中挾実には足三里，中脘を瀉法または先瀉後補法に変える。

2　反　胃

　胃が受納できないと反胃がおこる。本穴は，脾胃虚寒および命門火衰による反胃を治療することができる。
１．脾胃虚寒による反胃
　飲食不節により脾胃を損傷し，脾胃虚寒になると消化が悪くなり反胃がおこる。
　　①本治：胃兪，脾兪（補）……………………… 脾胃の健運
　　②標治：中脘（瀉，加灸），足三里（瀉）を配穴……温中和胃
２．命門火衰による反胃
　真陽不足のために火が土を生じず，脾の運化と胃の受納が悪くなると反胃がおこる。
　　①胃兪，脾兪，関元または命門（補）……………… 脾胃の温健

②胃兪，脾兪，命門，神闕（灸）………………………真火を壮じ脾胃を補益する

3　泄　瀉

　本穴を取り，虚証には補法，実証には瀉法を施すと，脾胃が病むことにより消化・吸収が悪くなっておこる泄瀉を治療することができる。

1．飲食損傷により食べた物が胃腸に阻滞し，伝化が悪くなっておこる食滞泄瀉
　①胃兪，天枢，足三里（瀉）………………………消食導滞
　②胃兪，上巨虚，中脘（瀉）………………………消食導滞
　③胃兪，中脘（瀉），四縫（点刺）……………… 消食導滞
　※　食滞が消失し胃腸が調和すれば，泄瀉は治癒する。

2．脾胃虚弱により運化が悪くなり，水穀が化さないためにおこる脾虚泄瀉
　①胃兪，脾兪，大腸兪（補）………………………脾胃の健運，澁腸止瀉
　②胃兪，足三里，脾兪（補）………………………培土止瀉

　食滞をともなう場合には，脾兪（補），天枢，中脘または足三里（瀉）を配穴して脾胃の健運，消食導滞をはかるとよい。また脾虚腸滑による泄瀉には，脾兪，天枢（補）を配穴して健脾益胃，澁腸止瀉をはかるとよい。

4　疳　証

　本病証は飲食不節，脾胃損傷，食滞中焦によりおこる場合が多い。したがって「積なくば疳を成さず」といわれている。飲食不節により脾胃を損傷し，運化が悪くなると生化の源が不足する。また積滞が長期にわたって改善しないと，正気を損傷し虚象の疳証が出現する。胃兪，脾兪（補），四縫（点刺）により健脾益胃，消食化滞をはかるとよい。虚中挟実には，上方に足三里（瀉）を加えて攻補兼施をはかると，脾胃の補益，和胃消積の効を収めることができる。本病証は虚が主であるが，積滞から派生して進行した疳証は虚中挟実になる場合が多い。このような場合は，攻補兼施を行うとよい。

5　不　眠

　胃の背兪穴は，胃不和（胃和せざれば則ち臥すること安ぜず）による不眠を治療する。症状・所見としては，腹中の不快感，胃脘部のつかえ，ゲップ，不眠，舌苔黄膩，脈滑または滑実または滑数，または腹痛，腹脹，大便がすっきりでないなどが現れる。
①胃兪（瀉），豊隆（瀉，透天涼を配す）…………清熱去痰，和胃調中
②胃兪，中脘（または足三里）（瀉），四縫（点刺）……消滞和中
※　心煩をともなう場合には，上方に神門または通里（瀉）を加えて清心安神をはかるとよい。

6　閉経，月経不順

　脾胃は，気血生化の源であり，脾胃の運化と受納が正常であれば，気血は充足する。本穴を取り，脾胃を調理すると，脾胃虚損により血海空虚となっておこる閉経，月経不順を主治する。

病状にもとづき次の処方を用いるとよい。
①胃兪，脾兪（補），足三里（瀉）……………… 健脾養胃，和胃散滞
②胃兪，内関，足三里または中脘（瀉）………理気和胃
③足三里，脾兪（補），中脘（瀉）……………… 健脾和胃
※ 脾胃の機能が回復し気血が充足すると，このタイプの閉経，月経不順は治癒する。

7 乳汁欠乏症

本穴は，脾胃虚弱（運化失調）と肝気鬱結（胃気失調）による乳汁欠乏症を治療する。

1．脾胃虚弱による乳汁欠乏症（気血両虚型）

脾胃虚弱により運化と受納が悪くなると，気血生化の源が不足する。気が虚すと乳は化さず，血が虚すと乳は生じない。
①胃兪，脾兪（補），足三里（瀉）………………健脾益胃，和中導滞により気血の生化を促す
②胃兪，脾兪，合谷，三陰交（補）………………健脾益胃，気血の補益

2．肝気鬱結による乳汁欠乏症

情志の失調により肝の条達が悪くなり，気機が阻滞して胃気失和になると乳汁欠乏症がおこる。
胃兪（瀉）（疏理胃気），間使（または内関），足三里（瀉）……行気散滞，和胃暢中
※ 気機の通りがよくなれば乳汁の通りもよくなり，胃気が調和すれば気血は充足し，それによって乳汁も充足する。

8 背部痛，背筋の攣急

寒邪が侵入して経脈が阻滞し，経筋が拘急すると背部の涼痛，背筋の攣急がおこる。胃兪，阿是穴（灸瀉）により寒邪の温散，舒筋をはかるとよい。

症　例

［症例1］　男，64才，初診1970年1月10日
主　訴：胃痛，泄瀉が3カ月余り続いている
現病歴：飲食損傷により発症。発病当初は胃痛，腹脹があり，痛みは排便または矢気後に軽減，腹痛がおこると泄瀉し，泄瀉後には楽になるという状態であった。この2カ月は空腹時に胃の隠痛がおこる，清水を嘔吐する，午後に腹脹がおこる，食欲不振，泄瀉，消化不良，1日に3〜5回水様便（時に泥状便となる）がでる，胃の部位は温めたり按じると気持ちがよいなどの症状がある。また精神不振，倦怠，四肢不温，下肢の浮腫，小便の量は少ない，消痩，顔色萎黄などの症状をともない，舌質は淡，舌苔は滑，脈は緩弱である。牛肉スープ，犬肉スープを飲むと上述した症状は軽減する。
既往歴：肺結核を1963年から8年患っている。

弁　証：脾胃虚寒により運化と受納が悪くなっておこった胃痛，泄瀉である。
治　則：温脾健胃
取　穴：神闕（棒灸），胃兪（先瀉後補），脾兪（補），抜針後に棒灸を施す。
効　果：2診後には大便の回数は減少した。4診後には胃の隠痛，午後の腹脹は治癒した。大便も正常となり，食欲や精神状態も良好である。7診後には咳嗽，吐痰，息切れなどの症状も著しく改善された。10診で治癒した。
経　過：1970年4月19日に治癒し再発していないことを確認した。

[症例2]　男，27才，初診1964年7月9日
主　訴：8年来の胃痛，怒りを爆発させた後に発症
現病歴：8年前に怒りを爆発させた後に発症。胃痛，痛みは背部に放散，夜間痛がひどい，ゲップ，呑酸，食欲不振などの症状がある。この8日来，症状が悪化し，左上腹部の痛みがひどく，左側の承満，章門，左側の胃兪，三焦兪に圧痛がある。舌質は紅，舌苔は薄白，脈は沈弦である。
弁　証：気滞による胃痛
治　則：理気和胃止痛
取　穴：圧痛点に取穴する。
　　　　初診，左承満，章門，胃兪（瀉）
　　　　2〜3診，左胃兪，三焦兪（瀉）（2穴の針感は左肋下にいたった）
効　果：初診後には胃痛は消失し，2診後には胃痛は消失しており，左側胃兪，三焦兪の圧痛もかなり収まった。3診で治癒した。

経穴の効能鑑別・配穴

効能鑑別

1．胃兪と中脘の効能比較
　この2穴は，胃の病を治す常用穴であるが，各穴それぞれに固有の特徴がある。

1．胃兪穴
　本穴に補法を施しても，阻滞をひきおこしにくいため，胃の本虚証の治療に多く用いられる。その際には，補法が多く用いられる。本穴を用いた治療では，補法を施すと胃気を補益する作用が生じ，瀉法を施すと胃の気機を改善する作用が生じる。

2．中脘穴
　本穴に補法を施すと，阻滞をひきおこしやすいため，胃の標実証の治療に多く用いられる。その際には，瀉法が多く用いられる。本穴を用いた治療では，補法を施すと補中健胃の作用が生じ，瀉法を施すと和胃散滞の作用が生じる。

　寒邪犯胃または寒邪に胃の食滞をともなう場合には，中脘に灸瀉を施すほうが胃兪に灸瀉を施すより効果的である。これは中脘への刺激が直接病所にいたるためである。

2．六腑兪募穴の効能比較

兪募穴には，各穴に共通して臓腑の機能を調整する作用がある。治療において兪募穴を用いる場合，六腑痛に対しては腹部の中脘，中極，日月，関元，天枢などの募穴を取るほうが六腑の背兪穴を取るよりも効果的であり，広く臨床に応用されている。

配　穴

1．胃兪と中脘の配穴

上記の配穴は「兪募配穴法」の1つである。胃兪と胃の募穴である中脘は，ともに胃と密接な関係がある。この2穴を配穴して補法を施すと，胃気を補う作用が生じ，これにより胃の機能を増強することができる。またこの2穴を配穴して瀉法を施すと，胃の気機を改善し，かつ和胃散滞の作用を増強することができる。これらの療法は胃の腑病を治療するだけでなく，病理的に胃の機能失調と関係する病証も治療することができる。

2．胃兪と足三里の配穴

上記の配穴は「合兪配穴法」の1つである。胃兪と足陽明胃経の合穴である足三里は，ともに胃と密接な関係がある。この2穴には胃の腑病を治療する作用があるだけでなく，病理的に胃の機能失調と関係する病証も治療することができる。例えば，この2穴を配穴して瀉法を施すと，和胃散滞，胃気を降ろす作用が生じる。またこの2穴を配穴して補法を施すと，健胃養胃，および胃の機能を改善する作用が生じる。

3．胃兪（補）

①脾兪，陰陵泉，太白または足三里（補）を配穴……脾胃の健運
②足三里，中脘（補）を配穴………………………益胃健中，胃気の培補
③脾兪（補），中脘（瀉）を配穴…………………脾胃の健運，暢中和胃
④神闕，中脘（灸）を配穴…………………………温陽益胃

4．胃兪（灸）

脾兪，神闕（灸）を配穴……………………………脾胃の温健

5．胃兪（瀉）

①間使，足三里または中脘（瀉）を配穴…………疏肝理気，和胃暢中
②天枢，足三里または上巨虚（瀉）を配穴………通腸和胃，消積導滞

参　考

1．本穴の刺針方向と針感

背筋に沿って上（肝兪穴の方向）に向け，または下（大腸兪穴の方向）に向けて1寸半～2寸平刺すると，針感は上は肝兪穴の部位にいたり，下は腎兪穴の部位にいたる。同療法は，胸部・腰部の背筋の疾患の治療に用いられる。直刺またはやや外に向けて斜刺すると，少数の例ではあるが，針感は腹腔にいたる場合がある。同療法は，胃腸の病変の治療に用いられる。熟練した手技で脊椎の方向に向けて1寸5分～2寸刺入し，針感を腹部にいたらせると，

小腹痛の治療において著しい効果が生じる。

2．古典考察

　　滑伯仁は『難経本義』注にて，「陰陽経絡，気は相いに交わり貫き，臓腑腹背，気は相いに通じ応じる」と述べている。同記述は，臓腑と背兪穴，募穴が互いに通じ応じていることを指摘したものである。病邪が胃腑に侵襲すると，胃腑の病変では胃兪穴に圧痛または異常な反応が現れるが，その治療では胃兪穴に針灸を施すとよい。

11. 腎兪 (じんゆ)

　腎兪は，足太陽膀胱経の腰部の経穴であり，腎臓と連絡している。本穴は，背部において足少陰腎経の経気が輸注するところであるため，腎兪と命名された。

　本穴は，腎の臓病と気化病を主治する。また腎機能を改善し，腎の機能失調によっておこる病理的な証候に対して，一定の効果がある。そのため，腎陰虚損，腎陽虚衰の治療には，本穴を補すと効果的である。腎陽虚の場合には，灸を加えるのもよい。腎虚によりおこる他臓の病証，および他臓の病変が腎に影響している場合も，本穴を配穴して用いることができる。

　腎の病は，虚証である場合が多い。したがって，本穴を用いた治療では，補法あるいは灸を施すことが多い。

本穴の特性

<治療範囲>

1．泌尿，生殖器系疾患

　「男子は以て精を蔵し，女子は以て胞に系す」(『難経』三十六難)，「胞脈は腎に系す」(『素問』奇病論) と述べられているとおり，腎は先天の本であり，生殖発育の源である。腎虚と関係する胎・産・経・帯・陽萎・遺精などは，すべて本穴の主治範囲に入る。

　また腎と膀胱とは，互いに表裏の関係にある。そのため，腎の機能の減退が，膀胱の機能に影響しておこる膀胱の病変の治療では，本穴を取ってその「本」を治すことができる。

2．腎と関係のある目・耳・歯・脳・骨髄病

　腎は，骨を主り，精を蔵し，髄を生じ，「作強の官」といわれている。髄は，骨中に蔵され骨格を滋養しており，歯は「骨余」，「腰は腎の府」といわれている。また脳は「髄海」であり，腎により生成されている。また腎脈は，喉を循り，舌本をはさんでいる。腎の津液は舌下より流出し，腎は耳に開竅しており，「目は五臓六腑の精なり」といわれている。

　これらの諸関係にもとづき腎精虚損，髄海不足と精血虚損によりおこる骨・髄・脳・歯・耳・目・腰の病証は，すべて本穴の治療範囲に入る。

3．腎と関係する他臓の病

　足太陽の経脈，経別，絡脈と督脈の循行，および各経と腎との関係をかんがみて，本穴は腎と関係する心・肝・肺・背・膂・腰背・陰器・喉の疾患，脾腎同病，および帯脈の病である「帯下，水中に座っているかの如き腰の状態，腰背痛が陰股に放散する者，足痿不用」な

どを治療するとされている。

4．経脈，経筋病証

足太陽の経筋は，「上りて脊を挟み項に上る」。足太陽の病である角弓反張，本穴の所在する部位の経筋の拘急，弛緩，痺痛または労損などは，すべて本穴の治療範囲に入る。

＜効　能＞

1．弁証取穴

①補法：補腎益精，腰脊の強壮

湯液における熟地黄，狗脊，菟絲子，杜仲，桑寄生，川続断，山茱肉，何首烏，枸杞子などの効に類似

②補法（灸または焼山火を施す）：腎陽の温補

湯液における冬虫夏草，巴戟天，膃肭臍，鹿茸，仙茅，肉蓯蓉，補骨脂，狗脊などの効に類似

2．局部取穴

瀉法：舒筋活絡，去湿散邪

灸を施す……………………散寒去湿

＜主　治＞

頭痛，眩暈，耳鳴り，難聴，脳外傷後遺症，脱毛，哮証，喘証，腰痛，背柱痛，陽萎，遺精，遺尿，癃閉，淋証，浮腫，消渇，月経不順，痛経，崩漏，切迫流産，習慣性流産，子宮脱，不妊症，帯下，夜盲症，暴盲，流涙症，緑内障，青盲，虚労，泄瀉，外傷性対麻痺，痿証，腎仙痛，不眠。

臨床応用

1 腰　痛

1．腎虚腰痛

【1】腎精虚損による腰痛

①気海兪または阿是穴（補）または太谿（補）を配穴……補腎壮腰

②太谿，三陰交（補）を配穴……………………………精血の補益，益腎壮腰

※　気虚症状をともなう場合

合谷，太谿（補）を配穴…………………………補腎益気

※　腎陰虚症状をともなう場合

復溜，太谿（補）を配穴…………………………補腎益陰

【2】腎陽虚衰による腰痛

症状：腰の痛み・だるさ，膝に力が入らない。少腹拘急。顔色㿠白。舌質淡，脈沈細または沈遅。

処方：関元，太谿（補）を配穴……………………腎陽の温補，強腰益髄

【3】『金匱要略』血痺虚労病脈証併治篇では，「虚労腰痛，少腹拘急し，小便利せざるは，八味腎気丸これを主る」と述べている。このタイプの腰痛は腎虚腰痛に属する。腰は腎の府であり，腎が虚すと腰が痛むようになる。また腎陽が虚して「化気行水」がはかれなくなると，小便不利，少腹拘急などが現れるようになる。

腎兪，関元，復溜（補）……………………………………滋陰斂陽，腎中の真陽の気を補う

2．痺証腰痛

【1】風寒，風湿，寒湿が腰部の経脈に阻滞し，気血がうまく流れなくなると腰痛がおこる。

腎兪（瀉），阿是穴（瀉，灸または吸角を施す）……通経活絡，駆邪散滞

【2】『金匱要略』五臓風寒積聚病脈証併治篇では，「腎着の病，その人身体重く，腰中冷え，水中に座るが如く，形は水状の如し，反って渇かず，小便は自利し，飲食は故の如し，病は下焦に属し，身労汗出で，衣は冷湿し，久しく之を得る，腰以下冷痛し，腰は五千銭を帯びるが如く重い，甘姜苓朮湯これを主る」と述べている。腎着とは，寒湿が腎の外府に着しておこる病証である。

腎兪，大腸兪，気海兪または阿是穴（灸瀉）………寒湿の温散

【3】寒邪の侵入により経脈が阻滞して経筋が拘急し，気血の流れが悪くなっておこる腰部の涼痛，筋脈拘急して仰臥できない場合

腎兪，阿是穴（灸瀉）………………………………………寒湿の温散，経筋の舒暢

3．ギックリ腰

【1】捻挫などによって経筋を損傷し，そのため気血が瘀滞しておこるギックリ腰

①阿是穴，または委中（瀉血）を配穴………………活血通絡，去瘀散滞
②間使，三陰交（瀉）を配穴……………………………行気活血，去瘀散滞

【2】腎虚または痺証によっておこった習慣性ギックリ腰の疼痛

発作期：上の処方にて治療を行う

緩解期：腎虚または痺証の治療を本治として行う

4．腰筋労損性腰痛（疲労性腰痛）

大腸兪または気海兪（補）を配穴……………………補虚益損

※ 腎虚症状を伴う場合には，腎虚腰痛の治療を参考にする。

2 陽 萎

本穴を補すと，命門火衰，下元虚寒によりおこる陽萎を主治する。

①関元（または命門），太谿（補）を配穴………… 補腎壮陽
②関元，気海（補）を配穴………………………………腎陽を補益し，腎気を補益する
③腎兪，命門（灸補）……………………………………補腎壮陽

※ 習慣化した遺精により腎気不足となりおこる陽萎で，まだ遺精症状をともなっている場合には，この方法を用いることはできない。この法を用いると，遺精がさらに頻繁におこるようになりやすい。この場合は遺精の治療を主として行う。遺精が治癒すると，陽萎もおのずと治る。

3 遺　精

　遺精は腎虚不蔵，心腎不交，湿熱内蘊による場合が多い。本穴を取ると，腎虚不蔵および，心腎不交による遺精を主治する。

1. **腎気失摂，精関不固による遺精**
　　太谿（補）を配穴……………………………………補腎固精
2. **腎陰虚損となり，相火妄動して精室に影響し，封蔵の機能が失調しておこる遺精**
　　復溜（補）を配穴……………………………………壮水制火，固腎摂精
3. **心腎不交による遺精**
　　腎兪（補），心兪（瀉）……………………………… 心腎の交通

4 遺尿，癃閉

　膀胱と三焦の気化機能が正常であれば，小便は正常に排泄される。これについては「膀胱利せざれば癃を為し，約せざれば遺溺を為す」といわれている。遺尿と癃閉には，三焦の気化機能失調が関係しているが，その原因は肺脾腎三臓にある。腎兪を補すと，腎と関係ある遺尿と癃閉を主治する。

1. **腎陽不振，命門火衰により，膀胱が虚寒となり，水液を約束できなくなっておこる遺尿，および膀胱の気化失調により排尿困難となっておこる癃閉**
　　遺尿：中極（補，加灸または焼山火を施す），太谿（補）を配穴……腎陽の温補，膀胱の固約
　　癃閉：関元，復溜または太谿（補）を配穴…………腎陽の温補，化気行水
　　　　※　虚中挟実の癃閉
　　　　関元または命門，腎兪（補）を配穴して，その「本」を治し，中極（瀉）を配穴して小便の通利をはかり，その「標」を治す。
2. **腎気不足，膀胱約束失調による遺尿，腎気不足，膀胱気化失調による癃閉**
　　遺尿：中極，太谿（補）を配穴…………………………腎気の補益，膀胱の約束
　　癃閉：太谿，気海（補）を配穴…………………………腎気の補益，化気行水
　　　　※　虚中挟実の癃閉
　　　　気海，腎兪（補）にて，その「本」を治し，中極（瀉）を配穴して小便の通利をはかり，その「標」を治す。
3. **腎虚に中焦の気虚をともない，「昇運無力」となって，下焦に下陥しておこる遺尿と癃閉**
　　①合谷，足三里，百会（補）を配穴……………………湯液における補中益気湯加味の効に類似
　　②合谷，気海（補）を配穴………………………………補腎益気，化気約胞
4. **腎不固摂，気虚下陥のため膀胱失約となっておこる小便失禁**
　　処方：合谷，復溜または太谿（補）を配穴…………補腎益気にて膀胱の約束をはかる
5. **長期にわたって利尿薬を服用して腎気を損傷したり，腎陽を損傷し，そのために気化不足となり尿がでず，癃閉がひどい場合**
　　腎気不足，腎陽虚衰の配穴処方にて効がある。

6．【1】産婦が腎気を損傷して癃閉となっている場合：太谿（補）を配穴
　　【2】肺腎を損傷しておこる癃閉：合谷（補）を配穴
　　【3】腎虚癃閉に血虚をともなっている場合：三陰交（補）を配穴
　　【4】腎虚と同時にまた中気不足がある場合：合谷，足三里（補）を配穴

5 浮　腫

本穴に補法を施すと，肺腎と関係のある浮腫を治療する。

1．**腎陽不足，命門火衰のため，膀胱の気化機能が失調し水液が停滞しておこる浮腫**
　関元，復溜または太谿（補）を配穴……………………腎陽の温補，化気行水
　※　陽気が回復し，寒水が化せば，小便は通利し浮腫は消失する。
　※　虚中挾実：①上処方に中極（瀉）を加えて小便を通利し，その「標」を治す
　　　　　　　　②命門，腎兪（灸補），中極（瀉）を配穴……温腎化気，利水消腫

2．**脾腎陽虚型浮腫**
　脾が虚すと水を制することができなくなり，腎が虚すと水を主ることができなくなる。そのために水湿が停滞すると浮腫がおこる。
　関元，陰陵泉（補）を配穴………………………………脾腎の温補，化気行水

6 消　渇

消渇は上，中，下消の区別があり，その原因も肺熱，胃熱，腎虚の区別がある。本穴は，中消，下消を主治する。とりわけ病が長期化し，腎陽も虚している下消の治療に適している。『金匱要略』消渇小便不利淋病脈証併治篇では，「男子の消渇で，小便反って多く，一斗飲みて，一斗小便するは，腎気丸これを主る」と述べている。これは下消の腎陽虚衰の場合の証治について述べたものである。
　腎兪，関元，復溜（補）……………………………滋陰恋陽，腎中の真陽の気を補う

7 切迫流産，習慣性流産

本穴に補法を施すと，腎気虚損，衝任不固のため胎を養うことができなくなっておこる切迫流産（胎動不安），および腎気不足，胎元不固による習慣性流産（滑胎）を治療することができる。
　太谿または復溜（補）を配穴……………………………補腎固胎，安胎
　※　血虚をともなう場合：血海（補）を加える
　※　気虚をともなう場合：足三里（補）を加える

8 子宮脱

本穴に補法を施すと，補腎系胞の作用がある。

1．**中気不足，気虚下陥による子宮脱**
　合谷，足三里（補）を配穴………………………………中気の補益，益腎系胞

2．腎気虚損，帯脈失約，衝任不固による子宮脱
　　太谿，気海，帯脈（補）を配穴……………………………腎気の補益，胞宮の固摂
3．気虚下陥と腎気虚損がともにみられる子宮脱
　　①腎兪，気海，太谿（補）……………………………………腎気の補益，胞宮の固摂
　　②合谷，足三里，百会（補）…………………………………補中益気，昇提挙陥
　　※　①②の処方を交替に用いる。

9　帯　下

本穴に補法を施すと，腎と関係ある帯下病を治療する。
1．腎陽不足，下元虚損，帯脈失約，任脈不固による帯下
　　①命門（補，加灸），太谿（補）を配穴……………補腎培元，任帯（任脈，帯脈）の固約
　　②関元，太谿または復溜（補）を配穴………………補腎培元，任帯の固約
2．脾腎両虚，帯脈失約，任脈不固による帯下
　　①腎兪（補，加灸），陰陵泉（補）……………………脾腎の補益，固本治帯
　　②腎兪，脾兪，太谿，陰陵泉（補）……………………脾腎の補益，固本治帯

10　夜盲症，暴盲，流涙証，青光眼，青盲

本穴に補法を施すと，腎と関係のある上の病証を治療する。
1．肝腎陰虚による上記の病証
　　曲泉（補）を配穴，または肝兪，復溜（補）を配穴……肝腎の滋補，益陰明目
2．腎虚肝熱による上記の病証
　　行間（瀉）を配穴……滋陰清肝，または風池（瀉）を加える…清熱益目
3．腎陽不足による上記の病証
　　太谿，関元または命門（補）を配穴……………………腎陽の温補
4．心腎虚損による上記の病証
　　心兪（補）を配穴……………………………………………補腎養心
5．気虚精衰による上記の病証
　　合谷，復溜（補）を配穴または気海，太谿（補）を配穴……益気補腎益精

11　虚　労

本穴は腎虚と関係ある虚労を主治する。
1．腎陽虚衰による虚労
　症状：畏寒，四肢厥冷。五更腎泄。下痢（未消化便）。腰脊酸痛。遺精，陽萎。頻尿または
　　　　失禁。脈沈遅，舌質淡苔白または舌胖にして歯痕があるなど。
　処方：腎兪，太谿，関元（補）……………………………腎陽の温補，湯液における右帰飲の効に
　　　　　　　　　　　　　　　　　　　　　　　　　　　　類似

2．腎陰不足による虚労
　症状：咽頭痛。頬部の紅潮。難聴，耳鳴り。両足痿弱。遺精，腰がだるい。眩暈。潮熱。舌絳無苔少津，脈沈弦細など。
　処方：腎兪，復溜（補）……………………………滋陰補腎益精
3．『金匱要略』血痺虚労病脈証併治篇では，「男子脈浮弱にして濇なるは，子無し，精気清冷す」と述べている。これは真陽不足，精血虚少のために，精液が稀薄となり，男性不妊症となる例を説明したものである。
　腎兪，三陰交，命門または関元（補）………………真陽を補益し，精血を補益す
　※　陽気が充足し精血が旺盛となれば，受精し胎となる。

12　外傷性対麻痺

1．脾腎陽虚による外傷性対麻痺
　　中期または回復期の弛緩性麻痺患者に多くみられる。
　①腎兪，関元，脾兪または太白（補）………………温腎健脾，接骨続筋
　②腎兪，命門（補，加灸），脾兪（補）……………温腎健脾，接骨続筋
2．腎陽衰微による外傷性対麻痺
　　中期または回復期の弛緩性麻痺患者に多くみられる。
　①腎兪，関元（補）（焼山火を施す），太谿または復溜（補）……温腎助陽，接骨続筋
　②腎兪，関元（または命門）（補），足三里，陽陵泉，三陰交（灸）……腎陽の温補，経絡の温通
3．肝腎陰虚による外傷性対麻痺
　　中，後期の痙性麻痺患者に多くみられる。
　腎兪，復溜，曲泉（補）…………………………肝腎の滋補，柔筋解痙
　※　治療効果のみられない場合
　腎兪，復溜（補），太衝（瀉）………………………滋腎柔肝，鎮痙熄風

13　痿　証

復溜，懸鐘などの［臨床応用］の「痿証」を参照。

症　例

［症例1］　男，28才，初診1974年3月25日
主　訴：多飲，多尿が2年余り続いている
現病歴：出張や徹夜をすることが多く，また出張先の水があわないこともあり発症。煩渇し多飲で1昼夜に5リットルは水分をとる，頻尿，多尿で1昼夜20数回におよぶ。胃に灼熱感がある，煩熱，口・鼻・目・咽頭が乾く，夜間に胃熱と煩渇のためによく目が覚める，冷たい水が胃に入ると気持ちがよいなどの症状がある。顔は紅潮しており，舌

苔は薄白でやや黄色，脈は細数である。体型はがっちりしている。数回にわたり尿糖の検査をしているが正常である。

当地の病院で尿崩症として治療をしたが無効であった。また中医では上消，下消として白虎湯，救肺湯，六味地黄丸加花粉，石斛などを長期服用したが無効であった。さらに針灸科で中脘，内庭（瀉，ともに透天涼）により1回治療をうけたが変化はなかった。

弁　　証：脈証および病因から，腎精虚損，陰液消耗，腎不摂納，約束無権による消渇と考えられる。

診　　断：消渇

治　　則：滋陰固腎

取　　穴：腎兪，膀胱兪，復溜（補）。隔日治療とする。

効　　果：初診後には煩渇は軽減し，水分をとる量も減少した。2診後には2日続けて外食したが，水分をとる量は多くなくなった。1日平均1.5リットルくらいとなり，尿の回数と量も減少したが，咽頭の乾きはある。5診で治癒した。

経　　過：1974年4月24日に30日ほど外地に出張したが，外食しても再発しなかった。1976年1月23日に再発していないことを再度確認した。

［症例2］　女，37才，初診1971年11月24日

主　　訴：5年来の小便失禁，排尿無力

現病歴：5年来，精神的刺激をうけたり緊張すると尿が漏れる。平素から尿急（尿意急迫），頻尿で，水を飲むと10～20分に1回小便がある。排尿無力で，いつも残尿が点滴状にでる。月経期の前後はとくにひどくなる。また腰痛，息切れ，多夢，不眠，手足心熱，目の乾き，口渇，食欲不振などの症状がある。脈は細数，舌質は胖で歯痕があり，舌の中央には裂紋がある。血液検査，尿検査はいつも正常である。数カ月来，月経周期が一定しておらず，経期も長く量も多い。経色は黒紫色で血塊をともなっている。

弁　　証：気虚下陥，腎気虚弱により膀胱の固摂が低下しておきた尿失禁である。

治　　則：益気補腎により膀胱の固摂機能の改善をはかる。

取　　穴：腎兪，合谷，関元兪（補）

効　　果：4診後には頻尿は治癒し，尿急も軽減，排尿も有力となり自分で制御できるようになった。6診後には腰痛は軽減し，不眠は改善した。月経が来潮したが経量はやはり多かった。8診で治癒した。

経　　過：3カ月後に治癒していることを確認した。

［症例3］　男，37才，初診1971年3月24日

主　　訴：4年来の陽萎，再発して1カ月余りになる

現病歴：4年前の冬に数回にわたり河越えをして発症。陰茎が勃起せず，勃起しても時間が短く堅くない。精神不振で，脈は沈細である。1967年に全鹿丸などの薬を服用して，1

度治癒したことがある。
弁　証：寒邪の侵襲により真陽不足，精気虚寒となりおこった陽萎である。
治　則：下元の温補
取　穴：腎兪，関元（補）
効　果：3診後には陽萎は著しく改善し，5診後にはほぼ治癒した。6診で治癒した。
経　過：1971年7月28日に手紙により治癒していることを確認した。

［症例4］　　女，44才，初診1976年10月30日
主　訴：10年余り白帯の量が非常に多い
現病歴：10年余り前に原因は不明であるが帯下の量がしだいに多くなった。色はやや黄色で，粘く生ぐさい臭いがする。また頭痛，腰のだるさ・痛み，全身倦怠，下肢無力などの症状をともなっている。この3年来，月経前後や疲れたり怒ったりしたときに帯下の量が多くなり，大便は溏薄で1日に7～8回，口苦，食欲不振などの症状がある。またこの数カ月来，よく頭痛がおこり，口のなかが粘くなる。舌苔は薄白，脈は沈細である。
弁　証：腎虚不固，封蔵失調があり，さらに脾虚による湿が下焦に下注し，任脈と帯脈が失約しておきた帯下病である。
治　則：固腎，健脾，利湿
取　穴：腎兪（補），陰陵泉，足三里。陰陵泉と足三里は先瀉後補法を施す。1週間に2～3回の針治療とする。
効　果：2診後には大便の回数が減少，1日2回となり，白帯の量も少し減少した。3診後には大便は1日1回となり，頭痛や腰の症状も軽減し，精神状態もよくなった。数日前に月経が終わったが白帯の量は非常に少なかった。5診後には白帯は著しく減少したが，頭部に空痛がある。6診で治癒した。
経　過：1976年12月18日に手紙にて治癒していることを確認した。

経穴の効能鑑別・配穴

効能鑑別

1. **腎兪，太谿，復溜の効能比較**

　この3穴には，ともに補腎の作用があるが，各穴それぞれに固有の特徴がある。腎兪は腎気を補う作用にすぐれており，復溜は腎陰を滋養する作用にすぐれている。また太谿は腎気を補い，また腎陰を滋養する。

2. **五官と五体の病証に対する背兪穴の効果比較**

　臓の背兪穴と腑の背兪穴による五官と五体に対する治療効果の比較については，脾兪一節の［経穴の効能鑑別］を参照。

配穴

1．腎兪と太谿の配穴

　　上記の配穴は「兪原配穴法」の１つである。腎兪と足少陰腎経の原穴である太谿は，腎と密接な関係がある。この２穴を配穴して補法を施すと，補腎培本の作用を生じることができる。同療法は腎の病証を治療するだけでなく，さらに病理的に腎の機能失調と関係する病証を治療することができる。また腎の機能改善に対しても，一定の作用がある。

2．腎兪，太谿，関元（補）

　　上記の療法には，腎陽を温補し，精血を補益する作用があり，その効は湯液における右帰飲の効に類似している。陽萎，滑精，遺尿，浮腫，頭痛，眩暈，腰痛，帯下，視神経萎縮などの治療で，右帰飲を必要とする場合には，この３穴を取って治療することができる。

3．腎兪，復溜，関元（補）

　　上記の療法には，腎陽を温補する作用があり，これは湯液における金匱腎気丸の効に類似している。その具体的な運用については，復溜一節の［配穴］を参照。

4．腎兪（補）

　①関元，復溜（補），通里（瀉）……………湯液における地黄飲子（劉河間方）の効に類似

　②中極（補）を配穴……………………………補腎約胞

　③命門，脾兪（補）を配穴……………………脾腎の温補

　④気海（補）を配穴……………………………腎気の補益，補腎納気

　⑤肝兪（補）を配穴……………………………肝腎の補益

　⑥肺兪（補）を配穴……………………………肺腎の補益

　⑦太谿，復溜（補）を配穴……………………補腎培元

　⑧大杼，絶骨（補）を配穴……………………壮骨補髄

　⑨心兪または神門（補）を配穴………………心腎の補益

5．腎兪（灸補）

　①中極（灸補），太谿（補）を配穴…………温腎約胞，温腎化気行水

　②命門（または関元）（灸補）………………腎陽の温補

参　考

1．本穴の刺針方向と針感

　　腰背筋に沿って上または下に向けて１寸半～２寸横刺すると，針感は上は肝兪，胆兪の部位にいたり，下は膀胱兪の部位にいたる。同療法は，腰筋，腰筋上下の疾患の治療に用いられる。また直刺すると，少数の例では針感は小腹部にいたる場合もあり，小腹部の疾患に対して，優れた効果がある。腰椎に向けて１寸５分刺入すると，少数の例ではあるが針感は足太陽膀胱経に沿って下肢の膝の部位にいたる場合もある。これは下肢の麻痺，坐骨神経痛，腰椎病変による坐骨神経痛に対して，優れた効果がある。

2．古典考察

　『素問』生気通天論篇では，「陽気は，天と日の若し，其の所を失うときは，則ち折寿して彰（あきらか）ならず。故に陽は因って上って外を衛る者なり。」と述べている。同記述は，陽気の人体内における重要性を説明したものである。腎陽は全身の生命活動の動力であり，腎陽が衰微すると人体の各種機能には一連の衰退現象が現れる。したがって，臨床においては，しばしば本穴に補法を施して灸を併用することで，腎陽の温補がはかられる。これにより陰翳の消失をはかることができる。

3．歴代医家の経験

　腎兪は，腎虚病証を主治する常用穴であり，その効能については歴代の医家も認めるところであり，多くの治療経験が蓄積されている。

① 「腎敗し腰疼小便頻なるは，督脈の両傍腎兪除く」（『勝玉歌』）
② 「心兪，腎兪，腰腎虚乏の夢遺を治す」（『玉竜賦』）
③ 「腎兪下元虚に灸するを主る，人をして子有らしめる効は多奇」（『十四経要穴主治歌』）
④ 「『千金』消渇小便数なるは，腎兪二処に灸すること三十壮，……喘咳少気百病を主る」（『針灸経穴図考』）
⑤ 「色欲過度により，虚腫，耳痛耳鳴りするは，腎兪に三分刺す，気を得れば則ち補う」（『類経図翼』）
⑥ 「腎兪は，虚労羸痩，耳聾腎虚，水臟久冷を治す」（『銅人腧穴針灸図経』）

12. 大腸兪 (だいちょうゆ)

　大腸兪は，足太陽膀胱経の腰部の経穴であり，大腸と連絡している。背部において，本穴は手陽明大腸経の経気が輸注するところであるため，「大腸兪」と称されている。
　大腸兪は，大腸病を主治する。また大腸の機能を改善し，大腸の機能失調によりおこる病理的な証候に対して，一定の効果がある。さらに本穴は，大腸兪の所在部位である局所および近隣の病を治療する。

本穴の特性

<治療範囲>

1．大腸病証

　『素問』霊蘭秘典論篇では，「大腸は，伝導の官，これより変化出づ」と述べている。大腸は，糟粕を伝導・輸送する器官である。大腸は，肺と表裏関係にあるが脾胃系統に属している。そのため，脾胃の病変は直接大腸に影響するし，大腸の伝導機能の失調もまた脾胃に影響する。このように大腸は脾胃と密接な関係にある。脾・胃・腸が相互に影響しておこる胃腸病，そのほかの原因によりおこる大腸腑病は，すべて本穴の治療範囲に入る。本穴を用いた治療では，病因，病機，病理類型の相違にもとづき，それぞれ異なる治則をもつ処方中で配穴して用いられる。

2．局部病証

　腰部に位置する大腸兪は，局所または近隣取穴として，局部の病変を治療する。局部の病変には腰部のだるさや痛みなどがある。また本穴を循経取穴として用いると，さらに足太陽経脈や経筋に邪が侵襲しておこる痙病，破傷風などを治療することができる。

<効　能>

1．弁証取穴

　①補法（または灸を併用）：腸腑の健固，伝化機能の増強

　　湯液における肉豆蔲，芡実，赤石脂，伏竜肝，訶子肉，烏梅，白朮などの効に類似

　②瀉法：通腸導滞，大腸の気機の調節

　　湯液における枳実，枳殻，胖大海，番瀉葉，厚朴，木香，黄芩，檳榔などの効に類似

2．局部取穴

　①瀉法：舒筋活絡

灸や吸玉の併用…去邪散滞
　②補法：壮筋補虚

<主　治>
　泄瀉，痢疾，便秘，血便，脱肛，腰痛，腰軟不支，坐骨神経痛，仙腸関節炎。また痔出血，急性腸梗塞，疳積，腹脹，痙病，破傷風などを治す。

| 臨床応用 |

1　泄　瀉

　本病証は胃腸の消化・伝導機能が失調した病証であり，病位は腸にある。したがって治療に際しては，大腸の背兪穴が常用穴とされる。大腸の気機の改善，大腸の機能の増強をはかる場合に用いられ，固腸，濇腸，通腸導滞の作用がある。

１．食滞による泄瀉（飲食が胃腸に阻滞し，伝導機能が失調しておこる）
　①大兪腸，天枢，足三里（瀉）……………………消食導滞
　②大腸兪，上巨虚，中脘（瀉）……………………消食導滞
　※　食滞が改善し，胃腸が調和すると，泄瀉はおのずと治癒する。

２．湿熱による泄瀉（湿熱が蘊結して胃腸を損傷し，伝導機能が失調しておこる）
　大腸兪，陰陵泉，天枢または上巨虚（瀉）…………湿熱の清利
　熱が湿より強い場合：大腸兪または上巨虚，天枢に透天涼を配す
　※　湿熱が化し，胃腸が調和すると，泄瀉はおのずと治癒する。

３．寒湿による泄瀉（寒湿の侵入により脾胃の昇降が失調し，清濁の分別が悪くなりおこる）
　①大腸兪（瀉），天枢，下脘（瀉，加灸または焼山火を配す）……　寒湿の温化
　②大腸兪，天枢，神闕，水分（灸）…………………寒湿の温化
　※　寒湿が化し，脾胃の機能が回復すれば，泄瀉はおのずと治癒する。

４．脾腎陽虚による泄瀉（脾腎陽虚のために運化機能が失調しておこる）
　①大腸兪（補），天枢（補，加灸または焼山火を配す），関元，太谿または腎兪（補）……腎陽の温補，益脾止瀉
　②大腸兪，腎兪，脾兪（灸）…………………………脾腎の温補，固腸止瀉

５．脾胃虚弱による泄瀉（脾胃虚弱のために運化機能が失調しておこる）
　大腸兪，脾兪，胃兪（補）……………………………脾胃の健運，益腸止瀉
　※　気虚下陥となり脱肛する場合
　　合谷，足三里（補）を配穴………………………補中益気，濇腸固脱

2　痢　疾

１．寒湿痢
　①大腸兪（瀉），天枢（瀉，加灸または焼山火），陰陵泉（瀉），神闕（灸）……寒湿の温化，

　　　　　　　　　　　　　　　　　　　通腸止痢

　　②大腸兪，上巨虚（瀉），神闕，水分（灸）………寒湿の温化，通腸止痢
２．湿熱痢
　　大腸兪，天枢，陰陵泉（瀉）……………………湿熱の清化，通腸止痢
　　①熱が湿より強い場合：天枢に透天涼を配す
　　②熱が気分を損傷している場合：合谷（瀉）を加える
　　③熱が血分を損傷している場合：三陰交（瀉）を加える
３．虚寒痢
　　①大腸兪，天枢，関元（灸補）………………………下元の温補，濇腸止瀉
　　※　天枢には先に少し瀉し，後に多く補してもよい。
　　②または大腸兪，上巨虚，関元（補）………………下元の温補，濇腸止瀉
　　※　濇腸の作用が強くなりすぎたり，虚中挟実である場合には，大腸兪に瀉法または先瀉後
　　　補法を用いてもよい。
４．休息痢
　　大腸兪（瀉），命門（灸），脾兪（補）………………脾土の温補，佐として化滞通腸をはかる
　　発病時：①大腸兪，天枢，陰陵泉（瀉）……………「標」を治す
　　　　　　②大腸兪，上巨虚（瀉），神闕（灸）………「標」を治す
　　休止期：①大腸兪，上巨虚，脾兪（補）……………「本」を治す
　　　　　　②大腸兪（補），天枢（灸補），神闕（灸）……「本」を治す
５．噤口痢
　　①大腸兪，内関，公孫（瀉）…………………………和胃降逆，通腸去濁
　　②大腸兪，中脘，上巨虚（瀉）………………………和胃降逆，通腸去濁

３ 便　秘

　便秘に対して本穴を取り，瀉法を施すと通腸行滞の作用が生じ，灸瀉を施すと腸腑を温通させる作用が生じる。また補法を施すと，大腸の伝導機能を増強する作用が生じる。

１．燥熱内結による便秘（熱秘）
　　症状：大便乾結，便は球状。顔面紅潮，身熱。小便短赤。口乾，口臭。唇が乾く，または唇
　　　　　瘡。腹部の脹痛。舌苔黄燥，脈滑実など。
　　処方：①大腸兪，合谷，内庭（瀉）…………………清熱通便
　　　　　②大腸兪（瀉），天枢（瀉，透天涼を配す），支溝（瀉）……清熱通便
２．気滞による便秘（気秘）
　　症状：腹脹して便意がある，すっきり排便しない，腹脹により痛みがおこるものもある。胸
　　　　　脇満悶。ゲップが頻回にでる。怒ると発症したり症状が悪化する。舌苔薄白または薄
　　　　　膩，脈弦など。
　　処方：①大腸兪，天枢，太衝（瀉）………………理気通便
　　　　　②大腸兪，上巨虚，気海（瀉）……………理気通便

3．気虚による便秘（虚秘）
　症状：排便無力，排便後の疲労感，便は硬くはない。精神疲労。息切れ。自汗。舌質淡胖嫩，脈虚または沈細無力。
　処方：①大腸兪，上巨虚，合谷（補）……………益気通便，大腸の機能の増強をはかる
　　　　②大腸兪，合谷，天枢（補）………………益気通便，大腸の機能の増強をはかる
4．陽虚内寒による便秘（冷秘）
　症状：腹痛。排便困難。喜熱畏寒。小便清長。顔色は青白い。四肢の冷え。舌質淡，舌苔白潤，脈沈遅など。
　処方：①大腸兪，天枢，下脘（灸瀉）……………温通開秘
　　　　②大腸兪（瀉），天枢（瀉，加灸），関元，神闕（灸）……温陽開秘
5．血虚津少による便秘（虚秘）
　症状：大便乾燥，排便困難。眩暈。心悸。精神倦怠。煩躁。舌質と唇の色は淡白，爪甲は白色，脈細濇など。
　処方：①大腸兪（瀉），復溜，三陰交または血海（補）……津血の補益，潤腸通便
　　　　②気虚をともなう場合：合谷，三陰交（補），大腸兪（瀉）……益気養血，佐として通便
6．肺気不降による便秘
　処方：大腸兪，尺沢，天枢（瀉）………………宣肺通便

4　血　便

　大腸の背兪穴を取り透天涼を施すと，湿熱が大腸に下注し，陰絡を損傷しておこる血便を主治する。
　①陰陵泉，天枢または上巨虚（瀉）を配穴…………大腸の湿熱の清利
　②内庭，三陰交または血海（瀉）を配穴……………清熱涼血
　③内庭，上巨虚（瀉）を配穴………………………清熱寛腸

5　脱　肛

　肛門は，大腸に属している。大腸の経気が背部で輸注している大腸兪を取ると，益腸固脱をはかることができる。近隣穴である次髎，局所穴である長強を配穴して補法を施すと提肛固腸の作用がある。長強に刺針した際には，肛門が収縮して上がる感覚がおこると効果的である。
1．肺虚腸滑：長期にわたって咳嗽が改善せず，肺が虚しておこる
　上処方に合谷，太淵または肺兪（補）を配穴………肺気の補益
2．中気不足
　上処方に合谷，足三里（補）を配穴…………………補中益気
3．脾腎気虚：下痢が長期にわたって改善しないためにおこる
　上処方に脾兪，腎兪（補）を配穴……………………脾腎の補益

4．肺脾気虚：固摂機能が低下しておこる
　　上処方に脾兪，肺兪（補）を配穴……………………脾肺の補益
5．気血両虚：下痢が長期にわたって改善しないためにおこる
　　上処方に足三里，三陰交（補）を配穴……………気血の補益
6．湿熱が直腸に下注しておこる
　　上処方の大腸兪を瀉法に変え，陰陵泉，承山（瀉）を配穴……湿熱の清利

6　腰　痛

1．寒湿による腰痛
　　大腸兪，阿是穴（灸瀉），命門（灸）……………… 寒湿の温散，通絡止痛
2．風湿による腰痛
　　大腸兪，阿是穴（灸瀉），曲池，陰陵泉（瀉）…… 去風散寒，利湿通痺
3．湿熱による腰痛
　　大腸兪，阿是穴，陰陵泉（瀉）………………………清熱化湿，絡脈の通利
4．瘀血による腰痛
　　大腸兪，阿是穴，三陰交（瀉）または委中（瀉血）……活血化瘀，通絡止痛
5．気滞による腰痛
　　大腸兪，阿是穴，間使（瀉）……………………行気散滞，通絡止痛
6．腎虚による腰痛
　　①大腸兪，腎兪，太谿（補）……………………………補腎壮腰
　　②大腸兪，腎兪，関元（補）……………………………腎陽の温補，壮腰益髄
7．気滞血瘀による腰痛
　　大腸兪，阿是穴，間使，三陰交（瀉）………………理気行血，通絡止痛

　　腰筋労損性（疲労性）の腰痛は，局所取穴として大腸兪，腎兪，三焦兪（補）を取り，虚損の補益をはかるとよい。腰筋は足太陽経筋が分布している部位にあり，経筋の機能は気血の滋養に依存している。気血両虚である場合は，上処方（局所取穴）と合谷，三陰交（補）（気血補益法）を交互に用いて治療するとよい。

7　腰軟不支

　ウイルス脳炎，小児麻痺，外傷性対麻痺，そのほかの脳疾患後遺症，片麻痺，痿証などで，腎精虚損，精血不足，筋脈失養により腰部の筋脈が痿軟となったり，腰軟不支となった場合には，すべて本穴に補法を施し，壮筋補虚，虚損の補益をはかるとよい。局所治療としては，局所の腎兪，三焦兪，気海兪，関元兪などを配穴して補法を施す。また全身的治療としては，補腎の作用のある太谿，養血の作用のある三陰交，壮筋の作用のある陽陵泉，益髄の作用のある絶骨，壮骨の作用のある大杼などを配穴すると，補腎壮腰，壮骨補虚の効を収めることができる。

症　例

［症例1］　　男，34才，初診1969年12月8日

主　訴：4年来の腰痛，排尿困難，症状はこの1年来悪化

現病歴：1959年に外傷により第4，5腰椎を損傷し，腰痛，排尿無力，泄瀉がおこるようになった。その後は疲れると腰痛，排尿困難（力むとやっと排尿する），尿急（尿意急迫），頻尿がおこり，残尿がある。大便は1日3～4回あり，毎朝6時に1回泄瀉がおこる。また胃痛，食欲不振，多夢，不眠，頭暈，頭痛，心煩，息切れ，脱力感などの症状をともなっている。脈は沈細無力である。腰椎のレントゲン検査では異常はなかった。

弁　証：脈証と病因から，外傷により腎を損傷し，腎の機能失調による証候であることがわかる。腎の機能が失調して膀胱の気化が悪くなっているため，排尿困難，残尿がおこっている。また腎損により「閉」が悪くなっているために泄瀉がおこっている。疲れると腰痛，排尿困難，尿急，頻尿がおこり，また残尿があるなどの状態は，腎気の損傷および筋脈の損傷と関係がある。

治　則：補腎約胞止瀉

取　穴：大腸兪，腎兪（補）

経　過：1970年4月18日に前回の2回の針治療で排尿困難，泄瀉，尿急，頻尿が治癒したことを確認した。しかし過労時には腰痛がおこるとのことであった。

［症例2］　　女，23才，初診1979年6月14日

主　訴：両下肢痛が1カ月間続いている，原因は不明である

現　症：初期は足が痛むだけであったが，しばらくして腰から腸骨部，両下肢が痛むようになった。痛点は足太陽経脈の循行部位にあり，痛みが強いときは歩行および起立ができない。睡眠にも影響し，入睡後に痛みで目が覚める。身体はしだいに痩せてきている。

診　断：坐骨神経痛

治　則：通経活絡，去邪止痛

取　穴：初～10診，大腸兪，環跳，委中，承扶（瀉）
　　　　11診，左環跳，白環兪，阿是穴（瀉）

効　果：10診後には右下肢の痛みは消失した。左の腰痛，腸骨部の痛みは残っているが，数歩は歩行できるようになった。11診で治癒した。

経　過：1979年7月7日に治癒していることを確認した。

［症例3］　　女，31才，初診1981年3月22日

主　訴：2年来の腰部のだるさ，原因は不明である

現　症：腰部がだるく感じられ，夜間または疲れるとひどくなる。腰をひねったり曲げることができない。症状は気候の変化とは関係がない。中薬を内服したが効果はなかった。最近は寛骨部に捻挫性疼痛がおこるようになり，咳嗽や捻転すると疼痛は増強する。

弁　証：腎精不足，筋脈失養によるものと考えられる。
治　則：補腎壮腰
取　穴：大腸兪，腎兪（補）。1週間に2～3回の治療とする。
効　果：2診後，夜間と早朝の起床時には腰のだるさは軽減し，腰の回転が自由に行えるようになった。6診後にはほぼ治癒し，7診で治癒した。
経　過：10日後の状態も良好であった。

［症例4］　57才，男，初診1969年6月18日
主　訴：8年来泄瀉の反復発作がある，今回は発症して1カ月余り
現病歴：8年前になま物を食べてから，腹痛と泄瀉がおこりだし，大便は1日に5～7回となる。腹痛がおこると泄瀉し，泄瀉後には腹痛は軽減する。食欲不振をともなっている。当地の病院で治療し治癒した。その後，なま物を食べることにより，毎年3～5回再発がおこり，症状が毎回10～30日続く。再発すると大便の回数は1日5～6回となり，便は溏薄で無臭であり，消化不良となる。腹痛はないが，腹脹，食少があり，また精神不振，倦怠無力，頭暈，息切れなどの症状をともなう。身体は痩せており，顔色は萎黄，舌質は淡，舌苔は白，脈は緩弱である。冬季に泄瀉が再発した場合は，牛肉スープを数日飲むと泄瀉は止まる。
弁　証：初期はなま物により脾胃を損傷したと考えられる。その後，脾胃虚弱となり，さらになま物を食べて脾胃を重度に損傷したものと考えられる。そのために受納，腐熟，転輸，伝導機能が失調し，便の回数の増加，大便稀薄，消化不良，腹脹，食少がおこっている。泄瀉が長期におよぶと化源が不足し，そのために精神不振，頭暈，息切れ，消痩がおこる。顔色萎黄，舌質淡，舌苔白，脈緩弱などは，脾胃虚弱の象である。
診　断：泄瀉（脾胃虚弱型）
治　則：補脾健胃止瀉
取　穴：大腸兪，脾兪，胃兪（補）。1週間に2～3回の治療とする。
効　果：2診後には泄瀉の回数は減少し，1日2～3回となるが，まだ消化不良である。しかし食欲は増し，精神状態も良好である。3診後には大便は1日1～2回となり，便の性状も正常に近いものとなる。5診で治癒した。
経　過：1970年10月29日に治癒していることを確認し，現在まで再発していない。

経穴の効能鑑別・配穴

効能鑑別

1．大腸兪と天枢の効能比較
　①大腸兪
　　大腸兪は，補して滞を生じにくい特徴がある。本穴は，腸腑の本虚証の治療に用いられる場合が多く，補法が多用される。本穴に補法を施すと，腸の機能を増強する作用が生じ，

瀉法を施すと，大腸の気機を調節する作用が生じる。
②天　枢
　　天枢は，補すと滞を生じやすい特徴がある。本穴は，腸腑の標実証の治療に用いられる場合が多く，瀉法が多用される。本穴に補法を施すと，腸道を固渋する作用が生じ，瀉法を施すと，通腸去濁の作用が生じる。

2．六腑兪募穴の効能比較
　　詳細は胃兪一節の［経穴の効能鑑別］を参照。

[配　穴]

1．大腸兪と天枢の配穴
　　上記の配穴は「兪募配穴法」の1つである。大腸兪と大腸の募穴である天枢は，ともに大腸と密接な関係があり，大腸疾患を治療する際の常用穴である。2穴を配穴して補法を施すと，腸道の補渋，腸腑の機能を増強する作用が生じる。また2穴を配穴して瀉法を施すと，大腸の気機の疏通，寛腸行滞の作用を増強することができる。同療法は，大腸腑病を治療するだけでなく，腸の機能失調と関係のある病証を治療することができる。

2．大腸兪と上巨虚の配穴
　　上記の配穴は「合兪配穴法」の1つである。大腸兪と大腸の下合穴である上巨虚は，ともに大腸と密接な関係がある。これらは大腸腑病を直接治療するだけでなく，さらに大腸の機能と関係のある病証を治療することができる。2穴を配穴して瀉法を施すと，通腸導滞，大腸の気機を調節する作用が生じ，2穴を配穴して補法を施すと，大腸の機能を増強する作用が生じる。

3．大腸兪（瀉）
　　①天枢，上巨虚（瀉）を配穴……………………通腸導滞，大腸の気機の調節
　　②陰陵泉（瀉），上巨虚（瀉，透天涼を配す）を配穴……湿熱の清利，通腸導滞
　　③上巨虚（瀉），神闕，水分（灸）を配穴………寒湿の温化，通腸止瀉，止痢
　　④合谷，天枢，上巨虚（瀉）を配穴……………清熱通便，止瀉止痢
　　⑤中脘，上巨虚（瀉）を配穴……………………消食導滞，通腸和胃

4．大腸兪（補）
　　①天枢，上巨虚（補）を配穴……………………腸腑の健固
　　②合谷，足三里（補）を配穴……………………補中益気，腸道の固渋
　　③脾兪，陰陵泉または太白（補）を配穴………健脾益気，渋腸止瀉，止痢
　　④関元，太谿または腎兪（補）を配穴…………腎陽の温補，益脾止瀉，止痢
　　⑤命門，腎兪，脾兪（補）を配穴………………脾腎の温補，固腸止瀉
　　⑥関元，天枢または上巨虚（灸補）を配穴……下元の温補，渋腸止瀉，止痢

参　考

1．本穴の刺針方向と針感

　腰筋に沿って上（腎兪の方向）に向け，または下（小腸兪の方向）に向けて1寸半～2寸横刺すると，針感は上は腎兪の部位にいたり，下は膀胱兪の部位にいたる。同療法は，腰筋疾患の治療に用いる。やや下（小腸兪の方向）に向けて1寸半～2寸刺すと，針感は仙骨部・肛門・下肢部にいたる。同療法は仙骨部，肛門疾患の治療に用いる。直刺またはやや脊柱に向けて1～2寸刺し，針感を小腹部にいたらせると，腹鳴をひきおこしたり，または腸の蠕動運動を増強することができる。同療法は，大腸腑病に対して良好な効果がある。腰椎に向けて1～2寸刺入すると，針感は足太陽膀胱経に沿って下肢，膝窩部にいたる。同療法は，下肢麻痺，坐骨神経痛などの治療に用いる。

2．歴代医家の経験

　本穴は，泄瀉，痢疾，便秘，腹鳴，腹痛などの大腸腑病や腰痛を主治する経験穴，常用穴とされている。

① 「大小腸兪大小便」（『霊光賦』）

② 「大腸兪は腹中雷鳴，腸澼，泄痢，食不消化，小腸絞痛，腰脊疼痛を主る，……腸鳴，腹䐜腫，暴泄を主る。」（『備急千金要方』）

③ 「大腸兪は腰痛，腸鳴腹脹，繞臍切痛，大小便不利，洞泄，食不下を治す。」（『銅人腧穴針灸図経』）

13. 次　髎 (じりょう)

　本穴は，上髎の下に位置しており，第2仙骨孔にあることから，次髎と命名された。次髎は足太陽膀胱経の仙骨部の経穴であり，足少陰の結するところである（『学古診則』では「足太陽の結する所なり」としている）。上髎，次髎，中髎，下髎は，すべて仙骨孔中にあり，左右8穴であることから，合わせて「八髎」穴といわれている。
　次髎は，穴下に所在する関連臓器の病，足太陽，少陽経脈が循行している仙骨部，寛骨部，膝部の経脈の病変を治療する際の常用穴である。

本穴の特性

<治療範囲>

　本穴の針感は深く刺入すると，前陰・肛門・少腹部・骨盤部または仙骨部から足太陽膀胱経（少数は足少陽経を循る）を循って下行し膝部にいたる。足太陽，足少陽経脈の循行，本穴に刺針した際の針感の走行や，経穴の所在部位などの要素をかんがみて，次髎はその所在する部位の局部疾患，穴下の関連臓器の病証を主治するとされている。また足太陽，少陽経脈の循行している仙骨部，寛骨部，膝部の経脈の病変も主治する。

<効　能>

1．弁証取穴
　①補法：提肛約胞，虚損の補益
　②瀉法：行血散滞，鬱熱の消散
2．局部取穴
　①瀉法：駆邪散滞
　　灸または吸角を併用……寒湿の温散
　②補法：筋骨の強壮

<主　治>

　遺尿，癃閉，痛経，裂肛，脱肛，帯下，子宮脱，血便，仙骨痛，滞産，坐骨神経痛，外傷性対麻痺，痿証。
　また疝気，尿混濁，急性腸梗塞，仙骨部の痺証などを治す。

臨床応用

1 遺 尿

本穴を補うと，補虚約胞，膀胱の約束機能の増強をはかることができる。

1．肺脾気虚による遺尿

　症状：尿意頻回，尿点滴または睡眠中の遺尿。少腹部の墜脹感。息切れ。懶言。四肢倦怠。
　　　　舌質淡白，脈微弱無力など。

　処方：次髎，合谷，足三里（補）……………………補中益気，約胞止溺

2．腎陽不振型

　症状：頻尿，尿失禁，残尿，または睡眠中の遺尿。精神疲労。畏寒。頭暈。腰のだるさ，両
　　　　足無力。夜間尿が多い。舌質淡滑潤，脈細，尺脈微など。

　処方：次髎（補），関元（補または灸，または焼山火を配す），腎兪（補）……温腎約胞

3．腎気不固型

　症状：頻尿，尿失禁，または睡眠中の遺尿。身体は消痩。精神不振。舌質淡白，脈沈細弱など。

　処方：次髎，気海，腎兪（補）……………………益気固腎，膀胱の約束

　12才以下の児童で睡眠中に遺尿する場合には，手針の夜尿点を取る。または耳針の腎，膀胱などの点を取る。それでも無効な場合は，上述の関連治則による処方を選ぶとよい。腰椎の骨折による遺尿は，多くの場合，腎と関係があるが，上の2，3の治則処方により治療するとよい。

2 癃 閉

本穴を取ると，膀胱の排尿機能を増強し，膀胱の鬱熱を清宣することができる。以下の病理類型の治則処方中に配穴するとよい。

1．中焦気虚による癃閉

　症状：ときに尿意がおこる，墜脹感がおこり尿意があるがでない，尿少，尿不利。腹部は重く
　　　　感じられ肛門の下垂感がある。精神疲労，倦怠。息切れ。懶言。舌質淡白，脈緩弱など。

　処方：①次髎，合谷，気海（補）……………………益気行水
　　　　②次髎，合谷，足三里（補）…………………益気行水

2．膀胱積熱による癃閉

　症状：小便は量は少なく色は濃く熱感がある，または排尿障害。少腹脹満。大便がすっきり
　　　　でない。口渇するが飲みたくない。舌質紅，舌根部の苔は黄色，脈数など。

　処方：①次髎（瀉），中極（瀉，透天涼を配す），膀胱兪（瀉）……清熱利尿
　　　　②次髎（瀉），中極（瀉，透天涼を配す），陰陵泉（瀉）……湿熱の分利

3．腎陽不足による癃閉

　症状：排尿無力，残尿。小腹部の冷え。腰脊部のだるさ・疼痛，下肢や膝は無力。精神不振。
　　　　顔色㿠白。舌質淡白，脈沈細，尺弱など。

　処方：①次髎，関元（または命門），腎兪（補）……腎陽の温補，化気行水
　　　　②次髎（補），中極（補，灸または焼山火を配す），太谿（補，灸を配す）……腎陽の温補，化気行水

腰椎の骨折，脊髄炎によりおこる癃閉（尿貯留）は，上述の腎陽不足型または遺尿中の腎陽不振型と腎気不固型の処方を用いると，優れた効果を収めることができる。

③ 痛 経

仙骨部にある次髎を刺すと，気滞血瘀や寒湿凝滞による月経期の小腹疼痛（仙骨部におよぶ者）を治療することができる。

1．気滞血瘀による痛経
　①次髎，三陰交，間使（瀉）……………………行気散滞，通経活血
　②次髎，三陰交，気海（瀉）……………………行気散滞，通経活血

2．寒湿凝滞による痛経
　①次髎（灸瀉）（温経散寒），気海，阿是穴（灸瀉）……寒湿の温散，通経活血
　②次髎，帰来（灸瀉），三陰交または血海（瀉）……寒湿の温散，通経活血

④ 脱 肛

中気不足，気虚下陥によりおこる場合が多い。また肺虚腸滑，肺脾気虚，脾腎気虚，気血両虚，湿熱下注によりおこる場合もある。本穴に補法を施して（湿熱下注による脱肛には瀉法を施す），針感を肛門にいたらせると，昇提，直腸の固摂をはかることができる。局部穴である長強を配穴して補法を施し，肛門に収縮感または上昇感が生じるようにすれば，直腸を昇提し，肛門を固摂する効を収めることができる。この2穴の配穴は，次の病理類型の治則処方中でよく用いられる。

1．中気不足，気虚下陥による脱肛
　①次髎，合谷，足三里（補）……………………補中益気，昇陽固脱
　②上処方に百会（補）を加える

2．長期にわたる下痢により脾腎気虚となりおこる脱肛
　①次髎，脾兪，腎兪（補）………………………脾腎の補益，益気固脱
　②次髎，太谿，太白または脾兪（補）…………脾腎の補益，益気固脱

3．久咳により肺を損傷し，肺虚腸滑となっておこる脱肛
　①次髎，合谷，太淵（補）………………………補肺益気，昇提固脱
　②次髎，肺兪，大腸兪（補）……………………補肺益気，昇提固脱

4．肺脾気虚となり固摂が低下しておこる脱肛
　①次髎，肺兪，脾兪（補）………………………肺脾の補益，益気固摂
　②次髎，太淵，陰陵泉または太白（補）………肺脾の補益，益気固摂

5．長期にわたる下痢により気血両虚となりおこる脱肛
　①次髎，合谷，三陰交（補）……………………気血の補益，直腸の固摂
　②次髎，足三里，血海（補）……………………気血の補益，直腸の固摂

6．湿熱が直腸に下注しておこる脱肛
　次髎，陰陵泉，承山または大腸兪（瀉）………湿熱の清利，消壅去濁

久瀉，久痢，便秘，久咳の過程で脱肛がおこる場合には，もとの病の治療を主とし，さらに次髎，長強（補）を配穴して脱肛を治療するとよい。手術による損傷によりおこった脱肛には，針治療は無効である。

病因がはっきりしない脱肛，または兼証のない脱肛には，対症治療として次髎，長強，百会（補）を取り，昇陽挙陥，提肛固脱をはかると，良好な効果を収めることができる。

5 血便

本穴を瀉すと，鬱熱を消散させる作用があり，湿熱が下注し肛門にこもり，血絡を損傷しておこる血便を治療することができる。同病では排便時に先に出血し後に排便する状態となり，鮮紅色血便が現れる。陰陵泉，三陰交（瀉，ともに透天涼を配す）を配穴して，湿熱の清利，涼血去濁をはかるとよい。または陰陵泉（瀉，透天涼を配す），大腸兪または上巨虚（瀉）を配穴して，湿熱の清利，寛腸去濁をはかるとよい。

6 仙骨痛

仙骨痛の治療に際しては，本穴は局所取穴として用いられる。虚証には補法，実証には瀉法を施すとよい。また寒証には灸または吸角を併用するとよい。これによって補虚益損，駆邪散滞，温経散寒の効を収めることができる。

局所取穴としては上髎，腰奇，小腸兪，膀胱兪または阿是穴がよく配穴される。

1．腎精不足による仙骨痛
　　腎兪，太谿または三陰交（補）を配穴…………………精血の補益，益腎壮骨
2．気血両虚による仙骨痛
　　合谷，三陰交（補）を配穴……………………………気血の補益
3．寒湿による仙骨痛
　　次髎，阿是穴（灸瀉），命門または関元（瀉）（焼山火を配す，温熱感を仙骨部にいたらせる）
　　……寒湿の温散

虚証の患者で局部に補法を施すと「滞」が生じる恐れのある場合や，虚中挟実証の場合には，先瀉後補法を用いるとよい。

長期にわたる帯下または遺精により腎精虚損，筋骨失養となりおこる仙骨部のだるさや痛みには，帯下や遺精の治療を主とする。これらが改善すれば，仙骨痛もおのずと治癒する。

督脈は脊を貫き腎に属し，足少陰腎経は脊を貫き腎に属し，足太陽膀胱経は脊を循り腎に絡している。仙骨部は，足太陽，足少陰，督脈の循行する部位であり，この3経はすべて腎と関係している。腎は骨を主り，精を蔵し，髄を生じる。仙骨痛は腎精不足，筋骨失養と関係している場合が多く，臨床においても腎精不足による仙骨痛が多くみられる。

7 滞産

本穴に補法を施すと，子宮の収縮を増強する作用がある。同療法は，分娩時間が長く，子宮

の収縮が無力となっている滞産の治療に用いることができる。合谷（補，補気），三陰交（瀉，行血）を配穴すると，補気行血，縮宮催産の効を収めることができる。

症　例

［症例１］　　男，52才，初診1981年10月６日
主　　訴：腰および下肢痛が２カ月余り続いている，原因は不明
現病歴：２カ月余り，腰仙部の左側および左股関節部，大腿・下腿の後部にだるさと痛みがあり，運動制限がある。痛みのひどいときは左下肢全体が痛み，歩行ができない。腰を曲げたり立ったり下肢を屈伸するときに，左腰仙部および股関節部に刺痛や跳痛がおこることもある。脈は弦である。
既往歴：４年前に坐骨神経痛を患い，本科で針治療により治癒。
検　　査：肥満体形，血圧160／90mmHg，1977年のＸ線検査で第２，４腰椎に骨棘形成が認められている。仙腸関節には異常は認められない。
弁　　証：気機阻滞，経脈不暢による腰腿痛
治　　則：経脈の気血の通暢をはかる
取　　穴：左次髎，環跳，委中（瀉）
　　　　　通電を行う。次髎穴の針感は足太陽膀胱経に沿って大腿骨大転子までいたった。
効　　果：２診後には痛みは軽減した。４診後には左腰仙部および下肢の痛みは著明に軽減した。８診で治癒した。
経　　過：1981年11月１日に治癒しており再発していないことを確認した。

［症例２］　　女，35才，初診1981年６月26日
主　　訴：半年余り白帯が多く，腰部がだるく力が入らない
現病歴：この半年余り，白帯が多く，ときに尿量が少なくなり尿の色は黄色である。腰がだるく，下肢も無力である。また精神疲労，倦怠，よく空腹感がおこるが食欲はない，大便溏薄などの症状をともない，舌苔は白でやや膩，脈は緩弱である。以前に本科で７回針治療を行い，腰部のだるさは明らかに軽減したが，白帯は改善しなかった。また下肢無力，食少，大便溏薄などもあり，腰も時々重だるくなるという状態が続いていた。
弁　　証：脾虚湿困，帯脈失約による帯下
治　　則：健脾去湿止帯
取　　穴：次髎（補），陰陵泉，足三里
　　　　　陰陵泉と足三里は先瀉後補法を施す。
効　　果：初診後には白帯は減少し，尿の回数と尿量が増加し，大便は正常となり，食欲も増加した。３診後には白帯は明らかに減少した。５診後には白帯は治癒し，下肢も有力となり精神状態も良好である。６診で治癒した。

配　穴

　本穴は穴下に所在する関連臓器の病変を治療するが，全身治療の処方のなかで配穴して用いられることが多い。仙骨部および下肢疾患の治療には，環跳，環中，風市，殷門，委中，陽陵泉，崑崙などの局所穴を配穴して用いることが多い。局所取穴はまた全体治療となる弁証取穴と併用される。これは標本兼治となる。

参　考

1．本穴の針感と治療範囲

　1．5分〜1寸刺入すると，針感は多くの場合，局部に拡散する。少数の例では下に向かって放散する場合もある。これは次髎が所在する局所の病変の治療に適用される。

　2．1寸〜1.5寸刺入すると，針感は多くの場合，上では腰部にいたり，前では鼠径部，大腿部前面または内側にいたる。また下では足太陽，少陽経に沿って膝窩部，下腿部にいたる。同療法は，仙骨部，寛骨部，下肢の疾患の治療に適用される。

　3．2寸余り刺入すると，針感は少腹部，前陰，骨盤腔などにいたる。同療法は，泌尿器，生殖器系疾患の治療に適用される。中髎，下髎の針感は前陰，肛門にいたり，肛門疾患の治療に適用される。

2．次髎と膀胱兪の効能

　次髎と膀胱兪は，ともに足太陽膀胱経の経穴であり，位置も隣接しており，効能面でも類似したところがある。したがって，膀胱兪を選穴するときには，次髎の効能と主治を参考にすることができる。

3．歴代医家の経験

　先人の臨床経験では，本穴が帯下，疝気，腰痛，腰脊痛，下肢痛，下肢痿証，淋病を主治するとの記載が多い。

① 「腰痛みて以て転揺すべからず，陰卵に急引するは八髎と痛む上とを刺す，八髎は腰尻の八間に在り。」（『素問』骨空論篇）
② 「次髎は婦人赤白帯下を主る」（『針灸大成』）
③ 「腰痛快快として俛仰すべからず，腰以下足に至りて不仁，脊に入り腰背寒なるは，次髎これを主る」（『針灸甲乙経』）
④ 「女子赤白瀝，心下積脹するは，次髎これを主る」（『針灸甲乙経』）
⑤ 「次髎は疝気下墜，腰脊痛みて転揺すること得ず，急引して陰器痛みて忍ぶべからず，腰以下足に至りて不仁，背膝寒，小便赤淋，心下堅脹するを治す」（『銅人腧穴針灸図経』）

14. 委 中 （いちゅう）

　本穴は，膝窩正中にあり，委曲した部位にあることから委中と命名された。委中は別名，血郄，郄中ともいい，足太陽の脈が「入るところ」，合土穴である。本穴による治療では，毫針を用いると，足太陽膀胱経の体表部の循行通路上の病変を主治する。また血管が豊富である委中穴の部位に瀉血療法を施すと，急性熱病，神志病と足太陽膀胱経の通路上の瘀血性の疾病を主治する。

　本穴には，清熱涼血，鬱熱を消散させる作用があるが，血虚発熱，陰虚火旺，骨蒸労熱などの病証には用いない。また精血不足，久病体虚および失血，あるいは出血しやすい場合には，本穴を瀉血してはならない。

本穴の特性

＜治療範囲＞

1．経脈通路上の病証
　委中は，本経経脈が循行している頭項部，脊背部，腰部，仙骨部，大腿部，膝窩部，腓腹筋部，足などの疾患を治療する。腰背部から伸びる2つの支脈は，ともに下行して膝窩にて会している。したがって，委中は腰背部の疾患に対して，一定の効果がある。そのため四総穴歌では，「腰背委中に求む」とされている。

2．瘀血，熱毒病証
　『霊枢』九針十二原篇では，「菀陳するときは則ち之を除く」としており，『素問』調経論篇では，「血に有余あるときは則ち其の盛経を瀉し，その血を出す，……病，血に在れば，之を絡い調う」としている。委中は，血絡（血管）が豊富であり，瀉血療法の常用穴とされている。三稜針で血絡を瀉血すると，瘀血阻絡，血熱壅閉，邪毒蘊鬱，熱（火）鬱肌膚，暑湿穢濁，暑熱鬱閉，血随気昇，熱入営血，汗閉高熱，気血瘀滞などにより現れる急性熱病，閉証，厥証，狂証，瘡瘍，癰腫，丹毒，霍乱，暑病および腰痛，瘧疾などに一定の効果がある。

3．皮膚病
　『霊枢』寿夭剛柔篇では，「病，陽の陽に在る者は，陽の合を刺す」と述べている。委中は足太陽膀胱経の合穴である。また「外」は陽に属しており，体表の皮膚も陽に属している。したがって，足太陽膀胱経の背部と下肢部の皮膚病には，本穴を配穴し瀉血するとよい。

＜効　能＞

1．弁証取穴

三稜針で点刺出血（0.5～2CC）：涼血解毒，行血去瘀，截瘧
2．循経取穴
　　瀉法：駆邪散滞，通経活絡
3．局部取穴
　　①瀉法：舒筋活絡
　　②補法：壮筋補虚

＜主　治＞
　腰痛，腰背部痛，霍乱，暑病，厥証，狂証，丹毒，アナフィラキシー様紫斑病，中風閉証，疔瘡，癤腫，嘔吐，腹痛，痙病，破傷風，痿証，坐骨神経痛，腓腹筋痙攣，痺証，膝窩筋の攣急，瘧疾，ガングリオン，坐地瘋。
　また癇証，外傷性対麻痺，脱骨疽（閉塞性血栓脈管炎，レイノー病など），皮膚瘙痒，脚気，髪際瘡などを治す。

臨床応用

1　腰　痛

　循経取穴として本穴を取ると，通経活絡，行血去瘀，気血を宣通する作用が生じ，寒湿，湿熱，瘀血，気滞性の腰痛を治療することができる。

1．寒湿性腰痛
　　寒湿の邪が腰部に留滞し，経絡を阻滞させて気血の流れが悪くなっておこる腰痛
　腎兪，大腸兪または阿是穴（灸瀉），委中（瀉）……通経活絡，散寒去湿

2．湿熱性腰痛
　　湿熱の邪が腰部に留滞し，経絡を阻滞させて気血の流れが悪くなっておこる腰痛
　①膀胱兪，陰陵泉，阿是穴，委中（瀉）
　②膀胱兪，三焦兪，委中（瀉）
　※　湿熱の清利，活絡止痛をはかり，委中にて通経活絡，気血の宣通をはかる。

3．瘀血性腰痛
　　捻挫などにより筋脈を損傷し，気血が瘀滞し経絡を阻滞させておこる腰痛
　①委中（患側）を三稜針で点刺出血（1～3cc）……泄血通絡，行血去瘀
　②間使，三陰交（瀉）にて行気活血をはかり，委中を点刺出血させて活血去瘀，理気止痛をはかる

4．気滞性腰痛
　　情志失和，気機不利となり，経絡が阻滞しておこる腰痛
　間使，委中（瀉）……………………………………通経活絡，理気止痛

2 霍乱

本穴を瀉血すると，熱霍乱，乾霍乱を治療する。

1．湿熱穢濁が中焦に阻滞し，**気機不利，気化失調**となって胃腸に影響しておこる**熱霍乱**
   陰陵泉，天枢，中脘（瀉），委中（点刺出血）……湿熱の清化，逐穢化濁
2．暑湿穢濁が中焦に阻滞し，**気機阻滞，上下不通**となっておこる**乾霍乱**
   中脘，内関，公孫（瀉），委中（点刺出血）………調中宣壅，開竅逐邪
   ※ 湿熱が経絡に壅閉し，筋脈拘急しておこる腓腹筋痙攣
       委中（瀉）を配穴…………………………………… 舒筋活絡

3 狂証

1．「邪陽に入るは狂う」（『医宗金鑑』）
2．「熱，身にて盛んなれば，衣を棄て走る。陽盛なれば，故に妄言罵詈し，親疎を避けず。大熱，身に遍すれば，故に狂言して妄見妄聞す。足陽明および大絡を視てこれを取る，虚する者は之を補し，血実の如き者は之を瀉す」（『針灸甲乙経』）
   ※ 上述の1，2の証に対しては，足三里（または豊隆），内庭を瀉し，また大絡のところである委中と，曲沢を瀉血するとよい。
3．激怒によって肝を損傷して木火乗胃となり，陽明に影響し結して痰火となり，神明に上擾して心竅に影響し，神志逆乱しておこる狂証
   症状：いらいら，自覚のない狂乱。奇声を発し，奇矯な行動をとる，狂暴化する。両目怒視。多夢，不眠。顔面紅潮。目赤。または大便秘結。煩渇して水を飲む。舌質紅絳，舌苔黄膩，脈滑数または弦大滑数など。
   処方：太衝，豊隆（瀉），委中，曲沢（点刺出血）……平肝瀉火，清心去痰

4 アナフィラキシー様紫斑病
曲池一節の［臨床応用］を参照。

5 瘧疾

発作がおこる1～2時間前に，三稜針を用いて一側または両側の委中の血絡を点刺し，0.5～3cc出血させる。これには泄血散熱去邪，截瘧の効がある。証型にもとづき配穴する。

1．熱瘧
   大椎，内庭（瀉）を加える……………………………清熱疏表，去邪止瘧
2．脳型瘧疾
   ①委中，曲沢（点刺出血）…………………………清熱解毒，清心鎮痙
     または大椎（瀉）を加える
   ②曲沢，委中（点刺出血），外関，丘墟（瀉）…… 少陽の和解

6 ガングリオン

　本穴の所在部位におこるガングリオンを治す。三稜針にて囊腫の最も高い点に刺入し，囊腫を破り黄白色の粘液をしぼりだせば，囊腫はただちに消失する。再発した場合は，再度刺す。または26号の毫針により囊腫の中心に向けて2～3針を刺入し瀉法を施す。隔日治療とする。

症　例

[症例1]　　女，54才，初診1969年9月10日
主　訴：腰下肢痛が半年間続いている
現病歴：腰部をひねって発症した。腰痛は咳嗽や腰の運動により増強し，運動制限があった。その後，右下肢に坐骨神経痛がおこるようになり，歩くと痛みは増強する。疼痛部位は下肢で足太陽経脈の循行上である。
弁　証：気血阻絡による腰痛，坐骨神経痛である。気血が瘀滞し，経絡が阻滞しているため，咳嗽や腰部の運動により腰下肢痛は増強する。
治　則：気血を調節し経脈を通じる
取　穴：右委中，気海兪，環跳（瀉）
経　過：1971年9月15日に前回の1回の治療で治癒し，2年間再発していないことを確認した。

[症例2]　　男，56才，初診1965年3月15日
主　訴：腰痛が10日間続いている，ひねって発症
現　症：右側の腰痛，咳嗽やくしゃみや，腰部の運動により痛みは増強し，運動制限がある。右腰部の圧痛が著しい，気海兪と大腸兪に圧痛がある。右委中穴の部位の静脈が太く青く浮き上がっている。舌質は淡紅，舌苔は白膩，脈は弦実である。
弁　証：ひねって腰部の筋脈を損傷し，瘀血が阻滞しておきた腰痛である。
治　則：行血通絡止痛
取　穴：三稜針により右側の委中を刺し，1～2cc出血（血色は黒紫）させた。腰痛はただちにはっきりと軽減した。
経　過：1965年6月17日に前回の治療で治癒し，再発していないことを確認した。

経穴の効能鑑別・配穴

効能鑑別
委中と曲沢の効能比較　曲沢一節の［経穴の効能鑑別］を参照。

配穴
委中と曲沢の配穴

上記の配穴は「四弯穴」といわれている。具体的な運用については，曲沢一節の［配穴］を参照。

> **参　考**

1．古典考察
 1.『行針指要歌』では，「或針虚，気海，丹田，委中奇」と述べている。気海は臓虚気憊，真気不足，久疾で治癒しない病証に用い，丹田（関元）は諸虚百損の証に用いる。しかし委中は，臓腑虚憊，諸虚百損，元気不足，元陽不足などには効果がない。したがって，臨床においては，委中を虚弱を補益する経穴とすべきではない。歴代医家の多くは，本穴は陽実証を治療すると記載している。
 2.『霊枢』経脈篇では，「凡そ絡脈を診るに，脈の色青きものは則ち寒且痛。赤きものは則ち熱あり。……その黒を暴わす者は，留久の痺なり。その赤あり，黒あり，青ある者は，寒熱の気なり。その青くして短なる者は，少気なり。」と述べている。また『素問』経絡論篇では，「寒多ければ則ち凝泣し，凝泣すれば則ち青黒なり。熱多ければ則ち淖沢し，淖沢すれば則ち黄赤なり。」と述べている。これらの記述は，血絡の色診が，病の虚実寒熱を知る助けとなることを説明したものである。ギックリ腰では患側の委中穴の血絡が暗紅色で太くなり，熱痺では血絡は暗紅色で太く紫色になる。
 3．本穴は水経の合土穴である。「井を瀉すは当に滎を瀉すべし，井を補うは当に合を補うべし」という変法にもとづくと，委中は水経の金井穴である至陰に代わって膀胱を補益することになる。しかし膀胱虚寒の要因は真陽虚衰にあるのであり，治療には腎陽の温補をはかればよい。また膀胱実証は膀胱の湿熱蘊結による場合が多く，治療には湿熱の清利をはかればよい。この場合膀胱の兪，募穴が多く取られる。したがって，至陰の代わりに本穴を取って配穴する必要はない。また五行の生剋の制約関係にもとづくと，水経の土穴である委中を補うと，土を補って水を制することができることになるが，委中には補土の効はない。したがって臨床においては，この角度から委中を用いることはない。
 4.『四総穴歌』には「腰背委中求」とあり，『玉竜歌』には「更有委中之一穴，腰間諸疾任君攻」とあり，『席弘賦』には「委中専治腰間痛」とある。これらの歴代医家の経験は，委中が腰背病を治療することを示唆するものである。針灸により腰背痛を治療する場合は，臓腑経絡学説が基礎となる。病因，病機，疼痛の特徴および症状などにもとづき，四診八綱を運用して弁証施治し，選穴を行う。『四総穴歌』，『玉竜歌』，『席弘賦』などや『霊枢』終始篇の「病腰に在るは，これ膕に取る」だけにもとづき，病理類型を考慮せず，腰痛，背部痛，腰背部疾患に対して，すべてに委中を取るという治療の姿勢は全面性を欠く。よって，その効果も決して満足のいくものとはならない。
 5.『霊枢』血絡論篇では，「血脈は，盛堅にして以て赤く，上下常の処なし，小なる者は針の如く，大なる者は筋の如し，則して之を万全に瀉するなり」と述べている。同記述は，大絡の鬱血の形状を観察し，鬱血現象がある場合にはじめて放血療法を施すことについて述べたものである。鬱血現象は臨床においては，瘧疾，中暑，疔瘡および熱性病，血熱，熱毒の

病証に多くみられる。本穴の所在部位に明らかな鬱血現象があれば，放血療法を施してもよい。このような明らかな鬱血現象のない病証にも，放血療法を用いることはできるが，使用する機会は非常に少ない。

6.『素問』刺瘧篇では,「足の太陽の瘧は，人をして腰痛み頭重く，寒背より起こらしむ，先ず寒して後に熱し，熇熇暍暍然たり，熱止まり汗出でて已み難し，郄中を刺して血を出す」と述べている。同記述は，足太陽の瘧の証治について述べたものである。郄中とは，委中の別名である。足太陽の瘧には，委中を取る。瘧が発するときには，腰痛，頭重，寒冷の感覚が背部からおこりはじめるが，これは経絡に循じて病むものである。また瘧には，先に寒して後に熱す（足太陽は寒水に属し，標陽にして本寒の象をなす），および熇熇暍暍然の症状が現れる。委中の血絡に刺して出血させると，その邪熱を泄し截瘧をはかることができる。上症状のある足太陽の瘧には，瘧の発する前に針治療として委中に点刺して出血させると，優れた効果がある。

2．刺灸注意事項　曲沢一節の［参考］を参照。

3．歴代医家の経験
1）『内経』
　『内経』では，本穴に対する取穴，刺法，主治および禁忌などについて，極めて詳細に述べており，歴代の医家も重視している。例えば『内経』には，委中について次のような記載がある。
① 「膀胱を病む者は，小腹偏腫して痛み，手を以て之を按ずれば，即ち小便せんと欲して得ず，肩の上熱し，若しくは脈陥し，及び足の小指の外廉，及び脛踝の後皆熱す，若しくは脈陥す，委の中央に取る。」（『霊枢』邪気臓腑病形篇）
② 「風痙身反折するは，先ず足の太陽及び膕中及び血絡を取りて血を出す」（『霊枢』熱病篇）
③ 「厥脊を挟みて痛む者は，項に至り，頭沈沈然とし，目䀮䀮然たり，腰脊強ばる。足の太陽の膕中の血絡を取る。」（『霊枢』雑病篇）
④ 「膝痛，痛み母指に及ぶものは，その膕を治す。」（『素問』骨空論篇）
⑤ 「郄中の大脈を刺せば，人をして仆れ色を脱せしむ。」（『素問』刺禁論篇）
⑥ 「腰痛脊を挟みて，痛み頭に至りて，几几然たり，目䀮䀮として僵仆せんと欲するは，足の太陽郄中を刺し血を出せ。」（『素問』刺腰痛篇）

2）歴代医家の経験
① 「熱病脊を挟みて痛むは，委中これを主る，癲疾反折するは，委中これを主る」（『針灸甲乙経』）
② 「腰背痛相連なるは，委中，崑崙穴」（『千金十穴歌』）
③ 「腰軟いかにして根を去り得る，神妙なるに委中立ちどころに効を見る」（『肘後歌』）
④ 「委中脚風纏を駆して療す」（『勝玉歌』）
⑤ 「腰脚疼は，委中に在りて已るや」（『通玄指要賦』）
⑥ 「人中，委中，腰脊痛閃の制し難きを除く」（『玉竜賦』）

⑦「太陽の瘧背より起こり，先ず寒して後に熱し，熇熇然として汗出でて已み難し，頭重，転筋，腰脊背痛，半身不遂，遺溺，小腹堅，風痺枢痛，膝痛，足軟無力を主る。凡そ腎と膀胱実にして腰痛む者は，刺して血を出せば妙，虚する者は，之を慎む。委中は，血郄なり，凡そ熱病汗出でず，小便難，衄血止まらず，脊強反折，癥瘕，癲疾，足熱，厥逆，屈伸するを得ざるは，その経血を取れば立ちどころに癒ゆ。」（『類経図翼』）

⑧「霍乱上吐下利し，或いは腹中痛絞するは，委中を刺す」（『針灸聚英』）

4．委中放血，血色・血質・出血速度の観察

委中放血による血色，血質，出血速度の状況は，一定の診断意義がある。
①血が流出しやすく，血色は鮮紅色，血質は正常…邪が浅く病は軽い。
②血が流出しにくく，血色は暗紅色，血質は粘い…邪が盛んで病は重い。
③血色は淡紅色，血質は稀薄，または少し出血して止まる…体質虚弱，または正気が虚し病状は重篤。
④血色は黒紫色，血質は粘く，出血が多い…血中熱毒または熱毒の証。
⑤急性吐瀉で重篤な脱水状態では，血色は黒紫色，血質は粘くなる。
⑥真陽不足または気血両虚，または大出血後は，血色は淡，血質は稀薄となる。
⑦瘧疾の患者は，出血は速く，血色は暗紅または黒紫色，血質は粘くなる。
⑧瘀血による腰痛では，血色は暗黒色で，出血しやすい。

5．放血療法の応用

『素問』血気形志篇では，「凡そ病を治するには先ず其の血を去り，乃ち其の苦しむ所を去り，之が欲する所を伺い，然る後に有余を瀉し，不足を補す。」と述べ，『霊枢』経脈篇では，「諸々の絡脈を刺す者は，必ず其の結上を刺す。甚だ血ある者は，結なしといえども，急に之を取り，以て起邪を瀉して其の血を出せ。之を留むるときは発して痺を為すなり。」と述べている。また『素問』調経論篇では，「神有余なるときは則ち其の小絡の血を瀉す。……血に有余あるときは則ち其の盛経を瀉し，其の血を出す。……病脈に在れば，之を血に調う，病血に在れば，之を絡に調う。」と述べ，『霊枢』小針解篇では，「菀陳するときは則ち之を除くとは，血脈を去るなり」と述べている。

『素問』と『霊枢』では，40数篇にわたり放血の適応証，禁忌証について明確に述べている。また『霊枢』血絡篇では，放血の治療原則について詳細に述べている。放血療法は，閉，厥，鬱熱，瘀血，血熱壅閉，火毒，暑熱，熱入営血，熱入心包などの病証に適用される。同療法には「瀉熱出血」，「其の血を泄して其の邪熱散じる」，「血去れば則ち経隧通ずる」，開竅啓閉，清心安神，行血散瘀，清熱解毒，通経活血，消腫止痛，暑熱を消散するなどの効がある。

しかし放血は，体質虚弱，精血不足，久病による衰弱，妊婦，貧血，一切の虚脱証，習慣性流産，失血，出血しやすいといった患者には禁忌である。また血と汗は同源であり，血は津液が化生したものである。したがって津液虚損の患者，過度に発汗や瀉下した患者にも禁忌である。やむをえず必要な場合は，過度に出血させないよう注意を要する。その出血の多少は，病邪ならびに患者の盛衰を考慮して決定する。

15. 承　山　（しょうざん）

　承山は、足太陽膀胱経の下肢にある経穴であり、腓腹筋の分肉間にある。先人はその所在部位の肌肉の形態にもとづき、「承山」、また「肉柱」、「腸山」、「魚腹」などと命名した。

　承山は、足太陽経脈が循行している大腿部、腓腹筋部、膝窩部、足跟部の疾患を治療する。また肛門の病変を主治する常用穴である。

　本穴の効能と治証およびその特徴からいうと、承山は邪実証の治療に適しており、したがって臨床においては瀉法が多く用いられ、補法を用いることは少ない。

本穴の特性

＜治療範囲＞

　『霊枢』経脈篇では、「膀胱は足の太陽の脈なり、……髆内の左右より別れ下りて胛を貫き、脊内を挟み、髀枢を過ぎり、髀外に循って、後廉より、下って膕中に合す、以て下って腨内を貫き、外果の後に出て、京骨の循って小趾の外側に至る」と述べ、『霊枢』経別篇では、「足の太陽の正は、別れて膕中に入る、その一道は尻を下ること五寸、別れて肛に入り」と述べている。

　本穴の針感は、循経により上に向かって膝窩部、大腿部にいたり、少数の症例では尻部、肛門部、下は足跟部にいたる。承山の所在部位や刺針の際の針感の走行、また経脈の循行などの要素をかんがみて、本穴は足太陽膀胱経の経脈と経別の循行する部位である大腿部、腓腹筋部、膝窩部、足跟部、肛門部の疾患を治療するとされている。

　また足太陽の経筋の循行と分布によって、腓腹筋部の拘急、痙攣または弛緩によりおこる下垂足、腓腹筋の痙攣または無力などは、すべて本穴の治療範囲に入る。

＜効　能＞

1．弁証取穴

　　瀉法：壅滞の宣通、通便

　　透天涼を配す……………鬱熱の消散

2．局部取穴

　　①補法：壮筋補虚

　　②瀉法：舒筋活絡、経気の通暢

　　灸または焼山火、吸角を配す…温経散邪

<主 治>

痔疾，裂肛，脱肛，血便，便秘，腓腹筋痙攣，坐骨神経痛，痺証，腰背部痛，下垂足，内反尖足，坐地瘋，尾骨痛。

また痿証，閉塞性血栓血管炎，脚気などを治す。

| 臨床応用 |

1 痔　疾

　痔疾患は内痔，外痔，混合痔に分類される。久瀉，便秘，妊娠，久坐，久立，前立腺肥大などが要因となり，肛門直腸部の静脈循環に障害がおこり，経絡阻滞，気血壅滞となると痔静脈瘤が形成されて痔疾がおこる。気血の失調により瘀血濁気が肛門に下注し，経絡が阻滞しておこる場合もある。また大腸に平素から湿熱があり，湿熱が下注して経絡が阻滞したため，気血が阻滞しておこる場合もある。

　治療に際しては，承山または承山（瀉）に透天涼を配し，通絡散瘀，鬱熱の消散をはかるとよい。病所の長強を配穴（瀉法を施し，針感を肛門周囲に拡散させる）すると，通絡散瘀，清熱止血の効をおさめることができる。この2穴を次の弁証取穴による処方のなかで用いると，標本兼治をはかることができる。

１．瘀滞による痔疾

　　一般的には，内痔で少量の出血がある場合，血栓性混合痔，血栓性外痔に多くみられる。

　　三陰交（瀉）を配穴……………………………………活血去瘀

２．血虚による痔疾

　　内痔粘膜のびらん，排便後に反復して大量出血する場合に多くみられ，慢性の貧血をひきおこす。

　　三陰交，脾兪または太白（補）……………………補血止血

３．湿熱による痔疾

　　内痔または外痔の炎症期に多くみられる。大腸湿熱による症状をともなう場合もある。

　　①陰陵泉，上巨虚または大腸兪（瀉）を配穴………大腸の湿熱の清利をはかる

　　②陰陵泉（瀉），三陰交（瀉，透天涼を配す）を配穴……湿熱の清利，涼血止血

　泄瀉または便秘をともなう場合には，承山，長強（瀉），または承山，次髎または会陽（瀉）を，泄瀉または便秘治療の処方と併用する。

2 裂　肛

　本病は大便秘結，排便困難のために力みすぎ，肛門を裂傷しておこる場合が多い。腸内に燥火があったり，大便が硬いために肛門を損傷すると再発する。一般的には，承山（瀉）1穴の1～2回の治療で著しい効果があり，3～5回の治療で治癒する。便秘もこれにより消失する。消失しない場合は，足三里（瀉）を加えるとよい。

　鬱熱毒邪が強く，裂肛がひどい場合には，承山（瀉，透天涼を配す），長強（瀉）により，

肛門の鬱熱を消散させることができる。または委中を配穴して点刺出血させると，泄血散熱解毒をはかることができる。

熱秘をともない裂肛がひどい場合には，清熱通便の作用がある支溝，天枢，豊隆（瀉）または上巨虚（瀉）と上処方を交互に用いるとよい。便秘が改善されれば，裂肛もそれにつれて軽減する。

３ 血　便

血便には近位血と遠位血の区別がある。脾虚による統血機能の低下が要因となったり，または湿熱が大腸に下注し，陰絡を損傷しておこる場合が多い。張景岳は，「血の便後に在りて来る者は，その来たること遠く，遠きなる者はあるいは小腸に在りあるいは胃に在る」と述べ，また「血の便前に在りて来る者は，その来たること近く，近きなる者はあるいは大腸に在りあるいは肛門に在る。」と述べている。

承山は，後者に適用される。本穴（瀉），または透天涼を配すと，湿熱が下注して大腸に蘊積し，陰絡を灼焼しておこる血便を主治する。症状としては，先血後便（出血が先にあり，その後に排便すること），血色は鮮紅色，大便不暢，口苦，脈濡数，舌苔黄膩などが現れる。

長強（瀉）を配穴すると，壅滞の消散，清熱去濁の効があり，陰陵泉，三陰交（瀉，透天涼を配す），大腸兪または上巨虚（瀉）を配穴すると，湿熱の清利，寛腸涼血の効がある。また上処方の大腸兪または上巨虚を長強に変えると，湿熱の清利，涼血去濁の効がある。

『金匱要略』驚悸吐衄下血胸満瘀血病脈証治篇では，「下血，先便後血するは，これ遠血なり，黄土湯これを主る」とある。同記述にある血便は，脾気虚寒のため統血機能が悪くなりおこるものであり，これは本穴の治療範囲に入らない。

４ 腓腹筋痙攣

腓腹筋痙攣をひきおこす原因は多い。気血の失調，筋脈の失養，過度の歩行，寒邪の侵襲，霍乱による陰津の枯渇などは，すべて本病をひきおこす。承山は，本病を治療する常用穴とされている。治療に際しては局所療法として用い，虚証には補法を，実証には瀉法を施す。また寒証には灸または吸角を施すとよい。これにより，舒筋活絡，駆邪散滞，温経散寒，筋脈を補益するなどの効が生じ，痙攣を緩解させることができる。筋脈補益法を用いる場合は，痙攣の緩解後または未発作期に補法を施さなければならない。

虚証に属する場合は，痙攣時には局所取穴として，少瀉留針法（正気を損傷せず，また痙攣を止める法）を用いる。この場合，補法は禁忌である。局所取穴として承山を用いる場合，承筋などの経穴を次のように配穴する。次のように用いられる。

１．気血両虚による腓腹筋痙攣

　　合谷，三陰交（補）を配穴……………………………………気血の補益

２．精血不足による腓腹筋痙攣

　　三陰交，太谿（補）を配穴……………………………………精血の補益

３．大出血後にみられる腓腹筋痙攣

　気血の補養を主として本治をはかる。一般的には承山および局所穴は配穴されない。

第8章　足太陽膀胱経

4．霍乱病にみられる腓腹筋痙攣

　この1症状にとらわれて，局所取穴を行ってはならない。弁証治療により先に回陽益陰をはかる必要がある。陽が回復し，陰が回復すれば諸症はおのずと治癒する。

5　下垂足

　足太陽と足少陰2経の経筋が拘急すると，下垂足が現れる。承山，崑崙，太谿（瀉）により，経筋の舒暢，通経活絡の効を収めることができる。足背部の経筋の弛緩をともなう場合には，上処方と解谿，丘墟，中封（補）などの処方を交互に用い，経筋機能のバランスの調節をはかるとよい。

6　内反尖足

　足太陽経筋，足少陰経筋と足太陰経筋，この3経の経筋が拘急すると，内反尖足がおこる。本病は中枢性麻痺に多くみられる。治療では承山，公孫，照海，太谿，崑崙（瀉）により経筋の舒暢をはかるとよい。また丘墟，申脈，絶骨，足下廉（補）による外側経筋を健壮にする法と交互に用いてもよい。これにより，経筋の機能のバランスを調節し，奇形を矯正することができる。同療法は，発病期間が短く，軽症の内反尖足に用いる。

7　尾骨痛

　長強一節の［臨床応用］を参照。

症　例

［症例1］　男，38才，初診1982年3月9日
主　訴：4年来の裂肛，再発して20日になる
現病歴：20日余り前に，肛門に痛みがおこり，外用薬にて治療したが効果はなかった。痛みは排便時と毎日午前10時～午後1時に最も強い。痛みのひどいときは，座ることも立つこともできず，仕事や食事にも影響する。小便黄，口乾，大便乾，口渇欲飲などの症状をともなっている。舌質は正常，舌苔は薄でやや黄，脈は数である。
検　査：痔漏科検査：6時方向に鶏心形の裂肛がある。
弁　証：血熱腸燥，大便秘結，排便時の力みによりおこった裂肛である。
治　則：清熱通便
取　穴：初診，承山（瀉）
　　　　2～11診，承山，足三里（瀉）
効　果：3診後には痛みは軽減し，出血も減少した。5診後には大便は乾かなくなり，痛みは軽減した。9診～11診にて効果の安定をはかった。

［症例2］　女，37才，初診1980年3月11日
主　訴：多年来の痔瘡，この3日来肛門に痛みがある

現　症：痔瘡を患って数年になる。平素から大便は硬く，排便後に出血がある。一昨日から肛門がひどく痛み，痛みは周囲に放散する。身体をひねったり腰を曲げることができず，口乾，口苦をともなっている。舌質は紅，舌苔は黄色で乾いており，脈はやや数である。
検　査：痔漏科検査：12時方向に痔がある。
弁　証：大便秘結のため排便時に力んでおきた裂肛である。
治　則：通便止痛
取　穴：承山（瀉）
効　果：初診後には疼痛は著明に軽減した。2診後には大便は正常となり，疼痛も消失，3診で効果の安定をはかった。

[症例3]　　男，36才，初診1979年3月29日
主　訴：腰下肢痛が10カ月間続いている
現　症：腰部および左股関節部が冷えて痛み，天気が悪くて冷えると痛みは増強する。両膝の関節も痛む。両側の腓腹筋部も冷えると痛み，夜間に冷えると痙攣がおこり痛くてがまんできない。外見上，体格はしっかりしている。
弁　証：寒邪が経絡を阻滞させ，気血の運行が悪くなっておこった痺証である。
治　則：散寒通経，活絡止痛
取　穴：局所取穴，腎兪，気海兪（瀉）（各穴に通電を20分間行う）。7回の治療で腰痛は治癒した。また両側の腓腹筋部の痛みに対しては，承山，承筋（瀉）（各穴に通電20分間）により，11診で治癒した。
効　果：6診後には左の腓腹筋部の涼痛，夜間の痙攣は治癒した。10診後には右の腓腹筋部の涼痛，夜間の痙攣は治癒した。11診で諸症状はすべて消失した。

参　考

1．本穴の刺針方向と針感

膝股関節部の疾患には，上に向けて斜刺すると効果的である。針感は循経により膝にいたる。股関節部にいたる場合もある。腓腹筋部の疾患には，直刺すると効果的である。針感は腓腹筋部に拡散する。腓腹筋部と足跟部の疾患には，下に向けて斜刺すると効果的であるが，針感は足跟部，足底部にいたらせる。肛門疾患には，上に向けて斜刺し，針感を循経により殿部，肛門部にいたらせる。

2．刺針注意事項

患者によっては，承山に刺針して深部の脛骨神経を損傷し，腓腹筋部から足にかけて脛骨神経の分布上に灼痛，麻木，運動障害などがおこるものがある。軽症の場合は局部按摩を施すと，ただちにこれらは消失するが，重症の場合はこれらの症状が数日間も続く。緩解させる方法としては，委中に刺針し，少し瀉して長く置針し，心地よい針感を足跟部にいたらせ

ると，1～2回の治療で治癒する。承筋に刺針して上述の症状が現れた場合も，本穴を取れば緩解する。

3．歴代医家の経験

本穴は，腓腹筋の痙攣，肛門疾患（痔疾，裂肛，血便など）を主治する経験穴であり，常用穴である。歴代の医家も多くの経験を残している。
① 「九般痔漏最も人を傷つく，必ず承山を刺すは効神のごとし」（『玉竜歌』）
② 「長強，承山，痔に灸するは最も妙」（『玉竜賦』）
③ 「長強と承山に刺すは，善く腸風新下血を主る」（『百症賦』）
④ 「承山筋転並びに久痔」（『霊光賦』）
⑤ 「承山諸痔漏に針するを主す，また寒冷転筋を治すは霊」（『十四経要穴主治歌』）
⑥ 「転筋目眩は魚腹，承山，崑崙に針すれば立ちどころに便ち消ゆる」（『席弘賦』）
⑦ 「承山名は魚腹，腨腸分肉間，善く腰疼痛，痔疾大便難，脚気並びに膝腫，輾転戦痛酸，霍乱転筋急を治す，穴中に刺せば便ち安じる」（『馬丹陽天星十二穴治雑病歌』）
⑧ 「承山は脚気，膝下腫，久痔腫痛を治す，五壮灸し，針七分を入れるべし」（『銅人腧穴針穴図経』）

4．承山が肛門病を治す根拠

承山は，肛門疾患を治療する常用穴である。その理由として，承山は足太陽膀胱経に属し，その経別は腨（腓腹筋部）から膕（膝窩）にいたり，別れて肛門に入ることを根拠としている書がある。ある医書ではさらに具体的に，「膀胱経には1つの別れて行く経脈があり，下から上に分布し，足太陽の正経に循じて，下腿から別れて膝窩中（委中穴）に入る。その中の1つは尻下5寸のところに至り，別れて肛門に入り，内に向かって膀胱本腑に属し，……」と述べている。同記述においては，承山はこの肛門に入る足太陽膀胱経の経別を通じて効を奏し，また痔および一切の肛門疾患を治す要穴であるとしている。

『霊枢』経別篇によると，足太陽経別は下腿から別れて膝窩中に入るのではなく，膝窩部から分かれてでた後，その1支の経別は延びて殿部の下5寸の所に分布し，別れて肛門部に走り，裏に向かって膀胱に属し，腎に散絡している。さらに脊中両側に沿って心臓部にいたり散布している。直行する別の1つは，脊中両側に沿って上り，項部にでて，やはり足太陽膀胱経の本経に帰属している。このように足太陽経別は，承山の部位から分かれてではいない。したがって，経別の循行のみを承山が肛門病を治す根拠とするのは不適切である。

5．透刺法

承筋から承山に向けて透刺する法，承山から承筋に向けて透刺する法があるが，これらの療法は刺激面を拡大し，刺激量を増強することができる。腓腹筋の疼痛と痙攣の緩解に，非常に効果的である。

16. 崑崙 （こんろん）

本穴は，その所在部位の形態にもとづいて，崑崙と命名された。別名，下崑崙ともいわれている。外果の後ろ足跟部に位置しており，足太陽膀胱経の経火穴である。崑崙は，足太陽膀胱経が循行している頭部，項部，腰背部，膝，大腿部などの病変を主治する常用穴である。

本穴の特性

＜治療範囲＞

本穴の所在部位や刺針の際の針感の走行，また足太陽経脈の循行，経筋の分布などの要素をかんがみて，崑崙は所在部位の局部疾患，足太陽膀胱経が循行している頭部，項部，腰背部，膝，大腿部などの経脈病変を治療するとされている。

＜効　能＞

1. 循経取穴

    瀉法：通経活絡，太陽経気の通暢

    透天涼を配す……………鬱熱の清降

2. 局部取穴

    ①瀉法：舒筋活絡，通絡散滞

       灸を併用……………寒湿の温散

    ②補法：壮筋補虚

    ③三稜針による点刺出血：泄血去瘀，鬱熱の消散

＜主　治＞

頭痛，落枕，頭項部の強痛，項背部の強急，小児麻痺，坐骨神経痛，腰痛，足跟痛，下垂足，内反足，外反足，内反尖足，破傷風，外果関節部の軟部組織損傷，脚気。

また局部の痺証，足底痛，末梢神経炎，腰背部痛などを治す。

臨床応用

1 頭　痛

　本穴を瀉すと，太陽経気を通暢する作用があり，太陽頭痛で痛みが後頭部にあり項部に連なる患者を治療することができる。鬱熱による頭痛には，透天涼を配すと経脈の通暢，鬱熱を清降する作用がある。風熱の侵襲による頭痛には，崑崙（瀉，透天涼を配す），天柱，風府（瀉）により疏風清熱，通絡止痛をはかるとよい。また風寒の侵襲による頭痛には，崑崙，大椎，天柱（瀉）により疏風散寒，通絡止痛をはかるとよい。

2 落　枕

　『内経』では，「項痛みて俛仰するべからざるは，足太陽を刺す，顧るべからざるは，手太陽を刺すなり」と述べている。

　落枕の症状としては，頸項部が強直して頸部の左右前後の運動制限がおこる，患部のだるさと痛みが肩背部や頭部におよび，または上腕部に放散するなどがある。本穴を瀉すと，「循経取穴」，「上病取下（上の病は下に取る）」により，太陽経脈の壅滞を改善することができる。睡眠時の姿勢の不注意や頸部の過度の疲労により，経絡の気血の運行が悪くなっておこる落枕の治療では，局部の経穴を配穴して瀉し，舒筋活絡をはかるとよい。また睡眠時に風寒を感受し，営衛不和，経絡阻滞により筋脈が拘急しておこる落枕には，局部の経穴を配穴し，刺針後に灸または吸角を施し，温経散寒，舒筋通絡をはかるとよい。

　また頸項部に疼痛があり，頸部の前後左右の運動ができない場合には，前後運動の改善をはかるために崑崙を瀉し，左右運動の改善をはかるために手太陽小腸経の後谿を配穴して瀉すと，手足の太陽経気を宣通することができる。さらに局部の経穴を配穴して瀉すと（寒証には灸または吸角を併用），太陽経気の宣通，舒筋活絡，駆邪散滞の効を収めることができる。

3 頭項部の強痛

　本病は自覚症状であり，その病因と病理類型は非常に多い。単独に出現する場合，ある病証中に出現する場合には，ともに循経取穴，上病取下にもとづき，本穴を瀉して太陽経気の改善をはかるとよい。風寒の侵襲により経脈・気血が阻滞し，頭項部に涼痛がおこり，筋脈が拘急して運動制限がおこる場合には，天柱，阿是穴（瀉）を配穴して灸を加え，温経散寒，舒筋活絡をはかると効果的である。

4 小児麻痺

　足跟部の崑崙を取り，下肢の麻痺を治療する。下肢麻痺で発病期間が3カ月以内の患者で，全身症状がない場合には，対症治療として患側の崑崙，環跳，委中または陽陵泉に針瀉を施して去邪散滞，経脈の疏暢をはかるとよい。隔日に治療すると，優れた効果を収めることができる。

　経過が長く（1年以内で）下肢に奇形のない場合には，上述の経穴に補法を施し，委中を陽陵泉に代え，筋脈の健壮，補虚扶正をはかる。長期間治療をうけると優れた効果を収めることができる。

肺燥津傷，気血両虚，肝腎不足，湿熱侵淫などによる全身症状をともなう場合には，病理類型にもとづいて弁証取穴を行い，上述の局部穴と併用して標本兼治を施すと効果的である。

5 下垂足

足太陽経筋と足少陰経筋の拘急により，腓腹筋が攣縮しておこる下垂足には，崑崙，太谿，承山（瀉）により経筋の舒暢，温経活絡をはかるとよい。

足背部の経筋の弛緩をともなう場合には，上処方と解谿，足下廉，丘墟，中封（補）などを同時または交互に用いると，経筋の舒暢，筋脈を健壮にする効を収めることができる。また単独に足背部の経筋が弛緩しておこる下垂足には，解谿，足下廉，丘墟，中封（補）などにより筋脈の健壮をはかるだけでよい。

6 内反足

外側の経筋が弛緩しておこる内反足には，崑崙（補）（外側踵骨部の経筋の健壮），申脈（補）（局部経筋の健壮），絶骨（補）（脛果部の経筋の健壮），丘墟（補）（外果部の経筋の健壮）により，足外側および外果上部の経筋の健壮をはかるとよい。

内側経筋の拘急による内反足には，内側にある照海，太谿，三陰交を瀉して，足内側および外果上部の経筋の拘急を緩解させるとよい。

足外側の経筋が弛緩し内側経筋が拘急しておこる内反足には，上述した外側の経穴に補法を施し，内側の経穴に瀉法を施す。この2つの方法を交互に施すことにより，経筋機能のバランスを調節することができる。

7 外反足

足内側の経筋の弛緩または足外側の経筋の拘急，あるいは両者が同時に存在しておこる外反足には，取穴は内反足の治療と同じであるが，手技は補瀉法を反対に施すとよい。

8 破傷風

本病の治療において対症治療として本穴を瀉せば，太陽経気を宣暢し，足太陽経脈の拘急を改善することができる。同療法は，委中，大椎，承山，筋縮，風門，大杼，後谿，人中などの経穴と配穴すると，疏風去邪，通経舒筋の効がある。

誤治による精血（津液）不足，または陰陽両傷，気陰両傷に対しては，弁証取穴を主とし，上処方は用いないほうがよい。

9 外果関節部の軟部組織損傷

捻挫などにより筋脈を損傷し，経絡気血の運行が悪くなって気血瘀滞となると，局部の腫脹・疼痛，青紫色の皮膚色，運動障害が現れる。初期の局部腫脹・疼痛には，本穴に丘墟または阿是穴を配穴し，三稜針で点刺出血する。これにより泄血通絡，行血去瘀をはかれば，腫脹と疼痛は消失または軽減する。慢性の局部の腫脹，運動時の脹痛に対しては，上処方に毫針で瀉法

を施し，通経活絡，気血の宣通をはかる。

10　脚　気

　本穴を瀉すと，水湿の侵襲により経絡気血の流れが悪くなり，足脛部の腫大，麻木無力，運動障害などが現れる「湿脚気」を治療することができる。陰陵泉，三陰交（瀉）を配穴して，去湿通絡，活血散滞をはかるとよい。寒湿が強い場合には，上穴に灸を加える。

　腫脹がひどく，足関節部に腫脹・疼痛があり，皮膚の色が青紫の場合には，まず三稜針で本穴と阿是穴（腫痛し青紫色のところ）を点刺出血し，泄血通絡をはかり，紫黒色で稀薄な血液をだせば，ただちに腫脹は消失し，疼痛は軽減する。その後に崑崙，陰陵泉，三陰交（瀉）により去湿通絡，活血散滞をはかる。

症　例

[症例1]　女，26才，初診1969年3月23日
主　訴：右側の項背部痛が2日間続いている
現　症：項部をかなりひどく捻ってから，右側の項部と背部に痛みがおこるようになった。咳嗽や項背部を捻ることにより痛みは増強し，運動制限がある。
弁　証：捻って筋脈を損傷し，気機が阻滞しておきた症状である。
治　則：通経活絡
取　穴：崑崙（瀉）
効　果：刺針後に2回捻瀉を施し，咳嗽や項背部を捻らしたが痛みはなく，運動も正常となった。

[症例2]　女，29才，初診1977年4月4日
主　訴：3カ月来の前額部および項背部の沈痛
現病歴：最初は外傷により鼻骨を骨折し，意識障害，全身無力，四肢のふるえがおこった。その後，前額部と項背部（督脈と足太陽膀胱経の循行している背筋と胸椎）に沈痛がおこるようになり，ときに頭部が鳴ったり，項背部がピクピク動くようになった。空腹感はあるが食欲がなく，無理に食べると悪心，嘔吐がおこる，ときに心悸，胸部刺痛がおこり，疲れると症状が悪化するなどの症状をともなっている。舌質と舌苔は正常，脈は沈弦である。
弁　証：疼痛部位から，足太陽と督脈の経気阻滞，気血運行の失調による証候と考えられる。
治　則：督脈と足太陽膀胱経の経気の宣通をはかる。
取　穴：初〜2診，足三里（瀉），三陰交，太谿（補）
　　　　3〜4診，崑崙，天柱，上星（瀉）
　　　　5〜13診，崑崙，天柱，大椎（瀉）
効　果：2診後には食欲が増加し，第1〜5胸椎の沈痛は軽減した。しかし前額部から項背部にいたる督脈と足太陽膀胱経の循行部位の沈痛はまだ残る。3診後には前額部と胸椎

部の疼痛は数時間止まり，悪心もなくなった。5診後には頭痛は治癒し，第7頸椎から第5胸椎部は重い感じとなる。後項部の重い感じは消失した。7診後には項背部は微痛となるが，ときに胸椎部が重く感じられる。11診後には前額部と頭頂部，後頭部が重く感じられるだけで，他には異常はなくなった。13診で治癒した。

経　過：1977年6月25日に手紙にて再発していないことを確認した。

[症例3]　男，1才，初診1969年4月4日
主　訴：（代訴）下肢の痿軟6日間続いている。
現病歴：20日前に種痘により4～5日間発熱し，解熱後に咳嗽が数日続いた。この数日来，微熱，咳嗽，喉の痰鳴があり，両下肢は痿軟で活動ができない。触ったり，転がしても痛みを訴える表情はない。
検　査：白血球22,000，リンパ球36％，好中球51％，好酸球7％，単球6％
弁　証：病邪が侵入して経脈を損傷し，経筋が失調しておこった小児痿証である。
治　則：経脈の通暢
取　穴：崑崙，委中（瀉）。隔日治療とする。
効　果：2診後には立ったり，はったりできるようになった。白血球は18,100，リンパ球は40％，好中球は36％，好酸球は24％であった。4診後には歩けるようになり，6診後には歩行は正常となった。夜間熟睡時に両下肢を突然屈曲することがある。7診で治癒した。

参　考

1．本穴の刺針方向と針感

足外側の疾患には，前下方に向けて刺入するとよい。針感は循経により足の小指にいたる。足関節部の疾患には，関節の方向に向けて刺入するとよい。針感は関節内に拡散する。下肢および頭頂部，腰背部の疾患には，太谿に向けて刺入する。またはやや上方に向けて斜刺する。針感は循経により膝，大腿部，殿部にいたる。少数の例ではあるが仙骨部にいたる場合もある。また一部の症例ではあるが，項部，内眼角にいたる場合もある。その感伝現象は，足太陽膀胱経と一致する。

2．歴代医家の経験

①「足腿紅腫するは崑崙主る，兼ねて歯痛を治し亦た能く安じる」（『玉竜歌』）
②「腰背の痛み相連なるは，委中，崑崙穴」（『千金十穴歌』）
③「瘈瘲脊強項眩痛し，脚結するが如く，膞裂するが如きは，崑崙これを主る。瘧して多いに汗し，腰俛仰すること能わず，目脱するが如く，項抜くるが如きは，崑崙これを主る。……瘧して渇かず，間日にて作るは，崑崙これを主る。……鼽衄するは，崑崙これを主る。」（『針灸甲乙経』）

④「崑崙は腹痛喘暴満するを主る，大便得ざるを主る，洞泄体痛を主る，狂いて多言不休しやすきを主る。」(『千金』)

⑤「草鞋風足腕痛むは，崑崙を取り太谿に透す，また丘墟，商丘を取り各寸半これを瀉す。」(『医学綱目』)

⑥「厥心痛，背と相控す。善く癒し，後より其の心に触るるが如く，僂傴する者は，腎の心痛なり。先ず京骨，崑崙を取り……」(『霊枢』厥病篇)

⑦「邪の腎に在るときは，則ち骨痛み，陰痺するを病む。陰痺する者は，之を按じて得ず，腹脹り，腰痛みて，大便難し，肩背頸項痛み，時に眩す，之を湧泉，崑崙に取る，血ある者を視れば尽く之を取る。」(『霊枢』五邪篇)

3．透刺法

崑崙から太谿への透刺法は，提挿補瀉法，呼吸補瀉法と強弱刺激法に適用される。しかし捻転補瀉法には適用されない。また『霊枢』終始篇でいう「病の先ず陰より起こるものは，先ずその陰を治し，而して後その陽を治す(太谿から崑崙への透刺)，病の先ず陽より起こるものは，先ずその陽を治し，而して後その陰を治す(崑崙から太谿への透刺)。」が適用される。

4．妊婦禁針

『針灸甲乙経』では，「女子孕難く，胞出でざるに苦しむは，崑崙これを主る」と述べ，『明堂孔穴針灸治要』では，関元妊婦禁針として「もし針して胎落ち，胎多く出でざるは，外の崑崙に針すれば立ちどころに出でる」と述べている。また『針灸大成』では，本穴について「妊婦これに刺せば胎落つ，婦人孕難く，胞衣出でざるを主る」との経験を述べている。本穴は妊婦禁針穴に列するべきであるが，我々の経験では妊婦に対して本穴を用いても流産をひきおこした例はない。詳細は合谷一節を参照。

第9章　足少陰腎経

第9章　足少陰腎経

概　論

経脈の循行路線および病候

1．循行路線

　小趾の下よりおこり，斜めに足心に走り，然谷の下にでて，内果の後面に沿って足跟中に入る。ここから上へ向かって足太陰脾経の三陰交に交会する。さらに腓腹筋内（腨部内側）にいたり，上に向かって膝窩内側に循り，再び大腿の内側後縁を上行し，尾骨骨端の長強にいたる。ここで督脈と交会し，脊を貫き腎に属し膀胱に絡し，任脈の中極，関元穴に交会する。

　その支脈は，腎より上って肝，膈を貫き，肺中に入り，喉嚨に沿って上り舌根をはさむ。その分支は，肺より分かれてでて，心に連絡し，胸中に注ぎ，手厥陰心包経と連接する。足少陰腎経は腎に属し，膀胱に絡す。

　本経の経穴は，腎および腎と関係する膀胱，心，肝，脾，肺の病証，さらに本経の循行部位の病変を治す。これは本経脈との絡属関係を通じ，本経脈の経気の作用が発揮されることにより，その効果が生じるものである。

2．病　候

　本経の病候には，脊背部痛，腰痛，腰膝酸軟，足膝無力，尾骨痛，陽萎，癃閉，遺精，遺尿，咽頭の乾き，または咽頭痛，失音，気喘，両足の冷え，足跟痛，足底の熱痛などが多くみられる。これらは腎臓，足少陰腎経の経気および本経が関係する部位が，発病因子の侵襲をうけておこる全身または体表の症状と徴候である。これらの症状と徴候は，すべて本経と関係する部位に現れるため，その診断と治療において重要な情報となる。

　これらの病候の発生，発展，伝変と治癒の過程も，すべて本経を通じて実現するものである。したがって，本経を通じて現れるこれらの病候は，すべて本経の経穴の治療範囲となり，本経の経脈を通じ，本経の経気を改善することで，十分な治療効果を得ることができる。

経別の循行路線

　足少陰経脈の膝窩から分かれてでて，足太陽経別に走り会合し，上りて腎臓にいたり，十四椎の位置に当たり，そこからでて帯脈に属す。その直行する経別は，上に向かって舌本に繋り，

上りて項部にでて，足太陽経経脈に帰属する。

　この循行路線は，足少陰経経脈とこの部位との関係を強めており，表裏の関係にある足太陽膀胱経との外的な連接を密接にし，腎と膀胱との内的な絡属関係を結ぶものである。こうした絡属関係は，表裏経の経穴の配穴治療を有効にし，本経の経穴による腎および腎と関係のある膀胱，帯脈の病変，本経の循行部位の病変の治療を可能にしている。

絡脈の循行部位と病候

1．循行部位

　主な絡脈は大鐘から別れてでる。足内果の後面で足跟を繞り，別れて足太陽膀胱経に走る。その別支は，足少陰経経脈と並行して上行し，心包の下面に走り，腰脊部を貫く。この絡脈は，互いに表裏の関係にある足太陽膀胱経と足少陰腎経を連絡させ，肢体に分布している表裏経を連接させている。すなわち，足少陰腎経と足太陽膀胱経の関係する経穴，原絡穴配穴の1つの通路となっている。これが循行している部位の病変は，絡穴である大鐘の治療範囲である。大鐘は，腎臓，腎経病を治療し，また腎と関係する膀胱病を治療する。

2．病　候

　絡脈が循行している腎，腰脊部，胸部および下肢疾患が多い。例えば『霊枢』経脈篇では，「足少陰の別，名を大鐘という。……その病，気逆するときは則ち煩悶し，実するときは則ち閉癃し，虚するときは則ち腰痛む。之を別れる所に取るなり。」と述べている。これは絡脈を通じて，それが循行している部位に病が反映したものである。絡穴である大鐘を取って刺すと，絡脈の脈気の調整を通じて治療効果を得ることができる。

経筋の分布部位および病候

1．分布部位

　「足少陰の筋，小趾の下よりおこり，足太陰の筋と併びて，邪めに内果の下に走り，踵に結ぶ。太陽の筋と合し，上りて内輔の下に結ぶ。太陰の筋と併びて上りて陰股を循り，陰器に結ぶ。脊内を循り，膂を挟み上りて項に至り，枕骨に結び，足太陽の筋と合す。」（『霊枢』経筋篇）

　上の記述は，本経の経脈が循行している体表の下肢の部位と，基本的に一致している。その循行，下肢の結ぶところの多くに，本経の経穴が所在している。

2．病　候

　本経の経筋の病候の多くは，経筋の循行路線と経筋の結ぶところに現れる。主な病候を以下にあげる。足底の拘攣・疼痛，内果部の拘急・弛緩，足跟部の弛緩無力・攣縮，脛内後廉の拘急・弛緩・痺痛，脛内後廉および足跟部の足少陰経筋と足太陽経筋の拘急（下垂足にみられる），足少陰経筋と足太陽経筋，太陰経筋の拘急（下垂足に内反足を合併するものにみられる），脛

内後廉および内果部の拘急（足太陰経筋同病のものは，内反足にみられる），膝内輔骨下の疼痛または拘急（伸展不利にみられる），大腿内側の転筋・拘急または疼痛，陰器の機能失調，脊椎内の疼痛・痿軟または前後屈障害，後項部の拘急・強直または頸項部を支えられない（腎虚による天柱骨倒にみられる）など。

　上記の病候は，それぞれ足心部の湧泉，内果下方の然谷，照海，足跟部の太谿，大鐘，脛内後廉部の復溜，築賓，膝内輔骨下の陰谷，大腿内側部の阿是穴，陰部の横骨または足少陰腎経の原穴・母穴を用いて治療する。また脊柱や項部の疾患には，太谿，復溜，照海などを取穴して施治するとよい。足厥陰，陽明，太陰の経筋は，すべて陰器に結んでいることから，陰器の病にはこの3経の関連穴を配穴して施治することができる。

腎の生理病理

　腎は，腰部内に位置しており，命門が付している。腎は水火の臓であり，内には元陰と元陽を蔵しており，先天の本である。また腎の体は骨であり，耳に開竅しており，膀胱と表裏の関係にある。腎は，生殖と発育の源であり，その主な生理機能は，精を蔵し，髄を生じることにある。また五液を主り，水液代謝のバランスを維持している。腎の機能が失調し，元陰や元陽に影響し，蔵精や生髄，水液のバランスに影響しておこる病変は，すべて本経の関連穴の治療範囲に入る。

　病理分類からいうと，腎陽不振，腎気不固，腎不納気，腎虚水泛，腎陰虚損，陰虚火旺の病証は，それぞれ本経の膝以下の経穴を取って施治するとよい。また心腎不交，脾腎陽虚，肺腎陰虚，肺腎気虚，腎水凌心，肝腎陰虚などの病理に対しては，それぞれ心，脾，肺，肝経の関連穴およびそれらの背兪穴を配穴して施治するとよい。腎と関係する膀胱腑病には，膀胱の兪募穴を配穴して施治するとよい。

　腎の病証には，膀胱，心，脾，肝，肺の病証をともなう場合があるが，これは足少陰腎経が心，肺，肝，膀胱と直接連絡しているために生じるものである。また足少陰腎経の経脈は，心，肺と直接連絡しており，相互に影響する。

経穴の分布と治療範囲

1．本経経穴

　湧泉（井木穴，子穴），然谷（滎火穴），太谿（原穴，兪土穴），大鐘（絡穴），水泉（郄穴），照海，復溜（経金穴，母穴），交信，築賓，陰谷（合水穴），横骨，大赫，気穴，四満，中注，肓兪，商曲，石関，陰都，通谷，幽門，歩廊，神封，霊墟，神蔵，或中，兪府の27の経穴がある。各穴はそれぞれ足心部，内果下方，足跟部，脛内後廉，膝窩内側，大腿内側後縁，胸腹第1側線などに位置している。

　本経経穴の効能面では，各経穴ともその経穴の所在部位とその近隣の局部の病証を治療することができるという共通性がある。また膝以下の経穴は，上記に加え泌尿，生殖，咽喉，耳，

目，歯，脳，腰，脊椎疾患を治療することができるという特殊性がある。個別の効能では湧泉には，開竅醒志，導火下降の作用がある。また腹部の経穴は，その穴下にある関連する臓器の病を治療する。このように膝以下の経穴の適応症は非常に多く，広く用いられている。

傷寒病中の少陰証虚寒型は，太谿の治療範囲に入り，その虚熱型は復溜の治療範囲に入る。また温病中の血分証候の虚熱型は，復溜，陰谷などの治療範囲に入る。

2．他経との交会

督脈の長強，任脈の中極，関元，足太陰経の三陰交と交会する。

3．本経との交会

衝脈は，本経の横骨，大赫，気穴，四満，中注，肓兪，商曲，石関，陰都，通谷，幽門にて交会する。陰蹻脈は本経の照海（陰蹻脈の生じるところ），交信（陰蹻脈の郄）にて交会する。陰維脈は本経の築賓（陰維脈の郄）にて交会する。また照海は陰蹻脈に通じている。

したがって，照海は，さらに陰蹻の病である陽緩陰急（例えば内反足），癲癇の夜間の発作，傾眠，少腹部痛，便秘，膀胱気痛，腹鳴，歯痛，咽喉気塞などを治療する。また衝脈の病によりおこる心脘胃痛，胸脘満悶，結胸，反胃，腹鳴，噫膈，少腹部痛，瘕疝，月経不順，漏胎，気逆裏急，逆気上衝の病証は，それぞれ腹部で交会する経穴の治療範囲に入る。

［本章の常用穴］　湧泉，太谿，復溜

1. 湧　泉 （ゆうせん）

　湧泉は，足少陰脈の井木穴であり，足少陰腎経の子穴である。また回陽九針穴の1つでもある。これについて『霊枢』本輸篇では，「腎は湧泉に出ず，湧泉は足心なり」と述べており，張隠庵注では，「地下の水泉，天一の生じる所なり」と述べている。
　「実なるは，その子を瀉す」という配穴法にもとづき，本穴は腎実証の治療に用いられる。しかし腎には実証がないことから，臨床において本穴は足少陰腎経の子穴としては用いられず，主として開竅蘇厥，降火潜陽を目的に用いられている。
　本穴は，神志の突然の変化，意識不明などの陽実閉鬱証を治療する救急穴とされている。急性陽気暴脱と元気衰退（久病）による虚脱証候には，用いることはできない。

本穴の特性

＜治療範囲＞

1．神志病証

　神志病変は，五臓と関係がある。本穴は，神志の突然の変化，意識不明，失神などの陽実閉鬱証を主治する。『霊枢』順気一日分為四時篇の「病，臓に在るは，井を取る」にもとづき，足少陰腎経の井穴である湧泉を取ると，開竅蘇厥，回陽醒脳の作用が生じる。
　また「病，上にあるは下に取る」，「病，頭にあるは足に取る」の法により，本穴を瀉すと，血が気とともに昇り，以下のような病証を治療することができる。気血上壅して清竅に影響している病証。陽亢風動となり気血上逆，痰火壅盛となって清竅を閉塞しておこる病証。痰気が上壅し清陽に影響しておこる病証。痰気が上逆し，神明に影響しておこる病証。痰火が上擾し心竅に影響しておこる病証。風痰気逆し神明に影響しておこる病証。肝火偏亢，風陽昇動し清竅に上擾しておこる病証。怒って気が上逆し気機が逆乱して清竅が阻滞しておこる厥証，閉証，癇証，狂証および頭痛，眩暈，高血圧症，臓躁，小児驚風などの病証。

2．局部および近隣部の病証

　局所取穴として本穴を瀉したり灸を施すと，本穴所在部位および近隣部位の病変を治療することができる。足底部経筋の弛緩または拘急などは，本穴の治療範囲に入る。

＜効　能＞

弁証取穴

　①瀉法または強刺激：開竅啓閉，醒脳蘇厥

②瀉法：引火下行，平衝降逆
　③灸法または生附子，生半夏，呉茱萸，にんにく，ねぎ，白芥子，南星，生香附子などの薬物を貼付すると，それぞれ降逆，導邪（導痰，導熱，引火，引血）下行，降火潜陽，催産引産などの効がある。

<主　治>

　頭痛，眩暈，高血圧症，中風，厥証，脚気，中暑，ヒステリー，霍乱，急驚風，狂証，癲証，癇証，奔豚気，足指拘急，五指の痛みまたは麻木。
　また足心熱，足底腫痛，腹痛などを治す。

| 臨床応用 |

1　頭痛，眩暈，高血圧

　「病，上にあるは下に取る」，「病，頭にあるは足に取る」の法により，本穴を瀉すと，引火下降，潜陽をはかることができる。

1．肝陽偏亢，風陽昇動となり，清空に上擾しておこる頭痛，眩暈，高血圧

　　太衝（また行間），風池，百会（瀉）を配穴………平肝潜陽熄風

2．下虚上実，本虚標実証による頭痛，眩暈，高血圧

　　太衝（瀉），復溜（補）を配穴………………………平肝熄風，育陰潜陽

2　中風（閉証）

1．陰閉（風に湿痰がからみ，清竅に影響しておこる）

　症状：突然昏倒し人事不省となる。手を握りしめている。牙関緊急。顔面蒼白，唇紫。痰涎が多い。四肢不温。舌苔白滑膩，脈沈滑など。

　処方：湧泉，人中（または十宣）（針），百会（灸）……温陽開竅醒志

2．陽閉（肝陽が亢進して血が気とともに上逆し，それに痰火がからんで心神，清竅に影響しておこる）

　症状：突然昏倒して人事不省となる。手を握りしめている。牙関緊急。顔面紅潮。息が荒い。喉に痰の音がする。二便閉塞。舌苔黄膩，脈弦滑数など。

　処方：①湧泉，豊隆，人中（瀉）………………………去痰開竅醒志
　　　　②湧泉，太衝，豊隆（瀉）………………………平肝熄風，去痰開竅

3　厥　証

　気厥，血厥，痰厥，食厥，暑厥の治療には，本穴を瀉して開竅醒志，降火，降逆をはかる。

1．暑厥証（暑熱により気が清竅に閉塞しておこる）

　症状：頭痛，頭暈。胸悶，身熱。顔面紅潮の後に突然昏倒し人事不省となる。呼吸が荒い。またはうわごとをいう。舌質紅にして乾，脈伏または洪数など。

処方：人中（瀉），曲沢（点刺出血）または委中（瀉血）を配穴……清暑開竅
2．気厥実証（激怒して肝を損傷し，気機逆乱し心竅を閉塞しておこる）
　症状：突然昏倒して人事不省となる。口噤となり手を握りしめている。呼吸は荒い。顔色青紫。または四肢厥冷。舌苔薄白，初期は伏脈である場合が多く，覚醒後には脈は沈結となるなど。
　処方：合谷，内関または間使（瀉）を配穴………理気開竅
3．血厥実証（激怒して気が逆し，血が気とともに上昇し神明，清竅に影響しておこる）
　症状：突然昏倒して人事不省となる。牙関緊急。顔面紅潮。呼吸が荒い。舌質紅，唇紫，脈沈弦など。
　処方：三陰交，内関または間使（瀉）を配穴………理気活血，開竅醒志
4．痰厥証（激怒して気逆し，痰が気とともに上昇し清竅を閉塞しておこる）
　症状：突然厥する。喉に痰鳴がある。または涎沫を嘔吐する。呼吸が荒い。脈伏または沈滑，舌苔白膩など。
　処方：合谷，豊隆または天突（瀉）を配穴…………降痰開竅，気機の通利

4　狂　証

本穴を瀉して精神分裂症のうちの狂躁型を治療する。
①神門，合谷，豊隆（瀉）を配穴………………………清心開竅，去痰醒志
②大陵，中脘，足三里（瀉）を配穴……………………去痰醒志
※　発作時には，円利針にて人中，合谷に強刺激をあたえるとよい。

5　癇　証

本穴は，癇証発作時に一過性の神志変化，失神についで全身性の痙攣がおこる場合の治療に用いることができる。合谷，人中（瀉）または十宣（点刺出血）を配穴して，開竅醒脳定癇をはかるとよい。発作がおさまってから，弁証取穴により本治法を施す。
　対症治療としては，足心から足少陰腎経に沿って膝にいたる部位におこる癇証発作前の感覚異常または感覚消失を治療することができる。照海（瀉）（多く瀉して長く置針する）を配穴して長期治療を行うと，一定の効果がある。または弁証治療法と上の2穴を併用するとよい。

6　奔豚気

虚をつかれて驚いたり恐怖を覚えたりして気が乱れて下に結し，それが上逆すると肝腎2経に沿って胸腹部，咽喉部に上衝し本病がおこる。これにより気が少腹部から上衝するように感じられ，腹痛，喘逆，煩渇，嘔吐，人の声を聞きたがらない，驚悸などの症状が生じる。
　処方：①湧泉，太衝（瀉）……………………………平肝降逆
　　　　②湧泉，公孫（瀉）を配穴……………………平降衝逆

7 足指の拘急

足少陰の経筋が拘急することで現れる足指拘急の治療では，湧泉，照海，阿是穴（瀉）により舒筋活絡の効を収めることができる。

症　例

[症例1]　　女，50才，初診1969年12月8日
主　訴：（代訴）この7日来，舌がこわばり言語障害がある。また心煩，狂躁する
現病歴：7日前に情志の失調により，興奮しやすく怒りっぽくなり，また抑鬱状態になりやすくなった。心煩，狂躁，めまいがあり頭に熱痛がある，口や面頬部が緊張する，舌がこわばり言葉を発しづらいなどの症状がおこる。胸悶，息切れ，鼻や咽頭の乾き，口乾，口臭，耳鳴りなどの症状をともなう。顔面は紅潮しており，両目はぼんやりしている，舌質は紅で舌辺に歯痕がある。舌苔は薄白，脈は滑数である。
弁　証：脈証から，情志抑鬱により痰火が上擾し，心竅に影響して神志逆乱しておこった狂証と考えられる。
治　則：鎮心去痰，清火安神
取　穴：湧泉（瀉，透天涼を配す），大陵，豊隆（瀉）
効　果：初診の置針中に舌のこわばりは消失し発語が明確になった。頭もすっきりし，煩躁はなくなり，目の焦点も多少合うようになった。初診後には心煩，めまい，耳鳴りは消失し，食欲も増加した。2診時は自分で来院できるようになった。2診の置針中に頭と腹部の熱感が下降するような感じを覚え，頭がすっきりして腹部も爽快になった。2診後には症状は軽減し，3診で治癒した。

[症例2]　　女，42才，初診1964年7月28日
主　訴：（代訴）舌のこわばり，言語障害5日
現病歴：5日前に突然舌がこわばり，舌筋の左右上下の動きが悪くなった。発語もはっきりせず，口からは涎が流れ，嚥下困難がある。心悸，あくび，嗜睡，脱力感をともない，尿は黄色，舌質は紅で裂紋があり，脈は沈細無力である。
弁　証：邪が舌絡を阻滞させ，舌筋の運動が悪くなっているために，言語障害，嚥下困難，口から涎が流れるなどの症状が現れている。
治　則：舌絡の通調，佐として音竅の開宣をはかる。
取　穴：初診，廉泉（瀉）
　　　　2～5診，湧泉，通里，廉泉，瘂門（瀉）
効　果：3診後には発語はかなり明確になり，簡単な会話ができるようになった。また嚥下も正常となった。舌筋のこわばりも，それほど強くはなくなる。4診後には，舌筋の運動は正常となり，発語は正常化した。5診で治癒。

参　考

1．古典考察

1．『素問』刺禁論篇では，「足の少陰の脈を刺し，重虚して血を出せば，舌以ていうこと難きを為す」と述べている。足少陰経脈の循行している部位には，足の血管が集まっている。しかも血管は浅い部位にあるので，刺入が悪いと出血しやすい。また足少陰の脈は喉を循って舌本をはさんでいる。同篇の記述は，腎虚証の治療で足少陰腎経の足の経穴に刺針した際（先人の針は比較的太い），過度の出血をひきおこすと，腎気がいっそう虚して舌筋の動きが悪くなり，言語障害がおこることを説明したものである。

2．『千金翼方』では，「湧泉深く刺せば人を殺す」と指摘しており，『聖済総録』では，「湧泉傷つけるべからず，傷つけば即ち人をして百神ともに散じる」と指摘している。腎の病は虚証である場合が多く，その治療にあたっては不足を補うことを考え，その有余を攻めてはならない。おそらく先人は腎虚の患者の治療に際し，刺針時に太い針で深く刺し，腎気を損傷して神気損傷または暈厥をひきおこしたのであろう。神は臓腑機能の現れであり，また人の精神状態の現れである。神気が損傷すると，感覚，聴覚，動作，思惟などの一連の精神活動が減退する。これが「人をして百神ともに散じる」の程度までいかない場合は，精神不振が現れる。

2．歴代医家の経験

① 「湧泉足心熱に刺し，兼ねて奔豚疝気疼，血淋気痛疼して忍び難きに刺すを主る，金針にて瀉して動ずれば自ずと安寧す」（『十四経要穴主治歌』）
② 「厥寒厥熱湧泉清す」（『百症賦』）
③ 「心に頂じ頭痛し眼開かずは，湧泉に針を下さば定かに安泰す」（『肘後歌』）
④ 「血圧高きは湧泉に針を刺す」（『経験特効穴』）
⑤ 「腎厥頭痛は，湧泉に三分，針を弾きて血を出す」（『医学綱目』）
⑥ 「煩心し食を嗜まず，……少腹中満し，小便利せざるは，湧泉これを主る。……肩背頭痛時に眩なるは，湧泉これを主る。咽中痛み食を内れざるは，湧泉これを主る。婦人子無きは，湧泉これを主る」（『針灸甲乙経』）
⑦ 「『千金』衄して時に痒みを発するは，湧泉二穴に灸すること各百壮。霍乱転筋するは，湧泉に灸すること六七壮」（『針灸経穴図考』）
⑧ 「湧泉癲疾言すること能わずを主る」（『外台秘要』）
⑨ 「湧泉二穴，遠年の脚気腫痛，或いは脚心脛骨に連なりて痛み，或いは下粗く腿腫れて，沈重して力少なしを治す，五十壮灸すべし。腿気少力或いは頑麻疼痛するは，湧泉穴五十壮。」（『扁鵲心書』）

3．施灸の問題

『傷寒論』では，「火逆」，「火劫」の警告を幾度となく提起している。また「微数の脈は，

慎んで灸するべからず，火は邪となるにより，則ち煩逆をなし，追いて虚し逐に実し，血と脈中に散じ，火気は微なるといえども，内攻は力有り，骨を焦し筋を傷り，血は復し難きなり。」，「脈浮，熱甚だしくして，反ってこれを灸し，これ実をなす，実に虚を以て治せば，火によりて動き，必ず咽燥き血を吐す。」といった記述がある。これは，虚熱，実熱証の治療では，灸を施すべきではないことを説明したものである。肝陽上擾，腎陰不足の証に，誤治により灸を施し，そのために頭痛，眩暈，脳脹または上盛下虚などの証が現れた場合には，湧泉を配穴して瀉法を施すとよい。

※　火劫（かごう）：焼針，温針，薫法，灸法などの火を用いて攻撃する治法であり，強引に発汗させる方法である。「劫」は古字では脅と同義語で，おどすの意。

4．子穴としての湧泉の問題

　湧泉は，足少陰腎経の子穴である。実なるはその子を瀉すの法則にもとづき，腎実証には足少陰腎経の子穴である湧泉を瀉すべきである。しかし腎は先天の本，生命の根であり，腎は精を蔵して髄を生ずるもので，生殖・発育の源である。また腎陰は全身の陰の根本であり，腎陽は生命活動の動力である。腎は固蔵（しっかり蔵すこと）の状態にあるべきであり，漏らしてはならない。したがって，その不足を補うのはよいが，その有余を攻撃すべきではない。また腎の病には表証と実証はないとされており，そのため臨床上は湧泉を足少陰腎経の子穴としては用いない。

2. 太　谿　(たいけい)

　本穴は，内果の後ろに位置しており，陥凹の深いところにあることから太谿と命名された。太谿は，足少陰脈の注ぐところの兪であり，兪土穴である。また陰経では，兪を以て原としているため，太谿は足少陰腎経の原穴でもある。さらに回陽九針穴の1つである。

　太谿は，腎の臓病，経病，気化病および腎と関係する臓腑器官の疾病を主治する。本穴を用いると，腎機能を改善し，また腎機能の失調によって生じる病理証候に対しても一定の効果をもたらす。

　本穴の主治する病証は，現代医学における泌尿，生殖，内分泌，中枢神経系統の一部の疾患および眼疾患に相当する。

本穴の特性

＜治療範囲＞
1．腎病と腎と関係のある臓器病
　1．腎は，水火の臓であり，内に元陰・元陽を蔵している。腎陰は，全身の根蒂であり，先天の源（真源）である。腎陽は，生命活動の動力である。腎陰虚損，腎陽虚損の病証の治療には，本穴を取って滋陰壮陽をはかる。また腎は，先天の本，生殖発育の源である。腎と関係する胎，産，経，陽萎，遺精，子宮脱などの病証は，すべて本穴の主治範囲に入る。

　腎脈は，膀胱を絡い，膀胱の脈絡は腎を絡っている。腎と膀胱は，たがいに表裏の関係にあるため，腎機能の減退によって現れる膀胱の病変には，臓病を主治する本穴を補してその本を治すとよい。

　2．腎は，骨を主り，精を蔵し，髄を生じる。作強の官といわれている。髄は，骨のなかに蔵されており，骨格を養っている。歯は骨余であり，脳は髄の海，腰は腎の府といわれている。腎の生理と足少陰経脈，絡脈，経別および督脈の循行にもとづくと，腎と脊髄，腰背，心，肝，肺，喉，舌，陰器および帯脈とのあいだに関係があることがわかる。腎と関係のある心，肝，肺，陰器，帯脈の疾患および腎精虚損によっておこる脳，歯，腰椎，脊柱，足跟などの病変の治療では，本穴を取って補すとよい。

　腎の津液は，舌下よりでる。腎気は耳に通じており，「目は，五臓六腑の精なり」といわれており，精は腎に蔵されている。これらの関係により腎虚と関係のある眼，耳，喉，舌疾患も，本穴の治療範囲に入る。

2. 腎虚病証

腎は，精神が舎るところであり，元気が関係する臓器である。腎陽は生命の根本であり，そのためこの腎陽が衰えると，人体の各種の機能活動は衰退し，諸証が出現する。

腎気不固，腎不納気，久病のため元気が衰退している場合，腎陽虚衰，急病で陽気暴脱の病証および虚脱証候の治療には，本穴を用いる。太谿には，腎陽を補益し，腎気を補益する作用があるため，先人は太谿を回陽九針穴の1つに加えている。傷寒病の少陰証虚寒型も本穴の治療範囲に入る。

3. 経筋病

足跟部の経筋の弛緩無力または拘急により現れる下垂足，内反足および内反尖足の治療に本穴を用いる。

<効　能>

1. 弁証取穴

①補法：腎気の補益，腎陰の補益，健脳益髄

湯液における熟地黄，何首烏，枸杞子，杜仲，山茱肉，桑寄生，菟絲子，女貞子，石斛などの効に類似

②補法（加灸または焼山火を配す）：腎陽の温補

湯液における冬虫夏草，巴戟天，膃肭臍，肉蓯蓉，鹿茸，仙茅，枸杞子，補骨脂などの効に類似

2. 局部取穴

①瀉法：舒筋活絡

　　灸を併用……………駆邪散滞

②補法：筋骨の強壮

<主　治>

頭痛，眩暈，耳鳴り，耳聾，メニエール病，高血圧，歯痛，青盲（視神経萎縮），中心性網脈絡膜炎，緑内障，近視，暴盲，脳外傷後遺症，失音，軟口蓋麻痺，喘証，哮証，消渇，泄瀉，遺尿，癃閉，淋証，浮腫，陽萎，遺精，尿濁，月経不順，帯下，不妊症，習慣性流産，切迫流産，虚労，健忘，脱証，脱毛，瘧疾，腰痛，肥大性脊椎炎，痿証，足跟痛，下垂足，内反足，内反尖足，足底痛。

また子宮脱，再生不良性貧血，半身不随，外傷性対麻痺などを治す。

臨床応用

1 頭痛，眩暈，耳鳴り，耳聾

本穴を補すと，腎と関係のある上記の諸病を治すことができる。

1. 腎精不足，髄海空虚による頭痛，眩暈には，復溜または腎兪（補）を配穴すると補腎益脳

の作用が生じるため，その本を治すことができる。腎水虚損，風陽上擾による頭痛，眩暈には，太衝，風池または百会（瀉）を配穴して，滋陰潜陽，鎮肝熄風をはかる。陰陽両虚型の眩暈，耳鳴り，耳聾には，関元，復溜（補）を配穴して，腎陰の滋補，元陽の温助をはかる。

2．腎精虚損，精血不足により，耳竅に精血がとどかなくなっておこる耳鳴り，耳聾には，三陰交（補）を配穴して精血の補益をはかり，さらに聴宮または聴会（瀉）を加えて耳竅の宣通をはかる。肝腎陰虚による耳鳴り，耳聾には，曲泉（補）を配穴して肝腎の滋補をはかるか，あるいは復溜（補），太衝（瀉）を配穴して肝腎の滋補，佐として潜陽をはかる。

老人の腎気不足，精血虚損による耳聾には，三陰交，気海（補）を配穴して，腎気の補益，精血の補益をはかる。

腎陽虚衰による耳鳴り，耳聾には，関元，腎兪（補）を配穴して，腎陽の温補，精血の塡補をはかる。

硬膜外麻酔を施した際に刺針が深過ぎて，脊髄液が外溢しておこる頭暈，目眩には，復溜，合谷（補）を配穴して，補腎益気をはかると効果的である。

2 歯 痛

足少陰腎経の原穴である太谿は，腎と関係する歯痛を主治する。腎は骨を主っており，歯は骨余である。腎精が行きとどかないと歯は脆くなってぐらつくようになる。腎陰不足，虚火上炎を原因とする歯の痛みには，本穴を補し，さらに復溜（補）を配穴して滋陰補腎をはかるか，あるいは復溜（補，透天涼）を配穴して補腎益陰降火をはかる。

腎精不足による歯痛には，復溜（または腎兪），懸鐘（補）を配穴して補腎固歯をはかる。

3 泄 瀉

本穴は，腎陽不足，命門火衰により，脾胃を温煦できないためにおこる腎瀉（脾腎陽虚型）を主治する。関元，腎兪（補）を配穴して，腎陽の温補をはかり，脾土を補益する。あるいは関元（補），天枢，神闕（灸）を配穴して，益火生土，中陽の温運をはかり，陰翳を消すようにする。

4 喘 証

喘には虚喘，実喘の別がある。また虚喘には肺虚によるものと腎虚によるものがある。肺は気の主であり，腎は気の根である。腎虚になると納気できなくなり，肺虚になると気を主ることができなくなる。本穴は，腎虚（下元虚損，腎不納気）および肺腎による虚喘を主治する。治療においては，前者には復溜，気海（補）を配穴して，補腎納気をはかる。また陽虚に偏している場合には，関元（補）を配穴して助陽納気をはかる。後者には太淵あるいは肺兪（補）を配穴して，肺腎の補益をはかる。あるいは気海，合谷または太淵（補）を配穴して，肺腎の補益，元気の補益をはかる。

肺腎両虚であり，心陽も同時に衰退して喘逆がひどくなり，煩躁不安，四肢厥冷，自汗などの症状もともない脈象浮大無根である場合は，孤陽欲脱という危険な兆候である。この場合は，

ただちに関元，気海，太谿（補）を取り，扶元救脱，腎気の鎮摂をはかる。あるいはただちに気海，関元，神門（補）を取り回陽救逆，益気復脈をはかる。

5 哮　証

本穴を取り補腎培本をはかると，肺腎両虚および脾腎陽虚による哮証を主治することができる。治療においては，前者には太淵（補），あるいは肺兪，太淵，腎兪（補）を配穴して，肺腎の補益をはかる。後者には関元（補，または灸，焼山火を配す），陰陵泉（補）を配穴するか，あるいは太谿，腎兪，脾兪（灸補）により，脾腎の温補をはかる。

長期に治療を行うと，体質を改善すると同時に疾病の再発を防止し，あるいは症状を軽減させるという効果が生じる。

6 青盲，夜盲症，中心性網脈絡膜炎，緑内障，近視，暴盲

復溜一節の［臨床応用］を参照。復溜を太谿に代える。

7 遺尿，癃閉，浮腫

1．腎陽不振による遺尿，癃閉，浮腫

腎陽不振，命門火衰により膀胱虚寒となり，水液を約束できなくなると遺尿がおこり，膀胱の気化が悪くなると癃閉，浮腫がおこる。

治療においては，関元，腎兪（補）を配穴して腎陽の温補をはかる。これによる効果は，湯液における右帰飲の効に類似している。あるいは腎兪（補），中極（補，加灸または焼山火を配す）を配穴すると，補腎約胞，化気行水の効を収めることができる。

癃閉，浮腫で虚中挟実である場合には，関元，太谿（補）により本治をはかり，中極（瀉）を配穴して小便を通利し標治をはかる。これによる効果は，湯液における済生腎気丸の効に類似している。

2．腎気不足による遺尿，癃閉，浮腫

腎気不足により膀胱の約束機能が悪くなると遺尿がおこり，膀胱の気化機能が悪くなると癃閉，浮腫がおこる。

気海，腎兪（補）を配穴すると，腎気の補益，膀胱の約束または化気行水の効を収めることができる。

癃閉，浮腫があり虚中挟実である場合には，気海，太谿（補）により本治をはかり，中極（瀉）を配穴して小便を通利し標治をはかる。

3．腎虚に中焦気虚をともなう場合

腎虚のために膀胱の気化と約束機能が悪くなり，中焦気虚のために昇清が悪くなって下焦に下陥すると遺尿や癃閉がおこる。

合谷，足三里，百会（補）を配穴すると，その効果は湯液における補中益気湯加味の効に類似している。あるいは合谷，気海（補）を配穴して，補腎益気，化気約胞をはかる。

4．腎不固摂，気虚下陥による遺尿

腎不固摂，気虚下陥により膀胱の約束機能が悪くなると，小便失禁がおこる。治療にあたっては，合谷，復溜または腎兪（補）を配穴して，補腎益気をはかり，膀胱の約束機能を改善すると効果的である。

5．妊婦の腎気不足による癃閉

腎気不足による妊婦の癃閉には，腎兪（補）を配穴する。肺腎気虚による癃閉には，合谷（補）を配穴する。また腎虚癃閉で血虚をともなう場合には，三陰交（補）を配穴する。腎虚，中気不足，気虚下陥による癃閉には，合谷，足三里（補）を配穴する。

器質性癃閉以外には上記の治法は効果的である。帝王切開により上記の病理類型の癃閉がおこった場合にも，同治法は効果的である。

6．脾腎陽虚による遺尿，癃閉，浮腫

脾虚により水を制することができず，腎虚により水を主ることができないためにおこる浮腫には，関元，陰陵泉（補）を配穴して，脾腎の温補，化気行水をはかる。

睡眠中におこる12才以下の児童の遺尿には，手針の夜尿点または耳針の膀胱，腎などを取る。効果がない場合は，腎陽不足，腎気不固，脾腎両虚による遺尿である場合が多く，この場合は弁証取穴により治療を行うとよい。

腰椎骨折，脊髄炎，多発性神経炎などに現れる癃閉または遺尿は，その病理類型にもとづいて上記の処方を用いると効果的である。

8　帯　下

帯下は帯脈の病である。足少陰の経別は，「十四椎の所に当たり出て帯脈に属す」といわれており，腎と帯脈を連絡させている。腎虚と関係のある帯下の治療では，本穴を補い，腎気の調補をはかるとよい。

1．腎陽不足による帯下

腎陽不足，下元虚損により帯脈失約，任脈不固となりおこる帯下には，命門（または関元），腎兪（補）を配穴して温腎培元，任帯の固約をはかるとよい。

2．脾腎両虚による帯下

脾腎両虚により帯脈失約，任脈不固となりおこる帯下には，陰陵泉（補）を配穴したり，または腎兪，脾兪，陰陵泉（補）を配穴して，脾腎の補益，培本止帯をはかるとよい。

9　不妊症，習慣性流産

1．腎陽不足，精血虚損のために胞脈が失養し，そのため胞宮が温煦されなくなり不妊症となっている場合には，関元，三陰交（補）を配穴して温宮補虚をはかる。

真陽不足，精液稀薄による男性の不妊症には腎兪，関元（補）を配穴して，腎陽の温補，精血の填充をはかる。

男性で真陽不足，精血虚少により精液が冷え稀薄になっているためにおこった不妊症には，太谿，三陰交，関元（補）を取り，真陽の補益，精血の補益をはかる。

2. 腎気不足，衝任不固のためにおこる習慣性流産に対しては，妊娠前あるいは妊娠期間中に治療する。この場合針で太谿，腎兪，血海または三陰交に補法を施し，腎気の補益，益脾養血をはかる。

症 例

[症例1]　女，19才，初診1969年11月25日

主　訴：1年前から小便失禁がおこる

現病歴：この1年来，心煩や急躁，驚愕や恐怖などの情志の変化や泣く笑うという感情の発露，また力仕事や運動などにともなって小便失禁がおこる。わずかな刺激や緊張によって失禁する場合もあり，便所に行くとすぐに尿意がおこる。尿急，頻尿（一夜に4～5回）がある。頭痛，めまい，健忘，多夢，息切れ，倦怠，手掌や足心に汗をかく，聴力減退，走ると後項部がつっぱるなどの症状をともなっている。ときに両耳に隠痛がおこる。両寸関脈は沈細でやや数，両尺脈は沈細無力である。中西薬にて治療したが，あまり効果はなかった。

弁　証：脈証から，肺脾腎の気不足，膀胱の気不固による小便失禁と考えられる。肺脾不足，気虚下陥によって膀胱が下陥した気に迫られ，また腎気不足により膀胱の気が不固になると，尿急や頻尿，尿が漏れて自制できないなどの症状がおこる。頭痛，めまい，健忘，多夢，息切れ，倦怠，聴力減退，尺脈沈細無力などは，すべて肺脾気虚，腎虚の象である。

治　則：益気昇提，補腎固摂

取　穴：太谿，復溜，合谷（補）。隔日治療とする。

効　果：2診後には小便失禁は著しく軽減した。5診で治癒し，多夢，めまい，息切れ，項部のつっぱりなどの症状も小便失禁の改善とともに治癒し，精神状態も良好である。

経　過：1970年5月5日に手紙にて再発していないことを確認した。

[症例2]　男，28才，初診1969年10月16日

主　訴：数年来の脊椎痛，この1カ月余り悪化

現病歴：数年来，毎夜1時間くらい熟睡すると，第1～8胸椎および両肩甲部内縁にだるい痛みがおこる。痛みが脇肋部に放散することもあり，睡眠に影響する。朝起きるとうつぶせの状態になっており頭項を動かすことができない。脈は沈細である。また頭暈，眼花，息切れ，心悸などの症状をともなっている。

弁　証：「督脈は脊を貫き腎に属し，脊を循り腎に絡している」，「腎は骨を主る」，また夜間は陰に属している。これらをかんがみて，腎精虚損による脊椎痛証と推察できる。また腎陰が不足し，精血が虚し，筋骨を十分に滋養できなくなると，脊椎がだるく痛み，痛みは夜間に増強する。

治　則：精血の補益

取　穴：太谿，復溜（補）
効　果：3回の治療で治癒した。
経　過：半年後に他の病で来院したときに，再発していないことを確認した。

［症例3］　女，35才，初診1965年11月4日
主　訴：産後の排尿困難が半月続いている
現病歴：分娩に4時間かかり，産後1時間後に排尿困難が現れ，今日まで15日間毎日カテーテルを使用している。排尿時には陰道，腰部，小腹部に脹痛がおこる。小腹部は太鼓のように膨張しており，拒按である。息切れ，脱力感，精神萎靡などの症状をともなっており，苦痛の表情を呈している。脈は虚弱である。利尿薬を服用したが効果はなかった。産後4日ほど悪露不下であったために，破血薬を服用した。
弁　証：脈証，病因，治療経過から，出産時に気を損傷して中気不足となり，昇運無力のために下焦の気化に影響していることがわかる。また分娩により腎気を損傷し，腎気不足となって膀胱の気化が悪くなり，そのために産後の小便不通がおこったと考えられる。利尿薬を服用しても腎気を重傷するばかりなので，現在まで症状が改善していないものと考えられる。
治　則：益気補腎
治　療：初診，陰陵泉，三陰交，中極（瀉）にて利水通竅をはかる。
　　　　2診，益気補腎法に変え，太谿，合谷（補）を施す。
　　　　3診，2診後に排尿はほぼ正常となりカテーテルは不必要となったので，治療効果の安定をはかった。処方は2診に同じ。

［症例4］　男，39才，初診1980年7月12日
主　訴：数年来の精子の活動率低下
現病歴：4年来，腰や膝がだるくて重く痛む，両下肢には歩行時に無力感が生じる。不規則であるが多夢，不眠がおこり，ときに尿が混濁となる。飲食と大便は正常である。顔色は黄色く，身体は痩せており，精神不振がある。脈は遅無力である。多年にわたって子供に恵まれず，精子の検査により活動率が20％であることが判明した。長期にわたって中薬を服用したが効果はなかった。
弁　証：腎陽不足型の男性不妊症
治　則：腎陽の温補
取　穴：太谿，腎兪，関元（補）。隔日治療とする。
効　果：6診後には，腰のだるさと痛みは軽減した。8診後には腰は痛まなくなり，歩行時にも足に力が入るようになった。精神状態は良好で，精子の活動率も95％となる。
経　過：1981年4月9日に，治癒しており精子の活動率も正常で，妻が妊娠9カ月であることを確認した。その後，1981年12月7日に生後数カ月の子供と対面することができた。

経穴の効能鑑別・配穴

効能鑑別

太谿,腎兪,復溜の効能比較

　上記の3穴には,共通して腎気を補益する作用があるが,各穴それぞれに固有の特徴がある。詳細については腎兪一節の[経穴の効能鑑別]を参照。

配穴

1．**太谿と腎兪の配穴**

　具体的な運用については,腎兪一節の[配穴]を参照。

2．**太谿,関元,腎兪（補）**

　この配穴には,腎陽を温補し,精血を補益する作用があり,これは湯液における右帰飲（『景岳全書』方）の効に類似している。陽萎,滑精,遺尿,浮腫,頭痛,眩暈,腰痛,帯下などが現れており,この法や右帰飲が適用される場合は,この3穴を取って治療することができる。

3．**太谿（補）**

①関元（補）を配穴……………………………………「火の源を益し,以て陰翳を消す」の効
②復溜（補）を配穴……………………………………「水の主を壮し,以て陽光を制す」の効
③復溜,気海（補）を配穴……………………………湯液における都気丸（『医宗己任編』方）の効に類似
④太淵,気海（補）を配穴……………………………肺腎の気の補益
⑤合谷（補）を配穴……………………………………益気補腎
⑥中極（補）を配穴……………………………………補腎約胞,化気行水
⑦三陰交（補）を配穴…………………………………精血の補益
⑧陰陵泉または太白（補）を配穴……………………脾腎の補益
⑨太淵（補）を配穴……………………………………肺腎の補益
⑩神門または心兪（補）を配穴………………………心腎の補益
⑪曲泉または肝兪（補）を配穴………………………肝腎の補益,精血の補益
⑫命門,脾兪（補）を配穴……………………………脾腎の温補
⑬大杼,絶骨（補）を配穴……………………………壮骨補髄
⑭関元（補）,中極（瀉）を配穴……………………湯液における済生腎気丸（『済生方』方）の効に類似

参考

1．古典考察

1．『霊枢』九針十二原篇では,「五臓に疾あるや,応十二原に出ず。十二原は各々出ずる処

あり。明らかに其の原を知り，其の応を観て，五臓の害を知る。」と述べている。原穴は，臓腑の真気が輸注するところであり，また人体の原気の作用が現れる部位でもある。経絡測定器により十二原穴を測定すると，十二経脈の盛衰を診察し，臓腑の病状の虚実を推断することができる。この場合，腎病における太谿の反応の数値は，多くは「不及」として現れる。

2．本穴の所在部位には，動脈がある。先人はこの動脈の拍動の強弱と有無により，生死を判断している。例えば『素問』気交変大論では，「歳土太過なるときは，雨湿流行し，腎水邪を受く。……太谿絶する者は死して治せず。」としている。また『金匱要略』嘔吐噦下利病脈証治では，「下利して，手足厥冷し，脈無き者，これを灸して温まらず，もし脈還らず，かえって微喘する者は，死す。少陰跗陽に負くる者は，順となすなり。」としている。

腎気が先に絶え病勢が重篤になると，手部が無脈になる。足部少陰（太谿穴の動脈，以て腎気を候じる）と跗陽（衝陽穴の動脈，以て胃気を候じる）の脈が，上下相応し絶えなければ，まだ治療可能である。跗陽（衝陽脈）が少陰（太谿脈）より盛んな場合は，胃気がまだ盛んであることを表しており，これも救治が可能である。したがって，順であるので，「少陰跗陽に負くる者は，順となすなり」としている。

3．『傷寒論』292条には，「少陰病，吐し，利し，手足逆冷せず，反って発熱する者は，死せず，脈至らざる者は，少陰に灸すること七壮」。「脈至らざる者は，少陰に灸すること七壮」とある。同記述は嘔吐と下利が交錯して正気が暴虚となると，脈が一時接続しなくなるため，太谿の灸を施し通陽復脈をはからなければならないことを説明したものである。この場合，さらに気海を補って元気を補うと，正気の挽回を助けることができる。

4．『金匱要略』血痺虚労病脈証併治篇では，「男子の面色薄き者は，渇及び亡血を主る。卒に喘悸し，脈浮の者は裏虚なり。」と述べている。男子の顔色が薄く，口渇がある場合は，失血が要因である。この状態下では腎の納気が悪くなると喘がおこり，心営が虚損すると心悸がおこる。また動くと気喘，心悸がおこるため，「卒に喘悸し」とされている。脈浮は，陰虚陽浮の証であり，裏虚によるものである。治療にあたっては，太谿，神門（補）により心営を養って心悸を治し，腎気を補益して気喘を治すとよい。

2．本穴に補法が多用される理由

腎には虚証が多く，表証と実証はない。腎の熱は腎陰不足を要因とするものが多く，腎の寒は腎陽虚衰を要因とするものが多い。腎の治療の総治則は，その不足を培うことにあり，その有余を伐してはならない。腎は封蔵を主り，蟄蔵盛んなることをよしとしており，泄したり消耗させてはならないのである。したがって，本穴を用いた治療では，補法や灸法が多用されている。また肝は腎水により滋養されているため，肝の虚証の治療には肝腎併治の法が多く採用されるが，この場合本穴を補うことにより補腎益肝がはかられる。腎虚の要穴である太谿を取穴し，誤って瀉してしまうと，腎虚はいっそう悪化するので，とくに注意を要する。

3. 復　溜 （ふくりゅう）

　「復」には，伏すの意味があり，「溜」は留に通じる。本穴の所在する部位では，経気が伏し留まり，再び深く入って流れる。そこから本穴は，復溜と命名された。復溜は足少陰脈の「経」（めぐるところ）穴である。腎は水に属しており，復溜は金穴であるため，本穴は足少陰腎経の母穴となる。

　復溜は，腎の臓病，経病，気化病および腎と関係する臓腑器官の疾病を主治する。本穴を用いると，腎の機能を改善し，また腎機能の失調により生じる病理証候の治療に一定の効果をもたらす。また腎の病証は，虚証である場合が多く，腎の陰水には損傷しやすいという特徴がある。そのため本穴を用いた治療では補法を施す機会が多い。

本穴の特性

＜治療範囲＞
1．腎および腎と関係ある病証
　1．腎は水火の臓であり，真陰を蔵し，元陽を寓している。腎陰は，一身の根蒂であり，先天の真源である。腎は，五液を主っており，体内の水液代謝のバランスを維持している。腎陰不足，陰虚火旺による病証の治療では，本穴を補すとよい。

　足少陰経脈，絡脈，経別および督脈の循行と関係して，腎は脊・膂・腰背・心・肝・肺・喉・舌・陰器および帯脈と連絡している。腎陰不足により現れる水不涵木，肝陽上亢または水不上承，心腎不交または子盗母気，肺陰損傷，および胃熱傷津などの病証の治療では，すべて本穴を取って腎陰を滋養すると効果的である。この場合，標本兼顧，因果併治の処方中に，本穴を配穴して用いるとよい。

　傷寒少陰病の黄連阿膠湯証に属する病は，本穴の治療範囲に入る。また温病中の気分証候のうちの熱盛傷津型と，同血分証候のうちの虚熱型も，本穴の治療範囲に入る。

　2．腎は先天の本であり，生殖発育の源である。腎虚によりおこる生殖器系疾患は，本穴の治療範囲に入る。また腎と膀胱は，たがいに表裏の関係にあるため，腎虚に起因する膀胱の機能減退病証の治療では，本穴を補して補腎をはかると効果的である。

　腎は，骨を主っており，精を蔵しており，髄を生じ，「作強の官」といわれている。髄は，骨中に蔵されていて骨格を滋養している。歯は「骨余」であり，脳は「髄海」をなし，腰は腎の府である。腎精虚損，精血虚損，髄海不足による足跟・腰椎・脊柱・脳・歯などの病変は，本穴を用いて治療することができる。また腎虚とりわけ腎陰不足と関係のある眼・耳・

喉・舌などの疾患の治療にも，本穴を用いると効果的である。
2．経脈通路上の病証
　　腎虚と関係する脊・脊・腰背・喉・舌・陰器などの病証，および帯脈の病である帯下，腰の病（『難経』にいう腰溶々として水中に坐するが如きもの），足痿不用などの病証には，循経取穴としても弁証取穴としても本穴を用いることができる。両者を併用すると，相乗効果を収めることができる。
3．局部病証
　　本穴は，本穴が所在する部位の経脈，経筋などの病変（内反足，外反足，足根痛など）も治療することができる。

＜効　能＞
1．弁証取穴
　①補法：滋陰補腎，益髄健脳
　　湯液における熟地黄，生地黄，玉竹，石斛，山茱肉，枸杞子，女貞子，旱蓮草，何首烏，桑寄生，杜仲などの効に類似
　②補法（透天涼を配す）：滋陰降火
　　湯液における玄参，知母，黄柏，生地黄などの効に類似
2．局部取穴
　①瀉法：舒筋活絡，駆邪散滞
　②補法：壮筋補虚

＜主　治＞
　耳鳴り，耳聾，歯痛，脳外傷後遺症，青盲（視神経萎縮），夜盲症，中心性網脈絡膜炎，緑内障，近視，暴盲，流涙症，失音，軟口蓋麻痺，咳嗽，秋燥，肺癆，消渇，虚労，健忘，不眠，脱毛，盗汗，遺精，眩暈，頭痛，高血圧，陽萎，淋証，尿濁，痙病，腸チフス，瘧疾，流行性髄膜炎，日本脳炎，痿証，崩漏，月経不順，帯下，腰痛，肥大性脊椎炎，外傷性対麻痺，足跟痛，足底痛，膝内輔骨痛，遺尿，癃閉，浮腫。
　またメニエール病，顔面筋痙攣，哮証，喘証，慢性咽頭炎，痰飲，驚悸，泄瀉，便秘，痛経，半身不随，腸チフスなどを治す。

臨床応用

1　耳鳴り，耳聾

本穴を補すと，腎虚と関係する耳鳴り，耳聾を治療することができる。
1．**腎精虚損による耳鳴り，耳聾**
　三陰交（補）を配穴……………………………………精血の補益
　または聴宮（瀉）を加える……………………………佐として耳竅の宣通をはかる

2. 肝腎陰虚による耳鳴り，耳聾

曲泉（補）を配穴……………………………………肝腎の滋補

または太谿（補），太衝（瀉）を配穴……………肝腎の滋補，佐として潜陽をはかる

3. 高齢にともなう腎気不足，精血虚損による耳鳴り，耳聾

三陰交，気海（補）を配穴…………………………腎気を補益し，精血を補益する

4. 腎陽虚衰による耳鳴り，耳聾

関元，腎兪（補）を配穴……………………………腎陽の温補

※ 硬膜外麻酔によりおこる頭暈，耳鳴り，または耳聾
　　三陰交または太谿（補）を配穴して用いると，非常に効果的である。

2　脳外傷後遺症

脳は髄海であり，腎より資生する。本病には腎虚症状が多く現れるため，腎の病機弁証論治で治療を行う場合が多い。本穴を補して，補腎健脳をはかるとよい。

1. 髄海不足の脳外傷後遺症

太谿，腎兪（補）を配穴……………………………補腎健脳

※ 気虚症状をともなう場合には，太谿，合谷（補）を配穴して補腎益気をはかる。合谷には補気の作用があり，これにより人体の機能活動を増強することができる。また復溜，太谿には補腎の作用があり，精髄を補益し筋骨を壮健にし，脳海を健やかにすることができる。

2. 肝腎陰虚の脳外傷後遺症

曲泉，腎兪（補）を配穴……………………………肝腎の滋補

または太谿（補），太衝（瀉）を配穴……………肝腎の滋補，平肝潜陽

3. 心腎両虚の脳外傷後遺症

神門（補）を配穴または心兪，腎兪（補）を加える……心腎の補益

4. 心腎不交の脳外傷後遺症

復溜（補），神門（瀉）……………………………滋陰清火，心腎の交通，黄連阿膠湯の効に類似

本病には頭痛，眩暈，耳鳴り，耳聾，不眠，心悸，易驚，善恐，健忘，心煩，易怒などの症状がよくみられる。また失明，失語，遺尿，腰膝酸軟，四肢無力などの症状もよく現れる。それぞれの証候にもとづき，四診合参し，本穴を用いて弁証論治を行えば，多くの病証に一定の効果をもたらす。

3　青盲，夜盲症，中心性網膜脈絡炎，緑内障，近視，暴盲

1. 肝腎陰虚による上記の病候

復溜，肝兪（補）……………………………………肝腎の滋補

2. 腎虚肝熱による上記の病候

復溜（補），行間（瀉）……………………………滋腎清肝

または局所取穴，風池（瀉）を加える……………清熱益目
3．**腎陰不足による上記の病候**
　　復溜，太谿（補）……………………………………滋陰補腎
4．**腎陽不足による上記の病候**
　　復溜，腎兪，関元（補）……………………………腎陽の温補
5．**気虚精衰による上記の病候**
　　復溜，腎兪，合谷（補）……………………………益気補腎明目
6．**心腎虚損による上記の病候**
　　復溜，神門（補）……………………………………補腎養心
　　※　仮性近視で上記の証候のない場合には，風池に針を施すだけでも良好な効果が期待できる。効果の安定をはかるためには，本穴を補すか，曲泉，腎兪を配穴するとよい。

4　失　音

　失音には舌瘖と喉瘖の別がある。喉瘖は多くは，肺腎と関係がある。声は肺より生じ，腎に根ざしている。肺脈は会厭に通じており，腎脈は舌本をはさんでいる。これについては「足少陰は舌に連絡しており，横骨を絡い，会厭に終わる」といわれている。復溜を補すと，肺燥津傷型，肺腎陰虚型，肺腎気虚型の喉瘖，および腎精虚損型の舌瘖を治療することができる。

1．**肺燥津傷による喉瘖**
　　尺沢，内庭（瀉）を配穴……………………………清燥潤肺，湯液における清燥救肺湯の効に類似
2．**肺腎陰虚による喉瘖**
　　太淵（補）を配穴……………………………………肺腎の滋補，金水相生
3．**肺腎気虚による喉瘖**
　　太谿，合谷（補）を配穴……………………………肺腎の気を補益する
4．**腎精虚損による舌瘖**（腎虚精損となり精が上承せず舌筋無力となっておこる）
　　復溜，関元，腎兪（補），通里（瀉）………… 補腎益精，寧心開竅

5　軟口蓋麻痺

　軟口蓋麻痺は，嚥下困難，食べた物が鼻からでる，話し声が重く濁るなどの症状を特徴とする。臨床上は気虚や腎虚による症状をともなう場合が多い。
①復溜，太谿，合谷（補）……………………………益気補腎
②廉泉（補）を加える
③上顎の口蓋垂の近くを3～5回点刺し充血させると，効果は非常によい。

6　咳嗽，秋燥，肺癆

　上記の病に対して本穴を補すと，「壮水之主，以制陽光（水の主を壮じ，以て陽光を制す）」をはかることができる。

1．温燥傷肺，肺燥津傷に属する場合
　尺沢，内庭（瀉）を配穴……………………………清肺潤燥
　湯液における清燥救肺湯の効に類似
2．気陰虚損（肺腎陰虚）の場合
　太淵（補）を配穴……………………………………金水相生
　肺兪（補）を加える…………………………………滋陰補肺

7　消　渇

　消渇には上，中，下消の別があり，原因には主として肺熱，胃熱，腎虚の3つがある。『医学心悟』では，「上消を治すには，肺を潤し，補助的に胃を清す。中消を治すには，胃を清し，補助的に腎を滋する。下消を治すには，腎を滋し，補助的に肺を補す。」という治則をあげている。上消，中消，下消すべてに対して，本穴を補すと養陰滋腎をはかることができる。

1．胃火薫灼，肺燥津傷による上消
　魚際（または尺沢），内庭（瀉）を配穴…………潤肺清胃
2．胃火熾盛，陰液不足による中消
　内庭（瀉）を配穴……………………………………清胃滋腎
3．精気虚損，腎陰損傷による下消
　①太谿を配穴…………………………………………滋陰補腎
　②太淵，太谿（補）を配穴…………………………滋腎補肺
　※　腎陽虚衰に属する男子消渇で，小便が多く「水を一斗飲むと小便を一斗する」という腎気丸証である場合
　　　復溜，腎兪，関元（補）……………………………腎陽の温補，湯液における腎気丸の効に
　　　　　　　　　　　　　　　　　　　　　　　　　　類似
　※　『金匱要略』消渇小便不利淋病脈証併治篇の「脈浮で発熱し，渇きて水を飲むを欲し，小便不利の者は，猪苓湯之を主る」に該当する場合
　　　復溜（補）（滋陰止渇）に中極（瀉）（利水）を配穴……滋陰利水

8　不　眠

　神門一節の［臨床応用］を参照。

9　盗　汗

　「汗は心の液」である。腎水が虚して心に上済しないために心火擾動し，液を外泄させると盗汗となる。
復溜（補）（腎水の滋補）に陰郄（瀉）（心火の清瀉）を配穴……滋陰清火

10　眩暈，頭痛，高血圧

1．腎精虚損, 脳海空虚による眩暈, 頭痛
　　復溜, 太谿または腎兪（補）……………………………補腎益脳をはかり, 本を治す
2．陰陽両虚による眩暈, 頭痛
　　復溜, 関元, 腎兪（補）…………………………………腎陰の滋補, 元陽の温助
3．肝腎陰虚による眩暈, 頭痛
　　復溜（補）, 風池, 太衝（瀉）………………………… 鎮肝熄風
　※　肝腎の陰分が大いに虚し, 風陽がひどいために眩暈が悪化する場合
　　　復溜, 三陰交（補）, 太衝（瀉）………………… 育陰潜陽

11 痙　病

本穴を補すと, 肝腎陰虚, 虚風内動による手足の振え, または軽い痙攣, 精神疲労, 手足心熱, 口乾, 顔面紅潮, 舌紅少苔, 脈細数無力などを主治する。
三陰交（補）, 行間（瀉）を配穴…………………… 肝腎の滋補, 熄風潜陽

12 流行性髄膜炎（春温, 風温）, 日本脳炎（暑温）

1．邪熱が裏に入って陰液を損傷し, 熱極生風となり, 肝風内動の症状が現れる場合
　　復溜（補）, 太衝（瀉）, 丘墟（瀉, または透天涼を配す）……涼肝熄風, 増液舒筋
　※　湯液における羚羊鈎藤湯の効に類似
2．日本脳炎の後遺症で, 肝腎陰虚, 血不栄筋による肢体の強直, 肌肉の萎縮, 身体の消痩があり舌質淡紅, 脈細である場合
　　復溜, 曲泉, 三陰交（補）…………………………肝腎の滋補, 養血栄筋

13 痿　病

本穴を補して, 滋陰補腎をはかる。
1．肺熱薫灼による痿病
　　尺沢, 内庭（瀉）を配穴……………………………清肺養陰潤燥
　※　肺が虚して「水の上源」が枯竭し, 筋脈を濡潤できないためにおこる場合
　　　太淵（補）を配穴………………………………金水相生, 筋脈の濡養
2．肝腎虚損による痿病
　　曲泉, 腎兪または太谿（補）を配穴…………………肝腎の滋補, 筋骨の強壮
3．肺腎両虚による痿病
　　太淵, 合谷, 太谿または腎兪（補）を配穴…………肺腎の補益, 筋骨の補益
4．腎精虚損による痿病
　【1】『素問』痿論篇の「腎気熱すれば, 則ち腰脊挙がらず, 骨枯れて減じ, 骨痿を発す」
　　腎兪, 絶骨（補）を配穴……………………………腎陰を補益し, 骨髄を壮じる
　【2】『素問』脈要精微論篇の痿証

大杼，絶骨，腎兪または太谿（補）……………壮骨補髄
5．肝熱筋痿による痿病：『素問』痿論篇で述べている痿証（筋痿）
　　復溜（補），陽陵泉（瀉），太衝（瀉，透天涼を施す）……清肝養陰，柔筋活絡
6．気血両虚による痿病：『傷寒論』の傷寒吐下後におこる痿証
　　　汗吐下の後，陽傷陰損，気血虚損し，正気が容易に回復せず，経脈失養し，久しくよくならないと，肢体痿軟となる。
　　復溜，合谷，三陰交（補）………………………育陰益気養血

14　足跟痛，足底痛，膝内輔骨痛

　腎は，骨を主っており，精を蔵している。また精と血は相生する。腎精が虚損して精血不足となりおこる足跟痛，足底痛などには，復溜，三陰交（補）により，精血の補益，筋骨の強壮をはかると，高い効果を期待することができる。膝内輔骨痛を訴え，病の経過が長い場合は，虚とみなして治療を施す。この場合，復溜，血海，陰陵泉（補）にて良好な効果をあげることができる。

15　遺尿，癃閉，水腫

　太谿一節の［臨床応用］を参照。一般的に太谿または腎兪を配穴して治療する場合は，復溜を配穴することができる。

症　例

［症例1］　女，41才，初診1967年12月22日
主　訴：2年来の下肢筋肉の痙攣
現病歴：2年前に疲労して汗をかいてから発症。両下肢の筋肉がピクピク動き，夜間にとくにひどくなる。症状はこの数カ月，とくに産後いっそうひどくなり，両下肢が痙攣して痛みだし，両上肢および手指にも振えと痙攣がおこるようになった。夢を多くみ，不眠の状態が続き，ちょっとしたことでも驚いて目を覚ます。ときおり口や唇も振えたり，痙攣する。よく溜め息をつく。心臓が振えているように感じられる。顔は紅潮しており，舌質は紅，舌苔は少，脈は細弦である。
弁　証：疲労と発汗により陰津（陰液と津液）を損傷している。陰津不足となり筋脈を潤して養うことができないと，下肢の筋肉がピクピク動くようになる。産後，陰血がさらに不足となったために四肢の振えがひどくなり，とくに夜間に著しくなる。陰血不足のため心を養うことができないと神が安定せず，そのために夢を多くみる，不眠，驚いて目を覚ましやすいなどの症状が現れる。脈細弦は陰虚風動の象である。
治　則：育陰養血，柔肝熄風，佐として益気をはかる
取　穴：初〜2診，復溜，三陰交（補），太衝（瀉）
　　　　3〜7診，復溜，合谷（補），太衝（瀉）

効　　果：3診後には四肢の振えと痙攣が軽減し，手指の痙攣は消失した。4診後には四肢の振え，痙攣ともに消失した。6診後の2週間は再発はみられない。7診では効果の安定をはかった。
経　　過：1971年10月23日の手紙にて，その後再発していないことを確認した。

［症例2］　男，11才，初診1973年2月16日
主　　訴：（代訴）脳外傷による頭痛，四肢麻痺が36日間続いている
現病歴：1973年の1月10日に棒で頭を殴られ，卒倒して人事不省となる。意識の回復後，頭がぼんやりし，頭痛，頭暈がおこる。6日後には頭部の傷口が割れるように痛み，夕食の前後になると，恐怖感のため部屋にとじこもってしまう。右顔面麻痺，四肢麻痺，痴呆，脈は沈細である。
弁　　証：頭部の外傷により髄海が健やかでなくなり，元気が充足せず機能失調となった。そのため頭暈，ぼんやりする，頭痛，恐怖感，痴呆，四肢麻痺，顔面麻痺などの症状が現れたものと考えられる。
治　　則：益気補腎，佐として面絡の調和をはかる
取　　穴：主として復溜，合谷に針補を施す治療を7回行った。また左の太陽，下関，頬車，地倉に針瀉を施す治療を交互に4回行った。
効　　果：5診後には顔面麻痺および頭痛，頭暈，ぼんやりするなどの症状は軽減し，下肢にも力が入るようになり，恐怖感は消失した。11診で治癒した。
経　　過：1973年7月10日に手紙にて治癒していることを確認した。

［症例3］　女，45才，初診1966年9月23日
主　　訴：尿閉が20日余り続いている
現病歴：20日余り前の子宮筋腫の摘出手術後に排尿困難，小腹部の膨隆が現れ，毎日膀胱カテーテルを用いている。全身浮腫，顔面は萎黄，倦怠などの症状があり，脈は虚軟である。オペの傷口が化膿している。利尿剤を服用していたが効果はなかった。
弁　　証：腎気不足，膀胱の気化失調による癃閉（尿閉）である。
治　　則：腎気の補益
治　　療：初～2診，陰陵泉，三陰交（瀉）を施すが，効果はなかった。
　　　　　3診（28日），復溜（補）により，午後には排尿できるようになった。
　　　　　4診（30日），復溜（補）により，効果の安定をはかった。

［症例4］　男，25才，初診1967年8月17日
主　　訴：足跟痛が1カ月余り続いている
現　　症：両側の足跟痛。歩行時や長時間起立していたり座っていたりするときに足跟部が非常にだるく，また痛む。休息をとると痛みは軽減する。また腰部のだるさ，痛み，ひどい脱毛，手足の掌に熱感がある，全身がだるいなどの症状をともなっている。脈は沈細である。

既往歴：肥大性の脊椎炎を4年間患っており，間欠性の坐骨神経痛をともなう。
弁　証：精血不足のため筋骨を滋養できずにおこった両足の足跟痛，腰痛である。「髪は血余」といわれているが，精血不足のために髪を栄養できないと脱毛となる。
治　則：精血の補益
取　穴：復溜，三陰交（補）。1日おき，あるいは2日おきに治療する。
効　果：2診後には，足跟部のだるさ，痛みおよび腰痛は軽減した。4診後には脱毛，足跟痛，腰痛は治癒した。5診は効果の安定をはかった。
経　過：1968年1月4日に腰痛の治療を行ったが，脱毛と足跟痛は治癒していた。1982年4月15日に足の腫痛と麻木の治療を行ったが，足跟痛と脱毛は治癒していた。

[症例5]　　女，44才，初診1967年9月15日
主　訴：20年余りの頭痛もちである
現　症：眉間に痛点がある。痛みのひどいときには悪心，眼球痛をともなう。早朝に痛みがひどい。涼しいと発作がおこりやすく，温めると痛みは軽減する。食欲不振，食後の悪心，口から涎がでるなどの症状をともない，顔色は蒼白，口唇は淡白，舌苔は薄白，脈は細数にして浮である。この数日の自覚症状として悪寒，発熱感があるが，感冒の症状はない。左の上下歯が痛み，按じると軽減する。
弁　証：腎虚による頭痛である。腎陽が不足して陽気が充分に上部に行き渡らないと清陽は振わず，早朝に痛みがひどくなり，涼しいと発作がおこりやすく，温めると痛みが軽減する。腎陽が衰え，火が土を生じないと脾陽不振となり，そのために食欲不振，口から涎が流れる，顔色蒼白，口唇淡白などの症状が現れる。また腎は骨を主っており，歯は骨余といわれている。歯が痛み，按じると痛みが軽減するというのは，腎陰不足により虚火が上越している象である。脈細数にして浮であるのは，この数日の悪寒，発熱，歯痛と関係がある。
治　則：腎陽の温補
取　穴：関元（真火を壮じ，元陽を補益する。また火を補益して土を生じさせ脾陽を奮い立たせる），復溜（滋陰補腎，補腎することにより陽を助ける）に補法を施す。隔日治療とする。
効　果：3診後には頭痛は著明に軽減し，その他の症状は消失した。
経　過：1969年4月9日の手紙により，再発していないことを確認した。

経穴の効能鑑別・配穴

効能鑑別

復溜，太谿，腎兪の効能比較

　　上記の3穴には，共通して腎気を補益する作用があるが，各穴それぞれに固有の特徴がある。詳細については腎兪一節の［経穴の効能鑑別］を参照。

第9章　足少陰腎経

[配　穴]

1．復溜（補）
　①尺沢，内庭（瀉）を配穴……………………………湯液における清燥救肺湯（『医門法律』方）の効に類似。
　　具体的な運用については尺沢一節の［経穴の配穴］を参照
　②内庭（瀉）を配穴…………………………… 養陰清熱，湯液における玉女煎（『景岳全書』方）の効に類似
　　具体的な運用については内庭一節の［経穴の配穴］を参照
　③風池，太衝または行間（瀉）を配穴……………滋陰潜陽，鎮肝熄風，湯液における鎮肝熄風湯（『衷中参西録』方）の効に類似
　　具体的な運用については風池一節の［経穴の配穴］を参照
　④腎兪，関元（補）を配穴……………………………腎陽の温補，湯液における金匱腎気丸（『金匱要略』方）の効に類似
　　※　腎陽不足には，すべてこの3穴を取穴することができる。

2．腎経の母穴（補）
　①関元（補）を配穴……………………………………火の源を益し，以て陰翳を消す
　②関元，腎兪（補），通里（瀉）を配穴……………湯液における地黄飲子（劉河間方）の効に類似
　③三陰交（補），太衝（瀉）を配穴…………………湯液における大定風珠（呉鞠通方）の効に類似
　④太衝（または行間）（瀉），丘墟（瀉または透天涼を配す）……湯液における羚羊鈎藤湯（兪根初方）の効に類似
　⑤三陰交（補），神門（瀉）を配穴………………… 湯液における天王補心丹（『道蔵』方）の効に類似
　⑥太谿（補）を配穴……………………………………湯液における左帰飲（『景岳全書』方）の効に類似
　⑦神門（瀉）を配穴……………………………………湯液における黄連阿膠湯（張仲景方）の効に類似
　⑧気海，太谿（補）を配穴……………………………湯液における都気丸（『医宗己任編』方）の効に類似
　⑨合谷，太谿または腎兪（補）を配穴………………益気補腎
　⑩三陰交（補）を配穴…………………………………精血の補益
　⑪神門（補）を配穴……………………………………心腎の補益
　⑫肝兪，曲泉，太谿（補）または腎兪（補）を配穴……肝腎の補益
　⑬太淵，肺兪，太谿（補）または腎兪（補）を配穴……肺腎の補益
　⑭太淵（補）を配穴……………………………………金水相生，滋陰養肺

参　考

1．古典考察

1．『百症賦』には，「復溜は舌乾口燥の悲を袪る」とある。足少陰腎経の循行は，喉に沿って舌本をはさんでいる。復溜が舌乾口燥を去ることができる理由は，復溜が足少陰腎経の母穴であり，これに補法を施すと，腎陰虚によりおこる舌乾口燥に対して，滋陰降火，生津止渇の効を収めることができるからである。

2．『十二経子母穴補瀉歌』には，「腎瀉湧泉復溜焉」とある。腎虚病証には，本経の復溜を取穴して補法を施す。腎は水に属しており，本穴は五行では金に属している。また金は水を生じ水の母であることから，復溜は足少陰腎経の母穴である。そのため虚すれば其の母を補う原則にもとづくと，復溜を補うことにより腎虚を補うことができる。

2．復溜，合谷による発汗，止汗の問題

合谷は，汗穴である。これについては歴代の医家も認めているところである。発汗と止汗の補瀉法について，著者は次のように考えている。

傷寒で汗無き場合には，合谷を瀉すべきである。合谷は手陽明大腸経の原穴であり，肺と大腸は表裏の関係にある。肺は衛に属しており，皮毛に合し，全身の表を主っている。合谷（瀉）には，腠理を開き，毛竅を宣通して邪を外にだす作用があり，解表発汗の効果がある。

傷寒で汗がでて止まらない場合には，合谷を補うべきである。この症状は衛表を傷り，表虚のために衛気不固となり，腠理が密でなくなるためにおこる。この場合は，合谷（補）により益気固表し，止汗をはかる。

復溜は，足少陰腎経の金母穴であり，補腎益陰の作用がある。傷寒で汗が無く陰虚体質に属する患者には，解表発汗と同時に，復溜（補）を配穴して発汗により陰が損傷するのを防止するとよい。同療法には，増液の作用がある。汗が多くでると陰を損傷し，誤って発汗するといっそう陰液を損傷する。復溜を瀉すとさらに陰液を損傷し，また精血を損傷する。したがって，復溜（補）により補陰斂陰をはかり，多汗による亡陽を防ぐとよい。

私は通常，無汗には合谷（瀉），汗が多い場合には合谷（補）を用いている。また無汗（陰虚体質）の患者にも汗が多い患者にも，ともに復溜（補）を取る。陰虚体質でない無汗には，一般的には復溜は配穴しない。

3．施灸の問題

復溜の主な作用は，腎陰の滋補である。腎陰不足や肺腎陰虚，陰虚火旺，肝腎陰虚，心腎不交，熱傷肺陰などの病証の治療では，本穴を補して養陰するとよい。本穴への施灸や焼山火を施すのは避けるべきである。これらは腎陰を損傷するので注意を要する。

4．刺針の注意事項

刺入や捻針時に，足跟部や内果，足底部に熱感または熱麻感が生じたり，ひきつるような

痙攣をともなう場合には，刺針方向を変える必要がある。さもないと後遺症または運動障害が現れ，治療効果に影響する。

5．本穴に補法を多用する理由
太谿一節の［参考］を参照。

6．復溜の作用
「水の主を壮じ，以て陽光を制す」，「火の源を益し，以て陰翳を消す」という治則をもつ処方中では，復溜を補陰，陰性の経穴として用いる。肝は，腎水により滋養されている。肝の虚証では，腎陰不足，精不化血のために肝陰不足，肝陽偏亢，虚陽上擾となる場合が多い。この場合，治療では肝腎併治の法を用いることが多い。本穴により肝腎併治をはかると，腎陰を補益する作用が生じ，涵木柔肝，肝陰の補益をはかることができる。足少陰腎経の母穴である本穴は，さらに「水の主を壮じ，以て陽光を制す」の法則にしたがって用いることができる。これにより，水を壮じて火を制すると，心火はおのずと降りる。

7．経穴の適応性について
三陰交一節の［参考］を参照。

8．帯下に腎経穴を多く用いる理由
帯下は帯脈の病である。足少陰腎経は，別れてでて十四椎のところに当たりでて帯脈に属しており，帯脈と腎とは経絡上の連絡をもっている。したがって帯下の治療では，足少陰腎経の復溜や太谿など，また背部の腎兪が多く取られる。これにより，腎気の調補をはかることができる。

第10章　手厥陰心包経

第10章 手厥陰心包経

概 論

経脈の循行路線および病候

1．循行路線

　胸中よりおこりでて心包絡に属し，下に向かい横隔膜を通過し，上・中・下の三焦に連絡する。その支脈は，胸中から浅くでて脇肋部に分布し，腋の下3寸のところにいたる。また上へ向かい腋窩下面にいたり，上腕内側に沿って手太陰と手少陰の両経のあいだをめぐり，肘窩の中央に進入し，下へ向かって前腕にいたる。そこから両筋（長掌筋腱と橈側手根屈筋腱）のあいだを行き，手掌に進入し，中指内側に沿って中指末端までいたる。その分支は，掌中から分かれでて，薬指の尺側に沿って薬指の末端にいたり，手少陽経脈と連接する。手厥陰心包経は，心包に属し，三焦に絡す。
　本経の経穴は，心包，心包と関係する（情志失調や気機障害による）肺，心，胃の病証および本経の循行部位の病変を治す。これは本経脈の絡属関係を通じ，本経脈の経気の作用が発揮されることにより，その効果が生じるものである。

2．病 候

　本経の病候には，心悸，前胸部痛，心煩，意識の混濁，譫語，笑いが止まらないなどの精神障害，およびその循行部位の病変などが多くみられる。また『霊枢』経脈篇では，「是れ動ずるときは則ち病む。手心熱し臂肘攣急し腋腫す。甚だしきときは則ち胸脇支満し，心中憺憺として大いに動じ，面赤く面黄ばみ喜笑して休まず。是れ主脈生ずる所の病なり。煩心し心痛し，掌中熱す。」と述べている。同記述にみられる病候は，心包，心包経気および本経が関係する部位が，発病因子の侵襲をうけることによっておこる全身または体表の症状と徴候である。これらの症状と徴候は，すべて本経と関係のある部位に現れるため，その診断と治療において重要な情報となる。
　これらの病候の発生，発展，伝変と治癒の過程も，本経を通じて実現する。したがって本経を通じて反映されるこれらの病候は，すべて本経の経脈を通じ，本経の経気を改善することで，十分な治療効果を得ることができる。

経別の循行路線

　手厥陰経脈の腋の下3寸の位置から別れでて，胸中に進入し，別れて三焦（上焦，中焦，下焦）に属す。上に向かって喉嚨を循り，耳後で浅くでて，手少陽三焦経の完骨の下で会合し，手少陽経脈に帰属する。

　この循行は，手厥陰経脈と経別が循行している部位との関係を強めており，表裏の関係にある手少陽三焦経との外的な連接を密接にしている。さらに心包と三焦との内的な絡属関係を成立させている。こうした絡属関係は表裏経の経穴の配穴治療を有効にし，また本経の経穴による心包および心包と関係のある三焦（とくに心，肺，胃），本経の循行部位の病変の治療を可能にしている。

絡脈の循行部位と病候

1．循行部位

　主な絡脈は内関穴から別れてでる。掌後2寸の位置で両筋の中間から別れでて，本経の経脈に沿って上行し，心包に連絡し，心系に絡す。この絡脈は，心包と心臓との連絡を担っている。その循行部位である心，心包，胸，肘，臂部の病変は，絡穴である内関の治療範囲に入る。

2．病候

　多くは循行する部位である肘，臂，胸，心，心包の疾患である。例えば『霊枢』経脈篇では，「手の心主の別，名づけて内関という。……実するときは則ち心痛み，虚するときは則ち頭強を為す（頭強不利，『太素』では虚則為煩と作る，『脈経』と『針灸甲乙経』では虚則為煩心と作る）。之を両筋の間に取るなり。」と述べている。これは絡脈が循行する部位に疾患が現れたものである。絡穴である内関を取って刺すと，絡脈の脈気の調整を通じて治療効果を得ることができる。

経筋の分布部位および病候

1．分布部位

　「手の心主の筋は，中指よりおこり，太陰の筋と並行し，肘内廉に結び，臂陰を上り腋下に結び，下りて前後に散じ脇を挟む。其の支なるは，腋に入り，胸中に散じ，賁に結ぶ。」（『霊枢』経筋篇）

　上の記述は，本経の経脈が循行している体表の部位と，基本的に一致している。その循行，結ぶところの多くに，本経の経穴が所在している。

2．病候

　本経の経筋の病候の多くは，経筋の循行路線と経筋が結ぶところに現れる。主な病候を以下にあげる。中指の攣急・弛緩，または筋痺（カーペン病にみられる），掌部の拘攣・弛緩，腕関節部の弛緩または拘急（伸展不利），前腕の拘攣・疼痛または麻痺，または手根管症候群，

前腕および腕部の拘急（手厥陰と手太陰，少陰経筋の攣縮，垂手にみられる），肘部の拘急（手厥陰と手太陰経筋の拘急，肘の伸展不利にみられる），上腕の攣急・疼痛，腋前部の拘急・疼痛（上腕の挙上や外展に影響する），胸部疾患など。

上記の病候は，それぞれ中指尖端の中衝，掌部の労宮，腕関節部の大陵，前腕部の内関，阿是穴，肘部の少海，上腕部の天泉，手少陰心経の青霊，腋前部の阿是穴，胸部の天池，阿是穴を取穴して治療するとよい。

心包の生理病理

心は胸中にある。心包は，心の外を包んで保護しており，心と同一体である。温邪逆伝により心包が邪をうけておこる病証，心血瘀阻，痰火擾心，痰蒙心包，飲邪が心陽を抑止している病証，情志失調や気機不暢によりおこる胃や肺の病変は，すべて本経の関連穴の治療範囲に入る。また心，肺，胃と関係のある病証は，それぞれ心，肺，胃経の関連穴およびその背兪穴を取って施治するとよい。

経穴の分布と治療範囲

1．本経穴

天池，天泉，曲沢（合水穴），郄門（郄穴），間使（経金穴），内関（絡穴），大陵（原穴，兪土穴），労宮（滎火穴），中衝（井木穴）の9の経穴がある。それぞれ乳房外方，上腕内側，肘窩部，前腕両筋部，手腕正中，掌中，中指末端に位置している。

本経経穴の効能面では，各経穴ともその所在部位とその近隣の局部の病変を治療することができるという共通性がある。また肘以下の経穴は，心包，心，胸，胸肋部，胃および精神情志の疾患を治療することができ，胸部の天池は，穴下の関連する臓器病を治療することができるという特殊性がある。個別の効能としては，曲沢には，さらに急性胃腸炎，中暑を治療し，泄熱解毒，泄血行瘀の作用があり，間使は，さらに瘧疾，癲癇を治療する，などがある。

傷寒病中の少陰証虚熱型は，内関，大陵の治療範囲に入る。また温病中の営分証候と血分証候の実熱型は，それぞれ曲沢，内関，大陵，労宮，中衝などの治療範囲に入る。

2．交会穴

足少陽経は，本経の天池で交会する。内関は陰維脈に通じている。これにより，内関を用いると陰維の病である心痛，胃痛，反胃，結胸，胸脘部の満悶と痞脹，腹中の結塊，脇痛，脇下支満，瘧疾などを治療することができる。

［本章の常用穴］　曲沢，間使，内関，大陵

1. 曲 沢 （きょくたく）

　曲沢は，肘窩部の屈曲部にある。本穴は，手厥陰心包経の合穴であり，脈気が入るところであることから，曲沢と命名された。本穴はまた，合水穴である。
　血管が密集している部位にある曲沢を用いて放血療法を施すと，急性熱病，神志病を主治する。また毫針を用いて治療すると，手厥陰心包経が循行している部位の病変を治療することができる。
　心包絡の病では，外邪による実熱証候が多くみられ，その治療に本穴を用いる場合は，瀉法を施すことが多い。放血療法により治療する病証は，実熱証である場合が多い。したがって，本穴を用いた治療では，施灸の機会は少ない。

本穴の特性

＜治療範囲＞

1．経脈通路上の病証

　　経脈（経別と絡脈を含む）の循行や刺針の際の針感の走行，また本穴の所在部位をかんがみて，本穴を局所取穴，循経取穴として用いると，本経の経脈が循行している部位である胸脇部・心包・膈部・喉部・肘部・臂部の疾患を治療することができるとされている。

2．神志病と血脈病

　　心は血脈を主り，また神明を主っている。『霊枢』邪客篇に「故に諸邪の心に在る者は，皆心の包絡に在るなり。包絡は心主の脈なり……。」とあるとおり，心と心包とは同一体であり，その気がたがいに通じている。邪入心包，痰火擾心，心火亢盛によりおこる神志病，また心絡瘀阻，痰血阻絡，血熱壅閉，邪毒壅鬱，熱（火）鬱肌膚，暑濁内犯，熱入営血，気機阻滞，汗閉高熱などによりおこる病証の治療では，すべて本穴の血絡を点刺出血するとよい。
　　また温病中の営分証と血分証の実熱型にも，本穴を配穴することができる。

＜効　能＞

1．弁証取穴

　①瀉法：心絡の通暢
　②点刺出血（刺絡法）：清心安神，涼血解毒，開竅啓閉，鬱熱の消散，行血去瘀
　　湯液における竹葉，金銀花，連翹，蒲公英，紫花地丁，犀角，鮮生地黄，牡丹皮，山梔子，百合，朱砂，香薷などの効に類似

2．循経取穴
瀉法：経脈を通じる，胸膈を寛げる
3．局部取穴
①瀉法：舒筋活絡，駆邪散滞
②補法：壮筋補虚

＜主　治＞

暑病，霍乱，嘔吐，癇証，臓躁，ヒステリー病，善笑不休，狂証，日本脳炎，流行性髄膜炎，心悸，リウマチ性心疾患，神昏譫語，腹痛，厥証，中風閉証，丹毒，疔瘡，癰腫，血栓静脈炎，肘窩部の経筋の攣急，肘窩部の嚢腫，肘臂痛。

また急性喉痺，耳下腺炎，痺証，脇痛，急驚風，脳性マラリアを治す。

臨床応用

1 暑　病

本穴を点刺出血すると，暑熱の清泄，清心除煩の作用がある。

1．暑邪が陽明に入り，気津を損傷している場合

内庭（瀉）を配穴……………………………………清熱去暑

①津を損傷している場合には，復溜，合谷（補）を加える。
②煩渇がひどい場合には，金津，玉液を刺して止渇をはかる。

2．平素から気虚であるところに，暑邪をうけ，元気を損傷している場合

合谷，気海（補）を配穴……………………………清暑益気

3．暑邪が心包を犯し，熱が気機を鬱滞している場合

①人中，合谷（瀉）を配穴………………………… 清心開竅，蘇醒神志
②人中（針），委中（出血）…………………… 清心開竅，清熱去暑

4．暑熱亢盛により肝風を動じている場合

太衝，合谷（瀉）を配穴……………………………清熱去暑，熄風鎮痙

※　陰損及陽，気虚欲脱の場合には，本穴の点刺出血および委中の出血は適切でない。

2 霍　乱

本穴を点刺出血すると，熱霍乱と乾霍乱を治療することができる。

1．湿熱穢濁が中焦に鬱滞し，気機不利，運化失調となり胃腸の機能が悪くなっている熱霍乱

陰陵泉，天枢，中脘（瀉），曲沢（点刺出血）…… 湿熱の清化，去穢化濁

2．暑湿穢濁が中焦に阻滞，気機阻滞，上下不通となっている乾霍乱

①中脘，天枢，足三里（瀉），曲沢（点刺出血）…… 暢中宣壅，開閉去邪
②中脘，内関，公孫（瀉），曲沢（点刺出血）…… 暢中宣壅，開閉去邪

激しい嘔吐と下痢により津液を損傷し，陽気衰微となっている場合には，ただちに中陽の温

運または回陽固脱をはかる必要がある。この場合，本穴（瀉）または本穴の点刺出血は避けるべきである。

③ 嘔　吐

　本穴の点刺出血は，夏季の暑湿穢濁の気が人体に侵襲し，それが胃に影響して，濁気上逆，胃失和降がおこり，突然の悪心，嘔吐（ひどい場合では苦水（胆汁）を嘔吐），脘腹痞満，煩熱，口渇などが発生している場合の治療に多く用いられる。治療に際しては，委中を配穴して点刺出血し，清暑止嘔をはかるとよい。また曲沢，金津，玉液にそれぞれ点刺出血すると，悪心や嘔吐はすぐに止まる。これは治療に広く応用されている療法である。また曲沢に点刺出血し，内関（瀉）を配穴すると，理気和胃，清暑止嘔の作用が生じる。

④ 狂　証

　激怒したために宣泄ができなくなり，鬱して化火し，肝胆気逆，鬱火乗胃となって津液に影響すると痰火を形成する。痰火が原因となって心竅蒙閉，神志逆乱しておこる狂証の治療では，本穴を点刺出血するとよい。また太衝（または行間），豊隆（瀉），合谷（瀉または委中の点刺出血）を配穴すると，平肝瀉火，清心去痰の作用が生じる。

　『医宗金鑑』には，「邪が陽に入る者は狂う」とあり，『針灸甲乙経』には，「熱身に盛んなるは，故に衣を棄てて走る。陽盛んなるは，故に妄見罵詈し，親疏を避けず。大熱身に遍するは，故に狂言して妄見妄聞す，足陽明および大絡を視て之を取る，虚する者は之を補い，血実の如き者は之を瀉す」とある。これらの記述にみられる証は，足陽明胃経の足三里（または豊隆），内庭を瀉し，また大絡の部位の曲沢，委中を出血させて治療するとよい。

⑤ 日本脳炎（暑湿型）

　本穴を点刺出血すると，気分証，営分証，血分証を治療することができる。病が気分にある場合は，合谷，内庭（瀉）を配穴して清熱解表透邪をはかると効果的である。これは湯液における白虎湯加味の効に類似している。病が営分にある場合は，三陰交，神門（瀉）を配穴して清熱解毒，涼血清営をはかるとよい。また病が血分にある場合は，神門，太衝（瀉）を配穴して涼血鎮驚開竅をはかるとよい。

⑥ 腹　痛

　本穴を点刺出血すると，夏季に暑穢濁気が内蘊し，さらに外感の寒邪を感受して中焦が阻滞しておこる胃腸の気滞を要因とする腹痛を治療することができる。本病は症状としては，突然発病して腹鳴，腹痛がおこり，激痛で拒按，悪心，腹痛して下痢をもよおす，胸脘煩悶などが現れる。委中を配穴して出血させると，清暑去濁，理気止痛の効があり，腹痛はただちに緩解する。これは治療で広く応用されている療法である。

7 厥証

本穴を点刺出血すると，開竅醒志，泄血行血の作用が生じ，実証の気厥，血厥，痰厥を治療することができる。

1．激怒して気機が逆乱し，それが心胸に影響して気道を閉塞させ，心竅蒙閉となりおこる気厥
　　内関，人中（瀉）（または強刺激）を配穴…………　理気散滞，開鬱醒志
2．平素から体内に湿痰があるところに激怒して気逆がおこり，痰が気とともに上昇して清竅を蒙閉しておこる痰厥
　　間使，豊隆（瀉）を配穴……………………………　行気降痰，開竅醒志
3．激怒して血が気とともに上昇して気血上壅し，神明蒙閉，清竅内阻となりおこる血厥
　　太衝，三陰交，人中（瀉）を配穴………………　平降逆気，開竅醒志，血を気とともに降ろす

8 丹毒

本穴を点刺出血すると，清熱解毒の作用が生じ，血分に熱があり，火毒が肌膚に侵犯しておこる丹毒，または皮膚粘膜を損傷し感染しておこる丹毒で，頭顔面部や上肢に発している場合を治療することができる。

症状としては，鼻や顔面部の紅潮・腫痛，それが両目に波及して目が腫れ，ひどい場合には頭部に波及し，口渇，咽頭の乾きがあり，脈洪数が現れる。初期には全身性の寒熱がみられる。治療の際には，合谷，神門または膈兪（瀉）を配穴して，清熱涼血解毒をはかるとよい。

9 血栓静脈炎

本穴を瀉したり点刺出血すると，前腕屈曲部の浅層の静脈炎を治療することができる。間使または内関（瀉）または局部の阿是穴を配穴し，活血通絡，清熱涼血をはかると効果的である。または清熱解毒の品（薬）を温湿布するとよい。手厥陰心包経の前腕部におこる血栓静脈炎で，発病期間が短い場合には，静脈注射により良好な効果を収めることができる。

10 肘窩部の経筋の攣急

手三陰経の経筋は，すべて肘窩部に結している。この部位の経筋が拘急して伸展できない症状は，中枢性の麻痺患者に多くみられる。外傷以外の原因でおこる肘窩部の筋脈の攣急による伸展不利の治療は，局所取穴として曲沢，尺沢，阿是穴（瀉）を取ると，舒筋活絡，筋脈を通暢させる作用がある。

症　例

［症例1］　女，1才，初診1965年7月17日
主　訴：（代訴）半身不随が28日間続いている

現病歴：28日前に胡琴（楽器）により泉門（左より）を外傷した。出血が多く神志昏迷となり，右半身に痙攣がおこり，外科に入院して治療をうけた。退院後に後遺症として右半身不随（上肢麻痺，下肢軟弱で足を挙上できず内反足）が残る。患部を動かしても痛がる表情はない。膝と肘の部位が緊張しており，伸ばすことができず，右上肢を不規則に後背部に捻る動きをする。

弁　証：脳海を外傷し，経脈失暢，機能失調となりおこった半身不随である。

治　則：経脈の調和

取　穴：初〜5診，右曲沢，二白，委中，浮郄（瀉）
　　　　6〜10診，右環跳，腰眼，魄戸，膏肓兪，肩髎（補）
　　　　11〜16診，右曲沢，少海，通里，陰陵泉，太谿（補）
　　　　17診，右曲池，手三里，肩髃，環跳，足三里（補）

効　果：2診後には，右側の上下肢の運動はかなり改善した。8診後には，右上肢を後背部に捻る回数は減少した。17診で治癒した。

経　過：1971年9月に治癒しているとの連絡を人を介してうけた。

［症例2］　男，8才，初診1971年8月19日

主　訴：（代訴）半身不随状態が10日間続いている

現病歴：10日前，入浴中に発病。右の上下肢に運動障害があり，右手は馬蹄形を呈しており，手指は屈曲していて伸ばせず物を持てない。上肢をあげると手は屈曲して伸びず，右下肢は屈曲していて歩行できない。歩行時には膝が伸びず，跛行している。
今回の発病前には敗血症，心包（膜）炎を患い，当病院の内科にて入院治療をうけ，治癒し退院して10日になる。

弁　証：病後で身体が虚しているときに，入浴して寒邪を感受し，それが筋脈に侵襲することで筋脈が収引しておこったものと考えられる。

治　則：筋脈の舒暢

取　穴：初診，3診，右曲沢，内関，神門（瀉）
　　　　2，4，5診，右環跳，委中，崑崙（瀉）
　　　　6〜12診，右曲沢，内関，環跳，委中（瀉）

効　果：4診後には，手指は伸びるようになったが，右下肢は改善していなかった。7診後，歩行時に右寛骨部に微痛がおこり，上肢を水平にあげると指の第2，3，4指が軽度に屈曲している。11診後には，右の上下肢はほぼ正常に回復した。

経　過：1971年10月23日に手紙により再発していないことを確認した。

経穴の効能鑑別・配穴

効能鑑別

曲沢と委中の放血療法の効能比較

1. 曲沢の効能は，清心安神，上焦の熱の清熱，胸臂上肢および肘窩部の瘀血・瘡瘍・癰腫の消散に偏している。
2. 委中の効能は，清熱降火，頭脳の熱の清熱，腰背下肢および膝窩部の瘀血・瘡瘍・癰腫の消散に偏している。

配穴

曲沢と委中の配穴

　曲沢と委中の配穴は，「四弯」穴と称されている。この2穴を配穴して瀉法を施すと，舒筋活絡，筋脈を通暢させる効があり，四肢の拘攣，肘や膝が屈曲して伸びない患者を治療することができる。この2穴を配穴して放血療法を施すと，開竅啓閉，涼血泄熱，行血去瘀，清熱解毒，清暑解熱，清心安神の効が高まるが，これは急性の高熱，急性の吐瀉，急性の腹痛，厥証，陽閉，痰火擾心，熱入営血，熱入心包などの急性の実熱証の治療に用いられる。

参　考

1．古典考察

　1．『十二経子母補瀉歌』には，「包絡大陵中衝補」とあり，補母瀉子の配穴法を述べている。虚にはその母を補し，中衝（補）により心包虚証を補う。中衝は，肌肉が薄く，感覚が異常に敏感であるので，捻転補瀉や提挿補瀉の操作が不便である。そのため，「井を瀉すは当に滎を瀉すべし，井を補うは当に合を補うべし」の変法にもとづき，心包経の合水穴である曲沢を補って火経の木母穴，井穴である中衝に代える。これにより心包の補益をはかることができるとしている。

　ただし心包絡は相火に属しており，外邪の侵襲，痰蒙心包，情志失調，温邪逆伝などを要因とする病が多く，陽実証として現れるものが多い。曲沢はまた急性熱病，神志病を治療する常用穴である。このように心包は実証の病証が多く，したがって著者は，本穴を補い中衝に代えて施治したことはない。

　2．『霊枢』経脈篇では，「凡そ絡脈を診るに，脈の色青きものは則ち寒且つ痛，赤きものは則ち熱あり。……その黒を暴わすものは，留久の痺なり。その赤あり，黒あり，青あるものは，寒熱の気なり，その青くして短なるものは，少気なり。」と述べている。同記述にみられるように，血絡の色診は疾病の虚実寒熱を判断するのに参考になる。暑犯心包，熱鬱気機の暑病や夏季の嘔吐，急性胃腸炎，熱症，狂証などでは，曲沢穴の血絡は暗紅色で太い紫色が現れる。

　3．『霊枢』血絡論篇では，「血脈は，盛堅にして以て赤く，上下常の処なし，小なるものは

針の如く，大なるものは筋の如し，則して之を万全に瀉するなり」と述べている。これは大絡の鬱血の形状を観察した際に，著しい鬱血現象が認められる場合には，放血療法が使えることを指摘したものである。鬱血現象は，瘧疾，中暑，疔瘡および熱性病，血熱や血毒の病証に多くみられるが，本穴の所在部位に著しい鬱血現象がある場合には，放血療法を施すとよい。そうした著しい鬱血現象がない病証には，放血療法を用いる機会は少ない。

2．刺灸注意事項

1．『傷寒論』119条では，「微数の脈は，慎んで灸するべからず，……火気は微なるといえども，内攻は力有り，骨を焦し筋を傷り，血は復し難きなり。」と述べている。これは灸法を不当に用いると，悪い結果がおこることを説明したものである。曲沢と委中の部位には血管が密集しているため，灸は避けるべきである。まして直接灸や瘢痕灸を施すことは血や絡を損傷するため厳禁である。また火針も不適切である。

2．体質の虚弱な患者には，曲沢と委中の放血は慎んだほうがよい。『霊枢』血絡論篇では，「脈気盛んにして血虚する者は，之を刺すときは則ち気を脱す，気を脱するときは則ち仆る」と述べている。これは脈気が盛んであっても，血虚である患者に血絡を刺して放血すると，元気を泄して虚脱がおこることを説明したものである。

3．曲沢の放血

その血色の深さ，血質の性状，出血の速度などは，疾病に対して診断上の意義がある。委中一節の［参考］を参照。

2. 間使 (かんし)

　間使は，別名，鬼路ともいう。本穴は，心と心包絡とのあいだ，心包絡と三焦とのあいだで気血を調和させる使命を負っていることから，間使と命名された。張隠庵は，「心は血を主り，心包は脈を主り，君相の相合。……間使なるは，君相兼ねて行うの使道なり」と述べている。間使は，手厥陰心包経の経金穴であり，火経の金穴である。

　本穴は，本経の経病，心包絡病，情志病を主治し，とりわけ情志失調のために気機が悪くなっておこる病理証候に対して，一定の効果をもたらす。また瘧疾を治療する際の有効穴とされている。

　本穴を用いた治療では，瀉法を施す場合が多い。誤って補法を施すと，胃脘部の膨満感や食欲不振などをひきおこすので，とくに注意が必要である。

本穴の特性

<治療範囲>

1. 気機阻滞によりおこる病証

　1．『素問』霊蘭秘典論篇では，「膻中（心包）なる者は，臣使の官，喜楽これより出づ」と述べている。心包は，心の外衛であり，心臓を保護しており，心気を宣通している。心臓の喜楽は，心包を通じて現れると考えられている。思慮や怒りにより情志が失調し，気機が阻滞しておこる臓腑・器官・肢体の病，神志病，および心包絡の瘀阻によりおこる心血管病で，行気散滞をはかりたい場合や，理気してさらに行血去瘀をはかりたい場合，心絡の通暢，心気の宣通をはかりたい場合には，本穴を取って瀉法を施すとよい。

　気と血とのあいだには，密接な関係がある。気は，血の帥であり，血は気に随ってめぐる。また血は，気により生じ，気に依存してめぐるという生理的関係がある。また病理的にも血が病むと気は独力で化することができず，逆に気が病むと血行は悪くなるというような関係があり，気と血は相互に依存しあっている。気滞により血行が悪くなり瘀血が阻滞している病変の治療では，本穴に瀉法を施すと，行気の作用，行血散瘀の作用が生じる。

　2．『素問』挙痛論篇では，「百病は気より生ずる」と述べている。気が要因となっておこる病は非常に多い。例えば，肺気上逆による咳喘，胃気上逆によるゲップ，しゃっくり，嘔吐，肝気横逆による胸脇脹悶または竄痛，肝気犯胃による胃脘脹満・疼痛または嘔吐，肝気乗脾による腹脹，腹痛および泄瀉，気滞脈絡による胸痛，脇痛，身体痛，乳汁分泌不足，肢体の麻木，気滞血瘀による痛経，月経不順などである。

病理的に気機の阻滞と関係のある疾患の治療，および治療の際に行気散滞の法を用いる場合には，本穴を取って瀉法を施すとよい。また治療の際に培補の法を用いる場合に，佐として理気散滞をはかる必要があれば，本穴を取って瀉法を施すとよい。

2．経脈の通路上の病証

刺針の際の針感の走行や本穴の所在部位，また手厥陰経脈と絡脈の循行といった要素をかんがみて，間使は本経の経脈と絡脈の循行する部位である胸脇部・乳部・腋下部・膈部・上腕部・前腕部・手掌部・指の疾患を治療するとされている。

また胸脇部の疾患に対しては，本穴を循経取穴（通経活絡）と弁証取穴（行気散滞）で用いることができる。これにより二重の効果が生じる。

3．瘧疾と寒熱往来をともなう病証

本穴は瘧疾を治療する際の常用穴である。さらに，体温がやや高い場合または正常であるが寒熱往来をともなう場合，発熱悪寒の症状がある場合も，これを治療することができる。

＜効　能＞

1．弁証取穴

①瀉法：理気解鬱，心絡の通暢，寛胸利気

　湯液における柴胡，枳殻，木香，青皮，陳皮，郁金，香附子などの効に類似

②瀉法：瘧疾の発作時に用いると，截瘧の効がある

2．循経取穴

瀉法：通経活絡，駆邪散滞

3．局部取穴

①瀉法：去邪散滞，舒筋活絡

②補法：壮筋補虚

＜主　治＞

胸痛，脇痛，身体痛，麻木，単純性甲状腺腫，甲状腺機能亢進，乳汁分泌不足，乳癖，胃痛，嘔吐，しゃっくり，リウマチ性心疾患，鬱証，梅核気，ヒステリー，臓躁，癲証，癇証，狂証，閉証，厥証，瘧疾，黒熱病，瘧母，痛経，切迫流産，狭心痛，心筋梗塞，前腕部の経筋の拘急，閉塞性血栓静脈炎，傷寒（小陥胸湯証）。

また夜盲症，緑内障，暴盲，伝染性肝炎，初期の肝硬変，月経不順，心悸などを治す。

臨床応用

1　胸痛，脇痛

本穴を瀉すと，通経活絡，行気散滞，開胸利気の作用がある。

1．情志失調により肝気鬱結となり，気機が悪くなって脈絡が阻滞しておこる胸痛，脇痛

①間使，太衝（瀉）………………………………疏肝理気
　　②間使，膻中（瀉）………………………………開胸理気，通絡散滯
２．肝気鬱結のために血行が悪くなり，気滯血凝により脈絡が阻滯しておこる胸痛，脇痛
　　①間使，三陰交（瀉）……………………………理気行血，通絡散滯
　　②間使，肝兪，膈兪（瀉）………………………理気行血，通絡散滯
３．捻挫や外傷により瘀血が停滯し，気機が悪くなり脈絡が阻滯しておこる胸痛，脇痛
　　間使，三陰交，阿是穴（瀉）……………………活血化瘀，通絡止痛
４．精血虚損，肝陰不足，血虚のために養肝できず，脈絡の栄養が悪いためにおこる脇痛
　　養陰柔肝の処方中に本穴（瀉）を配穴すると，佐として理気通絡をはかれる。
５．痰湿内蘊し，それが胸間を犯して気機が悪くなり，脈絡が阻滯しておこる胸痛
　　間使，豊隆（瀉），膻中，阿是穴（灸瀉）………… 痰湿の温化，通絡散滯
６．寒湿が留滯し，陰が陽位に乗じて胸絡が阻滯しておこる胸痛
　　間使（瀉），膻中，阿是穴（灸瀉）…………………… 寒湿の温化，通絡散滯

2　身体痛，麻木

本穴を瀉すと，行気散滯，行気と同時に行血去瘀の作用がある。

１．情志失調のために気機が悪くなり，脈絡が阻滯しておこる身体痛，麻木
　　①間使（瀉）………………………………………行気散滯
　　②間使，阿是穴（瀉）……………………………理気通絡，散滯止痛
２．肝気鬱結，気滯血瘀により脈絡が阻滯しておこる身体痛，麻木
　　①間使，三陰交（瀉）……………………………理気散滯，行血止痛
　　②局所取穴と①を併用すると，標本兼治をはかることができる
３．捻挫，外傷により気血が瘀滯し，そのために脈絡が阻滯しておこる身体痛，麻木。または咳嗽，深呼吸，身体を捻るなどにより痛みが増強し運動制限のある場合や怒ると気滯血瘀の症状が増強する場合
　　間使，三陰交（瀉）………………………………行気活血，去瘀止痛
　　※　置針時に，患者に咳や深呼吸，患部の運動をさせ，疼痛が軽減または消失したら抜針する。

3　単純性甲状腺腫，甲状腺機能亢進

本穴を瀉すと，理気散滯の作用がある。

１．痰気鬱結による甲状腺腫
　　間使，天突（瀉），阿是穴（瀉）（肉瘻核中央に向けて２〜３針）……理気解鬱，消痰散結
２．肝鬱気滯，湿痰凝結による甲状腺機能亢進
　　間使，豊隆（瀉），阿是穴（瀉）（患部に２〜３針）……疏肝理気，消痰散結

4　乳汁欠乏症

本穴を瀉すと，理気行滯の作用がある。

1. 肝の疏泄が悪くなり，気機が阻滞して乳絡が通じなくなりおこる乳汁欠乏症
    間使，膻中（または乳根）（瀉），少沢（点刺出血）……理気通乳
2. 気血両虚のために乳汁の生成が不足しておこる乳汁欠乏症
    ①合谷，三陰交（補）により気血の補益をはかり，本穴（瀉）を配穴して佐として理気通乳をはかる
    ②乳根への灸により乳汁の分泌を促し，間使（瀉）を配穴して理気通絡をはかる
3. 肝気鬱結のために気機が悪くなり，血行障害により乳絡が阻滞しておこる乳汁欠乏症
    間使，少沢，三陰交（または膈兪）（瀉）…………行気活血，乳汁の通暢

5 乳癖

本穴を瀉すと，理気解鬱の作用があり，肝鬱気滞および気滞血瘀による乳癖を治療することができる。

1. 肝鬱気滞による乳癖
    症状：胸悶，ゲップ，乳房脹痛，結節は喜怒により消長する
    処方：間使，膻中，太衝（瀉）…………………………疏肝理気
    ※ または少沢を加えて乳汁の通暢をはかる。
2. 気滞血瘀による乳癖
    症状：乳房脹痛，月経の来潮により悪化し，経行後に軽減する
    処方：間使，三陰交（または膈兪）（瀉），少沢（点刺）……行気活血，通絡散結

6 梅核気

『金匱要略』婦人雑病脈証併治篇には，「婦人の咽中に炙臠あるが如きは，半夏厚朴湯これを主る」とある。婦人で咽中に異物による閉塞感があり，吐こうとしても吐けず，飲みこもうとしても飲みこめないものは，痰気互結が原因である。半夏厚朴湯を用いて，これを治療するとよい。針灸で治療する場合は，間使，天突，豊隆（瀉）で治療するとよく，これは半夏厚朴湯の効に類似している。精神抑鬱，胸悶，脇痛，腹脹，ゲップ，食欲不振，胃脘部の隠痛をともなう場合には，上処方の豊隆を中脘または上脘に代えて理気和胃，去痰降気利咽をはかるとよい。また気逆上衝し胸膈部が痞満している場合には，間使，天突，公孫（瀉）により，寛胸利気，降逆散滞をはかるとよい。

7 瘧疾

1. 正瘧
    間使，大椎（瀉）………………………………宣陽解表，駆邪截瘧
2. 熱瘧
    間使，内庭，大椎または合谷（瀉）……………清熱疏表，去邪止瘧
    ※ 痰が多い場合：間使，豊隆，中脘（瀉）…………去痰止瘧

3．寒瘧
①間使，大椎（瀉），太谿または復溜（補）………扶陽達邪，去邪止瘧
②間使（瀉），大椎（瀉，加灸）………………………温陽散寒，達邪止瘧

4．労瘧
①間使（瀉），合谷，足三里（補）………………益気健中，扶正止瘧
②間使（瀉），合谷，三陰交（補）………………気血の補益，扶正止瘧
③間使（瀉），合谷，陰陵泉（補）………………益気健脾，扶正止瘧
※ 脾腎両虚による症状をともなう場合
間使（瀉），太谿，陰陵泉または足三里（補）……脾腎の補益，扶正止瘧

8 前腕部の経筋の拘急

本病は，中枢性の麻痺患者で病の経過が長い場合に多くみられる。『霊枢』終始篇には，「手屈して伸びざるものは，其の病筋に在り，伸びて屈せざるものは，其の病骨に在り，骨に在れば骨を守り，筋に在れば筋を守る」とある。本病の病は筋にあり，治療に際しては，局所取穴により間使，大陵，通里（または神門），太淵（瀉）を取ると，舒筋活絡の効がある。

9 傷寒（小陷胸湯証）

『傷寒論』142条には，「小結胸病，正に心下に在り，これを按ずれば則ち痛み，脈浮滑のものは，小陷胸湯これを主る」とある。本病は，痰と熱が心下に結しておきたものである。針で治療する場合は，間使，上脘（瀉）により清熱開結降痰をはかると効果的である。

症 例

［症例1］　女，62才，初診1968年3月19日
主　訴：脇痛，腰痛が4カ月間続いている
現病歴：4カ月来，帯脈の循行している部位の腰腹部と肋下部に脹痛がおこり，帯で締めたようにきつく感じられる。痛みは情志の失調により増強する。また噯逆がおこる。
弁　証：気が帯脈に滞り，帯脈の気機が悪くなっている証候である。
治　則：行気散滞，帯脈の通暢
取　穴：初診，間使（瀉）
　　　　2～4診，間使，帯脈（瀉）
効　果：4回の治療により治癒した。
経　過：1968年6月29日に治癒後，再発していないことを確認した。

［症例2］　女，34才，初診1970年3月16日
主　訴：乳房の疼痛が4カ月間続いている
現病歴：最初は右側の乳房に瘡が生じ，1969年11月，出産20日後に手術を行った。癒合後に後

遺症として乳房の跳痛刺痛がおこり，痛くて我慢できない。顔面はよく紅潮する。中西薬を内服し，外用薬を用いたが効果はなかった。

弁　証：術後4カ月余りにわたって乳房の跳痛刺痛がおこり，痛む部位が一定していない。これは気滞血瘀により乳絡が阻滞しておこったものである。

治　則：行気活血

取　穴：間使，三陰交（瀉）

効　果：初診後に，乳房の疼痛は軽減し，2診後に治癒した。

経　過：1970年3月27日に再発していないことを確認した。

［症例3］　男，51才，初診1980年10月4日

主　訴：3年来の腰下肢痛，再発して30日になる

現病歴：3年前に腰部を捻ってから左側の腰痛がおこるようになった。ついで足少陽胆経の走行に沿って外果にいたる左下肢痛がおこるようになった。発作性の跳痛，刺痛がおこり，腰を屈曲したり，背後をふりかえったり，足をあげたりすると痛みは増強する。運動制限があり，睡眠にも影響する。左側の環跳，陽陵泉の部位に著しい圧痛がある。3年来，仕事時などに不注意に腰を捻ると再発する。診断は坐骨神経痛であった。中西薬の治療では効果がなかった。1977年のＸ線検査では，第2腰椎，第4腰椎に骨棘の形成が認められた。

弁　証：筋脈の損傷，経気の阻滞，気血の運行障害による下肢痛である。

治　則：行気活血

取　穴：間使，三陰交（瀉）。隔日治療とする。

効　果：2診後には，咳嗽，また腰を捻ったり足をあげたときなどの痛みは軽くなり，杖歩行ができるようになった。3診後には，各種の動作を行っても，腰部がわずかに痛むだけで，自分で歩いて通院できるようになった。5診で治癒した。

経　過：1981年7月3日に再発していないことを確認した。

［症例4］　女，31才，初診1973年4月9日

主　訴：半年来の脇肋部痛，仕事中に捻ってから発症

現　症：左側の第7，8肋間の腋下線上に痛みがあり，咳嗽や深呼吸または身体を捻ったり振動させることにより痛みが増強する。痛みは按摩により軽減する。外観は丈夫そうな体をしている。中西薬の治療をうけたが，効果はなかった。

弁　証：筋脈の損傷，気機の阻滞による脇痛である。

治　則：利気散滞

取　穴：間使（瀉）。隔日治療とする。

効　果：2診後には脇肋部の痛みは著しく軽減し，6診で治癒した。

経　過：1973年5月28日に治癒していることを確認した。

経穴の効能鑑別・配穴

効能鑑別

1. 間使と太衝の理気作用の比較

①間　使

手厥陰心包経の経金穴である間使には，行気散滞の作用がある。肝気鬱結による気滞，捻挫による気機障害，または気滞血瘀を要因として，胸膈部・脇肋部・上腹部・肩背部・腰部・上肢などの本経脈の循行部位におこる病変を主治する。また情志の失調により気機が阻滞しておこる肝胆脾胃の病を主治する。

②太　衝

足厥陰肝経の兪土穴，原穴である太衝には，疏肝理気の作用がある。肝気鬱結による気滞，または経気鬱滞，気滞血瘀を要因として，脇肋部・上腹部・小腹部・少腹部および下肢などの本経脈の循行部位におこる病変を主治する。また肝気鬱結，気滞によりおこる肝胆脾胃の病および月経病を主治する。

間使は，主として胸膈部・脇肋部・上腹部・肩背部・腰部および上肢の疾患を主治する。また太衝は，主として脇肋部・小腹部・少腹部・陰器・目・顔面・頭頂部および下肢の疾患を主治する。

2. 間使と内関の効能比較

詳細については，内関一節の［経穴の効能鑑別］を参照。

配　穴

1. 間使と太衝の配穴

この2穴に瀉法を施すと，疏肝解鬱，理気散滞，理気行血去瘀の作用が生じる。また全身の上下の気機を通暢する作用がある。

2. 間使（瀉）

①三陰交（瀉）を配穴……………………………………行気通絡，活血散滞
②足三里，中脘（瀉）を配穴……………………………行気散滞，和胃暢中
③膻中（瀉）を配穴………………………………………寛胸利気
④期門，公孫（瀉）を配穴………………………………行気散滞，和胃降逆
⑤期門，陽陵泉（瀉）を配穴……………………………疏肝利胆，理気通絡止痛
⑥中脘，豊隆（瀉）を配穴………………………………行気和胃，去痰止嘔
⑦天枢，上巨虚（瀉）を配穴……………………………理気散滞，通腸去濁

気滞によりおこる胃・腹・脇肋・肢体の病証の治療では，標本兼施を心掛ける。その「因」と「果」を併治し，「位」により配刺するとよい。例えば，気滞による胃痛には，間使（瀉）により行気散滞をはかって，その「因」を治し，中脘（瀉）（病位）と足陽明胃経の合穴により，その「果」を治す。また病位が脇肋部にある脇痛には，間使（瀉）によりその「因」を治し，阿是穴（瀉）（病位）によりその「果」（またはその「標」）を治す。

参　考

1．本穴の針感

　　本穴の針感は，手厥陰心包経に沿って下行すると，中指と薬指にいたる。また上行すると肘窩，上腕を経るが，連続して針を捻転すると針感は胸脇部にいたる。この針感の伝導経路は，手厥陰経脈の循行と一致しており，正中神経への刺激として解釈してはならない。

　　肘部・上腕部・胸部・脇部・心・肺・胃・腹部などの病変を治療する場合は，針を曲沢の方向に向けて斜刺し，針感を患部またはその周囲にいたらせれば，高い効果を収めることができる。

2．古典考察

　1．『霊枢』本輸篇には，「間使に行す，間使の道は，両筋の間，三寸なり，過有るときは則ち至り，過無きときは則ち止む，経と為す」とある。これは，本経（心包絡経）に病変が発生したときには，脈気がこの部位に特別な反応が出現することを促し，また無病のときには反応は停止し，平常と同じようになることを説明したものである。

　2．『傷寒論』156条には，「脈浮にして緊，しかして復たこれを下し，緊反って裏に入り，すなわち痞を作す。これを按じ自ずと濡なるは，ただ気痞するのみ。」とある。脈浮緊である場合は，病が表にあると判断できるため，発汗させればよい。誤ってこれを下してしまうと，外邪は裏に陥入して痞を形成する。この痞は按じると軟らかく痛みもない。これは無形の気が結して「気痞」となったものである。気痞を消失させるためには，本穴を瀉して行気散滞をはかる。

3．歴代医家の経験

　　間使は，瘧疾を治療する際の有効穴である。これについては歴代の医家も認めるところであり，以下のような記述がある。
　①「瘧疾寒熱……，間使は支溝中に透するに宜しい，……瘧疾三日一発を得て，先に寒して後に熱し他語無く，寒多く熱少なきは復溜を取り，熱多く寒少なきは間使を用う」（『肘後歌』）
　②「五瘧寒多く熱さらに多きは，間使，大杼真に妙穴」（『勝玉歌』）
　③「間使は瘧疾を剿す」（『玉竜賦』）

4．透刺法の作用

　1．間使透支溝の透刺法には，提挿，呼吸などの補瀉法と強弱刺激が適用される。また「病先に陰におこる者は，先にその陰を治し，しかる後にその陽を治す」（『霊枢』終始篇）に適応する。

　2．間使透支溝の透刺法は，逆経透刺に属している。同法により刺針の刺激量を拡大し，間使の理気散滞と寛胸利気の作用を高めることができる。

5．異常な針感の処理

　経絡に刺すと，その針感の走行速度は非常に緩慢である。しかし感覚神経に刺すと一種の電撃のような感覚が走る。本穴に刺針した際に，電撃様の感覚が突然おこったり，手指や前腕の経筋に拘急がおこった場合は，ただちに針を数分抜いて別の方向に刺入しなければならない。連続して捻転刺入してしまうと，麻木感や灼熱痛または運動障害などがおこる。多くの症例では，抜針後に電撃様の感覚はしだいに消失するが，数日間感覚が残り，その後しだいに消失する場合もある。この症状を針灸で治める場合は，内関または郄門に刺針して少し瀉して長く置針する。爽快感が手厥陰心包経に沿って腕または手指にいたれば，この症状はただちに緩解する。また内関に刺針して，上記のような状況が生じた場合には，間使を用いれば緩解する。

3. 内関 （ないかん）

　内関は，前腕内側に位置している。手厥陰の絡脈はここから別れでて，本経に沿って肘関節，肩関節を通過して心包絡に連絡していることから，本穴は内関と命名された。

　本穴は，手厥陰心包絡経の絡穴であり，また陰維脈に通じている。本穴は，本経の経病，胃，心，心包絡の各疾患，および情志失調，気機阻滞による臓腑，器官，肢体の病変を主治する。

　本穴と間使との効果は類似しており，ともに理気散滞，心絡を通暢する作用がある。間使穴の［臨床応用］で述べている一部の病証は，この内関の治療範囲にも入るため，相互に参照するとよい。

本穴の特性

＜治療範囲＞

1．絡脈病

　『霊枢』経脈篇では，「手心主の別，名づけて内関という。腕より二寸去り，両筋の間に出で，経を循り以って上り，心包絡に系する。心系実すれば則ち心痛み，虚すれば則ち頭強ばる。（『甲乙経』では，煩心としている）。これを両筋の間に取る。」と述べている。邪気が盛んなため実しておこる心痛，正気が虚しているためにおこる煩心の治療では，本穴を取穴するとよい。

2．神志病と血脈病

　心は血脈を主り，また神明を主っている。心包と心とは，同一体であり，その気は互いに通じている。心包は心の外膜であり，絡は膜外の気血の通路である。心包は心臓が主っている経脈であり，心包の作用により心は邪から守られている。心包が心に代わって邪をうけ，病む仕組みになっているのである。邪が心包を犯し，それが心臓に影響して現れる神志病や，気が脈中に滞り心絡が瘀阻しておこる病証の治療には，本穴を取ることができる。

3．気機阻滞による病証

　思い悩んだり，怒ったりして情志失調になると，気機阻滞の病変が現れる。気滞により気機の昇降が失調すると，気逆がおこることがある。こうしておこる肺気上逆，胃気上逆，および気滞脈絡，気滞による瘀などの病証は，本穴の主治範囲に入る。

　また治療において，気血の大補，脾腎の温補，脾胃の補益などを行う際に，気機の通暢に

影響をあたえることがある。このような場合には，佐として本穴を瀉し理気散滞をはかるとよい。

4．陰維の病

内関は陰維脈に通じており，陰維脈は足太陰，少陰，厥陰経に連絡している。また任脈と交会しており，足陽明経脈と相合している。これらの経脈はすべて胸脘・脇腹部を循行している。このため『難経』二十九難では，「陰維の病たる心痛に苦しむ」と述べている。内関穴を用いると，胸痛，脇痛，胃痛，心痛，結胸，反胃，胸脘満悶，脇下支満，腹中結塊および瘧疾に対して高い治療効果がある。

5．経脈通路上の病証

刺針の際の針感の走行や本穴の所在部位，また経脈と絡脈の循行，経筋の分布といった要素をかんがみて，内関はまた本経の経脈，絡脈が循行している胸，脇，乳，腋下，膈，中焦（とりわけ胃），上腕，前腕，手掌，指の疾患を治療することができるとされている。また「胸脇に若し病があれば，速やかに内関を謀る」，「胸中の病は内関が担う」ともいわれている。胸脇部の疾患に対しては，循経取穴を用いて通経活絡をはかったり，弁証取穴により行気散滞をはかるとよい。

＜効　能＞

1．弁証取穴
瀉法：理気散滞，心絡の通暢，心神を安じる，和胃止嘔，截瘧
湯液における柴胡，半夏，枳殻，木香，陳皮，青皮，鬱金，香附子，菖蒲，遠志，朱砂，蓮子心などの効に類似

2．循経取穴
瀉法：通経活絡，駆邪散滞（ともに本経の経脈病に用いる）

3．局部取穴
①瀉法：舒筋活絡
　　灸を配す…駆邪散滞
②補法：壮筋補虚

＜主　治＞

嘔吐，胃痛，しゃっくり，霍乱，鬱証，癲証，癇証，狂証，善笑不休（精神障害），心煩，不眠，狭心痛，心筋梗塞，心悸，無脈症，リウマチ性心疾患，臓躁，哮証，喘証，癔病（ヒステリー），厥証，中暑，乳汁分泌不足，乳癖，腹痛，身体痛，痛経，月経不順，妊娠悪阻，胎動不安，瘧疾，黒熱病，瘧母，夜盲症，腕の経筋の拘急，正中神経痛，手根管症候群。
また痢疾，伝染性肝炎，初期肝硬変，甲状腺機能亢進，単純性甲状腺腫，脚気，暴盲，緑内障などを治す。

臨床応用

1 嘔 吐

本穴を瀉して，理気，和胃，止嘔をはかる。

1．飲食停滞による嘔吐

　　公孫，中脘（瀉）を配穴……………………………………消食化滞，胃気の調和
　　※　便秘：天枢（瀉）を加える

2．痰飲内阻による嘔吐

　　①公孫，豊隆（瀉）を配穴…………………………………化痰降逆止嘔
　　②豊隆（瀉），中脘（瀉，灸または焼山火を配す）を配穴……痰飲の温化，和胃降逆
　　※　口苦胸悶，舌苔黄膩などの痰鬱化熱の症をともなう場合
　　　　公孫（瀉），中脘（瀉，透天涼を配す）を配穴……　清熱化痰，和胃降逆

3．肝気犯胃による嘔吐

　　公孫，太衝（瀉）を配穴……………………………………疏肝理気，和胃降逆

4．外邪犯胃による嘔吐

　　①湿がからんだ寒を感受して胃腑を犯し，胃失和降，水穀上逆しておこる嘔吐
　　　中脘，足三里（灸瀉）を配穴………………………………温中理気，燥湿除満
　　②夏場に暑湿穢濁の気を感受し，それが胃腑に影響して濁気上逆，胃失和降となって突然おこる悪心，嘔吐。脘腹痞満，煩熱，口渇をともない，ひどい場合には苦水（胆汁）を嘔吐することもある。
　　　金津，玉液（点刺出血）を配穴……………………………悪心，嘔吐はすぐ止まる
　　※　曲沢（点刺出血）を配穴…………………………………理気和胃，清暑止嘔

2 呃逆（しゃっくり）

公孫一節の［臨床応用］を参照。

3 霍 乱

暑湿穢濁が中焦に阻滞して，気機がうまくいかなくなり，そのため上下不通となっておこる「乾霍乱」には，内関，公孫，足三里（瀉），曲沢（点刺出血）または委中（瀉血）にて，通暢和胃，開閉逐邪をはかるとよい。吐瀉が止まり，病勢が減少した際には，内関，公孫（瀉）にて調理をはかる。

4 鬱 証

本病は情志抑鬱，気機鬱滞によりおこる。理気行滞の作用がある内関が，その常用穴とされている。

1．情志損傷により肝の条達機能が失調し，横逆して胃の和降がうまくいかない場合

　　太衝，中脘，上脘（瀉）を配穴……………………………疏肝理気，和胃降逆

※　胸脇疼痛が著しい場合：太衝を去り，期門（瀉）を加える
2．**気鬱化火，肝火上炎，気火擾動し胃失和降となっている場合**
　　行間，上脘または中脘（瀉）を配穴……………肝火の清瀉，和胃暢中
3．**痰気鬱結，肝気に痰が絡んで喉に上結しておこる場合**
　　豊隆，天突または廉泉（瀉）を配穴……………理気去痰，降気利咽
　※　精神抑鬱，胸悶，脇痛，腹脹，ゲップ，食欲不振，胃部隠痛などの症状をともなう場合
　　　上処方に中脘（瀉）を加える

5　狭心痛，心筋梗塞

1．**心気不足のため気が脈中に滞って血行障害がおこり，それによって心脈が阻滞し心絡攣急しておこる場合**
　　発作期：内関，神門（瀉）……………………………理気通絡，行血止痛
　　緩解期：①神門，合谷（補），内関（瀉）………… 心気の補益，理気通絡
　　　　　　②内関，三陰交（瀉），合谷（補）……… 益気行血，化瘀通絡
2．**心陽虚衰のため血行障害となり，それによって心脈が阻滞し，心絡攣急しておこる場合**
　　関元，合谷，神門（補）（温陽救逆，益気復脈）を基礎とし，内関（瀉）を配穴し，佐として理気通絡をはかる。
3．**気陰両虚による狭心痛**
　　内関（瀉），合谷，復溜（補）……………益気養陰，理気通絡
4．**陰虚陽亢型の冠性心疾患に高血圧を合併している場合**
　　内関，心兪，太衝（瀉），復溜（補）……………育陰潜陽，行血通絡
　※　狭心痛（心陽虚衰型を除く）発作時には，内関（瀉）のみでも速やかに疼痛の緩解をみることがある。心気不足による狭心痛，心筋梗塞の治療では，内関（瀉），合谷（補）によっても速やかに症状を緩解させることができる。

6　臓躁

　本病は神志不寧，精神失調となる病証である。多くの場合，憂愁思慮，神志鬱結，または突然の驚愕によって心傷血虚となり，そのために心火が上亢し，内臓の機能が失調しておこる。
1．**発病時には悲嘆を覚え，心中煩乱，よく溜め息をつき，精神抑鬱となる場合**
　　内関，神門，太衝（瀉）……………………………疏肝理気，清心安神
2．**気鬱化火して痰に作用し，痰火が上擾しておこる臓躁**
　　内関，神門，豊隆（瀉）……………………………清心安神，理気去痰

7　哮証，喘証

　哮証，喘証の病位は肺にある。多くの場合，寒痰が肺に作用したり，痰熱が肺を犯したり，痰濁が肺に影響することによって気機の昇降出入が失調し，発病する。「胸中の痰は内関が担う」と『蘭江賦』に記載されている。内関（瀉）により寛胸利気をはかると，肺気壅実による

肺実証（宣降失調）に対して気機を通暢する作用がある。慢性哮喘の急性発作に対し本穴に針瀉を施すと，薬物を服用しなくても非常に高い効果を得ることができる。

8 ヒステリー

本病は精神，運動，感覚の三方面に症状が現れるが，それは中医学でいう臓躁，厥証，鬱証の症状に類似している。発症の原因は多くの場合，肝気鬱結，気機不暢，経絡阻滞または肝鬱気滞，肝風内動，または気鬱化火，痰火上擾，あるいは気逆痰阻，経絡阻滞により清竅が影響をうけることにある。

1．精神症状

情志の不安定，矯声をあげる，落ちつきのない動作，無意識の行動などがみられ，発作が落ち着いた後には正常となる場合

①内関，豊隆，神門または通里（瀉）…………………理気降痰，寧心安神
②内関，内庭，豊隆（瀉）………………………………痰火の清降，理気安神

2．運動症状

肢体の震え，痙攣がおこる場合

①内関，太衝，陽陵泉（瀉）……………………………理気解鬱，平肝熄風
②内関，太衝，合谷（瀉）………………………………理気鎮痙，平肝熄風
※ 肝腎陰虚の場合には，上処方に復溜，曲泉（補）を加えて肝腎の滋補をはかるとよい。
※ 運動症状で肢体の不随がある場合
内関，曲池，陽陵泉（瀉）……………………………疏肝理気，舒筋活絡

ヒステリー性の失語症には，廉泉（瀉）を配穴し，補助的に暗示療法を行う。またヒステリー性の失明には，風池または印堂（瀉）を配穴し，補助的に暗示療法を行うとよい。また身体虚弱で本病が再発しやすい場合には，緩解期に病理類型にもとづき，弁証施治を行うとよい。

症 例

[症例1] 男，31才，初診1967年9月25日
主　訴：胸脇部の悶痛が1年余り続いている
現病歴：1年余り前，怒った後に胸悶，脇痛が現れ，ときおりそれが放散する。胸部に重い圧迫感があり，胃脘部が痛む。また食欲不振，食後に酸水を吐く，よく溜め息をつくなどの症状をともなう。腹脹がおこることもある。脈は沈弦である。怒っているときや飲食の不節時には，症状は悪化する。
弁　証：厥陰気鬱証に属する。
治　則：疏肝解鬱，佐として和胃をはかる。
取　穴：内関（手厥陰心包経）と太衝（足厥陰肝経）を瀉して，厥陰の経気を調節する。また足三里を瀉して，佐として和胃をはかる。
効　果：2診後に諸症状は顕著に軽減した。3診後には食欲も増進し，胸脇部の脹満感も著し

く軽減した。5診で治癒。

［症例2］　男，25才，初診1969年11月11日
主　　訴：2年来の胸痛，仕事中に胸を捻って発症
現　　症：胸骨部および胸部が痛む。咳やくしゃみ，深呼吸，また力むことによって症状は悪化する。ゲップがすっきりでない。喉がこわばった感じがする。脱力感，息切れがするが，これらは長期にわたって散気剤を服用していたためである。脈は沈濇である。
弁　　証：気滞血瘀型の胸痛である。
治　　則：行気活血，通絡止痛
取　　穴：初診，内関（瀉）
　　　　　2診，膻中（瀉）
　　　　　3～6診，内関，三陰交（瀉）
効　　果：初診と2診では効果はなかった。3診後，40kgの物を持っても少し痛むだけになった。4診後，重い肉体労働をしても胸部は少し痛むだけで，喉のこわばりも軽減した。5診後，力んでも痛まなくなり，6診で治癒した。
経　　過：2カ月後に再発していないことを確認した。

［症例3］　女，17才，初診1979年2月19日
主　　訴：（筆談）失語症が6カ月間続いている
現病歴：感冒を患って2日後に失語症となる。心煩，怒りっぽい，不眠などの症状をともなう。気持ちはふさぎこんでおり，舌苔は黄膩，脈は滑数有力である。
検　　査：声帯に異常は認められない。耳鼻咽喉科でヒステリー性失語症と診断される。
既往歴：右耳化膿性中耳炎，右鼻出血，気管支炎，目がかすむなどの病がときどき再発する。
弁　　証：気逆痰阻，竅絡阻滞によるヒステリー性失語症である。肝鬱気逆し，痰が舌絡に阻滞したり，痰火が心に影響すると神も不安定となるために，上記の一連の証候が現れる。
治　　則：清心降火，理気去痰
取　　穴：内関，神門，豊隆（瀉），さらに暗示療法を施す。
効　　果：2診後，発語はほぼ正常となり，不眠，心煩，易怒は治癒した。3診後には通常どおりに会話できるようになる。

経穴の効能鑑別・配穴

効能鑑別

1．内関と大陵の効能比較
　　詳細は大陵一節の［経穴の効能鑑別］を参照。
2．内関と間使の効能比較
　　上記の2穴にはともに行気散滞，心絡を通暢させる作用がある。内関は，心絡を通暢させ

る作用にすぐれており，心絡瘀阻によりおこる病変を治療し，神志病の治療によい効果がある。また間使は，行気散滞の作用にすぐれており，気滞脈絡によりおこる病変の治療に広く用いられ，さらに截瘧，退熱の作用にすぐれている。

配穴

1．内関と公孫の配穴

『八法交会歌』では，「内関相応是公孫」といい，『八法配合歌』では，「公孫便与内関合」という。また『八法交会八穴歌』では，「公孫衝脈胃心胸，内関陰維下総同」という。陰維脈に通じている内関，衝脈に通じている公孫を配穴した具体的な運用については，公孫一節の［配穴］を参照。

2．内関（瀉）

①神門（瀉）を配穴……………………………………清心安神，心絡を通じ瘀血をめぐらす
②三陰交（瀉）を配穴…………………………………理気通絡，行血散滞
③膈兪（瀉）を配穴……………………………………理気寛膈，行血去瘀
④膻中（瀉）を配穴……………………………………理気寛胸
⑤太谿（補）を配穴……………………………………行気散満，補腎定喘
⑥足三里，中脘（瀉）を配穴…………………………行気散滞，和胃暢中
⑦豊隆，中脘（瀉）を配穴……………………………行気和胃，駆痰止嘔
⑧中脘，足三里（灸瀉）を配穴………………………湯液における厚朴温中湯（李東垣方）の効に類似

参考

1．本穴の針感

これについては間使一節の［参考］にみられる。

2．古典考察

1．『傷寒論』78条には，「発汗吐下の後，虚煩眠るを得ず，もし劇しきものは，必ず反復顚倒し，心中懊憹す，梔子豉湯これを主る。……もし嘔するものは，梔子生姜湯これを主る。」とある。これは，熱が胸膈部に上擾し，心中懊憹するものの証治である。針で治療する場合は，本穴を瀉して透天涼を配すと，清熱除煩の作用がある。嘔吐をともなう場合にも，本穴を瀉すと，清心除煩止嘔の作用がある。

『傷寒論』79条には，「汗を発し，もしくはこれを下して，煩熱し胸中窒るものは，梔子豉湯これを主る」とある。これは熱が胸膈部に上擾し，胸中に窒息感がおこる場合の証治である。本穴を瀉して透天涼を配すと，清熱除煩，気機を宣通する作用がある。

『金匱要略』嘔吐噦下利病脈証治篇には，「下利ののち，さらに煩し，これを按ずるに心下濡なる者は，虚煩となすなり。梔子豉湯これを主る。」とある。下痢が止まった後に，煩が改善しないことを，「さらに煩し」といい表している。これを按じて心下濡とは，疼痛（拒

按）がない証のことであり，したがって「虚煩となすなり」としている。梔子豉湯がこれを主る。この条文は，下痢の後に熱が胸膈部に上擾している場合の証治である。針で治療する場合は，内関を瀉して透天涼を配すと，清熱除煩の作用がある。

『傷寒論』80条，231条では，梔子豉湯が主っている場合は，すべて内関を瀉して透天涼を配すと，これを治すことができる。

2．『傷寒論』209条には，「傷寒嘔多きは，陽明証有りといえども，これを攻むるべからず」とある。「傷寒嘔多き」という症状は，胸膈部の熱が強いために，胃気が上逆しておこる。「陽明証有りといえども，これを攻むるべからず」，これは熱邪が胸に集まった症状であり，腹部にはまだ結しておらず邪はまだ少陽を離れていないため，攻下してはならないことを指摘したものである。攻下すると，邪は裏に内陥する恐れがある。本穴を瀉して胸膈部の熱を清熱し，胃気を調和させると嘔吐は止まる。

3．『金匱要略』黄疸病脈証併治篇には，「酒黄疸は，心中懊憹し，あるいは熱痛す。梔子大黄湯これを主る。」とある。酒の性質は湿にして熱であり，これを過飲して湿が熱化すると，「心中懊憹し，あるいは熱痛す」となる。針で治療する場合は，内関と足三里を瀉して透天涼を施し，和胃除煩をはかるとよい。

4．先人は三焦を陽気の父と称し，心包絡を陰血の母と称し，この二経には全身の気血を調節する作用があると考えていた。しかし手少陽三焦経の絡である外関と，手厥陰心包経の絡穴である内関を刺すことによって，全身の気血を調節する作用が生じるのかどうかについては検討を要する。臨床においては，内関は胸満，腹痛，腹内痞塊，脇痛，心痛，結胸などを治療する際に用いる。この場合の腹痛，痞塊は気血鬱滞によりおこる場合が多い。本穴を瀉しておこる作用が上述の機序によるものか否かについては，今後のいっそうの実践と検討を要する。

5．『難経』二十九難には，「陰維の病たる心痛に苦しむ」とある。陰維脈は，諸陰経を連結しており，足太陰，少陰と厥陰経に連絡し，また任脈に会している。これらの経脈は，すべて胸脘部，脇腹部を循行しているため，同書では「陰維の病たる心痛に苦しむ」と述べているのである。心は五臓六腑の大主であり，ここで心痛としているのは真心痛のことのみを指すのではなく，内臓疾患の意味がある。陰維脈に通じている内関は，心，胸，胃，脇肋部，腹部の疾患を主治する。

歴代の医家は，さらに以下のような記載を残している。『雑病穴法歌』には，「腹痛公孫，内関のみ」とあり，『百症賦』には，「建里，内関，胸中の苦悶を掃尽す」とある。また『玉竜賦』にも，「内関に照海を取れば，腹疾の塊を医する」とある。

3．透刺法の作用

1．内関から外関への透刺法では，提挿，呼吸などの補瀉法および強弱刺激が用いられ，捻転補瀉法は用いられない。この透刺法は，「病先に陰におこる者は，先にその陰を治し，しかる後にその陽を治す」（『霊枢』終始篇）に適用される。

2．内関から支溝への透刺法は，逆経透刺（迎えて之を奪う）に属しており，心，心包，胸

部，腹部の疾患の治療により適している。

4．補瀉の誤りによる弊害
　気機を調節し，行気散滞の作用のある内関に，誤って補法を施すと，悪心，嘔吐，胸腹満悶，胃脘痞悶，気嗝（呃）不利などがおこる。これは補法を誤用したために，気機の通暢と胃気の和降に影響しておこるものである。

5．八脈交会穴の治療範囲
　詳細は公孫一節の［参考］を参照。

6．研究課題
　本穴は，瘧疾と無名熱を治療するが，その効を収める機序は判明していない。これについては今後の研究成果を待ちたい。

7．抜針後の腹痛の原因と処理
　梁門一節の［参考］を参照。

4. 大　陵 （だいりょう）

　大陵は，掌根の隆起部にある。本穴は，所在部位の形状が丘陵に似ていることから，大陵と命名された。別名，心主，鬼心ともいわれている。大陵は，手厥陰心包経の兪土穴である。六陰経では，兪をもって原としているので，兪穴と原穴とは同一である。したがって，大陵は手厥陰心包経の原穴でもある。また心包は相火に属し，大陵は土に属しているため，火が土を生じる五行の相生関係にもとづいて，手厥陰心包経の子穴でもある。

　経脈の循行や刺針の際の針感の走行，また経穴の所在部位，心包絡の生理と病理といった要素，および臨床観察をかんがみて，大陵は心，心包と関係のある神志病および情志の失調や気機の阻滞によりおこる病変を主治するとされている。

| 本穴の特性 |

＜治療範囲＞
1．神志病証

　『霊枢』邪客篇には，「少陰は，心脈なり。心は，五臓六腑の大主なり。精神の舎する所なり。其の蔵は堅固にして，邪は容る能わざるなり。之を容るるときは則ち心傷る。心傷るるときは則ち神去る。神去るときは則ち死す。故に諸邪の心に在る者は，皆心の包絡に在るなり。包絡は，心主の脈なり。」とある。

　邪気が心を犯して心包に伝入し，心包が邪がうけると，心臓の機能に影響がおよぶ。例えば，温邪逆伝して心包に陥入し，心神に影響しておこる神志病，痰火が上擾して心包を蒙閉しておこる神志病などである。これらの治療では，すべて本穴を取って刺すとよい。

　「実するは其の子を瀉す」の法にもとづいて心包絡の子穴を瀉すと，心火熾盛によりおこる病証に対して，心火を清熱し心神を安定させる作用がある。

2．心血脈病

　心は，血液の脈管内の運行を主管している。また心包は心の外膜であり，絡は膜外の気血の通行する道路であり，心包絡は心臓が主っている経脈である。したがって，気が脈中に滞り，心絡瘀阻となっておこる病証の治療では，手厥陰心包経の原穴である大陵を瀉して，心絡の通暢をはかるとよい。

3．気機の阻滞によりおこる病証

　心包絡の原穴である大陵を弁証取穴として用いると，行気散滞の作用が生じ，さらに情志

失調，気機阻滞または気滞血瘀によりおこる胸部・脇部・胃・腹部の疾患および積聚などを治療することができる。

4．経脈通路上の病証

　　本穴を循経取穴（通経活絡，去邪散滞）として用いると，本経の経脈が循行している部位である胸脇部や上腕，肘，前腕の疾患を治療することができる。このほかに，手厥陰の筋上で本穴が所在する部位の経筋が弛緩拘急した場合および手根管症候群などは，すべて本穴を取って治療することができる。

＜効　能＞

1．弁証取穴

　　瀉法：清心安神，心絡の通暢，清営涼血

　　湯液における百合，黄連，生地黄，犀角，蓮子心，遠志，菖蒲，朱砂，山梔子，青皮，陳皮，竹葉などの効に類似

2．循経取穴

　　瀉法：厥陰の経気を通暢する

3．局部取穴

　　①瀉法：駆邪散滞，気血の宣導，舒筋活絡

　　②補法：壮筋補虚

＜主　治＞

　　癲証，狂証，癇証，臓躁，癔病（ヒステリー），厥証，無脈症，心悸，狭心痛，心筋梗塞，不眠，善笑不休，遺精，甲状腺機能亢進，流行性髄膜炎，日本脳炎，扁桃炎，舌瘡，胃痛，口臭，疔瘡，脇肋痛，腕関節部の軟部組織損傷，手根管症候群，痺証，垂手，腸チフス。

　　また急驚風，喉痺，胸痛，吐血，鵝掌風（手部白癬）などを治す。

臨床応用

1 癲証，狂証

本穴を瀉すと，清心安神，開竅醒志の作用がある。

1．過度の思慮により肝気が鬱して脾気が昇らず，気鬱痰結となり神明を蒙閉しておこる癲証

　　豊隆，太衝（瀉）を配穴……………………………疏肝理気，化痰醒志

2．激怒して肝を傷り，肝火が異常に亢進して火盛痰結となり，神明に上擾して心竅が蒙閉され，神志が逆乱しておこる狂証

　　①豊隆（瀉，透天涼を配す），行間（瀉）を配穴……痰火の清降，鎮心安神

　　②豊隆，内庭，行間（瀉）を配穴…………………痰火の清降，鎮心安神

2　心悸

本穴を瀉すと，清心安神，鎮驚寧神，心絡を通暢させる作用が生じ，心神不寧，陰虚火旺，心絡瘀阻，痰火上擾，心気不足型の心悸を治療することができる。

1．心神不寧による心悸

『素問』挙痛論篇には，「驚するときは則ち心倚る所なく，神帰する所なく，慮定まる所なし，故に気乱るるなり。」とある。驚愕によって気が乱れ，そのため心神が自主できなくなっておこる心悸には，神門（瀉）を配穴して鎮驚安神をはかるとよい。

処方：大陵，神門（瀉）……………………………鎮驚安神
　　　①痰熱上擾をともなう場合………………豊隆（瀉）を配穴
　　　②平素から血虚の場合……………………三陰交または膈兪（補）を配穴
　　　③平素から心気不足の場合………………心兪または神門（補）を配穴

2．痰火上擾による心悸

これは痰熱が上擾し，胃失和降，心神不安となっておこる心悸である。

処方：①豊隆（瀉，透天涼を配す）を配穴…………清熱化痰，和胃降濁
　　　②豊隆，内庭（瀉）を配穴……………………清熱化痰，和胃降濁

3．心血瘀阻による心悸

これは風寒湿の三邪が血脈を襲い，心に波及して心気が抑止され，心血瘀阻となっておこる心悸である。

処方：①心兪（瀉，加灸），膈兪または厥陰兪（瀉）を配穴……温陽通絡，活血去瘀
　　　②神門，膻中（瀉）を配穴……………………心絡を通じ，瘀血を去る

4．陰虚火旺による心悸

これは腎陰不足，水不済火により心火が内動し，心神に影響しておこる心悸である。

処方：大陵（瀉），復溜（補）………………………滋陰清火，安神定志

5．心気不足による心悸

これは心気が不足しているために気が脈中に滞り，血行障害のために心絡瘀阻となりおこる心悸である。

処方：①神門，三陰交（または心兪）（瀉）を配穴……理気活血化瘀
　　　②神門（瀉），合谷（補）を配穴………………益気活血，理気通絡
　　　③大陵（瀉），神門，心兪（補）………………心絡を通じ，心気を補益する

3　善笑不休

通里一節の［臨床応用］を参照。通里の代わりに大陵を用いるとよい。

4　甲状腺機能亢進

本穴を瀉すと，痰火内擾，火盛傷陰，心陰不足，心神不寧による甲状腺機能亢進を治療することができる。

処方：豊隆，内庭（瀉）を配穴 …………………………痰火の清降，安神除煩

5 流行性髄膜炎

1．病が気営にある気営両燔による流行性髄膜炎

合谷，内庭（瀉），手十二井穴（点刺）………… 清気涼血解毒

2．熱入心包と肝風内動（熱盛風動型）による流行性髄膜炎

合谷（または曲池），太衝（瀉），曲沢または手十二井穴（点刺出血）……清熱解毒，清営熄風

6 舌瘡

心気は舌に通じており，舌は心の苗といわれている。舌瘡は心火と関係がある。また心は君火であり，心包は相火に属している。この心包の相火が正常に清降すれば，心火はおのずと消失する。心火熾盛となり，火の炎上性により口舌が薫蒸されておこる舌瘡には，煩熱，不眠，口渇欲飲，舌苔黄，脈数などがともなう。

処方：大陵，通里，内庭（瀉）………………………心火を清し，胃火を降ろす

※ 舌瘡に舌尖赤痛，小便の色が濃く出が渋り熱感と痛みがある，心煩，不眠，口燥，咽乾などの症状をともなう場合

大陵，中極（瀉）……………………………清心利便

7 腕関節部の軟部組織損傷

本穴を瀉すと，腕の屈筋腱損傷，腕掌側の圧痛，局部の腫脹を主治する。また皮下出血，腕と指関節を同時に背屈すると腕掌側に痛みがおこるものも主治する。治療に際しては，阿是穴（瀉）を配穴して，行血散瘀，舒筋活絡をはかるとよい。また局部の瘀と腫れが著しい場合には，三稜針で点刺出血すると，腫れと痛みはただちに軽減する。

8 手根管症候群

腱鞘炎，腫脹，手根骨の変形などにより，正中神経が手根管の部位で圧迫されるとおこる。本病は中医学では，「麻木」，「痺証」の範囲に入るが，寒湿が筋に侵襲したり，風邪が肌肉に侵襲しておこる場合が多い。また捻挫や打撲により瘀血が絡脈を阻滞させ，気血の運行が悪くなっておこる場合もある。本病には該神経支配領域の軽度の知覚異常から，重度な運動知覚麻痺にいたるまで種々の段階がある。病が長期化すると感覚の消失や，母指球筋の萎縮，筋力の低下がおこる場合もある。

処方：大陵，内関，合谷（瀉）………………………通経活血

※ 大陵は手根管内に向けて刺入し，内関は手根管に向けて刺入する。

9 垂手

『霊枢』終始篇には，「手屈して伸びざるものは，其の病筋に在り。伸びて屈せざるものは，其の病骨に在り。骨に在れば骨を守り，筋に在れば筋を守る。」とある。原因や病証の相違に

かかわらず，腕の筋脈が攣急しておこる垂手には，すべて大陵を主穴とし，必要に応じて配穴を行うとよい。

　手厥陰経筋，手少陰経筋，手太陰経筋の三筋が拘急しておこる垂手には，大陵，神門（または通里），列欠（または太淵）（瀉）により舒筋，通経活絡をはかるとよい。また陽経の経筋の弛緩または腕の奇形をともなう垂手には，前記の処方と陽経の陽池，外関，支正，偏歴への補法（経筋の健壮，虚損の補益）を交互に施すとよい。これにより経筋のバランスを調節し，奇形の矯正をはかることができる。とくに病の経過が短く，軽症の場合に効がある。

10　腸チフス

1．湿熱化燥，熱入営血となり，陰絡を損傷し迫血妄行している場合
　症状：下血，肛門の灼熱感。煩躁。舌質紅絳，脈細数など。
　処方：大陵（瀉），三陰交（瀉，透天涼を配す），大腸兪または上巨虚（瀉）……清熱涼血止血

2．湿熱が除去されず，痰濁に変化し，痰が心竅を蒙閉しておこる腸チフス
　症状：意識障害，譫語。心煩，不安。舌苔黄垢膩，脈濡滑数など。
　処方：大陵，陰陵泉，豊隆（瀉）……………………清熱化湿，去痰開竅

症　例

［症例１］　女，31才，初診1982年３月27日
主　訴：数日来の頭痛，不眠
現病歴：２年前に卵管吻合術をした後に，頭暈，神志異常が１日に３～４回おこるようになった。20日余り入院治療をうけたが改善しなかった。その後，暈厥がしばしばおこった。今月の17日に当病院の神経科で癔病（ヒステリー）の疑いがあるとされ，オリザノール，ビタミンＢ１，ジアゼパムなどを服用したが，頭暈は改善されず，頭痛や不眠がおこるようになった。
現　症：頭痛が頻繁におこり，針で刺したように痛み，うめきをもらす。痛みは早朝と正午は軽いが，午後になると重くなる。頭部は重く圧迫感があり，２～３時間しか眠れない。頭暈，頭昏がひどいと暈厥となる。悪心，厭食があり，食べると吐く。息切れ，懶言，倦怠，無力感，聴力減退，心煩をともない，神志は恍惚としている。舌質は淡で，口が粘り，口苦がある。舌苔は白膩，脈は細でやや数である。
弁　証：脾の水湿の運化が悪くなると，湿が集まって痰となる。痰湿が中焦に阻滞して，清竅に影響すると，頭重（頭の圧迫感），頭暈，頭昏，嘔悪，厭食がおこる。脾虚のために化源が不足すると，息切れ，懶言，倦怠，無力感，聴力減退がおこる。痰湿が脈絡に阻滞して血行が悪くなると，強い頭痛がおこる。また痰が心に影響すると，神志が恍惚となり，不眠や心煩が現れる。舌質淡，口が粘る，舌苔白膩，脈細でやや数は，すべて痰湿内蘊の象である。
治　則：除湿去痰，清心醒志

取　穴：初〜4診，大陵，陰陵泉，豊隆（瀉）
　　　　5診，上処方から大陵を去る
効　果：初診後には，食欲は正常となり，食べても吐かなくなった。また頭痛も軽減した。2診後には，睡眠も4〜5時間とれるようになり，両側のもみあげの部位が痛むだけで，嘔吐や暈厥は止まり，頭もすっきりしている。4診後には，わずかに頭暈，頭痛を残すだけで，睡眠も8時間はとれるようになった。5診で治癒。
経　過：半年後に，再発していないことを確認した。

［症例2］　男，71才，初診1970年1月20日
主　訴：半年来の手指の麻木，刺痛
現病歴：半年前に打撲により右腕を損傷し，その後しだいに右側の手掌橈側および第1, 2指，第3指の掌側半分と背部に麻木，刺痛がおこるようになり，夜間痛がひどい。筋力，握力は低下している。中薬を服用したが効果はなかった。
弁　証：打撲により筋脈を損傷，瘀血が絡に阻滞し気血の運行が悪くなっておこった手根管症候群である。
治　則：通経活血
取　穴：右大陵，合谷，内関（瀉）。針感はともに患部にいたらせる。
効　果：3診後には，右手の麻木，刺痛は顕著に軽減し，6診で治癒した。7〜10診で効果の安定をはかった。
経　過：1カ月余り経過してから，患者から治癒しているとの知らせがあった。

［症例3］　男，19才，初診1965年9月21日
主　訴：（代訴）20日来の痴呆状態を呈する精神障害
現病歴：日本脳炎を患い，10日余りの治療で治癒した。その後遺症として，神志痴呆，精神障害となった。言動が異常で味覚を無くし，二便失禁となる。口渇があり，よく水を飲む。この5日来，突然会話ができなくなり，痴呆状態を呈している。舌体は胖で歯痕があり，舌尖は紅，舌苔は薄白，脈は細数である。
　　　　幼少時からよく病気をした。10才前後のときに，木から落ちたことがある。発育は悪く，12〜13才の体形をしている。先天性の右眼瞼下垂がある。
弁　証：温邪が心包に陥入し，神明を損傷し，音竅をふさいでいる証候である。
治　則：神志を醒し，音竅を開く
取　穴：初診，大陵，風池，廉泉，瘂門（瀉）
　　　　2〜9診，大陵，神門（瀉）
効　果：2診後には，失語症は治癒し，神志は軽度の痴呆状態にまで回復した。7診で治癒。8〜9診で効果の安定をはかった。

経穴の効能鑑別・配穴

効能鑑別

1．大陵と神門の効能比較

　大陵と神門は，ともに心，胸部と神志の病を治療する際の常用穴である。心の実証は多くの場合，心包絡が邪をうけ心臓に影響しておこる。また心の虚証は，心の本臓（心臓）の内傷によるものが多い。手厥陰心包経の原穴であり，子穴である大陵は，心火亢盛，邪蒙心包，痰火擾心，心絡瘀阻によりおこる病証の治療にすぐれている。治療に際しては，瀉法を用いることが多い。

　手少陰心経の原穴であり，子穴である神門は，大陵が治す心実証の治療だけでなく，さらに心気不足や心血不足などの心虚証を治療することができる。虚には補法を，実には瀉法を施すと効果的である。

2．大陵と内関の効能比較

　この2穴は，ともに手厥陰心包経の経穴であるが，1つは原穴であり，1つは絡穴であり，その効能には異なるところがある。

1）大　陵

　清心，安神，心絡を通じる，神志を醒すときに多く用いられる。神志病と病位が心包，心，舌にある疾患を治療する。

2）内　関

　理気散滞，和胃寛胸，心絡を通暢させるときに多く用いられる。胸脇部や胃，腹部の疾患，心包，神志病を治療する。

配　穴

大陵（瀉）

　①豊隆（瀉）を配穴……………………………………清心導痰開竅
　②陰陵泉，豊隆（瀉）を配穴………………………湿熱の清化，去痰開竅
　③豊隆，神門または心兪（瀉）を配穴……………清心安神，去痰除煩
　④合谷，太衝（瀉）を配穴…………………………平肝熄風，清心宣竅
　⑤心兪，膈兪（瀉）を配穴…………………………心絡を通じ，瘀血をめぐらす
　⑥中極（瀉）を配穴…………………………………心火を清し，小便を利する
　⑦豊隆，内庭（瀉）を配穴…………………………痰火の清降，安神除煩，宣竅醒志
　⑧三陰交（瀉）を配穴………………………………理気通絡，行血散滞
　⑨三陰交（瀉），曲沢（点刺出血）を配穴………清営涼血解毒

参　考

1．古典考察

　『霊枢』五乱篇には，「気，心に乱るるときは，則ち煩心し密嘿し，俛首して静かに伏す。

……気，心にあるものは，之を手の少陰心主の兪に取る。」とある。これは気が心で乱れたときに診れる状態を説明したものである。治療にあたっては，手少陰心経の兪穴である神門と手厥陰心包経の兪穴である大陵を取り，安神定志をはかるとよい。

2．施灸の問題

　手厥陰心包経の原穴である大陵は，また同経の子穴としてもよく用いられる。心包絡の病は，多くは外邪が心包に侵襲して，実熱証候となるためにおこる。したがって，一般的には施灸は提唱されていない。とくに心陰不足，陰虚火旺，痰火擾心，邪蒙心包などの病証には適用されない。灸を用いると，邪火を助けることになる。

3．歴代医家の経験

①「労宮，大陵は，心悶瘡痍を療す，……大陵，人中頻に瀉せば，口気全てを除く，……肚痛秘結するは，大陵外関と支溝に合す」(『玉竜賦』)
②「心熱口臭大陵駆」(『玉竜歌』)
③「また心胸病を聞くを抑えるは，掌後の大陵に求む」(『勝玉歌』)
④「嘔度なきは，手厥陰大陵穴に針す」(『保命集』)

　これらは，本穴が心，胸，胃，腹部の病証の治療にすぐれていることを説明したものである。

4．本穴の作用機序

　1．五行の生剋相互の制約関係からいうと，手厥陰心包経の兪土穴である大陵に瀉法を施せば，土勢を減弱させることができる。土が治めをうければ水を制さず，水が土を畏れなくなれば，水勢は旺盛となり，火を制することができるようになる。また火が水の制御をうければ，実を欲さなくなる。心は君火に属しており，心包は相火に属している。相火の火勢が制御されれば，心火も清することができるため，神志は安定する。本穴には，心火を清し，心神を安定させる作用がある。

　2．『十二経子母補瀉歌』には，「包絡大陵中衝補」とある。心包の実証には，本経の大陵を瀉すとよい。心包は相火に属しており，本穴は五行では土に属し，土は火の子であるため，大陵は手厥陰心包経の子穴となる。したがって，実証には，その子を瀉せばよい。大陵を瀉し，以て心包実証を瀉すのである。

5．鬼心穴の命名

　本穴には，心包を清し，心神を安定させ，神志を醒し，心竅を開く作用がある。そのため，神志失調を治療する際に，よく用いられる。そうした効果により，先人は，本穴を十三鬼穴の1つと位置づけ，鬼心と名づけている。

第11章　手少陽三焦経

第11章　手少陽三焦経

概　論

経脈の循行路線および病候

1．循行路線

　薬指の尺側末端よりおこり，上へ向かって第4，5中手骨のあいだを走り，手背に沿って腕関節外側にいたる。そこから前腕の尺骨と橈骨のあいだを通り，上へ向かって肘の尖端を通り，上腕外側に沿って肩部にいたる。手太陽小腸経と秉風で交会し，督脈と大椎で交会する。足少陽胆経の後面から，足少陽胆経と肩井で交会し，前へ向かって欠盆（鎖骨上窩）に進入し，下へ向かって両乳のあいだの膻中に分布し，散じて心包に絡する。下へ向かって横隔膜を通過し，上，中，下の三焦（本腑）に属す。

　その支脈は，膻中から分かれてでて，上へ向かって欠盆に浅くでて，再び上って項部に達し，耳の後に分布し，そのまま上へ向かって耳の上角にでて，足少陽胆経と懸釐，頷厭で交会する。再びここから弯曲して下へ行き，顔面頬部に向かって走り，眼窩下面にいたり，手太陽小腸経と顴髎で交会する。

　その分支は，耳の後から耳のなかに入り，再びでてきて耳の前面へ行き，手太陽小腸経と聴宮で交会する。足少陽胆経の上関の前を経て，頬部で交接して目の外眼角にいたり，足少陽胆経と連接する。手少陽三焦経は三焦に属し，心包に絡す。

　本経の経穴は，本経が循行している手，腕，肘，上腕，肩，耳，目，頬部，側頭部の病変を治す。これは本経脈との絡属関係を通じ，本経脈の経気の作用が発揮されることにより，効果が生じるものである。

2．病　候

　本経の病候には，外経病候が多くみられる。本経が循行している側頭部，頬部，喉，目，耳，肩，上腕，肘，腕，手指の病変，および少陽経証が現れる。例えば，『霊枢』経脈篇では，「是れ動ずるときは則ち病む。耳聾し，渾渾焞焞たり。嗌腫れ，喉痺す。是れ主気の生ずる所の病なり。汗出で目の鋭眥痛み，頬痛み，耳後，肩，臑，肘，臂外皆痛み，小指の次指用いず。」と述べている。同記述にみられる病変は，本経が循行している部位の病変であり，手少陽三焦経の経気および本経が関係する部位が，発病因子の侵襲をうけることによっておこる体表の症状と徴候である。これらの症状と徴候は，すべて本経と関係のある部位に現れるため，その診

断と治療において重要な情報となる。
　これらの病候の発生，発展，伝変と治癒の過程も，すべて本経を通じて実現する。したがって，本経を通じて反映されるこれらの病候は，すべて本経の経穴の治療範囲となる。本経の経脈を通じ，本経の経気を改善することにより治療することができる。

経別の循行路線

　頭頂部で手少陽三焦経から別れでて，下へ向かって欠盆（鎖骨上窩）に進入し，再び下へ向かって上，中，下の三焦に走り，胸中に散布する。
　この循行は，手少陽経経脈と経別が循行している部位との関係を強めており，表裏の関係にある手厥陰心包経との外的な連接を密接にし，三焦本腑との関係を強めている。これらの関係は，循行している部位の病変（とくに三焦火旺や経気失調によりおこる循行部位である耳，頬部，胸部の疾患）における，本経の経穴による治療を有効にしている。

絡脈の循行部位と病候

1．循行部位

　主な絡脈は，外関から別れてでる。手根の上2寸から別れでて，上腕外側を繞って上行し，胸中に進入し，手厥陰心包経と会合する。この絡脈はたがいに表裏の関係にある手厥陰心包経と手少陽三焦経の連絡関係を結ぶものである。すなわち三焦と心包表裏経の関連穴の配穴および原絡配穴の1つの通路となっている。絡脈が循行している胸，肩，臂，肘部の病変は，絡穴である外関の治療範囲である。

2．病　候

　多くは循行している肘，臂，肩，胸脇部の疾患である。例えば，『霊枢』経脈篇では，「手少陽の別，名を外関という。……病実するときは則ち肘攣し，虚するときは則ち収まらず。之を別れる所に取るなり。」と述べている。同記述にみられる病候は，絡脈を通じて循行している部位に病が現れたものである。治療の際には，絡穴である外関を取って刺すと，絡脈の脈気の調整を通じて効果を得ることができる。

経筋の分布部位および病候

1．分布部位

　「手少陽の筋，小指の次の指の端よりおこり，腕に結び，中をいき臂を循りて，肘に結ぶ。上りて臑外廉を繞り，肩に上り，頸に走り，手太陽に合す。その支なるは，曲頬に当りて入り舌本に繋る。その支なるは，曲牙を上りて，耳の前を循り，目外眥に属す。上りて頷に乗り，角に結ぶ。」（『霊枢』経筋篇）

上の記述は，本経の経脈が循行している体表の部位と，基本的に一致している。その循行，結ぶところの多くに，本経の経穴が所在している。

2．病候

本経の経筋の病候の多くは，経筋の循行路線と経筋の結ぶところに現れる。主な病候を以下にあげる。薬指の拘攣・疼痛，腕関節部の痺痛・弛緩・拘急，またはガングリオン，前腕の拘急・弛緩・痺痛，前腕および腕部の弛緩（手少陽と手陽明，太陽経筋の弛緩，垂手にみられる），肘の尖端部の弛緩・拘急，上腕の拘急・痺痛または麻痺，肩部の痺痛・麻痺・萎縮，または肩の挙上不能（肩関節周囲炎にみられる），頸部の拘急・疼痛，または運動障害，外眼角部の拘急または弛緩（斜視にみられる），側頭部や頬部や舌の疾患など。

上記の病候は，それぞれ薬指の関衝，液門，腕関節部の陽池，前腕部の外関，支溝，三陽絡，四瀆，肘尖端部の天井，上腕部の清冷淵，臑会，天髎，肩部の肩髎，天髎，外眼角部の絲竹空，頸部，側頭部，頬部，舌部の阿是穴または局部の他経の経穴を取穴して治療するとよい。

三焦の生理病理

三焦は内臓の外腑であり，三焦の病証は基本的には三焦が関係する臓腑（とくに上焦の心肺，中焦の脾胃，下焦の肝腎と密接な関係にある）の病証を包括している。三焦の主な機能は，諸気の主宰，水道の疏通であり，「水穀」出入の通路でもある。三焦の経脈と絡脈の病候および臨床観察という要素によって，本経の経穴の多くは，本経の経脈，経別，絡脈が循行している体表部の疾患および少陽経証を主治する。手少陽三焦経の下合穴である委陽は，三焦病を治療することができるが，三焦と関係する臓腑病は治療できない。三焦と関係する臓腑病を治療する際には，それぞれの臓腑と関連する経脈の関連穴およびその臓腑の兪募穴を取って治療するとよい。

経穴の分布と治療範囲

1．本経穴

関衝（井金穴），液門（榮水穴），中渚（輸木穴），陽池（原穴），外関（絡穴），支溝（経火穴），会宗（郄穴），三陽絡，四瀆，天井（合土穴），清冷淵，消濼，臑会，天髎，肩髎，天牖，翳風，瘈脈，顱息，角孫，耳門，和髎，絲竹空の23の経穴がある。それぞれ薬指の末端，第4，5中手骨のあいだ，腕，前腕尺骨と橈骨のあいだ，肘の尖端，上腕外側，肩部，耳の周囲，外眼角部に位置している。

本経経穴の効能面では，各経穴ともその所在部位とその近隣の局部の病証を治療することができるという共通性がある。また肘以下の経穴は，さらに側頭部，目，耳，喉，頬部，胸脇部と熱性病を治療することができ，陽池には解熱作用があり，外関には上焦の熱を清熱する作用と少陽を清解する作用があるなどの特殊性がある。また個別の効能では，支溝には通便の作用

があり，天井に施灸すると頸リンパ節結核を治療することができ，関衝には開竅醒志の作用がある。

2．他経との交会
　督脈の大椎，足少陽胆経の瞳子髎，懸釐，頷厭，上関，肩井，手太陽小腸経の聴宮，顴髎，秉風と交会する。

3．本経との交会
　足少陽胆経は本経の翳風にて交会し，足少陽胆経と手陽明大腸経は本経の角孫にて交会する。手太陽小腸経，足少陽胆経は本経の和髎にて交会し，陽蹻脈は本経の天髎にて交会する。外関は，陽維脈に通じている。
　こうした交会により，翳風は胆火上攻による耳疾患と耳下腺炎を治療することができ，和髎は手太陽小腸経と足少陽胆経の経気の失調によりおこる和髎局部の疾患を治療することができる。また外関は，陽維の病である頭痛，項部のこわばり，目赤痛，傷寒，感冒などを治療することができる。

［本章の常用穴］　　中渚，外関，支溝，翳風

1. 中渚 （ちゅうしょ）

　中渚は，別名，下都ともいう。第4・5中手骨間，中手指節関節後方の陥凹部に位置している。本穴は，手少陽三焦経の兪木穴であり，また手少陽三焦経の母穴である。
　三焦は，内臓の外腑（臓腑の外衛）であり，すべての臓腑の病機，病証を包括している。位置的には胸腹部に上，中，下焦がある。三焦は，人体の気化と水道の疏通を司っている。「榮兪は外経を治す」（『霊枢』邪気臓腑病形篇）の法則および刺針の際の，針感の走行と経絡の作用をかんがみて，中渚は手少陽三焦経の経脈が循行している通路上の病変を治療するとされている。また本穴は，三焦の熱邪が循経により上擾しておこる目，耳，咽喉，頭部の疾患を治療する際の常用穴である。
　三焦の火は循経により上擾しやすいため，本穴を用いた治療では瀉法を用いる場合が多く，灸はあまり用いられない。治療にあたっては，針感を本経に沿って患部にいたらせると，とりわけ効果的である。

本穴の特性

＜治療範囲＞

　本穴の所在部位や刺針の際の針感の走行，また手少陽経脈，経別，経筋の循行および分布といった要素をかんがみて，本穴を循経取穴や局部取穴として用いると，本経の経脈，経別が循行している手指，肘，上腕，肩，項部，目，耳，頭部の疾患を主治するとされている。また中渚の部位の経筋の病変も主治する。
　痰熱が三焦経脈に凝結したり，風熱または三焦の熱邪が循経により上擾しておこる頭部，項部，喉，目，耳，耳下腺の疾患は，すべて本穴の治療範囲に入る。循経取穴として用いると，経気を通暢し，手少陽三焦経の熱邪を清宣する作用が生じる。一方，弁証取穴として用いると，三焦を清し，鬱熱を散じ，火邪を降ろす作用が生じる。

＜効　能＞

1．弁証取穴
　　瀉法：清熱降火
2．循経取穴
　　瀉法：少陽経の経気を清宣する

3．局部取穴
　①瀉法（灸を配す）：去邪散滞
　②補法：壮筋補虚

<主　治>

　耳鳴り，耳聾，中耳炎，化膿性中耳炎，外耳道癤腫，頭痛，瘰癧，急性結膜炎，扁平疣，尋常疣，手指の紅腫，指関節部の経筋の異常，脇肋痛，肘部の痛み，上肢痛。
　また落枕，斜視，喉痺，耳下腺炎を治す。

| 臨床応用 |

1　耳鳴り，耳聾

　手少陽の脈の支脈は，耳後から耳中に入り，出て耳前に走っている。本穴に瀉法を施すと，少陽の経気を清宣し，耳竅を通じる作用がある。

1．肝鬱が化火し，清竅に上擾して，耳竅の機能が悪くなっておこる耳鳴り，耳聾
　　行間，耳門または聴会（瀉）を配穴……………………肝火の清瀉，耳竅の宣通
2．肝胆の火が循経により上擾し，耳竅が閉塞しておこる耳鳴り，耳聾
　　丘墟（瀉または透天涼），太衝（瀉または透天涼）を配穴……肝胆の火の清瀉，耳竅の宣通
3．痰火が上擾し，耳竅を閉塞し，気が閉じておこる耳鳴り，耳聾
　　豊隆，内庭（瀉）を配穴………………………………痰火の清降，耳竅の宣通
4．温邪が上攻し，または温熱病証で熱薬を誤服し，竅絡を損傷しておこる耳鳴り，耳聾
　　丘墟（瀉，透天涼を配す），聴会，翳風（瀉）を配穴……泄熱降火，耳竅の清宣
5．風熱を外感し，風熱の邪が竅絡に上擾しておこる耳鳴り，耳聾
　　合谷（または曲池），聴会，聴宮（瀉）を配穴……疏風清熱，耳竅の清宣
6．三焦の火が循経により上擾し，耳竅を鬱閉しておこる耳鳴り，耳聾
　　中渚（瀉，透天涼を配す），翳風，耳門または聴会（瀉）……少陽の清宣，鬱熱の消散，耳竅の補益

　　腎虚で精気が不足し，耳を滋養できずおこる場合，脾胃虚弱のために気血生化の源が不足し耳を栄養できないためにおこる場合，または脾陽不振のために清気が昇らないためにおこる場合の治療では，本穴の配穴は避けるべきである。

2　化膿性中耳炎

　化膿性中耳炎は，中医学では「聤耳」，「纏耳」，「耳疳」，「耳底瘡」の範囲に入る。本穴を瀉すと（または透天涼を配す），上焦の熱の清降，少陽経気の清宣の作用がある。治療に際しては，循経取穴としても弁証取穴としても用いることができる。

1．風火上攻による化膿性中耳炎
　　曲池（または合谷），聴会または耳門（瀉）を配穴……去風清熱，局部の鬱熱の清散

2．三焦蘊熱による化膿性中耳炎

外関，聴会，翳風（瀉）を配穴……………………三焦の火の清泄，局部の鬱熱の清散

3．内因として胆および三焦の火の上炎があり，外因として風熱があっておこる場合

丘墟，曲池（または合谷）（瀉）を配穴……………少陽の清宣，泄熱降火

3 外耳道癤腫

外耳道癤腫は，中医学では「耳癤」，「耳門痛」の範囲に入る。手足少陽の脈は，すべて耳を循っている。本病は胆および三焦の火，または熱毒をともない，循経により上攻しておこる。

症状：外耳道の発赤・腫脹・激痛。耳珠の圧痛，膿が流れる。舌質紫紅，舌苔黄膩，脈弦数。あるいは発熱や全身の不快感などの症状をともなう。

処方：中渚，丘墟，または降圧溝（放血）（瀉）を配穴……清熱泄火，熱毒の消散

※ 中渚と丘墟は透天涼を配して針感を循経により耳にいたらせると効果的である。

4 頭　痛

本穴を瀉すと，邪熱が上攻しておこる少陽頭痛を治療することができる。少陽頭痛の特徴としては，痛みが側頭部にあり，耳にもおよぶ。

処方：丘墟，太陽（患側），風池（患側）または阿是穴（瀉）を配穴……少陽の宣通，通絡止痛

5 瘰　癧

痰熱が三焦に凝結することで，手少陽三焦経の循行している部位に生じる結核性頸部リンパ節炎には，循経取穴として本穴を瀉し，少陽経気の宣通と壅熱結滞の疏泄をはかる。さらに阿是穴（核中心に向けて2〜3針を刺入）を配穴すると，経気の通暢，軟堅散結の効を収めることができる。潰破していない場合には，火針を配して核中心に刺す。この場合，それぞれの核に1針刺す。これにより温陽通絡，活血化滞，軟堅散結をはかる。

6 急性結膜炎

本穴を瀉す（または透天涼を配し，針感を循経により眼区にいたらせる）と，清熱降火の効を収めることができる。

1．時気の邪毒によりおこる「天行赤眼」の熱盛による急性結膜炎

睛明（瀉），太陽（瀉または点刺出血）を配穴……清熱明目，熱毒の消散

2．風熱が侵襲して目に影響しておこる「暴風客熱」の風熱による急性結膜炎

合谷，風池（患側）（瀉）を配穴………………………去風清熱明目

7 扁平疣，尋常疣

扁平疣と尋常疣は，中医では「枯筋箭」といわれており，俗に「瘊子」と称されている。本穴に瀉法を施すと，手少陽三焦経が循行している手背部と顔面部に生じる本病を治療すること

ができる。治療に際しては，患部の阿是穴を配穴して刺し，三稜針を用いて疣の基底部を刺し，少量の血液をしぼりだすと効果的である。

8 手指の紅腫

本病は手指に灼熱・発赤・腫脹・疼痛がおこるものである。『玉竜賦』には，「手臂紅腫するは，中渚，液門」とあり，『類経図翼』には，「もし手臂紅腫痛楚するは，これを瀉し，血を出すを妙となす」とある。病位が手の第4指と第5指の関節部にある場合は，中渚と液門を瀉して，気血の宣導，消腫止痛をはかるとよい。または三稜針を用いて患部を点刺出血すると，泄血散熱の効を収めることができる。

9 指関節部の経筋の異常

指の第4指，第5指の関節部の経筋が弛緩または拘急している場合は，局部取穴として本穴を刺し，虚には補法，実には瀉法を施すと，舒筋活絡，壮筋補虚の効を収めることができる。背側の経筋が弛緩し伸ばすことができない場合には，液門（補）を配穴して壮筋補虚をはかる。また背側の経筋が拘急して屈曲できない場合には，液門（瀉）を配穴して舒筋活絡をはかる。

10 上肢痛

これは脹痛，麻痛あるいは発作性の跳痛が，肩甲部や項部から手少陽三焦経に沿って，腕や第4指にいたるもの，あるいは第4指や腕から手少陽三焦経に沿って，肩甲部や項部にいたるものである。局所穴や阿是穴に刺針して効果がなかったり，中渚を按圧すると痛みが緩解する場合には，本穴を瀉して針感を循経によって肩部までいたらせる。これにより経脈を通暢し，活絡止痛の効を収めることができる。

症　例

[症例1]　男，21才，初診1965年6月2日
主　訴：半月来，右手と右足に不随意の動きがおこる
現病歴：この半月来，右側の手指が不随意に動き，手指の屈伸や物をつまんだりすることができない。また右側の足の指が反り，歩行に影響する。そのほかに頭痛（右側），頭暈，耳鳴り，食欲不振，口中が粘る，小便が黄色いなどの症状をともなっている。患部には痛みはない。舌質は淡紅，舌苔は白膩，脈は弦である。もともと心悸，自汗，息切れなどの症状があったが，これは針治療により治癒している。
弁　証：肝風内動に痰湿がからみ，経脈を阻滞させておこった舞踏病と考えられる。
治　則：熄風通絡
取　穴：初診，右中渚，合谷，内庭，太衝，地五会（瀉）
　　　　2〜3診，右中渚，合谷，陽陵泉，太衝（瀉）
効　果：2診後には，右側の手足の不随意動作は，ほぼ治癒し，3診で治癒した。

経　過：数カ月後に再発していないことを確認した。

［症例2］　男，22才，初診1976年11月3日
主　訴：3カ月余りにわたる右の垂手
現病歴：今年7月28日に地震により右前腕を損傷した。右前腕の肌肉は萎縮し，垂手となっている。麻木感や痛みはない。8月7日から別の病院で薬による治療と針治療を2カ月余りうけたが，効果はなかった。10月31日に当病院の外科に入院し，11月3日に針灸治療を受診。レントゲン検査では橈尺骨に異常はなかった。垂手で物を持てず，陰側がつっぱっている。外傷部位は治癒している。
弁　証：経脈を損傷し，経筋の機能が失調している証候である。
治　則：舒筋活絡，壮筋補虚
取　穴：初〜13診，右中渚，外関（補），右大陵，神門（瀉）
　　　　14〜15診，合谷，外関，陽池，陽谿，八邪（補）
　　　　隔日治療とする。
効　果：6診後には手腕を少しあげることができるようになる。16診で治癒し，右の手腕は自由に運動できるようになり，肌肉の萎縮も改善した。

［症例3］　男，60才，初診1969年9月26日
主　訴：3カ月来の両側の耳聾，中暑により発症
現病歴：今年の夏に中暑を患った。当時は心煩，口渇，耳鳴り，自汗，息切れ，頭暈などがあったが，これらは治療により治癒した。ただし耳鳴りが治癒せず，進行して両側の耳聾となった。大きな音も聞こえず，頭はぼんやりしており，心煩，耳内の痒みなどの症状をともなっている。舌質は紅，舌苔は薄黄，脈は数で有力である。
弁　証：余熱がとれておらず，竅絡が鬱閉しておこった耳聾である。
治　則：清熱通絡宣竅
取　穴：中渚，翳風，聴会（瀉）
効　果：初診後には，両側の耳鳴りは消失したが，耳聾は改善していない。5診後には聴力がかなり改善し，大きな音ははっきり聞こえるようになった。また心煩，頭のぼんやり，耳内の痒みは治癒した。6診後に耳聾は治癒し，7診で効果の安定をはかった。

参　考

1．本穴の針感

　連続して捻転すると，その針感は手少陽三焦経に沿ってしだいに上行し，前腕，肘，上腕を経て肩部にいたる。少数の症例ではあるが，本経に沿ってしだいに頸部を循って耳後の翳風または耳内にいたるケースもある。また一部には外眼角にいたる例もある。

　針感の伝導は，手少陽三焦経の経脈が循行している体表の線と一致している。透天涼を施

し，連続して捻転すると，涼感が本経に沿ってしだいに上行して肩部に達する。少数の例ではあるが，耳内や耳後，外眼角の部位に達する場合もある。また耳内に涼感がおこったり，眼球内が涼しく感じられ眼内がすっきりしたり，耳鳴りや耳内の熱痛が一時的に軽減する場合もある。

2．臨床見聞

化膿性中耳炎の1症例として，右耳に膿が流れ，耳の周囲に激しい痛みがある患者に対して，後谿を瀉したところ，耳前部の激痛は消失した。また中渚を瀉したところ，耳後部の激痛は消失した。この作用は「所在経脈，疾病所主」，「痛が何経に在るかにより，穴をその経に取る」の法則と関係するものである。

3．歴代医家の経験

中渚は，手少陽三焦経が循行している体表の部位の病変を主治する。これは歴代の医家が認めるところである。代表的なものとしては，次のものがある。
① 「手臂の紅腫腕に連なりて疼むは，液門穴内に針を用いれば明，さらに一穴名中渚あり，多瀉中間に疾は自ずと軽し」（『玉竜歌』）
② 「久しく傷寒を患いて肩背痛むは，ただ中渚に針すれば其の宜しきを得る」（『席弘賦』）
③ 「肩背諸疾中渚下」（『肘後歌』）
④ 「中渚は肢木麻，戦振踡攣して力加わらず，肘臂肩に連りて紅腫痛し，手背癰毒治すに発せざるを主治する」（『十四経要穴主治歌』）
⑤ 「耳聾，両顳顬痛むは，中渚これを主る」（『針灸甲乙経』）
⑥ 「中渚主るは，……頭痛，耳鳴り」（『外台秘要』）

4．子母補瀉法

『十二経子母穴補瀉歌』には，「三焦天井中渚瘂」とある。虚する者にはその母を補うという法則にもとづき，三焦火経の兪木母穴である中渚を補うと，木を補うと火を生じるため，三焦の元気を増強し，三焦の虚を補益する効がある。ただし臨床経験と「榮輸は外経を治し，合は内腑を治す」の配穴原則にもとづいて，本穴は手少陽三焦経の経脈が循行している通路上の病変，邪熱上擾や熱邪壅閉によりおこる頭顔面部，咽喉部，耳，目の疾患の治療に多く用いられている。これらの病証は実証である場合が多いため，臨床上は瀉法が多く用いられている。補法を用いる機会は少ない。

火経中の木穴である中渚を瀉すと，釜底抽薪により邪火は抑止されるので，手少陽三焦経の鬱熱壅遏に対して，一定の作用がある。

5．中渚から液門への透刺法

中渚から液門への透刺法は，逆経透刺であり，迎えて之を奪う法である。これにより三焦経気を清宣することができる。また液門から中渚への透刺法は，順経透刺であり，随いて之を済す法である。これにより局部の筋脈を補益することができる。

2. 外関 (がいかん)

　外関は，前腕の外側にある。手少陽の絡脈はここから別れてめぐり，肘関節や肩関節を通過して胸中に注ぎ，手厥陰心包経に合す。本穴はまた内関と相対していることから，外関と命名された。

　外関は，手少陽三焦経の絡穴であり，陽維脈に通じている。本穴には，少陽を和解する，三焦の火を清降する，少陽経の経気を清宣するなどの作用があり，「陽維の病，寒熱に苦しむ」を主治する。また手少陽三焦経の通路上（体表部）におこる病変，および三焦の火が上炎しておこる咽喉，眼，耳，耳下腺部の疾患も，すべて本穴の治療範囲に入る。

　三焦の火は，経を循って上擾しやすく，陽実証候を呈する。また「陽維の病，寒熱に苦しむ」という証も，多くは実証として現れる。本穴が治療するそのほかの証候も，多くは陽実証である。したがって，本穴を用いた治療では瀉法を施す機会が多く，灸を用いる機会は少ない。

本穴の特性

<治療範囲>

1．経脈通路上の病証

　手少陽三焦経から別れてでる絡脈は，外関穴から別れてでて，外側から臂部をめぐり，さらに上行して胸中に注ぎ，手厥陰心包経と合す。邪気が盛ん（実）なためにおこる肘関節部の拘攣，虚証の肘関節部の弛緩に対しては，絡穴である外関を取って治療することができる。また本穴は，同絡脈が循行している肘，臂などの疾患を治療することができる。

　さらに循経取穴として本穴を用いると，手指，肘，臂，肩，項，眼，耳，頭部の疾患を治療することができる。

2．頭項，眼，耳，耳下腺部の疾患

　痰熱の凝結，邪熱上攻，風熱上擾，または三焦の火が上炎しておこる頭，項，咽喉，眼，耳および耳下腺部の疾病は，すべて本穴の治療範囲に入る。本穴を循経取穴として用い，針瀉を施すと経気を通暢し，少陽経の熱邪を清宣する作用が生じる。また本穴を弁証取穴として用い，針瀉を施すと三焦を清熱し，鬱熱を去り，邪火を降ろす作用が生じる。

3．外感表証

　本穴は，陽維脈に通じている。陽維脈は諸陽経を連絡させており，一身の表を主っている。

したがって，外感風熱，風寒表証には，本穴を配穴して用いることができる。傷寒病中の少陽証も本穴の治療範囲に入る。

<効　能>
1．弁証取穴
　　瀉法：解表退熱，少陽の和解
　　透天涼を配す…三焦の火熱を清降する
　　湯液における柴胡，黄芩，菊花，牛蒡子，山梔子，二花，連翹，荊芥，防風，葛根，大青葉などの効に類似
2．循経取穴
　　瀉法（または透天涼を配す）：少陽経の経気を宣通，清宣する
3．局部取穴
　　①瀉法：駆邪，舒筋活絡
　　②補法：壮筋補虚

<主　治>
　　頭痛，感冒，耳鳴り，耳聾，中耳炎，外耳道癤腫，化膿性中耳炎，耳下腺炎，急性咽頭炎，急性結膜炎，赤脈伝睛，瘰癧，落枕，肺炎，脇肋炎，瘧疾，傷寒（小柴胡湯証），疔瘡，痺証，手指の震戦，腕臂痛，腕関節部の軟部組織損傷，垂手。
　　また扁桃炎，急性単純性喉頭炎，咳嗽，斜視，扁平疣，尋常疣などを治す。

臨床応用

1 頭　痛

①「頭痛発熱は外関にて安じる」（『経験特効穴歌訣』）
②「一切の風寒暑湿邪によりおこる頭痛発熱には，外関がよい」（『雑病穴法歌』）
③「傷寒，表にありて頭痛する者には，外関を瀉すと自然に安じる」（『蘭江賦』）
　　以上の記述にもあるように，外関は表証の頭痛の治療に適しているとされている。

1．循経取穴
　　①少陽頭痛：本穴を瀉して少陽経気の宣通，清宣をはかる
　　　　丘墟，太陽（患側），風池（患側）（瀉）を配穴……少陽の宣通，通絡止痛
　　②邪熱が上攻し，循経上擾しておこる少陽頭痛
　　　　外関，丘墟（瀉）………………………………少陽の宣通，清熱降火
　　③少陽頭痛で小柴胡湯証を伴う場合，または脈が弦数の場合は少陽から治すとよい
　　　　外関，丘墟（瀉）………………………………宣陽達表，少陽の和解
2．弁証取穴
　　【1】風熱頭痛

外関（清熱解表），合谷，阿是穴（瀉）…………疏風散熱，通絡止痛
　【2】風寒頭痛
　　①外関（宣陽解表），列欠，阿是穴（瀉）…………疏風解表，通絡止痛
　　②外関，大椎，阿是穴（瀉）……………………… 疏風散寒，利竅止痛

2　感　冒

風寒感冒：本穴を瀉して通陽解表をはかる
風熱感冒：本穴を瀉して清熱解表をはかる

1．風寒が表に侵入し，肺衛失宣となっておこる感冒
　　①大椎，列欠（瀉）を配穴……………………………疏衛散寒，宣陽解表
　　②大椎，風門（瀉）を配穴……………………………去風散寒，宣肺解表

2．風熱が表に侵入し，肺衛が失調しておこる感冒
　　①合谷，大椎（瀉）を配穴……………………………疏風清熱解表
　　②合谷，尺沢（瀉）を配穴……………………………疏風清熱，宣肺解表

3　耳下腺炎

　本穴を循経取穴として用い，針瀉を施すと，少陽の鬱熱を清宣する作用が生じる。また本穴を弁証取穴として用い，針瀉を施すと清熱降火，鬱熱を消散する作用が生じる。

1．少陽に蘊熱があり，温毒を感受しておこる耳下腺炎
　　　丘墟，翳風（瀉）を配穴……………………………解表清熱消腫

2．邪熱が相互に作用し，少陽に阻滞しておこる耳下腺炎
　　　丘墟（瀉），翳風，曲沢（点刺出血）を配穴……… 清熱解毒，消結消腫

3．邪が陽明に伝わり，胃熱が盛んになっている場合
　　　内庭，翳風（瀉）を配穴……………………………清熱降火，消腫散結

　　※　少陽と厥陰は互いに表裏の関係にあり，また足厥陰の脈は陰器を循っている。少陽の熱邪が厥陰に波及しておこる睾丸炎には，次のように対処するとよい。
　　　外関，行間（または太衝），三陰交（瀉）………… 清熱涼血，厥陰の経気を疏泄する

4　瘧　疾

　正瘧の治療では，外関，丘墟（瀉）により少陽の和解をはかり，大椎（瀉）を加えて駆邪截瘧をはかるとよい。

5　傷寒（小柴胡湯証）

1．口苦，咽乾，目眩，往来寒熱，胸脇苦満，黙黙として飲食を欲しがらない，心煩喜嘔などの症状をともない，脈弦である少陽証
　　処方：外関，丘墟（瀉）……………………………………少陽の和解

2．『傷寒論』267条には，「本太陽病解せず，転じて少陽に入るものは，脇下鞕満し，乾嘔し

食することあたわず，往来寒熱す，なおいまだ吐下せず，脈沈緊のものは，小柴胡湯を与う。」とある。

処方：外関，丘墟（瀉）……………………………少陽の和解

『傷寒論』98条の小柴胡湯の証，149条の熱入血室の証，232条の陽明病小柴胡湯の証の治療でも，外関，丘墟（瀉）を主とし，必要な配穴を行うとよいとしている。

6　垂手

本病は傷筋による痿証である。

1. 手少陽，陽明と太陽の腕臂部の経筋が弛緩しておこる垂手

　　外関，陽池，偏歴（または温溜），養老（または支正）（補）……経筋の健壮，虚損の補益
　　※　陰経の経筋の拘急をともなう場合
　　　　上処方と「大陵，通里，列欠（瀉）による経筋の舒暢，通経活絡」法を交互に用いる

2. 手三陰の腕臂部の経筋が拘急しておこる垂手

　　内関，神門，列欠（瀉）……経筋の舒暢，通経活絡
　　※　陽経の経筋の弛緩無力をともなう場合
　　　　上処方と「陽池，外関，支正，偏歴（補）による経筋の健壮，虚損の補益」法を交互に用いる

症　例

［症例1］　男，36才，初診1966年12月10日
主　訴：手指の震戦が1カ月余り続いている
現　症：原因は不明であるが，突然右側の手指が不随意に震えるようになり，書きものや仕事に影響する。また両目がかすむ。検査によると心臓病はない。
弁　証：「風の性は動を主る」。これは風邪により筋脈を損傷しておこった手指の震戦である。
治　則：去風散邪
取　穴：右外関，合谷（瀉）。隔日治療とし，2回の治療で治癒した。
経　過：1970年1月12日に坐骨神経痛の治療に来院した際に，2回の治療で治癒していたことを確認した。

［症例2］　男，22才，初診，1978年4月7日
主　訴：3カ月来の肩甲内縁の痛み
現病歴：3カ月前の外傷により，左側の肩甲内縁に痛みがおこるようになった。会話や咳嗽，深呼吸などによって，また力をいれたときや，上肢をあげるときに痛みは増強し，運動制限がある。痛みが右側の肩甲内縁に放散することもあり，がまんできないほど痛い。当地の病院で西薬を投与され，3回の針灸治療をうけたが，あまり効果はなかった。患部の皮膚には変化はなく，腫れもない。
弁　証：経脈を損傷し，気機が阻滞しておこった証候である。

治　則：通絡止痛
取穴と効果：
　　初診，外関（瀉）（針感が手少陽経に沿って痛点にいたると，疼痛は軽減した）
　　2診，初診後には咳をしても痛くなくなった。しかし右側の肩甲内縁に痛みが現れた。外関（瀉）により，針感が循経により痛点にいたると，速やかに右側の痛点は消失し，左側の痛点は軽減した。
　　3診，治療効果の安定をはかった。取穴と手技は前回と同じ。

［症例3］　男，22才，エチオピア人，エチオピアにて初診1978年12月26日
主　訴：3カ月来の両上肢の痿軟，麻痺，獄中で縛られて発症
現病歴：1978年7～10月中，獄中で数度にわたり縛られ，受刑中に殴打され，両上肢があがらなくなり，両肘の屈伸障害，垂手となる。手指も少ししか屈伸できず，肘関節から下の筋肉は萎縮している。皮膚は枯れて萎えており，色はやや青紫を呈している。右の上肢の状態は，左より悪く，手指に麻木感がある。右肩甲部が痛み，右の三角筋は重い感じがする。両上肢は冷えており，手指と前腕がとくに冷えている。ビタミン剤やそのほかの薬物注射を用いたが，効果はなかった。
弁　証：経絡を損傷して気血の流れが悪くなり，それが長期化したために肌肉の栄養が悪くなっておこった上肢の痿証である。
治　則：筋脈の健壮，虚損の補益
取　穴：初～6診，曲池，合谷，手三里。「6.26治療機」により30分間通電する。
　　　　7～30診，外関，曲池，合谷（補）
効　果：初～6診は効果がなかった。7～30診により効果を収めた。15診後には，右肩甲部の痛みと三角筋の重さはあるものの，左手の麻木感は好転し，右の手指も前よりは有力となり，両上肢の萎縮も前よりは好転した。25診後には，左上肢はあがるようになり，肘関節の屈伸運動も有力となった。29診後には両上肢はほぼ治癒し，30診にて効果の安定をはかった。

経穴の効能鑑別

効能鑑別

外関，大椎，列欠，風門，合谷の効能比較

　　上記の経穴には，すべて解表の作用があるが，各穴それぞれに固有の特徴がある。詳細については，風門一節の［経穴の効能鑑別］を参照。

配　穴

1．外関と足臨泣の配穴

　　八脈交会穴とは，奇経八脈に通じている8穴のことである。『八法交会歌』には，「外関臨

泣総相同」とあり，『八穴配合歌』には，「臨泣外関分主客」とある。また『八法交会八穴歌』には，「臨泣胆経連帯脈，陽維鋭眦外関逢」とある。陽維脈に通じている外関と，帯脈に通じている臨泣は，内眼角部，耳後，頸項部，肩部と関係がある。この2穴を配穴すると，耳，目，頸項部，肩部の病を主治する。

2．外関（瀉）

 ①合谷（瀉）を配穴……………………………………清熱解表，去風清熱の作用があり，熱邪が上攻しておこる五官および頭顔面部の病の治療に用いる

 ②曲池（瀉）を配穴……………………………………去風解表の作用があり，皮膚病の治療に用いる

 ③耳門または聴会（瀉）を配穴………………………耳竅の清宣

 ④丘墟，耳門（または聴宮，聴会），翳風（瀉）を配穴……少陽の清宣，耳竅の開通

 ⑤大椎（瀉）を配穴……………………………………解表退熱

 ⑥列欠，肺兪（瀉）を配穴……………………………疏衛解表，宣肺鎮咳

 ⑦尺沢，肺兪（瀉）を配穴……………………………清熱宣肺，疏衛解表

 ⑧睛明，風池（瀉）を配穴……………………………清熱明目

3．外関，丘墟（瀉）

 湯液における小柴胡湯の作用に類似している。その具体的な運用については，丘墟一節の［配穴］を参照。（P591）

参　考

1．本穴の刺針方向および針感

 連続して捻転すると，その針感は手少陽三焦経に沿って第4指（あるいは第3指）にいたる。または本経に沿ってしだいに上行し，肘，上腕を経過して肩，肩甲部にいたる。少数の例ではあるが，手少陽三焦経に沿ってしだいに頸部を循り耳後の翳風または耳内にいたる場合や内眼角にいたる場合もある。

 透天涼を配し連続して手技を施すと，涼感が本経に沿ってしだいに上行し肩部にいたる。少数の例ではあるが，耳後や耳内，内眼角部にいたり，耳内が冷たく感じたり，眼内が冷たく感じるケースもある。この場合，眼内がすっきりして明るく感じたり，耳鳴りや耳内の熱痛が軽減する。針感の伝導する経路は，手少陽三焦経の経脈が循行している体表の路線と一致している。

 肘，上腕，頸項部，頭部，耳，目，耳下腺部の疾患は，すべて支溝の方向に向けて斜刺し，針感を患部にいたらせると良好な効果を収めることができる。手指，手腕部の疾患に対しては，陽池の方向に向けて斜刺するとよい。

2．古典考察

 1．先人は三焦を陽気の父，心包絡を陰血の母と称している。この考えにもとづくと，この

2経には全身の気血を通調する作用があることになる。しかし手少陽三焦経の絡穴である外関と，手厥陰心包経の絡穴である内関を刺すと，全身の気血を調節する作用が生じるか否かについては，今後の臨床実践と研究を待つ必要がある。

2．『医学綱目』には，「脇肋痛むは，外関を取り内関に透して之を瀉す」とある。手少陽三焦経の経脈，経別，絡脈は脇肋部には循行していない。外関が脇肋痛を治す理由は，外関が手少陽三焦経の絡穴であり，その絡脈が別れて手厥陰心包経に走り，手厥陰の経脈が胸を循って脇部にでているからである。また内関に透刺すると，同穴には行気と脇絡を通調する作用があるため，2穴の相乗効果が生じ，通経活絡，理気止痛の効を収めることができる。

3．『玉竜歌』には，腹中疼痛は大陵と外関で消失させることができるとある。非常に多くの原因と病証が腹痛をひきおこすが，外関と大陵に刺針すると，原絡配穴となり行気調経，活血去瘀の効が生じる。これにより，気血瘀滞による腹痛を治療することができる。

4．『難経』三十八難には，「腑の六有る所以は，三焦を謂うなり。原気の別有りて，諸気を主持す。名有りて形無く，其の経は手少陽に属す。これ外腑なり，ゆえに腑に六有りと言うなり。」とあり，『難経』六十六難では，「三焦は，原気の別使なり，三気を通行し，五臓六腑に経歴するを主る」とある。また『素問』霊蘭秘典論篇には，「三焦は，決瀆の官，水道これより出ず」とあり，『難経』三十一難には，「三焦は，水穀の道路にして，気の終始する所なり」とある。

　三焦は，人体の気化と水道の疏通を司っている。臨床観察によると，手少陽三焦経の肘以下の経穴には，三焦の気化機能を治療したり，通調水道の機能失調を治療する作用はない。その理由はおそらく「三焦無腑」によるものと考えられる。あるいは三焦の生理，病理が，上焦の心，肺，中焦の脾胃，下焦の肝，腎，大腸，小腸，膀胱など臓腑に分散しているためであると考えられる。

5．『傷寒論』265条には，「少陽の中風，両耳聞く所無く，目赤く，胸中満して煩するものは，吐下するべからず，吐下すればすなわち悸して驚す」とある。少陽の中風において，邪熱が胸脇部にありそれが上擾して胆火が上炎すると，口苦や咽乾，目眩だけでなく，耳聾，目赤，胸中煩満が現れる。この場合の治療は，小柴胡湯にて和解するとよい。針で治療する場合は，外関と丘墟を配穴して瀉し，少陽の和解をはかるとよい。

6．『金匱要略』嘔吐噦下利病脈証治篇には，「嘔して発熱する者は，小柴胡湯これを主る」とある。嘔吐して発熱する場合には，小柴胡湯を用いるとよい。これは外感の病邪が少陽にあるために嘔がおこり，さらに寒熱往来，胸脇苦満があるためにおこるものと考えられる。針で治療する場合は，外関と丘墟を瀉して少陽の和解をはかる。これにより少陽の邪が除去されれば，嘔吐，発熱は治癒する。

7．『難経』二十九難には，「陽維の病たる寒熱に苦しむ」とある。陽維脈は，足外果の下の金門よりおこり，下肢外側に沿って上行し，身側を過ぎ，脇肋に上り，肩にいたり，項に上り，耳前を経て，前額にいたり，再び項の後ろにいたり，督脈と会合する。

　陽維脈は，諸陽経をつないでおり，督脈に会している。同脈と足太陽，少陽経との依存関係は密接である。太陽は一身の表を主っており，その病は悪寒，発熱する。少陽は半表半裏

を主っており，その病は寒熱往来する。太陽，少陽経の経気の不和は，陽維脈に影響し，陽維脈の脈気の異常は，太陽と少陽経に影響する。したがって「陽維の病たる寒熱に苦しむ」といわれているのである。陽維脈に通じている外関は，外感表証を主治する。外感風熱，風寒の表証，あるいは風熱，風寒の表邪による症状をともなう一部の疾患の治療では，すべて外関を取ることができる。

3．外関から内関への透刺法

上記の法には，提挿，呼吸補瀉法，強弱刺激が用いられ，捻転補瀉法は用いない。『霊枢』終始篇にある「病先に陽に起こる者は，先にその陽を治し，而して後にその陰を治す」に適用される。

4．八脈交会穴の治療範囲

詳細については後谿一節の［参考］を参照。

3. 支　溝 (しこう)

　　支溝は，別名，飛虎ともいう。本穴は，手少陽三焦経の経火穴であり，火経の火穴である。所在部位は，手根背側横紋の上3寸で，尺骨と橈骨のあいだである。手腕は上肢に属しているが，上肢の「肢」は古くは「支」に通じていた。また本穴は，両骨のあいだで溝のように狭い部位に位置しており，それらのことから支溝と命名された。
　　支溝は，本経の経脈が循行している通路上の病変，熱邪が循経により上擾しておこる一部の病証を主治する。また便秘と脇肋痛を治療する際の特効穴である。

本穴の特性

＜治療範囲＞

1．経脈通路上の病証

　　本穴の所在部位や刺針の際の針感の走行，また手少陽経脈と経別の循行と経筋の分布などの要素をかんがみて，支溝は本経の経脈と経別が循行している通路上の手指，肘，上腕，肩，項，目，耳，頭部の疾患を治療するとされている。また本穴が所在している部位の経筋が，弛緩または拘急をおこす病証を治療することができる。

　　痰火が三焦経脈に凝結したり，邪熱が上攻したり，三焦の鬱熱が循経により上擾しておこる頭，喉，目，耳の疾患の治療では，火経の火穴である支溝を取って瀉すと効果的である。本穴を循経取穴として用い，針瀉を施したり透天涼を配すると，経気を通暢させ，少陽経の熱邪を清宣する効が生じる。また本穴を弁証取穴として用い，針瀉を施したり透天涼を配すと，三焦の清熱，鬱熱の消散，降火の効が生じる。

2．便秘と脇肋痛

　　三焦は，諸気を主持し，人体の気化を司り，元気が通行する路である。気機の昇降が失調し，気が中焦に滞っておこる脇肋痛，胸脘脹悶などの治療では，すべて本穴を取ることができる。

　　飲食や水穀の消化と吸収，輸送と排泄も，三焦の気化作用に依拠して行われている。三焦の気化の失調と関係のある便秘の治療では，すべて三焦経の経火穴である本穴を取ることができる。

＜効　能＞

1．弁証取穴
　瀉法（または透天涼を配す）：清熱通便
2．循経取穴
　瀉法（または透天涼を配す）：少陽経気の清宣
3．局部取穴
　①瀉法：舒筋活絡
　　灸または焼山火を配す…温経散邪
　②補法：壮筋補虚

<主　治>

頭痛，耳鳴り，耳聾，中耳炎，脇肋痛，便秘，落枕，瘰癧，纏腰火丹，腕の経筋の失調，手指の震戦，痺証，肩臂痛。
また耳下腺炎，急性結膜炎，垂手，急性胆嚢炎などを治す。

| 臨床応用 |

1 頭　痛

本穴を瀉し透天涼を配すと，少陽の清宣と清熱効果の二重の効果を収めることができる。邪熱が上攻し循経により上擾しておこる少陽頭痛には，丘墟と患側の太陽，風池（瀉）を配穴すると，少陽の清宣，通絡止痛の効を収めることができる。

2 脇肋痛

本穴を取り間使に透刺すると，理気通絡止痛の効が生じる。これにより肝気鬱結のために脈絡が阻滞しておこる脇肋痛，気滞血瘀のために脈絡が阻滞しておこる脇肋痛を治療することができる。前者には局所の経穴を配穴して理気通絡止痛をはかり，後者には三陰交（瀉）を配穴して理気活血，通絡散滞をはかる。

脇肋掣痛，煩熱，口乾，二便がすっきりでない，舌質紅，舌苔黄，脈弦数などの気鬱化火の象がある脇肋痛には，支溝（瀉），太衝（瀉，透天涼を配す）により清肝調気をはかる。

また精血虚損，肝陰不足，血虚のために養肝できず，絡脈失養となっておこる脇肋痛には，一般に本穴は用いない。

3 便　秘

本穴を瀉すと，清熱，理気通便の効があり，虚秘（血虚），熱秘，気秘を治療することができる。以下のように用いられることが多い。

1．虚秘（血虚）

精血や津液が不足し，潤いが悪いために腸内が乾いておこる便秘で，口乾，心煩，舌苔の剥落，脈細数などをともなう場合には，支溝（瀉）により清熱通便をはかり，復溜（養陰生

津），三陰交または血海（養血）（補）を配穴する。これにより養血生津，清熱通便の効が生じる。

2．熱　秘

熱秘は胃腸の積熱が津液を損傷し，そのため熱が内に伏し燥熱が内結しておこる便秘である。
①支溝，天枢，中脘，上巨虚（瀉）……………………熱結の攻下
②支溝，足三里，内庭（瀉）……………………………清熱通便

3．腸の燥熱による熱秘

『傷寒論』241条には，「病人大便せざること五六日，臍を繞り痛み，煩躁し，発作時に有るものは，これ燥屎有り，故に大便せしめざるなり。」とある。これは熱邪が裏にあり，腸内燥結が阻滞し，気が下行しないためにおこる便秘である。治療に際しては，支溝，天枢（瀉），上巨虚（瀉，透天涼を配す）により，腸腑を清熱し通便をはかるとよい。

4．気　秘

情志の失調により気機が鬱滞し，通降と伝導が失調しておこる気秘について，尤在涇は「気内に滞りて物下らず」による便秘としている。治療に際しては，支溝，天枢（または上巨虚），太衝または気海（瀉）により，行気導滞，通腸治秘をはかるとよい。

易怒，目赤，口苦，咽頭の乾き，舌質紅，脈弦などをともなう場合は，怒りなどにより肝を傷り，そのため気鬱化火となったことが原因である。治療に際しては，支溝（瀉），太衝（瀉，透天涼を配す），天枢または上巨虚（瀉）により，清肝理気，通腸治秘をはかるとよい。

4 落　枕

手少陽の脈は，項部に上り耳の後ろに連絡している。循経取穴として本穴を瀉すと，経気を通暢することができる。

1．睡眠時の体位が悪いためにおこった落枕で，手針の頸項点に刺針して効果がない場合には，本穴を瀉して針感を肩部または頸部にいたらせるとよい。捻瀉または置針時に患者に頸項部の運動をさせ，疼痛が緩解した後に抜針する。疼痛が軽減しない場合は，局所の経穴または阿是穴を配穴して瀉し，舒筋活絡，気血の宣導をはかるとよい。

2．風寒が経絡に侵襲しておこった落枕には，局所の経穴または阿是穴を配穴して瀉し，灸または吸角を併用して，温経散寒，舒筋活絡をはかるとよい。

5 瘰　癧

循経取穴として本穴を瀉すと，痰熱が三焦に凝結して頸項部の両側の三焦経が循行している部位に生じた気瘰を治療することができる。同療法には，少陽経気を宣通し，壅熱結滞を疏泄する効がある。

処方：①阿是穴（瀉）（核心に向けて2～3針を刺入）を配穴……経気の通暢，軟堅散結
　　　②天井，阿是穴（瀉）を配穴………………………経気の通暢，軟堅散結
※　潰破していない場合には，火針を用いて核心に刺入する。それぞれの核に1針刺入し，温陽通絡，活血化滞，軟堅散結をはかる。

6　腕の経筋の失調

原因や病証の相違にかかわらず，腕の背側の経筋が弛緩または拘急している場合には，本穴を取って刺針することができる。虚証には補法を施し，実証には瀉法を施すと，舒筋活絡と壮筋補虚の効を収めることができる。腕の経筋の失調は，陽側では弛緩している場合が多く，陰側では拘急している場合が多い。

1．背側（陽側）の経筋が弛緩している場合

　　支溝，陽池，偏歴，養老（補）など……………………壮筋補虚

　　背側の経筋が弛緩し掌側の経筋が拘急して，手腕が屈して伸ばすことのできない場合には，経筋を舒暢する処方である大陵，内関（または間使），通里（または陰郄），列欠（瀉）と前処方を交互に用いるとよい。

2．背側（陽側）の経筋が拘急している場合

　　支溝，陽池，偏歴（瀉）など……………………………経筋の舒暢

　　背側の経筋が拘急し掌側の経筋が弛緩して，手腕が伸びて屈曲できない場合には，壮筋補虚の処方である大陵，内関（または間使），通里，列欠（補）と前処方を交互に用いるとよい。

3．圧迫により経絡や経筋を損傷して垂手となった患者のうち，発病初期で患部の皮膚が青紫色で瘀血による症状がある場合には，支溝，阿是穴（瀉）により活血散瘀をはかる。病の経過が長い場合や，筋脈の栄養不良により弛緩して下垂している場合には，支溝，手三里，陽池または支正（補）などにより，筋脈の強壮，補虚益損をはかるとよい。

　　誤って神経を切断しておこった機能障害には，針灸は効果的でない。

7　痺　証

本穴を取り，局部療法として用いると，風寒湿痺と熱痺を治療することができる。

1．風寒湿痺

　　風寒湿の邪が虚に乗じて侵襲し経絡に流注して経脈を阻滞させ，気血の運行が悪くなっておこった腕の痺証には，支溝，陽池または阿是穴に瀉法を施し，灸または焼山火を配す。これにより，風寒湿の邪を除去し，経絡気血の阻滞を疏通させることができる。

2．熱　痺

　　風寒湿の邪が鬱して化熱したり，熱が内にこもっているところに湿邪を感受することによって，絡脈が阻滞しておこった腕の痺証には，局所治療に支溝，陽池，阿是穴を配穴して瀉すと，鬱熱の消散，気血の宣導，通絡止痛の効がある。この場合，透天涼を配してもよい。また弁証取穴による湿熱を清利する処方の合谷（または曲池），陰陵泉（瀉）と，前処方を併用することで，標本兼治を施すことができる。

症　例

［症例1］　女，9才，初診1969年11月17日

主　訴：（代訴）2カ月余り前から頭痛，腹脹，悪心，嘔吐，大便秘結が繰り返しおこる
現病歴：4カ月前に日本脳炎を患い，当病院の内科に入院し治療をうけた。治癒して退院した後，頭痛が後遺症として残る。痛みは夜間に増強する。毎回発作がおこると20～30分ほど激痛が続く。食後には腹脹，耳鳴り，激しい頭痛（痛点は前額部と側頭部にある）がおこり，ついで悪心，嘔吐，気喘がおこるが，数分後には症状はおのずと緩解する。
現　症：上記の症状の他に，食欲不振，大便秘結，小便黄赤，口苦，口渇，腹部の発熱などの症状をともなっており，舌苔は薄黄，脈は弦数である。苦痛の表情を浮かべており，度々うめいている。
弁　証：脈証，病因から，これは湿熱の邪が未だ完全には除去されておらず，中焦に留滞して胃腸にこもり，気逆がおこっていると考えられる。そのために食後の腹脹，悪心，嘔吐などの症状が現れている。邪熱が清陽に上擾すると，耳鳴り，頭痛などが現れる。また口苦，口渇，便秘，食欲不振，腹部の発熱は，温邪が胃腸に留滞しておこったものである。脈象と舌苔は，熱象を呈している。
治　則：清腑通便
取　穴：初診，足三里，豊隆，印堂（瀉）
　　　　2～7診，支溝，足三里，内庭，印堂（瀉）（局所取穴で局部の止痛をはかる）
効　果：初診後には，頭痛は軽減したが便秘症状には変化がない。2診後には，便秘症状も改善し，この2日間は頭痛がおこらない。3診後には腹脹が軽減し，食欲も増加した。頭痛はおきていない。4診後には，頭痛，便秘，口渇，食後の腹脹は，すべて治癒した。ただし腹部の発熱はまだある。5診後には，腹部の発熱も消失し，7診（29日）で治癒し退院した。
経　過：1971年10月5日に手紙にて再発していないことを確認した。

［症例2］　男，51才，初診1980年10月21日
主　訴：脇肋痛が7日間続いている，打撲により発症
現　症：左側の脇肋部が痛み，咳，くしゃみ，深呼吸，またひねったりすることにより痛みは増強する。運動制限があり，局部は少し赤く腫れている。触れると痛む。
弁　証：打撲により筋脈を損傷し，気機が阻滞し血行が悪くなっておこった脇肋痛である。
治　則：通経活絡止痛
取　穴：左支溝，陽陵泉（瀉）
効　果：初診後には，痛みは軽減した。3診後には，左脇肋痛は治癒した。4診で治療効果の安定をはかった。
経　過：1981年2月20日に手紙にて再発していないことを確認した。

配　穴

支溝（瀉）
　①陽陵泉（瀉）を配穴……………………………………脇絡の疏通，気機の調節

②足三里, 内庭（瀉）を配穴……………………………清熱通便
③天枢, 上巨虚（瀉）を配穴……………………………腸腑の清熱, 通便
④天枢, 気海（瀉）を配穴………………………………行気導滞, 通腸治秘
⑤復溜, 三陰交（補）を配穴……………………………養血生津, 潤腸通便

参　考

1．本穴の針感

連続して捻転すると, 針感は手少陽三焦経に沿って下行し第4指（第3指, 第5指の場合もある）にいたる。または本経に沿ってしだいに上行し, 肘や上腕を経て肩部にいたる。少数の例ではあるが, 手少陽三焦経に沿ってしだいに頸部を循って耳の後ろの翳風または耳内にいたる場合や, 外眼角にいたる場合もある。

針感の伝導する路線は, 手少陽三焦経の経脈が循行している体表の路線と一致している。

また透天涼を配すと, 涼感は本経に沿ってしだいに上行し肩部にいたる。少数の例ではあるが, 耳の後ろ, 耳内, 外眼角にいたる場合もある。この場合は, 耳内や眼内が冷たく感じたりし, 眼内はすっきりして明るくなり, 耳鳴りや耳内の熱痛は軽減する。

2．古典考察

1．『玉竜歌』には, 「もし是れ脇痛並びに閉結するは, 支溝の奇妙なる効常ならず」とあり, 『十四経要穴主治歌』には, 「支溝……大便不通脇肋痛」とある。気機の阻滞によりおこる脇肋痛, 大便秘結, または気機の阻滞により大便秘結となり脇痛がおこる場合に, 支溝を用いて治療を施すと, 理気の作用が生じ, 理気通便の効を収めることができる。大便が通じれば, 脇痛はそれに応じて緩解する。

2．『勝玉歌』には, 「腹疼閉結支溝穴」とあり, 『針灸大成』には筋疼とある。『針灸歌賦解』の著者は, その按で, 「腹疼閉結の腹疼の2字は, 針灸大成では筋疼とあり, 腹疼の誤りであろう。臨床の実際と各医家の認識にもとづくと, 脇痛閉結支溝穴とするのが妥当である。」としている。まさに『類経図翼』が「凡そ三焦の相火熾盛および大便通ぜず脇肋疼痛する者は, 俱に支溝これを瀉すに宜しい」としているのと一致する。

3．歴代医家の経験

①「大便虚秘は支溝を補う」（『雑病穴法歌』）
②「照海, 支溝は, 大便の秘を通じる。……肚痛秘結するは, 大陵外関支溝に合す」（『玉竜賦』）
③「便秘は支溝と大敦」（『経験特効穴歌訣』）
④「脇疼肋痛は飛虎に針す」（『標幽賦』）

4．本穴が脇痛を治す機序

手少陽三焦経は脇肋部を循っていないが, 支溝は脇肋痛を治すことができる。その作用の

機序については，以下のように考察される。

1．手厥陰心包経は，胸を循って脇部にでている。心包絡経と表裏の関係にある三焦経の支溝には，間接的に脇絡を通調する作用がある。

2．臨床において，支溝から間使に透刺して理気止痛をはかる場合は，間使のもつ行気散滞の作用を借りて効果がおこる。

3．先人は，三焦を陽気の父，心包絡を陰血の母と称しており，この2経には全身の気血を調節する作用があると考えていた。本穴には，この気機を調整する作用がある。そのため『医学綱目』に「脇肋痛，支溝を取り間使に透じてこれを瀉す」とあるように，気が脇絡に滞っておこる脇肋痛，または気滞瘀血型の脇肋痛を治療することができる。

4．『難経』三十八難には，三焦は「原気の別有りて，諸気を主持す，……その経は手少陽に属す」とある。これは，三焦には原気を導引して全身に出納運化する機能があり，内外上下で通じないところはないことを説明したものである。気機の運行が失調しておこる脇肋痛には，手少陽三焦経の支溝を取ると，行気，調気の作用が生じ，これにより気機が通暢すれば脇肋痛は緩解する。

4. 翳風 （えいふう）

　本穴は，耳垂の後ろの弊風（風を隠蔽すること，翳にはおおい隠すの意味がある）するところにあることから，翳風と命名された。本穴は，手少陽三焦経の耳部の経穴であり，手足少陽経の交会穴である。
　翳風を局部取穴として用いると，それが所在する部位およびその近隣部位の病変を治療することができる。本穴が所在する部位の病変は，陽実証である場合が多い。したがって，本穴を用いた治療では，瀉法や透天涼を施すことが多い。灸法はあまり用いられない。

本穴の特性

＜治療範囲＞

　本穴の針感（刺針または指圧による針感）は直接，耳内，頬部の前下方，咽喉，耳底部にいたる。針感が咽頭部にいたると，咽頭部が緊張したり熱感が生じる場合や，頬部の前下方や喉が痒くなって咳嗽がおこる場合もある。本穴の所在部位や刺針の際の針感の走行，また経脈の循行をかんがみて，翳風はその所在部位と近隣部位の病変を主治する。その所在部位と近隣部位とは，耳，歯，頬部の前下方，扁桃，下顎部などである。

＜効　能＞

局部取穴
　①瀉法：耳竅の清宣，鬱熱の清泄
　※　または透天涼を配す，または抜針時に穴孔を閉じず数滴出血させる
　②三稜針（出血）：壅滞の清散，泄血散熱
　③補法：聡耳益絡
　※　この法はあまり用いられない。

＜主　治＞

　耳下腺炎，扁桃炎，中耳炎，化膿性中耳炎，外耳道炎，耳鳴り，耳聾，聾啞，顔面神経麻痺，歯痛，下顎関節炎，メニエール病。
　また三叉神経痛，甲状腺腫，口噤不開などを治す。

臨床応用

1 耳下腺炎

時行の温毒を感受して少陽と陽明の2経に壅遏し，そのため気血が阻滞し経絡が失調しておこる耳下腺部の腫脹と疼痛には，耳下腺部にある手足少陽経の交会穴である翳風を瀉（または点刺出血）し，耳下腺部の経絡気血の壅滞を宣通する。これにより清熱散結の効を収めることができる。臨床においては次のように用いられることが多い。

1．少陽に蘊熱があり，瘟毒を感受した初期の耳下腺炎
 症状：発熱，頭痛。耳下腺部の腫脹，ただし発赤はなく硬くもない，按じると痛む。舌辺と舌尖は紅，舌苔は淡黄，脈は浮数または浮滑数など。
 処方：丘墟，外関（瀉）を配穴……………………解表，清熱消腫

2．邪熱互結により少陽が壅遏しておこる耳下腺炎
 症状：発熱（発熱しない場合もある）。耳下腺部の腫痛，按じると硬い。舌質は紅，舌苔は黄，脈は滑数など。
 処方：翳風（点刺出血），曲沢（点刺出血），丘墟，中渚（瀉）または関衝（点刺出血）……清熱解毒，散結消腫

3．邪が陽明に伝わり，胃熱壅盛となりおこる耳下腺炎
 症状：耳下腺部の発熱・腫脹・疼痛，按じると硬い。高熱。煩躁。神昏，譫語。大便秘結。舌苔は黄厚，脈は滑数，または脈数有力。
 処方：①頬車，内庭，足三里（瀉）を配穴…………清熱瀉火，消腫散結
 　　　②上処方に少商，商陽の点刺出血を加える……泄血清熱，消腫散結

少陽と厥陰は，互いに表裏の関係にある。少陽の邪熱が厥陰に波及しておこる驚厥には，太衝，大陵，丘墟（瀉）により，清熱熄風，鎮痙安神をはかるとよい。また足厥陰の脈は陰器を循っているが，温邪が厥陰に波及しておこる睾丸炎には，翳風，行間，三陰交（瀉）により，清肝涼血と厥陰の経気の疏泄をはかるとよい。

2 扁桃炎

局所取穴として本穴を用いて針瀉し，乳蛾の方向に向けて刺入すると鬱熱を消散させる効がある。臨床においては次のように用いられることが多い。

1．外感風熱による扁桃炎
 ①下顎角の下方にある天容を配穴して瀉し，去風清熱の作用がある合谷，手太陰肺経の子穴である尺沢を配穴して，疏風清熱，咽喉の清利をはかる。
 ②清熱去風の作用がある外関，手太陰肺経の榮火穴である魚際，手太陰肺経の井穴である少商を瀉血して，疏風清熱，咽喉の清利をはかる。

2．肺胃熱盛による扁桃炎
 ①肺熱を清熱する尺沢を配穴して瀉し，胃火を清熱する内庭または解谿を配穴して，肺胃の熱を清熱し，消腫止痛をはかる。

②風熱を感受して発病した場合には，上処方に曲池または合谷（瀉）を配穴して，疏風清熱，咽喉の清利をはかる。

3．陰虚火旺による扁桃炎

【1】肺陰不足

肺陰不足，津液不足により虚火が上炎しておこる本病には，本穴を瀉して標を治し，肺熱を清熱する尺沢を配穴し，滋陰補腎の作用がある復溜に針補を施し，養陰清肺をはかり本を治す。

【2】腎陰不足

腎陰不足，津液不足により虚火が上炎しておこる本病には，本穴を瀉して標を治し，足少陰腎経の母穴である復溜と足少陰腎経の原穴である太谿に針補を施して，滋陰補腎をはかり本を治す。または復溜（補），照海（瀉）により滋陰降火をはかり本を治す。

3　中耳炎

本病は陽実証である。したがって，治療では耳部にある翳風，耳門を取り，瀉法または透天涼を施したり，抜針時に針孔を閉じないで数滴出血させる。これにより耳部の邪熱を清泄することができる。臨床においては次のように用いられることが多い。

1．肝経湿熱による中耳炎

湿熱を清利する作用がある陰陵泉（透天涼を配す），清肝の作用がある行間を配穴して瀉法を施し，肝経湿熱の清利をはかる。

2．肝胆鬱熱による中耳炎

足少陽胆経の原穴である丘墟と，足厥陰肝経の原穴である太衝を配穴し，透天涼を施して肝胆の火の清泄をはかる。

3．風火上攻による中耳炎

合谷，丘墟（瀉），または曲池，外関（瀉）を配穴して去風瀉火をはかる。

4．三焦蘊熱による中耳炎

三焦経の外関，中渚を配穴して瀉法を施し，三焦の火の清泄をはかる。

※　本病が長期化して腎虚や脾虚が出現した場合には，本穴の配穴は適用されない。

4　耳鳴り，耳聾

『霊枢』邪気臓腑病形篇には，「十二経脈，……その別気は耳に走りて聴と為る」とある。耳と腎との関係は密接であるが，耳はまた少陽経脈と宗脈が集まるところでもある。そのため耳鳴りと耳聾の病因と病理類型は，かなり複雑である。本穴を瀉（または透天涼を配す，または抜針時に針孔を閉じず数滴出血させる）すと，実証や熱証の耳鳴り，耳聾を主治し，耳内の邪熱の改善，耳竅の清宣，耳絡の宣通をはかることができる。臨床においては，局所取穴として耳門または聴会を配穴し，以下のように標本兼治を行うことが多い。

1．肝気抑鬱が長期化して化火し，火が清竅に上擾しておこる耳鳴り，耳聾

行間（瀉または太衝に透天涼を配す）を配穴………肝火の清瀉，耳竅の宣通

2．激怒して肝を傷り，肝胆の火が生じ循経によって耳竅に上擾しておこる耳鳴り，耳聾
　　丘墟（瀉または透天涼を配す），行間（瀉）を配穴……肝胆の火の清瀉
3．痰火が耳竅に上擾しておこる耳鳴り，耳聾
　　豊隆，内庭（瀉）を配穴…………………………………痰火の清降，耳竅の宣通
4．温邪上攻，または温熱病証に熱薬を誤用し，竅絡を損傷しておこる耳鳴り，耳聾
　　丘墟（瀉，透天涼を配し，針感を耳に至らせる），外関，または中渚（瀉）を配穴……泄熱降火，耳竅の清宣
5．外感の風熱の邪が竅絡に上擾しておこる耳鳴り，耳聾
　　合谷（または曲池），外関（瀉）を配穴……………疎風清熱，耳竅の清宣

　風熱による感冒を患い，そのために同時に急性の耳鳴りがおこる場合がある。また感冒の治療がうまくいかず，感冒が長い時間をかけておのずと治癒した後に，耳鳴りの症状だけが残る場合がある。これは表証はおのずと癒えても耳竅に上攻した風熱が去っていないためである。この場合には，風熱感冒の治療を施し，合谷，列欠または尺沢（瀉）を配穴して疎風清熱，宣肺利竅をはかるとよい。
　また腎虚で精気が不足し，耳の滋養が悪いと耳鳴り，耳聾がおこる。また脾胃虚弱のために気血生化の源が不足し，耳の滋養が悪くても耳鳴り，耳聾はおこる。さらに脾陽不振のために清気が耳に上昇しない場合にも耳鳴り，耳聾はおこる。これらの耳鳴り，耳聾の治療を行う際には，一般に翳風は用いられない。

5　聾唖

　本穴は，聾唖病の耳聾の治療に用いられる。詳細は瘂門，聴会などの一節を参照（P754・P543）。

6　顔面神経麻痺（末梢性顔面神経麻痺）

　本穴を取穴して瀉すと，顔面神経麻痺の発病前または発病期間中におこる耳後あるいは乳様突起部の熱痛や跳痛を主治し，清熱通絡止痛の効を収めることができる。熱邪が循経により少陽に上攻しておこる顔面神経麻痺で，口苦，耳鳴りおよび耳後あるいは乳様突起部の熱痛や跳痛をともなう場合は，難治であることが多いが，本穴を取穴して瀉すと顔面神経麻痺の早期回復を促すことができる。中耳炎から本病が続発した場合は，本穴，耳門（瀉）の配穴が重要である。また乳様突起から本病が続発した場合は，本穴，風池（瀉）の配穴が重要である。これらを配穴しないと治療効果に影響する。

7　歯痛

　本穴を取穴して瀉法を施したり，透天涼を配すと，下歯痛を主治する。この場合，本穴は鬱熱を消散し，通絡止痛の効を収めることができる。
1．胃火による歯痛
　　①解谿または陥谷（瀉）を配穴………………………胃火の消降，鬱熱の消散

②足三里，内庭（瀉）を配穴……………………胃火の清瀉，鬱熱の消散
　　③合谷，内庭，翳風（瀉）……………………陽明の清宣，鬱熱の消散
2．風火による歯痛
　　①合谷，内庭（瀉）を配穴………………………疏風清熱止痛
　　②曲池，陥谷または解谿（瀉）を配穴…………疎風清熱止痛
3．湿熱による歯痛
　　陰陵泉，足三里または内庭（瀉）を配穴…………湿熱の清利，通絡止痛
　　※　湿熱による歯痛は，う歯に多くみられ，針治療は止痛の効果はあるが，根治させることはできない。
4．腎虚による歯痛
　　翳風，頰車（瀉），復溜，太谿（補）……………清熱通絡，滋陰補腎
　　※　これは腎陰不足のために虚火が上炎するとおこる。
　「腎は骨を主り，歯は骨の余である」といわれている。腎気不足，精血不足のために歯がしっかりせずおこる歯痛は，本穴を用いることはできない。この場合，瀉を施すと正気を損傷し，補を施すと滞りが生じやすい。復溜，太谿（補），あるいは太谿，腎兪（補）により補腎固歯をはかるとよい。

8　メニエール病

　本病は，中医学では「眩暈」に含まれている。本穴を瀉し，耳の部位の耳門または聴会を配穴すると，耳部の経気を疏通させることができる。臨床上は，次のように用いられる。

1．肝鬱化火，肝風内動に痰がからみ，清竅に上擾しておこるメニエール病
　症状：頭暈，目眩，頭痛，耳鳴り，急躁，易怒，口苦，泛悪，舌苔薄白，脈弦滑など
　処方：①太衝，豊隆（瀉）を配穴……………………平肝熄火，去痰降濁
　　　　②風池，百会，豊隆（または足三里か中脘）（瀉）を配穴……平肝熄火，去痰降濁
　　　　　※　①，②ともに，佐として耳部の経気の疏通をはかることができる。

2．脾失健運により痰湿が内生し，湿痰が中焦に阻滞して清陽が昇らないためにおこるメニエール病
　症状：頭暈，目眩，頭痛に頭重をともなう，悪心，嘔吐，胸膈満悶，または耳鳴りをともなう，舌苔白膩，脈濡滑など
　処方：陰陵泉，豊隆または中脘（瀉）を配穴………去痰化痰，佐として耳部の経気の疏通
　　　　※　眩暈が止まるのを待ち，さらに陰陵泉，豊隆（瀉），脾兪（補）により去湿化痰，健脾昇清をはかるとよい。

症　例

[症例]　男，18才，初診1969年10月2日
主　訴：6年来の左耳の耳聾，遺尿

現病歴：6年来，左耳の聴力が減退し，ときに膿が流れる。同時に頻尿と遺尿がおこるようになった。熟睡すると目覚めにくく，尿意刺激があっても目覚めない。夜間におこされて2回小便しても，再び熟睡すると2～3回遺尿する。

五官科検査：左耳の鼓膜が混濁して内陥しており，光斑は消失している。

弁　証：熱邪が耳竅に壅閉して耳絡を損傷しておこった耳聾である。また腎気不固により遺尿と頻尿がおこっている。

治　則：耳絡の清宣，耳竅の開通。先に耳聾を治す。

取　穴：左翳風，聴宮（瀉）。隔日治療とする。

効　果：3診後には，左耳の聴力は改善し，5診後には聴力は正常となった。初～6診のあいだ（12日間）に遺尿は1回もおこっていない。この点に関しては，検討を要する。本症例は耳聾の針治療を行っていた12日間，1回の遺尿もみられなかった。この結果が「腎は二便を主る」，「腎は耳に開竅する」と関係があるか否かについては検討を要する。

配　穴

本穴は，耳，歯，頬部の前下方部，扁桃，下顎部の疾患を主治する。局部取穴としては，局部の頬車，下関，聴会，耳門などと配穴して用いられる。この局部取穴を，弁証取穴と併用することにより，標本兼治をはかることができる。

手足少陽の脈は，耳，頬部の前下方部を循行しているため，手足少陽経の肘膝以下の関連穴（例えば中渚，外関，丘墟など）と配穴して用いられることが多い。この配穴は，局所取穴と循経取穴の併用である。

参　考

1．本穴の刺針方向と針感

下関に向けて刺入すると，その針感は耳または舌前部に向かって走り，耳，舌，下顎部の疾患の治療に用いられる。また大迎に向けて刺入すると，その針感は下顎角，下顎部に向かって走る。同療法は，下顎角や下歯の疾患の治療に用いられる。鼻尖の方向に向けて刺入すると，その針感は咽喉部に向かって走り，さらに局部が痒くなって咳嗽を誘発する。同療法は，頬部の前下方部や喉の疾患の治療に用いられる。

2．臨床見聞

本穴に針瀉を施し，抜針時に針孔を閉じないで数滴出血させると，熱邪壅閉性の耳鳴り，耳聾，中耳炎，耳下腺炎などに対して高い治療効果がある。その効果は出血させないときよりも優れている。1965年秋に4症例の日本脳炎後遺症による耳聾の患者を治療したが，そのうち2症例は翳風の抜針時に針孔から出血があった。同2症例は，他の2症例より1ヵ月早く治癒した。

3．取穴と体位

『針灸甲乙経』には，本穴は「耳後陥するものの中，之を按ずれば耳中に引く」とある。「之を按ずれば耳中に引く」とは，手指で翳風を按圧すると特殊な感覚が耳内に向かっておこり，この感覚が本穴の位置をさがす標識となることを示している。

4．刺針注意事項

本穴への刺針は，血管を刺傷して内出血や外出血をひきおこしやすい。血管を刺傷すると血液は針孔からでるが，これを急いで閉じると，皮下の瘀血や血腫を形成しやすい。出血を防止するためには，ゆっくりと刺入するとよい。あるいは指切押手法を用いて，針尖を爪甲に沿ってゆっくりと刺入するとよい。

5．本穴禁灸

本穴は，耳，扁桃，歯，耳下腺の疾患を主治する常用穴である。耳疾患は，肝胆火旺，痰火上擾，風熱上攻，肝経湿熱，陰虚火旺，温邪によりおこる場合が多い。とくに耳下腺炎や扁桃炎では，熱邪や陰虚火旺が要因となる場合が多い。また歯痛は，胃火，風火，湿熱，陰虚火旺によりおこる場合が多い。これに加えて，手足少陽経脈と手太陽経脈は，ともに耳中で会しており，本穴はまた手足少陽経の交会穴である。本穴が主治する疾患は熱証である場合が多いことから，本穴は禁灸とされている。

6．弁証分型による治療の重要性

耳，頬部の前下方部の病変の病因と病理類型は，非常に多い。例えば，腎精虚損，肝胆火旺，肝経湿熱，胆経火旺，三焦蘊熱，温邪侵襲，痰火上擾，気血両虚，上気不足，気虚精衰などであるが，これらはすべて耳や頬部の前下方部の疾患をひきおこす。

臨床においては，虚実寒熱・病理類型を鑑別せず一律に対症治療を行い，常用取穴により治療するだけでは効果は半減する。場合によっては効果があがらないこともある。また虚実寒熱を鑑別しないで，本穴を取穴して一律に針上に灸を用いたり通電を行うと，治療効果に影響する。

7．歴代医家の経験

本穴の治証について，先人は非常に多くの記述を残している。
① 「耳聾気閉は，全て聴会，翳風に凭る」（『百症賦』）
② 「翳風は専ら耳聾病を刺し，兼ねて瘰癧項下に生じるを刺す」（『十四経要穴主治歌』）
③ 「耳聾気閉じ痛み言い難きは，翳風穴に刺せば始めて癒ゆ，亦た項上に瘰癧生じるを治す」（『玉竜歌』）
④ 「瘂して言うを能わずは，翳風これを主る。聾するは，翳風および会宗，下空これを主る。口僻して正ならず，失欠し，口開かざるは，翳風これを主る。」（『針灸甲乙経』）

第12章　足少陽胆経

第12章　足少陽胆経

概　論

経脈の循行路線および病候

1．循行路線

　目の外眼角よりおこり，上へ向かって手少陽三焦経の和髎を経て，頭の角のところへいたり，足陽明胃経の頭維で交会する。それから下へ向かい耳の後ろにいたり，手少陽三焦経の角孫で交会し，頭頸部に沿って手少陽三焦経の前面に走り，手太陽小腸経の天容で交会する。さらに肩上にいたった後，また戻って手少陽三焦経の後面で交わりでて，後ろに向かい督脈と大椎で交会し，手太陽小腸経の秉風を経て，欠盆中（鎖骨上窩）に進入する。

　その分支は，耳の後ろから手少陽三焦経の翳風を経て耳中に進入し，浅くでて耳の前に行き，手少陽三焦経の聴宮と足陽明胃経の下関を経て，外眼角の後方にいたる。

　その支脈は，外眼角から別れでて，下へ向かい足陽明胃経の大迎の部位に走り，手少陽三焦経と会合し目の下面にいたり，下へ向かって足陽明胃経の頬車の部位を経て頸部にいたり，前述した支脈（外眼角からおこる支脈）と欠盆（鎖骨上窩）で会合する。ここから下へ向かって胸中に走り，手厥陰心包経の天池を経て，深く入って横隔膜を通過し，肝臓に連絡し，胆に属す。脇肋の内側に沿って少腹部の両側の気街部（鼠径部）にでて，陰毛の周囲を環り，横へ向かい髀厭（大腿骨大転子）のなかに進入する。

　その直行する支脈は，欠盆（鎖骨上窩）から下って腋にいたり，胸側に沿って季肋部を経て，足厥陰肝経の章門で交会する。その後，下へ行き足太陽膀胱経の上髎，下髎と交わり，さらに下へ行き前述した支脈と髀厭中で会合する。ここから大腿外側に沿って下へ行き，膝関節の外側にでて，下へ向かって腓骨の前面に走り，そのまま下へ向かい腓骨下端の絶骨にいたる。さらに外果の前面の丘墟の部位に走り，足背を循って第4と第5中足骨の趾縫のあいだに進入する。

　前述の支脈の分支は，足背から分かれでて，第1と第2中足骨のあいだに沿って，第1趾の末端にでて，戻ってきて爪甲を通り，第1趾の叢毛（三毛）のところに分布し足厥陰肝経と接合する。足少陽胆経は，胆に属し，肝に絡す。本経の経穴は，胆および胆と関係する肝胆病証，さらに本経が循行している部位の病変を治療する。これは臓腑や肢節との絡属関係，五臓六腑の経気の輸注関係を通じ，本経脈の経気の作用が発揮されることにより，その効果が生じるものである。

2. 病候

　本経の病候には，脇肋痛，胸脇脹満または疼痛，頭痛，瘧疾，寒熱往来，瘰癧，口苦，耳聾，耳鳴り，耳痛，目痛，耳下腺炎，および少陽経証，腑証，さらに本経が循行する部位の下肢の病変がみられる。

　例えば『霊枢』経脈篇では，「是れ動ずるときは則ち病む。口苦く，善く太息し，心脇痛みて転側すること能わず。甚だしきときは則ち面微かに塵り。体に膏沢なく，足の外反って熱す。是を陽厥と為す。是れ主骨生ずる所の病なり。頭痛，頷痛，目の鋭眥痛み，欠盆の中腫痛す。腋下腫れ，馬刀侠癭，汗出で，振寒し瘧す。胸，脇，肋，髀，膝外，脛の絶骨，外果の前にいたるまで，および諸節皆痛み，小指の次指用いられず。」と述べている。

　同記述にみられる病候は，胆腑，足少陽胆経の経気および関連する部位が，発病因子の侵襲をうけることにより，全身および体表に現れた症状と徴候である。これらの症状と徴候は，すべて本経と関係のある部位に現れるため，その診断と治療において重要な情報となる。

　これらの病候の発生，発展，伝変と治癒の過程も，すべて本経を通じて実現する。したがって，本経を通じて反映されるこれらの病候は，すべて本経の経穴の治療範囲となる。これは本経の経脈を通じ，本経の経気を改善することにより治療することができる。

経別の循行路線

　足少陽胆経の経脈は，髀部（大腿上半部）から分かれでて，髀枢部を循って陰部毛際に進入し，足厥陰経別と会合する。その経別のうち1支は，季肋部のあいだをめぐり，胸腹内に進入し，胆腑に属し，散じて肝臓に絡す。そこから上に向かって心臓を経て，さらに上に向かって食道をはさみ下顎，口の傍らにでて，顔面部に散布し，目系に連絡し，目の外眼角に合し，足少陽胆経の経脈に帰属する。

　この循行は，足少陽胆経の経脈と経別が循行している部位との関係を強めており，表裏の関係にある足厥陰肝経との外的な連接を密接にし，また胆と肝との内的な絡属関係を接続させるものである。こうした絡属関係は，表裏経の経穴の配穴治療を有効にし，また本経の経穴による胆および胆と関係のある肝胆，心胆の病証，本経の循行部位の病変の治療を可能にしている。

絡脈の循行部位と病候

1. 循行部位

　主な絡脈は，光明から別れてでる。外果の上5寸の位置から別れて足厥陰肝経に走る。この絡脈は，たがいに表裏の関係にある足少陽胆経と足厥陰肝経との連絡関係を密接なものとし，肢体に分布している表裏経を連接させている。すなわち，足少陽胆経と足厥陰肝経の関係する経穴，原絡穴配穴の1つの通路となっている。これが循行している部位の病変は，絡穴である光明，所在部位にある丘墟，絶骨の治療範囲である。

2．病　候

絡脈が循行している腓骨下端，外果前面，足背部の疾患が多い。例えば，『霊枢』経脈篇では，「足少陽の別，名づけて光明という。……実するときは則ち厥し，虚するときは則ち痿躄し，坐して起つこと能わず。之を別れる処に取るなり。」と述べている。これらの病候は，絡脈を通じて，それが循行している部位に病が反映したものである。絡穴である光明を取って刺すと，絡脈の脈気の調整を通じて治療効果を得ることができる。

経筋の分布部位および病候

1．分布部位

「足の少陽の筋は，小指の次指におこり，上りて外果に結し，脛の外廉に循って上り，膝の外廉に結す。其の支なるものは，別れて外輔骨におこり，上って髀に走り，前なるものは伏兎の上に結し，後なるものは尻に結す。其の直なるものは上りて眇の季脇に乗じ，上りて腋の前廉に走り，膺乳につらなり，欠盆に結す。直なるものは上りて腋に出で欠盆を貫き，太陽の前に出で，耳後に循って，額角に上り，巓上に交わる。下って頷に走り，上って頄に結す。支なるものは，目眦に結し，外維となる。」（『霊枢』経筋篇）

上の記述は，本経の経脈が循行している体表の部位と，基本的に一致している。その循行，結ぶところの多くに，本経の経穴が所在している。

2．病　候

本経の経筋の病候の多くは，経筋の循行路線と経筋の結ぶところに現れる。主な病候を以下にあげる。第4趾の拘攣・弛緩・疼痛，外果部の痺痛・萎縮，またはガングリオン，膝部の靭帯損傷，脛外側部の拘攣・萎縮・痺痛，脛外側および外果部の弛緩，足陽明と厥陰経筋の弛緩による下垂足，足少陽と足太陽経筋の弛緩による内反足，膝外側部の拘急・弛緩，外側側副靭帯損傷，大腿外側部の拘攣・弛緩・または痺痛，髀部の腫脹・痿・痺，腋部季肋部の拘急・疼痛，項部の拘急・捻挫・運動障害，耳鳴り・耳痛，外眼角部の弛緩または拘急（斜視にみられる）など。

上記の病候は，それぞれ第4趾部の竅陰，俠谿，地五会，外果部の丘墟，脛外側部の絶骨，光明，膝外側部の陽陵泉，膝陽関，阿是穴，髀部の環跳，居髎，阿是穴，腋部の淵腋，季肋部の日月，帯脈，阿是穴，項部の風池，耳部の聴会，外眼角部の瞳子髎を取穴して治療するとよい。

胆の生理病理

胆は，肝に付随している。内には胆汁を蔵しており，「中清の腑」といわれている。胆と肝とは，たがいに表裏の関係にある。胆の主な生理機能は，胆汁を分泌して消化を助けることにあり，また精神意識の決断を主っている。その病理的な変化は，主として陽亢火旺と胆虚の証として現れる。胆の機能が失調して現れる胆実証と胆虚証は，すべて本経の関連穴の治療範囲

である。治療に際しては，胆は肝に付随しているため，足厥陰肝経の経穴を配穴することが多い。

肝胆火旺，肝胆湿熱，肝胆不寧，心胆気虚および胆病に痰がからんでいるもの，痰火擾心などの病証の治療では，それぞれ足厥陰肝経，手少陰心経の関連穴，背兪穴を配穴するとよい。また痰がからんでいる場合には，豊隆または中脘を配穴するとよい。

経穴の分布と治療範囲

1．本経経穴

瞳子髎，聴会，上関，頷厭，懸顱，懸釐，曲鬢，卒谷，天衝，浮白，頭竅陰，完骨，本神，陽白，頭臨泣，目窓，正営，承霊，脳空，風池，肩井，淵腋，輒筋，日月（胆募穴），京門（腎募穴），帯脈，五枢，維道，居髎，環跳，風市，中瀆，膝陽関，陽陵泉（筋会穴，合土穴），陽交，外丘（郄穴），光明（絡穴），陽輔（経火穴），懸鐘（髄会穴），丘墟（原穴），足臨泣（兪木穴），地五会，侠谿（滎水穴），足竅陰（井金穴）の44の経穴がある。それぞれ外眼角，耳の周囲，前額部，側頭部，項部，肩部，腋下部，脇肋部，側腹部，殿部外側，大腿外側，腓骨外側，外果前面，第4第5趾中足骨のあいだ，第4趾の末端に位置している。

本経経穴の効能面では，各経穴ともその所在部位とその近隣の局部の病証を治療することができるという共通性がある。また膝以下の経穴は，側頭部，項部，耳部，目，鼻，脇肋部，胆と熱性病を治療することができるという特殊性がある。個別の効能は以下のとおりである。日月は肝胆病を治療し，風池には清脳，熄風，明目の作用がある。肩井には益気作用があり，腋臭を治す。絶骨は八会穴の「髄会」であり，髄の病を治療する。陽陵泉は八会穴の「筋会」であり，筋の病を治療し，とくに下肢の筋の病を治療する。光明は目の疾患を治療する特殊穴であり，足臨泣，懸鐘，光明には，回乳という特殊作用がある。

傷寒病中の少陽経証は，丘墟の治療範囲に入る。

2．他経との交会

督脈の大椎，足陽明胃経の下関，頭維，手太陽小腸経の聴宮，秉風，天容，手少陽三焦経の和髎，角孫，翳風，手厥陰心包経の天池，足厥陰肝経の章門，足太陽膀胱経の上髎，下髎で交会する。

3．本経との交会

手太陽小腸経と手少陽三焦経はともに，本経の瞳子髎で交会し，手少陽三焦経と足陽明胃経はともに，本経の上関，頷厭，懸釐で交会している。足太陽膀胱経は，本経の曲鬢，卒谷，浮白，頭竅陰，完骨，環跳で交会し，足太陽膀胱経と陽維脈はともに，本経の頭臨泣で交会する。また手少陽三焦経と陽維脈はともに，本経の肩井で交会し，陽維脈は，本経の本神，陽白，目窓，正営，承霊，脳空，風池，陽交（陽維の郄）で交会し，帯脈は，本経の帯脈，五枢，維道で交会し，陽蹻脈は，本経の居髎で交会穴する。足臨泣は帯脈に通じており，日月は太陰経が会するところである（足太陰経は日月で交会する）。

第12章　足少陽胆経

　上記の経穴のなかで瞳子髎は，さらに三焦の火が上攻したもの，手太陽小腸経と手少陽三焦経の熱邪による外眼角の疾患を治療する。上関，頷厭，懸釐は，三焦火盛または胃火上攻による疾患，また同3穴が所在する部位に，手少陽三焦経と足陽明胃経の経気が失調しておこる疾患を治療する。肩井は，手少陽三焦経の経気または陽維脈の脈気が失調しておこる所在部位の疾患を治療する。環跳は，足太陽膀胱経が循行している部位の下肢病を治療する。帯脈は，帯脈の病である帯下，月経不順，脇肋痛，腹満，腰溶溶として水中に坐するが如き症状を治療する。本神，陽白，目窓，正営，承霊，脳空は，陽維の病である頭痛（陽白はさらに眼窩部痛）を治療する。風池は，陽維の病である寒熱，頭頂痛，眼窩部痛，目赤痛，眩暈などを治療する。足臨泣は，帯脈の病である足痿不用，頭部・耳・目・頸項部・脇肋部の疾患を治療する。

［**本章の常用穴**］　聴会，風池，環跳，風市，陽陵泉，懸鐘，丘墟

1. 聴会 (ちょうえ)

　本穴は，その効能および治証にもとづいて，聴会と命名された。別名，聴河，後関，聴呵，機関ともいわれており，足少陽胆経の耳部の経穴である。
　局所取穴として用いる場合の本穴は，聴会の部位の局部の病変を治療する常用穴である。臨床においては，瀉法が多く用いられ，灸を用いることは少ない。
　聴会と聴宮，耳門の3穴は，その効能，治療範囲，刺針の注意事項，灸の問題などが基本的に同じであるので，本節ではこれら3穴の特性を聴会に代表させて解説する。

本穴の特性

＜治療範囲＞

　本穴の所在部位や，経脈の循行をかんがみて，局所取穴または近隣取穴として聴会を用いると，耳，歯，下顎関節，面頬部などの疾患を主治するとされている。

＜効　能＞

局部取穴
　①瀉法：耳竅の清宣，耳絡の宣通，清熱散結
　※　または透天涼を配したり，抜針時に針孔を閉じず数滴出血させる
　②補法：聡耳，関節の健固

＜主　治＞

　耳鳴り，耳聾，中耳炎，化膿性中耳炎，聾唖，メニエール病，下顎関節炎，習慣性下顎関節脱臼，牙関緊急，口噤不開（開口障害），外耳道炎。

臨床応用

1　耳鳴り，耳聾

　本穴を瀉したり，透天涼を配したり，抜針時に針孔を閉じず数滴出血させると，実証や熱証の耳鳴り，耳聾を主治し，耳内部の鬱熱を消散させる作用，耳竅を清宣し，耳絡を宣通させる作用がある。翳風と配穴し，以下の処方によって標本兼治をはかることができる。
１．肝気抑鬱して化火し，火が清空に上擾して耳の機能が悪くなっておこる本病には，足厥陰

肝経の子穴である行間を配穴して瀉す（または原穴である太衝に透天涼を配す）と，肝火を清瀉し，耳竅を宣通させる作用がある。

2．激怒して肝を傷り，肝胆の火が循経により上擾し，耳竅が蒙閉しておこる本病には，足少陽胆経の原穴である丘墟と足厥陰肝経の原穴である太衝を配穴して瀉すと（または透天涼を配す），肝胆の火を清瀉する作用と耳竅を宣通させる作用がある。

3．痰がこもって化火し，この痰火が上擾して耳竅を阻滞させておこる本病には，去痰の要穴である豊隆と足陽明胃経の榮水穴である内庭を配穴して瀉すと，痰火を清降させ，耳竅を宣通させる作用がある。

4．温邪が上攻したり，または温熱病証で熱薬を誤服して竅絡を損傷しておこる本病には，丘墟（透天涼を配す）と手少陽三焦経の外関または中渚を配穴して瀉すと，泄熱降火，耳竅を清宣させる作用がある。

5．外感風熱の邪が竅絡に上擾しておこる本病には，去風清熱の作用がある合谷（または曲池）と，上焦の熱を清熱する作用がある外関を配穴して瀉すと，疏風清熱，耳竅を清宣させる作用がある。急に耳鳴りがおこって鼻が通じなくなり，風熱の脈証をともなう場合には，合谷と尺沢を配穴して瀉すと，清熱解表，宣肺利竅の作用がある。

また風熱感冒に耳鳴りをともない，感冒の失治により長期に改善せず耳鳴りも続いている場合には，風熱感冒の治療を行う必要がある。合谷，列欠または尺沢を配穴して瀉すと，疏風清熱，宣肺利竅の作用がある。

6．『傷寒論』75条には，「いまだ脈を持たざる時，病人手を叉み自ら心を冒い，師よりて教試し咳をせしめて，咳せざるものは，これ必ず両耳聾し聞くところ無きなり，然るゆえんは，重ねて汗を発するをもって虚するが故にかくのごとし」とある。望診による「病人手を叉み自ら心を冒い」から心陽虚証を知り，問診による「教試し咳をせしめて，咳せざるもの」から両耳の耳聾を知るとあるが，同病は重ねて発汗させて虚したためにおこったものである。神門（補）により心陽を補益し，復溜（補）により腎陰を滋養し，聴会を配穴して瀉し，佐として耳竅を通じるとよい。

また『霊枢』決気篇に，「精脱する者は耳聾す，……液脱する者は……耳数々鳴る」とあり，『霊枢』海論篇には，「髄海不足なるときは，則ち脳転じ耳鳴る」とある。さらに『霊枢』脈度篇には，「腎気は耳に通ず，腎和するときは則ち耳よく五音を聞くなり」とある。腎精虚損となり精気が不足して耳をうまく滋養できないためにおこる耳鳴り，耳聾，または脾胃虚弱のために気血生化の源が不足し，耳をうまく滋養できないためにおこる耳鳴り，耳聾，または脾陽不振のために清気が上部に昇らないためにおこる耳鳴り，耳聾には，本治の処方中に本穴を配穴し補法を施すと，補虚聡耳を助けることができる。虚中挟実または本虚標実である場合には，本穴を取って瀉すと，その標を治すことができる。この場合，補法を施して竅絡の阻滞をひきおこしてはならない。腎陽虚や気虚精衰によりおこる耳聾にも，本穴を配穴して補法を施すとよい。ただし効果は非常に緩慢である。

2 中耳炎

本病は陽実証であるため，本穴を取って瀉法または透天涼を配すと，耳部の邪熱を清宣することができる。その分型による治療は，翳風一節を参照し，翳風を聴会に置きかえるとよい。

3 聾啞

聾啞には先天性のものと，後天性のものがある。針灸では主として後天性の聾啞を治療することができる。また本穴は，聾啞のうちの耳聾を主治する。

後天性の聾啞は，急性熱病で邪熱が竅絡を閉塞したり，竅絡を損傷しておこる場合が多い（多くは急性伝染病の後遺症の1つとして現れる）。また薬物中毒により竅絡を損傷したり，激怒して肝を傷り，肝胆火旺となって火が気とともに昇り，竅絡を鬱閉させておこるもの，痰火が上昇し竅絡を閉塞しておこるもの，気血両虚や気虚精衰のために脳髄を滋養できずおこるもの，元気が大いに損傷し，腎精虚損のために髄海が不足し，竅絡の機能が失調しておこるものなどがある。

経過が短くて陽実証である場合は，聴会，翳風，瘂門，廉泉（瀉）による一般的な治療により清熱散邪，通絡宣竅をはかれば，治癒させることができる。

経過が長くて陽実証である場合は（例：温邪上攻，薬物中毒，肝胆火旺，痰火上擾など），清肺潤燥（尺沢（瀉），復溜（補）），金水相生（太淵，復溜（補）），少陽の清宣（外関，丘墟（瀉）），清熱瀉火（合谷，内庭（瀉）に透天涼を配す），肝胆の火の清瀉（行間，丘墟（瀉）），泄熱降火（足三里，内庭，合谷（瀉）），痰火の清降（豊隆，内庭（瀉））などの処方のなかに，聴会と瘂門（瀉）を配穴して標本兼治をはかるとよい。

虚証である場合には，元気の大補，腎精の補益（気海，三陰交（補）），益気補腎（合谷，太谿，復溜または腎兪（補）），真気の補益，精血の補益（気海，三陰交，太谿（補））などの処方のなかに，聴会，瘂門（補）を配穴し，佐として聡耳増音をはかるとよい。この2者は併用することができる。局所穴を配穴しなくても，長期治療により満足のいく効果があがる場合もある。ただしこれは経過の短いものについてである。

本虚標実，上盛下虚による聾啞に対しては，本穴を取って補法を施してはならない。誤って補法を施すと，耳竅の脈絡を閉塞させやすいからである。

幼児の聾啞に対しては，患児の智力（大脳の発育不全や智力の劣るものは，多くの場合，針治療は効果的ではない）に注意をはらうだけでなく，さらに審因弁証を必要とする。また聾啞の普遍性に注意をはらうだけでなく，聾啞の特殊性にも注意をはらう必要がある。対症治療による局所取穴や，固定処方に固執してはならない。

聾によりおこる啞は，聾の治療を先に重視しなければならない。耳聾が治癒すれば，啞もそれにつれて治癒していく。

第12章　足少陽胆経

4　メニエール病

本穴を瀉し，翳風（瀉）を配穴すると，耳部の経気の疏通をはかることができる。この2穴の弁証取穴による処方中での運用については，翳風一節を参照するとよい。

5　下顎関節炎

本症の治療には，局所穴により経気を直接病所に至らせる法を採用するとよい。本穴を瀉して下関（瀉）を配穴すると，駆邪散滞，活絡止痛の効がある。痛みが下顎角に向かう場合には，頬車（瀉）を加える。風寒湿邪により経絡が阻滞しておこる場合には，本穴（瀉）と下関，頬車（灸瀉）により，駆邪散滞，通絡止痛の効を収めることができる。鬱熱蘊結により経脈の流れが悪くなりおこる場合には，聴会，下関（瀉）に合谷または曲池（瀉）を加えて，清熱散邪，通絡止痛をはかるとよい。

6　習慣性下顎関節脱臼

本病に対する針灸治療は，復位後に用い，その本を治して後の再発の防止を主とする。本穴を取り，虚証には補法，実証には瀉法を施すと，関節の健固，去邪散滞をはかることができる。ただし実証の本病は少ない。局所穴である聴会と下関の配穴は，以下の処方中に用いられる。

1．風寒が侵襲し，経筋が失調しておこる脱臼

　聴会（瀉），下関，頬車（灸瀉）……………………風寒の疏散，温経活絡

2．単純性靭帯弛緩（経筋弛緩）による脱臼

　聴会，頬車，下関（補）……………………壮筋補虚，関節の健固

　さらに循経取穴として手陽明大腸経の合谷を補い，足陽明胃経の足三里を補うと，益気の効があり，陽明経の面頬部および下顎関節部の経筋を強化することができる。

3．気血両虚，経筋虚損によりおこる脱臼

　聴会，下関，合谷，三陰交（補）……………経筋の強壮，関節の堅固

4．精血不足，経筋失養によりおこる脱臼

　聴会，三陰交，太谿（補）………………………精血の補益，経筋の強壮，関節の堅固

7　牙関緊急，口噤不開（開口障害）

本症は，痙病，破傷風，中風閉証，厥証，癲病などの病に多く出現する。またそのほかの原因により単独におこる場合もある。本穴を瀉して経気を直接病所に至らせると，開関通絡の作用がある。下関などと配穴し，以下のように用いられる。

1．破傷風に現れる本症

　合谷，太衝，大椎（瀉）を配穴……………………熄風解痙，去風開関

2．中風閉証に現れる本症

　合谷，人中，手十二井穴または十宣（点刺出血）を配穴……宣竅啓閉，開関通絡

3．下顎関節炎の病証中に現れる本症
　　合谷（瀉）を配穴……………………………………去邪開関，舒筋活絡
4．激怒して肝を傷っておこる気厥病に現れる本症
　　人中，内関または間使（瀉）を配穴………………理気開竅，開関通絡

8　外耳道炎

　肝胆火旺，風熱毒邪が循経により耳に入り，毒熱と気血がたがいに争い，凝集しておこる外耳道炎には，聴会（抜針時に針孔を閉じず数滴出血させる），曲池，丘墟，翳風（瀉）により，疏風清熱，瀉火散結をはかるとよい。

症　例

[症例]　男，34才，初診1969年10月15日
主　訴：耳聾を患って1年余りになる，ストレプトマイシンの注射により発症
現病歴：肺結核を患って3年になり，ストレプトマイシンを3か月連続して注射した後に両側の耳聾となる。目の前で話をしても聞こえない。両耳に膿はなく痛みもない。五官科の検査により中毒性耳聾と診断され，針灸治療を受診。
弁　証：これは耳竅閉塞による耳聾である。
治　則：耳竅の宣通
取　穴：聴会，翳風（瀉）。1週間に2～3回の針治療とする。
効　果：5回の治療で治癒した。
経　過：1971年10月17日に患者から5回の治療で治癒していたことを確認した。

配　穴

　本穴は，局所穴である下関，頬車，翳風などと配穴して用いられることが多い。またこの局所取穴を弁証取穴と併用すると，標本兼治をはかることができる。手足少陽の脈は，耳後から耳中に入り，でて耳前に走る。また手足陽明の脈は，面頬部を循行している。したがって，手足少陽，陽明経の肘膝以下の関連穴である外関，中渚，丘墟，足臨泣，地五会，合谷などと配穴し，局所取穴と循経取穴を併用した形で用いることが多い。

参 考

1．古典考察

『針灸甲乙経』には本穴について，「耳前の陥する者の中に在り，口を張ずれば之を得る」とあり，『類経図翼』には，「耳前の陥中に在り，口を開けば空有り，側臥し口を張じて之を取る」とある。本穴は，耳前に位置しており，口を開けば本穴の部位に空洞ができる。したがって，口を開かせて取穴する。物をはさんで口が閉まらないようにして取穴させる方法も提案されているが，現在は用いられていない。口を開かせて取穴し，刺入後には口を閉じても，捻針や置針には影響せず，また折針もおこらない。

2．刺針の注意事項

本穴に深く刺針すると，少数の例ではあるが一時的にめまいがおこる場合がある。針を少し抜けば，これは消失する。すばやく刺入したり，搗針術を用いると血管を損傷しやすく，出血や内出血をひきおこす。血が針孔からでたために，これを急いで閉じて止めようとすると，皮下の瘀血または血腫をひきおこしやすい。これらは数日で消失する旨を患者に告げる必要がある。

3．歴代医家の経験

① 「聴会は耳聾鳴を主治す，兼ねて迎香を刺せば功は最も妙，中風瘖瘂喎斜病，牙車脱臼歯根痛」（『十四経要穴主治歌』）
② 「聴会は寒熱喘喝，目視るを能わず，目泣きて出で，頭痛し，耳中顚颷風，歯齲痛むを主治す」（『外台秘要』）
③ 「聴会は牙車急して嚼物を得ず，歯痛み寒物を悪み，狂走，瘖瘂，恍惚不快，中風口喎斜，手足不随するを主る」（『針灸大成』）
④ 「聴会は，耳聾，耳中状は蟬声耳を通るが如き，食して牙車脱臼するを治す」（『銅人腧穴針灸図経』）

4．施灸の問題

本穴は，耳，歯疾患を治療する常用穴である。耳疾患は，肝胆火旺，痰火上擾，風熱上擾，肝経湿熱，温邪侵襲，陰虚火旺などによりおこる場合が多い。また歯痛は，胃火，風火，湿熱，陰虚火旺によりおこる場合が多い。本穴が主治する疾患は，熱証である場合が多いことから，本穴は禁灸とされている。灸頭針や直接灸，隔物灸（生姜灸，附子灸），化膿灸は，耳竅を損傷し，火を助けて絡を損傷し，病状を悪化させるので注意を要する。

5．弁証分型による治療の重要性

聴会は，耳疾患を治療する常用穴である。耳は腎竅であり，また手足少陽経脈が過ぎるところであり，宗脈が集まるところである。腎精虚損，肝胆火旺，胆経火旺，三焦蘊熱，上気

不足，気虚精衰，温邪による損傷，痰火上擾，肝経湿熱などは，すべて耳鳴り，耳聾，重聴（耳聾の軽症），中耳炎などをひきおこす。

　臨床上は弁証取穴が重要であり，聴会はそれぞれの治則をもつ処方のなかで配穴して用いられる。虚実寒熱を鑑別せず，病理類型を分けず，ただ局所取穴により対症治療を行うだけでは，効果が半減したり，あるいは全く効果が得られない場合もある。

2. 風池 (ふうち)

　風池は，項部の筋の外側陥凹部に位置している。ここは風邪（風気）がなかに入るところであり，風をさがすための要穴であることから，本穴は風池と命名された。本穴は，手足少陽，陽維の交会穴（足少陽，陽維脈の交会穴，手足少陽，陽維，陽蹻脈の交会穴であるという記載もある）である。

　本穴は，肝火上炎，肝風上擾，邪熱上攻および外感風邪によりおこる頭，脳，眼，耳の疾病を主治する常用穴とされている。本穴を用いると，熄風，清脳，安眠，去風および経気の流れをよくする作用がある。

　ヒステリー，不眠，癇証，顔面麻痺，眼病，耳病，頭痛，眩暈などの疾病を患っており，本穴に刺痛，熱痛，跳痛，脹痛，だるさ，または圧痛などがある場合には，圧痛点または反応点配穴法により本穴を瀉すと効果的である。

本穴の特性

＜治療範囲＞

1. 頸項，眼，耳，頭部疾患

　本穴は，頸項，耳，眼，側頭部，脳疾患を主治する。針の感覚が眼，耳，額などの患部に達すると，著しい効果が現れる。

　肝は，風木の臓であり，非常に「化火」，「生風」しやすく，清空に上擾する。また胆は，肝に付しており，肝胆の火は循経により上擾しやすいという特徴がある。これについて『素問』至真要大論では，「諸風掉眩，皆肝に属する」，「諸暴強直，皆風に属する」と述べている。風により損傷すると，まず上部がその影響をうけやすい。

　肝陽，肝風が清空に上擾した場合，内熱熾盛となり邪熱が上攻した場合，痰火や痰濁が清竅に影響している場合，風邪を感受し，風が他の邪とともに上に影響している場合，およびそのほかの原因によりおこる頭，脳，眼，耳病や癲，狂，癇証などは，すべて本穴の治療範囲に入る。

2. 陽維の病

　陽維脈は，諸陽を連絡させており，督脈に会し，また三陽経と密接な関係をもっている。足太陽，少陽経との関係はより緊密である。これらの関係から，手足少陽，陽維脈の交会穴である風池は，外感風寒，風熱による感冒，および陽維の病である寒熱，頭痛，項痛，前頭骨痛，目赤痛，眩暈などの病を治療する。

3．局部病

　　足少陽の筋は「耳後，上額角を循って」いるとされている。その循行部位にあたる頸項部に現れる経筋の拘急や筋違いによる首の左右運動障害などは，本穴の治療範囲に入る。

＜効　能＞
1．弁証取穴
　①瀉法：熄風潜陽，清脳安眠，疏風清熱，聡耳明目
　　　湯液における羚羊角，僵蚕，天麻，石決明，菊花，鉤藤，桑葉，荊芥，防風，石菖蒲，薄荷，炒棗仁，蔓荊子，胆南星，谷精草，龍胆草などの効に類似
　②補法：健脳，明目
2．局部取穴
　①瀉法：舒筋活絡
　　　灸を施すと通経散邪の効がある
　②補法：壮筋補虚

＜主　治＞
　　頭痛，感冒，眩暈，耳鳴り，耳聾，頭項強痛，緑内障，急性結膜炎，近視，上眼瞼下垂，涙嚢炎，斜視，眼瞼縁炎，慢性鼻炎，鼻淵，電気性眼炎，青盲，顔面神経麻痺，三叉神経痛，不眠，狂証，癲証，癇証，舞踏病，癔病（ヒステリー），閉塞性脳動脈炎，中風，破傷風，落枕，髪際瘡，脳外傷後遺症。
　　また胞輪震跳，顔面筋痙攣，じんましん，鼻衄などを治す。

臨床応用

1 頭　痛

　　本穴を瀉すと風邪の疏散，通絡止痛，熄風潜陽および経気を通じる作用がある。
1．肝陽頭痛（腎水不足，水不涵木，肝陽上亢となり清空に上擾しておこった頭痛）
　　太衝（瀉），復溜（補）を配穴……………………………鎮肝熄風
2．瘀血頭痛（気血瘀滞，血行不良，脈絡阻滞による頭痛）
　　風池，阿是穴（瀉）を配穴……………………………活血去瘀，通絡止痛
3．痰濁頭痛（痰濁が上擾して経絡が阻滞し清陽に影響しておこる頭痛）
　　①風池，陰陵泉，豊隆（瀉）………………………………化痰去湿，通絡散邪
　　②上処方の陰陵泉を補法に変える………………………健脾去湿，降痰通絡
　　※　痰火頭痛：風池，豊隆，阿是穴（瀉，透天涼を配す）……痰火の清降，清脳止痛
4．風寒頭痛（風に寒がからみ，寒凝血滞となり絡脈が阻滞しておこる頭痛）
　　風池，百会，阿是穴（灸瀉）………………………………疏風散寒，利竅止痛
5．風熱頭痛（風に熱邪がからみ，火熱上炎して清空に影響しておこる頭痛）

合谷（または曲池），外関，阿是穴（瀉）を配穴……疏風散熱，通絡止痛
6．風湿頭痛（風に湿邪がからみ，清陽不昇，濁陰不降となりおこる頭痛）
　　①風池，陰陵泉（瀉）……………………………………去風勝湿，利竅止痛
　　②陰陵泉，足三里，阿是穴（瀉）を配穴……………去風散邪，調中利湿
7．少陽頭痛（熱邪上亢，または肝胆の火が循経により上擾しておこる頭痛）
　　風池（局部），太陽（または阿是穴），丘墟（少陽の気を清宣）（瀉）を配穴……少陽の経気を清宣し，通絡止痛をはかる
　　※　気虚，血虚，腎虚，気血両虚による頭痛には，一般的には本穴は用いない。虚中挾実，本虚標実の頭痛には，本穴を瀉して通絡止痛をはかるとよい。

2　眩　暈

本穴を瀉して熄風潜陽，清脳をはかる。
1．肝陰暗耗，肝火偏亢，風陽昇動となり，清空に上擾しておこる眩暈
　　①百会，太衝または行間（瀉）を配穴………………平肝潜陽，熄風清脳
　　②太衝（瀉），丘墟（瀉，透天涼）を配穴………… 清肝瀉火，熄風潜陽
2．腎陰不足，水不涵木，肝陽偏亢となり，風陽が上擾しておこる眩暈
　　太衝（瀉），復溜（補）を配穴………………………… 鎮肝熄風
3．暴怒傷肝，肝陽暴盛，陽亢風動となり，風と火が清竅に上擾しておこる眩暈
　　風池，太衝，丘墟（瀉）に透天涼を施す……………清肝瀉火，熄風潜陽
4．水穀不化，聚湿生痰，痰気交阻，清陽不昇，濁陰不降による眩暈
　　豊隆（瀉），陰陵泉（補）を配穴…………………… 健脾去湿，降痰熄風
　　※　痰鬱化火，痰火上擾による眩暈
　　　　風池，豊隆，内庭（瀉）に透天涼を施す……………痰火の清降，熄風清脳
5．心脾両虚による眩暈
　　心虚であれば血流（循環）に異常が生じ，脾虚であれば生化の源が不足する。そのために気血が順調に頭，脳に到達できなくなっておこる。
　　神門，三陰交（補）にて心脾の補益をはかり，風池（補）を配穴して益脳をはかる。
6．『霊枢』海論にある「脳は髄の海なり。……髄海不足すれば，脳転じ耳鳴り，脛酸し眩冒し，目見る所なく，懈怠安臥す」というタイプの眩暈
　　腎兪，太谿または復溜（補）にて腎精の補益をはかり，風池（補）を配穴して益脳をはかる。
　　※　本虚標実，上盛下虚の眩暈には，本穴（補）を用いることはできない。誤ってこれを補すと標実，上盛が進行し，眩暈は悪化する。

3　緑内障

本穴を瀉すか，透天涼を施すと，疏風清熱，明目の作用がおこる。
【1】肝胆風熱による緑内障：光明，曲泉または行間（瀉）を配穴……疏風清熱，清肝利胆
【2】肝陽上亢による緑内障：行間，丘墟（瀉）を配穴……清熱潜陽，平肝明目

【3】肝熱陰虚による緑内障：曲泉，復溜（補）という養肝明目の処方に風池（瀉）を配穴して，滋陰清熱，養肝明目をはかる

4　急性結膜炎

本病は「天行赤眼」，「暴風客熱」といわれている。治療に際しては，本穴（透天涼）を瀉して清熱明目をはかる。

1．天行赤眼（熱盛型）
　①患側の睛明（瀉），太陽（点刺出血）を配穴……清熱去風，泄熱解毒
　②合谷，三陰交（瀉），患側の太陽（点刺出血）を配穴……清熱解毒，涼血明目

2．暴風客熱（風盛型）
　患側の睛明，太陽（瀉）または合谷，睛明（患側）（瀉）を配穴……疏風清熱，散熱明目

5　近　視

後天性の近視の治療では，本穴を取って補法を施し，眼部の経気を調節するとよい。針感を眼区または眼球部にいたらせ，眼球に酸困，収縮，脹感が生じると効果が現れる。これにより抜針後に眼球がすっきりして熱感がとれる患者が多い。また少数の例ではあるが，刺針前よりも視力が著しく向上する場合や，数回の針治療で治癒する場合もある。視力がほぼ正常に回復した後は，肝兪，腎兪（補），または復溜，曲泉（補）により肝腎の補益をはかり，効果の安定をはかるとよい。

本穴に刺針しても針感がない場合，または針感が眼球にいたらない場合は効果はあがらない。この場合は，承泣に刺すとよい。また承泣に刺しても針感が判然としない場合には，体質や既往歴を詳細に確認する必要がある。虚弱体質で，または虚性疾患をともなう患者には，体質と兼証にもとづき，必要な配穴や全身治療を行う必要がある。例えば，肺腎両虚による症状をともなう患者には，合谷，復溜（補）を配穴し，肝腎不足による症状をともなう患者には，肝兪，腎兪または復溜（補）を配穴する。また気血両虚による症状をともなう患者には，合谷，三陰交（補）を配穴し，肝血不足による症状をともなう患者には，肝兪，三陰交または膈兪（補）を配穴する。

6　上眼瞼下垂

1．脾虚気弱となり血気が筋脈を滋養できず，眼瞼が弛緩無力となり下垂した場合
　三陰交，足三里（補）にて健脾養血をはかり，風池，陽白または攅竹（補）にて眼瞼の調補をはかる。

2．気血両虚のため筋脈を滋養できず，そのために眼瞼が弛緩無力となり下垂した場合
　合谷，三陰交または血海（補）にて気血の補益をはかり，風池，陽白または攅竹（補）とともに気血を補益し，眼瞼を健やかにする。

3．風熱上攻によりおこった下垂
　風池，合谷，陽白または攅竹（瀉）……………疏風清熱，瞼筋の舒調

4．外傷により経筋を損傷しておこった下垂
　①風池，攅竹，太陽（補）……………………………筋脈の強壮，胞瞼の補益
　②風池，陽白または魚腰（補）………………………筋脈の強壮，胞瞼の補益
　※　全身症状がない場合には，対症治療を施す。本穴を瀉し，患側の陽白，太陽または絲竹空を配穴して虚を補い，実を瀉すと非常に効果的である。

7　電気性眼炎

本穴を瀉し（透天涼を配し，涼感を目にいたらせる），合谷を配穴したり，患側の睛明を配穴して瀉し，太陽を点刺出血すると，清熱明目の効がある。

8　青　盲

本穴には熄風，清熱明目，補虚明目の作用がある。
1．脾虚気陥による青盲
　　合谷，陰陵泉または足三里（補）という補脾益気の処方中に，風池（補）を配穴して補虚明目をはかる。
2．営血不足による青盲
　　膈兪，三陰交（補）という営血を補養する処方中に，風池（補）を配穴して補虚明目をはかる。
3．気血両虚による青盲
　　合谷，三陰交（補）という気血双補の処方中に，風池（補）を配穴して補虚明目をはかる。
4．脾腎陽虚による青盲
　　関元，太谿，陰陵泉（補）という脾腎を温補する処方中に，風池（補）を配穴して補虚明目をはかる。
5．肝腎不足による青盲
　　肝兪，腎兪または太谿（補）という肝腎を補益する処方中に，風池（補）を配穴して益目をはかる。
6．心腎虚損による青盲
　　心兪，腎兪（補）または神門，復溜または太谿（補）という心腎を補益する処方中に，風池（補）を配穴して益目をはかる。
7．肝気鬱結による青盲
　　太衝，内関または肝兪（瀉）という疏肝解鬱の処方中に，風池（瀉）を配穴して通絡明目をはかる。
8．肝経風熱による青盲
　　行間（または太衝），曲池（瀉）という清肝去風の処方中に，風池（瀉）を配穴して去風明目をはかる。

9 顔面神経麻痺

　発病前または発病期間に，風池の部位や耳後に圧痛，跳痛，熱痛，刺痛があったり，風池の部位の痛みが側頭部に放散する場合には，本穴を取って瀉法を施したり，透天涼を配すと，経気の清宣，熄風止痛の効がある。これにより顔面神経麻痺の回復を補助することができる。また顔面神経麻痺によるベル麻痺，額部の筋の運動障害に対して，経気を疏通する作用がある。

10 不　眠

　風池は，不眠治療の際の常用穴である。心脾血虚，心腎不交，痰火上擾，心胆気虚による不眠，およびそのほかの病証に不眠をともなう場合には，本穴を瀉（または強刺激）して清脳安眠をはかり，その標を治すとよい。また弁証取穴の処方中に，本穴を加え標本兼治をはかると効果的である。

1．心脾血虚による不眠

　　神門，三陰交（補）という心脾を補益する本治処方中に，風池（瀉）を配穴して清脳安眠（標治）をはかる。

2．心腎不交による不眠

　　神門（瀉），復溜（補）という滋陰清火，心腎を交通する本治処方中に，風池（瀉）を配穴して標を治す。

3．痰火上擾による不眠

　　豊隆，内庭，風池（瀉）……………………………痰火の清降，和中安眠

　※　癇証，狂証（抑鬱型），頭痛，眩暈，遺精などの病に不眠をともなう場合には，主症の治療を主に行い，加えて風池（瀉）を配穴し，これを佐として清脳安眠をはかるとよい。

症　例

［症例1］　男，10才，初診1972年4月28日

主　訴：（代訴）両目の失明状態が9ヵ月間続いている

現病歴：1971年7月に7日間高熱が続き，以来，物がはっきり見えなくなった。この20日ほど前から再び高熱が5日間持続し，両目が完全に失明した。また両下肢がやや軟弱になっており，急躁，心煩などの症状をともない，目が乾いて涙がでない。脈は数である。

両眼底所見：屈光間質ははっきりしている，視神経乳頭の色は黄色，動静脈はともに細い。全体的に網膜の状態が悪く変性している。患児が検査に協力しないため黄斑は検査できなかった。診断は視神経萎縮であった。

弁　証：熱邪上攻，高熱傷津により，眼絡を損傷して精明の栄養状態が悪くなりおこった失明である。

治　則：清熱明目

取　穴：初，2，4，6，9，12〜16診，風池（瀉）

　　　　　　3，5，7，8診，合谷，内関（瀉）
　　　　　　10，11診，風池，太陽（瀉）
効　果：3診後には電燈の光が見えるようになり，精神状態も良好となる。5診後には心煩，
　　　　急躁が軽減し，10診後には泣くと涙がでるようになり，視力も大分回復した。15診後
　　　　には両目の視力はほぼ正常に回復し，16診で治癒した。
経　過：2カ月後に手紙により治癒していることを確認した。また1973年9月15日に消化不良
　　　　の治療に来院したおりにも，治癒していることを確認した。

［症例2］　女，41才，初診1971年8月27日
主　訴：4年来の眩暈
現病歴：4年来，ときに眩暈がおこって倒れそうになる。舟に乗っているような感覚があり，
　　　　悪心がおこり，歩行時は雲の上を歩いているような感じがする。頭がぼんやりする，
　　　　耳鳴り，多夢，不眠，口苦，易怒，よく溜め息をつく，小便熱赤，午後潮熱，精神不
　　　　振などの症状をともなっている。舌質は絳，舌苔は白，脈は沈弦数である。
弁　証：脈証にもとづくと，肝気化火，風陽昇動となり清空に上擾しておこった眩暈と考えら
　　　　れる。風陽昇動して清空に上擾すると，眩暈して倒れそうになり，雲の上を歩いてい
　　　　るような感じがする。肝火が上擾すると，頭がぼんやりする。また肝胆火旺となり循
　　　　経により上擾すると，口苦，耳鳴りがおこる。肝火が神明に影響すると，多夢，不眠
　　　　となる。易怒，よく溜め息をつくなどは，肝気鬱滞により疏泄がうまくできないため
　　　　におこる。小便熱赤，脈沈弦数は，肝経鬱熱の象である。
治　則：平肝熄風潜陽
取　穴：初～3診，風池，百会，太衝（瀉）
　　　　　　4診，風池，百会（瀉）
効　果：2診後には，頭のぼんやりした感覚は軽減し，3診後には，同感覚および眩暈は治癒
　　　　した。ただし多夢は改善されていない。4診ですべて治癒した。
経　過：1971年10月9日に手紙にて治癒していることを確認した。

［症例3］　男，34才，初診1979年8月8日
主　訴：5年来の頭痛，交通事故後に発症
現病歴：5年前に交通事故にあい左側に倒れた後，意識不明となった。左半身痛（皮膚出血は
　　　　なかった）があり，その後に左側の頭痛がおこるようになった。痛む位置は頭部の足
　　　　少陽胆経が循行している部位であり，発作性の跳痛，刺痛を呈する。またときに灼熱
　　　　痛となることもある。ときに眩暈がおこり，左手無力，左下顎部と眼部の不快感，耳
　　　　鳴り，口苦，食欲不振，多夢，不眠，心煩，易怒などの症状をともなっており，脈は
　　　　弦数である。
弁　証：頭部の創傷により瘀血が停滞して経絡が阻滞し，それに肝鬱気滞が進行して生じた肝
　　　　胆の火がからんで清竅に上擾し，熱が神明に影響しておこった証候と考えられる。

治　則：通絡活血止痛を主とし，肝胆の火の清降を兼ねてはかる。
取　穴：初～7診，左風池，耳門，太陽，卒谷（瀉）
　　　　8～17診，風池，太衝，丘墟（瀉）
　　　　18～20診，風池，聴会，太衝，丘墟（瀉）
　　　　21～27診，左風池，聴会，卒谷（瀉）
　　　　28～31診，太衝，丘墟，外関（瀉）
効　果：7診後に頭痛は軽減した。12診後には頭痛，耳鳴り，多夢，不眠が，すべて軽減し，食欲も増加した。31診で治癒。
経　過：1979年11月13日に不眠，頭暈，耳鳴りの治癒を確認した。頭痛はほぼ治癒している。ただし左側の頭部に一時的に痛みがおこることがあるが，すぐに消失する。

［症例4］　女，1才半，初診1971年7月21日
主　訴：（代訴）20日来の耳聾，失明，四肢の痿軟
現病歴：1971年6月29日に日本脳炎を患い，治療を半月うけて退院した。その後遺症として両目の失明，両耳の耳聾，四肢の痿軟，腰が軟弱でしっかり座れない，頸部が軟弱で頭が後ろに傾く，熟睡後に手足がときに痙攣する，嚥下困難，痴呆状態，煩躁，驚きやすいなどの症状が現れるようになった。舌苔は薄白，脈は沈細数であり，身体は痩せている。まだ会話できない状態である。
眼底検査：両側の眼底は豹紋状であり，視神経乳頭は黄色，動静脈は狭窄している。
弁　証：温邪が未だ去っておらず，邪熱が心竅に壅閉して神明が影響をうけると，意識不明となり，邪熱が目を損傷すると両目が失明する。邪が耳竅を閉塞すると耳聾がおこる。また余熱により動風すると，四肢の痙攣がおこる。
治　則：清熱熄風，通絡宣竅
取　穴：初，5，6診，風池，通里，太衝（瀉）により，清心開竅，熄風明目をはかる。
　　　　2～4診，風池，合谷，太衝，聴会（瀉）により，清熱熄風，宣竅明目をはかる。
　　　　7～13診，風池（瀉），合谷，復溜（補）により，益気補腎，清脳をはかる。
効　果：6診後には視力，聴力，神志ともに，ほぼ正常となり，熟睡後にも四肢の痙攣はおこらなくなった。ただし四肢の痿軟，腰軟，嚥下困難，脈沈細数は改善していない。13診で治癒した。
経　過：1971年12月11日に手紙にて治癒していることを確認した。

経穴の効能鑑別・配穴

効能鑑別

風池，列欠，曲池，合谷の効能比較
①風池：頭顔面部の風熱表邪（および内風）の治療にすぐれている。
②列欠：肺衛の風寒表邪を解する作用にすぐれている。

第12章　足少陽胆経

　③曲池：全身の風熱表邪を治す作用にすぐれている。
　④合谷：頭顔面および全身の表邪を治す作用にすぐれている。

　配　穴

1．風池（瀉）
　①睛明（瀉）を配穴……………………………………清頭明目
　②合谷，睛明（瀉）を配穴……………………………疏風清熱明目
　③太衝，豊隆（瀉）を配穴……………………………平肝潜陽，熄風降痰
　④太衝，丘墟（瀉）を配穴……………………………肝胆の清瀉，熄風潜陽，清頭明目
　⑤百会，大椎（瀉）を配穴……………………………熄風清脳，通督解痙
　⑥神門，内関（瀉）を配穴……………………………安神利眠
　⑦神門，三陰交（補）を配穴…………………………心脾の補益，清脳利眠
　⑧神門（瀉），復溜（補）を配穴……………………滋陰清火，清脳利眠
　⑨肝兪，曲泉（補）を配穴……………………………養肝明目
　⑩復溜，太谿または腎兪（補）を配穴………………補腎益目

2．風池（補）
　①復溜（補）を配穴……………………………………補腎養陰明目
　②肝兪，腎兪（補）を配穴……………………………補腎養肝明目

3．風池，太衝（瀉），復溜（補）
　　この3穴を配穴すると，平肝熄風，滋陰潜陽の作用がある。これは湯液における鎮肝熄風湯（『衷中参西録』方）の効に類似している。頭痛，眩暈，高血圧，子癇，顔面筋痙攣などで，この法やこの湯液が適用される場合は，この3穴により治療することができる。

　参　考

1．本穴の針感
　　連続して捻転すると，針感はそれぞれ耳後，耳内，上眼窩，眼球，額部，側頭部，頭頂部にいたる。少数の例ではあるが，左または右の脳部にいたる場合もある。透天涼を配すと，涼感は上記の部位に向かって走り，同部位にいたると，耳鳴りがただちに軽減したり，眼球がすっきりしたり，物がはっきり見えるようになるといった効果が生じる。また補法を施すと，眼球に収縮感，脹感がおこる。少数の症例においては，刺入後に針感が突然，耳後や耳内，眼球，眼窩部，側頭部などに向かって走る場合もある。また針による脹感が突然，眼球部にいたり，次いで眼球に熱感がおこり，抜針後も1時間くらい熱感が存在している例もある。
　　さらに極めて少数ではあるが，連続して捻転すると，その針感が足少陽胆経に沿って下に向かい，肩や側胸部，側腹部，下肢を循って足の第4指にいたる場合もある。この針感の走行は，足少陽胆経の循行している線と，ほぼ一致している。

2．古典考察

　『傷寒論』24条には，「太陽病，初め桂枝湯を服し，反って煩し解せざるものは，先ず風池，風府を刺し，却って桂枝湯を与えれば則ち癒ゆ。」とある。これは，桂枝湯を服用して反って煩がおきた場合の治法を説明したものである。太陽中風証で桂枝湯を服用した後に，反って煩し解さない場合は，風邪が太陽の表に侵襲したために経脈の阻滞をひきおこし，薬が病に勝らない状態であると考えられる。まず風池，風府を刺して，疏風解表，太陽経気の宣通をはかって，風邪を疏散させ，経気を通暢させる。その後，再び桂枝湯を服して肌表を解せば，これを治癒させることができる。

3．本穴は灸と補法はあまり用いない

　1．本穴は，延髄の近くに位置している。そのため風寒または寒邪によらない頭部や脳，鼻の疾患の治療で，本穴は軽率に灸を用いてはならない。とくに灸頭針や直接灸は，熱を助けて上擾させやすく，そのために頭昏脳脹（頭がくらくらしてぼうっとすること）がおこりやすい。

　2．本穴には，補法を常用してはならない。また虚中挾実，本虚標実による頭部や脳，眼，鼻の疾患には，補法を施してはならない。本穴に補法を施すと，上盛や標実をひきおこしやすい。

4．注意事項

　1．太衝，風池（瀉），復溜（補）は，高血圧を治療し，中風を予防する。この処方には，平肝熄風，育陰潜陽の効がある。ただし毎回治療前には，必ず血圧を測定する必要がある。血圧が非常に高い場合は，事故防止のために針治療はひかえたほうがよい。

　2．本穴に刺入する場合は，内上方に向けて深く刺入してはならない。深く刺入して延髄を損傷し内出血がおこれば，患者の生命にかかわる。これに関して『素問』刺禁論篇には，「頭を刺して脳戸に中り，脳に入れば立ちどころに死す」とあり，臨床経験から生まれた教訓と考えられる。

3. 環 跳 (かんちょう)

　跳躍すると，本穴の所在する部位は半環形の陥凹した形をなす。そこから本穴は，環跳と命名された。本穴は，足少陽胆経の殿部の経穴である。また足少陽胆経と足太陽膀胱経の交会穴でもある。
　環跳を局部取穴，近隣取穴として用いると，殿部や足少陽，太陽経が循行している下肢の病変を治療することができる。

本穴の特性

<治療範囲>

　『霊枢』刺節真邪篇には，「虚邪偏して身半に客し，その入ること深く，内営衛に居し，営衛稍衰うるときは，則ち真気去り，邪気独り留して，偏枯を発す。その邪気浅き者は，脈偏痛す。」とある。営衛の機能が衰退し，真気が去り，そのため邪気が独り留まっておこる偏枯，および邪が浅く表に留まり，そのため血脈不和となっておこる偏痛は，本穴を用いて治療することができる。具体的には局部取穴として本穴を取ると，下肢の偏枯，偏痛に対して治療効果がある。
　本穴を強く指圧すると，酸脹感または麻脹感が，足少陽胆経や足太陽膀胱経に沿って下行し，腓骨の前面または膝窩部にいたる。その針感は股関節から下に向かい，足少陽胆経または足太陽膀胱経に沿って足部にいたる。本穴の所在部位や刺針の際の針感の走行，また経脈の循行と経筋の分布といった要素をかんがみて，環跳はその所在部位の局部疾患，股関節部や膝，下腿部の経脈病変を治療するとされている。針感を循経により患部にいたらせると，高い治療効果がある。また対症治療として本穴を用いる場合は，環中，風市，殷門，陽陵泉，絶骨，委中，承山，崑崙などと配穴されることが多い。局部取穴と弁証取穴を併用して，標本兼治をはかるとよい。
　足少陽経脈は，気街よりでて，毛際を循り，髀厭中に横に入る。足少陽経別は，髀を繞り，毛際に入り，足厥陰肝経に合す。前陰部や少腹部に気持ち向けて刺入すると，針感は前陰部や少腹部に走る。これにより，前陰部や少腹部の一部の疾患，例えば痛経，帯下，陰挺などの病を治療することができる。

<効　能>
1. 循経取穴
　　瀉法：通経活絡，駆邪散滞
　　透天涼を配す……………鬱熱の消散

灸または焼山火を配す……経脈の温通
２．局部取穴
　①補法（灸または焼山火を配す）：虚損の補益
　②瀉法：駆邪散滞
　　灸を配す……………………寒湿の温散

<主　治>

股関節痛，腰痛，坐骨神経痛，痺証，痿証，半身不随，外傷性対麻痺。
また舞踏病，下肢の痙攣などを治す。

| 臨床応用 |

1　股関節痛

『素問』五臓生成篇には，「人に大谷十二分，……此れ皆衛気の留止する所，邪気の客するところなり，針石縁って之を去る」とある。四肢の関節に邪気が客しておこる病変には，刺針することにより，邪を除けば病は癒える。十二大谷のなかの股関節に邪が客しておこる股関節の疾患の治療では，本穴を刺針して病所に至らせば，邪は去り病は癒える。本穴は，股関節痛にとって欠かせない治療穴である。

局所療法として本穴を用いる場合は，環中や胞肓を配穴することが多い。あるいは「痛を以て輸と為す」による阿是穴を配穴する。虚証には補法（先瀉後補の法を用いることが多い），実証には瀉法を用い，寒証には灸または焼山火，吸角，熱証には透天涼を配すとよい。これにより駆邪散滞，気血の宣通，温経散寒の効を収めることができる。上記の方法は，以下の弁証処方により配穴して用いられることが多い。

１．気滞血瘀による股関節痛
　間使，三陰交（瀉）による行気活血の法と併用する。
２．気血両虚による股関節痛
　合谷，三陰交（補）による気血補益の法と併用する。
３．風湿による股関節痛
　曲池，陰陵泉（灸瀉）による去風除湿散寒の法と併用する。

2　坐骨神経痛

坐骨神経痛の病因，病理の分類は非常に多い。例えば，瘀血，気滞，気滞血瘀，気虚，血虚，気血両虚，風湿，脾虚湿盛，肝腎不足および腰椎疾患を要因とするものなどがあるが，どのタイプの坐骨神経痛の治療にも，局所取穴または循経近刺として本穴を用いることができる。虚証には補法を施し，実証には瀉法を施すが，必要に応じて灸や吸角，焼山火，通電などの法を併用するとよい。針感を循経により足の指にいたらせば，通経活絡，駆邪散滞，気血の宣通，虚損の補益などの効を収めることができる。

全身にそのほかの症状がなく，坐骨神経痛のみがおこっている場合には，対症治療として本穴を取って瀉すとよい。あるいは強刺激をあたえて置針しない法を用いると（針感を循経により患部にいたらせる）効果的である。効果があまりない場合は，疼痛の放散部位と関係のある経絡から選穴して配穴するとよい。例えば，足少陽胆経に沿って痛む場合には，風市，陽陵泉，丘墟などを配穴し，足太陽膀胱経に沿って痛む場合には，殷門，委中，崑崙または阿是穴などを配穴するとよい。さらに病因，病理の類型の相違により，以下のような弁証処方により配穴して用いるとよい。

1. 肝気鬱滞，気滞経脈による坐骨神経痛
　　間使（瀉）を取り，行気散滞の法を同時に行う。
2. 気のめぐりが悪く，経脈が阻滞しておこる坐骨神経痛
　　三陰交または血海（瀉）を取り，行血去瘀の法を同時に行う。
3. 気滞血瘀による坐骨神経痛
　　間使（または内関），三陰交（瀉）を取り，行気活血の法を併用する。
4. 気血両虚による坐骨神経痛
　　合谷，三陰交（補）を取り，補気養血の法を併用する。
　　※　局部への補法により滞りがおこり得る場合は，局所穴に瀉法または先瀉後補法を用いるとよい。
5. 風湿による坐骨神経痛
　　曲池，陰陵泉（瀉）を取り，去風除湿の法を併用する。
6. 脾虚湿盛による坐骨神経痛
　　陰陵泉（瀉），太白または足三里（補）を取り，健脾去湿の法を併用する。
7. 肝腎不足による坐骨神経痛
　　太衝，復溜，太谿または腎兪（補），あるいは曲泉，復溜または太谿（補）を取り，肝腎補益の法を併用する。
8. 湿熱阻絡による坐骨神経痛
　　陰陵泉，合谷，三陰交または足三里（瀉）を取り，湿熱清利の法を併用する。

　　肥大性脊柱炎によりおこる坐骨神経痛に対しては，腰部の局部穴の配穴に注意しながら，弁証取穴による処方とうまく併用するとよい。
　　また神経痛が股関節部から足におよんでおり，または脹痛，酸痛あるいは麻脹痛が腓骨外側の陽交から光明を経て足部におよんでいる場合は，難治性の坐骨神経痛であることが多い。この場合は，本穴を刺し，陰陵泉，陽交，光明，または委陽，陽交，光明を配穴するとよい。また阿是穴を配穴してもよい。股関節部から大腿部の疼痛が消失しても，腓骨外側の豊隆，陽交，光明の部位に脹痛，麻脹痛，酸痛がある場合は難治である。豊隆，陽交，光明（瀉）を主として治療を行う。
　　股関節痛または坐骨神経痛で固定した疼痛部位または痛点がない場合は，虚証である場合が多く，局所穴だけではうまく対処できない。

3 痺　証

本穴を取り，経気を病所に至らせると，股関節部の痺証，大腿部の痺証を治療することができる。

1．風寒湿痺

股関節と寛骨の痺証の治療では，本穴を取って瀉法または強刺激をあたえ，これに焼山火を配して温熱感を患部，関節腔内にいたらせる。これにより，股関節および寛骨部の風寒湿の邪を除去し，経絡気血の阻滞を疎通させることができる。同療法は，患部の環中および阿是穴と併用されることが多い。

【1】風痺（行痺）

症状としては，関節痛があり，痛みは遊走性で多くの関節部位におよぶ，運動不利などがある。または寒熱表証がある。舌苔は薄白または白膩，脈は浮の場合が多い。これに局部の発赤・腫脹・発熱をともない，寒熱があり，舌苔黄，脈数である場合は，「歴節風」といわれている。

前者の治療では，患部の局所穴と曲池を配穴し，去風通絡散邪をはかるとよい。去風発汗，散寒除湿薬を過剰に服用して気血両虚となっている場合には，合谷，三陰交（補）により気血の補益をはかり，気血の回復を待ってから局所穴を配穴して瀉すとよい。後者の治療では，関連する関節部の局所穴と曲池，内庭（または解谿）を配穴し，去風清熱，通絡散邪をはかるとよい。

【2】寒痺（痛痺）

症状としては，関節部に（錐で刺したような）激痛があり疼痛部位は一定している，運動不利，皮膚色には変化がない，温めると痛みは軽減し，冷やすと増強する，ときに軽くときに重く反復的に発作がおこるなどがあり，舌質は淡，舌苔は白，脈は弦緊である。

本穴を瀉して灸頭針にすると，散寒活絡の作用がある。多くの関節に痺痛があり，さらに陰寒内盛，陽気不足による全身の症状をともなう場合には，局所穴に灸頭針を施し，さらに関元（補）を加えると温陽駆寒の作用がある。あるいは局所穴を取穴せず，関元，腎兪，太谿（補）により腎陽の温補，扶正駆寒をはかるとよい。

『素問』挙痛論篇には，「寒気脈外に客するときは，則ち脈寒す，脈寒するときは則ち縮蜷す，縮蜷するときは則ち脈絀急し，絀急するときは則ち外小絡に引く，故に卒然として痛む。」とあるが，このような股関節の痺痛には，本穴（灸瀉）により駆邪散寒をはかると，「炅を得るときは則ち痛み立ちどころに止む」となる。

【3】湿痺（着痺）

症状としては，関節が重く痛み疼痛部位は一定している，運動不利，雨天に症状は悪化する，あるいは肌膚の麻木，局部の腫れなどがある。舌苔は白膩，脈は濡緩である。

本穴を瀉して灸頭針にすると，寒湿を温散させる作用がある。多くの関節部位に痺痛がある場合は，関連する局所穴を配穴して瀉し，灸頭針を施す。これと去湿散邪の法である陰陵泉，足三里（瀉）を併用するとよい。また陽気不足，寒湿不化をともなう場合には，関元，

陰陵泉（補）を配穴して温陽益脾，去湿散寒をはかるとよい。病が長期化して脾虚湿盛となった場合には，足三里，陰陵泉または太白（補）を配穴し，健脾化湿，去湿活絡による標本兼治をはかるとよい。

2．熱痺

風寒湿痺が改善されず，鬱して化熱すると熱痺がおこる。環跳，曲池（または合谷），内庭（または解谿）（瀉）により，清熱通絡，散邪止痛をはかるとよい。病所が多くの関節部位におよんでいる場合には，該当する関節部の局所穴を配穴するとよい。

血熱をともなう場合には，上処方から内庭（または解谿）を去り，三陰交（瀉または透天涼を配す）を配穴して，清熱涼血，行血活絡をはかるとよい。また湿邪をともなう場合には，曲池（また合谷），陰陵泉，三陰交（瀉）を配すと効果的である。局所穴を配穴しなくても，良好な効果を収める場合もある。

3．痰瘀痺阻による痺証

本穴を瀉して灸頭針を施し，豊隆，三陰交（瀉）を配穴して去痰散瘀，駆邪通絡をはかると治療効果がある。

風寒湿痺または熱痺で，病が長期化したために気血両虚，または肝腎両虚となった場合，あるいは熱痺により陰津を損傷した場合には，気血の補益（合谷，三陰交（補）），肝腎の補益（肝兪，腎兪または太谿（補）），養陰生津（復溜，三陰交（補）），清熱養陰（復溜（補），内庭（瀉））といった弁証取穴に局所穴を配穴し，先瀉後補を用いる。ただし他の病をともなわない熱痺に対しては瀉法だけを用いる。

4 半身不随

本穴は，下肢不随の治療に用いることができる。本穴を局所取穴として用い，下肢不随を治療する場合には，風市，陽陵泉，足三里，三陰交，委中，絶骨などと配穴する。痙性麻痺には瀉法を施して舒筋活絡をはかり，弛緩性麻痺には補法を施して壮筋補虚をはかる。対症治療を行う場合は，弁証取穴と併用して標本兼治をはかるとよい。

1．気虚血瘀による半身不随

合谷（補），三陰交（瀉）による益気活血，去瘀通絡の法に，環跳を配穴して用いるとよい。同療法は，脳血栓による弛緩性麻痺の治療に多く用いられる。また痙性麻痺には，上処方に太衝または陽陵泉（瀉）を加え，補気行血，舒筋熄風をはかり，局所穴を配穴するとよい。

2．気血両虚による半身不随

合谷，三陰交（補）による気血補益の法に，環跳を配穴して用いるとよい。

3．肝腎不足による半身不随

復溜，太衝，太谿または腎兪（補）による肝腎補益の法，または肝兪，腎兪，復溜（補）による肝腎補益の法に，環跳を配穴して用いるとよい。この型には痙性麻痺が多くみられる。患側の肢体が強直，攣急している場合には，局所穴に強刺激をあたえて長時間置針し，舒筋活絡解痙をはかる。

症　例

[症例1]　　女，76才，初診1971年7月8日

主　訴：（代訴）半身不随が20日余り続いている

現病歴：20日余り前に発語が明瞭でなくなり，しだいに右側の上下肢を動かすことができなくなり，弛緩性麻痺を呈してきた。意識はしっかりしているが，粗相することがある。小便は黄色で大便は1日に3～4回である。舌苔は薄黄でやや膩，脈は虚数である。血圧は160／80，平素から小便黄，便秘の症状がある。

診　断：類中風

治　則：筋脈の強壮

取　穴：右環跳，足三里，三陰交，合谷，曲池，手三里（補）

効　果：9回の治療で治癒した。

経　過：1971年9月9日に治癒していることを確認した。

[症例2]　　男，1才，初診1965年3月10日

主　訴：（代訴）26日来の下肢麻痺

現病歴：2月16日に発熱，解熱した後の3月5日に右下肢が軟弱であることに気がついた。膝関節は伸ばせず，介助して立たせると足跟部が地に着いていない。患肢には圧痛はなく，体温も皮膚温も正常である。

診　断：小児麻痺

治　則：経脈の通暢，駆邪散滞

取　穴：右環跳，委中，崑崙（瀉）

効　果：6回の治療で治癒した。

経　過：1965年6月12日に手紙により治癒していることを確認した。

[症例3]　　男，33才，初診1979年5月24日

主　訴：2年来の身体痛，原因は不明である

現　症：両側の肩甲内縁と腰部，両下肢に痛みがあり，左肩と左下肢，手指に麻木感がある。寒を感受すると腰と両側の肩甲部に熱が生じ，両下肢の麻木，発熱がおこる。薬による治療を行ったが効果はなかった。既往歴には梅毒があるが，検査によりKTは陰性であった。

弁　証：邪が経絡に阻滞し，気血の運行が悪くなっておこった証候である。

治　則：通経活絡，散邪止痛

取　穴：患者の要望によりまず腰腿痛を治療する。
　　　　環跳，腎兪，阿是穴（瀉）。通電をそれぞれ15分間行い，隔日治療とする。

効　果：6回の治療で腰下肢痛は治癒した。両側の肩甲痛，左手指の麻木を治療した10日余りの期間に，腰下肢痛は再発しなかった。

参　考

1．本穴の針感

1．刺針方向と針感の走行

　　股関節の疾患を治療する場合は，同部位に向けて直刺し，針感を関節内にいたらせるようにする。坐骨神経痛，坐骨神経炎，下肢麻痺などの下肢疾患を治療する場合は，環跳穴の上1寸の位置にやや下方に向けて斜刺し，針感を循経により下肢にいたらせるようにする。外生殖器または小腹部の疾患を治療する場合には，疾患部位の方向に向けて刺入し，針感を同部位にいたらせるようにする。

2．坐骨神経を刺傷すると，同神経の走行に沿って大腿から膝または足に灼熱痛，しびれがおこり，運動障害がおこる。軽症の場合は，局部を按摩すると痛みは消失するが，重症の場合は数日は後遺症が残る。重症者には，委中，承扶などに刺針し，少し瀉して長く置針し，爽快感を下肢にいたらせるようにすると，1～2回の治療で緩解する。

2．古典考察

1．『霊枢』官針篇には，「疾浅く針すること深きは，内良肉を傷り，……病深く針浅きは，病気瀉せず」とあり，『素問』刺要論篇には，「病に浮沈あり，刺に浅深あり，各々其の理を至して，其の道を過ぐることなかれ。……浅深得ざれば，反って大賊を為す。」とある。

　　同記述は，刺針の際の刺針の深さは，病位の深さにより異なることを指摘したものである。針灸治療において，同指摘は重要である。刺針の深浅を意識せずに刺すと「内良肉を傷り，病気瀉せず」という情況や，「反って大賊を為す」という悪い結果をひきおこしてしまう。股関節腔内の疾患の治療では，毫針を関節腔内に刺入することにより，はじめて良好な効果を収めることができる。

2．『回陽九針歌』には，「瘂門，労宮，三陰交，湧泉，太谿，中脘接し，環跳，三里，合谷並ぶ，此れ回陽九針穴」とある。環跳は，回陽九針穴の1つであり，突然の亡脱に対しては，本穴を取り治療するとよいとされている。しかし臨床観察では，本穴には回陽固脱の効は認められず，針灸文献を検索してもこの類の病証に関する記載はない。

3．『霊枢』官針篇には，「凡そ刺の道，官針最妙なり。九針の宜しき，各々為す所あり，長短，大小，各々施す所あるなり。その用を得ざれば，病移すこと能わず。……病小なるに針大なれば，気の瀉すること太甚しく，疾必ず害を為す。病大にして針小なるは，気瀉泄せず，亦復び敗を為す。針の宜しきを失す，大なるものは瀉し，小なるものは移さず。」とある。

　　現在用いられている毫針は，一般的には26，28，30号の3種類に分けられているが，太さはさほど変わらない。古代と中国解放前の毫針は，現在用いられているものの2～3倍の太さであった。毫針の太さの違いによって主治する病が異なるかどうかについては，今後の検討を要する。ただ本穴の所在部位と治療範囲からいうと，太目の毫針を使ったほうが効果的であるといえる。

3．歴代医家の経験

① 「環跳は腿股風を治すを能う」（『玉竜歌』）
② 「環跳は風湿に中り，股膝筋攣し腰痛疼するを主治す」（『十四経要穴主治歌』）
③ 「腰脇相引きて痛急し，髀筋瘲脛痛み屈伸すべからず，痺不仁なるは，環跳これを主る」（『針灸甲乙経』）
④ 「環跳，冷風湿痺風疹，偏風半身不遂，腰胯痛みて転側すること得ざるを治す」（『銅人腧穴針灸図経』）
⑤ 「邪，足の少陽の絡に客するとき，人をして枢中に留して痛み，髀挙ぐべからざらしむ。枢中を刺すに毫針を以てし，寒なるときは則ち久しく針を留む。月の死生を以て数と為す。立ちどころに已む。」（『素問』繆刺篇）

4．施灸の注意事項

肩髃一節の［参考］を参照。

5．弁証分型による治療の重要性

　関節部位は，気血が集まるところであり，陰陽気血が内外に出入りする要道である。そのため，邪気が容易に侵襲しやすい。外邪が侵襲して，陰陽が失調し経絡の通りが悪くなると，気血が阻滞して関節部が閉じる。要道が阻滞し陽が鬱すると熱が生じ，陰が侵襲すると寒が生じ，血が瘀滞すると痺となる。そのため，関節部は痺証が生じやすい。ほかにも，身体が虚弱なため気血両虚や精血不足になると，関節の栄養状態が悪くなる。また労傷過度により関節を損傷すると，関節の労損がおこる。したがって，関節にはまた，虚損性の病変がおこりやすい。

　病変が股関節の部位にある場合は，本穴の治療範囲となる。病因や病理類型の違いにより，弁証取穴を行い，その処方中に本穴を配穴するとよい。虚実寒熱を分けず，病理類型を鑑別しないで一律に対症治療を行ったり，阿是穴治療のような「痛を以て痛を止める」という方法だけを選択しても，治療効果はあがらない。

4. 風 市 (ふうし)

　『備急千金要方』、『針灸資生経』では、風市を足少陽胆経に属すとしている。本穴には、下肢の風気が集まり、風の「都市」であることから、風市と命名された。本穴は、中風偏枯を善く治す作用がある。
　風市は、足少陽胆経が循行している下肢におこる病変、および風邪によりおこる下肢病、皮膚病を治療することができる。

本穴の特性

<治療範囲>
1. **局部疾患**

　　風市は、その所在部位や刺針の際の針感の走行、また経脈の循行、経筋の分布などの要素をかんがみて、その所在部位の局部疾患と、足少陽胆経が循行している寛骨部・股関節部・膝部の経脈病変を治療することができるとされている。本穴を用いた治療では、針感を患部にいたらせると効果的である。対症治療（局部治療）としては、環跳、環中、陽陵泉、絶骨などを配穴して用いることが多い。局部治療は、弁証取穴と併用されることが多い。

2. **下肢風邪病**

　　本穴には、去風の作用がある。風邪によりおこる下肢病や皮膚病（じんましん、皮膚瘙痒、下肢痺証など）は、すべて本穴の治療範囲に入る。

<効　能>
1. **弁証取穴**

　　瀉法（灸を配す）：去風散寒
2. **局部取穴**

　　①瀉法：駆邪散滞、舒筋活絡
　　　透天涼を配す…………局部の鬱熱を消散させる
　　　灸または焼山火を配す…温経通絡散邪
　　②補法：筋脈の強壮

<主　治>
　股関節痛、膝痛、大腿部痛、麻木、痺証、痿証、半身不随、坐骨神経痛、外傷性対麻痺、じ

んましん，皮膚瘙痒症。

また下肢の痙攣，舞踏病を治す。

臨床応用

1 股関節痛，膝痛，大腿部痛

本穴は，その所在部位である大腿部の疼痛，および足少陽胆経が循行している部位の股関節痛，膝部の疼痛を治療するときに用いられる。「虚」には補を，「実」には瀉を，「寒」には灸，焼山火または吸角を，「熱」には透天涼を施すと，それぞれ温経散寒，駆邪散滞，虚損の補益，鬱熱を消散させるなどの作用が生じる。

対症治療としては，大腿部痛には阿是穴を配穴し，股関節痛には環跳，阿是穴を配穴するとよい。また膝痛には，足陽関，陽陵泉，または阿是穴を配穴するとよい。

1．気血瘀滞による上記の疾患
　①上処方を用いる
　②間使，三陰交，または内関，血海（瀉）…………行気活血
　※　①②を併用する。

2．気血両虚よる上記の疾患
　①上処方，阿是穴……………………………………補法を施す
　②合谷，三陰交（補）………………………………気血の補益
　※　①②を併用する。
　※　本虚標実：阿是穴に瀉法を施し，合谷，三陰交（補）を配穴して標本兼治を行う

3．湿熱阻絡よる上記の疾患
　①阿是穴………………………………………………瀉法を施す
　②陰陵泉，足三里または三陰交（瀉）……………湿熱の清利
　※　①②を併用する。

2 麻木

本穴は，大腿外側部の麻木の治療に用いる。虚証には補，実証には瀉法を用い，または灸，吸角，通電，焼山火，透天涼などを配すと，通経活絡，駆邪散滞，去瘀行血，鬱熱の消散，虚損の補益などの作用が生じる。

本病は風傷衛気，寒傷営血，気虚不運，気血両虚，気滞血瘀，営血両虚，瘀血阻絡，湿痰停滞などが原因となっておこる。治療にあたっては，病因や随伴症状の違いを鑑別し，それぞれに適した治法を採用しなければならない。治療においては，症状が全身におよんでいない場合には，局所治療，対症治療を採用することが多い。また症状が全身におよんでいる場合には，局所取穴と弁証取穴により治療するとよい。

1．局部治療
　　風市に局部穴または阿是穴を配穴して治療する。大腿部全体（足少陽胆経の循行している

部位)に麻木がある場合には，環跳，足陽関，陽陵泉などを配穴する。また大腿外側皮神経炎で麻木がある場合には，皮膚針で叩打し，局所を充血させて行血散瘀をはかるとよい。

2．全身治療

【1】気血両虚による麻木

補気作用のある合谷を補し，益血作用のある三陰交または血海を補して，気血の補益をはかると効果的である。また局所穴を補すとよい。

【2】気滞血瘀による麻木

行気作用のある間使または内関を瀉し，行血作用のある三陰交または血海を瀉して行気活血をはかるとよい。また局所穴を瀉すとよい。

3 痿 証

対症治療として本穴を用いると，下肢の痿証を治療することができる。状況に応じて，「先瀉後補」，「先に少し瀉し，後で多く補す」，「補して瀉さず」，「瀉して補さず」などの方法を判断のうえで使い分ける。これらの手技により去邪扶正，壮筋補虚をはかるとよい。また本穴には，しばしば陽陵泉，絶骨，足三里，三陰交，陰陵泉，環跳などを配穴して用いる。

1．肺燥津傷による痿証

①配穴：手太陰肺経の子穴である尺沢を瀉す（清肺），足陽明胃経の水穴である内庭を瀉す（清熱），足少陰腎経の母穴である復溜を補す（養陰）……清肺潤燥，養陰栄筋

②配穴：手太陰肺経の原穴，母穴である太淵を補す，足少陰腎経の母穴である復溜を補す……補肺育陰（金水相生）

2．湿熱浸淫による痿証

配穴：足太陰脾経の合水穴である陰陵泉を瀉す（去湿），手陽明大腸経の合穴である曲池を瀉す（清熱）……………………………………湿熱の清利

3．肝腎不足による痿証

配穴：足厥陰肝経の母穴である曲泉を補し，足少陰腎経の母穴である復溜または足少陰腎経の原穴である太谿を補す………………………肝腎の補益をはかり，筋骨を壮じる

4．脾虚湿盛による痿証

配穴：足太陰脾経の合水穴である陰陵泉を瀉す，足陽明胃経の合土穴である足三里または足太陰脾経の原穴である太白または脾兪を補す……健脾去湿

5．気血両虚による痿証

配穴：補気作用のある合谷を補し，益血作用のある三陰交を補す……気血の補益

4 半身不随，坐骨神経痛 環跳の［臨床応用］を参照。

症 例

［症例1］ 男，40才，初診1964年10月21日

主　訴：皮膚の瘙痒が3カ月間続いている
現病歴：3カ月前に湿地で寝てから，下半身の皮膚に小さな赤い発疹が現れるようになる。痒みは夜間にひどく，睡眠に影響する。小便は黄で，舌質は絳，舌苔は白，脈は浮数である。
弁　証：風熱に湿がからんで肌表に侵襲し，それが血分に影響し経絡に流れておこった皮膚の瘙痒症である。
治　則：疏風清熱，去湿涼血
取　穴：風市，合谷，陰陵泉，三陰交（瀉）。隔日治療とする。
効　果：初診後に発疹はでなくなり，小便の色も薄くなった。2診後には，痒みはなくなり，4診で治癒した。
経　過：1965年3月1日に手紙により治癒していることを確認した。

［症例2］　男，46才，初診1973年12月10日
主　訴：10年来の両下肢の麻木
現　症：両側の大腿外側に麻木感がある。疾患部位がつっぱり，ときに針で刺すような跳痛がおこる。歩行時にはだるく，20分以上立っていると症状は悪化する。中西薬の治療を長期にわたってうけたが，効果はなかった。
弁　証：経脈が阻滞し，そのため気血の運行が悪くなっておこった麻木である。
治　則：通経活絡
取　穴：風市，阿是穴（瀉）。「6.26」通電機により20〜30分間通電し，隔日治療とする。
効　果：2診後には麻木は軽減した。7診後には麻木とつっぱりは著しく軽減し，9診で治癒した。
経　過：1974年3月24日に再発していないことを確認した。

参　考

1．本穴の刺針方向と針感

　　大腿部の疾患には，直刺し，針感を局部に拡散させる。股関節部の疾患には，やや上に向けて斜刺し，針感を股関節部にいたらせる。膝の疾患には，やや下に向けて斜刺し，針感を膝の部位にいたらせる。

2．弁証の重要性

　　本穴は，その所在部位の局部の病証，足少陽胆経が循行している下肢の経脈病を主治する。これらの病証には，虚実寒熱の別があるだけでなく，全体の機能状態も密接に関係する。したがって，虚実寒熱をしっかり区別し，病理類型を鑑別して治療を行う必要がある。

3．歴代医家の経験

① 「脚気に灸するは，風市二穴」(『外台秘要』)
② 「腰腿痠痛，足脛麻頑，脚気，起坐艱難を治すは，先瀉後補とし，風痛は先補後瀉とす。此れ風痺冷痛の要穴」(『類経図翼』)
③ 「此れ風痺疼痛の要穴」(『景岳全書』)
④ 「両足麻および足膝無力なるは，風市を取り針五分，補多く瀉少なし，五呼留む」(『医学綱目』)
⑤ 「風市は腿中風，両膝無力脚気衝するを主治する，兼ねて渾身麻瘙痒を治す，艾火焼針皆功する」(『十四経要穴主治歌』)

5. 陽陵泉 (ようりょうせん)

　足少陽胆経は，陽経であり，膝外側は陽に属している。本穴は，所在部位である腓骨小頭が陵に似ており，また陵の前下方の陥凹しているところの形状が，流水が注ぎこんでできる泉に似ていることから，陽陵泉と命名された。陽陵泉は，別名，筋会，陽陵，陽の陵泉という。足少陽脈の合（合水）穴であり，筋の会穴である。

　陽陵泉は，胆腑病，筋病，足少陽胆経の循行通路上の病変を主治する。また胆腑の機能を改善し，胆腑の機能失調によりおこる病理証候に対しても，一定の効果がある。

本穴の特性

＜治療範囲＞

1．胆腑病証

　『霊枢』邪気臓腑病形篇では，「合は内腑を治す」と述べており，『霊枢』四時気篇では，「邪が腑に在るは，合を取る」と述べている。胆は，肝に付しており，清汁を内蔵している。肝と胆とは，その生理において相互に連絡しており，また病理においても相互に影響しあう。したがって，肝胆の病は「同病」となることが多い。

①湿熱が蘊結して肝胆に侵入し，胆汁が外溢している病証
②脾陽が運化できず，湿熱内阻となって胆汁が外溢している病証
③肝鬱気滞，肝胆湿熱，肝胆実火などによっておこる病証

　これらはすべて本穴の治療範囲に入る。

2．筋の病証

　陽陵泉は筋の会穴であり，「筋気」が集まっているところである。『難経』四十五難では，「筋会陽陵泉」と述べており，陽陵泉は筋病治療の要穴とされている。とりわけ下肢の筋病を治療する際の常用穴とされている。

3．経脈通路上の病証

　本穴は，本経の経脈の循行通路上にある下肢，脇肋，頸項部の病，および肝胆火旺となり，それが経に沿って眼，耳，頭部に上擾しておこる病変を治療することができる。

＜効　能＞

1．弁証取穴

　瀉法：胆腑の通暢

透天涼を配す…清熱利胆

湯液における柴胡，青蒿，茵陳蒿，龍胆草，黄芩，山梔子，郁金，苦参，金銭草，夏枯草などの効に類似

2．循経取穴

瀉法：少陽の経気を通暢，清宣する

3．局部取穴

①瀉法：舒筋活絡

②補法：壮筋補虚

湯液における続断，木瓜，蝉蛻，千年健，伸筋草，全蠍，鈎藤，白芍薬，桑寄生，鹿筋などの効に類似

<主　治>

高血圧，脇肋痛，伝染性肝炎，急性胆嚢炎，胆石症，胆道回虫症，痿証，舞踏病，痙病，破傷風，纏腰火丹，脚気，下肢の麻木，坐骨神経痛，鶴膝風，半身不随，外傷性対麻痺。

また頭痛，眩暈，頸項部の強痛，臁瘡，痺証，肩関節周囲炎，膝部の捻挫などを治す。

臨床応用

1 脇肋痛

循経取穴として本穴を瀉すと，気滞，血瘀および肝胆疾患によっておこる脇肋痛を治療することができる。手技によって針感を経に沿って患部に到達させるとより効果的である。

1．瘀血停滞による脇肋痛

　陽陵泉，三陰交または阿是穴（瀉）……………………通経活絡，行血去瘀

2．気血瘀滞による脇肋痛

　陽陵泉，間使，三陰交（瀉）………………………通経活絡，理気行血

3．肝気鬱結による脇肋痛

　陽陵泉，太衝または期門（瀉）………………………疏肝解鬱，通絡止痛

※　胆嚢炎による脇肋痛の治療では，弁証取穴または循経取穴として陽陵泉（瀉または透天涼を配す）を用いると，前者には清熱利胆，後者には「胆腑の気機を宣通し，少陽の経気を清宣する」という二通りの効果を収めることができる。肝炎にともなって現れる脇肋痛には，本穴を瀉して胆腑の気機を宣通すると，肝気を調節することができる。

2 伝染性肝炎

本穴を瀉して，清熱利胆，胆腑の通暢をはかると，黄疸型伝染性肝炎を治療することができる。

1．湿熱蘊結し，それが肝胆に侵入し，そのために胆汁が外溢しておこる肝炎

　症状：身体や目に黄疸がでる，色は鮮明。発熱。心煩。悪心，嘔吐。食欲不振。小便黄短少。舌苔黄膩，脈弦数など。

①湿が熱より重い場合は，頭部・身体の重だるさ，腹満便溏などをともなう
　　中極，陰陵泉（瀉）を配穴……………………………清熱利胆，利湿化濁
②熱が湿より重い場合は，口渇欲飲，大便が堅いなどの症状をともなう
　　行間，陰陵泉または中極（瀉）を配穴……………湿熱の清利，鬱熱の通泄
2．**脾陽不振のため湿邪が阻滞し，そのために胆汁が外溢しておこる肝炎**
　症状：身体や目に黄疸がでる，色は艶がなく暗黄色。脘悶腹脹，食欲不振。大便溏薄。四肢不温。精神疲労。舌質淡白，舌苔白膩または白滑，脈沈細または沈遅。
　処方：①陰陵泉（瀉），神闕（灸），脾兪（補）を配穴
　　　　②関元，神闕，水分（灸），陽陵泉（瀉），足三里（先瀉後補）
　　　※　①または②にて寒湿の温化，健脾和胃，佐として利胆をはかる。

3　急性胆嚢炎および胆石症

　本病は中医学の「胆心痛」，「脇痛」，「肝気痛」，「黄疸」などの病に相当する。本病は肝胆と極めて密接な関係がある。肝は「条達」を喜び，疏泄を主っており，胆は「中清の腑」といわれている。肝胆の気が鬱すると，脇痛が現れる。また鬱して化熱し，脾虚のため生じた湿と絡んで湿熱蘊結となると，黄疸が現れる。湿熱蘊結となり胆汁に影響すると，砂石（結石）となる。気が鬱して湿が阻滞し，湿熱化火となると，発熱，煩渇，脇腹脹満が現れる。湿熱熾盛，気血両燔して津液を損傷した場合，さらに状態が悪く正虚邪陥となった場合など，上述した病証は，すべて本穴を瀉して清熱利胆をはかるとよい。

1．**肝鬱気滞による本病**
　症状：右脇部に断続性の絞痛または放散痛が現れる。口苦，咽頭部の乾き。頭暈。食欲不振。舌苔薄白または薄黄，脈弦または弦数など。
　処方：①章門（右），太衝（瀉）を配穴……………疏肝理気，清熱利胆
　　　　②間使，期門（瀉）を配穴………………… 疏肝理気，清熱利胆

2．**肝胆湿熱による本病**
　症状：右脇部に持続性の脹痛がおこる，また断続的に激痛となることがある。口苦，咽頭部の乾き。発熱，寒がり，または寒熱往来。身目発黄。小便黄，便秘。舌質紅，舌苔黄膩または厚膩，脈弦数または弦滑など。
　処方：①陽綱（または至陽），陰陵泉，太衝（瀉）を配穴……清胆利湿，疏肝理気
　　　　②中極，肝兪，胆兪（瀉）を配穴……………清胆利湿，疏肝理気

3．**肝胆実火による本病**
　症状：右脇部に持続性の脹痛がおこる。口苦，咽頭部の乾き，心煩，口渇。寒熱往来。腹部脹満，または疼痛拒按。舌紅または絳，苔黄または芒刺をともなう。脈弦滑または洪数など。
　処方：足三里，章門（右），行間（瀉），陽陵泉（瀉，透天涼を配す）……肝胆の火を瀉す，利胆通下

4 胆道回虫症（単純性）

本病は中医学でいう「蚘厥」に類似している。腸内の回虫が胆管に入ると，痙攣性絞痛がおこる。本穴を瀉して利胆止痛をはかり，足三里，上脘（瀉）を配穴すると，利胆安回止痛の効がある。疼痛が緩解した後には，足三里，百虫窩（瀉），四縫穴（点刺）により駆虫をはかるとよい。あるいは上巨虚，関元，太衝（瀉）により駆虫をはかる。

5 痿証

筋の会穴である陽陵泉を刺すと，下肢の筋脈を健壮にし，調節する作用がある。

1．肺熱灼陰による痿証

清肺潤燥の作用がある処方「尺沢，内庭（瀉），復溜（補）」に，陽陵泉（補）を配穴し，佐として筋脈の強壮をはかる。

2．気血両虚による痿証

気血を補益する作用がある処方「合谷，三陰交（補）」に，陽陵泉（補）を配穴し，佐として筋脈の強壮をはかる。

3．湿熱浸淫による痿証

湿熱を清利する作用がある処方「陰陵泉，内庭（瀉）」に，陽陵泉（瀉）を配穴し，筋脈の調節をはかる。

4．肝腎虚損による痿証

肝腎を補益する作用がある処方「曲泉，復溜または太谿（補）」に，陽陵泉（補）を配穴し，筋脈の強壮をはかる。

5．肝熱筋痿による痿証

※　『素問』痿論篇では，「肝気熱すれば，則ち胆泄口苦し，筋膜乾く，筋膜乾けば則ち筋急して攣し，筋痿を発す」と述べている。

※　陽陵泉，合谷，太衝（瀉）……………………清肝利胆，舒筋活絡

6．脾熱（胃熱）肉萎による痿証

※　『素問』痿論篇では，「脾気熱すれば，則ち胃乾にして渇き，肌肉不仁となりて，肉痿を発す」と述べている。

※　清熱益胃の作用がある処方「内庭，合谷（瀉）」に，陽陵泉，阿是穴（補）を配穴し，佐として壮筋補虚をはかる。また「標」が実に属する患者には，陽陵泉と阿是穴を瀉法に変えて舒筋去邪をはかるとよい。

6 舞踏病

多くの場合は，外風が肝風を誘発することによって発症する。

処方：阿是穴，陽陵泉（瀉または灸を配す）………筋脈の舒暢

1．対症治療

下肢病変：陽陵泉，太衝（瀉）に，頭針の舞踏震顫区を加える

2．弁証取穴

①陽陵泉，合谷，太衝（瀉）……………………………疏風散邪，熄風舒筋
②陽陵泉，太衝（瀉），復溜（補）………………… 育陰柔肝，熄風舒筋
※ 上記の方法が効果的でない場合には，弁証取穴に頭針の舞踏震顫区を加える。

7 瘛病，破傷風

対症治療として本穴を瀉すと，下肢の筋脈の拘急に対して舒筋解痙の作用がある。また全体治療を施す際には，陽陵泉，合谷，太衝（瀉）により，疏風去邪，熄風解痙をはかることができる。破傷風の患者に対しては，手技は強くしすぎないほうがよい。これは筋脈の拘急，痙攣の増強が突然おこることがあるため，注意を要する。

8 纏腰火丹

足少陽の経脈，経別は，ともに脇肋部，季肋部を循行している。循経取穴または弁証取穴として本穴を瀉す（透天涼を配す）と，前者では少陽経気の清宣，後者では胆火の清泄という二通りの効果がある。肝胆火旺，湿熱内蘊，外感毒邪により誘発された纏腰火丹には，陰陵泉，行間（瀉）を配穴して肝胆を清し，湿熱を利すとよい。肝胆火旺，外感毒邪により誘発された纏腰火丹には，肝兪，胆兪，膈兪（瀉）により，肝胆鬱熱の清瀉，涼血清血をはかるとよい。

9 外傷性対麻痺（中期麻痺回復期）

1．弛緩性の不随で気血両虚による麻痺

　　陽陵泉，三陰交，合谷（補）……………………………気血の補益，筋脈の強壮

2．弛緩性の不随で脾腎陽虚による麻痺

　　陽陵泉，命門，腎兪，脾兪（補）……………………………脾腎の温補，筋脈の健壮

※ 痙攣性の麻痺の治療では陽陵泉を瀉すことがあるが，弁証取穴の処方中に，本穴を取って補法を施すと，かえって筋脈の拘攣が悪化することがあるので注意を要する。

症　例

［症例1］　女，3才，初診1970年8月26日

主　訴：（代訴）2年余り前から睡眠前後に抽搐がおこる

現病歴：2年余り，眠りがさまたげられたり，熟睡していないときに両下肢に抽搐がおこる。あるいは季節の変わりめの時期にも睡眠時間の前後になると，両下肢に抽搐がおこる。抽搐時には，両膝が屈曲し，足の母指が立ち，両足が内反する。ただし5～15分すると自然に緩解する。外観には異常がなく，舌質，舌苔，脈にも主だった変化はない。

弁　証：内に肝風が宿っており，誘因が加わることによりおこった抽風証候である。

治　則：平肝熄風，柔筋舒筋

取　穴：陽陵泉，太衝（瀉）。週に2～3回の治療とする。

効　果：初診後には発病時間が短くなり，回数が減少した。2～5診の期間は，発作がおこらなかった。
経　過：1971年2月9日に患者の知人から，治癒しており再発していないことを確認した。

［症例2］　　男，2才半，初診1971年6月20日
主　訴：（代訴）半月来の右下肢の痿軟
現病歴：6月1日に外傷により右側の鼻出血がおこった。その後，菌に感染して化膿し，高熱がおこり，数日してから右下肢に運動障害が現れて，筋力も低下した。歩行時に力が入らず，起立の姿勢を保ちにくい。内科で小児麻痺と診断され，針灸治療を受診。
診　断：小児麻痺
治　則：筋脈の強壮
取　穴：右環跳，陽陵泉，三陰交，足三里（補）。隔日治療とし8回の治療で治癒した。
経　過：1972年8月10日に治癒していることを確認した。

［症例3］　　女，28才，初診1981年10月22日
主　訴：半月来の右脇肋部痛
現病歴：半月前に右側の脇肋部を挫傷した。咳嗽や呼吸，また身体を捻ることによって痛みは増強する。腰を曲げたり転側することができない。
弁　証：脇肋部の挫傷により気機が阻滞し，経脈の流れが悪くなっておこった脇肋痛部である。
治　則：行気散滞，通絡止痛
取　穴：陽陵泉，内関（瀉）
効　果：初診後には脇肋痛は軽減し，3診で治癒した。4診は治療効果の安定をはかった。

［症例4］　　男，46才，初診1979年7月14日
主　訴：下肢痛が1年余り続いている，疲労により発症したものと思われる
現　症：左の下肢痛，疼痛部位は腰から足にかけて，足少陽胆経の走行に沿って痛む。痛みは発作性の跳痛，刺痛，収縮様の疼痛で，歩行ができない。我慢できないくらい痛むことがある。寒冷刺激または雨天時に増強する。
診　断：坐骨神経痛
治　則：通経活絡止痛
取　穴：左陽陵泉，環跳，大腸兪（瀉）。各穴に15分間通電し，隔日治療とする。
効　果：4診後に疼痛は軽減し，杖がなくても歩行できるようになる。10診後には，ほぼ治癒し，12診時に治癒したことを患者に告げた。さらに1回治療を行い，治療効果の安定をはかった。

経穴の効能鑑別・配穴

効能鑑別

陽陵泉，丘墟，胆兪の効能比較

　この3穴は胆を治す要穴であるが，それぞれに特徴がある。陽陵泉と胆兪は，胆腑病の治療にすぐれており，丘墟は胆経病の治療にすぐれている。

配穴

1. 陽陵泉（補）
　　①大杼（補）を配穴……………………………………筋骨の強壮
　　②絶骨（補）を配穴……………………………………壮筋補髄
　　③太谿，太衝（補）を配穴……………………………肝腎の補益，筋骨の強壮
　　④三陰交（補）を配穴…………………………………養血壮筋
　　⑤曲泉，復溜（補）を配穴……………………………養肝柔筋

2. 陽陵泉（瀉）
　　①合谷，太衝（瀉）を配穴……………………………去風清熱，熄風解痙
　　②太衝（瀉），復溜（補）を配穴……………………育陰柔肝，熄風舒筋
　　③三陰交（瀉），合谷（補）を配穴…………………補気行血，舒筋活絡
　　④中極，陰陵泉（瀉）を配穴…………………………利湿化濁，清熱利胆
　　⑤陰陵泉（瀉），関元（灸），足三里（先瀉後補）を配穴……寒湿の温化，健脾和胃，利胆

3. 陽陵泉（瀉，透天涼を配す）
　　①間使，期門（瀉）を配穴……………………………疏肝理気，清熱利胆
　　②陽綱（または至陽），陰陵泉，太衝（瀉）を配穴……清熱利湿，疏肝利胆
　　③中極，肝兪，胆兪（瀉）を配穴……………………清熱利湿，疏肝利胆

参考

1. 本穴の針感

　1. 刺針方向と針感の走行

　やや下に向けて斜刺すると，その針感は足少陽胆経に沿って下行し足部にいたる。やや上に向けて斜刺し，連続して捻転すると，その針感はしだいに足少陽胆経に沿って膝，大腿部，側腹部を循り，脇肋部，腹部，肩などにいたる。少数の例ではあるが，頸項部にいたるケースもある。斜刺する方向は，病位にもとづき決定するとよい。

　ある患者の治療で陽陵泉を取穴し，やや上に向けて斜刺して，連続して捻転したところ，その針感は肩にいたり，最後に風池の部位にいたった。また外関を取穴してやや上に向けて斜刺し，連続して捻転すると，手少陽三焦経に沿って上り肩甲部にいたり，先に刺した陽陵泉の針感と肩甲部で交わった。この2穴の針感の走行は，手足少陽経の経脈の走行と一致していた。

2．弛緩性の下肢麻痺に対する本穴の針感が，始めは顕著ではなくても，しだいに顕著になることがある。または針感が，しだいに遠位部に走るようになる場合もある。これは病状が好転している現れである。外傷性対麻痺の患者への刺針では，本来は針感は顕著ではない。しかし針感が著しかったり，あるいは伝導感が存在する場合は，幻視感に属する。臨床においては，幻視感と正常な針感とを混同しないように，注意して観察する必要がある。

2．本穴は筋病を治す

『難経』四十五難には，「筋会陽陵泉」とある。しかし臨床においては，陽陵泉は下肢の筋病を主治するが，全身の筋病を主治できるというわけではない。陽陵泉が下肢の筋病に有効であるのは，足三陽経筋が陽陵泉で会しているためである。

3．歴代医家の経験

本穴は，胆腑，脇肋部，下肢，膝の病証を主治する。これについて歴代の医家は，多くの経験を残している。代表的なものは，次の通りである。

① 「口苦を病むものあり，陽陵泉を取る。口苦は，……病名づけて胆癉という」（『素問』奇病論篇）
② 「胆は陽陵泉に合入す，……胆を病む者は，善く太息し，口苦く，宿汁を嘔す，……其の寒熱する者は，陽陵泉を取る」（『霊枢』邪気臓腑病形篇）
③ 「胆脹する者は，脇下痛脹し，口苦し好んで太息す，陽陵泉これを主る」，「脇下搘満し，嘔吐逆するは，陽陵泉これを主る」，「髀痺膝股外廉を引きて痛み不仁し，筋急するは，陽陵泉これを主る」（『針灸甲乙経』）
④ 「陽陵泉は膝伸びて屈するを得ず，冷痺脚不仁，偏風半身不遂，脚冷えて血色なきを治す」（『銅人腧穴針灸図経』）
⑤ 「陽陵泉は痺偏風を治し，兼ねて霍乱転筋疼を治す」（『十四経要穴主治歌』）

4．瀉法が多く用いられる理由

筋病の実証は，本穴を取って治療することが多い。また筋病の虚証は，肝腎経の関連穴を配穴し補法を施すことが多い。胆病には陽亢火旺が多く，胆腑病には実証が多い。また肝胆同病にも実証が多い。したがって，本穴を用いた治療では瀉法を施す場合が多く，灸補はあまり施されない。

6. 懸　鍾 （けんしょう）

　　懸鐘は，絶骨ともいわれている。本穴は，外果から上に擦上すると骨が絶えたように感じられる部位（腓骨はこの部位で陥凹しており，中断したようになっている）に所在していることから，絶骨と命名された。懸鐘は，足少陽胆経の外果上部の経穴であり，髄の会穴である。本穴は，髄病と，足少陽胆経が循行している下肢，頸項，脇肋部などの病変を主治する常用穴とされている。

本穴の特性

＜治療範囲＞

1．髄病

　　本穴は髄会穴であり，髄気が集まっているところである。『難経』四十五難では，「髄会絶骨」とあり，『難経疏』では，「髄病，此を治す」とある。また滑伯仁は，「絶骨……，諸髄は皆骨に属す，故に髄会と為す」と述べている。

　　骨は，髄の府であり，髄によって養われている。また髄は，骨中に蔵されており，骨格を滋養している。したがって，本穴は骨病を治すが，治療に際しては多くの場合，骨の会穴である大杼を配穴して用いる。髄が虚しておこる骨痿，腰や足のだるさ，軟骨病，下肢痿軟などの治療では，本穴を補して補髄壮骨をはかると効果的である。

2．経脈通路上の病証

　　足少陽胆経は，頭から足にかけて循行しており，部位としては側頭部，耳，目，頸項部，肩，腋，脇，側腹部，髀枢，大腿，下腿，足などを循行している。経脈の循行や刺針の際の針感の走行，また懸鐘の所在部位などの要素をかんがみて，循経取穴として本穴を用いると，本経の経脈の通路上である下肢，髀枢，脇肋，肩，頸項および頭部の疾患を治療するとされている。また局部治療として本穴を用いると，足少陽の筋で本穴を経過している経筋の弛緩，拘急，痺痛などを治療することができる。

＜効　能＞

1．弁証取穴

①補法：補髄壮骨
②瀉法：少陽の経気の通暢

2．局部取穴
①瀉法（または灸，焼山火を配す）：逐邪散滞
②補法：筋脈の強壮

＜主　治＞

痿証，坐骨神経痛，軟骨病，片頭痛，頸項部の強痛，落枕，瘰癧，脚気，痺証，内反足，外反足，内反尖足，脇肋痛，膝瘡。
また閉塞性血栓血管炎，鼻淵などを治す。

臨床応用

---

1 痿　証

本穴を補して，補髄壮骨をはかる。

1．腎精虚損による痿証
下肢酸軟，足に力が入らず身体を支えられない，腰脊酸軟，ひどい場合は頸項部を支えられない，脛酸骨冷など。

腎兪，大杼，太谿（補）を配穴……………………壮骨補髄

※　上肢痿軟となり，物を持ちあげられず，頸項部の伸展ができない（天柱倒）場合

絶骨，大杼，復溜，腎兪また太谿（補）…………補腎塡髄壮骨

※　腎気熱のため精液が枯渇しておこる痿証

　　復溜（補，足少陰腎経の母穴…滋補腎陰），腎兪（補，補腎して骨髄を補益する），大杼（補，壮骨補虚）……………………………………これらにて腎陰を補益し，骨髄を壮じる

2．肝腎虚損による痿証
肝は，血を蔵し，身体の筋膜を主り，「罷極の本」である。また腎は，精を蔵し，身体の骨髄を主っており，「作強の官」である。肝血と腎精が充足していれば，筋骨は正常に機能する。しかし肝腎虚損となって精血が不足すると，筋骨に十分に栄養が供給されなくなる。これにより筋が「痿」となれば，「弛緩して収めることができなくなり」，また骨が「枯」となれば，「軟弱となり支えることができなくなる」。

①足厥陰肝経の母穴（曲泉）を配穴し補法を施して，補肝養肝をはかり，筋脈を補益する。
　また腎の背兪穴である腎兪を配穴して，肝腎を補益し，筋骨を壮じる。
②曲泉，陽陵泉，大杼，太谿（補）を配穴…………塡精補髄，筋骨の強壮

2 軟骨病

本病は先天または，後天不足，脾腎虚損，骨質柔軟によりおこる場合が多い。腎は先天の本であり，骨髄を主っており，「作強の官」といわれている。また脾は後天の本であり，気血生化の源である。骨病を治療するときには，髄の会穴を補して補髄し壮骨をはかると効果的である。

1. 腎精虚損のため骨髄が不十分となり，骨質が柔軟となっておこる軟骨病
   太谿，大杼，腎兪（補）を配穴……………………………補腎塡精，益髄壮骨
2. 脾腎虚損となり，気血がともに虚となり，骨髄不足，骨質柔軟となっておこる軟骨病
   大杼，三陰交（補）を配穴……………………………壮骨補髄，益脾養血
3. 肝腎虚損，精血不足，筋骨失養となっておこる軟骨病
   大杼，陽陵泉，三陰交（補）を配穴………………塡精補髄，筋骨の強壮
   ※ 本病は慢性疾患であり，長期治療を施す必要がある。

③ 落　枕

本病に落枕穴を用いて治療を施しても無効の場合には，循経取穴，「上病取下」により本穴を瀉し，針感が循経により肩部，風池穴に到達するように手技を施し，少陽経脈の滞りを宣通させるとよい。同療法は頸項部の強痛（左右に回旋できない者）の治療に効果がある。

1. 睡眠時の体位の悪さ，または頸項部の過度の疲労により，気血の運行がうまくいかず，経筋阻滞となっておこる落枕
   局所の経穴（天柱または風池，大杼または阿是穴）を配穴して瀉す……舒筋活絡，気血の宣通
2. 睡眠時に風寒を感受し，営衛不和，経絡阻滞となり，経筋が拘急しておこる落枕
   絶骨（灸瀉）または局部穴（瀉，刺針後に吸角を施す）……温経散寒，舒筋活絡

④ 内反足

1. 足外側の経筋が弛緩しておこる内反足
   絶骨，申脈，崑崙，丘墟（補）………………………足外側および外果上部の経筋を壮健にする
2. 足外側経筋の弛緩に属し，内側の経筋が拘急しておこる内反足
   ①上処方に針補を施す
   ②内側の照海，太谿，三陰交などを瀉す。
   ※ 以上の2処方を交互に用いることにより，経筋機能のバランスを調節するとよい。

⑤ 外反足

足外側の経筋の拘急または足内側の経筋の弛緩による外反足，または前記の要因が同時に存在しておこる外反足に対しては，内反足と同じ治療穴を取るが，補瀉法は逆に行うとよい。

⑥ 臁瘡

臁瘡は脛骨外側に生じるが，懸鐘，足三里，陽陵泉に針瀉を施し，刺針後に皮膚が紅潮するまで棒灸を施すとよい。痒みが痛みに変わるまで行う。「陥下するは則ち之に灸す，陥下する者は，脈血は中に結び，中に著血あり，血寒す，故に宜しく之に灸すべし」（『霊枢』禁服篇）とあるが，この治療原則にもとづいて灸を施すと，温経通絡，去瘀生新の効がある。

症　例

[症例1]　　男，5才，初診1971年7月31日
主　訴：（代訴）半身不随状態が21日間続いている
現病歴：1971年7月1日に頭顔面部に外傷を負い，意識不明となる。救急治療により7日で危篤状態から脱した。しかし左側の上下肢不随，手で物を持てない，左の内反尖足，腰に力が入らずしっかりと座れない，痴呆状態（ぼんやりしている），両目の焦点が定まらないなどの症状が後遺症として残っている。身体は痩せている。
弁　証：脳海を損傷し，また正気不足により機能が失調して，上下肢の不随，痴呆状態，目の焦点が合わないなどの症状が現れていると考えられる。
治　則：筋脈の強壮，益気補腎
取　穴：初〜3診，左懸鐘，足三里，足下廉，曲池，合谷（補）
　　　　4〜5診，左懸鐘，足三里，曲池，手下廉（補）
　　　　6〜7診，上処方に廉泉を加えて補法を施す
　　　　8〜10診，合谷，復溜，廉泉（補）
　　　　11〜17診，上処方から廉泉を去る
　　　　18〜26診，左懸鐘，豊隆，曲池，合谷（補）
効　果：3診後には立ったり座ったりできるようになる。5診後には手で物を持てるようになり，上肢を挙上できるようになる。7診後，歩けるようになる。しかしまだ言葉は明瞭でなく目の焦点は合わない。15診後，早く歩けるようになり，言葉もゆっくりではあるが，はっきり話せるようになる。意識もしっかりしている。21診後，より早く歩けるようになり，ころぶ回数も減少する。左手でお碗を持てるようになるが，まだ力がない。24診で諸症状はすべて治癒した。
経　過：1973年9月28日に父親から治癒していることを確認し，再発していないとのことであった。

[症例2]　　男，23才，初診1979年6月11日
主　訴：両下肢不随のため7年余り歩行ができない
現病歴：7年前に事故のため左側の頭頂骨（承光と通天のあいだの部位，局部の傷口ははっきりしており，瘢痕がはっきりわかる）を損傷してから，両下肢の不随，両上肢の振戦，物をしっかり持てないなどの症状が現れる。軍病院に1年入院して治療をうけたが，下肢不随は今日にいたるも回復していない。
現　症：両下肢不随，筋肉は萎縮しており歩行できない。膝が冷たく，とくに左が冷たい。両上肢は振戦しており，物を持っても力が入らない。左が右よりも重症である。局部取穴，対症治療により，通経活絡による治療を7クールうけたが，効果はなかった。
弁　証：脳髄に外傷をうけ，気血両虚，経絡失調となり，経筋を使えなくなった下肢の痿証である。

治　則：気血の補益，筋脈の強壮
取　穴：初診，足三里，三陰交（補）
　　　　2，3および13～25診，上処方に懸鐘を加えて補法を施す
　　　　4～12診，懸鐘，陽陵泉，足三里，三陰交（補）
　　　　26～36診，懸鐘，陽陵泉，復溜（補）
効　果：12診後，右手指を捻針できるようになる。両足は温かくなり，杖をついて数歩ではあるが歩けるようになる。両膝はまだ冷たい。19診後，介助されて少し歩けるようになる。筋肉の萎縮も改善してきている。27診後，杖なしで30歩ほど歩けるようになる。上肢の振戦は消失した。35診後，杖なしで100歩ほど歩けるようになる。両上肢にも力が入るようになり，基本的に治癒した。36診は効果の安定をはかった。

配　穴

1. 懸鐘（補）
   ① 太谿，腎兪（補）を配穴……………………………………補腎益精填髄
   ② 大杼，腎兪（補）を配穴……………………………………補腎壮骨益髄
   ③ 大杼，三陰交，太谿（補）を配穴…………………………精血の補益，骨髄の壮健
   ④ 大杼，腎兪，復溜（補）を配穴……………………………腎陰の補益，骨髄の壮健
   ⑤ 肝兪（または曲泉），腎兪（補）を配穴………… 肝腎の補益，筋骨の壮健
   ⑥ 太谿，陽陵泉，大杼（補）を配穴…………………………填精補髄，筋骨の強壮

2. 絶骨と腎兪，太谿，三陰交の配穴

　　腎は骨を主り，髄を生じ，髄は骨中に蔵されている。腎精が充足していると，骨格は十分に滋養され，その生長と強固さを維持することができる。骨の病変の治療では，腎兪，太谿，三陰交（補）などを配穴することが多い。これにより精血の補益をはかれば，骨格と肢体に良好な作用がある。

参　考

1. 本穴の刺針方向と針感

　　やや下（外果）に向けて斜刺すると，針感は足少陽胆経に沿って下行し足部にいたる。やや上（膝）に向けて斜刺し，連続して捻転すると，針感はしだいに本経に沿って膝，大腿，側腹部を循って脇部，腋部，肩および頸項部にいたる。少数の例ではあるが，頭や目にいたる場合もある。刺針方向は，病位により決定するとよい。

2. 本穴の作用機序に対する見解

　1.『針灸甲乙経』では，懸鐘を「足三陽絡」としている。すなわち，本穴は足少陽，太陽，陽明三陽経の大絡であり，このことから補陽の効があるとすべきである。これは，三陰交の

作用に相対するものである。三陰交は，足三陰経の交会穴であり，育陰の作用がある。陰虚証には三陰交を補して育陰をはかり，陽虚証には絶骨を補して補陽をはかる。また陰虚陽亢には，三陰交を補して絶骨を瀉すべきである。

単純性の陽亢実証（収縮期血圧がとくに高い者）の高血圧には，絶骨を瀉すと，非常に早く降圧させることができる。陰虚または陰虚の要素がある高血圧には，三陰交を補すと拡張期血圧の下降を促すことができ，同時に収縮期血圧も一定程度ではあるが下降させることができる。ただし陽亢実証の高血圧に対しては，著しい効果はない。こうした作用が，絶骨が足三陽大絡であり，三陰交が足三陰経の交会穴であることと，関係があるか否かについては，今後の検討を要する。

２．絶骨は，頸項部の強痛に対して有効である。これは恐らく絶骨が足三陽経の大絡であることと関係がある。足三陽経は，すべて頸項部に循行しており，したがって，頸項部の前後左右の運動障害に対して有効となる。

３．歴代医家の経験
① 「足緩く行き難きは先に絶骨」（『天星秘訣』）
② 「懸鐘，環跳，華佗，蹩足に刺して立ちどころに行く」（『標幽賦』）
③ 「僂には風池（補）絶骨（瀉）」（『玉竜歌』）
④ 「髄会絶骨。針経にいう，脳髄消えるは，脛痠耳鳴す，絶骨は外果の上，輔骨の下に在り，脛中に当たるは是なり。髄会する処なり。潔古老人いう，骭酸冷するは，絶骨これを取る。」（『衛生宝鑑』）
⑤ 「両足移し難きは先に懸鐘」（『雑病穴法歌』）

脳は，髄の海である。髄の会穴は絶骨であり，同穴には脳髄を補益する作用があると推察される。したがって，髄海不足によりおこる頭痛，眩暈，健忘，耳鳴りなどは，絶骨を用いて治療できるはずである。しかし臨床の実際ではこの効果は確認されず，また歴代医家の撰歌，歌賦，針灸医書をみても，これに関する記載は極めて少ない。ただ元代の羅天益の著である『衛生宝鑑』中に，「脳髄消えるは，脛痠耳鳴りす」を治すという記載があるだけである。

7. 丘　墟（きゅうきょ）

　　丘墟は，外果の前下方の陥凹部に位置している。本穴は，所在部位の形態（外果のでっぱりが丘のようであり，外果前面の跗肉の凸が墟に似ている）から，丘墟と命名された。
　　足少陽胆経の原穴である丘墟は，足少陽胆経の経脈，経別が体表にて循行している部位におこる病変，および肝胆鬱滞，疏泄失調によりおこる一部の胆腑疾患を主治する常用穴とされている。本穴を瀉して透天涼を施すと，胆火や肝胆の火が経に沿って上擾しておこる頭痛，眼病，耳病の治療において著しい効果を現す。また本穴を循経取穴として用いると，少陽経の鬱熱を清宣する作用があり，また弁証取穴として用いると，胆火を清降させる効がある。

本穴の特性

＜治療範囲＞

1．経脈通路上の病証
　　本穴は，本経の経脈，経別が循行している部位である足指，下肢，大殿部外側，側腹部，脇肋部，頸項部，眼，耳と頭部の疾患，および所在部位の経筋病を主治する。
2．胆病および胆と関係する病証
　　胆は，肝の腑であり，その脈は肝を絡っており，肝とたがいに表裏の関係にある。肝の病は胆に影響するし，また胆の病も肝に影響する。そのため，肝胆はしばしば「同病」を呈する。
①湿熱蘊結となり，肝胆に侵入し，胆汁が外溢しておこる病証
②脾陽不運のため湿邪が内滞し，胆汁が外溢しておこる病証
③肝胆実火
④肝胆湿熱
⑤肝鬱気滞などによりおこる病証
　　これらはすべて本穴の治療範囲に入る。傷寒論中の少陽証も本穴の治療範囲に入る。

＜効　能＞

1．弁証取穴
　瀉法：利胆疏肝
　透天涼を配す……………胆火を清す

湯液における龍胆草，山梔子，夏枯草，茵陳蒿，柴胡，青蒿，菊花，桑葉，草決明，石決明，黄芩などの効に類似

2．循経取穴
　瀉法：少陽経気を通じる
　透天涼を配す……………少陽経気を清宣する

3．局部取穴
　①瀉法：駆邪散滞，舒筋活絡
　②補法：壮筋補虚
　③三稜針で点刺出血……泄血通絡，鬱熱の消散

＜主　治＞

頭痛，眩暈，高血圧，耳鳴り，耳聾，中耳炎，化膿性中耳炎，緑内障，目痛，外耳道癤腫，耳下腺炎，頸項部の強痛，脇肋部痛，狂証，伝染性肝炎，急性胆嚢炎，胆石症，鼻淵，瘧疾，内反足，外反足，内反尖足，下垂足，痺証，ガングリオン，踝関節部の軟部組織損傷，纏腰火丹，瘰癧，傷寒（小柴胡湯証）。

また感冒，目痛，急性リンパ節炎，髪際瘡などを治す。

臨床応用

1 頭　痛

循経取穴として本穴を瀉すと，少陽経気を清宣する効が生じる。また弁証取穴として本穴を瀉すと，胆火を清降させる効が生じる。

1．肝火頭痛
　肝気鬱結のため，鬱して化火し，肝火が上昇して清空に上擾しておこる頭痛
　①行間（瀉），百会（瀉または点刺出血）を配穴……清肝瀉火，散熱止痛
　②陰陵泉，行間または太衝（瀉）を配穴……………清肝瀉火
　※　龍胆瀉肝湯の効に類似

2．肝胆火旺による頭痛
　肝胆火旺となり，循経により上擾し，この熱が清空に影響しておこる頭痛
　①行間（瀉）を配穴………………………………………肝胆の火を清瀉する
　②阿是穴（瀉）を加える…………………………………通経止痛

3．少陽頭痛：側頭部が痛む
　風池，太陽（患側）（瀉）を配穴………………………少陽経気を清宣し，通絡止痛をはかる

2 高血圧

鬱怒により肝を損傷し，肝鬱化火，肝胆火逆，風陽上擾しておこる高血圧
症状：頭痛，眩暈。煩躁。よく怒る。口苦，咽頭部の乾き。顔面紅潮，目の充血。小便は黄

色く少ない。舌質紅または舌辺紅，脈弦数有力など。
　処方：丘墟（瀉，透天涼を配す），太衝，風池（瀉）……肝胆の清瀉，熄風潜陽

③ 耳鳴り，耳聾（難聴）

循経取穴として本穴を用い，瀉法を施すと少陽経気を清宣する作用が生じ，弁証取穴として本穴を用い，瀉法を施すと胆火を清降する効果が生じる。

1．激怒して肝を損傷し，肝胆の火が循経上擾して耳竅に影響している場合
　①行間，陰陵泉（瀉）を配穴……………………………肝胆の実火を瀉す
　※　湯液における龍胆瀉肝湯の効に類似
　②上処方の陰陵泉のかわりに阿是穴を加える………鬱熱の清散，耳竅の開宣

2．痰火上擾して耳竅に影響しておこる耳鳴り，耳聾
　豊隆（瀉，透天涼を配す），聴宮または聴会（瀉）を配穴……痰火の清降，耳竅の宣通

3．温邪上攻による耳鳴り，耳聾，または温熱病証であるのに誤って熱薬を服用して竅絡を損傷しておこる耳鳴り，耳聾
　外関（瀉または透天涼を配す），局部穴である聴宮または翳風（瀉）を配穴……泄熱降火，耳竅の清宣

4．三焦の火が上炎し，循経上擾して耳竅を閉塞させておこる耳鳴り，耳聾
　中渚，局部穴である翳風，耳門（瀉）を配穴………少陽の清宣，鬱熱の消散

④ 目　痛

本穴を瀉し透天涼を配すと，肝胆風火が循経上擾しておこる目痛，または外眼角痛が側頭部に放散している場合を治療することができる。
　①風池（瀉，透天涼を配す）を配穴……………… 胆熱を清し，風火を去る
　②上処方に太衝（瀉）を加える…………………… 肝胆風火を清降させ，眼絡の清宣をはかる
　③丘墟（瀉），風池（瀉）（ともに透天涼を配す），患側太陽（瀉，点刺出血）……少陽経の鬱熱を清宣し，眼絡を調節する

⑤ 外耳道癤腫

本病は胆および三焦の火または熱毒がからんで循経上攻しておこる場合が多い。
　①丘墟（瀉，透天涼を配す），中渚（または外関）（瀉，透天涼を配す）
　②降圧溝（瀉血）を配穴
　※　これらにより清熱瀉火，熱毒の消散をはかる。

⑥ 耳下腺炎

本穴を瀉し，または透天涼を配して少陽経気を宣通させ，少陽の鬱熱を清降させる。

1．少陽に蘊熱があり，瘟熱を感受しておこる耳下腺炎
　外関，翳風（瀉）を配穴……………………………… 解表清熱消腫

2．邪熱が結して少陽に阻滞しおこる耳下腺炎

　　外関（瀉），翳風，曲沢（点刺出血）を配穴………清熱解毒，散結消腫

7　鼻　淵

　丘墟を瀉すと，胆熱が上移し清竅に薫蒸しておこる鼻淵を治療することができる。

　症状：鼻閉，ときに黄色い鼻汁がでる，または膿状の鼻汁がでる，悪臭をともなう，嗅覚失調。めまい，頭脹をともなう，片頭痛。口苦。脇痛など。

　処方：風池，迎香（瀉）を配穴………………………………胆火の清瀉，鼻竅の宣通

8　瘧　疾

　本穴は正瘧を治す。丘墟，外関（瀉）にて少陽の和解をはかり，大椎（瀉）を加えて駆邪截瘧をはかる。

9　内反足，外反足

　懸鐘一節の［臨床応用］を参照。

10　下垂足

1．足少陽，陽明と足厥陰経筋が弛緩しておこる下垂足

　　丘墟，解谿，足下廉，中封（補）………………………経筋の健壮，虚損の補益

2．足太陽，足少陰二経の経筋が拘急しておこる下垂足

　　承山，太谿，崑崙（瀉）などで経筋の舒暢，通経活絡をはかる。

　※　足少陽，陽明，厥陰経の足部の経筋が弛緩し，また足太陽，少陰経の経筋が拘急しておこる下垂足

　　上処方の丘墟，解谿，中封，足下廉（補）を交互に用い，経筋機能のバランスの調節をはかるとよい。病歴が短く軽症の場合に効果がある。

11　果関節部の軟部組織損傷

　本穴を瀉すと，外果部の靱帯損傷を治療することができる。

　　絶骨，阿是穴（瀉）を配穴……………………………去瘀行血，舒筋活絡

12　纏腰火丹

　循経取穴として本穴を用い，瀉法を施すと少陽経気を清宣する作用が生じ，弁証取穴として本穴を用い，瀉法を施すと胆火を清泄する作用が生じる。

1．肝胆火旺，湿熱内蘊がベースにあり，外感毒邪により誘発しておこる纏腰火丹

　　陰陵泉，太衝または行間（瀉）を配穴………………肝胆を清し，湿熱を利する

2．肝胆火旺がベースにあり，外感毒邪により誘発しておこる纏腰火丹

　　肝兪，胆兪，膈兪（瀉）を配穴…………………………肝胆鬱火を清瀉し，涼血清血をはかる

13 瘰癧

丘墟，外関，阿是穴（瀉）により，少陽の和解，軟堅散結の効を収めることができる。阿是穴は核心に向けて3針刺入するとよい。潰破していない場合には，火針を核心に刺入してもよい。この場合は，それぞれの核心に1針とする。

症　例

[症例1]　男，39才，初診1973年6月7日
主　訴：10カ月前から頭痛がおこる，夏の暑さにより発症
現病歴：1972年の夏に仕事中に熱をうけてから，右の頭部で足少陽胆経が循行している部位に跳痛，刺痛，熱痛がおこるようになり，局部の肌肉が躍動する。怒りっぽくなり，怒ると症状は増強する。また左目の中心性網膜炎，耳鳴り，両目が乾いて渋る，口内に苦味と渋味がある，口渇欲飲などの症状をともなっている。顔面は紅潮しており，舌苔は薄黄，脈は弦数である。中西薬の治療では効果はなかった。
弁　証：これは肝胆火旺となり，循経により上擾して熱が清陽に影響しておこった肝胆火鬱による頭痛と考えられる。
治　則：肝胆鬱火の清降をはかる
取　穴：丘墟，太衝（瀉），隔日治療とする。
効　果：2診後には頭痛，目の乾き，口苦は顕著に軽減した。3診後には，左目の状態と左側頭部の躍動以外の症状は，すべて軽減した。4診で治癒したが，左目の状態の改善ははかれなかった。
経　過：1973年7月10日に，中心性網膜炎は治癒していないが，頭痛およびそのほかの症状は，すべて治癒していることを確認した。

[症例2]　男，32才，初診1973年7月4日
主　訴：3年前から身体および目に黄疸があり，腹脹，泄瀉がおこる
現　症：顔色，目，小便が黄色で，皮膚もやや黄色い。腹脹，食欲不振，大便は溏薄で1日に3〜4回，口苦，咽頭の乾き，口渇して飲みたいと思うが多くは飲めない，悪心，口から涎が流れる，頭暈，頭痛，心悸，心煩，不眠，倦怠，脱力感などの症状がある。舌苔は黄で厚く津が少ない，脈は濡数である。中西薬の治療では効果がなかった。
既往歴：2年来の陽萎，10年来の腰筋挫傷，腰仙部痛が10年余り続いている
弁　証：湿熱が潜伏し，胆液が肌膚に溢れると身体に黄疸が生じる。湿が熱より強い場合，皮膚色は黄色になるが，黄疸ははっきりとはでない。頭痛，頭暈は湿熱が内部で阻滞し，そのために清陽がうまく到達しないとおこる。また湿困脾土となり濁邪が化さず，脾胃の運化機能が悪くなると，腹脹，食欲不振，泄瀉（大便溏薄），口渇はあるが飲む

量は少ない，涎が流れるなどの症状がおこり，胃の受納が悪いと悪心がおこる。また湿熱の邪が神明に影響すると，不眠，心煩，心悸がおこる。ここで現れている舌苔，脈象は，湿熱の象である。

治　則：湿熱の清利，利胆除黄
取　穴：初～4診，丘墟，陰陵泉，足三里（瀉）
　　　　5診，上処方に陽陵泉（瀉）を加える
　　　　6～12診，丘墟，陰陵泉，陽陵泉（瀉）
　　　　13～14診，胆兪（瀉）
　　　　15診，丘墟，陰陵泉，足三里（瀉）
効　果：3診後には，大便の回数は減少し，1日に2回となる。腹脹，不眠は治癒し，涎も流れなくなる。ただし口苦，小便黄は改善されていない。頭暈は軽減した。6診後には，口苦は軽減したが，舌苔は黄であり，皮膚と顔色，目の黄疸は改善されていない。7診後には，頭痛，頭暈，小便黄は消失した。手足心熱があり，舌苔は薄白となる。9診後には，大便は1日1回となり，心悸，悪心は治癒した。食欲も正常となり，目の黄染は消失し，顔色も淡紅色となる。12診後には，口苦と陽萎を除く症状はすべて消失した。14診後には，口苦は著しく軽減し，15診で効果の安定をはかった。
経　過：1973年10月27日に治癒していることを確認した。

[症例3]　　男，54才，初診1967年5月15日
主　訴：頭痛，歯痛が3カ月間続いている
現　症：右側の頭痛（足少陽胆経の循行部位），歯痛，面頬部の発作性の跳痛，灼熱痛，開口および咀嚼に影響する。また口苦，口臭，頭暈，耳鳴り，悪心，小便黄，残尿，小腹部痛などの症状をともなっている。顔は紅潮しており，舌苔は白，脈は弦数である。
弁　証：肝胆鬱熱，循経上擾によりおこった三叉神経痛である。
治　則：肝胆鬱熱の清降をはかる
取　穴：丘墟，太衝，陰陵泉（瀉）
効　果：初診後には，咀嚼と開口運動ができるようになり，2診後には疼痛は軽減した。3診後には頭暈，頭痛が軽減したが，耳鳴り，口苦は改善されていない。4診後には，病状は著しく改善され，5診で治癒した。

[症例4]　　男，41才，初診1979年1月26日
主　訴：1年前から下肢痛がおこる，風寒を感受して発症
現　症：右側の下肢痛，疼痛部位は右腰仙部から足太陽膀胱経に沿って膝にいたり，さらに膝からは足少陽胆経に沿って丘墟の部位にいたる。発作性の跳痛，刺痛を呈し，夜間に増強する。痛みのために目が覚めることもあり，睡眠，歩行，起立に影響する。右下肢は麻木蟻走感をともなっている。舌苔は正常であり，脈は沈弦である。某病院で坐骨神経痛として薬物治療をうけたが，効果はなかった。

診　断：坐骨神経痛（邪痺経脈）
治　則：通経活絡止痛
取　穴：初～15診，右丘墟，陽陵泉，殷門，環跳（瀉）。通電を各10分間行う。
　　　　16～18診，上処方に委陽（瀉）を加える
効　果：3診後には痛みは軽減し，5診後には杖なしでも歩行できるようになった。7診後には右下肢痛は半減した。11診後には坐骨神経痛は著しく軽減し，15診後には右の膝窩部と外果部が痛むだけとなった。18診で治癒した。

経穴の効能鑑別

効能鑑別

丘墟，陽陵泉，胆兪の効能比較

　この3穴は，ともに胆を治す要穴であるが，各穴それぞれに固有の特徴がある。詳細については，陽陵泉一節の［経穴の効能鑑別］を参照。

配　穴

1．丘墟（瀉，透天涼を配す）
　　①行間（瀉），復溜（補）を配穴……………………湯液における羚羊鈎藤湯（兪根初方）の効に類似
　　②太衝（瀉，透天涼を配す）を配穴………………肝胆鬱熱の清瀉
　　③太衝，百会（瀉）を配穴……………………………平肝熄風，潜陽清脳
　　④陽陵泉，胆兪（瀉）を配穴…………………………胆腑の清利
　　⑤行間（瀉）を配穴……………………………………肝胆の火の清降，舒肝利胆
　　⑥風池（瀉）を配穴……………………………………清胆熄風

2．丘墟，陰陵泉，行間または太衝（瀉）
　　上記の処方による効果は，湯液における龍胆瀉肝湯（『和剤局方』方）の効に類似している。龍胆瀉肝湯証を治療する場合には，この3穴による処方を用いることができるし，また状況に応じて適切な治療穴を配穴して用いるとよい。
　　①頭痛：百会（瀉）を加える……………………………佐として通絡止痛をはかる
　　②眩暈，高血圧：風池（瀉）を加える…………………佐として熄風清脳をはかる
　　③耳鳴りまたは難聴：聴会または耳門，聴宮（瀉）を加える……佐として清宣開竅をはかる
　　④膀胱炎：中極（瀉）を加える…………………………佐として本腑の熱を清瀉する
　　⑤急性結膜炎：晴明（瀉）または太陽（瀉血）を加える…佐として清熱明目をはかる

3．丘墟，外関（瀉）
　　上記の処方には，少陽を和解する作用があり，湯液における小柴胡湯（張仲景方）の効に類似している。感冒（経期感冒を含む），肝炎初期，瘧疾などで，『傷寒論』の小柴胡湯証がみられる場合には，この2穴を取り，または必要に応じて関連穴を配穴するとよい。

参　考

1．本穴の刺針方向と針感
　本穴に刺針すると，その針感は足少陽胆経に沿って，しだいに下行し足の第4指の末端にいたる。やや上に向けて斜刺し，連続して捻転すると，針感は足少陽胆経に沿って，しだいに上行し，下肢外側を経て側腹部，脇肋部，肩部にいたる。少数の例ではあるが，本経に沿ってしだいに風池を循り耳後，耳内および眼区または外眼角，側頭部にいたるケースもある。
　透天涼を配し，連続して捻転すると，涼感が本経に沿ってしだいに上行し，肩部にいたる。少数の例ではあるが，涼感が本経に沿って風池を循り，耳後，耳内，眼区，外眼角または眼内にいたり，耳鳴り，耳内の熱痛が軽減したり，目が明るくすっきりする場合もある。針感の走行と，足少陽胆経の体表部の循行とは一致している。

2．古典考察
　1．『素問』刺禁論篇には，「関節の中を刺し液を出せば，屈伸することを得ず」とある。毫針を関節腔内に刺入し，関節包を損傷して滑液が流出すると，関節は潤いを失い，局部の機能障害をひきおこし，屈伸不利がおこる。
　2．『傷寒論』265条では，少陽中風には吐下の治法が禁忌であるとしている。針治療については，外関一節の「古典考察」を参照するとよい。

3．瀉法が多く用いられる理由
　胆の性は，剛直であり，病理的には陽亢火旺の証が多くみられる。胆火と肝胆の火は，循経により上擾しやすい。したがって，本穴を用いた治療では，瀉法を施すことが多く，灸はあまり施されない。

第13章　足厥陰肝経

第13章　足厥陰肝経

概　論

経脈の循行路線および病候

1．循行路線

　足の第１趾の上の叢毛の際からおこり，上に向かい足背に沿って内果の前１寸の位置に走り，内果を経て上へ向かい足太陰脾経の三陰交で交会する。さらに上へ向かい内果の上８寸の位置で足太陰脾経と交叉して，足太陰脾経の後側へ行く。上って膝内縁に達し，大腿内側に沿って上へ行き，足太陰脾経と衝門，府舎で交会し，陰毛中に進入する。陰器（生殖器）を繞って小腹（下腹部）に達し，任脈の曲骨，中極，関元で交会し，胃の傍らへ行き，肝臓に属し，胆に絡す。再び上へ向かい横隔膜を通過し，脈気は脇肋部に分布する。気管，喉頭の後面に沿って上へ行き，咽頭部に進入し，目系（目の周囲の組織）に連接し，上りて前額部にでて，督脈と頭頂部の百会の部位で会合する。

　その分支は，目系から下へ行き，頬内へ向かい，口唇内を環る。別の１つの分支は，肝臓から分かれでて，横隔膜を通過し，上って肺臓に注ぎ，手太陰肺経と連接する。足厥陰肝経は肝に属し，胆に絡す。

　本経の経穴は，肝および肝と関係する胆，胃，肺，脾，腎，心，脳の病証，本経が循行している部位の病変を治療する。これは臓腑や肢節との絡属関係，五臓六腑の経気の輸注関係を通じて，本経脈の経気の作用が発揮されることにより，その効果が生じるものである。

2．病　候

　本経の病候には，頭痛，眩暈，耳鳴り，耳聾，気厥，目疾，脇痛，肝区痛，黄疸，疝気，小腹部痛，振戦，痙攣，積聚などがみられる。また本経が循行している部位の下肢の病変もみられる。これらは，肝臓，足厥陰肝経の経気，関連する部位が発病因子の侵襲をうけることによっておこる全身または体表の症状と徴候である。これらの症状と徴候は，すべて本経と関係ある部位に現れるため，その診断と治療において重要な情報となる。

　これらの病候の発生，発展，伝変と治癒の過程も，すべて本経を通じて実現する。本経が反映するこれらの病候は，すべて本経の経穴の治療範囲となり，本経の経脈を通じ，本経の経気を改善することで，十分な治療効果を得ることができる。

経別の循環路線

　足厥陰肝経の足背部から別れてでて，上へ向かい陰部の毛際に進入し，足少陽経別と会合し，足少陽経別と同行する。足少陽経別と会合・並行し，季肋の間を循行し，胸腹内に進入し，肝に属し，胆に絡す。さらに心臓に向かい，上って食道をはさみ，下顎，口の傍らにでて，顔面部に散布し，目系と連係する。また外眼角にて足少陽胆経の経脈と会合する。

　この循環路線は，足厥陰肝経の経脈と経筋が循行している部位との関係を強めており，表裏の関係にある足少陽胆経との外的な連接を密接にし，肝と胆の内的な絡属関係を成立させるものである。こうした絡属関係は，表裏経の経穴の配穴治療を有効にし，また本経の経穴による肝および肝と関係のある肝胆，心肝の病証，本経の循行部位の病変の治療を可能にしている。

絡脈の循環部位と病候

1．循環部位

　主な絡脈は蠡溝から別れてでる。内果の上5寸の位置から別れて足少陽胆経に走る。その別支は脛・大腿内側を経て，上へ行き睾丸と生殖器の部位にいたる。この絡脈は互いに表裏の関係にある足少陽胆経と足厥陰肝経を連絡させ，肢体に分布している表裏経を連接させている。すなわち，足厥陰肝経と足少陽胆経の関係する経穴，原絡穴配穴の1つの通路となっている。これが循行している部位の病変は，絡穴である蠡溝の治療範囲である。

2．病　候

　絡脈が循行している脛部，大腿部，睾丸，生殖器の疾患が多い。『霊枢』経脈篇には，「足の厥陰の別，名づけて蠡溝という。……其の病，気逆するときは則ち睾腫れ卒疝す。実するときは則ち挺長し，虚するときは則ち暴痒す。之を別れる所に取るなり。」とある。これらの病候は絡脈を通じて，それが循行している部位に病が反映したものである。絡穴である蠡溝を取って刺すと，絡脈の脈気の調整を通じて治療効果を得ることができる。

経筋の分布部位および病候

1．分布部位

　「足の厥陰の筋は，大趾の上におこり，上って内果の前に結し，上って脛に循って，上り内輔の下に結し，陰股に循って上り，陰器に結し，諸筋を絡う。」（『霊枢』経筋篇）

　上の記述は，本経の経脈が循行している下肢の部位と一致している。下肢において経筋が循行しているところ，結ぶところには，本経の経穴が所在している。

2．病　候

　本経の経筋の病候の多くは，その循行しているところ，結ぶところに現れる。主な病候を以

下にあげる。大趾の攣急・弛緩・疼痛，内果前面の拘急・痺痛または内側靱帯損傷，脛内側の転筋・弛緩または拘急，脛内側および内果部の弛緩（足厥陰経筋と足陽明経筋，足少陽経筋が弛緩しており下垂足である場合にみられる）・拘急（足厥陰経筋と足少陰経筋，足太陰経筋が拘急しており内反足である場合にみられる），膝内側部の疼痛または攣急（屈伸不利），大腿内側の拘急・萎縮，陰器（外性器）の機能喪失（陽萎など），外性器の萎縮または勃起不全，陰挺など。

上記の病候は，それぞれ大趾部の大敦，行間，太衝，内果部の中封，脛内側部の蠡溝，中都，膝内側部の曲泉，阿是穴，大腿内側部の陰包，足五里，陰廉などを取穴して治療するとよい。陰器の機能異常には，陰廉，急脈または大敦，太衝，曲泉を取るとよい。足少陰，太陰，陽明の経筋は，すべて陰器に結しているため，陰器の病の治療では，この三経の関連穴を配穴し治療するとよい。

肝の生理病理

肝は，脇下にあり，胆が付随しており，風木の臓であり，「体陰用陽」といわれている。肝の体は筋にあり，目に開竅し，胆と表裏の関係にある。その主な生理機能は，疏泄・条達を主ることにある。また血液の貯蔵と調節を行っている。

肝の機能が失調し，肝気の疏泄・条達と血液の貯蔵と調節に影響しておこる病変は，すべて本経の関連穴の治療範囲に入る。病理類型に分類すると，肝気鬱結，肝陽妄動，肝陰不足，寒滞肝脈の病証は，本経の膝以下の経穴および期門，章門などを取り治療する。肝気犯胃，肝脾不和，肝胆火旺，肝胆不寧，肝胆湿熱，肝腎陰虚，肝火犯肺，心肝血虚などは，胃，脾，胆，心，肺，腎経の関連穴およびこれらの背兪穴を配穴して治療する。

肝の病には，心，肺，脾，腎，胆，胃との兼病証が現れる場合がある。その理由は，足厥陰経脈が心，肺，胆，胃と，胆経，腎経が肝と，脾経が心，肺，胃とそれぞれ直接連絡しているからである。こうした相互の関係により，病理が相互に影響すると，兼病証が現れる。

経穴の分布と治療範囲

1．本経の経穴

大敦（井木穴），行間（滎火穴，子穴），太衝（原穴，兪土穴），中封（経金穴），蠡溝（絡穴），中都（郄穴），膝関，曲泉（合水穴，母穴），陰包，足五里，陰廉，急脈，章門（脾募穴，臓会穴），期門（肝募穴）の14の経穴がある。

各経穴は，それぞれ大趾，大趾と次趾のあいだ，内果前面，脛骨内側，第11浮肋骨前面，第6肋間内端に位置している。

本経経穴の効能面では，各経穴ともその所在部位とその近隣の局部の病証を治療することができるという共通性がある。また膝以下の経穴は，肝，胆，陰器，少腹部，脇腹部，脇肋部，乳房部，頭頂部，目，月経病などの疾患を治療することができるという特殊性がある。個別の

効能では，章門は肝，胆，脾などの穴下にある臓器，痞塊（とくに脾臓が腫大する瘧母や黒熱病）を治療する，期門は熱入血室と肝の病証を治療し，曲泉には肝陰の補益，養肝（肝腎の補益）の作用がある。蠡溝は性機能の亢進を治療する，などがある。このように膝以下の経穴の適応症は非常に多く，広く臨床に用いられている。

また傷寒病中の厥陰証，熱入血室証は，行間，太衝，期門などの治療範囲に入る。また温病中の気分証候と営分証候に現れる熱極生風，肝風内動は，太衝，行間，曲泉などの治療範囲に入る。

2．他経との交会

任脈の曲骨，中極，関元，足太陰脾経の三陰交，衝門，府舎で交会する。

3．本経との交会

足太陰脾経，陰維脈は，本経の期門で交会する。また章門は，足少陽胆経の会するところ（足少陽胆経は章門で交会する）である。期門は肝腎陰虚型の脇肋痛，陰維の病である結胸，脇肋痛，胸脘満悶を治療することができ，章門はさらに足少陽の病である脇下痛，胆疾患を治療することができる。

［本章の常用穴］　行間，太衝，章門，期門

1. 行間 （こうかん）

　行間は，足厥陰肝経の榮（溜まるところ）穴であり，榮火穴である。肝は木に属しており，行間は五行では火に属しているため，本穴は足厥陰肝経の子穴となる。したがって，実証の病の治療では，本穴を瀉すとよい。『霊枢』寿夭剛柔篇には，「病，陰の陰に在る者は，陰の榮輸を刺す」とある。行間は，肝の臓病，経病，気化病，および肝と関係ある臓腑器官の疾病を治療することができるが，主として肝実証の治療に用いる。

　肝病は，実証である場合が多い。とくに鬱結，陽亢，肝火，肝風による証候が多くみられるが，これらに対しては足厥陰肝経の子穴である本穴を瀉すとよい。本穴を用いた治療では，瀉法を施すことが多く，灸はあまり施されない。

本穴の特性

＜治療範囲＞

1．肝火，肝気，肝陽病証

　肝は，風木の臓であり，「体陰にして用陽」といわれている。「昇」，「動」を主っており，その性は「剛強」である。また「条達」を喜び，「疏泄」を主り抑鬱を嫌うという特徴がある。肝は鬱結，亢盛，化火，生風となりやすい。

①鬱や怒によって肝を損傷し，気機が阻滞している場合
②肝陽妄動して風陽が上擾している場合
③気鬱化火となり，肝火が上炎している場合
④肝陽が急激に亢進し，血が気に随って上昇している場合
⑤気鬱化火となり，火が血絡を損傷している場合

　上記①〜⑤の肝実病証，および肝胆鬱熱，肝胆湿熱，肝乗脾土，肝火犯胃，木火刑金などの病証の治療では，すべて足厥陰肝経の子穴である本穴を瀉して，その「本」を治すとよい。

　腎陰が不足して精が血に化すことができず，そのために血が肝を養うことができなくなると，肝陰不足，肝陽偏亢という病証になる。この場合にも，本穴を配穴して，「肝腎同治」をはかるとよい。

　また傷寒病の厥陰証，温病中の気分証候または営分証候に現れる熱極生風，肝風内動も，本穴の治療範囲に入る。

2．経脈通路上の病証

　行間は，肝経経脈，経別が循行している膝，大腿，陰器，小腹，少腹，脇肋，膈，乳頭，眼目，頭頂，咽喉，面頬などの部位の病変を治療することができる。これらの治療では，弁証取穴としても，循経取穴としても，本穴を用いることができ，これにより，二通りの効果を収めることができる。

<効　能>

1．弁証取穴

　瀉法：肝火の清泄，疏肝利胆，熄風潜陽

　湯液における青皮，枳殻，郁金，香附子，羚羊角，石決明，龍胆草，菊花，鉤藤，僵蚕，柴胡，桑葉，川楝子，山梔子，蝉蛻などの効に類似

2．循経取穴

　瀉法：厥陰の経気を宣通する

<主　治>

　頭痛，眩暈，耳鳴り，耳聾，急性中耳炎，高血圧，青盲，夜盲症，緑内障，目痛，三叉神経痛，顔面筋痙攣，顔面神経麻痺，咳嗽，咳血，吐血，鼻衄，胃痛，嘔吐，しゃっくり，遺精，癔病（ヒステリー），癲証，狂証，癇証，血尿，淋証，陰部の瘙痒，疝気，崩漏，月経不順，妊娠癇証，経行吐衄，脇痛，少腹部痛，伝染性肝炎，胆嚢炎，中風，痿証，痙病，破傷風，急驚風，流行性髄膜炎，日本脳炎，中毒性脳症状，乳房疼痛，乳癖。

　また流涙症，泄瀉，便秘，纏腰火丹，急性乳腺炎，乳汁欠乏症，帯下などを治す。

臨床応用

1　頭　痛

　足厥陰の脈は，目系に連絡しており，頭頂部に走っている。また足少陽の脈は，頭角をめぐり耳後に下っている。本穴を瀉して，肝火を清し，経気を宣通させると，肝胆と関係のある厥陰頭痛，少陽頭痛，および肝陽，肝火，肝胆火旺による頭痛を治療することができる。

1．肝火頭痛（肝気鬱結により化火し，肝火が清空に上擾しておこる頭痛）

　①丘墟（瀉），百会（瀉または点刺出血）を配穴……清肝瀉火，通絡止痛

　②丘墟，陰陵泉（瀉）を配穴……………………………清肝瀉火

　　※　竜胆瀉肝湯の効に類似

2．肝陽頭痛（腎水不足のため水不涵木となり，肝陽が上亢して清空に上擾しておこる頭痛）

　風池（瀉），復溜（補）を配穴……………………… 平肝熄風，育陰潜陽

　　※　湯液における鎮肝熄風湯の効に類似

3．肝胆火旺による頭痛（肝胆火旺となり，熱が経に沿って清空に上擾しておこる頭痛）

　①丘墟（瀉または透天涼を配す）を配穴……………肝胆の火を清泄する

②阿是穴を加えて瀉す……………………………温経止痛，標本兼治
　※　頭頂部が痛み，目系に放散する厥陰頭痛
　　　百会（通絡止痛），阿是穴（瀉）を配穴…………厥陰の経気を宣通し，通絡止痛をはかる

2　耳鳴り，難聴

　胆脈は，耳後から耳中に入る。また肝と胆は，表裏の関係にある。本穴を瀉して，清肝をはかるとよい。

１．情志抑鬱となり，鬱して化火し，それが清竅に上擾しておこる耳鳴り，難聴
　　翳風，聴会または耳門（瀉）を配穴………………清肝瀉火，耳竅の宣通
２．激怒して肝を損傷し，肝胆の火が経に沿って上擾し，耳竅に影響しておこる耳鳴り，難聴
　　①丘墟（少陽の清宣，胆火の清泄），陰陵泉（瀉）を配穴……肝胆の実火を瀉す
　　②上処方の陰陵泉を阿是穴（局部穴）に代え鬱熱の清散，耳竅の開宣をはかる。

3　咳　嗽

　『医学実則易』には，「咳嗽の病，五臓六腑皆これ有り，然るに必ず肺に伝わりて始めて作す」とあり，『素問』咳論篇には，「五臓六腑は，皆人をして咳せしむ，独り肺のみにあらざるなり，……肝咳の状は，咳すると則ち両脇下痛む。甚だしきときは則ち転ずべからず，転ずるときは則ち両胠の下満つ。」とある。
　足厥陰肝経の子穴である行間を瀉すと，肝火犯肺による咳嗽を治療することができる。
　症状：気逆して咳する，咳をすると脇痛がおこり，また顔面紅潮し，涙が流れる。口苦，喉
　　　　の乾き。痰は粘い。心煩，口渇。舌辺紅，舌苔薄黄少津，脈弦数など。
　処方：①尺沢（手太陰肺経の子穴）（瀉）を配穴……清肝粛肺
　　　　②①に肺兪（瀉）を加えて宣肺止嗽をはかる……平肝瀉火，清肺降逆

4　咳　血

　本穴を瀉して肝火を清すると，肝火犯肺のために肺絡を損傷しておこる咳血を治療することができる
　症状：痰に血が混じる，咳をすると胸脇に放散して痛む。心煩，易怒。小便黄，便秘。舌質
　　　　紅，舌苔黄，脈弦数など。
　処方：①尺沢（瀉）を配穴………………………………清肝粛肺
　　　　②上処方に肺兪を加える……………………理肺止嗽
　※　心火も盛んな場合
　　　行間，尺沢，神門（瀉）……………………………清肝粛肺，清心涼営

5　吐　血

　気が有余になると「火」となる。本穴を瀉して肝火を清すると，鬱怒により肝を損傷し，肝火犯胃，胃絡損傷しておこる吐血を治療することができる。

症状：吐血。心煩，易怒。脇痛。口苦，口臭，口渇。多夢，不眠。舌質紅絳，脈弦数など。
処方：①内庭（瀉）を配穴……………………………肝火を瀉し，胃熱を清する
　　　②上処方に神門（心経の子穴）（瀉）を加える……清心涼営

6　鼻衄

本穴は，肝火偏亢，木火上擾のため迫血妄行し，そのため鼻絡を損傷しておこる鼻衄を治療する。

①丘墟，陰陵泉（瀉）を配穴……………………………清肝瀉火
※　湯液における龍胆瀉肝湯の効に類似
②三陰交（瀉または透天涼を配す，涼血，引血下行）を配穴……清肝涼血
※　肺気は鼻に通じているため，鼻絡を損傷している場合には，尺沢を瀉して肺熱を清熱してもよい。

7　遺精

本穴を瀉すと，肝と関係ある遺精を主治する。

1．肝火旺盛となり，精室および腎の「封蔵」機能に影響して精液が泄しておこる遺精

復溜または太谿（補）を配穴……………………………清肝益腎

2．心肝の機能が失調し，腎の封蔵機能に影響しておこる遺精

腎は封蔵を主っており，また肝は疏泄を主っている。この二者はともに相火であり，また心に関係している。心は君火であり，動き易いという特徴がある。心が動くと相火も動き，相火が動くと精はおのずと走る。これは朱丹溪の言であるが，本病の治療において参考にすることができる。

神門（瀉），復溜（補）を配穴……………………………滋陰清火（心肝を清し，封蔵を益する）

8　癲証，狂証

本穴を瀉すと，清肝，疏肝理気をはかることができる。

1．思慮過多のため肝気が鬱し，脾気が昇らず気鬱痰結となり，清竅に影響しておこる癲証

症状：精神抑鬱，気分が落ち込んでいる。表情は淡白。独白したり脈絡なく話したりする。
　　　情緒不安定。物の性質を鑑別できない。食欲不振。舌苔薄膩，脈沈滑など。
処方：①神門，豊隆（瀉）を配穴……………………理気解鬱，化痰開竅
　　　②内関，中脘（瀉）を配穴……………………理気解鬱，化痰開竅

2．激怒して肝を損傷し肝火が強くなり，火盛痰結となって神明に上擾し，清竅に影響しておこる狂証

神門（または大陵），豊隆，内関（瀉）を配穴……鎮心去痰，瀉肝清火
※　あるいは上処方に大椎（瀉）を加え，佐として清脳安神をはかってもよい

9 中風

本穴を瀉すと，清肝，熄風潜陽をはかることができる。

1．肝陽が急激に強くなって陽亢風動となり，気血上逆し，痰火壅盛となって清竅が閉塞しておこる中風

症状：突然卒倒して人事不省となる，両手を握りしめている。牙関緊急。顔色が赤く息が荒い。喉に痰の音がする。二便が通じない場合もある。舌質紅絳，舌苔黄膩，脈弦滑数などを呈す。これらは陽閉の現れである。

処方：合谷，豊隆（瀉）を配穴……………………………熄風潜陽，去痰宣竅

※　または至宝丹を服用させて治療する。

2．風陽内動して清空に上擾し，風陽に痰が絡んで経絡を走るためにおこる中風

症状：眩暈，頭痛。目がかすむ。耳鳴り。突然言語障害がおこる。口眼喎斜。半身不随。脈弦滑数，舌質紅など。

処方：豊隆，百会（熄風潜陽）（瀉）を配穴……… 平肝潜陽，熄風去痰

※　腎陰不足のため，肝陽偏亢となっている場合

復溜（補）を加える……………………………腎陰を滋養し，肝木を潤す

上処方と局所取穴を併用して，標本兼治をはかるとよい。例えば，半身不随には，患側の関連穴と上処方を交互に用いると，熄風去痰，通経活絡の効がある。言語障害には，廉泉（瀉）を配穴し，喉に痰鳴がある場合には，天突（瀉）を加えると，熄風去痰，舌絡を宣通させる効がある。また口眼喎斜には患側の関連穴と上処方を交互に用いると，熄風潜陽，去痰活絡の効がある。

40才以上の患者で，たびたび眩暈，頭痛，耳鳴り，頭がぼんやりしてほてる，脈弦数がみられ，また肢体の麻木，筋肉のひきつり，手足の動きが悪い，雲の上を歩いているような感じ，一時的な舌強不利，発語が不明瞭，肥満して顔が紅潮しているなどの症状をともない，とくに高血圧症である場合は，中風の前兆である。この場合の治療では，以下の処方を参考にすることができる。

①百会，三陰交（瀉）を配穴
②百会，丘墟（瀉）を配穴
③曲池，足三里（瀉）を配穴
④豊隆，風池（瀉）を配穴
⑤耳背を刺して瀉血
⑥復溜，太谿（補）を配穴
⑦太谿，三陰交（補）を配穴

具体的な状況や類型にもとづいて，上処方を用いると，中風の発生を遅延させたり，予防することができる。

10 痿証

　本穴は,『素問』痿論篇にある「肺熱し葉焦するは,発して痿躄と為る」,「肝気熱するときは,……筋脈乾くときは則ち筋急して攣す,発して筋痿と為る」といった要因による痿証の治療に用いられる。合谷または太淵（瀉）を配穴して肝肺の熱を清熱し,筋脈を助ける。あるいは同処方を用い,余邪が除去されてから,養肝柔筋または金水相生法に代えるとよい。または行間,尺沢（瀉），復溜（補）により清熱育陰をはかり,筋脈を助けるとよい。

症 例

[症例1]　男, 68才, 初診1981年3月21日
主　訴：頭痛が40日余り続いている
現病歴：40日前に化膿性髄膜炎を患い, 当病院の内科に入院して治療をうけた。頭痛は現在まで左側頭部に跳痛, 刺痛, 熱痛（冷やすと気持ちよい）がある。痛みは午後に増強し, 口苦, 口乾, 耳鳴り, 耳聾, 耳痛, 心煩, 易怒などの症状をともなっている。舌苔は黄色でやや厚く, 脈は弦数である。
治　則：肝胆の火の清降をはかる
取　穴：初〜3診：行間, 丘墟（瀉）
　　　　4〜6診：太衝, 解谿（瀉）
　　　　7〜12診：行間, 丘墟, 左太陽, 阿是穴（瀉）
効　果：初診後には口苦はなくなり, 耳聾は軽減した。しかし午後には頭痛は増強する。頭部の熱痛は, 冷やすと気持ちがよい。2診後には頭痛の時間が短縮した。4〜6診では, 治療効果はあがらなかった。7診後には頭痛は軽減し, 10診後にはほぼ治癒し, 毎日おこる頭痛の回数は極くわずかになり, 痛む時間も短いものとなった。跳痛は数回おこるものの, すぐ消失する。11〜12診で効果の安定をはかった。

[症例2]　男, 19才, 初診1968年4月19日
主　訴：鼻出血がこの6年, たびたびおこる
現病歴：6年来, 内熱が盛んになると左側の鼻出血がおこる。6〜10日に1回出血し, 毎回5〜10分ほど続く。連続した点滴状の出血である。出血は, 鼻孔をふさぐと止まる。ただし鼻孔をふさぐと, 口から流血することもある。口苦, 易怒, 顔面紅潮があり, 舌質は紅, 舌苔薄黄, 脈は弦数である。
弁　証：肝火偏旺, 木火刑金により, 肺竅である鼻絡を灼傷しておこった鼻出血である。
診　断：鼻衄
治　則：清肝涼血
取　穴：行間, 三陰交（瀉）
経　過：1968年6月27日に, 4月19日の1回の治療で治癒していたことを確認した。この2カ

月，再発していないとのことであった。

経穴の効能鑑別・配穴

効能鑑別

行間と太衝の効能比較

この2穴は，ともに肝を治療する際の要穴であるが，それぞれに次のような特徴がある。

①行間：肝気鬱結，肝火上炎，肝陽上亢などの肝実証の治療に効果がある。瀉法を用いる場合が多く，灸法は用いない。

②太衝：行間の主治する肝実証にも効果があり，またそのほかに寒滞肝脈と肝の虚証（肝血不足など）にも効果がある。瀉法も補法も用いる。また灸も可。行間より治療範囲が広い。

配穴

1. 行間，丘墟，陰陵泉（瀉）

上記の処方には，肝経実火を瀉し肝胆湿熱を清する作用がある。これは，湯液における龍胆瀉肝湯（『和剤局方』方）の効に類似している。同法および龍胆瀉肝湯が適用される場合には，この3穴または必要と思われる経穴を配穴して用いることができる。

例1：頭痛…百会（瀉）を加え，佐として熄風通絡止痛をはかる

例2：眩暈，高血圧…風池（瀉）を加え，佐として熄風清脳をはかる

例3：耳鳴り，または耳聾…聴会または聴宮または耳門（瀉）を加え，佐として耳竅の清宣をはかる

例4：膀胱炎…中極（瀉）を加え，佐として膀胱の熱の清瀉をはかる

例5：急性結膜炎…睛明（瀉）または太陽（瀉血）を加え，佐として清熱明目をはかる

2. 行間，風池（瀉），復溜（補）

上記の処方には，平肝熄風，滋陰潜陽の作用がある。これは，湯液における鎮肝熄風湯（『衷中参西録』方）の効に類似している。同法および鎮肝熄風湯が適用される場合で，例えば頭痛，眩暈，高血圧，子癇，顔面筋痙攣などの治療には，この3穴を配穴して用いることができる。

3. 行間（瀉）

①神門，豊隆（瀉）を配穴……………………湯液における定癇丸（『医学心悟』方）の効に類似

②丘墟（瀉），復溜（補）を配穴…………湯液における羚羊鉤藤湯（俞根初方）の効に類似

③風池（瀉）を配穴……………………………平肝瀉火，清脳明目

④丘墟（瀉）を配穴……………………………肝胆の火の清降

⑤尺沢（瀉）を配穴……………………………清肝宣肺

⑥復溜または太谿（補）を配穴………………清肝益腎

⑦合谷，豊隆（瀉）を配穴……………………………熄風潜陽，去痰宣竅
⑧豊隆，百会（瀉）を配穴……………………………清肝去痰，熄風潜陽
⑨尺沢，三陰交（瀉）を配穴…………………………平肝清肺，涼血止血
⑩内庭（または解谿），三陰交（瀉）を配穴……… 平肝清肺，涼血止血

参 考

1．本穴の針感

　連続して捻転すると，針感は足厥陰肝経に沿って上行し，陰器を循って小腹部にいたる。一部の症例では，小腹部から中脘，上脘穴の部位にいたる場合もあり，さらに上腹部から分かれて期門，章門穴の部位にいたる場合もある。また少数の例ではあるが，針感が足厥陰肝経に沿って上行し，小腹部にいたり，再び小腹部から頭頂部にいたる場合もある。治療したい部位に針感がいたると，治療効果はいっそう顕著である。

2．本穴の効能の初歩的な見解

　『十二経子母穴補瀉歌』には，「肝瀉行間補曲泉」とある。肝実証には，本経の行間を瀉す。肝は木に属しており，本穴は五行では火に属する。木は火を生じ，火は木の子である。したがって「実なるは，その子を瀉す」により，行間を瀉すと，肝実証を瀉すことができる。足厥陰肝経の榮火穴である行間を瀉すと，火勢を弱らせることができる。これにより火が刑金しなくなると，金勢は旺盛となって木を克する。このために木勢が弱くなると，肝木は平定される。したがって，行間には，清肝火，疏肝気の作用がある。また子経の子穴を配穴，すなわち手少陰心経の火穴である少府を配穴して瀉すと，心火が瀉されることにより，火勢は弱まり肺金を焼灼しなくなる。これにより肺金がしっかりすると木を制することができるようになり，木実の有余が除去されれば，五行は平衡し人体の調和を回復することができる。

　「実なるはその子を瀉す」にもとづき，肝が火邪をうけた患者には，まず足厥陰肝経の榮火穴である行間を瀉して，先にその本を治す。その後に手少陰心経の榮火穴である少府を瀉して，その標を治す。

2. 太衝 (たいしょう)

　太衝は，足厥陰肝経の兪土穴である。陰経では，兪をもって原に代えているため，本穴は足厥陰肝経の原穴でもある。『霊枢』寿夭剛柔篇には，「病，陰の陰に在る者は，陰の滎輸に刺す」とあり，『素問』咳論篇には，「臟を治すは，その兪を治す」とある。
　太衝は，肝の臟病，経病，気化病および肝と関係する臟腑器官の疾病を主治する。本穴を用いると，肝臟の機能を改善・調節し，また肝臟の機能失調によっておこる病理証候の治療においても，一定の効果をもたらすことができる。本穴が主治する病証は，現代医学でいう肝胆疾患，神経精神疾患，自律神経機能失調による疾患および眼疾患に相当する。

本穴の特性

＜治療範囲＞

1．肝気，肝火，肝風などの病証

　肝は，風木の臟であり，「昇」，「動」を主っている。その体は筋に在り，全身の筋骨関節の屈伸運動を司っている。また肝は，条達を喜び，疏泄を主り，抑鬱をきらう。精神情志の調節機能と肝気とは密接な関係にあり，鬱怒により肝を損傷すると気機は阻滞する。気鬱化火となると，火は気とともにめぐるか，あるいは上に昇って顚頂（頭頂部）にいたる。また気鬱化火すると，血絡を損傷することがある。肝陽が強くなりすぎて血が気とともに昇ると，肝風が内動する。寒邪が肝脈に阻滞すると，気機は阻滞する。
　肝虚血少のため筋脈失養となった場合，あるいは血虚生風となった場合，肝陰が不足して陰虚陽亢となった場合，肝血不足，衝脈空虚および肝経湿熱などによっておこる病証，これらの病証の治療には本穴を用いることができる。

2．眼疾患および血証

　肝は，目に開竅している。「目は肝の官なり」，「肝気は目に通じ，肝和せば則ち目五色を弁ずるを能う」といわれている。肝血が不足するか，あるいは肝火が上炎しておこる眼疾患の治療では，太衝は常用穴とされている。
　肝は，血臟であり，血液の貯蔵と調節を司っている。気は血の帥であり，血は気とともにめぐる。したがって，気めぐれば血めぐり，気滞れば血瘀となる。また気が鬱すると，肝は損傷する。肝がうまく疏泄すれば，気はスムーズにめぐり，気がスムーズにめぐれば血はうまく流れる。血液の昇降は，気によって決定されているのである。したがって，疏肝理気の

作用のある太衝穴には，活血化瘀の作用もある。肝と関係のある血証もまた本穴の治療範囲に入る。

3．肝経経脈上の病変

太衝は，足厥陰肝経の経脈，経別の循行路線上で肝と関係する膝，大腿，陰器，小腹，少腹，上腹，膈，乳，脇肋，眼目，顛頂，喉，口唇などの部位の病変を治療することができる。

4．肝と関係ある他臓の病証

経脈の流注関係を通じて，肝と脾・胃・肺・心・腎・胆とは，密接に関係する。肝気犯胃，肝脾不和，肝火犯肺など肝と他臓腑が関連する病証の治療には，本穴を用いることができる。また肝は腎水の滋養をうけている。そのため，腎陰が不足して精が血に化せなくなり，血が肝を養うことができなくなると，肝陰不足，肝陽偏亢の病証がおこる。このような病証の治療にも，肝腎同治の考えにもとづいて本穴を配穴して用いることができる。

<効　能>

1．弁証取穴

①瀉法：疏肝理気，平肝熄風

湯液における青皮，枳殻，郁金，香附子，白芍薬，小茴香，川楝子，鈎藤，菊花，僵虫，蝉蛻，決明子，全蝎，木香，柴胡などの効に類似

②瀉法に透天涼を施す：肝火の清瀉，熄風潜陽

湯液における羚羊角，石決明，柴胡，山梔子，龍胆草，鈎藤，蜈蚣，天麻などの効に類似

③瀉法に灸を配す：温肝散寒理気

湯液における呉茱萸，橘核，荔枝核，小茴香の効に類似

④補法：肝血の補養

湯液における白芍薬，当帰，枸杞子，阿膠，鶏血藤，何首烏などの効に類似

2．循経取穴

瀉法を用いると，厥陰の経気をスムーズに通じさせる効が生じる。

<主　治>

頭痛，眩暈，高血圧，耳鳴り，耳聾，急性結膜炎，夜盲症，青盲，緑内障，流涙症，暴盲，目痒，目痛，単純性甲状腺腫（瘿病），甲状腺機能亢進，痙病，破傷風，急驚風，慢驚風，舞踏病，流行性髄膜炎，日本脳炎，中毒性脳症状，顔面筋痙攣，眼球振戦，手指振戦，下肢振戦，顔面神経麻痺，痿証，脳外傷後遺症，癇証，狂証，癔病（ヒステリー），中風，脇痛，鬱証，胃痛，嘔吐，泄瀉，便秘，しゃっくり，伝染性肝炎，肝硬変，急性胆嚢炎，胆石症，胆道回虫症，少腹部痛，奔豚気，月経不順，妊娠癇証（子癇），経行吐衄，乳癖，急性乳腺炎，陰部の瘙痒症，疝気。

また急性中耳炎，瘰癧，鼻衄，咳嗽，腰痛，痛経，閉経，帯下，乳汁欠乏症，血尿，厥証，癲証，遺精などを治す。

臨床応用

1 頭　痛
行間一節の［臨床応用］を参照。

2 眩暈，高血圧
「諸風掉眩，皆肝に属する」。本穴を瀉すと，平肝，熄風，潜陽，清肝の効がある。高血圧には透天涼を用いる。

1．肝陰暗耗，肝火偏亢となり，風陽昇動して清空に影響しておこる本病
　①風池，百会（瀉）を配穴……………………………平肝潜陽，熄風清脳
　②丘墟（瀉，透天涼を施し針感を頭部にいたらす），百会（瀉）……清肝瀉火，熄風潜陽

2．腎陰不足のため肝陽偏亢となり，風陽が上擾しておこる本病
　風池（瀉），復溜（補）……………………………… 鎮肝熄風，育陰潜陽
　　肝腎の陰がひどく虚して風陽が強くなり，そのため極度の眩暈が生じている。また腰膝がだるく，遺精，疲労感，脈弦細数，舌質光紅をともなう。この場合は，太衝（瀉），復溜，三陰交（補）を用いて育陰潜陽をはかる。

3 急性結膜炎，夜盲症，青盲，緑内障，流涙症，暴盲，目痒
本穴は，肝と関係のある上記の眼疾患を主治する。

1．肝血不足による上記の眼疾患
　肝兪，三陰交または膈兪（補）を配穴………………肝血の補養，益目

2．陰虚肝旺による上記の眼疾患
　風池（瀉），復溜（補）を配穴……………………… 滋腎清肝，清熱明目

3．肝腎両虚による上記の眼疾患
　肝兪，復溜，太谿（補）を配穴……………………………肝腎の補益

4．肝火上炎による上記の眼疾患
　太衝（瀉，透天涼を配す），睛明または風池（瀉）……清肝明目

5．肝胆火旺による上記の眼疾患
　丘墟，陰陵泉（瀉）を配穴………………………………肝胆実火を瀉す
　または睛明（瀉），または太陽（瀉または点刺出血）を配穴……散熱明目

6．肝経風熱上攻による上記の眼疾患
　合谷，太陽または睛明（瀉）を配穴………………去風清熱，清肝明目

7．肝胆風熱による上記の眼疾患
　丘墟，風池（瀉）を配穴…………………………………肝胆風熱を清降させる

8．暴怒傷肝による上記の眼疾患
　間使または内関（瀉）を配穴………………………………疏肝理気

4 単純性甲状腺腫，甲状腺機能亢進

本穴を瀉して，疏肝理気をはかる。鬱怒により肝を損傷し，痰気鬱結しておこる散在性甲状腺腫には，天突，阿是穴（肉瘤の核心に向けて2～3針刺し瀉す）を配穴すると，疏肝解鬱，消痰散結の効がある。

5 痙病，破傷風，急驚風，慢驚風，舞踏病，流行性髄膜炎，日本脳炎，顔面筋痙攣，眼球振戦，手指振戦，下肢振戦など

肝風と関係する上記の疾患の治療では，本穴を瀉して平肝熄風をはかるとよい。臨床においては以下のタイプがよくみられる。

1．肝陽化風による上記の疾患
　①風池，丘墟（瀉）を配穴…………………………清肝熄風潜陽
　②復溜，太谿（補）を配穴…………………………滋陰潜陽，平肝熄風
　③復溜，三陰交（補）を配穴………………………滋陰熄風潜陽
2．血虚生風による上記の疾患
　三陰交（補）を配穴………………………………養血熄風
3．脾虚生風による上記の疾患
　①関元，陰陵泉（補）を配穴………………………脾陽の温補，佐として平肝熄風をはかる
　②関元，神闕（灸，脾陽温運の処方）に太衝（瀉，佐として熄風）を加える
4．痰火生風による上記の疾患
　合谷，豊隆（瀉）を配穴…………………………清熱駆痰，開竅熄風
5．熱極生風による上記の疾患
　合谷（瀉）を配穴…………………………………疏風清熱，平肝熄風

以上の弁証取穴による処方は，それぞれの病証の具体的な状況にもとづいて選択するとよい。または必要な治療穴を加えるとよい。配穴の例については合谷一節を参照。

血分型の日本脳炎には，太衝，三陰交，合谷（瀉）により，涼血鎮痙開竅をはかる。脳膜炎型の流行性髄膜炎には，太衝，合谷，人中（瀉），手十二井穴（点刺出血）により，清熱解毒，開竅熄風をはかる。

6 胃痛，嘔吐，泄瀉，便秘，呃逆（しゃっくり）

胃痛，嘔吐，呃逆の病位は胃にあり，泄瀉，便秘の病位は腸にある。足厥陰肝経の太衝穴は，鬱怒傷肝，木失条達，肝気横逆，気機阻滞による上記の諸症状を主治する。

1．肝気犯胃による胃痛，嘔吐，呃逆は，太衝を瀉して疏肝理気をはかり，その因を治す。さらに中脘，足三里を瀉して，行気散滞，和胃降逆をはかり，その果を治す。または公孫を瀉して，調胃降逆をはかり，その果を治す。この配穴は，疏肝理気，和胃降逆の効を奏する。

肝気鬱滞，気鬱化火，肝火犯胃による胃痛，呃逆の治療には，太衝（透天涼）を瀉して肝火の清泄をはかり，その因を治す。また胃を治療する経穴を配穴して，その果を治す。または内庭，内関を瀉して，清肝泄熱，理気和胃をはかる。
2．肝木乗脾による泄瀉には，太衝を瀉して疏肝理気をはかり，陰陵泉（補）を配穴して健脾，抑肝扶脾をはかる。
3．気滞による便秘の治療には，太衝を瀉して疏肝理気をはかり，その因を治す。また大腸の募穴と足陽明胃経の絡穴あるいは大腸の下合穴を瀉して，通腸導滞をはかり，その果を治す。

7 痿　証

　『素問』痿論で述べている「肺熱葉焦」，「肝気熱するときは……筋膜乾くときは則ち筋急にして攣す，発して痿躄と為る」の類の痿証には，太衝（清肝），合谷（清肺熱）（瀉）により，肝肺の熱を清熱して筋脈を調節するとよい。2番目の条文のような痿証には，また陽陵泉（瀉）を加えて，舒筋利胆益肝をはかってもよい。

8 癇　証

　本穴を瀉すと，肝気失調，風陽昇動に痰がからんで上逆し，清竅を阻滞し心神が蒙閉しておこる癇証を治療する。休止期には，神門，豊隆（瀉）を配穴して去痰宣竅，熄風定癇をはかるとよい。同処方による効果は，湯液における定癇丸の効に類似しており，長期治療を施すことにより高い効果を収めることができる。

9 脇　痛

　『霊枢』五邪篇には，「邪，肝に在るときは，則ち両脇の中痛む」とあり，『素問』蔵気法時論篇には，「肝の病は，両の脇下痛み，少腹に引き，人をして善く怒らしむ」とある。循経取穴，あるいは弁証取穴として本穴を瀉すと，二通りの効果を収めることができる。
1．気滞不暢による脇痛
　　間使または期門（瀉）を配穴……………………………理気通絡
2．気滞血瘀による脇痛
　　①三陰交または血海（瀉）を配穴……………………理気行血
　　②肝兪，膈兪（瀉）を配穴……………………………理気行血
3．肝陰不足による脇痛
　　復溜または太谿（補）を配穴…………………………滋陰調肝
4．肝血不足による脇痛
　　①三陰交または膈兪（補）を配穴……………………養血調肝
　　②間使（瀉）を加えて理気をはかる
5．瘀血停滞による脇痛
　　循経取穴として本穴を瀉す……………………………通経活絡

局部穴（瀉）を配穴……………………………………通経活絡，去瘀止痛

10　肝硬変

　本穴を瀉し疏肝理気をはかる。
1．**肝脾不和，気滞湿阻による肝硬変**
　　陰陵泉，足三里，章門（瀉）を配穴………………疏肝理気，除湿散満
2．**湿熱互結，濁水停聚，病が肝脾にある場合**
　　①中極（瀉，透天涼），陰陵泉，水道（瀉）を配穴……湿熱の清利，攻下逐水
　　②章門，足三里，太衝（瀉）を配穴………………疏肝理気，和胃調中
　　※　①②を交互に用いる
3．**脾陽不振，寒湿困脾による肝硬変**
　　中極（瀉），神闕，水分（灸）を配穴………………温中化湿，疏肝益脾
4．**肝鬱気滞，脾虚湿阻による肝硬変**
　　陰陵泉（瀉），脾兪または太白（補）を配穴………疏肝理気，健脾利湿

11　伝染性肝炎

　本穴を瀉して，肝気の条達，疏肝解鬱をはかる。
1．**気滞湿阻による肝炎**
　　陰陵泉，間使（瀉）を配穴……………………………疏肝理気，行湿益脾
2．**気滞血瘀による肝炎**
　　①三陰交，間使（瀉）を配穴…………………………理気行血
　　②肝兪，膈兪（瀉）を配穴……………………………理気行血
3．**肝鬱脾虚による肝炎**
　　間使（瀉），脾兪，陰陵泉（補）を配穴……………疏肝健脾
4．**肝胃不和による肝炎**
　　①中脘，間使（瀉）を配穴……………………………疏肝和胃
　　②内関，足三里（瀉）を配穴…………………………疏肝和胃
5．**肝胆鬱熱による肝炎**
　　丘墟（瀉または透天涼を配す），胆兪（瀉）を配穴……肝胆鬱熱の清泄
6．**湿熱が蘊結し肝胆に影響して，胆汁が外に溢れておこる黄疸型流行性肝炎**
　　①中極（瀉または透天涼を配す），陽陵泉（瀉）を配穴……肝胆湿熱の清利
　　②陰陵泉，陽陵泉（瀉）を配穴………………………肝胆湿熱の清利

12　疝　気

　『素問』骨空論篇には，「任脈の病たる，男子は内結七疝す」とあり，張子和は，「諸疝は皆，肝経に帰する」としている。疝気の治療では，この2経の経穴が多く用いられている。循経取

穴，弁証取穴として本穴を取り，以下のように用いることができる。針感は循経により前陰部，少腹部にいたらせるようにするとよい。

1．気　疝

　　　肝鬱気滞，肝失疏泄となり，睾丸に影響しておこる気疝には，太衝，気海，帰来（瀉）（針感を陰囊にいたらせる）により，疏肝理気をはかる。気虚で肝失疏泄である場合には，補中益気昇固の作用がある合谷，足三里（または気海）（補）に，太衝（瀉）を配穴し佐として疏肝理気をはかるとよい。

2．寒　疝

　　症状：陰囊冷痛で，腫れて石のように硬い，喜温畏寒，陰茎が勃起しない，または睾丸に放散して痛む。形寒，足の冷え。また舌苔白，脈沈弦など。

　　処方：①太衝，大敦，曲骨（灸瀉）……………………温肝散寒

　　　　　②太衝（瀉），大敦（灸），急脈（灸）………温経散寒，疏肝理気

3．狐　疝

　【1】肝気鬱滞し疏泄が失調しておこる狐疝

　　太衝，気海，急脈（または帰来）（瀉）…………… 疏肝理気解鬱

　【2】平素から気虚があり，さらに肝気鬱滞となりおこる狐疝

　　太衝（瀉），合谷，百会（補）…………………… 疏肝理気，益気昇固

　【3】陰寒内盛による症状をともなう狐疝

　　①上の2処方の太衝に灸を加える………………………温肝散寒

　　②太衝，大敦，曲骨（灸瀉）……………………………温肝散寒

4．㿗　疝

　　㿗疝には，陰囊が腫れて硬くなり，重く下垂する，麻木して痛み痒みがわからないなどの症状が現れる。これは，湿濁の邪が厥陰の脈に阻滞し，痰湿瘀結，気血不暢となりおこるものである。

　　①太衝，陰陵泉，中極（瀉）………………………………疏肝利湿

　　②太衝，中極（灸瀉），三陰交（瀉）……………… 温肝理気，活血消腫

　　③太衝（灸瀉），陰囊上に三稜針で1～2回刺す……温肝理気，軟堅散結

　　※　黒紫色の血液または水液をだす。

5．水　疝

　　水疝には以下のような症状が現れる。陰囊水腫，陰囊に時々汗がでる，または疼痛，瘙痒がある。または少腹部を按じると振水音がする。舌苔薄膩，脈弦。あるいは陰囊が赤く湿って瘙痒がある，黄水がでる，小便は短少で色が濃く出渋るなど。

　【1】水湿内阻による水疝

　　太衝，中極（瀉），陰囊に三稜針を1～2回刺す……逐水行気

　　※　三稜針を陰囊に刺して，清水または淡黄色の液体をだす。

　【2】湿鬱化熱による水疝

　　①太衝（瀉，透天涼を配す），中極（瀉，透天涼を配す），陰陵泉（瀉），陰囊に三稜針を1

～2回刺す……………………………………疏肝泄熱，利水消腫
※ 三稜針を陰囊に刺して，黄水をだす。
②太衝（瀉，透天涼を配す），陰陵泉（瀉，透天涼を配す），三陰交（瀉）……疏肝活血，湿熱の清利

血疝と筋疝は，外科治療の範囲に入る。

症　例

［症例1］　男，24才，初診1970年11月3日
主　訴：遺精がこの1年余りおこる
現病歴：1年余り滑精がおこる。最近症状がひどくなり，1日に1回滑精する。耳鳴り，健忘，息切れ，脱力感，胸部の悶痛，腰部がだるく痛む，精神不振，頭暈，眼花，勃起無力で勃起時間が短い，手指と肘の関節がだるく痛むなどの症状をともなう。脈は細数である。
弁　証：腎虚のために精を蔵することができず，さらに肝の相火が妄動して精宮に影響し，滑精となったものである。
治　則：補腎清肝
取　穴：太衝（瀉），復溜（補）。隔日治療とする。
効　果：初診後，滑精は止まった。3～5診の期間中，滑精はみられなかった。陰茎の勃起も以前より有力となった。
経　過：1971年2月3日に父親から治癒していることを知らされた。陽萎の状態も好転している。

［症例2］　女，49才，初診1971年7月31日
主　訴：眩暈がこの1年余りおこる
現病歴：この1年来，舟酔いしたように頭暈，目眩がおこる。ひどいときには倒れそうになる。悪心，嘔吐がある。数日来，毎日眩暈がひどくて倒れそうになる。頭脹，夢を多くみる，不眠，心煩，盗汗，息切れ，心悸，口苦，小便は黄色く熱感がある，便秘，眼球脹痛などの症状をともなう。また眼球をおさえると重く痛む，左前額部に発作性の脹痛，熱痛，跳痛がおこる，左顔面筋が痙攣する，入睡してから寝言をもらすが自覚はないなどの症状をともなう。舌質は絳，脈は沈弦数である。
検　査：甲状腺腫大，手指の振戦，心肺（−），肝脾（−），四肢の活動は正常であるが，上腕二頭筋腱と膝蓋腱反射が亢進している。眼底検査は正常である。血液細胞総数，分類は正常，TC220mg％，血圧120／80
弁　証：肝陽上亢型の眩暈である。肝火偏亢，風陽昇動し，肝胆の火が清空に上擾して神明に影響すると，上記のような一連の証候が現れる。
治　則：平肝熄風，胆火の清瀉

取　穴：初診，太衝（瀉），復溜（補）
　　　　2〜4診，太衝，丘墟（瀉）
　　　　5，9〜20診，太衝，丘墟，風池（瀉）
　　　　6診，太衝，丘墟，左太陽，地倉（瀉）
　　　　7〜8診，風池，神門，内関（瀉）
効　果：4診後に悪心，便秘は改善し，眩暈，眼球脹痛は軽減したが，口苦がまだある。5診後には口苦，心煩，息切れ，心悸などは軽減し，盗汗，小便の色と熱感も軽減した。しかし左顔面がひきつるように感じられ，左耳に耳鳴りがする。8診後には眼球の脹痛，顔面の痙攣，左耳の耳鳴り，右足の灼熱感と眩暈は著しく軽減した。また頭部の脹痛，夜間の夢，寝言をもらすなどの症状も消失した。13診後，頭頂部の痛みは軽減した。18診後，左耳鳴りと朝食後2〜3時間おこる軽い頭痛，眩暈はあるが，そのほかの症状はすべて消失した。
経　過：1971年12月18日に手紙にて，眩暈とそのほかの症状は治癒していることを確認した。ただ左口角，面頬部に軽度の麻木とこわばりがあり，空腹時に頭頂部が少し痛むということであった。

［症例3］　男，17才，初診1964年3月3日
主　訴：（代訴）精神異常状態が1年間続いている
現　症：狂乱状態で人をよせつけず，あたりちらす。挙動が落ちつかず，脈絡なく話し，絶えず独白する。大小便を漏らす。よく便秘をし，小便は黄赤色であり，脈は数で力がある。攻下薬を用いたことがあるが，効果はなかった。
弁　証：激怒して肝を損傷し，肝火が非常に強くなって陽明の痰熱に作用し，それが神明に影響して逆乱状態となった狂証である。
治　則：逐痰瀉火，疏肝理気
取　穴：初診，太衝，間使，合谷，足三里（瀉），委中（点刺出血）
　　　　2診，太衝，内関，豊隆，天枢，中脘（瀉）
効　果：初診後には，短いながらも平静状態となり，そのときは意識もしっかりしている。2診で治癒した。
経　過：1965年7月29日に風湿の治療に来院したときに，2回の治療で治癒していたことを確認した。

［症例4］　男，5才，初診1975年5月31日
主　訴：（代訴）四肢不随，開口できなくなって11日
現病歴：2カ月前に扁桃炎を患って治癒したが，また腎炎を患い入院治療をうけ，これも治癒した。しかし突然，四肢に力が入らなくなり，呼吸困難となる，喉には痰の音がする。体温は高くない。ウイルス性脳炎と診断され，当病院に転院してきた。
現　症：四肢不随，しっかりと座れない。頭頂部が熱い，口を開くことができず，口から白沫

を吐いている。舌筋が動かず食事がとれない。声は低微であり，泣いても声がでない。脈は弦数である。
- 弁　証：邪熱が経絡を損傷し，筋脈の機能が失調しておこった証候である。
- 治　則：清熱舒筋通絡
- 取　穴：太衝，合谷（瀉）。隔日治療とする。
- 効　果：初診後には，めん類を食べられるようになる。また自分でしっかり立ったり座ったりできるようになり，簡単な会話ができるようになる。白沫を吐かなくなる。また右手でスプーンを使えるようになる。2診後には，大きな泣き声がでるようになる。3診で治癒した。
- 経　過：1975年6月12日に治癒し退院した。

経穴の効能鑑別・配穴

効能鑑別

1. **太衝と間使の理気作用の比較**
   詳細は間使一節の［経穴の効能鑑別］を参照。
2. **太衝と期門の作用比較**
   この2穴は，ともに肝を治す要穴であるが，各穴それぞれに固有の特徴がある。詳細は期門一節の［経穴の効能鑑別］を参照。
3. **太衝と行間の作用比較**
   この2穴は，ともに肝を治す要穴であるが，各穴それぞれに固有の特徴がある。詳細は行間一節の［経穴の効能鑑別］を参照。

配　穴

1. **太衝と期門の配穴**
   詳細は期門一節の［配穴］を参照。
2. **太衝と光明の配穴**
   上記の配穴は「原絡配穴法」または「主客配穴法」といわれているものであり，臓腑経絡の表裏関係を使った配穴法である。同配穴による治療では，例えば足厥陰肝経が先に病み，足少陽胆経が後で病んだ場合には，足厥陰肝経の原穴である太衝を主とし，足少陽胆経の絡穴である光明を客とする。臨床においては，多くの場合，肝胆疾患，眼疾患の治療に用いられるが，この2穴を瀉すと，舒肝利胆，肝胆の火を清降させる作用がある。
3. **太衝と肝兪の配穴**
   詳細は肝兪一節の［配穴］を参照。
4. **太衝と合谷の配穴**
   上記の配穴を，四関穴という。太衝を瀉すと，平肝熄風，疏肝理気の作用があり，合谷を瀉すと，清熱，去風，開竅醒志の作用がある。弁証取穴，対症治療として用いると，閉証，

厥証，癔病（ヒステリー），破傷風，急驚風，癇証，舞踏病，顔面筋痙攣，多発性神経炎，閉塞性脳動脈炎，顔面神経麻痺，各型（性）の脳炎などの病を治療する。また風気内動のなかの外風動肝（外風が肝に入って動風するもの），痰火生風，熱極生風，肝陽化風などによりおこる頸項部の強直，角弓反張，四肢痙攣，牙関緊急，昏厥，高熱驚厥，および肢体の振戦，痙攣などの症状に対して，良好な効果を収めることができる。ただし血虚生風，脾虚生風，肝腎陰虚による病証には，禁忌である。

　合谷と太衝の配穴は，神経系統の疾病を治療する際の常用穴であり，中枢または末梢神経による四肢の神経病変の治療に用いられる。

5．太衝と間使の配穴

　上記の2穴を瀉すと，疏肝解鬱，理気散滞の作用と，全身の上下の気機をスムーズにする作用がある。

6．太衝（瀉）

　①陰陵泉，丘墟（瀉）……………………………　湯液における龍胆瀉肝湯（『和剤局方』方）の効に類似

　②風池（瀉），復溜（補）…………………………平肝熄風，滋陰潜陽，湯液における鎮肝熄風湯（『衷中参西録』方）の効に類似

　③復溜，三陰交（補）……………………………湯液における大定風珠（呉鞠通方）の効に類似

　④陰陵泉（補）を配穴……………………………湯液における痛瀉要方（劉草窓方）の効に類似

　⑤丘墟（瀉または透天涼を配す），復溜（補）を配穴……湯液における羚羊鈎藤湯（兪根初方）の効に類似

　⑥豊隆，神門（瀉）を配穴………………………　湯液における定癇丸（『医学心悟』方）の効に類似

　⑦三陰交（補）……………………………………養血熄風

　⑧風池，豊隆（瀉）………………………………平肝潜陽，熄風去痰

7．太衝（補）

　①三陰交（補）を配穴……………………………肝血の補養

　②復溜（補），または曲泉，復溜，太谿（補）を配穴……肝腎の滋補

　肝によりおこる臓腑器官病の治療では，標本兼治に注意する必要がある。例えば，肝火犯肺には太衝（瀉）によりその因を治し，肺兪（病位）（瀉）と手太陰肺経の合穴によりその果を治す。また病位が目にある夜盲症には，太衝，肝兪（補）によりその因を治し，睛明（病位）（瀉）を配穴してその果を治す。

参　考

1．本穴の針感

　　針感は足厥陰肝経に沿って上行し，陰器を循って小腹部にいたる。または小腹部から上行して中脘，上脘の部位にいたる。少数の例ではあるが，さらに上腹部から分かれて期門，章門の部位にいたる場合もある。また小腹部から頭頂部にいたる場合もある。治療したい部位に針感がいたると，治療効果はいっそう高くなる。

2．古典考察

　1．『通玄指要賦』には，「且つ行歩移り難き如きは，太衝最も奇」とある。歩行障害の原因は非常に多いが，本穴は肝血不足によりおこる下肢痿弱，歩行障害，および肝不養筋による下肢攣急，歩行障害を治療する。

　2．『傷寒論』343条には，「傷寒六七日，脈微，手足厥冷し，煩躁し，厥陰に灸し，厥還らざるものは，死す」とある。本条文は重症の臓厥について述べたものである。条文中の脈微，手足厥冷，煩躁などには陽消陰長，陽不勝陰の局面がはっきり現れており，病勢は危篤な状態に瀕している。このとき，湯液を用いて扶陽抑陰をはかっても，恐らくあまり効果的ではない。したがって，ただちに灸法を用いて回陽をはかり，陽の回復を期待するしかない。「厥陰に灸し」とあるが，灸は厥陰の原穴である太衝に施すとよい。手足が温かくならず，厥が還らず，たちまち危篤となる場合には，関元，神闕（灸）により回陽固脱をはかる。

　3．『霊枢』九針十二原篇には，「凡そこの十二原は，五臓六腑の疾あるを治することを主るものなり」とあり，『難経』六十六難には，「臍下の腎間の動気は，人の生命なり，十二経の根本なり，ゆえに名づけて原という。三焦は，原気の別使なり，三気を通行し，五臓六腑に経歴するを主る。原とは，三焦の尊号なり。ゆえに止まる所をすなわち原となし，五臓六腑の病あるは，皆その原を取るなり。」とある。同記述は，原穴の治療における重要性を説明したものである。原穴は，人体の原気の作用が現れる部位であり，そのため原と称されている。太衝は，足厥陰肝経の原穴であり，肝臓の真気が輸注しているところである。したがって太衝には，肝の臓病，経病，気化病の治療，また肝臓機能の改善に対して，一定の効果がある。

　　臨床においては，六腑の原穴を用いると，それぞれの経病を治療できることが多い。また五臓の原穴を用いると，それぞれの臓病，経病，気化病，それぞれの臓と関係のある臓腑器官の病を治療できることが多い。また弁証取穴として五臓の原穴を用いると，それぞれの臓の機能を改善し，病理的にその臓と関係する証候の治療においても一定の効果がある。さらに表裏の関係にある腑病に対しても，一定の効果をもたらす。しかし例えば，足厥陰肝経の原穴は，胆腑病を治療することができるが，足少陽胆経の原穴は，必ずしも肝臓病を治療できるとはいえない。

　4．『霊枢』九針十二原篇には，「五臓に疾あるや，応十二原に出づ。十二原は各々出づる所あり。明らかに其の原を知り，其の応を観て五臓の害を知る。」とある。原穴は，臓腑の真

気が輸注するところであり，また人体の原気の作用が現れるところでもある。経絡測定器で十二原穴を測定すると，十二経脈の盛衰を診察し，臓腑の病状の虚実を推しはかることができる。肝病が太衝に反映した数値は，多くの場合，亢進値として現れる。

3．歴代医家の経験

1．本穴の所在部位には動脈があるが，先人はこの動脈の拍動の強弱または有無により，生死を判断していた。例えば『素問』至真要大論篇には，「陽明の司天，燥勝つ所に淫するときは，……病は肝に本づく。太衝絶すれば死して治せず。」とあり，また「陽明の復は，清気大いに挙し，……太衝絶すれば死して治せず」とある。さらに『素問』気交変大論篇には，「歳金太過なるときは，燥気流行し，肝木邪を受く。……太衝絶する者は，死して治せず」とある。

現代医学では，太衝の部位にある動脈の拍動の強弱と有無により，足の閉塞性血栓血管炎の有無および変化を推察している。

2．胆道回虫症の治療に，太衝と関元を刺すと，駆虫作用があるとする記載もある。

4．本穴に瀉法が多く用いられる理由

肝病は，実証である場合が多く，治療においては疏泄条達させ，鬱滞させないという療法をとる。これについては「木鬱すれば之を達す」といわれている。したがって，本穴を用いた治療では，瀉法を施す場合が多い。さらに精神的治療に注意し，情志の抑鬱を避けるようにしなければならない。

肝は，風木の臓であり，体陰にして用陽，その性は剛強で，鬱結化火しやすく，陽亢生風しやすい。肝病には，肝気，肝陽，肝火，肝風，寒滞肝脈および気有余の証候が多く出現する。したがって，寒滞肝脈に灸を併用する他は，一般的に灸は併用しない。また肝の虚証では，肝陰不足，肝腎陰虚の証候が多く出現する。そのため肝腎併治法が多く用いられる。補腎すれば涵木柔肝がはかられるため，足少陰腎経の復溜，太谿などを配穴し補法を施すことが多い。

3. 章 門 (しょうもん)

　本穴は，その所在部位の特性にもとづいて，章門と命名された。本穴は，足厥陰肝経の脇肋部の経穴であり，足厥陰，少陽経の交会穴である。また本穴には，脾の経気が集まっており，脾の募穴でもある。さらに五臓の気が集まっているところであり，臓の会穴とされている。
　章門は，肝，胆，脾，胃（腸）および側腹，脇肋，脇下部の疾患を治療する。臨床においては，瀉法を用いることが多く，補法を用いることは少ない。これは局部に補法を施すと，滞りやすく気機の通暢に影響しやすいためである。

本穴の特性

＜治療範囲＞

1．肝胆脾病

　肝気は，鬱結，犯胃，乗脾しやすく，また血瘀を形成しやすい。肝気が原因となっておこる肝気犯胃，肝乗脾土（肝脾不和），肝胆不和および脇肋部の疼痛，肝脾積塊などの病証には，本穴を弁証取穴として用い，その「因」を治すとよい。

2．局部病

　足厥陰の脈は，脇肋部に走行している。また足少陽の脈は，脇裏に循行し，季肋部を経過している。章門は，足厥陰，少陽経の交会穴であり，季肋端に位置している。経脈の循行，本穴の所在部位といった要素をかんがみて，本穴は肝，胆，脇肋，側腹部の疾患および脇肋下の積塊治療の常用穴とされている。

＜効　能＞

1．弁証取穴

　①瀉法：疏肝利胆

　②補法：健脾益胃

　　灸を施す……………脾土の温健

　③母指按圧法：疏肝理気散滞

2．局部取穴

　瀉法（または灸を配す）：積塊の消散，舒筋活絡

<主 治>

胃痛，嘔吐，脇肋部痛，厥証，急性胆嚢炎，胆石症，伝染性肝炎，膨脹，積聚，瘧母，黒熱病，胆道回虫症。
また泄瀉，しゃっくり，鬱証などを治す。

臨床応用

1 胃 痛

本穴は，肝気犯胃による胃痛を治療することができる。
症状：胃脘脹痛，痛みが脇肋部に放散する，ゲップ，怒ると症状が増悪する。舌苔薄白など。
処方：①章門，太衝または期門（瀉）……………疏肝理気
　　　②章門，太衝（または内関）（瀉），中脘，足三里（瀉）……疏肝理気，和胃止痛
　　　※　針や薬がない場合は，両手の母指でそれぞれ章門を3回重圧して1回緩めるとよい。これを何度も行うと，理気止痛の効が生じる。

2 嘔 吐

本穴を取穴すると，疏肝和胃，消食調胃，脾土を温める作用がある。

1．飲食停滞，胃失和降による嘔吐
症状：脘腹脹満，酸臭物を嘔吐する，ゲップ，食を嫌う。脈滑実，舌苔白膩など。
処方：章門（瀉，消食調胃），中脘，足三里（瀉）……消食化滞，胃気の調和

2．肝気犯胃，胃失和降による嘔吐
症状：嘔吐，呑酸，頻繁にゲップがでる，胸脇満痛。心煩，易怒。脈弦など。
処方：①章門（瀉）（疏肝和胃），中脘，太衝または内関（瀉）……疏肝理気，和胃降逆
　　　②章門（瀉）に内関，公孫（瀉）を配穴……疏肝理気，和胃降逆

3．脾胃虚弱，中陽不振のため水穀をうけ入れることができずおこる嘔吐
症状：食を取ると吐く。倦怠無力。四肢不温。大便溏薄。顔色に艶がなく白っぽい。脈濡弱，舌質淡など。
処方：①章門（灸）（脾土の温健），関元（補または加灸または焼山火を配す），中脘（灸瀉）
　　　②章門，神闕（灸），中脘（灸瀉）………… 温陽益脾，和胃降逆

3 脇肋痛

弁証取穴あるいは局部取穴として本穴を用い，瀉法を施すと疏肝理気および通絡散滞をはかることができる。

1．肝気鬱結となり，気が脇絡に滞っておこる脇肋痛
間使，または内関（瀉）を配穴し，期門（瀉）を加える……疏肝理気，通絡止痛

2．肝気鬱滞のため血瘀阻絡となりおこる脇肋痛
間使，三陰交または膈兪（瀉）を配穴………………疏肝理気，活血散瘀

3．うちみ，捻挫により瘀血が絡脈に阻滞しておこる脇肋痛

　　阿是穴，三陰交または膈兪（瀉）を配穴……………活血去瘀，通絡散滞

　　※　上記の3例には，循経取穴として足厥陰肝経の原穴である太衝と足少陽胆経の原穴である丘墟または合穴である陽陵泉を配穴してもよい。

4　厥　証

　本穴を瀉すと，厥証の1つである気厥（実証）を主治する。激怒して肝を損傷して肝気鬱滞となり，気機が逆乱して心胸に影響し，神明に作用しておこる気厥には，本穴に間使（瀉）を配穴して疏肝理気，行気散滞をはかるとよい。針がなかったり，用薬の作用がおよばない場合には，母指按圧法を用いてもよい。詳細は本節の「胃痛」を参照。

5　急性胆嚢炎，胆石症

　本穴を瀉すと，疏肝理気，通絡止痛と疏肝利胆の二重の効果を収めることができる。

1．**肝鬱気滞による急性胆嚢炎，胆石症**

　　行間，陽陵泉（瀉）を配穴………………………………疏肝理気，清熱利胆

　　※　肝胆湿熱をともなう場合：太衝，陽陵泉，陰陵泉（瀉）を配穴……肝胆湿熱を清利する

2．**肝胆湿熱による急性胆嚢炎，胆石症**

　　①陽綱（または至陽），陽陵泉，陰陵泉（瀉）を配穴……清胆利湿，疏肝理気

　　②中極，肝兪，胆兪（瀉）を配穴……………………清胆利湿，疏肝理気

3．**肝胆実火による急性胆嚢炎，胆石症**

　　陽陵泉（瀉，透天涼を配す），足三里，行間（瀉）を配穴……肝胆の火を瀉す，利胆通下

6　癥　母

　本穴を取ると，通絡散結軟堅の作用がある。

7　黒熱病

　本病の治療は，癥母と基本的に同じである。

症　例

［症例1］　女，60才，初診1982年5月20日

主　訴：腰腹部のひきつりが20日間続いている

現病歴：20日前，空腹時に重い物を運搬していて，両側胸部（章門穴の部位）を捻ってから発症した。現在は局部に発作性のひきつりがおこり，また気が腰部の両側から腹部に向かって走る。小さな動作によっても，これらの症状は増強する。運動障害があり，帯脈の循行している部位が束ねたようにつっぱる。また食欲不振，時々溜め息がでるなどの症状をともなっている。腰椎X線検査では，異常は認められなかった。

第13章　足厥陰肝経

弁　　証：捻って筋脈を損傷し，気が脈絡に滞り，腰腹部に放散しておこった証候である。
治　　則：理気舒筋
取　　穴：章門（瀉）
効　　果：初診で抜針後には，腰腹部が爽快になり，症状は著しく軽減した。2診で治癒した。
経　　過：1982年7月10日に治癒していることを確認した。再発はしていなかった。

［症例2］　女，33才，初診1966年7月4日
主　　訴：4年来の胃痛
現病歴：毎年5～7月に胃痛が再発する。再発時には胃に激痛がおこり，非常に苦しい。痛みは右脇部に放散する。汗がでて，四肢が冷え，口からは酸水を吐き，回虫を数匹嘔吐する。駆虫薬を飲むと回虫を数匹から数十匹排便し，胃痛は止まる。今回は再発して3日になるが，症状は以前と同じである。受診時は，激しい胃痛があり，平臥できず，我慢させて刺針した。
診　　断：胆道回虫症
治　　則：駆回止痛
治　　療：初診では，右章門，期門，上脘に瀉を施し，捻瀉を2回行い，15分間置針したところ疼痛は緩解した。抜針後に患者は自分で歩いて帰宅できた。2診（6日），昨日3匹の回虫を排便し，胃および右脇部の疼痛は消失していた。治療効果の安定をはかるために，再度前回と同様に治療を行った。

経穴の効能鑑別・配穴

効能鑑別

章門と脾兪の効能比較

①章門穴：本穴を用いた治療では瀉法を施す場合が多く，補法を用いることは少ない。本穴を瀉すと，疏肝理気，益脾の効がある。同療法は，肝胆，脾胃，脇肋部の病変および肋下の痞塊などの疾患の治療によく用いられる。

②脾兪穴：本穴を用いた治療では，補法を施す場合が多く，瀉法を用いることは少ない。本穴を補すと健脾益気，益胃の効があり，脾臓の虚弱性の病変および背部の疾患の治療によく用いられる。

配穴

1．章門（瀉）

　①中脘，足三里（瀉）を配穴……………………………消食化滞，胃気の調和
　②太衝，公孫（瀉）を配穴………………………………疏肝理気，和胃降逆
　③間使（瀉）を配穴………………………………………脇絡の気機を疏調する
　④太衝，陰陵泉，中脘または足三里（瀉）を配穴……疏肝理気，去湿散満
　⑤陰陵泉，陽綱または至陽（瀉）を配穴………………疏肝利胆，清熱除黄

⑥陽陵泉，中極，行間（瀉）……………………疏肝利胆，去湿散満
　⑦丘墟，陰陵泉，行間（瀉）を配穴……………疏肝利胆，去湿散満
2．章門（補）
　　脾兪または足三里（補）を配穴…………………健脾益胃
3．章門（灸補）
　　脾兪（灸補），足三里（瀉），中脘（瀉，加灸）を配穴……温中健脾，和胃降逆
4．章門（灸）
　①関元，神闕，水分（灸）を配穴………………温陽益脾，制水行湿
　②神闕，中脘（灸）を配穴………………………温中益脾
5．局所穴と循経取穴の配穴
　　局所穴として章門を用いる場合は，足厥陰肝経，足少陽胆経の膝以下にある太衝，行間，丘墟，陽陵泉などを配穴して用いることが多い。

参　考

1．本穴の作用

　歴代の文献によると，本穴が積聚，痞塊，脇痛などの肝の病証を主治するという記載は多いが，泄瀉，水腫，食少などの脾の病証を治療するという記載は少ない。また心，肺の病証については，まったく記載がない。章門についての記載のうち，代表的なものとしては次のものがある。

①「胸脇支満は何に療すか，章門細かに尋ぬるを用いず」（『百症賦』）
②「奔豚し腹脹して腫れるは，章門これを主る。石水は，章門および然谷これを主る。腹中腸鳴し盈盈然とし，食併びて化さず，脇痛して臥するを得ず，煩熱中食を嗜ばず，胸脇支満し，喘息して膈に衝し，嘔心痛および飽に傷り，身黄し疾骨羸痩するは，章門これを主る。」（『針灸甲乙経』）
③「小児の癖気久しく消えざるを治す。小児身羸痩し，奔豚腹脹，四肢懈惰，肩臂挙がらざるは，章門に灸す」（『衛生宝鑑』）
④「章門は一切の積聚痞塊を主る。」（『類経図翼』）
⑤「癥病痞成るは消し難し」（『景岳全書』）

　八会穴のなかで，章門は臓会であり，五臓の気が集まっているところである。滑伯仁は，「章門は脾の募穴と為す，五臓は皆脾に禀ける，故に臓会という」と述べている。しかし臨床に即してみると，肝と脾の病の治療が主であり，五臓の病証を統治するわけではない。章門は，脾の募穴であることから，脾臓疾患を治療する常用穴とすべきである。しかし脾病は虚証である場合が多く，本穴の所在する部位には実証が多く出現する。そのため，臨床上は補法を施す機会は非常に少ない。また脾失健運の証でない場合には，補法を用いてはならず，これを補うと滞りが生じやすい。またとくに肝盛脾虚などの虚中挟実の証候には，本穴に補法を施してはならない。この場合は，先瀉後補の法を用い，疏肝健脾，去邪扶正をはかるとよい。もし補法を施したい場合は，疏肝理気を基礎にして本穴を配穴し補法を施すとよい。

4. 期 門 (きもん)

　期門の期には，時の意があり，門には開く通じるの意がある。経脈は，雲門よりおこり期門で終わり，一巡して再び始まる。すなわち本穴は，期があり時があって開門する。そのことから本穴は，期門と命名された。期門は足厥陰肝経の終止穴であり，足厥陰，太陰と陰維脈との交会穴である。肝の経気が集まるところであり，肝の募穴とされている。肝臓病証の多くは，この募穴の部位に圧痛または異常反応が現れる。

　肝の募穴であることや，肝脈の循行，また本穴の所在部位や刺針の際の針感の走行，さらに肝の生理，病理といった要素をかんがみて，期門は肝，胆，脇肋部，胸膈部，脾胃疾患を主治する常用穴であるとされている。

本穴の特性

＜治療範囲＞

1. 肝気による病証

　肝脈は胆を絡っており，胆脈は肝に連絡している。このように肝と胆とは，表裏の関係にあるため肝胆は多くの場合，同時に病む。肝胆同病は，多くの場合，肝の側から治療する。また肝気は，脾に乗じやすく，胃を犯しやすい。さらに肝気は，鬱結しやすく，脈絡を阻滞させやすい。肝は蔵血を主っており，血は気に随ってめぐり，気が滞ると，血瘀が形成される。

　肝気によっておこる病変には，例えば肝気鬱結により気が脇絡・乳絡または胸膈部に滞る，気滞血瘀となり瘀血が脇絡または乳絡に阻滞する，などがある。また肝胆失和，肝気犯胃，肝気乗脾などの病証もあるが，これらはすべて本穴の治療範囲に入る。

2. 本穴の所在する局部の経脈病

　足厥陰脈は，肝に属して胆を絡い，脇肋部に分布している。本穴の針感は，胸肋および上腹部に到達する。局所療法として本穴を瀉すと，肝胆病のために現れる胸脇，脇肋部の疾患および捻挫などによっておこる疼痛性疾患を治療することができる。

　期門は，足厥陰，太陰，陰維脈の交会穴である。そのため陰維の病である結胸，脇肋痛，胸脘満悶なども，本穴の治療範囲に入る。

3. 傷寒と関係ある病証

　肝は，血臓であり，血液の貯蔵と調節を司っている。期門は，肝の募穴であり，肝実を瀉す，肝熱を清す，血室の邪熱を清するなどの作用がある。したがって，期門は傷寒病中の肝

邪乗脾，肝邪乗肺，熱入血室を治療することができる。また誤って発汗して熱邪が足厥陰肝経に入っておこる「譫語」なども治療することができる。

<効　能>
1．弁証取穴
　瀉法：疏肝理気，清肝利胆，血室の熱を清する
　湯液における柴胡，青皮，陳皮，郁金，香附子，枳殻，白芍薬，赤芍薬，川楝子，川芎，丹参などの効に類似
2．局部取穴
　瀉法：通経活絡，去瘀散滞

<主　治>
脇痛，胃痛，嘔吐，しゃっくり，急性乳腺炎，乳汁欠乏症，乳癖，伝染性肝炎，初期の肝硬変，急性胆嚢炎，胆石症，胆道回虫症，鬱証，厥証，癜病，瘧母，傷寒。

臨床応用

1　脇　痛

『霊枢』五邪篇には，「邪が肝に在るは，則ち両脇痛む」とあり，『素問』蔵気法時論篇には，「肝病むは，両脇の下痛み，少腹に引く」とある。これらは肝が病むと，多くは脇部が痛むことを説明したものである。

1．肝気鬱結による脇痛（情志失調，気機鬱結，肝失条達，気阻脇絡となっておこる脇痛）
　　期門，間使または阿是穴（瀉）……………疏肝理気，通絡止痛
2．気滞血瘀による脇痛（肝鬱気滞，気滞血凝となり，瘀血が脇絡に阻滞しておこる脇痛）
　　期門，三陰交，間使または内関（瀉）………疏肝理気，活血散瘀
3．瘀血停滞による脇痛（捻挫により瘀血が停滞し，それが気機不暢をおこし脇絡に阻滞しておこる脇痛）
　　期門，三陰交，阿是穴（瀉）………………活血去瘀，通絡止痛
4．痰濁阻絡による脇痛（痰飲により気機不暢となり，脇絡に阻滞しておこる脇痛）
　　期門，陰陵泉，豊隆（瀉）…………………化痰去濁，通絡止痛

2　胃　痛

本穴を瀉すと，肝気犯胃による胃痛を治療することができる。「肝を治して安胃をはかる」という方法があるが，肝気が条達すれば胃はおのずと安らかとなり，止痛する。
　①期門，章門または太衝（瀉）………………疏肝理気
　②章門，太衝……………………………………疏肝理気（その因を治す）
　※　さらに天枢を配穴して病処に作用させ，その果を治す……疏肝理気，和胃止痛

針がない場合，服薬が間に合わない場合は，両手の母指でそれぞれ章門穴を按圧するとよい。3回重圧して1回緩め，これを反復して何度も行うと，理気止痛の効を収めることができる。間使を配穴して同様に按圧してもよい。

3 嘔吐，呃逆（しゃっくり）

情志失和により，肝気犯胃，胃失和降，気逆しておこる嘔吐，呃逆には，本穴を取って疏肝理気をはかる（肝を治して和胃をはかる）とよい。

①または中脘，公孫（瀉）を配穴……………………疏肝理気，和胃降逆
②寒に偏している場合：中脘に灸を加える

4 急性乳腺炎

肝気鬱滞の状態であるところに外感を感受し，経絡が阻滞して乳汁不通となり，気血失調となりおこる急性乳腺炎

①間使，乳根（瀉）を配穴……………………………疏肝理気，通乳散結
②内関，膻中（瀉）を配穴……………………………疏肝理気，通乳散結

※ 肝胃火鬱による急性乳腺炎
内庭（または解谿），合谷（瀉）を配穴………… 清熱散火，壅結の消散

5 乳汁欠乏症

本穴を瀉すと，肝と関係のある乳汁欠乏症を治療することができる。

1．「鬱」「怒」により肝を損傷し，肝気鬱滞，気機不暢となり乳絡が阻滞しておこる乳汁欠乏症

①間使，少沢（瀉）を配穴……………………………疏肝解鬱，通絡行乳
②膻中，少沢（瀉）を配穴……………………………疏肝解鬱，通絡行乳

※ 肝気犯胃，胃失和降となり，「受納」がうまくできず気血化生に影響しておこる乳汁欠乏症
期門，中脘，足三里（瀉）……………………主として疏肝和胃をはかる

2．肝気鬱滞，気機不暢となり，血行がうまくいかず乳絡不通となり，また乳汁が化生できずにおこる乳汁欠乏症

①間使，三陰交（瀉）を配穴，または少沢（瀉）を加える……通乳
②肝兪，膈兪（瀉）を配穴……………………………行気活血，通絡行乳

6 乳癖

本穴を瀉して，疏肝散滞をはかる。

1．肝鬱気滞による乳癖

①間使（瀉），少沢（点刺）…………………………… 疏肝理気，通絡散結
②膻中，内関（瀉）を配穴……………………………疏肝理気，通絡散結

2．気滞血瘀による乳癖
　①三陰交または膈兪（瀉），少沢（点刺出血）を配穴……行気活血，通絡散結
　②肝兪，膈兪（瀉）を配穴………………………………行気活血，通絡散結

7　厥　証

激怒して気機逆乱し，心胸に上壅して気道に痞塞し，神明に影響すると突然昏倒する。これは気厥に属する。
　①期門，合谷，人中（瀉）………………………………疏肝解鬱，開竅醒志
　②期門，間使（瀉），十宣（点刺）…………………… 疏肝解鬱，開竅醒志

　針がない場合，服薬が間に合わない場合は，按圧法を用いることができる。詳細は本節の胃痛を参照するとよい。これにより行気開竅醒志の効を収めることができる。

症　例

[症例1]　男，40才，初診1965年3月8日
主　訴：脇肋部痛が15日間続いている，うちみにより発症
現病歴：15日前にころんで右側の脇肋部を打撲した。咳嗽，くしゃみ，深呼吸，また按圧などにより痛みは増強し，活動に影響する。外観上は皮膚に変化はなく，腫れもない。右側の期門，乳根，不容穴の部位に著しい圧痛がある。服薬により治療したが効果がなく，針治療を受診。
弁　証：打撲により経脈の気血が阻滞しておこった脇痛である。
治　則：温経活絡，気血の宣導
取　穴：圧痛点取穴法により治療する。右期門，乳根（瀉）とし，針感を右脇肋部にいたらせる。
効　果：初診後に痛みは著しく軽減した。2診後には右脇肋部は痛まなくなり，圧痛も軽減した。3診後には仕事ができるようになり，4診で治癒した。

[症例2]　男，25才，初診1964年11月30日
主　訴：胃痛，腹脹が4カ月間続いている
現病歴：12才のときに重圧をうけて胃部に疼痛がおこった。痛みは両脇部および脊背部におよんだが，このときは治療をうけて治癒した。今年の夏に重圧をうけて再発し，同様の症状がおこった。食後に腹脹があり，すっきりしないゲップをともない，ゲップや矢気により軽減する。また息切れ，頭暈，脱力感などの症状をともなっている。中脘穴の部位を按圧すると重い痛みがあり，膈兪と肝兪穴の部位を按圧するとだるく痛む。舌苔は薄黄，脈は虚弦である。
弁　証：重圧を受けて気が中脘に滞り，胃失和降となった証候である。
治　則：理気散滞，通絡止痛
取　穴：初診，期門，太衝，上脘（瀉）

2診，期門（右），章門，上脘，太衝（瀉）
- 効　果：初診後には胃痛と腹脹は軽減し，ゲップもすっきりでるようになった。しかし右章門穴の部位に圧痛がある。2診後にはすっきりし，右章門穴の部位の圧痛も軽減し，胃痛は治癒した。
- 経　過：半年後に再発していないことを確認した。

[症例3]　女，40才，初診1969年3月23日
- 主　訴：2年来の両乳房部の脹痛，腫塊，怒った後に発症
- 現病歴：2年前に怒った後に発症した。両乳房部に脹痛がある。また硬い塊状の物が数個あり，大きさは一定していない。症状は月経期と月経前に増強し，月経後に軽減する。平素から怒りっぽく，ときに痛経となる。脈は沈弦である。
- 弁　証：気滞血瘀型の乳癖である。
- 治　則：行気活血，通絡散結
- 取　穴：期門，膻中，三陰交（瀉）。毎月，月経前に2回治療を行った。
- 効　果：2診後には，月経来潮時の症状も著しく軽減した。4診後，月経来潮時の両乳房の脹痛は治癒し，塊状の物も縮小した。6診後にはほぼ治癒し，両乳房の塊状物も8割がた縮小した。
- 経　過：1969年12月5日に治癒していることを確認した。

経穴の効能鑑別・配穴

効能鑑別

1．期門と肝兪の効能比較

この2穴は肝を治す要穴であるが，それぞれに固有の特徴がある。

①期門：肝気鬱結，肝胆失和，気滞血瘀による肝胆，脇肋部，乳房部の病証の治療に多く用いられる。局所取穴として標を治すときに用いる場合が多い。治療の際には瀉法を用いることが多く，補法を施すと肝鬱や気結を増悪させやすい。

②肝兪：肝気鬱結，気滞血瘀，肝血不足による肝胃，脇肋部，目の病証の治療に多く用いられる。弁証取穴として本を治すときに用いられる場合が多い。補瀉ともに可能である。補法を施しても肝鬱や気結を助長するといった弊害はない。

2．期門と太衝の効能比較

上記の2穴は肝を治す要穴であるが，それぞれに固有の特徴がある。

①期門：肝の募穴は，肝気鬱結，肝胆失和，気滞血瘀による肝胆，胸脇部，乳房の病証の治療に多く用いられる。局所取穴としても弁証取穴としても用いることができ，二通りの効果を収めることができる。

②太衝：足厥陰肝経の原穴は，肝気鬱結，肝火上炎，肝経湿熱，肝陽妄動，寒滞肝脈，肝血不足による肝胆，脇肋部，乳房，陰器，少腹部，目，頭頂部の病証の治療に多く用いら

れる。弁証取穴としても循経取穴としても用いることができ，二通りの効果を収めることができる。

[配 穴]

1．期門と肝兪の配穴
　具体的な運用については，肝兪一節の［経穴の配穴］を参照。

2．期門と太衝の配穴
　上記の配穴は「原募配穴法」によるものである。この2穴は，ともに肝と密接な関係がある。この2穴を配穴して瀉法を施すと，疏肝解鬱，理気行血，疏肝利胆の作用を生じることができる。

3．期門（瀉）
　①三陰交（瀉）を配穴……………………………理気行血
　②中脘または足三里（瀉）を配穴………………疏肝和胃
　③内関，公孫（瀉）を配穴………………………行気散滞，和胃降逆
　④丘墟，陰陵泉（瀉）を配穴……………………肝胆湿熱の清利
　⑤陽陵泉，間使（瀉）を配穴……………………疏肝理気利胆，疏肝理気通絡
　⑥膻中（瀉）を配穴………………………………寛胸利気
　⑦間使，三陰交（瀉）を配穴……………………行気活血，疏肝通絡

[参 考]

歴代医家の経験

1．期門を用いると，傷寒の経を過ぎて解さざる者，経再び伝わらざる者，傷寒解さず譫語する者，傷寒解さず汗出ざる者，および傷寒痞気，結胸などを治療することができるが，これについては歴代の医家は多くの経験を蓄積している。その代表的なものには，次のものがある。
　①「期門穴は傷寒患い，六日経を過ぎ猶未だ汗なきを主る」（『席弘賦』）
　②「傷寒経を過ぎ猶解せずは，期門穴上に向けて針すべし」（『玉竜歌』）
　③「傷寒痞結して脇積痛するは，期門を用いて深功を見るに宜し」（『肘後歌』）
　④「期門は傷寒未だ解さずを刺す，経再び伝わらず」（『玉竜賦』）
　⑤「傷寒経を過ぎて汗出でざるは，期門，三里先後に看る」（『長桑君天星秘訣歌』）

2．『傷寒論』111条は，肝邪乗脾の証治について述べている。期門を瀉して肝邪を疏泄し，脾が侮をうけないようにし，その後に傷寒表邪を解すとよい。112条は，肝邪乗肺の証治について述べている。期門を瀉して肝邪を疏泄し，肺が侮をうけないようにし，毛竅が通じればおのずと汗がでて，小便は通利し，したがって病は解することを欲す。148条は，熱入血室の刺法について述べている。期門に刺して肝血の実を瀉し，血室の邪熱を清熱し，血室の熱を去ると，諸証はおのずと治癒する。未だ解さざる者は，期門に刺して肝血の実熱を瀉す

とよい。221条は，熱入血室の証治について述べている。肝の募穴である期門を刺して血室の邪熱を清瀉し，熱を外泄させると濈然として汗がでて治癒する。147条は，太陽と少陽の併病の針治療について述べている。期門を瀉して足厥陰肝経の邪熱を清瀉し，肝の邪熱を去れば，譫語はおのずと止まる。この6つの条文は，期門を刺して肝実を瀉し，肝熱を清し，血室の邪熱を清すことによって効を収めるものである。

第14章　任　脈

第14章 任 脈

概 論

経脈の循行路線および病候

1．循行路線

　『素問』骨空論篇には、「任脈は、中極の下よりおこり、以て毛際に上り、腹裏に循って、関元に上り、咽喉に至り、頤に上り面に循って目に入る」とある。すなわち、任脈は少腹部の中極の下の会陰穴のところからおこり、ここから上って陰毛の部位に行き、腹裏に沿って上って関元を経て、再び胸部と腹部の正中線に沿って直っすぐ上り、頤に上り顔面を循って目の下に入り承泣穴に絡している。

　その循行している部位である会陰、胞宮、膀胱、腸、胃、胸、肺、気管、食道、咽喉、舌、歯、唇などの病変は、すべて本経の経穴の治療範囲に入る。これは本経経脈の経気の作用が発揮されることにより、その効果が生じるものである。

2．病 候

　任脈には、陰経の脈気が集まっており、また胞胎を主っている。足三陰経脈は、すべて少腹部を循行し、任脈に隷属している。したがって「男子は内結七疝し、女子は帯下瘕聚す」（『素問』骨空論篇）、「地道通ぜず、故に形壊れて子なきなり」（『素問』上古天真論篇）、「動じて若し少腹臍下を繞り横骨に引けば、陰中切痛す」、「若し腹中に指の如き気有り、上りて心に搶すれば、俯仰するを得ず、拘急す」（『脈経』巻二）などの症状がみられる。

　任脈は、奇経八脈の１つであり、「絡属」する臓腑はない。同脈には、人体の陰経の脈気が集まり、諸陰の海を為している。任脈と足三陰経とは、中極、関元で交会している。したがって任脈の病は、下焦の少腹部に生じる場合が多く、また肝、脾、腎の影響によるものが多い。胎・産・経・帯、陽萎、遺尿、尿閉、疝気などの治療では、本経の経穴を取るほかに、さらに病因と病機にもとづき、それぞれ肝、脾、腎経の関連穴を配穴する。また任脈の病候としては、それが循行している少腹部、腹部、臍部、胸部、咽喉部、舌、歯、唇の疾患、および臍腹部の冷え、積聚、噎膈、胃、腸、膀胱、生殖器などの病変が多くみられる。これは関連する臓腑、任脈の経気および関連する部位が、発病因子の侵襲をうけておこる全身または体表の症状と徴候である。これらの症状と徴候は、すべて本経と関係のある部位に現れるため、その診断と治療において重要な情報となる。これらの病候は、すべて本経の経穴の治療範囲となり、本経の

経脈を通じ，本経の経気を改善することで，十分な治療効果を得ることができる。

絡脈の循行部位および病候

1．循行部位

「任脈の別，名づけて尾翳という。鳩尾に下り，腹に散ず。実するときは則ち腹皮痛み，虚するときは則ち瘙痒す。之を別れる所に取るなり。」(『霊枢』経脈篇)

主な絡穴は尾翳（鳩尾）から別れてでる。胸骨剣状突起の下から鳩尾に下がり，腹部に散布している。

2．病　候

本経の絡脈は，それが循行している腹部の各部位に病を反映させることが多い。前述した症状のうち，実証の腹皮疼痛と虚証の腹皮瘙痒は，絡脈を通じて循行している部位に病が反映し，生じたものである。これらの治療では，絡穴である鳩尾を刺すと，絡脈の脈気の調整を通じて効を収めることができる。

経穴の分布と治療範囲

1．本経の経穴

会陰，曲骨，中極（膀胱募穴），関元（小腸募穴），石門（三焦募穴），気海，陰交，神闕，水分，下脘，建里，中脘（胃募穴，腑会穴），上脘，巨闕（心募穴），鳩尾（絡穴），中庭，膻中（心包募穴，気会穴），玉堂，紫宮，華蓋，璇璣，天突，廉泉，承漿の24の経穴がある。

各経穴は，それぞれ会陰部，胸腹部の正中線上，頸部，口唇などに位置している。

本経経穴の効能面では，各経穴ともその経穴の所在部位とその近隣の局部の病証，穴下にある関連臓腑・器官の病証を治療することができるという共通性がある。また中極，関元，気海，神闕，水分，中脘などには，全身に対する作用があり，それぞれ生殖，泌尿，消化および寒性，水液方面の病証を治療するという特徴がある。個別の効能では，中極には化気行水，止溺約胞の作用があり，気海には元気の大補，行気散結の作用，関元には元陽の補益，脾腎の温補，回陽固脱の作用，神闕には脾陽の温運，回陽固脱の作用，水分には水湿の分利，行湿益脾の作用，中脘には補中益気，益胃建中の作用がある。

また膻中には，気病を治療し，胸膈部の気機を調節する作用があり，中脘は胃の病を治療し，巨闕は心疾患を治療し，関元は小腸の病を治療する。中極は膀胱の病を治療し，天突には去痰降気の作用がある。このように本経の経穴が治す病証は非常に多く，臨床においても広く用いられている。

2．他経との交会

督脈の長強，足陽明胃経の承泣で交会する。

3．本経との交会

　足太陰，厥陰，少陰経は，本経の中極，関元で交会し，足厥陰肝経は本経の曲骨で交会する。足太陰脾経は本経の下脘で交会し，陰維脈は本経の天突，廉泉で交会する。衝脈は本経の会陰，陰交で交会し，足陽明胃経は本経の承漿で交会する。

　会陰穴は，督脈を挟み，衝脈の会である。足陽明胃経，手太陽小腸経は上脘で会し，中脘は手太陽小腸経，手少陽三焦経，足陽明胃経の生じるところである。

　上記のような事情から，中極は，さらに脾，腎の病である脾湿，遺尿，尿閉，陽萎，足厥陰の病である疝気，少腹部痛を治療することができる。また曲骨は足厥陰の病である疝気を治療し，陰交は衝脈の病である少腹部痛，瘕疝，不妊，月経不順，腹鳴，臍腹部痛を治療することができる。さらに下脘は脾に原因があっておこる胃腸病を治療することができ，中脘と上脘は足陽明の病である胃疾患を治療することができる。

[本章の常用穴]　　中極，関元，気海，神闕，下脘，中脘，上脘，膻中，天突，廉泉。

1. 中極（ちゅうきょく）

中極は，星名を借りて命名されたものである。別名，玉泉，気原ともいわれている。本穴は，任脈の小腹部にある経穴であり，足三陰経と任脈との交会穴である。臍下4寸に位置している本穴は，膀胱経気が集まるところであり，膀胱の募穴である。膀胱腑病の多くは，この募穴に圧痛または異常な反応が現れる。これにより，本穴は膀胱腑病の虚実寒熱などを鑑別するときに重要な役割を果たす。

本穴は，膀胱，尿道，生殖，小腹病および病理的に膀胱と関係する病証を主治する。膀胱の機能を改善し，また膀胱の機能失調によって現れる病理証候に対して，一定の効果がある。

本穴が主治する病証は，現代医学における泌尿，生殖器系疾患の一部に相当する。

本穴の特性

＜治療範囲＞

1. 膀胱腑病

『素問』霊蘭秘典論篇には，「膀胱は，州都の官，津液を蔵す，気化せば即ち能く出づる」とある。膀胱の気化無力によって尿がでない癃閉，膀胱の気化失調により水液が停滞しておこる水腫，「膀胱，約さざれば遺溺と為す」といわれている遺尿，これらはすべて膀胱の募穴である中極の主治範囲に入る。また膀胱の湿熱蘊結をはじめとする他臓の積熱によりおこる膀胱腑病も，本穴の治療範囲に入る。

傷寒病中の太陽腑証（蓄水証）も，本穴の治療範囲に入る。

2. 水湿と関係ある病証

本穴には，小便の通利，化気行水の効がある。水湿，湿熱および小便不利と関係する肝，胆，脾，胃，腸の病証，湿熱下注による病変（胃痛，泄瀉，痢疾，痰飲，黄疸，肝炎，胆囊炎，帯下，尿濁，陰部の瘙痒など）の治療では，小便を通利することによって水湿や湿熱を除去するが，この場合は本穴を配穴して用いるとよい。

3. 生殖器系疾患

任脈と足三陰経の肝脾腎は，生殖器系統の生理，病理と密接に関係する。足三陰経は少腹部を循り，陰器に結び任脈と交わる。任脈は中極の下よりおこり，毛際に上り，腹を循り，関元に上る。そして前陰は宗筋が集まっている。

中極は，男女の生殖器系疾患，とりわけ下焦虚寒，水湿の邪によりおこる病証の治療に効

果がある。
4．局部病証
　中極は，さらにその所在部位の局部病変（腹痛，痛経，積聚など）を治療する。

＜効　能＞
1．弁証取穴
　①補法：化気行水，膀胱の約束
　　灸または焼山火を施す…温陽化気
　　湯液における益智仁，桑螵蛸，復盆子，仙霊脾，金桜子，補骨脂，芡実などの効に類似
　②瀉法：小便の通利
　　透天涼を施す……………膀胱の鬱熱を清瀉する
　　湯液における茵陳蒿，通草，滑石，猪苓，茯苓，沢瀉，車前子，山梔子，地膚子，海金砂，冬葵子などの効に類似
　③瀉法（灸または焼山火を施す）：温陽行水
　④棒灸：毎回5〜10分……温陽行水
2．局部取穴
　瀉法：通経活血
　灸または焼山火を施す……温経散結，活血去瘀

＜主　治＞
　遺尿，癃閉，水腫，腎盂腎炎，膀胱炎に尿道炎を合併したもの，淋証，遺精，帯下，陽萎，尿混濁，子宮脱，産後腹痛，痛経，閉経，月経不順，小腹部痛，積聚，舌瘡，痰飲，伝染性肝炎（非黄疸性），黄疸，肝硬変，傷寒病太陽腑証（蓄水証）。
　また陰部の瘙痒，血尿，胃痛，嘔吐，泄瀉，奔豚気，疝気などを治す。

臨床応用

1　遺　尿
　本病は，小便失禁と入睡中の遺尿に区別される。古典には次のように記載されている。「膀胱利せざれば，癃をなし，約さざれば遺尿と為す」（『素問』宣明五気論篇）
「水泉止まらざるは，是れ膀胱蔵さざるなり」（『素問』脈要精微論篇）
「遺尿は，此れ膀胱虚寒により，水を約するを能わざる故なり」（『諸病源候論』）
　本病の病位は膀胱にあり，膀胱の約束機能の失調と関係する。治療の際には本穴を補して，膀胱の約束をはかるとよい。
1．腎陽不足による遺尿
　関元，太谿または腎兪（補）を配穴…………………腎陽の温補，膀胱の固約

2．腎気不足による遺尿

気海，太谿または腎兪（補）を配穴 …………………腎気を補益し，膀胱を約束する

　※　腎気が固摂できず，気虚下陥している場合

　　　　合谷，太谿（補）を配穴 ………………………補腎益気，約胞止溺

3．脾肺気虚による遺尿

　『金匱』で「いわゆる上虚すれば下を制するを能わず」と述べているものである。

合谷，足三里（補）を配穴 ………………………………補中益気，約胞止溺

　※　または百会（補）を加える ……………………昇陽挙陥

4．肺腎気虚による遺尿

　張景岳は「小水は腎が制しているが，腎は上の肺に連絡している。もし肺気が無力になると，腎水は固摂されない。故に水を治すには，必ず気を治し，腎を治すには，必ず肺を治さなければならない。」と述べている。

　※　肺腎気虚のために，膀胱失約となり，小便失禁または睡眠中に遺尿する場合

　　　　太淵，気海，太谿（補）を配穴 …………………肺腎の気を補益し，膀胱を約束させる

2　癃閉

膀胱の募穴にて，化気行水，小便の通利をはかる。

1．肺熱により上焦の気がつまり，気逆して降りず，「通調水道，下輸膀胱」の機能が失調しておこる癃閉

①中極，尺沢（瀉） …………………………………肺熱を清し，水道を利する

②中極，太淵または合谷（瀉） ……………………肺熱を清し，水道を利する

2．中焦に湿熱が阻滞して，それが膀胱に下注し膀胱湿熱により気化不利となっておこる癃閉

中極（瀉，透天涼を施す），陰陵泉（瀉） ………… 湿熱を分利する

3．中焦気虚のために，「昇」「運」無力となり，下焦に下陥し気化不足のためにおこる癃閉

中極，合谷，足三里（補） ……………………………益気行水

4．下焦の腎陽不振，命門火衰による癃閉

①中極，関元，太谿（補） …………………………腎陽の温補，化気行水

②中極（補，加灸または焼山火を施す），太谿（補），腎兪（補，灸を施す）……腎陽の温補，化気行水

5．熱が膀胱に阻滞して水熱互結となり，膀胱の気化が悪くなっておこる癃閉

中極（瀉），陰陵泉（瀉，透天涼を施す） ………… 小便を清熱通利する，八正散の効に類似

6．肺腎両虚のために気化不足となり，小便が通利できなくなっておこる癃閉

中極，太谿，太淵または合谷（補） …………………肺腎の補益，化気行水

7．『金匱要略』消渇小便不利淋病脈証併治篇で述べている「脈浮にして発熱し，渇きて水を飲まんと欲し，小便不利なるは，猪苓湯これを主る」という証

中極（利小便）（瀉），復溜（滋陰）（補）………… 滋陰利水

第14章　任　脈

8．同じく「渇きて水を飲まんと欲し，水入れば即ち吐くは，名づけて水逆という，五苓散これを主る」という証
　　中極（瀉，加灸），陰陵泉（瀉）にて治療する
　　※　長期にわたって利尿薬を服用して腎気を損傷したり，産後に腎気を損傷して気化不足となっておこる癃閉
　　　　中極，気海，太谿（補）……………………腎気の補益，化気行水

3　水　腫

1．風邪が肺に侵襲して肺気失宣となり，そのために「通調水道，下輸膀胱」ができなくなり，膀胱の気化が悪くなっておこる水腫
　　中極，曲池，列欠（瀉）………………… 去風宣肺行水
2．脾失健運，水湿内停となり，膀胱の気化が悪くなっておこる水腫
　　①中極（瀉），陰陵泉，脾兪または太白（補）……健脾行水
　　②中極，陰陵泉（灸瀉），水分（灸）…………通陽利水
3．湿鬱化熱となり，この湿熱が膀胱に下注し，膀胱の気化が悪くなっておこる水腫
　　中極（瀉，透天涼を施す），陰陵泉，水道（瀉）……湿熱を分利する
4．脾陽不振，運化無力となり，気が水を化すことができず停滞しておこる水腫
　　①中極，陰陵泉，脾兪（灸補）………………… 脾陽の温補，化気行水
　　②中極（瀉），関元，神闕，水分（灸）…………脾陽の温運，化湿行水
5．脾腎陽虚：脾が虚すと水を制することができず，腎が虚すと水を主ることができなくなる。これにより水湿が停滞しておこる水腫
　　中極，関元，太谿，陰陵泉（補）………………脾腎の温補，化気行水
6．腎陽不振，命門火衰のため，膀胱の気化が悪くなっておこる水腫
　　①中極，関元，太谿（補）……………………腎陽の温補，化気行水
　　②中極，腎兪，太谿（灸補）…………………腎陽の温補，化気行水
　　※　虚中挟実である場合
　　　　中極（瀉），関元，太谿または腎兪（補）…… 温腎利水

4　膀胱炎に尿道炎を合併している場合

　本穴を瀉して透天涼を施す。針を曲骨穴に向けてやや斜刺し，針感が膀胱，尿道部に到達するように手技を施すと，鬱熱の消散，利尿止痛の効がある。とりわけ急性膀胱炎には，著しい効果がある。

5　淋　証

　淋証には頻尿，量は少なく出渋る，刺痛，小腹拘急，脹痛などの症状が現れる。本穴を瀉し（または透天涼を施す），針を曲骨穴に向けて斜刺し，針感を尿道部に到達させると利尿通淋の効がある。

1．血淋：通里（瀉）を配穴……………………………清熱利水，湯液における導赤散の効に類似
2．石淋：陰陵泉（瀉）を配穴（透天涼を施す）……清熱通淋，湯液における八正散の効に類似
3．労淋：中極（瀉），陰陵泉，太谿または腎兪（補）……脾腎の補益，佐として通淋をはかる
4．気淋：気海（瀉）を配穴……………………………利気通淋

6　帯　下

本穴を取穴し，去湿止帯，湿熱の分消，下焦の温補をはかる。

1．脾虚湿盛，肝鬱生熱となり，湿熱が下注し胞宮に鬱結しておこる帯下
　　中極（瀉，透天涼を施す），陰陵泉，行間（瀉）……足厥陰肝経の湿熱の清化
2．湿邪が内にこもって熱を生じ，この湿熱が下注し胞宮に鬱結しておこる白帯
　　中極（瀉，透天涼を施す），陰陵泉（瀉）…………湿熱の清化
　※　湿熱が胞宮に鬱結し，それが化火して営血に作用しておこる赤帯
　　　中極（瀉），陰陵泉（瀉，透天涼），三陰交（瀉，透天涼）……湿熱の清化，涼血止帯
3．脾虚のために水を制して湿をめぐらすことができず，湿が下焦に注ぎ，任脈を損傷しておこる白帯
　　中極（瀉），陰陵泉，三陰交または太白（補）……健脾益気，除湿止帯
4．腎陽不足，下元虚損，帯脈失約，任脈不固によりおこる帯下
　　①中極，関元，帯脈，腎兪，または太谿（補）……温腎培元，帯任の固約
　　②中極，関元（灸），腎兪，太谿（補）……………温腎培元，帯任の固約

7　舌　瘡

本穴を瀉して透天涼を施し，小便を清利する。これにより，舌瘡があって舌尖赤痛し，小便赤で出渋り熱感があって痛み，心煩，不眠，口燥，咽乾などの症状をともない，脈数または滑数である場合を治療することができる。

　※　通里（瀉）（心経の絡穴）を配穴………………心火を清し小便を利す，湯液における導赤散の効に類似

8　痰　飲

本穴を取り，利水行湿，温陽化気，温陽行水をはかる。

1．脾腎陽虚，運化失調となり，飲が胃腸に留滞している痰飲証
　　①中極，関元（灸補），天枢，中脘または下脘（灸瀉）……温腎益胃，化飲行水
　　②中極（瀉），関元，陰陵泉，太谿（補）…………脾腎の温補，化気行水
2．『金匱要略』痰飲咳嗽病脈証併治篇の脾胃陽気虚弱と関係のある痰飲証
　　①中極，神闕（灸），天枢，中脘または下脘（灸瀉）……温陽益脾，化飲逐水
　　②中極，神闕，水分，天枢，中脘（灸）……………温陽化飲

9 黄 疸

　本穴を瀉して透天涼を施すと，小便を通利し，湿熱を清化させる作用がある。湿熱の清利または利湿化濁法の処方中に配穴して用いると，陽黄を治療することができる。また本穴に灸瀉を施すと温陽利水の作用があり，灸補を施すと，化気行水の作用がある。これを健脾和胃，寒湿を温化する処方中に配穴して用いると，陰黄を治療することができる。

1．陽　黄
　　①熱＞湿：陰陵泉（瀉，透天涼），足三里（瀉）を配穴……清熱瀉火利湿
　　②湿＞熱：陰陵泉，足三里（瀉）を配穴……………利湿清熱，和中化濁
2．陰黄：脾陽不振，寒湿内阻による場合
　　中極，陰陵泉（共に先瀉後補を施し，灸を施す）……健脾和胃，寒湿の温化

10 肝硬変

　本穴を瀉して，小便の通利，放水排水をはかる。

1．肝脾不和，気滞湿阻によりおこる肝硬変
　　①太衝，足三里（瀉）を配穴……………………疏肝理気，除湿散満
　　②太衝（瀉），水分（瀉または灸）を配穴………… 疏肝理気，除湿散満
2．脾陽不振，寒湿困脾によりおこる肝硬変
　　太衝（瀉），神闕，水分（灸）を配穴……………… 温中化湿，疏肝益脾
3．湿熱互結，濁水停滞による肝硬変で，病が肝脾にある場合
　　①陰陵泉（瀉，透天涼を配す），水分（瀉）を配穴……湿熱の清利，攻下逐水
　　②中極（瀉，透天涼を配す），陰陵泉，水道（瀉）……湿熱の清利，攻下逐水
　　③太衝，足三里，間使（瀉）……………………疏肝理気，和胃暢中
　　※　①または②と③を交互に用いる
4．腎陽虚損，脾陽不振，水気不化によりおこる肝硬変
　　中極（瀉），関元，太谿または腎兪（補）………… 済生腎気丸の効がある
5．肝気鬱結，脾虚湿阻によりおこる肝硬変
　　太衝（瀉），陰陵泉または太白（補）を配穴……… 疏肝理気，健脾利湿

症　例

［症例1］　女，56才，初診1977年2月13日
主　訴：尿貯留が17日間続いている
現病歴：患者は1月26日に胃癌のために硬膜外麻酔による胃の全摘手術を行った。手術2日後に小便不利となり，ついで尿意がなくなり癃閉となる。フラダンチン，中西薬の利尿剤（中薬の八正散など）を用いたが，10数日間無効であったために，カテーテルを施している。

現　症：癃閉，尿液貯留，身体は痩せており，顔色蒼白，脈沈細
弁　証：腎気不足，膀胱の気化障害による癃閉
治　則：補腎化気行水
取　穴：中極，復溜，太谿（補）
効　果：2診後には尿意がおこるようになったが，自力で排尿できない。3診後には自力で排尿できるようになったが，排尿は緩慢である。カテーテルを除去する。5診後には排尿も有力となり，7診で正常に回復した。

［症例2］　女，30才，初診1973年8月19日
主　訴：癃閉が1カ月余り続いている
現病歴：1973年7月16日に発症，内科にて脊椎結核，脊髄炎と診断される。入院治療を1カ月うけるが尿貯留は改善されず，毎日導尿を行っている。排便は正常である。下肢は動くが，力が入らず歩行困難となっている。そのため針治療を受診することになった。
現　症：排尿困難，小腹部は膨隆しており脹痛がある，導尿後は楽になる，腰および下肢が軟弱で歩いたり座ったりできない，脊背部と腰部および下肢に麻木感があり冷えている，上腹部の皮膚は触れると痛む，手指はふるえており麻木感があり無力である，第7胸椎に著しい圧痛がある，両側の大腿内側から陰部の近くにかけて痛みがある。また息切れ，頭暈，心悸などの症状があり，顔色は黄色く，身体は痩せている。脈は沈細無力である。
弁　証：真気不足，昇運無力，腎陽不振，命門火衰により，膀胱に気化障害が生じておこった癃閉である。腰以下の部位の麻木，冷え，痿軟，手指のふるえと麻木，脈沈細無力などは，真気不足，腎陽虚衰の象である。
診　断：癃閉（腎陽不足，正気虚弱）
治　則：腎陽の温補，正気の補益
取　穴：初～7，10診，中極，関元，合谷，復溜（補）
　　　　8～9，11，12診，中極，関元（補）
効　果：3診後には排便時に尿が少量でた。4診後には小腹部の冷えと手指のふるえは治癒した。下肢の冷えも軽減し，数歩歩けるようになった。5診後，2日間導尿を必要とせず自力で排尿できたが，まだ無力で残尿がある。9診後には，腰と小腹部以下の麻木感と痿軟は軽減し，排尿無力も改善した。10診後には，排尿無力がときおりある状態にまで改善した。11診後には，諸症状はほぼ治癒した。
経　過：1973年11月8日に手紙にて治癒していることを確認した。

［症例3］　男，27才，初診1970年1月27日
主　訴：3カ月余り，排尿時に尿道に熱痛がある
現病歴：3カ月余り，陰茎や陰嚢，亀頭部に熱痛があり，尿意をもよおしたときや排尿時に強い熱痛がおこる。小便の色は非常に濃く，混濁している。鼠蹊部および陰経根部に墜

痛と発熱があり，脊背部には沈痛，腰部には酸痛があり，歩行に影響する。また空腹感はあるが食欲はなく，食後には腹脹がおこり，口苦，口酸，口渇，多汗，耳輪の発熱，耳鳴り，不眠などの症状をともなっている。思考すると心悸，心煩がおこり，座っても臥しても落ち着かない。舌質は絳，舌苔は薄黄，脈は数有力でやや弦である。

尿検査：蛋白（－），尿酸塩結晶（＋＋），白血球は少量
弁　証：熱邪が膀胱に滞り，尿道に阻滞しておこった淋病の証候である。
治　則：湿熱の清利，小便の通利
取　穴：中極（瀉，透天涼を配す）により，涼感を陰嚢および陰茎にいたらせる。隔日治療とする。
効　果：初診後には，陰茎と亀頭の熱痛は消失し，排尿時の尿道の熱痛も消失した。また脊背部および腰部の酸痛は軽減し，鼠蹊部および陰茎根部の発熱は消失したが，下垂感はまだある。小便の色は清となり，耳鳴り，不眠，口渇は消失しており，精神状態も良好であった。2診後には，尿の回数が増加して小便は清長となる。ただし早朝の第1回目の排尿時には尿道に熱感がある。右腰部がだるい。食欲は増加し，早く入睡できるようになり，思考時におこる心悸は，軽減している。また口苦，口酸も消失した。3診後には，長く歩くと腰がだるくなるが，そのほかのすべての症状は消失した。尿検査も正常となる。さらに1回治療し，効果の安定をはかった。
経　過：1970年3月18日に治癒していることを確認した。

［症例4］　男，15才，初診1969年4月23日
主　訴：3年来の遺尿
現病歴：3年来，昼間に尿が点滴状に漏れ，すっきり排尿しきれない。尿意が急迫し，頻尿であり，1夜に5〜7回小便がでる。昼間は1時限（45分）の授業中に2回小便がでる。また畏寒，四肢不温，倦怠，精神不振などの症状をともなっており，舌質は淡，脈は沈遅である。
弁　証：命門火衰，下元不固，膀胱虚寒により，約束機能が低下しておこった小便失禁である。畏寒，四肢不温，精神不振，舌質淡，脈沈遅は，すべて命門火衰，真陽不足によるものである。尿意急迫，頻尿，尿の点滴は，膀胱の約束機能が低下しておこったものである。
治　則：命門を壮じ，下元を補益し，膀胱の約束をはかる
取　穴：関元，中極（補）
効　果：3診後には，尿の点滴はなくなり，尿の回数も減少して，1夜3回となり，昼の小便の回数も5〜7回となる。4診後には，夜間の小便は2〜3回となり，昼は2時限の授業で1回となった。精神状態は非常によく，遺尿は治癒した。
経　過：1970年5月5日に手紙にて治癒していることを確認した。

経穴の効能鑑別・配穴

効能鑑別

1. 中極，腎兪，陰陵泉，関元の効能比較

　各穴それぞれに小便を通利する作用があるが，小便を通利する機序は，それぞれ次のように異なる。
　①中極穴：気化を増強し，水道を開いて，小便を利する
　②腎兪穴：腎気を補い，気化を益して，小便を利する
　③陰陵泉穴：運化を助け，水湿をめぐらせて，小便を利する
　④関元穴：元陽を補益し，気化を助けて，小便を利する

2. 中極と陰陵泉の効能比較

　上記の2穴は，ともに水湿を治療する際の要穴であるが，それぞれに固有の特徴がある。詳細については，陰陵泉の［経穴の効能鑑別］を参照。

3. 中極と水分の効能比較

　上記の2穴は，ともに水を治す要穴であるが，それぞれに固有の特徴がある。
　①中極：尿竅を開通し，膀胱を約束し，水道を通利する。下焦の水病の治療にすぐれている。
　②水分：水気を宣通し，水湿を分利し，水湿を温運する。中焦の水病の治療にすぐれている。

4. 中極と膀胱兪の効能比較

　膀胱失約，膀胱の気化失調，湿熱が膀胱に蘊結している病証には，中極に瀉または灸瀉，灸補を施すと，温陽化気行水の作用，膀胱を約束する作用，小便を通利する作用がある。これは，膀胱兪を用いる治療よりも，病所に直接作用し，効果的である。

配穴

1. 中極と陰陵泉の配穴

　上記の2穴を配穴して瀉法を施すと，中焦と下焦の水湿を調理する作用が増強し，利水行湿の効を高めることができる。この2穴を配穴して補法を施すと，健脾止溺，止溺縮泉の作用を増強することができる。またこの2穴を配穴して瀉し透天涼を配すと，湯液における八正散（『和剤局方』方）の効に類似した作用がある。

2. 中極（瀉，透天涼を配す）

　通里（瀉）を配穴……………………………………導赤散（銭乙方）の効に類似

3. 中極と水分の配穴

　この2穴を配穴して灸を施すと，温陽化気行水の効があり，中焦と下焦の水湿を調理する作用を増強することができる。またこの2穴を配穴して瀉法を施すと，利水，行湿，水液を宣通する効を高めることができる。

4. 中極（瀉）

　①関元，腎兪または太谿（補）を配穴……………湯液における済生腎気丸（『済生方』方）の効に類似

②水分, 水道, 陰陵泉（瀉）を配穴······················攻下逐水
③陽陵泉, 陰陵泉（瀉）を配穴··························利湿化濁, 清熱利胆
④神闕, 水分, 関元（灸）を配穴························湯液における実脾飲（『済生方』方）の効に類似

5. 中極（補）
①関元, 太谿（補）を配穴······························腎陽の温補, 約胞止溺, 化気行水
②関元, 陰陵泉（補）を配穴····························脾陽の温補, 化気行水, 約胞止溺
③腎兪（補）を配穴······································補腎約胞, 化気行水

6. 中極（灸補）
腎兪（補, 加灸）, 太谿（補）を配穴···············腎陽の温補, 約胞止溺, 化気行水

7. 中極（灸瀉）
三陰交（瀉）を配穴······································温経行血

8. 中極と膀胱兪の配穴

上記の配穴は「兪募配穴法」によるものである。中極と, 膀胱の経気が腰仙部に輸注している膀胱兪は, すべて膀胱と直接関係がある。この2穴を配穴して補法を施すと, 膀胱を約束する作用, 化気行水の作用, 膀胱の機能を増強する作用がある。またこの2穴を配穴して瀉法を施すと, 膀胱の気機を疏通する作用を増強すると同時に, 水道を開通する作用, 利水行湿の作用がある。これらの療法によって膀胱の腑病を治療することができるだけでなく, 病理的に膀胱の機能失調と関係する疾病も治療することができる。

9. 中極と関連穴の配穴

1. 他臓腑に原因があっておこる膀胱の病証では, 標本兼治, 因果関係に注意する必要がある。例えば, 肺脾気虚によりおこる遺尿には, 太淵, 陰陵泉または脾兪（補）により益気をはかり, その「因」を治す。また中極（病位）（補）により膀胱の約束機能の改善をはかり, その「果」を治す。また肺熱気壅により気逆し, 気が降りないためにおこる癃閉には, 手太陰肺経の子穴である尺沢と手太陰肺経の原穴である太淵を瀉して, 肺気の清宣をはかり, その「因」を治し, その「本」を治す。また中極（瀉）により水道の通利をはかり, その「果」を治し, その「標」を治す。

2. 『素問』霊蘭秘典論篇には,「三焦なるは, 決瀆の官, 水道出ずるなり」とある。人体の水液の運行と小便の正常な排泄は, 膀胱と三焦の機能に依存している。三焦の気化機能の失調の原因は, 肺脾腎の三臓にある。したがって, 膀胱腑病の治療においては, 膀胱の募穴を取ってその「果」を治すだけでなく, 病因が肺脾腎のうちどの臓にあるのかを鑑別する必要がある。これにもとづき, 肺脾腎のそれぞれの関連穴を配穴して, その「因」を治療するのである。水湿, 湿熱による病証についても, 同様のことがいえる。

参 考

1．本穴の刺針方向と針感

 1．胃腸および臍腹部の疾病の治療において、やや上に向けて斜刺し連続して捻転すると，その針感は任脈に沿って腹裏を循り、しだいに臍，上腹部にいたる。少数の症例では胸部にいたる場合もある。または中脘や上脘から別れて両脇肋部にいたる場合もある。焼山火法を配した場合も、その温熱感は同じように走る。また透天涼法を施すと、その涼感は臍および上腹部にいたる。

 2．尿道や陰茎の疾病の治療において、やや下（恥骨の方向）に向けて斜刺し連続して捻転すると、その針感は任脈に沿って腹裏を循り、陰道，陰茎の部位にいたる。焼山火または透天涼法を配した場合も、その温熱感または寒涼感は同じように走る。

 3．膀胱，小腹部の疾病に対して直刺し，上の手法を施すと、その針感は多くの場合、穴下の内部周囲におこる。また陰茎や陰道に走る場合もある。左や右、または上方に向けて拡散する例は、極めて少ない。

 4．小腹部の疾病の治療において、やや左または右に向けて斜刺すると、その針感はしだいに同側の水道，帰来，気衝の部位に向かって走る。

2．古典考察

 1．『素問』刺禁論篇には、「少腹を刺して膀胱に中れば溺出で、人をして少腹満せしむ」とある。後の一部の針灸医家はこれを戒めとし、中極に刺針する前に先に排尿させて、「人をして少腹満せしむ」状態となることを防止している。著者の臨床経験によると、刺針前に排尿させないで、自制の24号毫針を使い、中極または膀胱部のそのほかの経穴に1.5～2寸直刺しても、「少腹満」といった悪影響を招くことはなかった。現在の針具は細くて滑らかであるため、なおさら刺針前の排尿は必要ないと思われる。

 2．『難経』六十七難には、「陰病は陽に行き、陽病は陰に行く」とある。これは、五臓六腑の疾病を針で治療する場合の、兪募穴の取穴法則を説明した『素問』陰陽応象大論篇の「陰によって陽に引き、陽によって陰に引く」を引用したものである。この取穴法則は、陰陽，経絡，臓腑，腹背部の気がたがいに通じ応じるという特性にもとづいている。

 本書の臨床応用では、五臓病には背部の心兪，肺兪，肝兪，脾兪，腎兪を取って施治すると説明した例が多い。これにより該当する臓の機能を改善し、該当する臓の機能失調によりおこる病理証候を全体的に治療することができる。多くは慢性病（臓証，虚証，寒証などの陰性病証）の治療に効果的である。また六腑病の治療では、腹部の中脘，中極，天枢，関元などの募穴を多く取ると、該当する腑の機能を改善し、該当する腑の壅滞，濁気を通暢させることができる。これは急性病（腑証，実証，熱証などの陽性病証）の治療に効果的である。

3．本穴の圧痛と寒熱反応

 本穴に現れる圧痛と寒熱反応は、膀胱腑病の虚実寒熱を鑑別する際の重要な情報となる。

例えば，圧痛が拒按であれば実証，喜按であれば虚証である。按じて小便がでる場合は虚証が多く，按じて小便がでない場合は実証が多い。外傷による疾患で，病状が重い場合も，按じて小便がでないことがある。畏寒喜温で温めると爽快になる場合は寒証が多く，悪熱喜涼で冷やすと爽快になる場合は熱証が多い。

4．妊婦には禁針，禁灸

妊婦5カ月以内の患者には，下腹部の経穴は禁針である。これは損胎流産を防止するためである。しかし必要時に刺針する場合には，5分程度の浅刺であれば弊害はない。

『外台秘要』では，中極，気海，陰交は妊婦には禁灸とある。しかし臨床観察においては，妊婦の治療で同3穴に施灸しても悪影響はおこらないことが証明されている。筆者の経験においても，下元虚冷，寒凝気滞による小腹痛に対して，中極，関元に灸を施して下元の温暖，散寒行滞をはかった際に，損胎現象は現れなかった。これについては『素問』六元正紀大論篇でも，「故あらば殞ることなく，亦殞すことなきなり」と述べている。

5．本穴（瀉）による傷津，傷腎の防止

『諸病源候論』では，「津液の余なる者，胞に入れば則ち小便を為す」とある。膀胱中の尿液は，気化過程の産物である。尿液の来源は津液であり，津液の余は膀胱に入り，気化により小便となる。そのため長期にわたり小便を利すると，津液を損傷しやすい。津液を損傷しているが小便を通利する必要のある病証には，養陰保津の作用がある復溜，三陰交などを配穴して補うと同時に，本穴を瀉して小便の通利をはからなければならない。

長期にわたって小便を利して水気を利すと，腎気を損傷しやすく，腎気を損傷すると小便は不利となる。腎気をすでに損傷しており小便不利である病証に対しては，軽率に本穴を瀉してはならない。さもないと腎気をさらに損傷してしまい，小便はいっそう不利となる。

2. 関元 (かんげん)

　本穴は，陰陽元気の「交関（関連）」する部位に位置しており，また元陽を大いに補う作用があることから，関元と命名された。本穴は，足三陰経，任脈の交会穴である。また穴下には，小腸，膀胱，子宮底部があり，小腸の募穴・壮陽の要穴とされている。小腸腑病，下元虚冷および男女生殖，泌尿系の一部の病証では多くの場合，本穴に圧痛または異常反応が現れる。

　所属する経脈，また穴下にある臓器や小腸の募穴であること，さらに刺針の際の針感の走行，本穴の所在部位といった要素をかんがみて，本穴は下焦，中焦，小腹，小腸腑病および男女生殖，泌尿系疾病を主治するとされている。本穴を用いると，真陽虚衰，臓腑虚損の病証およびそれらによりおこる病理証候の治療に一定の効果がある。

　『類経図翼』では，本穴の重要性を指摘して，「此の穴は人身の上下四傍の中にあり，故に又大中極と名づく，乃ち男子は精を蔵し，女の蓄血する処」と述べている。また本穴は「諸虚百損」を主治すると指摘している。

本穴の特性

＜治療範囲＞

1．泌尿，生殖系病

　足三陰経は，少腹部を循り，陰器に結し，任脈と交会している。男女の生殖，泌尿の生理，病理と任脈および足三陰経の肝脾腎三臓の機能活動とは密接な関係にある。したがって，足三陰経と任脈との交会穴である関元は，男女生殖，泌尿器系疾患を主治する。とりわけ真陽不足，下元虚寒による病証の治療に適している。

2．真陽不足の病証

　1．厳用和は，「腎気もし壮じれば，丹田（命門）火経は脾土に上蒸し，脾土温和となり，中焦は自ずと治す」と述べている。また張景岳は，「命門は五臓六腑の本を為す。然り，命門は元気の根を為し，……而して脾胃は以て中州の土，此あらざれば生ずるを能わず」と述べている。

　本穴には，腎陽を補益し，真火を壮じる作用がある。したがって，腎陽不足，命門火衰による脾陽不振，脾腎陽虚，心陽不足，下元虚冷，膀胱虚寒，気化失調，陰寒内盛，真陽欲絶などの病証は，本穴の主治範囲に入る。また傷寒病の少陰証虚寒型も，本穴の主治範囲に入る。

　2．脾陽不振になると，水穀の運化ならびに全身の濡養を正常に行うことができなくなるた

め，老化が早まり，病邪をうけやすくなる。そのために諸病が生じる。胃の腐熟，脾の運化は，命門の火の温煦に依存している。したがって，命門は生命の本であると考えられている。

腎陽を補益し，命門を壮じる作用をもつ関元は，歴代の医家から防病保健，強壮の要穴とされている。命門火衰，納運失調，気血生化の源不足による疾病の治療では，すべて本穴を取り，その「本」を治すとよい。

3．局部病と下肢病

本穴は，またその所在する部位の局部疾患を治療することができる。あるいは本穴の針感が到達する部位である腰および下肢の疾患（腰痛，下肢痛，下肢痺証，外傷性の不随など）を治療することができる。

※　①いわゆる「火の源を益し，以て陰翳を消す」の常用穴
　　②「これ温めども温まらず，是れ無火なり」といわれる病証の常用穴
　　③回陽固脱の救急穴
　　④本穴所在部位の陰寒内積，寒凝血結病証の常用穴

＜効　能＞

1．弁証取穴

①補法：腎陽の補益，脾陽の温補

灸または焼山火を施す…真陽の温補

湯液における四逆湯および肉桂，冬虫夏草，甜大雲，巴戟天，仙霊脾，仙茅，益智仁，補骨脂，鹿茸などの効に類似

②棒灸10～30分：下元を温め，胞宮を暖め，寒邪を去る

2．局部取穴

瀉法：通経行血，消積散滞

灸または焼山火を施す…陽気の温通，逐寒散結

湯液における呉茱萸，沈香，丁香，小茴香，艾葉，荔枝核，烏薬，乾姜，香附子，延胡索，丹参，桃仁，紅花，三棱，莪朮などの効に類似

＜主　治＞

遺尿，癃閉，水腫，尿混濁，労淋，陽萎，泄瀉，便秘，霍乱，しゃっくり，反胃，痰飲，消渇，帯下，不妊症，痛経，閉経，月経不順，産後腹痛，小腹部痛，寒疝型の腹痛，疝気，癥瘕，奔豚気，崩漏，虚労，痿証，癲証，厥証，久瘧，腰痛，下肢痛（付：痺証），傷寒（真武湯証，四逆湯証），多眠，脱証，慢驚風，慢脾風。

また遺精，痢疾，頭痛，眩暈，慢性結膜炎，哮証，喘証，中風，胃痛，嘔吐，リウマチ性心疾患，冠性心疾患，青盲，暴盲，夜盲などを治す。

> 臨床応用

1 遺尿，癃閉，水腫

　本穴を補すと，腎陽を補益し命門を壮じる作用が生じるため，腎陽不足，命門火衰，膀胱虚寒により水液を約束できずにおこる遺尿を主治する。また膀胱が気化無権となり尿がでない癃閉，膀胱の気化失調のために水液が停留しておこる水腫などを主治する。

１．遺　尿
　　中極，太谿または腎兪（補）を配穴‥‥‥‥‥‥‥‥腎陽の温補，膀胱の固約

２．癃閉，水腫
　　腎兪，太谿（補）を配穴‥‥‥‥‥‥‥‥‥‥‥‥‥腎陽の温補
　　腎兪，復溜（補）を配穴‥‥‥‥‥‥‥‥‥‥‥‥‥腎陽の温補，化気行水

３．水腫で虚中挟実である場合
　　中極（瀉），関元，太谿または腎兪（補）‥‥‥‥‥温陽補腎，利水消腫

４．脾腎陽虚による水腫
　　太谿，陰陵泉（補）を配穴‥‥‥‥‥‥‥‥‥‥‥‥脾腎の温補，化気行水

５．脾陽不振による水腫
　　関元，神闕，水分（灸），中極（瀉）‥‥‥‥‥‥‥温陽健脾，利水消腫

2 陽　萎

　本穴は命門火衰，下元虚寒による陽萎を主治する。
　①関元（補，灸または焼山火を施す），太谿，腎兪（補）‥‥‥‥補腎壮陽
　②関元，気海，太谿（補）‥‥‥‥‥‥‥‥‥‥‥‥‥腎陽の補益，腎気の補益
　③関元，命門，腎兪（補）‥‥‥‥‥‥‥‥‥‥‥‥‥補腎培元

　※　長期にわたり遺精を患いおこった陽萎には，本穴を取って補法を施すことはできない。これを用いると陽萎は治癒しても，遺精が悪化したり，または不眠なども生じる。

3 泄　瀉

　本穴を取り，脾腎の温補，扶陽逐寒をはかる。

１．脾腎陽虚による腎泄
　　①関元，陰陵泉，太谿（補），神闕（灸）‥‥‥‥‥腎陽の温補，健脾止瀉
　　②関元，神闕（灸），太谿，腎兪（補）‥‥‥‥‥‥腎陽の温補により脾陽を補益する

２．脾胃虚寒による泄瀉
　　①関元（補），神闕，中脘（灸）‥‥‥‥‥‥‥‥‥脾胃の温補
　　②『傷寒論』の「自利して渇かざるは，太陰に属す，その臓に寒あるが故なり，当にこれを温めるべし，宜しく四逆輩を服す」という証
　　　関元，神闕（灸）‥‥‥‥‥‥‥‥‥‥‥‥‥‥‥脾陽の温補

3．寒湿内盛による泄瀉

関元，神闕，水分，天枢（灸）……………………寒湿の温化，益脾止瀉

4 呃逆（しゃっくり）

本穴を取り，温陽益脾，回陽固脱をはかる。

1．脾腎陽虚：脾虚して気虚上逆し，腎虚して納気できずにおこる虚呃
　①関元，太谿，陰陵泉（補）……………………脾腎の温補，納気止呃
　②足三里（瀉）を加え，和胃降逆をはかる

2．脾胃虚弱，中陽不振，胃失和降，虚気上逆しておこる虚呃
　関元（灸補），中脘，公孫（灸瀉）……………温陽益脾，和胃降逆

3．真陽不足，元気衰敗，気不固摂となり病状が重篤であり，夕刻に危篤となる虚呃
　①関元，気海，合谷または足三里（補）…………温陽益気固脱
　②関元，気海（灸補），合谷，足三里（補）………元気の扶助，培元固脱

5 反 胃

本穴を取穴すると，下焦火衰のために脾陽を温煦できず，脾陽の運化失調，胃の受納失調によりおこる反胃を主治する。

　①関元（火の源を補益す），足三里（灸補），中脘（瀉，加灸）……脾陽の温補，和胃健中
　②関元（補），中脘，神闕（灸）……………… 補陽健脾温中

6 帯下，不妊症（付・男子精液稀薄）

関元を補（灸または焼山火を施す）すと，腎陽不足，下元虚損，帯脈失約，任脉不固による帯下，および腎陽不足，精血虚損，血海空虚，胞脈失養，胞宮失温による不妊症を治療することができる。

前者：①命門，腎兪（補）を配穴……………………温腎止帯
　　　②中極，帯脈，腎兪（補）を配穴……………温腎培元，固本止帯
後者：太谿，三陰交（補）を配穴………………………温宮補虚

※　【1】腎陽不足，命門火衰のため，化気行水できず，そのために寒湿が胞宮に影響しておこる不妊症
　　　関元，中極，神闕または気海（灸）……………寒湿を温化して胞宮を補益する
　　【2】子宮寒冷による帯下，不妊症
　　　①関元，石門（灸瀉）……………………………散寒暖胞
　　　②関元，気海，帰来（灸）………………………胞宮の温暖

※　真陽不足，精血虚少，精液稀薄で精子の活動率が50%以下のため不妊である場合
　　　関元，腎兪，太谿（補）…………………………腎の温補，精血の補益

※　真陽不足，精血虚少であるために，精液が清冷で稀薄となり受胎できない場合
　　　関元，三陰交，太谿または腎兪（補）…………真陽を補益し，精血を補益する

7 閉 経

本穴を取り，行血去瘀，温通血脈，益火生土をはかる。

1. **肝気鬱結，気滞血瘀のため衝任不通となり，胞脈がつまっておこる閉経**
    ① 関元，三陰交，間使（瀉）……………………行気駆瘀，通経行血
    ② 関元，気海，帰来（瀉）………………………行気逐瘀，通経行血
2. **寒が衝任に客し，そのために血が血海に滞って胞脈に阻滞しておこる閉経**
    関元（灸瀉または焼山火を施す），帰来（灸瀉），三陰交または血海（瀉）……温経散寒，通経行血

    ※ 腎陽不振のため火が土を生じることができず，脾陽虚衰，運化失権となって胃痛，嘔吐，反胃，泄瀉，腹脹などの慢性疾患をひきおこし，そのために気血生化の源が不足し，血海空虚となっておこる閉経には，本穴に灸または灸補を施して，温陽益脾，和胃調中または脾陽の温補，暖胃和中をはかる。あるいは脾腎の温補，濇腸止瀉の治則処方中に，これを加える。

8 産後腹痛

寒邪が侵入して気血凝滞しておこる産後腹痛には，関元（灸），三陰交（瀉）により活血化瘀，温経止痛をはかるとよい。その効果は湯液における生化湯の効に類似している。

9 小腹部痛

1. **小腸虚寒による小腹部痛**
    関元（灸または灸瀉），神闕，気海（灸）………… 温陽益虚，散寒止痛
2. **小腸気滞による小腹部痛**
    関元，太衝，気海（瀉）………………………………行気散結
3. **気血瘀滞による小腹部痛（または子宮外妊娠がみられる）**
    関元，三陰交，帰来，気海（瀉）………………理気行血，去瘀通経
4. **虚寒による小腹部痛**
    性交後に小腹空虚拘急涼痛する場合
    関元，気海（灸補）………………………………温陽益気培元
5. **寒凝気滞による小腹部痛**
    関元，大敦，阿是穴（灸瀉）……………………暖肝散寒，通経止痛
6. **寒凝による小腹部痛**
    ① 関元，阿是穴，帰来（灸瀉）……………………寒邪の温散，通絡止痛
    ② 関元，阿是穴（灸瀉）……………………………散寒止痛

10 虚 労

本穴は腎陽不足，命門火衰と関係する虚労証候を主治する。

1．腎陽虚衰
　　関元，腎兪，太谿（補）……………………………腎陽の温補
2．『金匱要略』血痺虚労病脈証併治篇で述べられている「虚労腰痛，少腹拘急し，小便不利なるは，八味腎気丸これを主る」という証
　　関元，腎兪，復溜（補）……………………………滋陰恋陽，腎中真陽の気を補う
3．『金匱要略』血痺虚労病脈証併治篇で述べている「脈沈小遅なるは，脱気と名づく，その人疾行するは則ち喘喝，手足逆寒，腹満し，甚しきは溏泄し，食消化せざるなり」という証
　　関元，陰陵泉（補），神闕（灸）……………… 脾腎の陽気を補益する

11 久 瘡

　合谷一節の［臨床応用］を参照。

12 腰 痛

1．寒湿腰痛
　　関元（瀉，焼山火を施す）……………………………温陽逐邪
2．真陽不足のため陽気が腰部にとどかず，そのために腰部冷痛し，手足不温，尿急，頻尿などの症状をともなう場合
　　関元（補，焼山火を施し，温感が腰部に達するようにする）……助陽補虚
　　※ 真陽不足，腎精虚損による腰痛で，腰膝酸痛無力，ジワジワ痛み疲れると悪化する，少腹拘急，手足不温，遺精，陽萎，舌質淡白，脈象沈細などの症状所見がある場合には，腎兪，太谿（補）を加えて腎陽の温補，強腰益髄をはかるとよい。

13 下肢痛（付・痺証）

　本穴に針補または瀉法を施したり，焼山火または灸を施すと下肢の経脈を温通したり，温陽補虚の効を得ることができる。
1．風寒湿痺の下肢痛
　　本穴（瀉，焼山火を施す），局所穴（瀉）………… 温陽逐邪
2．陽気不足，寒湿不化
　　①局所（瀉，加灸），関元，陰陵泉（補）………… 温陽益脾，去湿散寒
　　②関元，陰陵泉（灸瀉）……………………………温陽散寒去湿
3．真陽不足，陽気不布，陰寒偏盛による両下肢冷痛（寒痺に属さない場合）
　　①本穴（補，焼山火を施す）……………………………扶陽逐寒
　　②関元，腎兪，太谿（補）……………………………腎陽の温補，扶正駆寒
4．腎精虚損，筋脈失養による両膝酸痛無力
　　関元，太谿，三陰交（補）……………………………温腎補虚

5．『傷寒論』の「少陰病，身体痛，手足寒，骨節痛，脈沈なるは，附子湯これを主る」という証
　　関元，陰陵泉（補）……………………………………温陽逐寒，健脾去湿

14 傷寒（真武湯，四逆湯証）

　『傷寒論』中の真陽虚衰，陰寒内盛（または結）証の治療では，すべて本穴を取るか，本穴を配穴することができる。

1．傷寒論317条の少陰病陰盛格陽証である「少陰病，下利清穀，裏寒外熱，手足厥逆し，脈微にして絶えんと欲し，身反って悪寒せず，その人面色赤く，あるいは腹痛み，あるいは乾嘔し，あるいは咽痛み，あるいは利止みて脈出でざるものは，通脈四逆湯これを主る」と，369条の陰寒内盛，迫陽外越証である「下利清穀，裏寒外熱，汗出でて厥するものは，通脈四逆湯これを主る」に対しては，ともに関元（補）により温経逐寒回陽をはかるとよい。

2．傷寒論340条には，「病者手足厥冷し，我結胸せずといい，小腹満し，これを按じて痛むものは，これ冷結し膀胱関元に在るなり」とある。これは陰冷内結，元陽不振によるものであり，病は膀胱関元にある。関元（灸），膀胱の募穴に灸を加えて，温陽散寒をはかるとよい。

3．傷寒論304条には，「少陰病，これを得て一二日，口中和し，その背悪寒するものは，まさにこれを灸すべし，附子湯これを主る」とある。これに対しては，大椎，関元（灸）により扶陽逐寒をはかり，附子湯を内服させ，灸と薬を併用すると，非常に効果的である。

4．傷寒論84条には，「太陽病汗を発し，汗出でて解せず，その人なお発熱し，心下悸し，頭眩し，身は瞤動し，振振と地に擗れんと欲するものは，真武湯これを主る」とあり，316条には，「少陰病，二三日已まず，四五日に至り，腹痛み，小便利せず，四肢沈重疼痛し，自下利のものは，これ水気有りとなす，その人あるいは咳し，あるいは小便利し，あるいは下利し，あるいは嘔するものは，真武湯これを主る」とある。これらに対しては，ともに関元，陰陵泉に先瀉後補法を施し，温陽化水をはかるとよい。

5．傷寒論29，93，94，228，323，324，387，388の四逆湯証には，すべて本穴を配穴して補法または灸補を施すことができる。

15 脱　証

　脱証には気脱，血脱，陰脱，陽脱の別がある。気脱は陽脱をひきおこすし，血脱がひどいと陰脱をひきおこす。また陽脱は陰脱を，陰脱は陽脱をひきおこす。これは陰陽が互根の関係にあり，また陰陽気血が臓腑の生理機能，病理変化の基礎となっているためである。こうした場合は「陰は急に回復しがたく，陽を当に速やかに固めるべし」とされており，陽を治療するのが急務である。したがって，陽を補う作用にすぐれている関元（補）は，本病治療の常用穴とされている。

1．中風で真陽衰微，陽気暴脱する場合
　　合谷，足三里または気海（補）を配穴………………益気回陽固脱

2．心陽虚脱による心筋梗塞

　　気海，神門（補）を配穴……………………………回陽救逆，益気復脈

3．中暑で陰損及陽，気虚欲脱する場合

　　合谷，復溜（補）を配穴……………………………益陰温陽，補気固脱

4．日本脳炎の失治，誤治による気虚欲脱または元気衰亡する場合

　　気海，合谷（補）を配穴……………………………益気回陽固脱

5．しゃっくりで元陽衰微が現れている場合

　　①気海，合谷（補）を配穴…………………………回陽益気固脱

　　②関元，気海（灸補），合谷，足三里（補）……… 元気の扶助，培元固脱

6．傷寒論361条の「下利，手足厥冷し，脈無し」（陽気衰微の現象）

　　関元，気海または神闕（灸）を加える……………欲脱しようとしている陽を奮い立たせる

7．傷寒論367条には，「下利の後，脈絶え，手足厥冷し，晬時に脈還り，手足温かきものは生き，脈還らざるものは死す」とある。周時（一昼夜）たって脈が還らず，手足がまだ不温である場合は，正気が不足し陽気がすでに脱している状態であると考えられる。この場合，病は重篤であり，ただちに関元，気海（灸補）により回陽益気固脱をはからなければならない。

8．傷寒論295条には，「少陰病，悪寒し，身踡して利し，手足逆冷のものは，治せず」とある。これは真陽がすでに敗している証であり，したがって治さずとしている。この場合はただちに関元，太谿（灸補），神闕（灸）により，腎陽の温補，回陽固脱をはからなければならない。

16 慢驚風，慢脾風

本穴を取って，温陽益脾，回陽固脱をはかる。

1．脾陽虚弱による慢驚風

　　関元，足三里（補），太衝（瀉）…………………… 脾陽の温補，熄風鎮驚

2．脾腎陽衰による慢脾風

　　①関元，神闕（灸），合谷，足三里（補）………… 温陽救逆，固本培元

　　②関元，気海，足三里（補）……………………… 温陽救逆，益気固脱

症　例

［症例1］　女，49才，初診1966年7月6日

主　訴：14年来の嗜眠

現病歴：14年来，頭がぼおっとし，昼夜に関係なく眠気に襲われる。会話や歩行時，仕事中，洗顔時にも眠りたくなり，あるいは不完全ではあるが入眠してしまう。倦怠無力感，腹脹，食少，夜間に口水が流れるなどの症状をともなっている。舌苔は白膩，脈は緩である。

弁　証：真陽不足，脾陽不振，湿困脾土による傾眠（嗜眠）である。

治　則：脾陽の温補，佐として去湿和中をはかる

取　　穴：関元（補，焼山火を配す），足三里，陰陵泉（先に少し瀉し，後に多く補う）。関元の熱感は小腹部全体におよばす。
効　　果：初診後には嗜眠は前より軽減し，夜間に口水が流れなくなる。2診後には歩行時や会話中に眠くなくなり，食欲も増加し，腹脹も消失した。3診後には症状は著しく軽減し，6診で治癒した。
経　　過：1971年11月24日に手紙にて治癒していることを確認した。

［症例2］　男，45才，初診1965年7月25日
主　　訴：下肢の涼痛が2日間続いている
現病歴：1年余り腰部の困痛があり，この2日ほど下肢が冷えてだるく無力である。両膝の関節部に涼痛が著しい。症状は気候の変化とは関係がない。精神不振，倦怠，脱力感をともなっており，脈は沈弱である。
弁　　証：真陽不足のために陽気が到達しないためにおこった涼痛である。
治　　則：真陽の温補
取　　穴：初診では関元（補）に焼山火を配した。すると温感は小腹部にいたり，さらに小腹部から左右に分かれて両下肢にいたり，両下肢が温まり爽快になった。2診時に，初診の治療により両下肢の冷えとだるさが軽減していることを確認し，初診と同様の治療を施した。
経　　過：1965年8月11日に腰痛の治療に来院したおりに，下肢の病は治癒していることを確認した。1967年にも再発していないことを確認した。

［症例3］　女，30才，初診1965年9月14日
主　　訴：小腹部痛がこの1カ月続いている
現病歴：1カ月前になま物，冷たい物を飲食して発症した。小腹部の涼痛，隠痛があり，温めると気持ちがよい。ときに竄痛がおこり，拒按であり，食欲減退をともない，脈は沈遅である。中西薬にて治療したが，あまり効果的ではなかった。
弁　　証：陰寒内盛による小腹部痛である。
治　　則：温陽逐冷
取　　穴：関元（瀉，焼山火を配す）。小腹部全体の温熱感が著しく，子宮が収縮するのが感じられる。
効　　果：初診後に小腹部は微痛となり，竄痛は消失し，食欲も増加した。2診で治癒。
経　　過：1965年10月7日に前回の2回の治療で治癒していたことを確認した。

［症例4］　男，26才，初診1971年10月18日
主　　訴：腹脹，食少が1年余り続いている
現病歴：1年前，疲労後に暴飲暴食して発症した。食後に腹脹，ゲップ，呑酸または口水があふれる。腹部は冷たく，冷たい気が口や鼻に上逆する。飲食物が胃に入ると刺すよう

な不快感があり，嚥下不利である。午後および夜間に腹脹はひどく，卵や牛乳，肉類を食べたり，または茶を飲むと腹脹はいっそう悪化する。食欲不振，食量減少，味覚の低下があり，ときに口酸，口苦，口甘がおこり，倦怠，嗜臥，多夢，不眠，息切れ（仰臥して足を伸ばすと息が続かない），精神不振，畏寒，四肢不温などの症状をともなっている。就労後には息切れ，心悸がおこる。脈拍は40回／1分，小便は清となったり黄となったりする，大便は先が硬く後が溏となり，ときに完穀不化となる。最近は顔や四肢に浮腫が現れている。顔色は萎黄，舌苔は薄白，脈は沈遅である。4年前に痢疾を患い，現在は1～3日に1行の排便である。ときに大便に血または白色の粘液が混じり，裏急後重となる。2回の検査によると肝機能には異常はなかった。胃腸のバリウム検査では瀑状胃であり，大便は潜血陽性，尿検は正常であった。

弁　証：真陽不足により脾陽不振となり，胃の受納が失調しているために，腹脹，食少，ゲップ，呑酸，口水があふれる，腹部が冷える，完穀不化，精神不振，畏寒，四肢不温，倦怠，嗜臥，四肢の浮腫などの症状が現れている。脈沈遅，顔色萎黄もまた真陽不足，脾陽不振の象である。息切れ，心悸は気血生化の源が不足しているために，気血両虚となり，心が正常に滋養されないためにおこっている。

治　則：脾陽の温補，佐として和中をはかる。

取　穴：初～2診，関元，合谷（補），足三里（先に少し瀉し後に多く補す）
　　　　3診，上処方に内関（瀉）を加える
　　　　4診，関元（補），中脘（瀉），足三里（先に少し瀉し後に多く補す），ともに焼山火を配す（関元の温熱感は小腹部に生じ，中脘の温熱感は上腹部全体に生じ，足三里の温熱感は本経に沿って下は足の指にいたり，上は帰来にいたる。）
　　　　5～6診，9～11診，第4診の処方に合谷（補）を加える
　　　　7～8診，第4診の処方から中脘を去る
　　　　12～19診，第5診の処方を用い，足三里を補法に改める

効　果：3診後には腹脹は軽減し，ゲップ，呑酸，口水が減少し，小便の回数が増え，胃脘部が温かくなった。6診後には飲食物が胃に入ったときにおこる刺すような不快感は軽減し，食欲は増加した。嚥下不利も改善し，浮腫は軽減した。大便は紅棕色から黒緑色に変わった。11診後には食後にわずかに腹脹がおこるが，心悸や息切れ，浮腫は治癒した。顔色は血色が回復し大便は正常，味覚も改善した。19診で治癒した。

経　過：1972年3月29日に手紙にて治癒していることを確認した。

［症例5］　男，32才，初診1973年6月20日
主　訴：1年半にわたる陽萎
現病歴：1年半にわたって陰茎が勃起せず，あるいは勃起不全であり，早泄する。頭暈，眼花，腰部の酸痛，下肢無力，尿意促迫，排尿無力，尿混濁などの症状をともなっている。脈は沈細無力である。
既往歴：3年来の右下肢の肌肉萎縮。

弁　証：命門火衰，精気虚寒による陽萎
治　則：下元の温補
取　穴：関元（補），隔日治療とする
効　果：3診後には陽萎，尿意促迫，尿混濁は軽減し，10診後には陽萎はほぼ治癒した。13診で治癒。
経　過：1973年9月19日に治癒していることを確認した。

経穴の効能鑑別・配穴

効能鑑別

1．関元と神闕の効能比較

　　上記の2穴はともに温陽の要穴であるが，それぞれに固有の特徴がある。詳細は神闕一節の［経穴の効能鑑別］を参照。

2．関元，腎兪，中極，陰陵泉の効能比較

　　上記の各穴には小便を利する作用があるが，小便を通利する機序はそれぞれ異なる。詳細は中極一節の［経穴の効能鑑別］を参照。

3．関元，気海，中極，陰陵泉の効能比較

　　詳細は気海一節の［経穴の効能鑑別］を参照。

配　穴

1．関元，太谿，腎兪（補）

　　上記の処方には，腎陽の温補，精血を補益する作用がある。これは湯液における右帰飲（『景岳全書』方）の効に類似している。具体的な運用については，太谿一節の［配穴］を参照。

2．関元，復溜，腎兪（補）

　　上記の処方には，腎陽を温補する作用がある。これは湯液における金匱腎気丸（『金匱要略』方）の効に類似している。その具体的な運用については，復溜一節の［経穴の配穴］を参照。

3．関元（補）

①復溜（補）を配穴すると補陽配陰となり，沈陰を散じる。「火の源を益し，以て陰翳を消す」

②腎兪，復溜（補），通里（瀉）を配穴……………湯液における地黄飲子（劉河間方）の効に類似

③神門，気海（補）を配穴……………………………温陽救逆，益気復脈，湯液における回陽救急湯（『傷寒六書』方）の効に類似

④腎兪（または太谿）（補），中極（瀉）を配穴……湯液における済生腎気丸（『済生方』方）の効に類似

⑤腎兪，脾兪（補）を配穴……………………………脾腎の温補

⑥心兪（補）を配穴……………………………………心陽の温補

⑦陰陵泉または太白（補）を配穴……………………脾陽の温補
⑧合谷（補）を配穴…………………………………　湯液における参附湯（『婦人良方』方）の効に類似
⑨気海，合谷，足三里（補）を配穴………………益気回陽固脱

4．関元（灸）
①神闕，水分（灸），中極（瀉）を配穴…………　湯液における実脾飲（『済生方』方）の効に類似
②三陰交（瀉）を配穴………………………………湯液における生化湯（傅青主方）の効に類似

5．関元（灸瀉）
①水道（または中極）（灸瀉），三陰交（瀉）を配穴……寒湿の温化，通経行血
②帰来（灸瀉），三陰交（瀉）を配穴………………　温経散寒，行血去瘀

6．関元（瀉）
帰来，三陰交または血海（瀉）を配穴………………行血散結

参　考

1．本穴の刺針方向と針感

1．上腹部病に対しては，やや上（臍の方向）に向けて斜刺し，連続して捻転すると，脹感，沈困感，竄痛感，あるいは焼山火を配して生じる温熱感は，任脈に沿って腹裏を循りしだいに下脘，中脘あるいは巨闕の部位にいたる。あるいは中脘，巨闕の部位から分かれて両脇肋部の期門，章門の部位にいたる。任脈に沿って腹裏を循り，胸や咽頭部にいたる場合もある。少数の症例ではあるが，臍および上腹部の発熱，咽頭部の乾き，口内発熱がおこり，2日後に消失した例もある。

2．穴下内部および腰部疾患に対しては，直刺して連続して捻転すると，その針感は多くの場合，穴下の周囲におこる。また陰茎や陰道にいたる場合もある。あるいは腸の蠕動がおこる。透天涼を配すと，その涼感はその周囲におこる。焼山火を配すと，その温熱感はまず穴下の周囲におこり，後に小腹部全体におよび，最後に腰部にいたる。

3．膀胱，尿道，陰茎，下肢の病変に対しては，やや下（恥骨の方向）に向けて斜刺し，連続して捻転すると，その針感は任脈に沿って腹裏を循り恥骨，陰茎，陰道部にいたる。透天涼を配すと，その涼感は同じように走り，焼山火を配すと，その温熱感も同じように走る。また関元の部位から分かれて，両寛骨，大腿部，膝部にいたる例もある。少数の例ではあるが，足部にいたり，下肢全体が発熱する場合もある。針感が下肢にいたる場合，その走行路線は足三陰経である場合と，足陽明，少陽経である場合がある。

　針感を左または右の寛骨，大腿，膝，あるいは下肢全体に走らせたい場合は，針を気持ち恥骨の左または右に向けて斜刺するとよい。

2．古典考察

1．『霊枢』玉版篇には，「其の腹大いに脹り，四末清え，形脱して，泄すること甚だしきは，是れ一逆なり」とある。腹大いに脹り（中虚を最も忌む），また四肢の冷え，形体の消痩がみられ，泄瀉がひどい場合は，脾土が敗れ，陽気が脱している状態であると考えられる。陽脱脾敗の重篤な候には，ただちに関元（灸補），天枢，神闕（灸）を施し，回陽益脾止瀉をはかる必要がある。

2．『霊枢』玉版篇には，「腹鳴りて満たし，四肢清え泄し，其の脈大なるは，是れ二逆なり」とある。腹内が腹鳴して脹満し，四肢の冷えに腹泄をともなう場合，病は陰証に属している。陰証の脈は通常，大ではない。しかし同記述において「其の脈大」とされているのは，脈証が相反しているためである。この場合の治療では，関元，神闕（灸），天枢（灸瀉）により，温陽益虚，調中散寒の効を収めることができる。

3．『傷寒論』343条には，「傷寒六七日，脈微，手足厥冷し，煩躁し，厥陰に灸し，厥還らざるものは，死す」とある。本条文は，臓厥の重証について述べたものである。その脈微，手足厥冷，煩躁などにより，すでに陽消陰長がはっきりと出現し，陽が陰に勝たない兆候が現れていることがわかる。この場合，病勢は危篤に瀕している。湯液で扶陽抑陰をはかろうとしても間に合わない恐れがあるため，速やかに灸法により回陽をはかり，陰邪を散じて陽気の回復をはかる。「厥陰に灸し」とは，厥陰原穴である太衝に灸を施すということである。もしこの治療を行っても手足不温で厥が回復しない場合は，危篤状態であるといえる。治療としては，関元，神闕（灸）により回陽固脱をはかることができる。これは「針の為さざる所，灸の宜しき所」の意をとったものである。

3．本穴に灸補が多用される理由

関元は，臓腑虚憊，諸虚百損を治療する際の常用穴である。虚するは之を補い，損するは之を益す。したがって本穴を用いた治療では，灸，補法を施したり，あるいは補法に灸を配したり，焼山火を配することが多い。この場合，施灸する壮数は多くし（あるいは長く施灸），焼山火を配して温熱感を長時間持続させ，針を捻転して穴下を沈緊にさせる。また本穴を用いた治療では，瀉法を施す機会は非常に少ない。瀉法を用いる場合でも，捻瀉を多く行ってはならない。関元は瀉する機会は少なく，補う機会は多い。また本穴を瀉すと，下元を損傷する恐れがある。

4．陰陽消長に注意

亡陰なる者は，陽気また越え，亡陽なる者は，陰液必ず損す。命門の損が甚だしい患者は，最後には陰陽離決を形成する。治療においては，これにもとづいて陰陽互根，相互依存という弁証関係に注意する必要がある。これに依拠することで，壮陽の関元穴を「壮陽し佐として補陰」，「補陰し佐として温陽」，という正確な治法において用いることができ，また「温陽救逆」，「回陽固脱」の治則による処方中で用いることができる。

第14章 任 脈

5．本穴は陽実閉鬱証には不適応である

本穴に針補または灸（または針補加灸）し，そのほかの関連穴を配穴する処方は，急病の陽気暴脱，久病による元気衰亡の脱証の治療に常用される。陽実閉鬱の証は，邪熱蒙心（邪熱が心包に陥入したもの），痰火擾心，痰迷心竅，暴怒傷肝，肝陽暴漲などによりおこるが，その治療においては開竅啓閉蘇厥の法を用いるのがよい。したがって，本穴を用いた治療は不適切である。

6．本穴の圧痛と寒熱反応

本穴の部位に現れる圧痛と寒熱反応は，小腹部の疾病の虚実寒熱を鑑別する際の重要な情報となる。拒按は実証である場合が多く，喜按は虚証である場合が多い。また畏寒喜温，あるいは温めると気持ちがよい場合は，寒証である場合が多く，悪熱喜涼，あるいは冷やすと気持ちがよい場合は熱証である場合が多い。こうした本穴に現れる反応は，病状が快方に向かうと軽減し治癒により消失する。

7．本穴の作用

1．本穴には腎陽を補益し，真火を壮じる作用がある。そのため腎陽不足，命門火衰によりおこる脾陽不振，脾腎陽虚，心陽不足，下元虚冷，膀胱虚寒，陰寒内盛，真陽欲絶などの病変の治療には，すべて本穴を取ることができる。同治療において本穴を用いると，温陽益脾，固任約胞，化気行水，温陽逐冷，回陽固脱，心陽の鼓舞，胞宮の温暖，温経行血などの作用が生じる。

本穴にこれらの作用があるのは，本穴が三焦の気がでる部位にあり，臍下腎間動気するところであるからである。この部位は十二経の根であり，元気の係（連属）するところ，生気の源，五臓六腑の本である。これについて『難経』八難には，「諸々の十二経脈は，皆生気の原に係る。いわゆる生気の原とは，十二経の根本を謂うなり，腎間の動気を謂うなり。これ五臓六腑の本，十二経脈の根，呼吸の門，三焦の原にして，一に守邪の神と名づく。」とある。命門真火は，全身の各臓腑組織の機能活動の原動力であり，生命の根本である。腎陽がひとたび衰退すると，人体の各種機能活動には一連の衰退現象が出現し，これにより諸病が生じる。本穴は，「臓腑虚憊，諸虚百損」の有効穴とされているが，これは本穴に壮陽の作用があるためである。

2．「陥下するは則ち之に灸す」といわれているが，『素問』生気通天論篇には，「陽気は，天と地の若し，其の所を失うときは則ち折寿して彰ならず。陽気固く，賊邪ありといえども，害すること能わざるなり」とある。艾葉は，温熱熱を生じ，純陽の性があり，まさに絶えんとしている元陽を回復させることができる。また十二経を通じ，三陰に走り，気血を理し，寒湿を去り，胞宮を暖め，諸血を止め，温中開鬱の効があり，……灸すれば諸経を透じて百病を除くことができる。本穴に長期にわたって灸を施すと（定期灸），元陽不敗，人体不衰とさせることができる。したがって強身，防病の効がある。本穴に針補加灸を施すと，真火を補益し，命門を壮じる効を増強させることができる。

3. 気　海 (きかい)

　気海は，諸気の海であり，元気を大いに補う効力と，下焦の気機を総合的に調節する効力を担っている。さらに臓気虚の諸証を主治する。こうした生理機能と治療作用を有することから，本穴は「気海」と命名された。

　気海は，任脈穴であり，穴下には小腸があり，「男子生気の海，元気の聚る処，生気の源」といわれている。下焦の気会穴，元気の要穴であり，臓気虚，真気不足，下焦の気機の失調によりおこる病証を主治する。本穴には，真気不足によっておこる病理証候の改善において，一定の効果がある。

　『素問』挙痛論篇では，「百病は皆気より生じる」と述べている。気海は，その気病を治療する要穴とされている。臨床において本穴を用いる際には，気と臓腑，また血の生理，病理関係にもとづいて処方を決定する。

本穴の特性

＜治療範囲＞

1．元気不足の病証

　元気は，先天の精気が化して生じるものであり，その源は腎にある。先天の精気は「後天の源」によりたえず充足，滋養されており，三焦の通路を通じて全身に到達して，臓腑などのすべての組織器官の機能活動を推動している。元気は，人体の生命活動の原動力となっているのである。

　この元気が不足すると臓気は虚し（衰え），また臓気が虚すと元気も虚す。心，肺，脾，腎などの臓気が虚しておこる機能減退（病証）は，気海穴の治療範囲に入る。

2．気と関係のある血証

　人体の病理的な変化が，気血に波及しない例はない。気血失調は，人体におこる疾病のなかで，最も普遍的な発病機序の1つである。気滞によりおこる血瘀，気虚のために統血機能が低下しておこる婦人の経血証，気海穴付近の気滞血瘀病証，および下焦の気機失調により現れる病証は，すべて本穴の治療範囲に入る。

＜効　能＞

1．弁証取穴

①補法：元気の培補

灸または焼山火を施す…温陽益気

湯液における人参，黄耆，五味子，補骨脂，胡桃仁，甜大雲などの効に類似

②瀉法：行気散滞，理気行血

湯液における芍薬，沈香，茘枝核，元胡，香附子，郁金，小茴香などの効に類似

2．局部取穴

瀉法：去邪散滞

灸を施す………………温陽散寒

＜主　治＞

しゃっくり，哮証，喘証，虚労，失音，厥証，慢驚風，脱肛，胃下垂，子宮脱，疝気，水腫，遺尿，癃閉，淋証，陽萎，遺精，不妊症，閉経，痛経，月経不順，崩漏，産後の悪露不下，帯下，積聚，癥瘕，奔豚気，寒疝型腹痛，小腹部痛，便秘，脱証。
また軟口蓋麻痺，肺癆，痢疾，泄瀉，頭痛，眩暈，耳聾，外傷性対麻痺，腰痛などを治す。

臨床応用

1 呃逆（しゃっくり）

1．気不固摂による虚呃

合谷，足三里（補）を配穴……………………益気固脱

2．元陽衰微の証をともなう場合

①気海，関元（灸補），合谷，足三里（補）………元気を助け，培元固脱をはかる

②気海，関元，合谷（補）……………………温陽益気固脱

2 哮　証

本穴を補すと，補肺，健脾，益腎の作用がある。

1．肺気虚損による哮証

太淵，肺兪（補）を配穴……………………肺気の補益

2．肺脾気虚による哮証

①太淵，陰陵泉または太白（補）を配穴…………肺脾の補益

②肺兪，脾兪（補）を配穴……………………肺脾の補益

3．腎不納気による哮証

太谿または腎兪（補）を配穴……………………補腎納気

4．肺腎気虚による哮証

①肺兪，腎兪（補）を配穴……………………肺腎の気の補益

②太淵，太谿（補）を配穴……………………肺腎の気の補益

※　上記の処方は，体質を改善し，また病の再発の予防に対しても良好な作用がある。虚中挾実に属する場合には，上処方に宣肺，化痰作用をもつ治療穴を配穴するとよい。

3 喘　証

　喘証には実喘，虚喘の別がある。また虚喘には肺虚，腎虚の別がある。肺は「気の主」であり，腎は「気の根」といわれている。肺が虚すと「気の主」としての機能が失調するし，腎が虚すと納気作用が失調する。本病は主として精気内虚となり，肺腎の気の「出納」が失調することによりおこる。肺虚，腎虚および肺腎両虚による喘証の治療では，本穴を補すとよい。

1．肺気不足による喘証
　①太淵，肺兪（補）を配穴 ……………………………… 益気定喘
　②合谷，肺兪（補）を配穴 ……………………………… 補肺固表
　　※　肺虚挟寒である場合には，肺兪に灸を加える。

2．腎不納気による喘証
　　太谿，復溜（補）を配穴 ……………………………… 補腎納気
　　※　腎陽虚衰：上処方に関元（補）を加える ……… 助陽納気

3．肺腎気虚による喘証
　①太淵，太谿（補）を配穴 ……………………… 肺腎の補益，益気定喘
　②肺兪，腎兪（補）を配穴 ……………………… 肺腎の補益，益気定喘

4．肺腎両虚で，また心陽も同時に衰えた場合
　　この場合は喘逆がひどくなり，煩躁不安，四肢が冷えて汗がでる，脈浮大無根などの症状をともなう。これは孤陽欲脱の危候である。
　①急いで，気海，関元，合谷（補）を施す ……… 扶元救脱，腎気の鎮摂
　②急いで，気海，関元，神門（補）を施す ……… 回陽救逆，益気復脈

4 失　音

　失音には，舌瘖と喉瘖の別がある。本穴を補すと，肺腎気虚による喉瘖を治療することができる。太谿，太淵（補）を配穴して，肺腎の気を補益することにより，肺腎の気が充足すると，発声は正常に回復する。

5 脱肛，胃下垂，子宮脱，疝気（気疝，孤疝）

　中気が不足し，気虚下陥して昇提できず，また元気が不足して固摂しないためにおこる上記の病には，合谷，足三里（補）という補中益気の処方に，本穴（補）を加えて元気の補益をはかるとよい。これにより補中益気の効を増強し，また益気固摂の効を収めることができる。

1．子宮脱：上処方に子宮穴または維胞穴を加える。
2．胃下垂：上処方に沈陽部隊総医院の胃下垂治療法を加える。
3．脱肛：上処方に長強（補）を加える。
4．疝気：上処方に太衝（瀉）を加えて，佐として疏肝理気をはかる。

6 遺尿，癃閉

本穴を補して元気を補し，気化を助け，膀胱の約束をはかる。

1．腎気不足，膀胱の約束無権による遺尿および膀胱の気化無権による癃閉
　　太谿，腎兪（補）を配穴……………………………腎気を補益して化気行水と膀胱の約束を
　　　　　　　　　　　　　　　　　　　　　　　　　　はかる

2．腎が虚して膀胱の気化と約束が無力となり，さらに中焦気虚のために「昇運」無力となり，下焦に下陥しておこる癃閉，遺尿
　　合谷，足三里，太谿または腎兪（補）を配穴………腎気の補益，益気昇陥

3．肺脾気虚のために，少腹に下陥し，膀胱がその下陥した気の影響をうけ，約束無力となっておこる遺尿
　　太淵，足三里（補）を配穴…………………………益気昇陥
　　※　昇降転輸の機が回復すれば，遺尿は治癒する。

4．中焦気虚のため昇運無力となり，下焦に下陥して気化不足となりおこる癃閉
　　合谷，足三里（補）を配穴…………………………益気昇陥をはかり小便を利する

5．肺腎気虚，膀胱失約による小便失禁または入眠中の遺尿
　　太淵，太谿または腎兪（補）を配穴………………肺腎の気を補益し，膀胱を約束し遺尿を
　　　　　　　　　　　　　　　　　　　　　　　　　治す

　※　張景岳は「小水は腎が制するが，腎は上の肺と連絡している。肺気が無力になると，腎水を摂することができなくなる。故に水を治すには必ず気を治し，腎を治すには必ず肺を治さなければならない。」と述べている。肺は「水の上源」であり，腎は「化気行水」を主っている。肺気が虚弱となると腎に影響するし，逆に腎気が不足すると肺に影響する。肺腎気虚による遺尿は治りにくい。

7　淋　証

本穴を瀉すと，淋病のなかの「気淋（尿道炎に類似）」を主治する。
　症状：尿意頻回，小便は出渋る，尿道刺痛または灼熱痛，尿色黄赤。小腹拘急または満痛。
　　　　舌苔薄白，脈象沈弦。
　処方：①中極（瀉）を配穴………………………………利気通淋
　　　　②中極（瀉，透天涼を施す），行間（瀉）を配穴……疏肝理気，清熱通淋

8　痛　経

1．気滞血瘀による痛経
　　①気海，太衝，三陰交（瀉）…………………………行気活血，逐瘀止痛
　　②気海，関元，帰来（瀉）……………………………行気活血，逐瘀止痛

2．【1】寒邪凝滞による痛経
　　気海，帰来（灸瀉），三陰交（瀉）…………………温経散寒，通経行血
　　【2】寒湿凝滞による痛経
　　気海，水道（灸瀉），血海（瀉）……………………寒湿の温化，通経行血

3．気血虚弱による痛経

合谷，三陰交（補），気海，帰来または阿是穴（瀉）……気血の補益，佐として調経行血

※ 体虚陽気不運のため血行が阻滞し，経行が順調でない場合

　　気海，関元（灸），三陰交（瀉）……………… 培元扶陽，温経行血

※ 経行後の小腹空痛または冷痛は，血海空虚となり，胞脈が温煦，滋養をうけられないためにおこる場合

　　①前者：気海，関元（灸），三陰交（補）…… 精血の補益，胞宮の補益
　　②後者：上処方の三陰交を帰来（灸瀉）に代える……培元扶陽，散寒逐冷

⑨ 奔豚気

気海に針瀉または灸瀉を施すと，温陽，理気，降逆の作用がある。

1．水寒の気が上逆しておこる奔豚気

気海，中極（灸瀉），内関，公孫（瀉）………… 温陽行水，理気降逆

※ 下焦に寒があり，肝気が寒とからんで上逆しておこる奔豚気

　　気海，太衝（灸瀉），関元，神闕（灸）……… 温陽理気，去寒降逆

2．肝腎の気が上逆しておこる奔豚気

気海，太衝，照海，公孫（瀉）………………………平衝降逆

⑩ 脱　証

関元，合谷などの［臨床応用］を参照。

症　例

[症例1]　男，53才，初診1976年3月4日

主　訴：胸脇部痛，肩甲部痛が1ヵ月余り続いている，事故により発症

現病歴：1ヵ月余り前に右側の脇肋部（乳頭線の外側3〜4寸の部位で乳頭の高さの部位，手掌大）を強打して発症した。当時は右側の脇肋部，肩部，肩甲部に跳痛，熱痛があり，局部は青紫色で腫脹していた。咳嗽や深呼吸または上肢を動かすと，痛みは増強する。中西薬（活血散気薬13剤，温熱薬3剤，止痛片を数10片内服した）により治療したが，症状は改善せず，顔面紅潮，目の充血，心煩，悪心，胃部の発熱，息切れが出現し，さらに頭痛，頭暈，全身の痛み，腰痛，頻繁にあくびをする，ゲップがでそうでない，頻尿，胃痛，胃熱，食欲不振，右側の脇肋部と肩，肩甲部の熱感などの症状をともなうようになった。ただし食後には胃部に熱痛がおこるものの，右側の脇肋部，肩部，肩甲部の熱感は軽減または消失する。舌苔は薄白，身体は痩せており，脈は沈細数である。

既往歴：この15年来，2〜3年に1回は頭痛，頭暈，息切れ，腰痛，または胃痛，食少，息切れ，または腰痛，頻尿，下肢の痛み，頻繁にあくびをするなどの症状がおこる。当病

院にて気海,関元,または関元,中極,または合谷,復溜(補)にて1～3回の治療を施され,治癒している。

弁　証：平素から身体が虚しており,元気不足,気血両虚であったと考えられる。そこへ,右脇部に外傷をうけ,散気破血の剤を過剰に内服したために,脇痛が治癒しないばかりか,かえって正気を損傷し腎精を損耗した。これにより,息切れ,頭暈,頭痛,頻尿,腰痛,あくびなどの症状がおこっている。また温熱薬の服用により陰液を損傷し,浮火が内生したことにより顔面紅潮,目の充血,心煩,不眠がおこり,脈象もそのために沈細数となっている。熱薬により胃を損傷し,胃失和降になると悪心,嘔吐,食後の胃の熱痛がおこる。さらに気虚のために血液の運行を推動できないと気血の流れが悪くなり,全身の痛みがおこる。

治　則：元気の補益,元陽を壮じる,益気滋腎,隔日治療とする

取　穴：初～4診,7診,気海,関元(補)
　　　　5～6診,合谷,復溜(補)

効　果：3診後には頭暈,身体痛,脇痛は軽減し,あくびや尿の回数も減少した。ゲップもすっきりでるようになり,腰痛は消失した。4診後には右側の脇肋部痛,肩と肩甲部の疼痛,発熱は著しく軽減し,飲食は増加し,悪心,嘔吐,頻尿は治癒した。5診後には頭痛,頭暈,身体痛,息切れは消失した。あくびはたまにおこる程度となり,心煩と胃熱は消失した。

経　過：2カ月後に治癒していることを再確認し,今日まで再発はない。

[症例2]　男,46才,初診1976年11月9日

主　訴：5年来の腰痛

現病歴：5年来,毎年冬になるとギックリ腰がおこりやすくなる。また四肢厥冷,膝下が非常に冷えると,いっそうギックリ腰をおこしやすい。発症すると咳嗽,腰の屈曲,深呼吸などによって痛みは増強し,運動制限がおこる。平時から尿意急迫,頻尿,畏寒,四肢の冷え,精神疲労,倦怠,頭暈,眼花,健忘,息切れ,心悸がおこる。舌体は胖で歯痕があり,舌苔は薄白,脈は沈細無力である。

弁　証：真気不足,元陽虚衰のために陽気が腰部に到達せず,そのためにおこる腰痛である。

治　則：温陽益気補虚

取　穴：気海(補),関元(補,焼山火を配す)
　　　　初診では関元の熱感が小腹部,陰茎部にいたった。腰および下肢には熱感がなかったが,涼感は軽減して爽快になった。2～3診では関元の熱感は前と同じであり,さらに温熱感が腰部にいたった。4診では関元の熱感は小腹部から陰茎部にいたり,さらに腹部全体が温かくなり,上半身および腰部に熱感がおこり,両下肢が温かくなって口乾がおこった。

効　果：初診後には,腰および両下肢の冷えと痛みは著しく軽減し,咳嗽や腰の屈曲によっての痛みも軽減した。2診後には,腰痛はほぼ治癒し,1日中車を運転しても腰は痛ま

なくなった。3診後には，腰痛は治癒し，4～5診で効果の安定をはかった。

[症例3] 男，32才，初診1973年9月10日
主　訴：両下肢の対麻痺が7日間続いている
現病歴：7日前に不注意で高所から落下した。当時は両下肢が動かず，その後に尿閉（カテーテル使用）が出現し，ときに大便失禁（小便時に大便がつられてでる）がおこる。陰茎も勃起せず，両下肢の知覚は消失している。
　　　　腰椎レ線：腰椎圧迫性骨折
弁　証：腎は骨を主り，精を蔵し，髄を生じる。腰椎を外傷し，腎気を損傷し，腎精が脊髄を滋養できなくなりおこった下肢の対麻痺である。
治　則：補腎益気壮腰
取　穴：初～5診，気海，中極，合谷，太谿（補）
　　　　6～20診，
　　　　①気海，中極（ときに腎兪を加える）（補）
　　　　②合谷，太谿（ときに足三里を加える）（補）
　　　　※　①と②を交互に用いる
　　　　21～25診，気海，中極，腎兪（補）
効　果：5診後には，杖をついて数歩歩けるようになり，尿閉は治癒しカテーテルは不要となった。ただし排尿時には力んだり，かがまないと尿はでない。20診後には正常に歩行できるようになった。ただし疲労時には排尿がやや困難である。退院して当地の病院にて利尿薬を服用してから，小便困難が悪化し，陰茎も勃起しなくなり，再び当病院で治療をうけることとなった。21～25診で陽萎は治癒した。小便も疲労時には力んだり，小腹部を圧迫すれば排尿できるまでに回復した。
経　過：1974年，76年と83年に数回にわたって確認したが，身体は健康であり，以前の仕事に従事している。

経穴の効能鑑別・配穴

効能鑑別

1．気海，関元，中極，陰陵泉の効能比較
　①気海：元気の要穴であり，元気を鼓舞し，補益する効がある。元気不足の治療によく用いられる。
　②関元：陽気の要穴であり，元陽を鼓舞し，温補する効がある。真陽不足の治療によく用いられる。
　③中極：水気の要穴であり，水道を調節し，調節する効がある。水道を通摂させるときによく用いられる。
　④陰陵泉：湿気の要穴であり，水湿を運化し，健脾去湿，行湿益脾の効がある。脾虚湿盛ま

たは湿困脾土の治療によく用いられる。
2．気海，中脘，膻中の効能比較
　上記の3穴には，ともに調気の作用があるが，各穴それぞれに固有の特徴がある。詳細については，膻中一節の［経穴の効能鑑別］を参照。

[配 穴]

1．気海（補）
　①太谿，復溜（補）を配穴……………………湯液における都気丸（『医宗己任編』方）の効に類似
　②関元，神門（補）を配穴……………………回陽救逆，益気復脈
　※　湯液における回陽救急湯（『傷寒六書』方）の効に類似
　③合谷，百会（補）を配穴……………………昇陽補気
　④関元，合谷，足三里（補）を配穴…………益気回陽固脱

2．気海（瀉）
　①三陰交（瀉）を配穴…………………………行気活血
　②太衝（瀉）を配穴……………………………疏肝行気
　③中極（瀉）を配穴……………………………行気利水
　④中脘，膻中（瀉）を配穴……………………上中下焦の気機を調節する

3．気海（灸瀉）
　帰来（灸瀉），三陰交（瀉）を配穴……………　温経散寒，行気活血

[参 考]

1．古典考察
　1．『金匱要略』嘔吐噦下利病脈証治篇には，「下利して，手足厥冷し，脈無き者，これを灸して温まらず，もし脈還らず，かえって微喘する者は，死す。少陰，趺陽に負くる者は，順となすなり。」とある。「下利して，手足厥冷し，脈無き」は，陽気衰竭の現象であり，気海，関元，または神闕に灸を施し，絶えようとしている陽を鼓舞すれば，手足は温かくなり脈は還ってくる。もし灸を施した後，手足が温かくならず，脈が還らず，さらに微喘が加わる場合は，陽気上脱，腎気先絶の状態であり，病は危篤である。ただちに気海，太谿を補い，腎気の補益をはかるか救急措置を施すべきである。
　2．『金匱要略』嘔吐噦下利病脈証治篇には，「下利の後，脈絶え，手足厥冷し，晬時にして脈還り，手足温かなる者は生く，脈還らざるは死す。」とある。1昼夜の後に，脈が還らず，手足が温かくならない場合は，正気が還らず陽気がすでに脱している状態であり，病は危篤である。この場合，気海，関元（灸補）により，回陽益気固脱をはかる必要がある。
　3．『傷寒論』292条には，「少陰病，吐し，利し，手足逆冷せず，反って発熱する者は，死せず，脈いたらざる者は，少陰に灸すること七壮」とある。これは，嘔吐と下利をくりかえ

したために，正気暴虚となり，脈が一時的に接続できなくなったものである。治療では，太谿に灸を施して通陽復脈をはかるとよい。また気海（補）を加えて元気を大いに補うと，正気の回復を助けることができる。

2．歴代医家の経験

気海は一切の気病を治療する要穴であり，元気の培補，虚損の補益，気機を調節する効があることは，歴代の医家が認めている。例えば，代表的なものとしては次のものがある。

① 「気海は，臍下冷気上衝し，心下気結して塊を成し，状は杯を覆するが如きを治す，……臓気虚憊，真気不足，一切の気疾久しく癒ざるは，悉く皆これに灸するに宜し」（『銅人腧穴針灸図経』）
② 「凡そ臓虚気憊，および一切の真気不足，久疾癒ざるは，皆これに灸するに宜し。一切の気塊を治すは，灸すること百壮。」（『類経図翼』）
③ 「或いは虚に針するは，気海，丹田，委中奇」（『行針指要歌』）
④ 「気海は臍下気を主治する」（『十四経要穴主治歌』）
⑤ 「腹中常に鳴り，気上りて胸を衝き，喘して久しく立つこと能わざるは，邪大腸に在り，肓の原，巨虚上廉，三里を刺す」（『霊枢』四時気）

3．妊婦禁針，禁灸

中極一節の［参考］を参照。

4．補瀉時間の長短

元気の培補をはかる場合は，捻針時間を長くする必要がある。捻針時間が短いと効果的ではない。また気機の調節をはかる場合は，捻瀉時間は長くしてはならない。長いとかえって正気を損傷してしまうからである。虚中挾実証に対しては，先に少し瀉して後に多く補う法を用い，去邪扶正をはかり，虚実をともに調節するとよい。

真気不足，下元虚憊の病証に対しては，本穴に針補を施し，穴下が濇滞になるまで捻針すると効果的である。そうしなければ高い効果は得られない。

5．本穴の位置

『素問』腹中論篇には，「肓の原は臍下に在り」としている。王冰注では，「臍下胦䑛と謂う，臍下二寸半に在り」としている。これに対して『針灸甲乙経』ならびに『外台秘要』では，気海は「臍下一寸五分」としている。後者を基準とするほうが妥当である。

4. 神 闕 (しんけつ)

　神闕は，別名，臍中，気舎，気合ともいう。本穴の穴下には小腸がある。本穴は，内臓と密接に連絡しており，温陽，回陽救逆の要穴とされている。また本穴は，下元虚冷，中陽不振のために寒が内生しておこる病証，および陰寒内盛，寒凝血結などにより，本穴の所在部位におこる病証を治療する際の常用穴とされている。

　また「温めて温まらずは，火なし」，「火の源を益し，以て陰翳を消す」，「陰は急に復し難し，陽を速やかに固めるべし」，さらに真陽欲絶といった陽の考慮を急務とする病証の治療に用いられる場合が多い。

　本穴は，臍に位置しているが，臍は大腹の中央にあり，「五臓六腑の本であり，衝脈が循行する地であり，元気が帰蔵する根」である。さらに中下焦のあいだに位置しており，臍下の腎間動気するところにあるため，本穴には上記のような作用があるのである。本穴には「刺すべからずは，之に灸するが宜しい」といわれており，臨床においては灸法がよく用いられる。

　『針灸甲乙経』や『素問』気穴論篇の王冰注にもとづき，後世の医家たちは本穴を禁針としている。そのため本穴を用いた治療では，灸法が施され，多様な灸法が開発されている。例えば，薬物塡臍，敷臍，貼臍，温臍，滴臍，吸臍などの法が広く臨床に応用されている。

本穴の特性

<治療範囲>

　本穴は，臍に位置している。臍は，先天の結蒂であり，また後天の気舎であり，中下焦のあいだに位置する。脾胃は，中焦にあり，後天の本をなし，水穀精微の納運を主っており，気血生化の源をなしている。

　真陽虚衰，下元虚冷，胃腸虚寒，脾陽不足およびこれらと関係する病証は，すべて本穴の治療範囲に入る。また傷寒論中の少陰証（虚寒型）と太陰証も，本穴を配穴して治療することができる。

　足太陰経筋は，陰器から少腹を循って直上し，臍に結している。臍以下の経筋拘急，弛緩は，本穴を取って治療することができる。

<効　能>
1．弁証取穴
　　灸または隔姜，隔塩，隔附子灸：中陽を奮い立たせる，下元の温補，回陽固脱
　　湯液における烏附片，乾姜，高良姜，肉桂，呉茱萸，丁香，艾葉，小茴香，冬虫夏草，紅棗，補骨脂などの効に類似
2．局部取穴
　　灸（10～30分）：逐冷散結，寒邪の温散，血脈の温通

<主　治>
　脱証，厥証，腹痛，寒疝型腹痛，腹満，便秘，霍乱，泄瀉，痢疾，水腫，虚労，しゃっくり，反胃，嘔吐，慢驚風，慢脾風，奔豚気，脱肛，傷寒（太陰証），痰飲，多眠。
　また積聚，帯下，不妊症，痛経，月経不順などを治す。

臨床応用

1　脱　証

　脱証は現代医学でいうショックに相当する。臓腑気血津液が損傷して，陰陽衰竭となり，とくに亡陽を主とする病である。「陰は急に復しがたく，陽を速やかに固めるべし」といわれているが，脱証の治療では陽の考慮が急務とされる。
　神闕は，本病を治療する際の常用穴とされており，これを用いて回陽固脱をはかるとよい。久病のため元気が衰退しておこる脱証，あるいは急病で陽気が暴脱しておこる脱証の治療では，本穴に灸を施すとよい。

1．中風で真気衰退，陽気暴脱が現れている場合
　　①関元，気海（補）を配穴……………………………益気回陽固脱
　　②合谷，足三里（補）を配穴…………………………益気回陽固脱
2．霍乱：激しく吐瀉して津液を損傷し，陽気が衰退している場合
　　合谷（補）を配穴……………………………………温陽益気固脱
3．日本脳炎で陽虚欲脱が現れている場合
　　関元（灸）を配穴……………………………………回陽固脱
4．中暑で陰損及陽，気虚欲脱が現れている場合
　　合谷，復溜（補）を配穴……………………………益陰温陽，補気固脱
5．『傷寒論』387条の吐利汗出で陽亡となっている証，および388条の吐利し小便復利で陰陽がともに亡する証
　　処方に神闕（灸）を配穴
6．『傷寒論』295条の「少陰病，悪寒し，身蜷して利し，手足逆冷する者は治さず」という状態で，真陽がすでに衰退している場合
　　ただちに関元，太谿（灸補），神闕（灸）を施す……腎陽の温補，回陽固脱

7．『傷寒論』361条の「下利し，手足厥冷して，脈無し」という陽気衰竭の証

神闕，関元，気海（灸）……………………………欲絶しようとしている陽を奮い立たせる

2 腹　痛

弁証取穴，局部取穴として本穴に灸を施すと，臍および臍周囲の疼痛を主症状とする腹痛を主治する．

1．虚寒腹痛

【1】脾陽不振，陰寒内停によりおこる虚寒腹痛

症状：腹がジワジワ痛む，喜温喜按，空腹時に痛みがひどくなる．精神不振．寒がり．大便溏薄．息切れ，脱力感．舌淡苔白，脈沈細など．

処方：関元，阿是穴（灸）を配穴……………………温陽補虚，散寒止痛

【2】小腸の虚寒によりおこる腹痛

症状：小腹部がシクシク痛むが按じると軽減する．腹鳴，溏瀉．頻尿（すっきりでない）．舌淡苔白，脈細緩など．

処方：気海，関元（灸）を配穴……………………温陽補虚，散寒止痛

【3】腎気虚寒による腹痛

症状：臍中に耐えられない激痛がおこる，喜温喜按．

処方：関元（灸）を配穴………………………………腎陽の温通

【4】下焦虚寒，厥陰の気がうまく疏調しないためにおこる腹痛

症状：少腹部の拘急冷痛．舌苔白，脈沈緊．

処方：関元（瀉，加灸），大敦（瀉，加灸）を配穴……温肝散寒

2．寒凝腹痛

【1】長期にわたる寒涼薬物の服用，またはなま物や冷たい物を食して胃腸を損傷し，中陽がその影響をうけ，脈絡阻滞，気血不暢となっておこる臍腹冷痛

症状：痛みは温めると軽減する．口和不渇．小便清利．大便溏薄．舌苔薄白，脈沈緊．

処方：下脘（瀉，加灸），阿是穴（瀉，加灸）を配穴……温陽暖腑，散寒止痛

【2】寒邪が腹中に侵入し，そのために陽気がうまく通暢せず，脈絡阻滞，気血不暢となっておこる腹痛

処方：本穴に灸を施し，復陽逐冷，寒積の温散をはかる

　①臍上が痛む場合：水分（灸）を配穴，または下脘（瀉，加灸）を配穴

　②臍下が痛む場合：気海（瀉，加灸）を配穴

　③臍傍が痛む場合：天枢（瀉，加灸）を配穴……寒邪の温散，通絡止痛

　④臍下冷痛し，痛みが上衝する場合：公孫，気海（瀉）または関元（瀉，加灸）を配穴………………………………………………温陽逐冷，降逆止痛

【3】『素問』挙痛論篇にある「寒気，小腸に客せば，小腸聚なるを得ず，故に後泄腹痛す」というタイプの腹痛

処方：関元（灸瀉）を配穴………………………………散寒止痛

3 寒疝型腹痛，腹満

本穴に灸を施し，温陽益脾，温陽駆寒をはかるとよい。

1．虚寒性の腹満

『金匱要略』腹満寒疝宿食病脈証治篇所収の「跗陽脈微弦なるは，法はまさに腹満すべし，満ならざるは，必ず便難く，両肢疼痛す，此は虚寒が下より上るなり，まさに温薬を以て之を服すべし」という証

処方：太衝（灸瀉）を配穴……………………………温陽益脾，暖肝降逆

2．『金匱要略』腹満寒疝宿食病脈証治篇所収の「心胸中大いに寒痛し，嘔して飲食を能わず，腹中寒するは，大建中湯これを主る」という脾陽虚による寒疝証

処方：公孫（瀉），中脘，上脘（灸瀉）を配穴……温陽散寒，平衝止痛

4 霍 乱

本穴に灸を施し，中陽の温振，回陽固脱をはかるとよい。

1．激しく嘔吐して津液を損傷し，陽気衰微となっている霍乱

症状：顔面蒼白。手足厥冷。筋脈攣急。頭から汗がでる。眼窩が陥凹している。脈微細など。

処方：神闕（灸），関元（灸補），合谷（補）………温陽益気，虚脱を予防する

2．寒湿偏盛となり中陽が困られている霍乱

症状：突然発作がおこる。嘔吐，泄瀉，水様の下痢。胸膈痞悶。四肢不温。舌苔白膩，脈濡弱など。

処方：①神闕，天枢，中脘（灸）………………………中陽を奮い立たせる，寒湿の温化
　　　②神闕，関元（灸），中脘，天枢（灸瀉）……温陽散寒，去湿化濁

3．中陽不振，脾胃虚寒となっている霍乱

症状：頻繁に吐瀉する，腹痛。汗がでて四肢が冷たい。尿清。顔面蒼白。舌淡苔白，脈微細または沈遅など。

処方：神闕（灸），中脘（灸瀉），脾兪，胃兪（補）……温中散寒，脾胃の補益

4．津液枯渇，陽気欲絶となっている霍乱

症状：大汗がでる，四肢が非常に冷たい。声がかすれている。拘急転筋。脈沈細欲脱。

処方：神闕（灸），関元，気海（灸補）……………温陽益気，回陽固脱

5．理中丸証：『傷寒論』385条にある「頭痛発熱し，身疼痛，熱多く水を飲むを欲するは，五苓散これを主る，寒多く水を用いざるは理中丸これを主る」という証

処方：神闕，中脘（灸）………………………………温陽益脾，暖胃散寒

5 泄 瀉

本穴に灸を施し，温陽益脾をはかるとよい。

1．寒湿内盛による泄瀉

①天枢，水分，関元（灸）を配穴………………………寒湿の温化，益脾止瀉

②水分（灸），天枢，足三里または上巨虚（瀉）を配穴……寒湿の温化，調中止瀉

2．脾胃虚寒による泄瀉
　①関元，天枢，足三里（灸）を配穴……………………脾陽の温運，逐寒止瀉
　②中脘（灸）を配穴……………………………………………温陽益脾，暖胃散寒

3．脾腎陽虚による泄瀉
　①命門，腎兪，脾兪（灸）を配穴………………………………温腎益脾
　②関元，陰陵泉，太谿または腎兪（補）を配穴……腎陽の温補，健脾止瀉
　※　『傷寒論』277条の「自利して渇かずは，太陰に属す，その臓に寒あるが故なり，当にこれを温むべし，四逆輩を服するが宜しい」という証
　　　関元（灸）を配穴…………………………………………脾陽の温補

6　呃逆（しゃっくり），反胃，嘔吐

本穴に灸を施し，温中散寒，温陽益脾をはかるとよい。

1．脾胃虚寒による呃逆，反胃，嘔吐
　①関元（灸補），中脘（灸瀉），足三里または公孫（瀉）を配穴……温陽補脾，和胃降逆
　②中脘（灸）を配穴……………………………………………温陽益脾，暖胃散寒
　③中脘（灸），関元（補）を配穴……………………… 脾胃の温健

2．胃中虚冷による嘔吐

『傷寒論』199条：「陽明病，食を能わず，その熱を攻めれば必ず噦し，しかる所以の者は，胃中虚冷の故なり」

『傷寒論』229条：「もし胃中虚冷し，食を能わざる者，水を飲めば則ち噦す」

　中脘（灸）を配穴……………………………………………温陽益脾，暖胃散寒
　※　虚している場合は中脘に灸のみを施し，針を用いなくてもよい。

3．胃中寒冷による呃逆
　中脘，上脘（灸瀉），足三里または公孫（瀉）を配穴……温中散寒，和胃降逆

4．痰飲内阻による嘔吐
　関元（灸），中脘（灸瀉），豊隆（瀉）を配穴………痰飲の温化，和胃調中

5．元気虚衰による呃逆

危篤な状態にあり，真陽不足であり，元気衰退して気固まらず，危篤である場合

　ただちに神闕（灸），関元（または気海）（灸補），合谷，足三里（補）……元気の扶助，培元固脱

6．脾胃陽虚による反胃

『金匱要略』嘔吐噦下利病脈証治篇にある「朝食暮吐，暮食朝吐」というタイプの反胃

　①中脘（または上脘），足三里（灸）を配穴……… 温陽益脾
　②関元（灸），上脘または中脘（瀉）を配穴……… 温陽益脾，暖胃和中

7 慢驚風，慢脾風

1. 脾陽虚弱による慢驚風

神闕（灸），足三里（灸補），太衝（瀉）……………脾陽の温補，熄風鎮驚

2. 脾腎陽衰による慢脾風

神闕，関元（灸），合谷，足三里（補）…………… 温陽救逆，固本培元

8 奔豚気

本穴に灸を施して，温陽行水をはかる。詳細は公孫一節の［臨床応用］を参照。

9 傷 寒（太陰証）

腹満にして吐く，食下らず，自利，ときに腹おのずと痛む，舌苔白滑，脈緩弱などの脾虚湿盛の証候を現す。

中脘（灸瀉），神闕（灸）……………………………温陽益脾，散寒行湿

10 痰 飲

天枢一節の［臨床応用］を参照。

症 例

［症例1］　男，24才，初診1977年11月21日
主　訴：腹瀉が5カ月余り続いている
現病歴：冷たい水を飲んで発症した。発症前に感冒を7日患い，瘧疾を7日患って，また今回飲食不節が原因となって腹痛下墜がおこるようになった。泄瀉後には痛みは軽減する。大便には白色の粘液が混じっている。西洋薬を服用したが効果はなかった。また温陽健脾の中薬を60剤服用したところ症状は軽減したが，服用を止めると以前のように泄瀉がおこる。
現　症：大便は1日に4～5回，便は白色の粘液が混じり完穀不化である。少腹部が拘急し冷えており，温めると楽になる。冷たい物を飲食すると，泄瀉は悪化する。口淡不渇，尿は清で頻尿，身体は痩せて冷えており，畏寒，四肢の冷えなどの症状をともなっている。顔色は萎黄，舌質は淡，舌苔は白，脈は沈遅である。
弁　証：太陰虚寒の下利である。
治　則：真陽の温補，健脾止瀉
取　穴：棒灸にて神闕（灸），関元（補，焼山火を配し，温熱感が小腹部全体におよぶようにする），天枢（先に少し瀉し後に多く補う，針の後に灸を加える）
効　果：初～3診の期間は，大便は1日2回となり，粘液は消失し，尿は少なくなった。5診後には，すべての症状が消失し，精神状態は良好となって，大便は1日2回であった。6～8診で治療効果の安定をはかった。

[按]
　『傷寒論』277条には，「自利し渇せざるものは，太陰に属す，それ臓に寒有るをもっての故なり，まさにこれを温むべし，四逆輩を服すによろし」とある。本症例の「自利不渇」も太陰に属すものである。冷たい物の飲食により泄瀉が悪化する，完穀不化を泄瀉する，また少腹部の拘急と冷え，畏寒，四肢の冷え，顔色萎黄，舌質淡，舌苔白，脈沈遅などは，まさに太陰虚寒，脾損及腎に属すものである。神闕に灸を施し中陽の温運をはかり，関元（補）に焼山火を配して真陽の補益をはかった。また大腸の募穴である天枢を取り，先に腸腑の寒邪を去り，後に扶正をはかった。

[症例2]　　女，51才，初診1970年10月26日
主　訴：数年来の小腹部の冷痛，この半年ほど再発している
現病歴：半年来，小腹部に冷痛がおこり，大便時には小腹部に下垂感をともなう痛みがおこる。冷たいところに座ると肛門に冷痛がおこり，小腹部の冷痛は増強する。また大便溏薄で1日に数回排便し，ときに小腹部に空痛がおこり，按圧すると痛みは軽減する。怒ったりすると，小腹部および肛門の墜脹感と便意がいっそう顕著になる。舌質は淡，舌苔は白，脈は沈細である。婦人科の検査では器質性病変は認められなかった。
弁　証：陰寒内盛により陽気が抑止され，中陽の運化が悪くなっている。さらに肝鬱気滞，腸道阻滞の証候をともなっている。
治　則：温陽益脾，疏肝散寒
取　穴：神闕（灸），関元（灸補），太衝（瀉）。2～3日に1回の針灸治療とする。
効　果：2診後には排便時の小腹墜痛は軽減し，食欲も増した。4診後には排便時にわずかに墜痛があるが，小腹部および肛門の墜脹感と便意は治癒した。5診後にはほぼ治癒し，6～7診で治療効果の安定をはかった。

経穴の効能鑑別・配穴

効能鑑別
神闕と関元の効能比較
　①神闕：脾胃の陽を温める，中焦を温める，下焦を補益するといった効能に優れている。温中を目的によく用いられる。
　②関元：腎陽の温補，下焦を温める，中焦を補益するといった効能に優れている。下元を温めるときによく用いられる。

配穴
神闕（灸）
　①中脘（灸）を配穴……………………………………温陽益脾，暖胃散寒
　②関元，太谿（補）を配穴……………………………脾腎の温補，回陽固脱

③足三里（補），天枢（補，加灸）を配穴……………湯液における真人養臓湯（羅謙甫方）の効に類似
④合谷，足三里（補），関元（補，加灸）…………温陽益気，回陽固脱
⑤関元（瀉，加灸），大敦（瀉）または太衝（瀉，加灸）を配穴……暖肝散寒
⑥関元，水分（灸），中極（瀉）を配穴……………湯液における実脾飲（『済生方』方）の効に類似
⑦水分，中極（灸）を配穴……………………………水飲の温化
⑧関元，陽陵泉または太白（補）を配穴……………脾陽の温補
⑨太白，天枢（補）を配穴……………………………温陽益脾，濇腸止瀉，止痢
⑩公孫（瀉），中脘，上脘（灸瀉）を配穴…………温中散寒，和胃降逆
⑪脾兪，胃兪（補）を配穴……………………………脾胃の温補
⑫関元（灸），三陰交（瀉）を配穴…………………培元扶陽，温経行血

参　考

1．古典考察

1．灸を施し，局部の皮膚をただれさせて瘡をつくる療法は，疾病の治療に効果的である。ただし本穴には，灸を施して瘡をつくってはならない。『針灸甲乙経』では，悪瘍の発生を恐れるために，本穴を禁針とすると説明している。したがって本穴に施灸する場合にも，疾病の病因病機，患者の温熱刺激に対する敏感度を充分に考え，注意をはらう必要がある。熱感に鈍い患者や，下元虚冷，あるいは陰寒内盛により陽気が抑止されておこる臍腹部の冷痛などの治療には，施灸の時間を長くするとよい。しかし温陽の目的が達せられても熱感がない場合には，施灸は厳禁である。

2．『金匱要略』血痺虚労病脈証併治篇には，「脈沈小遅を脱気と名づく。その人疾行すれば則ち喘喝す。手足逆寒し，腹満し，甚しければ則ち溏泄し，食消化せざるなり。」とある。本条文の脈象は沈小にして遅であるが，これは脾腎陽気虚弱の反応である。腎気虚，中気不足であるために疾行すれば気喘となり，陽気が四肢にいたらなければ手足逆冷となる。また脾胃陽虚，陰寒内生により，腐熟と運化機能が減退すれば，腹満，大便溏薄，飲食不化となる。この場合は神闕（灸），関元，陰陵泉（補）により，脾腎の陽気を補益するとよい。

2．本穴の作用

歴代の医家は，本穴への効果的な灸法を各種開発している。神闕に灸が用いられるのは，先述の通り本穴が大腹部中央の臍部に位置しており，臍は先天の結蒂，後天の気舎であり，中焦，下焦のあいだに位置しており，臍下腎間動気するところ，十二経の根，元気の繋るところ，生気の源，五臓六腑の本であることによる。本穴への灸法は多種あるが，臨床においては棒灸，間接灸が多用されており，また必要時には塩灸が用いられている。

3．歴代医家の経験

本穴への施灸，治則については，『内経』，『金匱要略』，『針灸甲乙経』，『肘後備急方』，『千金翼方』，『外台秘要』などの諸書に，詳しい記載が多くみられる。施灸は後世ではいっそう広く応用されており，その方法もさらに多様化している。これらは臨床応用において，参考にする価値がある。

1．灸臍法

灸臍法は，棒灸による間接灸，棒灸や艾炷を用いた塩灸，附子灸，生姜灸，にんにく灸，肉桂灸，麝香灸などがあり，温中回陽鎮痛の効がある。例えば『備急千金要方』には，「寒冷脱肛を治すは，臍中に灸すること壮を年に随う」とあり，『扁鵲心書』では老人の滑腸困重を治療し，陽気虚脱により小便失禁する場合には，灸すること三百壮としている。

2．熨臍法

薬末を用いて餅を作り，それを熱くして臍上に敷く。あるいは薬をいためて熱くし直接臍上をなでおさえる。あるいは熱い物を臍上におく。これらは薬効と熱により病を治す方法である。例えば『衛生宝鑑』では，葱白，生姜，豆豉，白塩を用いて餅を作り，熱くして臍上にかぶせることにより，風寒を散じ，積滞を理し，兼ねて二便不通を治すとある。

3．敷臍法

薬末または生薬をつぶして餅を作り，直接臍上に敷く。これは薬効を直接，内臓に作用させる方法である。例えば『類経図翼』には，湿気腫脹を治す際に，甘遂，二丑の研末を熾とし，そばと水を用いて餅とし，それを蒸して臍上に敷くとある。

4．薫臍法

薫臍法は，蒸臍法，煉臍法ともいわれている。薬末を臍上に敷き，さらにその上に灸を施す方法である。例えば『医学入門』には，煉臍法は労疾を治療するとしており，麝香，丁香，青塩，夜明砂などを末として用いるとある。また済衆薫臍法という療法もあるが，これは気虚体倦，肚腹畏寒を治し，五霊脂，夜明砂，枯礬，麝香を用いるものである。

5．貼臍法

薬を煎じて膏とし，臍上に貼る方法である。例えば『衛生鴻宝』では陰証厥逆腹痛を治すに，鶏卵1個を煎じて餅とし，胡椒7粒を研細となして先に臍内におき，熱い卵餅を上に貼り，冷めれば再び熱い餅をとりかえるとある。また『外治寿世方』には，寒泄を治すに，胡椒末と飯で餅を作り，臍上に貼敷するとある。

6．滴臍法

これは薬物を水液にし，臍中に点滴状にたらす方法である。『外治寿世方』には，傷寒小便不通を治すに，蝸牛1個，冰片少量を用いて螺内に点入すれば水に変化し，それを臍中に点滴状にたらせば，ただちに解するとある。

4．塩　灸

食塩で臍中を満たし，その上に薄い生姜片をおいて艾炷あるいは棒灸を施灸する方法である。この灸法は，神闕灸とも称されている。生姜片を用いないで炒っていない食塩の上で灸

を施すと，食塩が火をうけて飛び散り，火傷をおこすことがある。塩は純白で乾燥しているものがよい。患者の臍が凸形の場合には，燃えにくく熱伝導の悪いもので（湿った麺でもよい）囲み，それに塩を満たして施灸するとよい。

5．灸の温熱感

　患者が灸の温熱感を感じる速さを観察すると，人体の盛衰，疾病の程度と変化，虚実寒熱を判断する材料を得ることができる。また真寒仮熱と真熱仮寒の鑑別にも役にたつ。例えば，陽気亢盛の証では，熱感が速く伝わり，陰盛陽衰，陰寒偏盛の虚寒の証では，熱感は遅く伝わる場合が多い。また陰寒内結による臍腹冷痛では，熱感の伝わりは遅い場合が多く，陰寒極盛，真陽欲絶，あるいは身体が大いに虚している場合，病状が重篤な場合の多くには熱感がない。熱感は体質と関係する場合が多く，病状の好転により，しだいに敏感になる。

5. 下 脘 （げかん）

　本穴は，中脘穴の下に位置しており，穴下には胃脘があることから，下脘と命名された。任脈と足太陰脾経の交会穴であり，臍上2寸に位置している。穴下には，胃腑および横行結腸がある。

　穴下にある臓器すなわち胃腸の機能および胃腸と他臓との関係，また経穴の所在部位や刺針の際の針感の走行といった要素をかんがみて，本穴は胃腸，臍腹部および病理的に胃，腸と関係する一部の病証を治療するとされている。

本穴の特性

＜治療範囲＞

1. **胃腸病証**

　胃は水穀の受納と腐熟を主っており，大腸は糟粕の伝化と排泄を主っている。また脾と胃とは表裏の関係にあり，大腸と脾胃とは密接な関係にある。寒涼による損傷，飲食停滞，湿熱蘊積，肝気鬱滞，痰湿内停などによりおこる胃腸病，脾胃腸が相互に影響しておこる病証などは，すべて本穴の治療範囲に入る。

2. **胃腸の機能失調による病証**

　胃腸が病むと，伝化，受納，腐熟する機能が失調し，気血生化の源が不足する。これにより臓腑や器官，肢体に病がおこる。本穴は，その「因」を治し，その「本」を治す。

　本穴は，さらに本穴が所在する部位の局部の病，例えば腹痛，腹脹，積聚や経筋の病変などを治療する。

＜効　能＞

1. **弁証取穴**

　①瀉法：和胃導滞，通腸散結

　　湯液における神曲，麦芽，山楂子，鶏内金，郁金，香附子，枳殻，木香などの効に類似

　②瀉法（灸または焼山火を配す）：腸腑の温通，温胃散寒

　　湯液における厚朴，砂仁，丁香，白蔻仁，蒼朮，枳殻，巴豆，木香，乾姜などの効に類似

　③瀉法（透天涼を配す）：胃腸の熱を清熱する

2. **局部取穴**

　瀉法（灸を配す）：散寒去邪

<主　治>

腹痛，腹脹，寒疝型腹痛，泄瀉，便秘，急性腸梗塞，痢疾，霍乱，腸寄生虫，胃痛，反胃，嘔吐，疳証，鬱証，積聚，閉経，月経不順，頭痛，眩暈。
また痰飲，じんましん，不眠，狂証などを治す。

臨床応用

1　腹　痛

本穴を取ると，臍上部の疼痛を主とする腹痛を治療することができる。

1．寒邪凝滞による腹痛

『素問』挙痛論篇には，「寒気腸胃の間，膜原の下に客するときは，血散ずることを得ず，小絡急に引く，故に痛む」とあり，また「経脈は流行して止まず，環周して休まず，寒気経に入れば則ち稽遅し，泣して行かず，脈外に客するときは則ち血少なく，脈中に客するときは則ち気通ぜず，故に卒然として痛む」とある。これは寒邪が腹中に侵入して陽気が通暢しなくなり，脈絡が阻滞して気血の流れが悪くなることによりおこる腹痛である。

①下脘（灸瀉），水分（痛みが臍上にある場合），神闕（痛みが臍周囲にある場合）（灸）
②下脘，中脘（痛みが臍上にある場合）（灸瀉）
③下脘，天枢（痛みが臍の傍らにある場合）（灸瀉）

また『霊枢』刺節真邪篇には，「脈中の血は凝して留止す，之を火もて調えざれば，之を取ること能わず」とある。上処方に灸を配すと，寒積の温散，通絡止痛の効を収めることができる。臍腹部が冷痛し痛みが上衝する場合には，公孫（瀉）を加えて平衝止痛をはかるとよい。

寒涼の剤を長期にわたって服用したり，なま物や冷たい物を偏食して胃腸を損傷し，中陽が抑止されて脈絡が阻滞し，気血の流れが悪くなっておこる腹痛には，下脘，天枢（または阿是穴）（灸瀉），神闕（灸）により，温陽暖腑，散寒止痛をはかるとよい。

2．虚寒による腹痛

『霊枢』五邪篇には，「邪，脾胃に在るときは，則ち肌肉痛むを病む。……陽気不足し，陰気有余なるときは，則ち寒中し，腸鳴り，腹痛む。」とある。これは脾土虚寒により運化が失調しておこる腹痛である。

①下脘，天枢，神闕（灸）……………………扶陽散寒
②下脘，天枢（灸瀉あるいは焼山火を配す），神闕（灸）……温陽益脾，散寒止痛

3．肝気鬱滞による腹痛

【1】肝気鬱結して気が脈絡に滞り，気機が阻滞しておこる気滞による腹痛
下脘（局所取穴）（瀉），太衝，阿是穴（瀉）………理気散滞，通絡止痛
【2】肝気鬱結して気が脈絡に滞り，血行が悪くなっておこる気血瘀滞による腹痛
下脘，気海，阿是穴，三陰交（瀉）……………理気行血，通絡止痛

4．飲食停滞による腹痛

『素問』痺論篇にある「飲食自ら倍き，腸胃乃ち傷る」ことでおこる食滞による腹痛には，下脘，中脘，足三里（瀉）により消食導滞をはかるとよい。また腹痛時に下痢をもよおし，下痢すると痛みが軽減する場合，あるいは腹部脹痛して大便がすっきりでない場合には，これに天枢（瀉）を加えて通便導滞をはかるとよい。

2 寒疝による腹痛

天枢，神闕などの［臨床応用］を参照。

3 泄　瀉

1．寒湿による泄瀉

これは寒湿の侵入により脾胃の昇降が失調し，清濁が分かれず混雑して大腸に下っておこる泄瀉である。寒湿を温化し，脾胃の機能が回復すれば泄瀉は治癒する。
① 下脘（瀉，加灸または焼山火），天枢（瀉，加灸または焼山火），陰陵泉（瀉）……寒湿の温化
② 下脘，天枢，水分，神闕（灸）………………………寒湿の温化

2．湿熱による泄瀉

これは湿熱が蘊結して胃腸を損傷し，その伝化機能が失調しておこる泄瀉である。湿熱を清利し，胃腸を調和させれば，泄瀉は治癒する。
① 下脘，天枢，陰陵泉（瀉）……………………………湿熱の清利
② 熱が湿より強い場合には，陰陵泉，下脘または天枢に透天凉を配す

3．食滞による泄瀉

これは飲食が胃腸に阻滞し，その伝化機能が失調しておこる泄瀉である。食滞を消食導滞し，脾胃が調和すれば，泄瀉は治癒する。
下脘，天枢，足三里または上巨虚（瀉）……………消食導滞

4．脾虚による泄瀉

これは脾胃虚弱のために運化機能が低下し，水穀不化となりおこる泄瀉である。
下脘，天枢（瀉），陰陵泉，足三里（補）………… 脾胃の健運，調中止瀉

5．中陽衰退による泄瀉

これは中陽が衰退して寒気が内盛となり，伝化機能が失調しておこる泄瀉である。
① 下脘，天枢，神闕（灸）……………………………中陽の温運
② 下脘，天枢（灸瀉），神闕（灸）…………………… 温中散寒

6．肝気乗脾による泄瀉

これは激怒するなどして肝を傷り，肝気が横逆して脾に乗じ，あるいは胃を犯し，これにより運化機能が失調しておこる泄瀉である。肝気を条達させ，脾の運化を回復させ，胃腸の気機が通降するようになれば，泄瀉は治癒する。
下脘，太衝（瀉），陰陵泉（補）……………………… 抑肝扶脾，佐として通腸和胃をはかる

4 便　秘

1．気滞による便秘

　　下脘，天枢，太衝または気海（瀉）……………理気通便

2．食滞による便秘

　　下脘，天枢，足三里または上巨虚（瀉）…………消食導滞，攻下通便

3．陽虚内寒による便秘

　　①下脘（瀉，加灸または焼山火），天枢（瀉，加灸または焼山火），神闕，関元（灸）……温陽開秘

　　②下脘，天枢，上巨虚または公孫（灸瀉）…………温通開秘

4．胃腸燥熱による便秘

　　①下脘（瀉または透天涼を配す），天枢，合谷，内庭（瀉）……清熱通便

　　②下脘，天枢，足三里または上巨虚（ともに瀉，透天涼を配す）……清熱通便

5 急性腸梗塞

1．腑気閉結による腸梗塞

　　①下脘，天枢，足三里（瀉）……………………開結通腑

　　②寒に偏している場合：下脘，天枢（灸瀉），公孫または足三里（瀉）……温陽通腑

2．瘀阻気滞による腸梗塞

　　下脘，天枢，三陰交，気海または阿是穴（瀉）……理気去瘀，寛腸通降

3．食積阻滞による腸梗塞

　　下脘，天枢，公孫（瀉）……………………………消食導滞，寛腸通便

4．虫積阻滞による腸梗塞

　　①下脘，天枢，足上廉（瀉）……………………導滞通便

　　②下脘，天枢，関元，太衝（瀉）………………消導積滞，駆虫通腸

　　　針灸治療は本病に対して，一定の効果がある。病棟治療と併用するとさらに効果的である。

6 疳　証

「積なきは疳を成さず」といわれている。本穴を瀉して消積導滞をはかると，脾胃虚弱，運化失調による疳証，「飲食自ら倍き，腸胃乃ち傷る」によりおこる疳証を治療することができる。

前者：①足三里または陰陵泉（補），四縫（点刺）を配穴……脾胃の健運，積滞の消導

　　　②脾兪，胃兪（補）を配穴……………………………脾胃の健運，積滞の消導

後者：①足三里（瀉），四縫（点刺）を配穴………… 積滞の消導

　　　②足三里，陰陵泉（瀉）を配穴…………………消積和胃，清熱利湿

7 閉経，月経不順，頭痛，眩暈

　本穴を取ると，胃腸病のために伝化が失調したり，胃病のために受納が悪くなり，気血生化の源が不足し，そのため血海空虚となっておこる閉経，月経不順を治療することができる。また血虚や気血両虚によりおこる頭痛，眩暈を治療することができる。病因と病理類型にもとづき，それぞれの治則による処方中に本穴を配穴する。これにより胃腸の機能を回復させ，気血が旺盛になると，これらは治癒する。例えば，閉経に腹脹，食少，胃脘隠痛，大便溏薄，顔色蒼白，手足欠温，倦怠無力などの脾胃虚寒による症状をともなう場合には，下脘，中脘（灸瀉），関元，神闕（灸）により温陽益脾，暖胃和中をはかるとよい。脾胃虚寒を治癒させれば，閉経はこれにつれて治癒する。

症　例

[症例 1]　　男，71才，初診1982年 6 月10日
主　訴：この 8 日間しゃっくりがおこる
現病歴：8 日前に脇痛が治癒してからしゃっくりが頻繁におこるようになった。アトロピンや中薬により治療したが効果はなかった。しゃっくりの音は高音から低音となり，回数も減少しているが，呼吸がスムーズでなく，ゲップがすっきりでないという症状がある。また脘腹部の脹痛があり，硬くなっており拒按である。深呼吸により痛みは増強する。さらに飲食減少がみられ，食後に脘腹部の脹痛は増強する。
弁　証：気機阻滞，胃失和降によるしゃっくり，胃痛である。
治　則：和胃降逆，理気止痛
取　穴：下脘，内関，公孫（瀉）
効　果：初診時，抜針する前にしゃっくりは止まり，深呼吸ができるようになった。初診後には，脘腹部の脹痛は止まり，しゃっくりは軽減した。2 診後には，脘腹部の脹痛，しゃっくりともに治癒した。

[症例 2]　　女，43才，初診1977年 5 月19日
主　訴：1 年来の腹部脹満，怒ってから発症
現病歴：1 年来，胃部に脹満がおこる。食後に脹りは増強し，つまった感じがおこることもある。症状は歩いたり動くと軽減する。また飲食減少，ゲップをともなっている。この15日来は喉がつっぱり，異物感があり，飲食物を飲み込もうとしても飲み込めず，吐きだそうとしても吐きだせない。舌苔は薄白，脈は沈弦である。
弁　証：気が胃腑に滞り，痰気が鬱結しておこった腹脹，梅核気である。
治　則：和中除満，利気化痰
取　穴：初診，下脘，上脘，足三里（瀉）
　　　　2～7 診，上処方に天突（瀉）を加える

効　果：2診後には，喉の異物感と胃の脹満は軽減した。3診後には，胃の脹満，つまった感じは消失した。4診後には梅核気の症状は半減した。7診で治癒した。
経　過：同年6月10日に再発していないことを確認した。

経穴の効能鑑別

下脘，中脘，上脘の効能比較
　①下脘：散じて之を去る。胃を治し，また腸腑を通じる
　②中脘：和して之を消す。胃を治し，また中気を理する。
　③上脘：抑えて之を降ろす。胃を治し，また胸膈を寛げる。

参　考

1．本穴の刺針方向と針感

　上腹部の疾病を治療する場合は，やや上（上脘穴の方向）に向けて斜刺し，連続して捻転すると，その脹感あるいは竄痛あるいは沈困感，または焼山火を配したときにおこる温熱感は，任脈に沿って腹裏を循り，しだいに上に向かって走り中脘，巨闕の部位にいたる。あるいは中脘や巨闕の部位から分かれて，両脇部の期門，章門の部位にいたる。少数の例ではあるが，任脈に沿って腹裏を循り，直上して胸や咽頭部にいたる場合もある。

　穴下の内部病変を治療する場合は，直刺すると針感は穴下の局部におこり，あるいは腸が動く感じや腹鳴がおこる。透天涼を配すと，その涼感は局部周囲におこり，焼山火を配すと，その温熱感は臍上から中脘穴にいたる範囲におこる。

　臍腹部の疾患を治療する場合は，やや下（臍方向）に向けて斜刺し，連続して捻転すると，その針感は任脈に沿って腹裏を循り，臍，臍下にいたる。透天涼または焼山火を配すと，その涼感または温熱感は任脈に沿って腹裏を循り，臍，臍下にいたる。針感を左または右に向かせたい場合は，針をやや左または右に向けて斜刺するとよい。これは側腹部の疾病を治療するときに用いる。

2．古典考察

　『霊枢』厥病篇には，「腸中に虫瘕および蛟蛕あるものは，……心腸痛，懊痛を作し，腫聚，往来して上下に行き，痛みに休止あり，腹熱し喜く渇し，涎出づる者は，是れ蛟蛕なり。手を以て聚按して堅く之を持ち，移ることを得しむることなくして，大針を以て之を刺し，久しく之を持し，虫動かざるときは，乃ち針を出すなり。」とある。

　上記の内容から，先人は刺針による虫病治療の方法を有していたことがわかる。現代では回虫性腸梗塞，腸回虫症に対しては，下脘，天枢，関元，太衝（瀉），または大横，下脘，四縫（瀉）などにより駆虫止痛をはかっている。

3．歴代医家の経験

① 「中脘，下脘は腹堅きを治す」（『霊光賦』）
② 「腹内腸鳴するは，下脘，陥谷平じるを能う」（『百症賦』）
③ 「飲食化さず，腹に入りて還りて出るは，下脘これを主る」（『針灸甲乙経』）
④ 「下脘は六腑の穀気転ぜざるを主る」（『外台秘要』）
⑤ 「下脘は，腹痛し六腑の気寒し，穀気転じず，食を嗜せず，小便赤，腹堅硬して癖塊，臍上厥気動じ，日しだいに羸瘦するを治す」（『銅人腧穴針灸図経』）

　これらは下脘を用いることにより，中陽不振（中焦虚寒），飲食停滞，胃中寒冷，気血瘀滞による胃痛，腹痛，嘔吐，腹脹，腹内積塊などの病を治療することができることを述べたものであり，臨床において参考にする価値がある。

4．下脘の部位の圧痛と寒熱反応

　上記の反応は，局部疾病の虚実寒熱を判断する際の情報となる。梁門一節の［参考］を参照。

5．本穴に瀉法が多用される理由

　胃腸病は実証または虚中挾実証である場合が多く，胃腸の虚証は多くは脾虚と関係する。治療において本穴を局所取穴として用いる病証も，多くは実証である。胃は通降消導を喜び，腸は通暢去濁を行っている。したがって本穴を用いた治療では，瀉法を施す場合が多い。瀉法を用いなければ，滞りを生じやすく，中満となる。脾虚を原因とする胃腸虚証の治療では，健脾作用のある経穴を補って，その「本」を治すとよい。虚中挾実証に対しては，本穴を瀉して通腸去濁，和胃消導をはかり，その「標」を治すとよい。これは「邪去れば正自ずと安じる」からである。

6．妊婦禁針，禁灸について

　針灸医書では，妊娠5カ月が経過した患者に対しては，上腹部の経穴は禁針，同5カ月以下の患者に対しては，下腹部の経穴は禁針と記載している。これは流産を防止するためである。しかし必要時には5分くらいの浅刺なら，弊害はない。

　『霊枢』官能篇には，「針の為さざる所は，灸の宜しき所なり」とある。『針灸問対』でも，「大抵刺すべからざる者は，之に灸するに宜し」としている。ただし『類経図翼』には，「中脘，建里，梁門などの穴は妊婦灸するべからず」とあり，『外台秘要』には，「下脘は妊婦灸するべからず」と指摘している。

　臨床的にみると，施灸は胎児に影響せず，弊害はない。そのため，例えば妊婦が寒涼傷胃または脾胃虚寒による胃病である場合には，灸により温胃散寒，温陽和胃をはかるとよい。これは『素問』六元正紀大論篇で述べている「故有らば殞ることなく，亦た殞すことなきなり」を実践するものである。

6. 中脘 (ちゅうかん)

　本穴は，胃脘部に位置しており，上下脘のあいだにあることから，中脘と命名された。本穴は任脈，手太陽，手少陽，足陽明の各経の交会穴であり，臍上4寸に位置している。穴下は胃の幽門部に相当し，胃経経気の集まるところであり，胃の募穴である。また六腑の会穴（腑会穴），中焦の気会穴でもある。胃腑病が生じると多くの場合，この部位に圧痛または異常反応が現れる。そのため胃腑病の虚実寒熱などを鑑別する際には，本穴を検査すると臨床上の情報を得ることができる。

　穴下の臓器すなわち胃の募穴であり腑の会穴であること，また刺針の際の針感の走行や経穴の所在部位，さらに胃の機能，胃と他の腑との関係をかんがみて，中脘は胃，上腹部，中焦の気機失調，病理的に胃と関係する病証を主治するとされている。また胃の機能を改善し，胃の機能失調により生じる病理的な証候の治療においても，一定の効果がある。

本穴の特性

＜治療範囲＞
1. 胃および胃と関係ある病証

　手太陰経脈は「胃口を循り」，足陽明経脈は「胃に属し脾を絡い」，その経別は「胃に属し，脾に散じ，上りて心に通じて」いる。足太陰経脈は「脾に属し胃を絡い，復って胃に従い，別れて膈に上り，心中に注」ぎ，その絡脈は「入りて腸胃を絡」う。手太陽経脈は「胃に抵し，小腸に属」す。また足厥陰経脈は「胃を挾み肝に属し胆を絡」う。このような経脈の循行と絡属関係を通じて，胃は脾，心，肺，肝，胆，大腸，小腸と密接に関係する。

　したがって，胃と脾，肝，胆，腸，食道とが相互に影響し合っておこる病証，および寒涼傷胃，飲食停積，痰湿停胃，寒湿内停，湿熱蘊結，気滞血瘀などによっておこる胃腑病証は，すべて胃の募穴である中脘の主治範囲に入る。また心と関係する癲，狂，癇，不眠なども，本穴の治療範囲に入る。

　傷寒病中の厥陰証寒熱錯雑型および傷寒太陰証，陽明証の治療でも，本穴を取ることができる。

2. 腑病

　中脘は，腑の会穴であり，六腑の気が集まるところである。『難経』では「腑会太倉」といい，滑伯仁は「太倉一名中脘と言い，臍上四寸に在り，六腑は胃に稟く，故に腑会と為す」と述べている。六腑病，とりわけ腸，胃，胆腑，膵臓病には，腑会中脘を配穴して用いると

非常に効果的である。

また中焦の気機失調または気虚により生じる病証の治療でも，中焦の気会穴である中脘を取って，理気，益気建中をはかるとよい。

3．胃腑と関係ある虚証

胃の機能が失調して気血生化の源が不足し，そのため気血両虚となっておこる臓腑，器官の病証の治療では，本穴を取ってその「本」を治すとよい。これについて『霊枢』五味篇では，「胃は五臓六腑の海なり，水穀は胃に入り，五臓六腑は皆気を胃に稟く」と述べている。胃の機能が失調すると，多くの疾病をひきおこすし，健康にも影響し，また老化を早めることにもなる。

これについては，「人は胃気を以って本と為し，胃気あれば則ち生き，胃気なければ則ち死す」との先人の考察も残されている。臨床においては，脾胃の調理を重視しなければならない。中脘は，調胃の常用穴とされている。

4．痰病と中脘の所在する部位の局部病

「あるいは痰に針するは，先に中脘三里間に針す」（『行針指要歌』），「一切の痰飲は，豊隆，中脘を取る」（『医学綱目』）といわれている。中脘は治痰の要穴の1つである。痰あるいは痰湿，痰火が胃に留滞しておこる病証，および痰と関係する病証の治療では，すべて本穴を取るとよい。

また中脘は，その所在する部位の局部病（腹痛，積聚，経筋病変など）を治療する。

＜効　能＞

弁証取穴

①瀉法：和胃導滞，去痰消積

　湯液における山楂子，麦芽，神曲，莱菔子，枳穀，香附子，郁金，鶏内金，陳皮，木香，沈香，元胡，茯苓などの効に類似

②瀉法（灸または焼山火を施す）：暖胃逐邪，腑気の温通

　砂仁，半夏，蒼朮，藿香，厚朴，白蔲仁，草蔲仁，呉茱萸，丁香，陳皮，高良姜，木香などの効に類似

③補法：健胃補中

　湯液における白朮，茯苓，炙甘草，山薬，黄精，紅棗などの効に類似

④瀉法（透天涼を施す）：清胃散邪

⑤棒灸5～20分：温陽益胃，暖胃散邪

＜主　治＞

胃痛，しゃっくり，嘔吐，反胃，霍乱，疳証，鬱証，積聚，食道癌，腹痛，痰飲，不眠，癲証，癇証，狂証，慢性咽頭炎，歯痛，慢性結膜炎，じんましん，便秘，急性腸梗塞，急性膵炎，胆道回虫症，傷寒（太陽証），傷寒（陽明腑証），閉経，月経不順，頭痛，眩暈。

また伝染性肝炎，肝硬変初期，哮証，乳汁分泌不足，夜盲症を治す。

臨床応用

1 呃逆（しゃっくり）

足三里一節の［臨床応用］を参照。

2 嘔　吐

病位は胃にある。嘔吐の治療においては，胃の募穴は常用穴とされている。

1．飲食停積による嘔吐

　　中脘，足三里（瀉），四縫穴（点刺）……………… 消食化滞，胃気の調和
　　①胃腑寒冷……………………………………中脘に灸を加える
　　②胃中の積熱が上衝し，食すると吐き，口臭，口渇があり，苔黄，脈数である場合
　　足三里（透天涼を施す）または中脘，内庭，公孫（瀉）……清胃降逆
　　※　便秘をともなう場合：中脘，天枢，足三里（瀉）……通便導滞

2．痰飲内阻による嘔吐

　　①中脘（瀉，加灸または焼山火），豊隆（瀉），関元，神闕（灸）……痰飲の温化，和胃調中
　　②中脘，足三里（灸瀉），公孫（瀉）………………痰飲の温化，和胃降逆
　　※　痰鬱化熱：中脘（瀉，透天涼を施す），豊隆，内庭（瀉）……清熱化痰，和胃止嘔

3．肝逆犯胃による嘔吐

　　①中脘，足三里，内関または間使（瀉）……………理気和胃止嘔
　　②中脘，太衝，足三里（瀉）…………………………疏肝理気，和胃止嘔

4．脾胃虚寒による嘔吐

　　①中脘（瀉，加灸または焼山火），足三里（瀉），神闕（灸）……温陽益脾，暖胃降逆
　　②中脘（瀉，加灸または焼山火），公孫（瀉），陰陵泉または脾兪（補）……温中健脾，和胃降逆

5．胃中虚冷による嘔吐

　　『傷寒論』126条には，「病人脈数，数は熱たり，まさに消穀し食を引くべくして，反って吐するものは，これ汗を発するをもって，陽気を微にせしめ，膈気虚し，脈すなわち数なり。数は客熱たり，消穀することあたわず，胃中虚冷をもって，故に吐すなり。」とある。

　　処方：①中脘，上脘（灸）………………………………温胃逐冷益虚
　　　　　②中脘，神闕（灸）………………………………温陽益脾，暖胃散寒

　　『傷寒論』229条には，「もし胃中虚冷し，食することあたわざるものは，水を飲めばすなわち噦す」とある。

　　処方：中脘，神闕（灸）……………………………………温陽益脾，暖胃散寒

　　『傷寒論』199条には，「陽明病，食することあたわず，その熱を攻むれば必ず噦す，然るゆえんは，胃中虚冷なるが故なり。」とある。

　　処方：中脘，神闕（灸）……………………………………温陽益脾，暖胃散寒

6．肝胃虚寒，濁陰上逆による嘔吐

『傷寒論』245条には，「穀を食し嘔せんと欲するは，陽明に属すなり，呉茱萸湯これを主る」とあり，309条には，「少陰病，吐利し，手足逆冷し，煩躁し死せんと欲するものは，呉茱萸湯これを主る」とある。また377条には，「乾嘔し，涎沫を吐し，頭痛むものは，呉茱萸湯これを主る」とある。この3条文にみられる症状はそれぞれ異なるが，ともに肝胃虚寒，濁陰上逆によりおこるものである。治療では，棒灸により中脘に灸を施し，公孫（瀉）を配穴して温胃散寒，降逆止嘔をはかるとよい。377条については，大敦（灸）を加えて暖肝散寒をはかると，肝の寒を散じるのを助け，頭頂部痛を治すことができる。

③ 霍　乱

1．湿熱穢濁による熱霍乱
　　中脘，天枢，陰陵泉（瀉），曲沢または委中（点刺出血）……湿熱の清化，逐穢化濁
2．寒湿穢濁による寒霍乱
　　①中脘，天枢，水分，神闕（灸）………………………中陽の鼓舞，寒湿の温化
　　②中脘，天枢（灸瀉），関元，神闕（灸）………… 温陽散寒，去湿化濁
　　③中脘，天枢，足三里または上巨虚（灸瀉）………温中散寒，去湿化濁
　　※　表証をともなう場合には，大椎（瀉）を加えて解表をはかる。
3．暑湿穢濁による乾霍乱
　　①中脘，天枢，足三里（または公孫）（瀉），曲沢または委中（点刺出血）……通腸和胃，開閉逐邪
　　②中脘，内関，公孫（瀉），曲沢または委中（点刺出血）……通腸和胃，開閉逐邪
4．飲食不節，宿食停滞，胃腸阻滞，濁気不降，伝化失調による霍乱
　　中脘，天枢（瀉），四縫（点刺）…………………… 消食導滞，胃腸の調和
5．霍乱に裏寒証がみられ，飲水を欲さない場合
　　『傷寒論』385条には，「霍乱，頭痛み，発熱し，身疼痛し，熱多く水を飲まんと欲するものは，五苓散これを主る，寒多く水を用いざるものは，理中丸これを主る」とある。この場合には，中脘，神闕（灸）により温陽益脾，暖胃散寒をはかるとよい。

④ 食道癌

天突一節の［臨床応用］を参照。

⑤ 痰　飲

中陽不運のため，水飲が内停し，飲が胃腸に留滞している痰飲証
　　中脘，天枢（灸瀉），神闕，水分（灸）…………… 温陽化飲

⑥ 不　眠

胃の募穴である本穴を瀉すと，『素問』逆調論篇の「胃和せざれば則ち臥するに安ぜず」，お

よび『張氏医通』で述べている「脈滑数有力にして不眠なるは，中に宿滞痰火あり，此れ胃和せざれば則ち臥するに安ぜずなり」というタイプの不眠を治療することができる。

1. **飲食の不摂生により胃腸を損傷して宿食停滞し，そのために胃気不和となって不眠が現れる場合**

    足三里（瀉），四縫穴（点刺）を配穴……………消食和胃

    ※ 大便がすっきりでない場合：四縫穴を去って天枢（瀉）を加える……通便導滞

2. **宿食停滞し，それが積して痰熱となり，中宮に阻滞して胃気不和となっておこる不眠**

    豊隆（瀉，透天涼を施す），または豊隆，内庭（瀉）を配穴……清熱去痰，和胃調中

    ※ 心煩する場合：神門，通里または大陵（瀉）を加える……清心安神

7 癲 証

思慮過度のため肝気鬱滞となり，そのため脾気が昇らず，気鬱痰結し神明に影響しておこる癲証

中脘，間使，神門（瀉）…………………………理気解鬱，化痰醒志

8 慢性咽頭炎，歯痛，慢性結膜炎

本穴にて理気，暖胃をはかる。

1. **肝気鬱結し，中焦の気機がうまくいかないためにおこる咽頭炎**

    症状：胸悶脇痛。腹脹，ゲップ，胃脘がシクシク痛む，脘腹堅満。怒ると症状が悪化する。

    処方：中脘（瀉），足三里，間使（瀉）……………理気和胃

2. **寒が中焦に停滞して脾胃を損傷し，そのために真火が昇らず，浮火が降りずにおこる歯痛，慢性結膜炎，あるいは咽頭炎がなかなか治癒しない場合**

    中脘（灸瀉）…………………………………暖胃散寒，中焦の気機を温通する

    ※ すでに真陽を損傷している場合

    関元（灸または補），神闕（灸）………………真陽の温補，暖胃散寒

    真陽を温煦して浮火が下降すれば，咽頭炎，歯痛，慢性結膜炎および脾胃損傷の随伴症状も治癒する。

9 じんましん，便秘

天枢一節の［臨床応用］を参照。

10 傷寒（太陰証）

神闕一節の［臨床応用］を参照。

11 傷寒（陽明腑病）

症状：潮熱，譫語，便秘，腹満腹脹，汗がでる，舌苔黄厚，脈沈実

処方：中脘，天枢，足三里（瀉）………………通腑瀉熱

12 閉経，月経不順，頭痛，眩暈

下脘一節の［臨床応用］を参照。

症　例

［症例1］　男，15才，初診1965年4月12日
主　訴：この1年余り，悪心，嘔吐がおこる
現病歴：1964年6月に寒邪を感受してから悪心，嘔吐がおこるようになった。再発時には食欲不振，酸水を吐く，胸膈満悶，全身の倦怠感，四肢無力などの症状をともなう。また平素から頭痛，胃痛，食後に嘔吐する，胃中嘈雑，口から清水が流れる，心中煩熱，傾眠などの症状があり，自汗がでたり，大便溏薄，頻尿，小腹部の冷え，精神不振などの症状をしばしばともなう。舌質は淡，無苔，脈は沈細無力である。
弁　証：命門火衰，脾陽不振により運化が悪くなり，寒湿が内停し，胃失和降により胃痛，胸膈満悶，食欲不振，胃中嘈雑，食後の嘔吐，酸水を吐く，大便溏薄，頻尿，小腹部の冷えなどの症状がおこっている。また脾陽不振，湿困脾土により，全身の倦怠感，傾眠がおこっている。寒邪の感受により悪心，嘔吐がおこるのは，寒湿が胃に停滞しているところに外感の寒邪を感受すると，胃中の寒湿を触発し，胃気が上逆するためである。
治　則：温中和胃，命門の補益
取　穴：中脘（瀉），関元（補）。ともに焼山火を配し，熱感を腹内にいたらせる。
効　果：初診後には，悪心，嘔吐，小腹部の冷えは軽減した。2診後には，悪心，食後の嘔吐，清涎，小腹部の冷えは著しく軽減し，尿の回数も減少，食欲も増して，大便も正常となった。精神状態も良好である。3診で治癒した。
経　過：1965年7月中旬に治癒していることを確認した。

［症例2］　女，55才，初診1970年3月17日
主　訴：この1年余り，咽部の梗塞，胃痛，腹脹がおこる，怒った後に発症
現病歴：1年余り，腹脹，胃痛，食欲不振，左肋部の疼痛，咽部の梗塞，飲み込もうとしても飲み込めず，吐きだそうとしても吐きだせない，気逆して吐きそうになる，久しく吐こうとすると呼吸が浅く短くなり，両目は上視し，四肢が冷えて動かなくなり，牙関緊急，言語障害，白沫を吐く，ゲップがすっきりでないなどの症状がおこる。発作は約5～15分後には自然に緩解する。怒りの爆発や内熱，疲労により発症することが多く，この2カ月は1日に数回おこる。舌苔は薄白，脈は沈弦である。
既往歴：1965年に怒った後に咽部の梗塞，嚥下不利，胃痛，腹脹がおこったことがあり，食後や怒りの後には胃痛，腹痛，脇痛が増強する。発病1カ月余りのとき，本科にて4回の針治療を施して治癒している。1967年にも再発し，本科にて4回の治療を施して治癒した。

弁　証：もともと肝気鬱結，脾胃失調による鬱証であった。肝気の損傷により再発することが多く，今回は情志の失調により再発している。経過が長くなると肝気上逆がおこり，気逆により吐く。久しく吐くと気機が逆乱し，絡脈が閉阻するために，呼吸が浅く短くなる。そのため両目の上視，四肢が不温で動かない，牙関緊急，言語障害などの症状が現れる。

治　則：理気散滞，和胃降逆

取　穴：中脘，内関，足三里（瀉）。週に2～3回の針治療を行う。

効　果：2診後には，気逆による喀（カーっと吐きだすこと）の回数は減少し，3診後には，気逆による喀と胃痛，腹痛は治癒した。4診後には気逆上衝は再発しなかったが，自覚症状として咽部の粘りが残った。5診で治癒した。

経　過：1971年10月25日に手紙にて治癒していることを確認した。

［症例3］　女，59才，初診1972年5月10日

主　訴：数年来の胃痛

現病歴：胃痛は怒った後に発症した。数年来，胃脘部の満悶が両脇部に放散する，咽部には異物感があり，吐きだそうとしても吐きだせず，飲み込もうとしても飲み込めない，食道の痛み，ゲップがすっきりでないなどの症状がある。症状は怒ると悪化する。また食欲不振，口中が粘る，粘痰を吐く，咽頭の乾き，鼻が乾くなどの症状があり，舌質は絳，舌苔は薄黄少津，脈は滑数である。

弁　証：怒りにより肝を傷り，肝気鬱結して胃に横逆すると胃痛がおこる。また痰気鬱結すると梅核気がおこる。

治　則：理気和胃化痰

取　穴：中脘，内関，足三里（瀉）。隔日治療とする。

効　果：2診後には，胃痛，咽頭の乾きは軽減し，喀痰も減少した。5診後には，ほぼ治癒し，6診で治癒した。

経　過：1972年8月6日に手紙にて治癒していることを確認した。

経穴の効能鑑別・配穴

効能鑑別

1. **中脘と胃兪の効能比較**

   詳細は胃兪一節の［経穴の効能鑑別］を参照。

2. **中脘，気海，膻中の効能比較**

   上記の3穴には，ともに調気の作用があるが，各穴それぞれに固有の特徴がある。詳細は膻中一節の［経穴の効能鑑別］を参照。

3. **中脘と天突の去痰作用の比較**

   中脘の作用は寒痰の温化であり，胃腑の痰を去る。また天突の作用は開痰利気であり，肺

系の痰を去る。

4．中脘，足三里，胃兪の効能比較

　飲食停滞や寒凝気滞による胃疾患の治療では，中脘（瀉）により消食導滞をはかるとよい。または灸を施して温胃散寒行滞をはかるとよい。これは足三里や胃兪に瀉または灸瀉を施すよりも，効果的である。

|配 穴|

1．中脘と胃兪の配穴

　詳細は胃兪一節の［配穴］を参照。

2．中脘と足三里の配穴

　上記の配穴は「募合配穴法」によるものである。中脘と足陽明胃経の合穴である足三里は，ともに胃疾患を治療する際の常用穴である。これらは直接胃病を治療するだけでなく，さらに病理的に胃の機能失調と関係する疾患も治療することができる。この２穴に瀉法を施すと，胃気を通降する作用と積滞を消導する作用を増強することができる。またこの２穴に補法を施すと，益気建中，養胃益脾，また胃の機能を改善する作用がある。

3．中脘，天枢，足三里（瀉）

　上記処方の効能は湯液における大承気湯（『傷寒論』方）の効に類似している。その具体的な運用については，天枢一節の［配穴］を参照。

4．足三里，中脘（瀉），四縫（点刺）

　上記処方の効能は，保和丸（『丹溪心法』方）の効に類似している。食滞による病で保和丸およびその加減が適用される場合の治療では，この３穴を取ることができる。臨床への応用では，必要に応じて加減するとよい。例えば，嘔吐には内関（瀉）を加え，佐として止嘔をはかり，しゃっくりには公孫（瀉）を加え，佐として降逆をはかるとよい。腹痛には阿是穴（瀉）を加え，佐として散滞止痛をはかり，便秘には四縫を去って天枢（瀉）を加え，食滞の消導，暢中通便をはかるとよい。また厥証（食厥）には，四縫を去って人中または十二井穴または十宣を刺し，佐として開竅醒志をはかるとよい。

5．中脘（灸瀉）

　①豊隆（灸瀉）を配穴……………………………温胃化痰
　②足三里（灸瀉），内関（瀉）を配穴……………湯液における厚朴温中湯（李東垣方）の
　　　　　　　　　　　　　　　　　　　　　　　効に類似
　③公孫（灸瀉），関元，神闕（灸）を配穴………温陽健脾，暖胃降逆

6．中脘（瀉）

　①天枢，公孫（瀉）を配穴………………………開結導滞，寬腸和胃
　②足三里，公孫（瀉）を配穴……………………消食化滞，和胃降逆
　③内関，公孫（瀉）を配穴………………………理気和胃，降逆止嘔，平呃
　④神門，間使（瀉）を配穴………………………理気解鬱，化痰醒志

7．中脘（灸）

①公孫（瀉）を配穴……………………………………温胃散寒，降逆止嘔
②神闕（灸）を配穴……………………………………温陽益脾，暖胃散寒

8．中脘の常用配穴

　胃と脾，腸，肝，胆，食道でたがいに因果をなす病証，例えば脾胃同病には，脾兪，胃兪，陰陵泉，太白などを配穴する。胃腸同病には，天枢，下脘，足三里，上巨虚などを配穴する。肝胃同病には，太衝，期門，行間などを配穴する。胆胃同病には，日月，期門，胆兪などを配穴する。食道病には，天突を配穴する。

9．標本兼治，因果併治，因位配刺

　中脘は因を治し，果を治す経穴の1つである。例えば，肝気犯胃による胃病には，足厥陰肝経の太衝を取って，その因を治し，中脘（病位）を取って，その果を治す。また胃気失和による食道病には，中脘を取って，その因を治し，天突（病位）を配穴して，その果を治す。

参　考

1．本穴の刺針方向と針感

　1．やや上に向けて斜刺し，連続して捻転すると，その針感は任脈に沿って腹裏を循り，しだいに上に向かって胸部にいたる。少数の症例では，天突の部位にいたる場合もある。また一部には，さらに上行して頭頂部にいたる場合もある。焼山火を配すと，その温熱感は任脈に沿って腹裏を循り，しだいに胸部にいたる。少数の例ではあるが咽部にいたる場合もある。また一部には口内の発熱（または焼灼感），渇き，粘りがおこる場合もある。透天涼を配すと，その涼感は同じように循行し，口内に冷たい水を飲んだような涼感がおこる場合もある。
　2．やや下に向けて斜刺し，連続して捻転すると，その針感は任脈に沿って腹裏を循り，しだいに下に向かって臍部，少腹部にいたる。少数の例ではあるが，陰部，亀頭部にいたる場合もある。また透天涼や焼山火を配すと，同様の涼感や温熱感が走る。
　3．針を直刺すると，その周囲に手掌大の針感がおこる。針感が，左や右，上や下に向かって移動する例は極めて少ない。
　4．やや左または右に向けて斜刺すると，その針感はしだいに同側の梁門穴の部位に走る。少数の例ではあるが，章門穴の部位にいたるケースもある。

2．古典考察

　1．『図書集成医部全録』には，本穴について「針後に慎しみて飽食すること勿れ，さもなくば則ち害あり」としている。これは，脾胃虚弱で受納と運化が失調している場合，または食滞傷胃により胃脘部のつかえ，食欲不振，または胃痛，腹脹がある場合には，刺針後に食事の量に注意をはらい，食べすぎて再び脾胃を損傷しないように注意を促したものである。
　2．滑伯仁は，「陰陽経絡，気相交貫，臓腑腹背，気相通応」（『難経』注）と述べている。これは，臓腑と背兪，腹募穴がたがいに通応していることを説明したものである。病邪が臓

腑に侵襲すると，背兪穴や募穴に各種の異常な反応が出現する。治療においては，その相応する部位に針または灸を施すことができる。例えば，胃の病変では，中脘に圧痛または異常な反応が現れることが多く，この場合，中脘に針灸を施すことができる。また中脘穴の圧痛や寒熱反応を検査すると，胃病の虚実寒熱を判断する際の情報を得ることができる。例えば，拒按は実証である場合が多く，喜按は虚証である場合が多い。また畏寒喜暖で温めると爽快になるものは寒証である場合が多く，悪熱喜涼で冷やすと爽快になるものは，熱証である場合が多い。これらの異常な反応は，病が快方に向かうに従って軽減し，治癒すると消失する。

3．『傷寒論』325条には，「少陰病，下利し，脈微濇，嘔して汗出で，必ずしばしば更衣し，反って少なきものは，まさにその上を温むべし，これを灸せよ」とある。少陰病で下利する場合は，虚寒証であり，脈微濇は気虚血少の象である。嘔して汗がでるのは，胃寒気逆の象であり，大便頻数にして量が少ない場合は，血虚気陥の象である。「まさにその上を温むべし，これを灸せよ」とは，速やかに回陽をはかれということであり，百会に灸を施してその上を温めれば，回陽の効がある。また中脘，神闕（灸）を配穴して，回陽温中をはかってもよい。

3．本穴に瀉法が多用される理由

六腑は伝化の府であり，瀉して蔵さず，通降下行を順としており，滞りと上逆を病としている。胃の病は，実証または虚中挟実証である場合が多く，中焦の気機は阻滞しやすい。したがって腑会，胃の募穴，中焦の気会である中脘を用いた治療では，瀉法を施すことが多い。また虚中挟実の証候にも瀉法を施し，通降消導により去邪をはかるとよい。「邪去れば正自ずと安じる」が，補を施すと，中満，滞りを生じやすい。

7. 上　脘 (じょうかん)

　本穴は，中脘の上に位置しており，穴下には胃脘があることから上脘と命名された。本穴は，任脈と足陽明，手太陽経の交会穴であり，臍の上5寸に位置している。穴下は，肝の下縁および胃の幽門部に相当する。胃が病むと，上脘に圧痛や異常な反応が現れることが多く，上脘を検査すると胃病の虚実寒熱を鑑別するための情報を得ることができる。

　経穴の所在部位，穴下にある臓器，刺針の際の針感の走行，また胃の機能および胃と他臓との関係といった要素をかんがみて，上脘は胃病，上腹部病，および病理上胃と関係のある病証を主治するとされている。本穴を用いると，胃の機能を改善し，胃の機能失調によりおこる病理的な証候の治療においても，一定の効果がある。

本穴の特性

＜治療範囲＞

1．胃の病証

　『霊枢』五味篇には，「胃は，五臓六腑の海なり，水穀は胃に入り，五臓六腑は皆気を胃に稟く」とある。胃は，水穀の海であり，水穀の受納と腐熟を主っている。寒涼傷胃，飲食停滞，寒湿内停，湿痰停滞，湿熱蘊結，気滞血瘀などによりおこる胃病の治療では，すべて本穴を取ることができる。また胃の受納と腐熟機能が失調し，気血生化の源が不足しておこる病証の治療でも，本穴を取り「本」を治すことができる。

2．胃と関係のある他臓病

　胃は，膈下にあり，食道と接続しており，小腸につながり，その脈は脾に絡している。経絡の連絡により，胃は心，肺，肝，胆，大小腸と密接に関係し，また生理病理においても胃と他の臓腑は密接に関係する。したがって臨床においては，胃と関係する他臓の疾患には，すべて本穴を配穴することができる。

　足陽明経別は，「上りて心に通じ」ており，胃と心は直接連絡している。心と関係する病証，例えば癲，狂，癇，不眠などの治療では，本穴を選穴することができる。

3．局部病

　上脘を用いると，その所在部位の局部病変（例：積聚，黒熱病，癥母，急慢性膵炎），および噴門部に循行している手少陰経筋の病変を治療する。

<効　能>
弁証取穴
　①瀉法：和胃降逆，理気解鬱，消積軟堅
　　湯液における神曲，山楂子，麦芽，莱菔子，枳殻，枳実，香附子，郁金，鶏内金，陳皮，沈香，元胡，柴胡などの効に類似
　②瀉法（灸または焼山火を配す）：温胃散邪
　　湯液における砂仁，白蔲仁，草蔲仁，厚朴，半夏，蒼朮，丁香，沈香，藿香，乾姜などの効に類似
　③瀉法（焼山火を配す）：清胃去邪
　④棒灸：温陽益胃

<主　治>
胃痛，しゃっくり，反胃，嘔吐，痞証，食道癌，腹痛，腹脹，霍乱，痢疾，鬱証，積聚，癲証，狂証，癇証，閉経，傷寒（小陥胸湯証），急性膵炎，瘧母，黒熱病，胆道回虫症。
また慢性咽頭炎，慢性結膜炎，泄瀉，便秘，痰飲，哮証，月経不順，乳汁分泌不足などを治す。

臨床応用

1　胃　痛

1．肝気犯胃による胃痛
　①上脘，足三里，内関または間使（瀉）…………行気和胃，暢中止痛
　②上脘，足三里，太衝（瀉）……………………疏肝理気，和胃止痛

2．脾胃虚寒による胃痛
　①上脘，足三里（灸瀉），神闕，関元（灸）………温陽益脾，暖胃止痛
　②上脘，中脘，足三里（灸瀉）……………………温中散寒，和胃暢中

3．飲食損傷による胃痛
　①上脘，足三里（瀉），四縫（点刺）……………和胃導滞
　②上脘，足三里，公孫（瀉）……………………消食導滞，和胃止痛

4．寒邪犯胃による胃痛
　　上脘，中脘（灸瀉）………………………………温中暖胃，散寒止痛

2　呃逆（しゃっくり）

1．情志失調，肝気犯胃，気機阻滞，胃気上逆によりおこる呃逆
　　上脘，公孫，太衝または間使（瀉）……………疏肝理気，和胃降逆
　　※　情志失調，気鬱化火，肝火犯胃となり，肝胃の火が上逆しておこる呃逆
　　　　上脘，内庭，行間（瀉）………………………………平肝和胃降逆

2．飲食停滞，痰濁中阻，化熱して胃火が上衝しておこる呃逆

　　上脘，足三里（瀉，ともに透天涼），公孫（瀉）……消積導滞，清胃降逆

3．外寒や冷たい飲食物により寒気が中焦に蘊結し，胃陽が抑止されて胃失通降となりおこる呃逆

　　①中脘，上脘（灸瀉）………………………………温中散寒，和胃降逆
　　②上処方に公孫（瀉）を加える……………………和胃降逆の効を増強
　　※　『金匱要略』嘔吐噦下利病脈証治篇にある「乾嘔し，噦し，もし手足厥する者は，橘皮湯これを主る」という胃寒呃
　　　　上脘，足三里（灸瀉）……………………………温胃散寒，通陽止呃

4．脾胃虚弱，胃失和降，虚気上逆による呃逆

　　上脘（瀉），脾兪，胃兪（補）……………………脾胃の補益，和胃降逆

5．大腸の通りが悪く，胃腸の実熱によりおこった呃逆

　　これについて，『金匱要略』嘔吐噦下利病脈証治篇には，「噦して腹満するは，その前後を視て，何れの部の利せざるかを知り，之を利すればすなわち癒ゆ」とある。

　　上脘，天枢，足三里または上巨虚（瀉）…………通便泄満，和胃降逆
　　※　高齢で身体が弱い患者，久病により身体が弱っている患者の場合で，脾腎陽虚，元気大傷となり気の固摂が悪くなっておこっている呃逆には，一般的には上脘は用いない。速やかに関元，気海，太谿，足三里（補）を配し，脾腎の温補，元気の固摂をはかるとよい。

3　反　胃

胃が受納しなければ，反胃となる。本穴を取ると，暖胃散寒，温中和胃をはかることができる。

1．脾胃虚寒による反胃

　「金匱要略」嘔吐噦下利病脈証治篇には，「趺陽の脈浮にして濇なるは，浮は則ち虚たり，濇は則ち脾を傷る。脾傷るれば則ち磨せず，朝に食すれば暮に吐し，暮に食すれば朝に吐し，宿穀化せず，名づけて胃反という。」とある。

　　①上脘，神闕，足三里（灸）………………………温陽益脾，暖胃降逆
　　②上脘（瀉，灸または焼山火を配す），神闕，関元（灸）……温陽益脾，暖胃和中

2．命門火衰による反胃

　下焦火衰により脾失健運となり，胃が受納しなくなると，食後の腹脹，朝食暮吐，暮食朝吐，消化不良，吐くと楽になる，精神疲労，脱力感，顔色㿠白，四肢の冷え，舌質淡白，脈沈細などが現れる。

　　上脘（瀉，加灸または焼山火を配す），神闕（灸），関元（補）……益火生土，温中和胃

4　鬱　証

本穴を取ると，和胃，去痰，調気をはかることができる。

1．肝の条達が悪くなり脈絡に影響し，胃失和降となりおこる鬱証
　症状：精神抑鬱。腹脹，ゲップ。胸悶，脇痛。食欲不振。腹部隠痛。舌苔薄膩，脈弦。
　処方：足三里，太衝（瀉）を配穴……………………疏肝理気，和胃暢中
　①胸脇疼痛が著しい場合：間使または内関（瀉）を加える……寛胸利気
　②月経不順，脈弦濇をともなう場合：三陰交（瀉）を加える……通経活血
　③両脇下痛がひどく，章門部に圧痛がある場合：章門（瀉）を加える…理気活絡
2．気鬱化火となり肝火上炎し，気火擾動，胃失和降となりおこる鬱証
　症状：急躁，易怒。心煩，胸悶，脇脹。大便秘結。嘈雑。呑酸。咽頭の乾き。口苦，頭痛。
　　　　耳鳴り。舌質紅，舌苔黄，脈弦数。
　処方：中脘，行間（瀉）を配穴……………………清肝和胃
3．思慮過度や肝鬱損脾により脾虚となり，痰湿が内生し痰気搏結し上逆しておこる鬱証
　症状：喉の閉塞感，吐こうとしても吐きだせず，飲み込もうとしても飲み込めない。ゲップ
　　　　がすっきりでない。舌苔薄白，脈弦滑。
　処方：豊隆，天突，内関（瀉）を配穴……………疏肝理気，去痰利咽
　　　※　精神抑鬱，胸脇脹満をともない，ゲップが頻繁にでる場合
　　　中脘，豊隆，間使（瀉）を配穴……………理気和胃，去痰利咽

5　狂　証

　本穴を取ると，理気解鬱化痰をはかることができる。怒ったりして宣泄ができなくなり，鬱して化火し，木火が胃に乗じ，津液に影響して痰火が結して心竅に影響すると，神志が逆乱して狂証がおこる。これに対しては，行間，豊隆，内庭（瀉），神門（瀉，または曲沢に点刺出血）を配穴して，清肝瀉火，鎮心滌痰をはかるとよい。陽明熱盛に属する狂証で，大便秘結，舌苔黄糙，脈実大であれば，上脘，天枢，足三里（瀉）により，胃腸の実火を清泄するとよい。

6　癇　証

　休止期の治療には，本穴を取り理気和胃，導滞消痞をはかるとよい。
1．肝気失和，陽化風動が積痰に触れて上逆し，痰が心竅を蒙閉しておこる癇証
　　神門，豊隆，太衝（瀉）を配穴……………………平肝熄風，清心化痰
2．いつも情志失和となり脘腹満悶が出現した後に発病する場合
　　足三里，間使または内関（瀉）を配穴……………理気散滞，和胃暢中
3．いつも発病前に腹部の脹満，食欲不振，心下痞悶または心下煩満する場合
　　足三里，中脘（瀉）を配穴……………………………理気和胃，消痞散満
4．精神運動性発作に属する癇証
　　豊隆，神門（瀉）を配穴………………………………豁痰理気，安神醒志

7　閉　経

　本穴を取ると，脾胃の機能が失調し，そのために気血生化の源が不足し，血海空虚となりお

こる血枯型の閉経を主治する。病状に応じて，以下の処方から選ぶとよい。
①上脘，足三里，内関（瀉）……………………………理気和胃
②上脘，下脘（灸瀉），関元，神闕（灸）……………温陽益脾，暖胃和中
③上脘，太衝，間使（瀉）………………………………疏肝理気，和胃暢中
④上脘（瀉），足三里，太白（補）……………………健脾和胃

　脾胃を調え，後天が充足し，気血が旺盛になれば，血枯閉経はしだいに治癒する。

8　傷寒（小陥胸湯証）

　『傷寒論』142条には，「小陥胸病，正に心下に在り，これを按じれば則ち痛み，脈浮滑のものは，小陥胸湯これを主る」とある。これは痰と熱が心下に結しておこるものであり，上脘，間使（瀉）により清熱開結降痰をはかるとよい。

9　急性膵炎

　本穴を瀉すと，肝鬱気滞による急性膵炎を治療することができる。脇痛または上腹部痛があり，発作性または持続性の疼痛を呈し，口苦，咽頭の乾き，目眩があり，舌苔薄白または薄黄，脈弦緊などが現れるものは，単純性膵炎である場合が多い。間使，太衝または阿是穴（瀉）を配穴して，疏肝理気，散滞止痛をはかるとよい。

症　例

［症例１］　男，52才，初診1969年７月３日
主　訴：３年来の胃痛，最近再発した
現病歴：３年来，胃痛が反復しておこる。胃脘部の疼痛，拒按，吐酸，嘈雑，脘腹脹満，飲食減少，食後に胃痛がおこる，上脘の部位の圧痛が著しいなどの症状があり，舌苔は薄白，脈は沈弦である。中薬を10余剤服用したが効果はなかった。
弁　証：飲食による損傷で，脾失運化，胃失和降となっておこった胃痛である。
治　則：和胃散滞
取　穴：上脘，中脘，内関，足三里（瀉）
効　果：初診後には，胃痛は著しく軽減し，２診で治癒した。
経　過：1972年４月30日に患者が下肢痛の治療で来院したときに，胃痛は２回の治療で治癒していたことを確認した。

［症例２］　男，40才，初診1967年12月５日
主　訴：５年来のしゃっくり，今回は再発して数日が経過している
現病歴：５年来，寒冷刺激や飲食の不節制によりしゃっくりが再発する。再発時には，しゃっくりが連続しておこり，その音も大きく，胃脘部がつかえて苦しくなる。ひどいときには酸水を嘔逆する。両脇部が痛み，食欲はない。脈は弦である。

弁　証：寒邪の胃への阻滞や，飲食不節により胃を損傷し，胃失通降になると気逆上衝してしゃっくりがおこる。胃気不和となり，昇降が失調し，気機が悪くなると胃脘部のつかえ，両脇部の痛み，食欲不振がおこる。肝は木に属しており，木は酸を生じ，両脇部は肝胆経脈の循行する部位である。したがって，病状がひどくなると，肝胃の気機が悪くなり，肝の疏泄失調，胃の和降失調により，両脇部の痛み，酸水を嘔逆するなどの症状がおこる。
治　則：和胃降逆
取　穴：上脘（瀉），刺入3分後にしゃっくりは止まった。
経　過：半年後に患者が腰痛の治療で来院したときに，しゃっくりが1回の治療で治癒していたことを確認した。

［症例3］　男，50才，初診1975年8月14日
主　訴：この1年余り，嚥下不利，胃痛がおこる
現病歴：1年前に怒ってから発症。嚥下不利となり，食べると食物がつまる。かたい物を食べるとひっかかり，食べ物が食道を通過するときに刺痛がおこる。しゃっくりがおこると緩解する。また咽頭の乾き，口苦，心煩，胃部の膨満感と疼痛，ゲップがすっきりでない，しゃっくりがでると爽快になる，よく溜め息をつく，食べる量は普通，臍の左の動悸が著しい，多夢，不眠，耳鳴り，小便黄赤などの症状・所見がある。身体は痩せており，舌苔は薄白でやや黄色，舌中には裂紋があり，脈は弦数である。薬を長期に服用したが効果はなかった。
弁　証：肝気犯胃，胃失和降，気逆阻滞により，食道の通りが悪くなっておこった証候である。
治　則：理気和胃降逆
取　穴：初〜3診，上脘，中脘，間使，足三里（瀉）
　　　　4〜13診，上脘，中脘，足三里（瀉）
効　果：2診後には，咽頭の乾きはなくなり，臍の左の動悸は軽減し，不眠は治癒した。5診後には，喉のつまりは軽減したが，かたい物を食べるとまだ嚥下不利がおこる。7診後には，ときに胃に隠痛がおこり，食べるとゲップがでるがしゃっくりは治癒した。9診後には，食物はつかえなくなり，13診で治癒した。
経　過：1976年9月7日に患者が左下肢痛の治療で来院したときに，治癒していることを確認した。

［症例4］　男，58才，初診1969年12月28日
主　訴：胃部の涼麻感，再発して3カ月になる
現病歴：3カ月来，胃部に涼麻感がおこり，寒邪を感受すると悪化する。ひどい場合は，右胸部にまでおよぶ。口からは清涎が流れ，飲食減少となり，熱い食べ物を好む。また倦怠，脱力感，精神不振，腹鳴などの症状をともなっている。身体は痩せており弱く，肉体労働ができない。脈は沈遅である。

弁　証：寒湿が内停し，陽気が布散せず，胃の腐熟と受納機能が失調した証候である。
治　則：寒湿の温化
取　穴：上脘（瀉，焼山火を配す）。その温熱感は初〜2診では，胃にいたり，3診では上腹部全体および右胸部にいたった。4診では，このほかに上はさらに任脈を循って膻中の部位にいたり，下はさらに曲骨の部位にいたり，最後は全身の発熱と発汗がおこった。5〜6診の針感は，4診と同じであった。
効　果：2診後には，胃の涼麻感は軽減し，精神状態もよくなり仕事もできるようになった。3診後には，胃の涼麻感は著しく軽減し，口の清涎も止まった。寒い早朝でも野外労働ができるようになり，4〜6診で治療効果の安定をはかった。

経穴の効能鑑別・配穴

効能鑑別

上脘，中脘，下脘の効能比較

　上記の3穴は，ともに胃を治す要穴である。その効能比較については，下脘一節の［経穴の効能鑑別］を参照。

配穴

1．上脘（瀉）
　①天枢，足三里（瀉）を配穴……………………………胃腸の実火の清瀉，胃腸の穢濁の除去
　②太衝（瀉）を配穴………………………………………疏肝和胃
　③足三里，間使または内関（瀉）を配穴………………理気和胃，止嘔，平呃，止痛
　④豊隆（瀉）を配穴………………………………………去痰暢中，導痰降逆
　⑤中極，陰陵泉（瀉）を配穴……………………………利湿和胃
　⑥天枢，公孫（瀉）を配穴………………………………和胃降逆
　⑦膻中，膈兪（瀉）を配穴………………………………寛胸利膈，降逆止呃
　⑧天枢（灸瀉），公孫（瀉）を配穴………………………腸腑の温通，暖胃降逆
2．上脘（灸瀉）
　①中脘（灸瀉）を配穴……………………………………温中散寒，暖胃止痛
　②中脘（灸瀉），関元，神闕（灸）を配穴………………温陽益脾，暖胃散邪
3．上脘（灸）
　中脘，天枢，神闕（灸）を配穴…………………………痰飲の温化，寒湿の温散

参　考

1．本穴の刺針方向と針感
　1．やや上に向けて斜刺し，連続して捻転すると，その針感は任脈に沿って腹裏を循り，し

だいに上にむかって胸部にいたる。少数の例ではあるが口内にいたる場合もある。また一部の症例では，頭頂部にいたる場合もある。焼山火または透天涼を配すと，その温熱感または涼感は，任脈に沿って上と同じように走る。一部の症例では，口中が熱くなって，口渇がおこり，口が粘る場合もある。また口中が飲料水を飲んだように冷える場合もある。

２．やや下に向けて斜刺し，連続して捻転すると，その針感は任脈に沿って腹裏を循り，しだいに下行する。焼山火を配すと，その温熱感も同じように走り，火線のように上から下る。透天涼を配すと，その涼感も同じように走り，氷水のように上から下る。

３．直刺すると，その針感（悶，脹，重，沈）は，穴下の部位で手掌大となる。左右または上下に放散する例は，非常に少ない。

４．やや左または右の外上方に向けて斜刺すると，その針感はしだいに同側の脇肋部にいたる。一部の症例では，数回搗刺すると，だるい針感または刺痛様の感覚が，同側の脇肋部にすばやく放散する。

　刺針方向は，病位と胃気の昇降状態にもとづき決定する。例えば，食道疾患には，やや上に向けて斜刺し，針感を食道にいたらせる。また胃気上逆の病証には，やや下（臍の方向）に向けて斜刺し，針感を上から下にいたらせると効果的である。

２．古典考察

　『図書集成医部全録』では，本穴について刺針後に飽食するなかれとしている。詳細は中脘一節の［古典考察］を参照。

３．刺針注意事項

　梁門一節の［参考］を参照。

４．妊婦禁針，禁灸の問題について

　下脘一節の［参考］を参照。

５．本穴の部位の圧痛，寒熱反応

　上記の反応は，胃の虚実寒熱を判断する際の情報となる。梁門一節の［参考］を参照。

６．歴代医家の経験

　本穴は胃痛を治療する要穴であり，歴代の医家も詳細な記載を残している。

①「九種心痛および脾痛，上脘穴内に神針を用う」（『玉竜歌』）
②「心痛脾痛上脘先」（『勝玉歌』）
③「上脘，中脘は九種の心痛を治す」（『玉竜賦』）

　このほかに『神農経』，『医学綱目』，『太乙歌』，『針灸甲乙経』などの書にも，同様の記載がみられる。

7．本穴に瀉法が多用される理由

「実するは則ち陽明，虚するは則ち太陰」といわれている。胃の病は，実証である場合が多い。肝，胆，胸，膈，食道などの臓器の病変は胃病をひきおこすが，これは実証または虚中挾実証である場合が多い。胃の生理は通降，消導にあり，したがってその治療には通降和胃の法が常用される。腸病をともなう場合には，通暢去濁をはかり，肝病をともなう場合には，疏泄条達をはかるとよい。また膈病をともなう場合には理気寛膈をはかり，食道病をともなう場合には降逆理気をはかり，胆病をともなう場合には清利通暢をはかるとよい。したがって，本穴を用いた治療では瀉法が多用される。

胃の虚証に対しては，本穴を補うと壅滞や中満をひきおこしやすいため，健脾や養胃の作用がある脾兪，胃兪，太白，陰陵泉，足三里などを取穴するとよい。

8. 膻 中 (だんちゅう)

　本穴は，その所在部位（膻中）から命名された。膻中という言葉には広義と狭義の意味があり，広義では胸腔を指し，狭義では心包を指している。また本穴は，上気海，胸堂，元児，元見ともいわれている。本穴が上焦の気の病を治療するところから，上気海と，一方その所在部位から，胸堂と称されているのである。

　膻中は，任脈の胸部の経穴であり，両乳頭間に位置し，その内部には心包と心がある。本穴は，心包絡経の経気が集まっているところであり，心包絡の募穴である。また任脈，足太陰，足少陰，手太陰，手少陰経の交会穴であり，気（宗気）の集まるところであるため，気の会穴とされている。本穴は気の病を治す要穴である。

　膻中は，気病，とりわけ上焦の気機不調によりおこる病証，および心，肺，胸脇，乳，咽頭部などの臓腑器官の病変を主治する。臨床においては，気と臓腑，器官，血の生理，病理関係にもとづいた配穴・処方によって用いられる。

本穴の特性

＜治療範囲＞

　本穴の所在部位，穴下にある臓器，また心包の募穴・気の会穴であることといった要素をかんがみて，膻中は心，肺，胸，膈，乳，咽頭部の病証を治療することができるとされている。

　本穴の位置する胸部には心肺があり，またこの部位は宗気が集まるところである。『素問』霊蘭秘典論篇では，「膻中は，臣使の官，喜楽これより出づ」と記されている。

①情志失和，気機失調
②外邪の侵襲，肺気阻滞
③痰濁阻肺，肺失宣降，痰気交阻による気道の阻滞
④心血瘀阻，心絡攣急，気滞不行，乳絡不調
⑤気滞血瘀，胸絡阻滞
⑥痰濁，寒湿，陰寒，瘀血が乳絡に阻滞することによる気機不調

　これら①〜⑥の原因によりおこる心，肺，胸，膈，乳部の病証は，すべて心包の募穴，気会である膻中の治療範囲に入る。本穴には，上焦の気機を通暢する作用と理気散滞通絡の作用がある。

　本穴に刺針した際の針感は，胸部，脇部，両乳部などの部位にいたる。その針感の走行によって，本穴はさらに針感が走行する上述の部位の病変を治療することができる。

＜効　能＞
1．弁証取穴
　①瀉法：寛胸利膈，理気通絡
　　湯液における枳殻，陳皮，沈香，蘇梗，川楝子，栝蔞，郁金などの効に類似
　②補法：宗気の補益
2．局部取穴
　瀉法（灸を配す）：温陽散寒，脈絡の温通
　湯液における薤白，桂枝，沈香，厚朴などの効に類似

＜主　治＞
咳嗽，哮証，喘証，胸痛，冠性心疾患，胸痺，脇痛，乳汁欠乏症，急性乳腺炎，乳癖。
またしゃっくり，梅核気，肺癆などを治す。

| 臨床応用 |

1 咳嗽，哮証，喘証

肺は，気を主り，呼吸を司っている。哮，喘，咳嗽は，すべて気機の昇降出入失調によりおこる。これらの治療では，本穴を取り，寛胸利気，調気降逆をはかるとよい。
　例1：痰濁阻肺，肺失宣降による咳嗽，喘証
　　　　膻中，豊隆，列欠または天突（瀉）…………去痰宣肺，利気平喘，止咳
　例2：寒痰が肺に影響し気道が阻滞しておこる哮証
　　　　膻中，肺兪，中脘（灸瀉），天突（瀉）……温肺散寒，去痰利竅

肺気不足のため気を主ることができなくなっておこる虚喘には，膻中（補）を配穴するとよい。しかし腎の納気ができなくなっておこる腎喘には，本穴を配穴することはできない。本穴を瀉すと，容易に気虚となるし，本穴を補すと，気逆しやすいためである。

肺腎が共に虚し，また心陽も同時に衰弱して喘逆がひどい患者で，煩躁不安，四肢が冷えて汗がでるといった症状をともない，脈が浮大無根である場合は，「孤陽欲脱」の危険があるため本穴を取ることはできない。この場合は速やかに関元，気海，太谿（補）にて扶元救脱，腎気の鎮摂をはかるか，気海，関元，神門（補）にて回陽救逆，益気復脈をはかるとよい。

2 胸　痛

本穴を瀉し，通絡（局所取穴），理気止痛（弁証取穴）をはかると，胸痛を主とする病証を治療することができる。ただし心肺疾患による胸痛は治療範囲に入らない。

1．情志失和，肝気鬱結，気機不調のため，脈絡が阻滞しておこる胸痛
　　膻中，間使，阿是穴（瀉）………………………疏肝理気，通絡止痛
　※　長期にわたる気滞のため，血が絡に阻滞しておこる胸痛
　　　上処方に三陰交（瀉）を加える……………活血去瘀

第14章　任　脈

2．うちみ，捻挫により瘀血が停滞し，気機不調，脈絡阻滞となっておこる胸痛
　　①膻中，間使，三陰交または血海（瀉）……………理気活血，通絡止痛
　　②膻中，三陰交，阿是穴（瀉）…………………………活血去瘀，通絡止痛
　　※　陰血虚損，肝血不足，精血虚損，肝陰不足による胸脇部の疼痛には，本穴を配穴することはできない。

3　胸　痺

　胸陽不振のため陰邪が侵襲し，経絡阻滞，気機不調となっておこる胸痺の治療では，膻中（瀉または灸瀉）にて開胸利気，胸絡の温通をはかるとよい。
1．寒邪が侵襲し，陰寒内盛となって胸絡が阻滞し，気機不調となっておこる胸痺
　　膻中，中府，阿是穴（灸瀉）………………………………温陽散寒，通絡開痺
2．痰湿が内にこもり，胸間に上犯し，気機失調，胸絡阻滞となっておこる胸痺
　　膻中，豊隆，中府または阿是穴（灸瀉）……………痰湿の温化，利気通絡
3．寒湿が留り，陰乗陽位，胸絡阻滞，気機不調となっておこる胸痺
　　膻中，阿是穴（灸瀉）または陰陵泉（瀉）を加える……寒湿の温化，開胸利気

4　乳汁欠乏症

　乳汁の分泌不足となって3カ月以内の場合には，針灸治療を施すと一定の効果がある。多くは1回から3回の治療で治癒する。本穴（瀉）から両側の乳房に向けて横刺し，針感が乳部に到達するように手技を施すとよい。これにより寛胸利気，気機の疏調，乳絡の宣通の作用が生じる。さらに以下のように配穴を行うと効果的である。
1．肝気鬱滞による乳汁欠乏症
　　①間使，乳根（瀉），少沢（点刺出血）を配穴……疏肝解鬱，乳汁の通暢
　　②間使，期門（瀉）を配穴………………………………疏肝解鬱，乳汁の通暢
　　※　乳房腫硬脹痛が著しく，発熱悪寒をともなう場合
　　　　曲池，内庭（瀉）を配穴………………………………退熱消腫，理気散結
　　※　肝気犯胃，胃失和降，受納不良のため気血を化生できなくなっておこる乳汁欠乏症
　　　　足三里，中脘または内関（瀉）を配穴…………和胃導滞，行気通絡
2．気滞血瘀による乳汁欠乏症
　　間使または内関，三陰交または膈兪（瀉）を配穴，または乳根（瀉）を加える…行気活血，乳絡の通暢
　　※　乳房腫硬疼痛，悪寒発熱する場合
　　　　曲池，内庭（または解谿），三陰交（瀉）を配穴……行気活血，退熱消腫
3．気血虚弱による乳汁欠乏症（虚弱体質，または出産時の出血過多による）
　　合谷，三陰交（補）………………………………………気血の補益
　　①膻中（瀉）を配穴し，佐として乳絡の宣通をはかる（これは虚中挟実の証に用いる）
　　②膻中（補）を配穴し，佐として益気調絡をはかる

4．単純性乳汁欠乏（上述の原因によらない場合）

①膻中，少沢，乳根（瀉）

②膻中，合谷，三陰交（補）……………………………気血の補益，益気調絡

5 乳癖

本穴を瀉し（乳房に向けて横刺する），針感を乳部に到達させる。

1．肝鬱気滞による乳癖

太衝（または期門）（瀉），少沢（点刺出血）を配穴……疏肝理気，通絡散結

2．気滞血瘀による乳癖

三陰交（または膈兪）（瀉），少沢（点刺出血）を配穴……行血活血，通絡散結

症　例

［症例1］　女，20才，初診1965年9月30日

主　訴：乳汁分泌不足が8日間続いている

現病歴：産後4カ月になるが，8日前から子供が病気になって母乳を吸えなくなり，さらに本人も気分がめいって情志抑鬱となり，食欲も減退し，両乳房に脹痛がおこり，乳汁がでなくなった。脈は緩である。通乳作用のある薬を服用したが，効果はなかった。

弁　証：情志抑鬱のために気機が悪くなり，加えて子供が母乳を吸わないためにおこった乳房の脹痛，乳汁の分泌不足である。

治　則：理気通乳

取　穴：膻中，少沢（瀉），40分間置針する。膻中は直刺し，だるく重い針感が局部に生じたら，針尖をやや右に向けて斜刺し，針感を右乳房部にいたらせる。次に針尖をやや左に向けて斜刺し，針感を左乳房部にいたらせる。

経　過：1967年，1969年にこの患者の紹介で2人の女性が乳汁分泌不足で来院した際に，この症例は前回の治療後，正午には乳汁がでるようになり，2日目には正常に分泌するようになったことを確認した。

［症例2］　男，30才，初診1965年6月7日

主　訴：この2カ月，胸痛がおこる，怒った後に発症

現病歴：2カ月来，胸痛がおこり両脇部に放散する。両側の乳部の傍らの痛みが，とくにひどい。怒ると症状は悪化し，ひどいと咳嗽や深呼吸に影響する。咽頭部には梗塞感，異物感がある。また口乾欲飲，息切れ，脱力感などの症状があり，舌質は絳，舌苔は黄膩，脈は弦数である。

弁　証：肝気鬱結，気滞胸絡による胸痛である。

治　則：理気通絡，佐として清咽利膈をはかる。

取　穴：膻中，廉泉（瀉）。膻中を直刺すると，その針感は任脈に沿って上は璇璣にいたり，

第14章 任　脈

　　　下は巨闕の部位にいたった。針尖をやや左右に向けて斜刺すると，針感はそれぞれ左右の両乳房外方の部位にいたった。また針尖をやや上（天突の方向）に向けて斜刺すると，針感は任脈に沿って天突の部位にいたった。
効　果：初診時の治療で置針30分後には，胸部の痛みは消失し，呼吸も楽になった。初診後に胸痛は8割程度軽減し，2診で治癒した。

経穴の効能鑑別・配穴

効能鑑別
膻中，気海，中脘の効能比較

　上記の3穴には，ともに調気作用があるが，各穴それぞれに固有の特徴がある。
　①膻中：上焦の気機を調節，胸気を開く，降気通絡
　②気海：下焦の気機を調節，元気を補う，行気散滞
　③中脘：中焦の気機を調節，中気を補う，行気和中

配　穴
膻中（瀉）

　①太衝，期門（瀉）を配穴……………………………疏肝解鬱，寛胸利気
　②内関（瀉）を配穴……………………………………開胸利気，心絡の通暢
　③肺兪（瀉）を配穴……………………………………宣肺利気
　④列欠または尺沢（瀉）を配穴………………………宣肺降気
　⑤期門（瀉）を配穴……………………………………寛胸利気，胸絡の通暢
　⑥尺沢，豊隆（瀉）を配穴……………………………宣肺利気，化痰降逆
　⑦間使，三陰交（瀉）を配穴…………………………行気活血，通絡散滞
　⑧天突（瀉）を配穴……………………………………開胸利気，降痰平喘
　⑨中府，内関（瀉）を配穴……………………………開胸利気，宣肺平喘

参　考

1．本穴の刺針方向と針感

　胸部の病や咽頭部の病には，上方（咽頭部）に向けて刺入すると，その針感は任脈に沿ってしだいに上行して胸骨切痕にいたり，少数の例ではあるが，咽頭部にいたるケースもある。胸腹部や気逆の病には，下方（剣状突起）に向けて刺入すると，その針感は任脈に沿ってしだいに下行し剣状突起の部位にいたる。少数の例ではあるが，上腹部にいたる場合もある。胸脇部や乳房の病には，左または右に向けて刺入すると，その針感は同側の乳房，胸脇部にいたる。刺針する方向は，病位および病証にもとづき決定する。

2．古典考察

1．『銅人針灸経』，『西方子明堂灸経』，『禁針穴歌』では，ともに本穴を禁針としている。膻中の穴下には，心包および心がある。先人の針は太く，本穴に刺針すると圧重感が著しく呼吸に影響したと思われる。肺気腫，肺性心疾患，心不全などの患者には，おそらく悪い結果をまねいたために，本穴を禁針としたと考えられる。

2．『行針指要歌』には，「あるいは気に針するは，膻中一穴……」とある。膻中は，気病を治療する要穴であり，とくに肺，胸，膈，乳部の気機不利によりおこる呼吸切迫（息切れ），呼吸微弱（気少），咳逆気上，咳喘，哮喘，しゃっくり，胸膈痞満などの病の治療に適している。

3．歴代医家の経験

① 「咳逆上気し，唾喘短気して息を得ず，口言を能わずは，膻中これを主る」（『針灸甲乙経』）
② 「上気喘咳するは，七壮灸すべし」（『神農経』）
③ 「膻中は，肺気咳嗽上喘し，膿を唾し，食を下すを得ず，胸中塞の如きを治す」（『銅人腧穴針灸図経』）
④ 「膈痛飲蓄して禁じ難きは，膻中，巨闕すなわち針す」（『百症賦』）
⑤ 「……『千金』：上気厥逆するは，胸膛に灸すること百壮，穴は両乳間に在り。上気咳逆し，胸痺背痛するは，胸膛に灸すること百壮，針せず。」（『針灸経穴図考』）

これらの記述は，膻中が気病を治療する要穴であり，上焦の気病（例：心，肺，胸，膈，乳部の気機失調など）を主治することを説明している。

4．本穴に瀉法が多用される理由

本穴を局部取穴または近隣取穴として用いる場合，その病証は実証である場合が多く，また上焦の気機失調による病変も実証である場合が多い。したがって，本穴を用いた治療では瀉法が多用される。

9. 天 突 (てんとつ)

　天突は，任脈の経穴であり，任脈と陰維脈の交会穴である。本穴の穴下には気管がある。本穴は，気管，喉，咽頭および食道疾患を治療する際の常用穴である。

　気道不宣，肺気の昇降出入失調による病証は，実証である場合が多い。咽喉，食道疾患もまた実証である場合が多い。したがって，本穴を用いた治療では，瀉法を施すことが多い。本穴を瀉すと正気を損傷しやすいため，その捻瀉の多少は，邪盛の程度や患者の体質にもとづいて決定する必要がある。正気不足をともなう哮証，喘証に対して捻瀉を過度に行うと，元気を大いに損傷しやすい。気脱をまねいて死にいたる場合もあるので，とくに注意を要する。

　肺腎気虚，肺脾気虚，腎不納気による哮，喘，咳嗽の治療では，本穴を取らないほうがよい。補瀉ともに不適当であり，瀉すと気を損傷するし，補うと気逆を助けることになる。

本穴の特性

＜治療範囲＞

1. 気管病

　気管は，上は喉につながり，下は肺に通じている。肺系に属し，肺気が出入する通路である。肺気の昇降出入は，気管の通暢と関係があり，気管の通暢は，肺の機能と関係がある。天突は，外邪犯肺，気道不利，気機失調の病証の治療に多く用いられる。風寒が肺を犯して気道が鬱し，肺気の宣通が悪くなっておこる咳嗽，哮証，喘証，あるいは痰気が気道を閉塞させ，肺の昇降が悪くなっておこる咳嗽，哮証，喘証の治療では，ともに本穴を取り，気道を調節し，痰濁を降ろし，逆気を降ろすとよい。逆気痰濁が針感に随い，任脈に沿って胸裏を循り下行して消失または軽減すると，さらに著しい効果が認められる。

2. 食道病

　鄭梅潤は，『重楼玉鑰』のなかで「夫れ咽喉なる者は，肺胃の上に生ずる，咽なるは嚥なり，水穀の通利を主り，胃の系を為す，乃ち胃気の通道なり。喉なるは空虚にして，気息呼吸の出入を主り，肺気の通道を為すなり。」と述べている。咽喉は肺胃に連なり，喉は気機呼吸の門戸であり，咽は飲食消化の通道である。任脈は咽喉を循行し，気管は喉に通じている。したがって肺胃と関係のある咽喉疾患は，本穴の治療範囲に入る。臨床においては，本穴は病因と病理類型にもとづき，それぞれの治則の処方のなかに配穴して用いられる。

また食道癌，食道炎，食道痙攣などの食道疾患の治療にも，本穴を取ることができる。

＜効　能＞
弁証取穴
　①瀉法：降痰利気，鎮咳平喘，咽喉の清利
　　湯液における杏仁，栝蔞，橘紅，桔梗，牛蒡子，白前，前胡，蘇子，貝母，枳実，旋覆花，胆南星などの効に類似
　②瀉法（灸を配す）：痰濁の温降，鎮咳平喘
　　湯液における乾姜，細辛，麻黄，款冬花，杏仁，半夏，紫菀，旋覆花などの効に類似
　③補法：肺気の収斂
　　湯液における灸黄耆，潞参，五味子，百合，灸甘草などの効に類似

＜主　治＞
　哮証，喘証，百日咳，咳嗽，失語，咽頭炎，梅核気，食道炎，食道痙攣，食道麻痺，食道癌，しゃっくり，単純性甲状腺腫，甲状腺機能亢進，急喉風。

臨床応用

1　哮　証

　本病の病機は，主として痰気が気道を閉塞し，肺の昇降が失調することにある。本穴を哮証の発病期に用いると，痰濁を降ろし気道を調節することにより，その標を治すことができる。緩解期には，培補固本を主とし，本穴は用いない。

1．寒痰が肺に影響し，気道が阻滞しておこる哮証
　①天突（瀉），風門，肺兪（灸瀉）……………… 温肺散寒，去痰利竅
　②天突（瀉），中府，膻中（灸瀉）……………… 温肺散寒，去痰利竅
　③天突，豊隆（瀉），風門，肺兪（灸瀉）……… 温肺化痰，宣肺利気

　冷哮丸の効に類似している。表証をともなう場合には，列欠（瀉），大椎（灸瀉）を配穴すると，湯液における麻黄湯加味の効に類似した効果が生じる。

2．痰熱犯肺，気道不利となっておこる哮証
　①天突，豊隆，内庭，尺沢（瀉）………………痰火の清降，宣肺利気
　②天突，尺沢（瀉），豊隆（瀉，透天涼を配す）……清熱化痰，宣肺利気

　経過が長く，高齢で身体が弱く，頻繁に発作がおこり持続する場合は難治である。邪実正虚で，発作時に喘息，鼻翼煽動，呼吸促迫，起坐呼吸，汗がでて四肢が冷える，顔色青紫である場合は極めて汗脱となりやすい。この場合は本穴を刺すことはできず，救急措置を施す必要がある。

2 喘証

『霊光賦』には，「天突膻中は痰喘を治す」とあり，『経験特効穴歌』には，「気喘天突これ真伝」とある。喘は虚喘と実喘に分類される。降痰利気，降逆平喘，肺気を補益する作用がある天突を用いると，邪気壅肺，気失宣降による実喘を治療し，さらに肺気不足による虚喘を治療することができる。

1．風寒襲肺により肺気壅実となり，宣降ができないためにおこる実喘
①天突（瀉，または加灸），肺兪，風門（灸瀉）……疏風散寒，宣肺平喘
②天突，列欠（瀉），中府，膻中（灸瀉）………… 疏風散寒，宣肺平喘

2．痰濁壅肺により気機が阻滞し，肺気が宣通しないためにおこる実喘
①天突，豊隆，列欠（瀉）………………………………開痰利気，宣肺平喘
②天突，膻中，豊隆（瀉）………………………………寛胸利気，去痰平喘
③天突，中脘，膻中………………………………………降逆去痰，利気平喘

脾虚湿盛をともなう場合は，陰陵泉（補）を加えて健脾去湿をはかる。

3．肺気不足のために気を主れなくなっておこる虚喘

益気定喘の処方（合谷，太淵または肺兪（補））中に，天突（補）を配穴して，肺気の補益を助ける。肺虚挾実で，痰阻壅肺をともなう場合には，本穴（瀉）により痰濁を降ろし，気道を調節する。捻瀉を過度に行うと，正気を損傷する恐れがあるので注意を要する。

肺腎両虚，腎不納気の虚喘，および肺性心や肺気腫に出現する喘には，本穴を配穴してはならない。これを瀉すと気を損傷し，これを補うと気逆を助けることになるためである。

3 咳嗽

本穴を取ると，痰濁阻肺および肝火犯肺による咳嗽を主治する。風寒外束，肺失宣降による咳嗽，風熱犯表，肺失宣通による咳嗽にも，本穴を瀉すと高い効果を収めることができる。

1．痰濁阻肺による咳嗽
①天突，豊隆，列欠（瀉）………………………………去痰利気，宣肺止嗽
②天突，豊隆（瀉），陰陵泉（補）…………………… 健脾去湿，降痰利気

胸悶，胃脘部のつかえ，食欲不振をともなう場合には，天突，列欠，足三里（瀉）により寛胸利気，降痰止嗽をはかるとよい。痰濁が化さず内蘊して化熱し，痰熱壅肺となっておこる痰熱壅肺型の咳嗽には，天突，尺沢（瀉），豊隆（瀉，透天涼を配す）により清熱化痰，宣肺止咳をはかると効果的である。その効果は清気化痰丸の効に類似している。

2．肝火犯肺による咳嗽
天突，尺沢，行間（瀉）…………………………………平肝瀉火，清肺降逆

4 梅核気

肝気抑鬱，痰気鬱結となり上逆しておこる梅核気には，天突，廉泉，太衝，豊隆（瀉）により疏肝解鬱，理気去痰をはかるとよい。または天突，中脘，膻中（瀉）により解鬱化痰，順気

降逆をはかる。精神抑鬱，胸悶，脇痛，腹脹，ゲップ，食欲不振，胃脘部の隠痛をともなう場合には，天突，間使，中脘または上脘（瀉）により，理気和胃，降気去痰をはかる。気逆上衝し，胸膈部がつかえて苦しいなどの症状をともなう場合には，天突，公孫，膻中（瀉）により寛胸利気，降逆散滞をはかる。また半夏厚朴湯証である場合には，天突，豊隆（瀉）を施す。

5 食道癌

【1】初期に咽喉部の梗塞，気逆がみられる場合，あるいは嚥下困難，胸膈痞満，ときに隠痛がおこる，気逆して痰を吐く，口乾，咽燥，排便困難などの症状がある場合
①天突，中脘（または上脘），内関（瀉） ………… 行気和胃，寛膈和中
②天突，内関，足三里 ……………………………行気和胃，寛膈和中

この病に対する針治療の特徴は，1〜2回の治療では著しい効果があるが，継続して治療すると，効果が減少してくることにある。ただし長期にわたって治療を施すと，病状の進展を遅らせることができる。

【2】数滴の水も飲めない場合，または数日間1滴の水も飲めない場合には，天突，中脘または上脘（瀉）を施す。あるいは足三里を加える。非常に衰弱している場合には，先に合谷（補）により補気をはかり，その後に上記の治療を行う。1〜2回の治療で7割の病人は，ただちに流動食または半流動食を取ることができるようになる。隔日治療とし，継続して流動食を10日，20日，30日と取れる例もある。また2カ月にわたり食事を取れるようになった例もある。上の処方は本病を根治させることはできないが，食道癌による梗塞の状態を改善し，また患者の精神的負担の軽減，延命に対して一定の作用がある。

6 単純性甲状腺腫

『諸病源候論』には，「癭なるは憂患気結して生ずる……」とあり，また「三種の癭あり，血癭あり之を破るべし，息肉癭あり之を割るべし，気癭あり之に針を具えるべし」とある。同記述では，針は気癭を治すことを明確に指摘している。気舎は，気癭を治す主穴であり，これに天突（または阿是穴）（瀉）を配穴して消癭散結をはかると，著しい効果を収めることができる。天突（瀉）を配穴すると，呼吸を改善し，自覚症状の消失を促すことができる。癭瘤の大きな患者には，癭瘤上に3〜4針を刺すだけで，著しい消癭散結の効果を収めることができる。

気舎，天突（瀉），または癭瘤上の阿是穴（瀉）の効果が著しいのは，同処方に鬱結を消散させる作用があるためであり，また甲状腺に働きかけて，これがヨウ素を吸収・利用するのを助ける作用があるためである。

散在性甲状腺腫は，中医の「肉癭」に属している。これは鬱怒傷肝，痰気鬱結によりおこる。天突，間使，太衝，阿是穴（瀉，肉癭の核心に向けて2〜3針刺入）により疏肝解鬱，消癭散結をはかるとよい。

症　例

[症例1]　　女，48才，初診1965年3月24日
主　訴：咽頭部の嚥下不利，1カ月余り梗塞感がある，怒った後に発症
現　症：頸部前面がつっぱった感じがし，咽喉部に梗塞感がある。異物感があり吐きだそうとしても吐きだせず，飲み込もうととしても飲み込めない。食べ物は正常に嚥下できる。白い粘痰を吐く。夜間には咽頭部が乾き，口渇はあるが飲みたくはない。食量は正常，多夢であり，顔や唇の色は赤い。舌苔は薄白，脈は滑数でやや弦である。
弁　証：鬱怒により条達，疏泄が悪くなって化火し，痰を形成して痰気鬱結となりおこった梅核気である。
治　則：利気化痰
取　穴：初〜3診，天突，廉泉（瀉）
　　　　4〜5診，上処方に間使，豊隆（瀉）を加える。
効　果：2診後には咽頭部の梗塞感はなくなり，そのほかの症状も著しく軽減した。3診後には多夢，粘痰を吐くという症状はあるものの，そのほかの症状はすべて消失した。5診で治癒した。
経　過：1965年4月9日に治癒していることを確認した。

[症例2]　　男，10才，初診1965年4月19日
主　訴：6年来の哮証，再発して5日になる
現病歴：1959年の夏に突然鼻衄がおこり，本科にて治療し治癒した。その後，汗をかいたところに風を感受して哮証が発症した。呼吸困難，呼吸促迫，汗がでる，喉に痰鳴がある，咳嗽，夜間に増悪し，平臥して寝ることができないなどの症状をともなう。今回は4日前に発熱，咳嗽，哮喘がおこり，食欲不振，腹部の発熱があり，舌尖は紅，舌苔は白，舌根部は白で厚い，脈は弦数である。
弁　証：風熱犯肺，肺失宣降，痰気交阻，気道閉塞となり，哮証が再発したと考えられる。
治　則：宣肺化痰利気
取　穴：初〜3診，天突，列欠，豊隆（瀉）。隔日治療とする。
　　　　4診，上処方から天突を去る。
効　果：初診後，2晩とも哮証は著しく軽減し，呼吸も楽になった。3診後には夜間の咳嗽および喉中の痰鳴は消失し，精神状態も良好とある。4診で治療効果の安定をはかった。
経　過：1965年6月〜9月にかけて母親が病院を受診し，その間再発していないことを母親から確認した。

[症例3]　　男，19才，初診1970年11月23日
主　訴：発熱，咳嗽。寒邪を感受して発症。
現　症：発熱，頭痛，鼻閉，口や鼻の息は熱い，咳嗽，くしゃみ，痰は白く粘い，口苦，唇の

乾き，全身のだるさ・痛み，顔面紅潮，小便黄，便秘，咽頭の乾き，口渇，不眠などの症状があり，脈は数で有力である。

弁　証：もともと内熱があり，外感を患って風熱が肺に影響し，肺の宣降が失調している。そのために発熱，くしゃみ，咳嗽，痰は粘い，小便黄，便秘などの症状がおこっている。また風熱が上部に影響して頭痛をおこしている。咽頭の乾き，口渇，顔面紅潮，脈数などは，内熱の象である。

治　則：清熱解表，鎮咳化痰

取　穴：天突，合谷（瀉）。10分間置針した後に咳嗽は止まった。3時間観察したが，咳嗽はおこらず，鼻閉や口鼻の熱い気，頭痛は治癒した。

経　過：1970年11月24日に治癒していることを確認した。

経穴の効能鑑別・配穴

効能鑑別

1. 天突と廉泉の効能比較

    詳細は廉泉一節の［経穴の効能鑑別］を参照。

2. 天突，豊隆，足三里の効能比較

    この3穴には，ともに去痰の作用があるが，各穴それぞれに固有の特徴がある。詳細は豊隆一節の［経穴の効能鑑別］を参照。

配　穴

1. 天突（瀉）

    ①豊隆（瀉），風門，肺兪（灸瀉）を配穴…………湯液における冷哮丸（『張氏医通』方）の効に類似

    ②肺兪，風門（灸瀉）を配穴……………………温肺散寒，降痰利気

    ③列欠，豊隆（瀉）を配穴………………………開痰利気，宣肺止嗽，平喘

    ④列欠（瀉），大椎（灸瀉）を配穴……………疏風散寒，宣肺解表

    ⑤肺兪，尺沢（瀉）を配穴………………………肺気の清宣，止嗽平喘

    ⑥豊隆（瀉）を配穴………………………………湯液における半夏厚朴湯（張仲景方）に類似

    ⑦豊隆（瀉，透天涼を配す），尺沢（瀉）を配穴……清肺降痰，止嗽平喘

    ※　清気化痰丸の効に類似

    ⑧廉泉，豊隆，合谷（瀉）を配穴………………疏風清熱，降痰利竅

2. 天突（補）

    ①合谷，足三里（補）を配穴……………………補中益気により肺気を収斂させる

    ②合谷，太淵（補）を配穴………………………益気定喘

第14章　任　脈

> 参　考

1．本穴の針感
　1．頸切痕に沿って1～1.5寸直刺すると，その針感は至陽，霊台，神堂などの部位に向かって走る。捻転すると，そのたびにこれらの経穴に痛み，またはだるさがおこる。また針感が頭頂部に走る例もあるが，これに捻転すると，そのたびに頭頂部に重いだるさがおこる。だるいしびれ感が脳に向かって走る例もあるが，この場合は脳のどの部位にしびれ感が生じているかはわからない。
　2．やや上方（喉頭隆起）に向けて刺入すると，その針感は喉部に向かって走る。やや左または右にむけて刺入すると，その針感は同側の頸部に向かって走る。
　3．やや下方（胸骨の方向）に向けて刺入すると，その針感は任脈に沿って胸裏を循り，下行して上腹部にいたる。咳逆，喘逆，ゲップ，気上衝逆，胸膈痞悶などの症状は，針感に随って下行し消失または軽減する。

2．歴代医家の経験
　1．古今の針灸医家は，天突が哮証，喘証，咳嗽を治療する際の有効穴であるとしている。
　①「天突，膻中は喘痰を治す」（『霊光賦』）
　②「咳嗽連声するは，肺兪天突穴を迎えるべし」（『百症賦』）
　③「天突，膻中は喘嗽を医す」（『玉竜賦』）
　④「天突は，咳嗽上気し，胸中気噎し，喉中水鶏声の如き状を治す」（『銅人腧穴針灸図経』）
　2．古今の針灸医家は，天突が暴瘖と喉痺を治療する経穴であるとしている。
　①「人の卒然として音無き者は，寒気の厭に客し，則ち厭発する能わず，発するも下る能わず，その開闔を致さざるに至る。故に音無し。……今厭の脈は上りて任脈を絡う。これを天突に取ればその厭乃ち発するなり。」（『霊枢』憂恚無言篇）
　②「暴瘖言を能わず，喉痺咽中乾急し息を得ざるは，天突これを主る。喉痛瘖言を能わずは，天突これを主る」（『針灸甲乙経』）

3．注意事項
　本穴は，哮証，喘証，咳嗽を治療する際の常用穴・有効穴である。これは本穴を用いると痰濁を降ろす，気道を調節する，肺気を宣発する，逆気を降ろす作用が生じるためである。しかし本穴には深刺（針尖を後下方に向けて深刺してはならない）してはならない。深刺すると気管が著しく圧迫され，呼吸に影響する。また中気不足の患者には，捻瀉を過度に行ってはならない。過度に行うと正気を損傷しやすく，気陥しやすい。とくに気虚体質の人には注意を要する。ことに置針または捻瀉後に気道が通利した患者には，捻瀉は厳禁である。さらに元気衰微，肺腎両虚による哮喘には，本穴を取って瀉してはならない。哮喘が久しいと，肺脾腎三臓が虚してくるが，発病時に本穴を取る場合は，捻瀉を過度に行ってはならない。

10. 廉 泉 （れんせん）

　廉泉は，任脈穴であり，任脈と陰維脈の交会穴である。本穴には，咽喉を清利し，舌絡を通調し，壅滞を消散するなどの作用があり，舌および咽喉疾患を治療する常用穴とされている。

　咽喉，舌疾患は実熱証である場合が多く，したがって本穴を用いた治療では，瀉法を施すことが多い。灸はあまり用いられない。

本穴の特性

＜治療範囲＞

1．咽喉病

　咽喉は，肺胃に連なり，また諸経が集まるところである。したがって，外感諸邪が口鼻から入ると，咽喉がまずその侵犯をうける。内傷諸疾は臓腑からおこるが，咽喉はまたその影響をうけやすい。咽喉を清利し，鬱結を消散する作用がある廉泉は，風熱邪毒が咽喉に侵犯しておこる咽喉病，肺胃積熱が咽喉に上蒸しておこる咽喉病，肺腎陰虚となり虚火が上炎しておこる咽喉病，風寒客熱が音竅に影響しておこる咽喉病，気鬱痰結，肝鬱化火，気血壅滞などによりおこる咽喉病を治療することができる。病因，病理類型にもとづき，本穴をそれぞれの処方中に配穴して用い，標本兼治をはかるとよい。

2．舌 病

　心気は舌に通じており，舌は心の苗といわれている。手少陰の別，足太陰の正，足少陰の正，足太陰の脈，足少陰の脈，足太陽の筋，手少陽の筋は，すべて舌に分布している。したがって，舌病をひきおこす原因は多く，病理類型も複雑である。

　風邪挾痰，風陽挾痰，温邪上攻，心脾積熱，心火上炎，肺腎両虚などによりおこる舌瘡，重舌，木舌，弄舌および舌巻，舌強，舌瘖などの治療では，すべて本穴を配穴することができる。

3．瘖 瘂

　『霊枢』憂恚無言篇には，「喉嚨は，気の上下する所以の者なり。会厭は，音声の戸なり。口唇は，音声の扇なり。舌は，音声の機なり。懸雍は，音声の関なり。」とある。これは言語の発声が，喉嚨，会厭，口唇，舌，懸雍などの器官と関係することを述べたものである。顎下にある廉泉は，舌筋，喉嚨，会厭の機能が失調しておこる瘖瘂を主治する。また脳病（例：各種脳炎，化膿性脳膜炎，中毒性脳症状など），温邪上攻，薬物中毒などによりおこる瘖

第14章　任　脈

瘂失語の治療では，瘂門を主として，本穴を配穴することができる。

　本穴の針感は，扁桃，耳下腺部，耳部にいたる。そのため本穴を用いると，耳下腺炎，扁桃炎にも一定の効果がある。また聾瘂に対しては，聾に対する効果と瘂に対する二重の効果を収めることができる。

＜効　能＞

弁証取穴

　①瀉法：舌絡の通調，癰腫の消散

　　　透天涼を配す…咽喉の清利，癰結の消散

　　　湯液における桔梗，牛蒡子，黄芩，夏枯草，連翹，金銀花，石菖蒲，升麻，胆南星，射干，大青葉，山豆根，青果，全蠍などの効に類似

　②補法：舌本の補益

＜主　治＞

　舌瘖，喉瘖，喑瘂，聾瘂，咽頭炎，急喉風，梅核気，重舌，木舌，舌瘡，声門痙攣，癇病，軟口蓋麻痺。

　また乳蛾，流行性耳下腺炎などを治す。

臨床応用

1　舌　瘖

　舌瘖とは，舌筋の運動障害，言語不利をいう。本病の治療では本穴を取り，虚証には補法，実証には瀉法を施すと，舌絡を通じる作用，舌本を補益する作用が生じる。

1．【1】中風病に現れる舌強（言語不利）で，風邪が虚に乗じて侵入し，痰湿を触発して舌絡が阻滞し，舌筋の運動障害がおこる場合

　　処方1：廉泉，風府，豊隆（瀉），金津・玉液・舌尖（点刺出血）……去風除痰，舌絡の通暢

　　処方2：①廉泉，瘂門，通里（瀉），金津・玉液（点刺出血）

　　　　　　②曲池，豊隆，陰陵泉（瀉）………………去風除湿除痰

　　　　　　※　①と②を交互に用いる。

　【2】風陽内動して清空に上擾し，痰がからんで経絡に影響しておこる舌筋の運動障害

　　処方1：廉泉，太衝，豊隆（瀉），金津・玉液（点刺出血）……熄風去痰，舌絡の宣通

　　処方2：①廉泉，瘂門，通里（瀉）

　　　　　　②太衝，豊隆，百会（または風池）（瀉）……平肝潜陽，熄風去痰

　　　　　　※　①と②を交互に用いる。

2．脳病（各種脳炎など）による舌瘖，または温邪の上攻による舌絡の損傷を原因とする舌筋の運動障害（舌強，舌巻，舌筋痙攣）によりおこる舌瘖

　　処方：廉泉，通里（瀉），瘂門（または金津・玉液・舌尖の点刺出血）……舌絡の清宣

※　この処方は本治の処方と交互に用い，標本兼治を行ってもよい。病の経過が短い場合は，廉泉（瀉）１穴により１～２回の治療で治癒する例が多い。

３．舌筋麻痺による舌瘖
　処方：廉泉，通里（補）……………………………舌絡の補益により舌本を補益する
　①心脾不足，舌筋失養による舌瘖
　　神門，三陰交，廉泉（補）………………………心脾の補益，舌筋の補益
　②気血両虚，舌筋失養による舌瘖
　　廉泉，合谷，三陰交（補）………………………気血の補益，舌絡の補益
　③元気大傷，腎精虚損による舌筋の運動無力
　　廉泉，気海，合谷，復溜または太谿（補）………補腎益気，培元益舌

４．肝気鬱滞，気機不利となり，舌絡が阻滞し，舌筋が運動障害となりおこる舌瘖
　処方：廉泉，間使，または太衝（瀉）を加える……気機を調節し，舌絡を調節する

２　喉瘖

　任脈は会厭に通じている。任脈の廉泉は，風寒客熱による暴瘖と熱耗肺陰による久瘖の治療に用いられる。

１．暴　瘖
　【１】外感風寒が鬱して化熱したり，風熱襲肺により肺失清粛となりおこる場合が多い。
　症状：喉の乾きと瘙痒，発作性の咳嗽（無痰），または乾いた咳（少痰），喉の痛み，声のかすれ，または失音，初期には外感症状がある。
　処方：廉泉，尺沢，外関（瀉），少商（点刺出血）……清熱宣肺，咽喉の調節
　　　　※　外感症状をともなう場合には，上処方で宣肺解表，咽喉を清利する効を収める。
　【２】風寒の侵襲により肺気失宣し，寒気が会厭に客して開閉不利となり，突然声がかすれる場合
　①廉泉，天突（瀉），肺兪（瀉，灸を配す），列欠（瀉）……疏風散寒，宣肺利竅
　②廉泉，天突（瀉），風門，肺兪（灸瀉）…………疏風散寒，宣肺利竅
　【３】風熱を感受し，痰がからんで気道を阻滞させ，肺の宣発が悪くなり，会厭がその影響をうけておこる声のかすれ
　　廉泉，合谷（または曲池），豊隆，天突（瀉）……清熱去痰，宣肺利竅

２．久　瘖
　　暴瘖が反復して久瘖となる場合，または熱鬱化火により肺陰を消耗しておこる場合が多い。
　症状：喉の微痛，異物感，声のかすれ，喉の乾きと瘙痒，喉に粘痰がありうまくでない，または乾いた咳（無痰）。舌質紅，脈細滑，または細数など。
　処方：廉泉，尺沢（瀉），復溜（補），少商（点刺出血）……清熱養陰，潤肺益音
　　　　※　痰が多い場合には豊隆（瀉）を加えて化痰をはかる。
　寒涼のものを長期にわたって服用したために中陽損傷，真陽不足となり，虚火が降りず病がながびいている例で，一連の陽気衰微の証候が出現する場合には，本穴を取って瀉しては

ならない。また上処方を用いることもできない。この場合には，中脘（灸瀉），関元（補），または神闕，関元，中脘（灸）により，真火を旺盛にして陰翳を消散させ，虚火を降ろせば，諸症状はおのずと消失し，久瘡もそれにつれて治癒する。

3 瘖瘂

瘂門一節の［臨床応用］を参照。

4 咽頭炎

本穴を瀉すと，咽喉を清利し，鬱熱を消散させることができる。

1．急性咽頭炎

①熱邪が内蘊しているところに風熱を感受しておこる急性咽頭炎

　　曲池，尺沢（または魚際）（瀉），少商（点刺出血）を配穴……疏風清熱，利咽

②肺胃積熱，熱邪上蒸によりおこる急性咽頭炎

　　内庭，尺沢（瀉），少商（点刺出血）を配穴……瀉熱利咽

③胃腸の積熱が咽喉に上攻しておこる急性咽頭炎で大便秘結，口渇引飲をともなう場合

　　解谿，足三里，合谷（瀉）を配穴……………清熱瀉火，咽喉の清利

2．慢性咽頭炎

①熱邪傷陰，肺腎陰虚による慢性咽頭炎

症状：咽頭部の乾燥，咽頭痛，咽頭部の異物感。悪心。食少。声のかすれ。咽頭部の充血（暗紅色），咽後壁にリンパろ胞がみられるケースもある。頬部の紅潮，唇紅。舌質紅少苔，脈細数。

処方：解谿，尺沢（瀉），復溜（滋陰瀉火法）（補）に廉泉（瀉）を配穴し，佐として清熱利咽をはかる

②水虚火旺のために肺と咽頭に熱が作用しておこる慢性咽頭炎

症状：咽頭部の乾燥，微痛，異物感，局部の充血。口乾欲飲。咽後壁にリンパろ胞がみられるケースもある。舌質微紅，舌苔薄白，脈弦細。

処方：復溜（補），尺沢（養陰清肺法）（瀉）に廉泉（瀉）を配穴し，佐として清熱利咽をはかる

　『傷寒論』311条には，「少陰病二三日，咽痛むものは，甘草湯を与うべし，差えざれば，桔梗湯を与う。」とある。これは少陰客熱による咽頭痛である。桔梗湯が適用する場合には，廉泉（瀉）により清咽止痛をはかるとよい。

5 急喉風

症状としては，咽喉部のつっぱり，腫脹，疼痛があり，水を飲み込めず，無理に飲むとむせる，痰涎が多く出る，言語不利，呼吸困難などが現れる。24号の毫針を用いて，廉泉に1.5～2寸刺入し（腫脹の程度により決定する），捻瀉を数分間行った後，抜針時に搗刺を1回行う。腫脹している局部から出血させ，口から血を吐きださせると，諸症状は著しく軽減し，ただち

に食を取ることができるようになる。これは著者の父がよく用いて効を奏した療法である。

6 重舌, 木舌

重舌とは, 舌下の根部が赤く腫脹し, 腫脹の形状が小さな舌に見えることから命名されている。また木舌とは舌体が腫大し, 硬くなって麻木がおこり, 運動障害となることから命名されている。舌下の廉泉を瀉すと鬱熱を消散し, 通絡消腫の効を収めることができる。

舌は心の苗であり, 手少陰心経の絡脈は直接舌を貫いており, 脾脈は舌本に連なり舌下に散じている。重舌と木舌は, 心脾蘊熱となり熱毒が上炎し, 舌本に影響しておこる。手少陰心経の絡穴である通里, 足太陰脾経の三陰交を配穴して瀉し, 舌下の金津・玉液を点刺出血すると, 清熱解毒, 散結消腫の効がある。

7 癔病

本穴は, 主としてヒステリー性の失語, 舞舌, 弄舌, 語遅に適用される。対症治療として, 針尖が直接舌下に達する廉泉（針は舌下に向けて刺入）, 手少陰心経の絡穴（心経の絡脈は舌本に連絡しており, 心は舌の苗）である通里を瀉して, 舌絡を通暢し, その上で暗示療法を行うと, 良好な効果を収めることができる。

1. 肝気鬱滞, 気機不利により舌絡が阻滞しておこる癔病
   　廉泉, 間使（瀉）, 暗示療法……………………理気解鬱, 舌絡の調節
2. 痰火上擾し, 舌絡を阻滞させておこる癔病
   　廉泉, 豊隆, 内庭（瀉）………………………痰火の清降, 舌絡の調節

症 例

[症例1] 女, 39才, 初診1972年3月15日

主　訴：（代訴）最初は四肢の関節に痛みがおこり, その後に嚥下困難が出現し, 食べるとむせてしまう。このような状態になって4カ月余になる。

現病歴：4カ月余り嚥下困難で, 食べると鼻から流出したり, むせたりする。言語不清で, 声は鼻声, 動くと気喘がおこる。咽頭の乾き, 少津, 肢体軟弱などの症状をともない, 身体は痩せており, 脈は沈細無力である。

検　査：鼻甲介は陥凹している, 鼻と咽頭（－）, 心臓（－）, リンパ（－）, 肺の呼吸音はあらい, カヘキシー（悪液質）, 軟口蓋麻痺と診断され針灸科を受診。アスロ法625単位, バリウム透視で食道は正常。

弁　証：肺腎気虚による軟口蓋麻痺

治　則：益気補腎, 舌絡の調補

取　穴：廉泉, 合谷, 復溜（補）。週に2～3回の治療とする。

効　果：5診後には, まん頭を食べれるようになり, 咽頭の乾き, 息切れは軽減し, 発語も前よりははっきりするようになった。9診後には, 精神状態もよくなり歩いて通院でき

るようになる。飲食物が鼻からもれなくなり，食べてもむせず，食べる量も増加した。発語ははっきりしている。13診で治癒した。
経　過：1972年8月20日に再発していないことを確認した。

［症例2］　男，25才，初診1972年6月6日
主　訴：2年来の言語不清，原因は不明である
現病歴：2年前に舌根部がこわばるようになり，その後，舌筋の運動障害がおこり，言語不清となる。口渇，咽頭の乾き，舌の乾き，息切れがある。舌質は絳，舌苔は薄白，舌尖はびらんしている，脈は細数である。
検　査：口蓋垂は下垂しており，咽後壁に赤色のか粒がある，舌下粘膜には赤い腫点がある，現地の病院と当病院にて舌下神経麻痺と診断された。
弁　証：肺腎陰虚，舌筋失養
治　則：肺腎の補益，舌絡の調補
取　穴：廉泉，合谷，復溜（補）。隔日治療とする。
効　果：4診後には舌筋の動きはよくなり，発語もはっきりするようになった。8診で治癒した。
経　過：1975年7月28日に再発して治療にきたが，前回は8回の治療で治癒し，3年間再発していなかったことを確認した。

［症例3］　男，20才，初診1979年9月8日
主　訴：失音が1カ月余り続いている
現病歴：1カ月前に喉に痛みがおこりはじめ，しだいに会話ができなくなった。咳嗽，咽喉部のつっぱりと痛み，嚥下困難があり水を飲めないなどの症状がある。舌質は紅，脈は数である。耳鼻咽喉科で神経性の病と診断され，針治療を受診。
弁　証：痰熱がからんで咽喉に上壅し，肺失清宣となっておこった失音である。
治　則：清肺化痰，咽喉の清利
取　穴：初〜3診，廉泉，左内関（瀉）
　　　　4診，上処方に天突，内関（瀉）を加える。
　　　　5〜19診，廉泉，天突，尺沢（左，上肢の外傷のため包帯をしているため）（瀉）
効　果：3診後に会話ができるようになったが，まだ正常ではない。喉中に痰鳴音がある。14診後には，喉のつっぱり，痛み，失音，嚥下困難は，すべて治癒した。喉の痰鳴音は軽減した。15〜19診で治療効果の安定をはかった。

経穴の効能鑑別・配穴

効能鑑別

1．廉泉，瘂門の効能比較
　　詳細は瘂門一節の［経穴の効能鑑別］を参照。

2．廉泉と天突の効能比較
①廉泉：咽喉，舌疾患の治療にすぐれており，咽喉を清利し，舌絡を通調する効がある。瀉を多く施しても，正気を損傷しない。
②天突：気管，肺疾患の治療にすぐれており，気道の通利，降痰宣肺の効がある。瀉を多く施すと，正気を損傷しやすい。

[配　穴]

1．廉泉（瀉）
①合谷，列欠（瀉）を配穴 …………………………… 疏風清熱，舌絡の調節，宣肺利咽
②内庭または解谿（瀉）を配穴 …………………… 清胃利咽
③通里（瀉），金津・玉液（点刺出血）……… 舌部の壅熱の消散，舌絡の調節
④豊隆，天突（瀉）を配穴 ………………………… 去痰益音
⑤尺沢（瀉），少商（点刺出血）を配穴 ……… 咽喉の清利，清肺益音

2．標本兼顧，因果併治，因位配刺
　舌，咽頭，喉の疾患の治療では，標本兼顧に注意しながら，因果併治，因位配刺を行うとよい。例えば，肺胃積熱が咽喉に上蒸しておこる咽喉疾患には，内庭（または解谿），尺沢（または魚際）（瀉）により，その因を治し，廉泉（病位）を取り，その果を治す。また風邪が虚に乗じて入り痰湿を触発し，舌絡が阻滞しておこる舌強，言語障害には，曲池，豊隆，陰陵泉（瀉）により，去風除湿除痰をはかって，その本を治し，廉泉（瀉），金津・玉液（点刺出血）により，その標を治す。

[参　考]

本穴の刺針方向
　直刺は，喉喑および咽喉疾患の治療に用いる。舌下，舌筋に向けて刺入すると，舌喑，重舌，木舌，舌瘡を治療することができる。針を左右両側に向けて，やや斜刺すると，その針感は下顎骨の下に沿って左右両側の扁桃，耳下，耳内および頬部の前下方の部分にいたり，これにより喉蛾，耳聾，耳下腺炎などを治療することができる。

第15章　督　脈

第15章　督　脈

概　論

> 経脈の循行路線および病候

1．循行路線

　　『素問』骨空論篇には本経経脈の循行について「督脈は，少腹よりおこり以て骨の中央に下る。女子は繫廷孔に入る。其の孔は，溺孔の端なり。其の絡は陰器に循って，篡間に合し，篡後を繞る。別れて臀を繞り少陰と巨陽の中絡の者とに至って合す。少陰は股内の後廉に上り，脊を貫き腎に属す。太陽と目の内眥より起こり，額に上って巓上に交わり，入りて脳を絡い，還って出でて別れて項に下り，肩髆の内に循って，肩を挟みて腰中に抵り，入りて膂に循って腎を絡う。其の男子は茎下に循って篡に至ること女子と等し。其の少腹より直上する者は臍の中央を貫き，上って心を貫き，喉に入り，頤に上り，唇を環り，上って両目の下の中央に繫なる。」と記されている。

　　また『難経』には，「督脈は，下極の兪に起こり，脊裏に並び，上りて風府にいたり，入りて脳に属す」とあるが，『針灸甲乙経』はこれを引いて，脳の次に「巓に上り，額を循り，鼻柱にいたる」とした。

　　これらの記述にみられるように，督脈は少腹胞中の脈からおこり，陰器を抵り，会陰部にいたり，尾骨端を経て分かれでて，殿部を斜めに繞り，大腿内後側から上行する足少陰腎経および足太陽膀胱経と会合し，再び戻って脊柱を貫き，腎臓に属している。

　　足太陽経脈と同じく内眼角よりおこる脈は，巓に上行し，頭頂部で交会し，内に入って脳を絡い，さらに別れて項部に走り，肩甲内を循行し，脊柱を挟んで下行し腰中にいたり，膂を循って，腎臓に連絡する。

　　少腹部から直上する脈は，臍を通り上に向かって心臓を貫き，喉部に進入し，再び上に向かって頤部にいたり，口唇をめぐり，目の下の中央に達する。

　　少腹下の会陰部からおこる脈は，脊柱を循って上行し，項部の風府穴にいたり，脳に入り，巓頂に上行し，頭額部を循行し，下って鼻柱にいたる。

　　上記の脈が循行している部位である会陰部，陰器，肛門，腎，脳，心，脊柱，腰仙部，項部，頭頂部，額部，鼻の疾患は，すべて本経の経穴の治療範囲となる。これは本経の経脈を通じ，本経脈の経気の作用が発揮されることにより，その効果が生じるものである。

2. 病候

督脈は、奇経八脈の1つである。人体の諸陽経脈は同脈に集まり、陽経の海をなしている。督脈は、脳、腎、心、脊柱に循行しており、また足厥陰肝経と頭頂部で交会している。したがって本経の病候には、頭痛、眩暈、脱肛、痔疾患、脊背部の強直、腰背部痛、脊部が強ばって厥するもの、角弓反張、破傷風、中風による言語障害、傷寒、癲・狂・癇による神志病などが多くみられる。

上記の病候は、関連する臓腑、督脈の経気および関連する部位が、発病因子の侵襲をうけることによっておこる全身または体表の症状と徴候である。これらの症状と徴候は、すべて本経と関係のある部位、臓器に現れるので、その診断と治療において重要な情報となる。これらの病候は、すべて本経の経穴の治療範囲となり、本経の経脈を通じ、本経の経気を改善することで、十分な治療効果を得ることができる。

絡脈の循行部位および病候

1. 循行部位

「督脈の別、名づけて長強という。膂を挟んで項に上り、頭上に散ず。下って肩甲の左右に当り、別れて太陽に走る。入りて膂を貫く。実するときは則ち脊強し、虚するときは則ち頭重し。之を別れる所に取るなり。」(『霊枢』経脈篇)

主な絡脈は、長強から別れてでる。脊柱に沿って頸項部に上行し、頭頂部に散じ、下って左右の肩甲部で別れて足太陽経脈に走り、深く入って脊膂内を貫いている。

2. 病候

本経の絡脈は、それが循行している脊柱の両傍、頭頂部、後項部、肩甲内側の各部位に病を反映させることが多い。前述した症状のうち、実証に属する脊背部の強直、虚証に属する頭重、眩暈は、絡脈を通じて循行している部位に病が反映したものである。これらの治療では絡穴である長強を刺すと、絡脈の脈気の調整を通じて効を収めることができる。

経穴の分布と治療範囲

1. 本経の経穴

長強、腰兪、陽関、命門、懸枢、脊中、中枢、筋縮、至陽、霊台、神道、身柱、陶道、大椎、瘂門、風府、脳戸、強間、後頂、百会、前頂、顖会、上星、神庭、素髎、人中、兌端、齦交の28の経穴がある。

それぞれ尾骨端、腰仙部、脊柱、項部正中、頭部正中、鼻、唇などに位置している。

本経経穴の効能面では、各経穴ともその経穴の所在部位とその近隣の局部の病証、穴下にある関連臓腑・器官の病証を治療することができるという共通性がある。一方、個別の経穴の効

能は以下の通り。人中，素髎，百会，風府，大椎，陶道，命門などには，それぞれ頭，脳，脊柱，精神方面の病証や熱性病を治療するだけでなく，全身性の治療作用がある。命門には腎陽を培補する作用，大椎と陶道には清熱解表の作用，大椎には清熱退熱の作用，百会には熄風清脳，昇陽挙陥の作用，人中と素髎には通関開竅の作用，風府には頭部や脳の風を去る作用などがある。

また霊台は瘧疾，癰疽，疔瘡を治療し，印堂と通天，上星には鼻竅を宣通する作用がある。印堂には清脳，醒脳の作用があり，至陽には退黄の作用がある。大椎は精神病（狂証），癲癇を治療し，鎮静清脳の作用がある。

傷寒病中の太陽経証は大椎の治療範囲であるが，大椎にはまた陽明経証と少陽経証に対して退熱の作用がある。

2．他経との交会

足太陽膀胱経の風門，任脈の会陰で交会する。

3．本経との交会

足太陽膀胱経，足陽明胃経は，本経の神庭で交会し，足陽明胃経，手陽明大腸経は，本経の人中で交会する。足太陽膀胱経は，本経の百会，脳戸，陶道で交会し，足太陽，少陽，陽明経は，本経の大椎で交会する。手足三陽経は大椎で交会するとする説もある。陽維脈は，本経の風府，瘂門で交会し，長強は少陰の結ぶところである。

上記のような交会によって，各経穴には以下のような効能が生じる。神庭は足陽明の病である前額部痛を治療し，人中は手足陽明の病である上歯と上唇の疾患を治療する。百会は足太陽の病である頭痛を治療し，大椎は太陽，少陽，陽明経証を治療し，通陽，解表，退熱の作用がある。陶道には太陽経証に対して清熱解表の作用があり，風府と瘂門は陽維の病である苦寒熱，頭項痛，破傷風などの病を治療する。

［本章の常用穴］　長強，命門，大椎，瘂門，百会，人中。

1. 長強（ちょうきょう）

　長強は，督脈の起始穴であり，督脈と足少陰腎経の交会穴である。また督脈の絡穴であり，別れて任脈に走るとされているが，任脈，足少陰に走るという説もある。長強は，肛門部に位置しており，肛門部の鬱熱を消散する作用があると同時に，肛門をひきしめ，督脈を通暢する作用がある。本穴は，脊柱の強直，角弓反張および癇証などを治療し，肛門疾患を主治する常用穴である。

本穴の特性

＜治療範囲＞

1．督脈疾患
　『難経』二十八難には，「督脈は，下極の兪におこり，脊裏に並び上りて風府にいたり，入りて脳に属す」とある。また『素問』骨空論篇には，「督脈の病たる，脊強し反折す」とあり，『難経』二十九難には，「督の病たるや，脊強くして厥す」とある。これらの記述にもとづいて，督脈に邪が侵入しておこる病証は，すべて本穴の治療範囲に入る。

2．絡脈病証
　絡脈の循行によって，絡脈の気が阻滞しておこる項背部の強急，脊柱の強痛などの治療では，すべて本穴を取ることができる。

3．肛門疾患
　本穴は，尾骨端と肛門のあいだに位置しており，尾骨と直腸のあいだに沿って刺入すると，その針感は肛門部に拡散する。本穴を局所穴として取ると，針感は肛門部の病所にいたる。本穴は，痔疾患，裂肛，脱肛，血便などを治療する常用穴である。

＜効　能＞

1．局部取穴
　①瀉法（または透天涼を配す），または点刺出血：鬱熱の消散，消癰散結
　　湯液における槐花，炙槐角，黒側柏，黄芩，黒大黄，通大海，馬兜鈴などの効に類似
　②補法：肛門括約筋の約束

2．循経取穴
　瀉法：督脈の通暢，舒筋活絡

<主　治>

脱肛，痔疾患，裂肛，血便，痙病，破傷風，癇証，坐地瘋，尾骨痛。また狂証，陰囊湿疹，腰脊痛，脊背部の強痛などを治す。

臨床応用

1　脱　肛

中気不足，気虚下陥により摂納できずおこる場合が多い。また肺虚腸滑，肺脾気虚，脾腎気虚，気血両虚，湿熱下注によりおこる場合もある。本穴を取り補法（湿熱下注によるものには瀉法）を施し，肛門が収縮，上昇する感覚を生じさせると著しい効果がある。また百会（補）を配穴し，肛門が上昇または収縮する感覚を生じさせると，さらに効果的である。この2穴は以下の処方中でよく用いられる。

1．中気不足，気虚下陥によりおこる脱肛
　　合谷，足三里（補）を配穴……………………………補中益気，直腸の昇約，湯液における補
　　　　　　　　　　　　　　　　　　　　　　　　　　中益気湯の効に類似
2．長期に下痢し，脾腎気虚となりおこる脱肛
　　①腎兪，脾兪（補）を配穴……………………………脾腎の補益，益気固腸
　　②太谿，太白または三陰交（補）を配穴……………脾腎の補益，益気固腸
3．久咳傷肺により肺虚腸滑となりおこる脱肛
　　①合谷，天枢（補）を配穴……………………………補肺益気，昇提固脱
　　②肺兪，大腸兪（補）を配穴…………………………補肺益気，昇提固脱
4．肺脾気虚となり固摂が失調しておこる脱肛
　　①太淵，陰陵泉または太白（補）を配穴……………肺脾の補益，益気固摂
　　②肺兪，脾兪（補）を配穴……………………………肺脾の補益，益気固摂
5．長期の下痢により気血両虚となりおこる脱肛
　　①合谷，三陰交（補）を配穴…………………………気血の補益，佐として昇提固約をはかる
　　②足三里，血海（補）を配穴…………………………気血の補益，佐として昇提固約をはかる
6．湿熱の邪が直腸に下注しておこる脱肛
　　長強，陰陵泉，承山，上巨虚または大腸兪（瀉）……湿熱の清利，消壅去濁
　　※　湿熱の邪がすでに除かれ，直腸脱している場合
　　　　長強，百会（補）…………………………………昇陽挙陥，直腸の約束

久瀉，久痢，便秘，久咳にともない直腸脱がおこっている場合には，その本治に注意をはらう必要がある。その脱肛をひきおこした原因となる疾患の治療を主とし，長強，百会または次髎（補）を配穴して脱肛を治療するとよい。一方，手術による損傷で直腸脱がおこっている場合には，針治療は効果的ではない。

そのほかの兼証をともなわない脱肛には，対症治療として，長強，次髎，百会（補）により昇陽挙陥，肛門の提固をはかるとよい。

2 痔疾患

本穴を取って瀉すと，通絡散瘀，壅滞を消散する作用がある。痔疾患を治療する常用穴である承山と配穴して用いると，通絡散瘀，清熱止血の効がある。臨床において，この2穴の配穴は，以下の処方で用いられる。

1．瘀滞による痔疾患

一般の内痔で少量の出血がある場合，血栓性混合痔，血栓性外痔に多くみられる。

三陰交（瀉）を配穴……………………………………活血去瘀

2．血虚による脱肛

内痔粘膜のびらんにより排便後に反復しておこる大量出血に多くみられ，慢性貧血をおこす。

三陰交，脾兪または太白（補）を配穴……………補血止血

3．湿熱による脱肛

内痔または外痔の炎症期に多くみられ，大腸湿熱の症状をともなう。

①陰陵泉，上巨虚または大腸兪（瀉）を配穴………大腸の湿熱の清利
②陰陵泉（瀉），三陰交（瀉，透天涼を配す）を配穴……湿熱の清利，涼血止血

泄瀉または便秘をともなう場合には，長強，承山，（瀉）または長強，会陽，または長強，次髎（瀉）を，泄瀉や便秘を治療する処方と併用する。

本病において，針灸治療は，症状の改善をはかることのみ可能であるといえる。本病は痔漏科の治療により，はじめて根治させることができる。

3 裂 肛

本病は大便秘結，排便困難のため，排便時に力みすぎて肛門を裂傷しておこる場合が多い。腸内の燥火のために大便が硬くなり，そのため排便時に肛門を損傷すると再発する。治療の際には，長強（瀉）により鬱熱を消散させ，承山（瀉）を配穴（または透天涼を配す）すると，肛門の鬱熱を消散する効を収めることができる。裂肛に便秘をともなう場合は，便秘を治療する処方中に本穴を用いるとよい。熱秘に属する裂肛には，清熱通便の処方である支溝，天枢，上巨虚または公孫（瀉）に，これらを配穴するとよい。少数の症例ではあるが，承山（瀉）だけで効を奏する場合もある。

4 血 便

本穴に瀉法を施すと，湿熱が下注して大腸にこもり，陰絡を灼傷しておこる血便を主治する。陰陵泉（瀉，透天涼を配す），三陰交（瀉，透天涼を配す），大腸兪または上巨虚（瀉）を配穴して，湿熱の清利，寛腸涼血をはかるとよい。または上処方の大腸兪（または上巨虚）を承山に代えて，湿熱の清利，涼血去濁をはかってもよい。

張景岳は，「血が便の後に来たる者は，その来たるは遠し，遠き者はあるいは小腸に在りあるいは胃に在る」と述べているが，この血便は，本穴の主治範囲に入らない。

5 癇証

　本穴に瀉法を施すと，発病時に角弓反張の症状が著しい癇証を治療することができる。腰仙部または脊柱の麻木，冷え，ひきつりによって発病する場合，また癇証の小発作で一定のリズムをもって低頭（うつむくこと）し，両目直視，体幹を前屈するなどの症状をともなう場合の治療にも適用される。対症治療としての常用処方に，大椎，腰奇を配穴することが多く，長期にわたって治療を施すと，良好な効果を収めることができる。上処方は，弁証取穴と併用されることが多い。

6 坐地瘋

　本病に対して長強，会陰（瀉）を施すと，症状は速やかに軽減または消失する。また承山（瀉）や委中（点刺出血）を配穴すると，鬱熱を消散させることができ，また行血除煩の効が生じる。

7 尾骨痛

　本病には，歩行時には痛まず座ると痛み，とくに長く座っていて立ち上がるときに痛みが激しいという特徴がある。局部には炎症反応はないが，圧痛は著しい。尾骨は督脈に属しており，肛門に近いため，局所取穴として本穴を瀉すと活血去瘀，通絡止痛の効がある。局部に直接灸を5～7壮施すと，温経通陽の効がある。これにより尾骨痛を治療することができる。

　上処方で効果がない場合には，弁証取穴を行うとよい。損傷による尾骨痛には，長強，承山（瀉）による通経活絡，去瘀止痛をはかる。または長強，間使，三陰交（瀉）により行気活血，通絡止痛をはかる。硬化性の尾骨痛には，本穴（瀉）により通絡止痛をはかって標を治し，太谿，腎兪（補）により補腎壮骨をはかり本を治す。または太谿，三陰交により精血の補益をはかり，あるいは三陰交（または血海），合谷（または足三里）により気血の補益をはかり本を治す。

症 例

[症例1]　女，5才，初診1965年3月1日
主　訴：（代訴）破傷風を患って3日になる
現病歴：数日前に右耳を怪我した。その翌日の早朝に突然，頸項部の強急，牙関緊急となり，口が開かず会話，飲食ができなくなり，痙攣が頻繁におこる。痙攣時には頭は後背部に傾いており，口からは白沫がでている。しかし痙攣は数分後にはおのずと緩解する。発熱，大便乾，苦笑顔貌などの症状をともなっている。唇は紅，舌質は紅，舌苔は薄黄，指紋は青紫で気関にいたっており，脈は細数である。
弁　証：皮膚を損傷して風邪病毒が傷口から経脈に侵入しておこった破傷風である。
治　則：駆邪通経，熄風解痙
取　穴：初～2診，長強，大椎，合谷，太衝（瀉）

3～4診，上処方に下関（瀉）を加える

5～6診，長強，合谷，太衝，脾兪，肝兪（瀉）

7診，長強，天柱，後谿（瀉）

8診，上処方から長強を去る

※ それぞれの治療穴に長く置針する。

効　果：2診後には，頸項部の強直，角弓反張は著しく軽減した。3診後には頸項部を正常に動かせるようになり，痙攣の回数は減少した。小便は黄，大便は乾であり，開口はまだできない。5診後には，口が開き食事ができるようになり，また座れるようになった。6診後には痙攣は治癒し，7診後には歩行できるようになり，精神状態も良好となった。大便は硬くなくなり，8診で治癒し，翌日退院した。

［症例2］　男，45才，初診1970年1月27日

主　訴：10年来の脱肛，空腹時に力んで発症

現病歴：10年来，空腹時に力んだりしたとき，また排便，便秘時に脱肛となりやすい。初期は軽症で自然に回復したが，しだいに悪化し，手でもどさないと回復しなくなった。平素から息切れ，頭暈，矢気が多く，疲労倦怠感がある。脈は沈細無力である。

弁　証：気虚下陥による脱肛である。

治　則：補気昇陥

取　穴：長強，百会，合谷（補）

効　果：3診後には，息切れ，頭暈は軽減し，精神状態も良好となった。4～7診（約12日間）の期間は脱肛がおこらず，早朝や空腹時に排便しても脱肛はおこらなくなった。9診で治癒した。

経　過：1970年2月29日に再発していないことを確認した。

参　考

1．本穴の針感

　本穴に刺針すると，肛門に酸脹感がおこり，督脈に沿って腰部の命門穴の部位にいたる。連続して捻転すると，少数の症例では，その針感が督脈に沿って胸椎，頸椎部にいたる場合がある。極めてまれな例であるが，百会にいたる場合もある。針感の走行は，督脈の体表部における循行と，ほぼ一致している。

　直腸脱を治療する場合は，1寸余り刺入し，肛門に昇提または収縮感を生じさせると効果的である。痔疾，裂肛，血便を治療する場合は，1寸刺入し，瀉法または透天涼を配し，局部に弛緩した感覚，冷たい感覚を生じさせると効果的である。本穴の針感は非常に敏感であるので，針をこわがる患者には透天涼は使わないほうがよい。角弓反張，脊柱疾患を治療する場合は，1寸余刺入し，針感を督脈に沿って上行させると良好な効果を収めることができる。

2．歴代医家の経験

①「長強は惟だ諸般の痔を治す」（『十四経要穴主治歌』）
②「痔疾腸風長強欺」（『勝玉歌』）
③「長強と承山を刺すと，善く腸風新下血を主る，脱肛は百会尾閭の所に趣う」（『百症賦』）
④「備急の小児脱肛を療す方は，尾翠に灸すること三壮にて癒ゆ」（『外台秘要』）
⑤「五痔便血最も効，年に随う壮これに灸す」（『類経図翼』）

3．代用穴

　本穴への刺入は，部位的に難しく，感覚も非常に強い。したがって角弓反張，脊柱疾患を治療する場合は，百会，大椎，人中などで代用する。

2. 命門 (めいもん)

　本穴は，督脈経の腰部の経穴であり，補腎培元，温陽益脾，益火生土の作用を有している。本穴は，生殖，泌尿，脾胃疾患，および督脈の病と腰部の疾患などを主治する。
　命門は，臨床において腎陽を補い，命門の火を壮じさせる際の常用穴である。臨床では補法や灸を施すことが多いが，両者を併用することもある。生殖泌尿器疾患に対しては，本穴を用いて針感を小腹部に到達させるように手技を施すと，非常に効果的である。

本穴の特性

＜治療範囲＞
1．真陽虚衰の病証
　①本穴には腎陽を補い，命門を壮じる作用がある
　　命門とは，「生命の根」，「命の門を主る」ということである。生気の源，精神の舎るところであり，元気と関係している。男子は本穴の部位に精を蔵し，また女子では胞が本穴の部位と関係している。また本穴は五臓六腑の本，十二経の根，三焦気化の源である。命門は腎に付しており，両腎のあいだに位置している。真気は，腎に通じていることから，命門真火の機能と腎陽の作用とは密接に関係する。
　　腎陽が衰えると，人体の各種の機能活動に衰退現象が現れ，諸病がおこるようになる。腎陽虚衰の病証（陰器，胞宮，脳，心，臍，腰背部などの疾患）は，すべて本穴の治療範囲に入る。
　②命門真火と脾胃との関係は密接である
　　後天の脾の運化と胃の腐熟機能は，先天の真火の温煦をうけている。厳用和は「腎気がもし壮健であって，丹田の火が脾土に上蒸すれば，脾土は温和であり，中焦は自ずと治す」と述べている。また張景岳は「命門は精血の海，脾胃は水穀の海であり，これらは五臓六腑の本である。命門は元気の根であり，……脾胃は中州の土であり，此れがなければ生じない」と述べている。命門の火が衰え，火が土を生じないためにおこる脾陽虚弱，脾腎陽虚などの病証は，すべて本穴の治療範囲に入る。
2．督脈病
　「督脈は，下極の兪よりおこり，脊里に併びて，上りて風府にいたり，脳に入る」（『難経』二十八難）。督脈が，邪の侵犯をうけておこる脊柱強直，角弓反張，脊柱疼痛などの病変は，

すべて本穴の治療範囲に入る。

また本穴は，本穴が所在する部位の局部疾患（腰痛など）を治療する。

<効　能>
1．弁証取穴
　①補法（または灸を施す）：補腎培元，温陽益脾，壮腰補虚
　　湯液における烏附片，肉桂，杞果，狗脊，続断，桑寄生，杜仲，淫羊藿，山茱萸，鹿角，巴戟天，補骨脂，益智仁，淡大雲などの効に類似
　②瀉法：督脈の経気を通暢する，去邪散滞
　　灸を施す…督脈を温通する
　③灸法：温陽補虚
2．局部取穴
　①瀉法：督脉の経気を通暢する，去邪散滞
　　灸を施す……………………温陽散邪
　②灸法：温陽散邪をはかり陰霾を消す

<主　治>
陽萎，遺尿，癃閉，水腫，頻尿，子宮脱，帯下，不妊症，泄瀉，遺精，腰痛，脊髄炎，痛経，痙病，破傷風，対麻痺，坐骨神経痛，小児麻痺後遺症。

また月経不順，崩漏，消渇などを治す。

臨床応用

1　陽　萎

本穴は，命門火衰，下元虚寒による陽萎を主治する。
　①命門，腎兪（補灸）………………………………補腎壮陽
　②命門，腎兪，太谿（補）…………………………補腎培元
　③気海，太谿（補）を配穴……………………………腎陽を補益し，腎気を補益する
　※　性交後に少腹空虚拘急涼痛する場合：命門，気海（補灸）……温陽益気培元
　※　遺精を長期にわたり患っておこった陽萎，または命門火衰によらない陽萎の治療には，本穴を用いない。

2　遺尿，癃閉，水腫

本穴を補す（または加灸）と，腎陽不足，命門火衰による遺尿，癃閉，水腫を主治する。
1．**腎陽不足，命門火衰のため，膀胱の気化がうまくいかずおこる癃閉**
　　太谿，腎兪（補）を配穴………………………………腎陽の温補，化気行水
　※　腎陽不足，命門火衰，膀胱虚寒のため水液を約束できずにおこる遺尿

中極，太谿または腎兪（補）を配穴……………腎陽の温補，膀胱の固約
2．**腎気虚弱，下元不固，膀胱失約による遺尿**
　　気海，中極，腎兪または太谿（補）を配穴…………腎陽を補益し腎気を補益する，膀胱の固約
3．**脾腎陽虚による水腫**
　　脾虚となると水を制することができず，腎が虚すと水を主ることができなくなり，水液が停滞すると水腫がおこる。
　　陰陵泉，太谿または腎兪（補）を配穴………………脾腎の温補，化気行水
4．**腎陽不振，命門火衰，膀胱気化失調のために水液が停滞しておこる水腫**
　　命門，腎兪，太谿（灸補）………………………………腎陽の温補，化気行水
　　※　本虚標実の水腫：中極（瀉），命門，太谿または腎兪（補）……温腎利水
　　※　先天性二分脊椎に尿失禁を合併している場合は，督脈の病であることが多い。これは腎陽不足，腎気不固，膀胱虚寒失約と関係する。
　　　①命門（補，または灸補），中極，腎兪（補）……　腎陽の温補，約胞止溺
　　　②命門，気海，腎兪（補）……………………………腎気を補益し約胞をはかる

3　頻　尿

腎陽不足，命門火衰，膀胱虚寒のため水液を約束できずにおこる頻尿，または腎気不足，下元不固，膀胱失約によりおこる頻尿

　　処方：命門（補），腎兪（灸または針補加灸）……　腎陽を温め腎気を補す，膀胱の固約
　　　　※　上処方が効果的でない場合
　　　前者：中極（補または灸補）を加える………膀胱の温補
　　　後者：気海（補）を加える………………………腎気の補益

4　帯　下

本穴を補す（または灸を施す）と，腎陽不足，下元虚損，帯脈失約，任脈不固による帯下病を主治する。
　　腎兪，太谿（補）を配穴…………………………………温腎培元，固本止帯

5　不妊症

本穴を補す（または灸を施す）と，腎陽不足，精血虚少，血海空虚，胞脈失養のため，胞宮が温煦されずおこる不妊症を主治する。
　　処方：太谿，三陰交（補）を配穴………………温宮補虚
　　※　真陽不足，命門火衰のために化気行水できず，そのために生じた寒湿が胞宮に影響しておこる不妊症
　　　命門，関元，神闕（灸）…………………………寒湿の温化をはかり胞宮を補益する
　　※　子宮寒冷による不妊症
　　　命門，関元，石門（または帰来）（瀉）に灸を加える……温胞暖宮

※ 男性の真陽不足，精血虚少のために精液が稀薄となりおこる不妊症
　　命門，三陰交，太谿または腎兪（補）…………真陽を補益し精血を補益する。陽気が充足し，精血が旺盛になると回復する。

6　泄　瀉

本穴を補す（または加灸）と，脾腎陽気不足による泄瀉を主治する。
①腎兪，太谿（補）を配穴……………………………腎陽の温補により脾土を補益する
②腎兪，脾兪（補）を配穴……………………………温腎健脾
③命門，関元，腎兪，神闕（灸）……………………温陽益脾，壮火逐冷

7　腰　痛

弁証取穴により本穴を補すと，補腎益精をはかることができる。また局部取穴として本穴を瀉すと，通経活絡をはかることができる。

1. 腎虚腰痛（腎精虚損によりおこる腰痛）
　①命門，腎兪，阿是穴（補）…………………………補腎壮腰
　②命門，腎兪，三陰交（補）…………………………精血の補益，益腎壮腰
　※ 腎陽虚衰による腰痛：小便不利，少腹拘急をともなう場合
　　　命門，復溜（または太谿），腎兪（補）………滋陰壮陽，腎中の真陽の気を補う
2. ギックリ腰（筋脈を損傷し，気血が瘀滞しておこるギックリ腰）
　命門，阿是穴（瀉），または委中（点刺出血）を加える……通経活血，散瘀止痛
3. 腰筋労損性の腰痛（疲労性腰痛）
　命門，大腸兪（または気海兪），阿是穴（補）……補虚益損
4. 痺証腰痛
　①寒湿腰痛：命門，大腸兪，膀胱兪または阿是穴（灸瀉）……寒湿の温散
　②寒痺腰痛：命門，阿是穴（主として腰筋部）（灸瀉）………寒邪の温散，経筋の舒暢
　③風寒湿痺腰痛：風寒，風湿または寒湿による場合
　命門（瀉），局部穴（大腸兪，小腸兪，気海兪などに灸頭針または吸角）…通経活絡，駆邪散滞

8　痛　経

本穴は，気滞血瘀および寒湿凝滞による痛経で，腰痛症状が著しい例を治療する。
前者：命門，阿是穴（腰部），間使，三陰交（灸瀉）……行気活血，通絡止痛
後者：命門，阿是穴（腰腹部），帰来（灸瀉）………寒湿の温散，通絡活血

症　例

［症例1］　男，23才，初診1974年2月25日

主　訴：10余年来の腰部のだるい痛み，4年来の両下肢の涼痛

現病歴：10年余り，しばしば腰にだるい痛みがおこる。また4年前にスポーツをした後に，冷たい水でシャワーを浴びてから両下肢の外側と前面に涼痛がおこるようになった。大腿と下腿の後面の経筋がだるく，雨の日や涼しい日には症状が悪化する。また毎年夏と秋に，発汗により下着が湿ると症状が悪化する。寒がり，尿急，頻尿，排尿無力，身体のだるさ，無力感，息切れ，頭暈などの症状をともない，ときに腹脹，食欲不振となる。顔色は蒼白で，脈は沈細無力である。血沈はやや早い。

　　　　　以前に水針（703），薬物療法によりリウマチ治療を行ったが，あまり効果はあがらなかった。

既往歴：結核性副睾丸炎を患い5年になる。1968, 1971, 1972年に精液の検査を行ったが，無精子であった。

弁　証：これは少陰陽虚による身体痛証である。

治　則：真陽の温補

取　穴：関元，命門（補）。1週間に2～3回の針治療とする。

効　果：初診後には，腰痛は軽減し，下肢の冷えも軽減した。3診後には，腰痛，頻尿，尿急は治癒し，両下肢の冷えとだるさも消失した。夜間睡眠時も下肢に不快感はなく，両下肢の後面のだるさも著しく軽減した。4診で治癒した。

経　過：同年3月18日に治癒していることを確認した。

［按］

　　本症例は汗をかいて冷えたために発症したものである。以前に痺証のサイドから治療をうけたが治癒にいたらなかったので，今回は別のサイドから治療を行った。腰のだるい痛み，下肢の涼痛，雨や寒冷刺激により悪化するなどは，少陰陽虚，陰寒内盛となり，陽気の分布と気血の流れが悪いためにおこったものである。命門火衰となり，運化が悪くなると腹脹，食欲不振となり，化源不足になると頭暈，息切れ，身体のだるさ，無力感がおこる。尿急，頻尿，排尿無力，脈沈細無力などは，すべて真陽不足によるものである。したがって治療では，腎陽を温補する作用がある関元，命門を補い，陽気を充実させ，肢体にいたらせる。これにより陰寒が消散し，気血の流れがよくなれば，病は治癒する。

［症例2］　男，51才，初診1982年2月10日

主　訴：5カ月前からの陽萎

現病歴：再婚して1年余りになる。この5カ月ほど陰茎の勃起時間が短く，また堅くならない。まったく勃起しないこともある。あるいは早漏となる。疲労時には腰のだるさ，四肢の無力感と重だるい痛み，身体のだるさ，倦怠，口淡不渇などの症状がある。舌苔は薄白，脈は沈遅である。

弁　証：真陽不足，精血虚損による陽萎である。
治　則：真陽の補益，精血の補益
取　穴：初～2診，命門，次髎（補）
　　　　3～11診，14診，命門，三陰交（補）
　　　　12診，命門，復溜（補）
　　　　13診，関元，三陰交，復溜（補）
効　果：4診後には，陽萎は好転した。7診後には陽萎は著しく改善され，12診後には治癒した。13～16診で効果の安定をはかった。
経　過：1982年6月29日に治癒していることを確認した。

［症例3］　男，26才，初診1977年10月13日
主　訴：1年余り前から，口から涎水が流れ，排尿無力である。外傷により発症。
現病歴：1年前に3～4メートルの高さの場所から落ちた後に腰痛がおこったが，1カ月余り後に回復した。しかしついで排尿無力となり，しばしば残尿がある。また頻尿となり1日に10数回小便がでる。夜間には頻繁にあくびがでて，昼間は涎が非常に多くでる。涎は稀薄である。口淡で口渇はなく，唇や咽頭は乾くが水は飲みたくない。大便は溏薄で1日に2～3回である。この病を患ってから仕事に影響する。多眠である。舌質は淡，舌苔は白，脈は沈遅である。
弁　証：命門火衰，下元虚寒により膀胱の気化機能が低下すると，排尿無力となり，残尿となる。気が津液を化さず，津液の潤いが欠乏すると，唇や咽頭の乾きがおこる。火が土を生じないと，脾は湿をうまく運化できなくなり，大便は溏薄となり，便の回数は増加する。また流涎，舌質淡，舌苔白，脈沈遅は，裏寒の象である。
治　則：元陽の温補，化気行水
取　穴：命門，中極，関元（補）
効　果：2診後には，排尿はやや有力となり，尿の回数は減少し，流涎も著しく減少した。5診後には，あくびはおこらなくなり，排尿もさらに有力となり，尿の回数は減少した。残尿がおこらないこともある。9診後には，夜間のあくびはなく，小便はほぼ正常となった。10診後には基本的に治癒し，12診で治療効果の安定をはかった。

配　穴

1．命門（補）

　①腎兪，太谿（補）を配穴……………………………腎陽の温補
　②気海，太谿または腎兪（補）を配穴……………腎陽の補益，腎気の補益
　③中極，太谿または腎兪（補）を配穴……………腎陽の温補，約胞止溺，化気行水
　④腎兪（または太谿），陰陵泉（補）を配穴………脾腎の補益，化気行水，止帯
　⑤腎兪，脾兪（補）を配穴……………………………脾腎の温補

⑥腎兪，大腸兪（または気海兪）（補）を配穴…… 壮腰補腎

2．命門（灸）

関元，神闕，腎兪（灸）を配穴……………………温腎益脾

3．命門（灸補）

①脾兪，胃兪（灸補）を配穴……………………脾胃の温健

②脾兪，腎兪（灸補）を配穴……………………温陽健脾補腎

参 考

1．本穴の刺針方向と針感

　直刺すると，その針感は小腹部にいたる。またはしびれた感電感が両下肢に向かって放散する。やや左または右の腎兪に向けて斜刺すると，その針感は同側の腎兪穴の部位または同側の下肢にいたる。右に向けて針柄を按圧すると，一部の症例では右耳に発熱が生じ，左に向けて針柄を按圧すると，左耳に発熱が生じる場合がある。

2．古典考察

　『類経図翼』には，「もし年二十以上の者に灸すれば子絶えるを恐れる」とある。しかし本穴の治証と効能をかんがみると，施灸は適用されるべき方法であり，「灸すれば子絶えるを恐れる」の説は，妥当ではない。

3．歴代医家の経験

　『聖済総録』には，「命室傷るべからず，傷るれば即ち人をして命絶たしむる，人中，百会，承漿を治すに宜し」とある。本穴に深く刺して脊髄を損傷し，昏厥またはショックが現れた場合には，先人は人中，百会，承漿に刺針してこれを救った。

4．灸補誤用の弊害

　腎陰不足，陰虚火旺，血虚発熱の証に，誤って本穴を補い壮陽をはかってしまったケース，あるいは壮陽の証ですでに壮陽し陽気が回復している患者に，本穴に灸補を施して壮陽をはかってしまったケースでは，そのうち少数の患者に，遺精，不眠，煩躁，咽頭の乾き，口苦，耳鳴りなどが出現する場合がある。

5．本穴の作用

　1．督脈と腎は，密接な関係にある。本穴は，十四椎下の重要な部位に位置している。張隠庵は，これについて「督脈は陰器の下を循り，後殿から脊を貫き十四椎の間の在り，命門から内に入りて腎に属す。蓋し命門は乃ち督脈の入る所の門」と述べ，また「督脈の下から上り，上から下るは，みな命門から入り，両腎に属絡する者なり」と述べている。

　本穴は，督脈の入るところの門であり，その所在部位は，腎と関係が密接である。また督

脈は，手足三陽経脈の集まるところであり，陽脈の督綱と称されており，全身の陽気を統括する作用がある。そのため，本穴に針の補法または灸を施すと，腎陽を補い命門の火を壮健にする効がある。

2．「陥下するは則ち之に灸す」といわれている。長期にわたって本穴に灸を施すと，真火を補益し，命門を壮健にし，脾腎の陽気を温補する効がある。これにより真陽不足を改善することができる。また本穴への施灸を全身治療の一環として用いると，病理的に真陽不足と関係する証候を除去する効果が生じる。

3. 大椎 (だいつい)

　本穴は，最も大きな椎骨（第7頸椎）の下に位置していることから，大椎と命名された。また諸虚労損を治療する作用があることから，百労ともいわれている。
　大椎は，第7頸椎と第1胸椎のあいだに位置しており，督脈経の経穴であり，また手足三陽と督脈との交会穴である。本穴は，外感表証，瘧疾，督脈病およびその所在部位の病変を治療する際の常用穴である。

本穴の特性

＜治療範囲＞

1．外感表証

　督脈は，手足三陽経と連絡しており，人体の諸陽経脈を統括している。督脈の経穴のひとつである大椎には，全身の陽気を統摂する作用がある。また太陽は，開を為し一身の表を主っているが，これが病むと悪寒，発熱がおこる。少陽は，枢を為し半表半裏を主っているが，これが病むと往来寒熱がおこる。陽明は，合を為し裏を主っているが，これが病むと但熱不寒がおこる。全身の陽経と陽気は，督脈の大椎で交会している。さらに大椎は，手足三陽経と互いに通じている。したがって大椎は，外感表証（表寒証，表熱証，表虚証），瘧疾および高熱などを主治する。また傷寒病の太陽と少陽の併病を主治する。
　また『行針指要歌』では，「あるいは労に針するは，膏肓および百労に向かうべし」とされ，大椎は骨蒸労熱，潮熱盗汗，表虚自汗などの病の治療にすぐれている。

2．督脈病

　『素問』骨空論篇には，「督脈の病たる，脊強し反折す」とあり，『難経』二十九難には，「督の病たる，脊強くして厥す」とある。大椎は，督脈に邪が侵襲しておこる脊椎の疼痛，項背部の強急，および神志異常による癲，狂，癇などを治療することができる。

3．局部病

　本穴は，さらにその所在部位の局部病変を治療することができる。また針感がいたる肩背部，上肢の疾患も治療することができる。この場合には，患部の方向に向けて，やや斜刺すると効果的である。

<効　能>

1. 弁証取穴

①瀉法（透天涼を配す）：退熱解表，駆邪除蒸，通督解痙

湯液における柴胡，黄芩，葛根，荊芥，防風，僵蚕，鈎藤，白花蛇，全蝎，胆南星，秦艽，紫蘇葉，蝉衣，桑葉，常山，草果，地骨皮，銀柴胡などの効に類似

②瀉法：宣陽解表

灸または焼山火，吸角を配す… 解表散寒，温陽通督

湯液における桂枝，細辛，麻黄，羌活，独活，秦艽，威霊仙，海風藤の効に類似

③補法：陽気を奮い立たせる，益陽固表

④太い毫針でやや深刺，通電，または捻瀉で強刺激：清脳醒志

2. 局部取穴

瀉法（または灸を配す）：去邪活絡止痛

<主　治>

感冒，自汗，破傷風，痙病，瘧疾，間欠熱，頭痛，咳嗽，肺炎，哮証，喘証，中暑，流行性髄膜炎，日本脳炎，肺癰，急驚風，急性乳腺炎，狂証，癲証，癇証，髪際瘡，落枕，頭項部の強痛，肩背部痛。

また癭病，舞踏病，じんましん，脊背部痛，丹毒などを治す。

臨床応用

1 感冒（流行性感冒をふくむ）

風寒の邪の侵入により表陽が閉鬱しておこる風寒型の感冒に対して本穴を用いると，宣陽解表の効がある。また風熱の邪によりおこる風熱型の感冒に対しては，退熱解表の効がある。

また元気虚弱なために表虚となり衛陽不固のために感冒を患いやすい患者には，大椎（補）により益陽固表をはかり，合谷（補）を配穴すると，益気固表の効がある。そのほかの感冒については，風門一節の［臨床応用］を参照。

2 自　汗

腠理が密でなくなり，衛陽不固となり陰液を固摂できなくなると，自汗がおこる。自汗の治療で大椎に補法を施すと，益陽固表の作用がある。これにより衛陽を強くして腠理が密になると，自汗は治癒する。また合谷（補）を配穴して益気固表をはかると，益気固表止汗の効がある。

3 破傷風

本穴には，宣陽去邪，風邪の疏散，通督解痙の作用があり，とくに頸項部や脊背部，足太陽経筋の痙攣や強急に対して用いると，高い効果がある。具体的な配穴については，後谿一節の［臨床応用］を参照。

4 痙 病

詳細は風門一節の［臨床応用］を参照。

5 瘧 疾

大椎を瀉して陽気を宣発し，駆邪達表をはかることによって瘧邪を太陽から解せば，截瘧の効を収めることができる。

1．正 瘧
①大椎，後谿または間使（瀉）……………………宣陽疏表，去邪止瘧
②大椎，外関，丘墟（瀉）…………………………少陽の和解，駆邪截瘧

2．熱 瘧
大椎，内庭（瀉），または合谷（瀉）を加える……清熱疏表，去邪止瘧
①痰が多い場合：豊隆または中脘（瀉）を加える……去痰截瘧
②煩乱，躁狂，譫語をともなう場合：大椎（瀉），曲沢（点刺出血）……截瘧清心除煩

『金匱要略』瘧病脈証併治篇には，「温瘧は，その脈平の如く，身に寒なくただ熱し，骨節疼煩し，時に嘔す。白虎加人参湯これを主る。」とある。これは温瘧について述べたものである。このタイプの瘧疾に対して，大椎，合谷，内庭（瀉）により治療することもできる。

3．寒 瘧
①大椎（瀉），太谿または復溜（補）………………扶陽達邪止瘧
②上処方に間使（瀉）を加える………………………去邪止瘧の効を助ける
③大椎，後谿または陶道（灸）………………………温陽散寒，達邪止瘧

但寒不熱で，倦怠，喜臥，胸痞，顔面蒼白または自汗，四肢の冷え，痰涎を嘔吐するなどの症状をともない，舌質淡白，脈弦遅である場合は，寒湿内盛，脾陽不運の証である。
①大椎，豊隆または中脘（灸瀉）……………………扶陽散寒，化痰止瘧
②大椎，豊隆（灸瀉），陰陵泉または太白（補）……痰湿の温化，脾陽の健運，駆邪止瘧

4．労 瘧
①大椎（瀉），合谷，足三里（補）…………………益気健中，扶正止瘧
②大椎（瀉），合谷，三陰交（補）…………………気血の補益，扶正止瘧
③大椎（瀉），合谷，陰陵泉（補）…………………益気健脾，扶正止瘧
④脾腎両虚の症状をともなう場合
大椎（瀉），太谿，陰陵泉または太白（補）………脾腎の補益，扶正止瘧

5．脳型瘧疾
①大椎（瀉），曲沢委中（瀉血）……………………清熱解毒，清心鎮痙
②下関，丘墟（針）……………………………………少陽の和解
※ ①の処方を単独に用いるか，①と②の処方を交互に用いる。

瘧疾を治療する経穴は多いが，臨床では弁証取穴を行うと効果的である。本穴は，また発瘧前に現れる脊背部の涼麻感，冷え，筋のひきつりなどの症状にも適用される。

6 頭痛，咳嗽，肺炎，哮証，喘証，中暑，流行性髄膜炎，日本脳炎，肺癰，急驚風，急性乳腺炎

外感風寒，風熱によりおこる上記の病，および高熱や骨蒸潮熱の症状をともなう上記の病の治療では，すべて本穴を取り瀉法を施すことができる。同療法には，疏邪解表，退熱除蒸の効がある。例えば以下のように用いることができる。

1．頭　痛
　【1】風寒による頭痛
　　列欠，阿是穴（瀉）を配穴‥‥‥‥‥‥‥‥‥‥‥疏風散寒，利竅止痛
　【2】風熱による頭痛
　　①合谷（または外関），阿是穴（瀉）を配穴‥‥‥‥疏風散熱，利竅止痛
　　②風池，阿是穴（瀉）を配穴‥‥‥‥‥‥‥‥‥‥疏風散熱，利竅止痛

2．咳　嗽
　【1】風寒外束，肺失宣降による咳嗽
　　①風門（瀉），肺兪（瀉，加灸）を配穴‥‥‥‥‥疏風散寒，宣肺止嗽
　　②大椎（灸瀉），列欠，天突（瀉）‥‥‥‥‥‥‥疏風散寒，理気止嗽
　【2】風熱犯表，肺失宣散による咳嗽
　　肺兪または尺沢（瀉）を配穴‥‥‥‥‥‥‥‥‥‥疏風清熱，宣肺止嗽

3．肺　炎
　【1】風温病毒が肺衛に侵犯しておこる肺炎
　　合谷，豊隆（瀉）を配穴‥‥‥‥‥‥‥‥‥‥‥‥清熱解表，宣肺化痰
　【2】痰熱上壅し肺失宣降となっておこる肺炎
　　大椎（清退熱邪），豊隆，尺沢（瀉）‥‥‥‥‥‥清熱宣肺，化痰降逆
　【3】痰熱壅肺となり，心包に内陥している肺炎
　　豊隆，神門，尺沢（瀉）‥‥‥‥‥‥‥‥‥‥‥‥宣肺化痰，清心開竅
　　※　上処方に大椎（瀉）を配穴して，佐として退熱をはかる

4．哮　証
　【1】風寒による哮証
　　①大椎（灸瀉），列欠，天突（瀉）‥‥‥‥‥‥‥湯液における麻黄湯加味の効に類似
　　②大椎（灸瀉），膻中，内関（瀉）‥‥‥‥‥‥‥疏風散寒，気機の宣暢
　【2】風熱を感受し痰熱犯肺となり，気道不利となっておこる哮証
　　尺沢，天突または豊隆（瀉）を配穴‥‥‥‥‥‥‥疏風清熱，化痰宣肺
　【3】風寒を感受し，寒痰を触発しておこる哮証
　　①大椎（瀉），肺兪，風門（灸瀉）‥‥‥‥‥‥‥疏風散寒，温肺去痰
　　②大椎，天突（瀉），膻中（灸瀉）‥‥‥‥‥‥‥疏風散寒，温肺去痰
　　③大椎，列欠，天突（瀉）‥‥‥‥‥‥‥‥‥‥‥湯液における麻黄湯加味の効に類似

5．中暑，日本脳炎，流行性髄膜炎，急性乳腺炎

本穴（瀉）を配穴すると退熱をはかることができる。また肺癆には，本穴（瀉）を配穴すると退熱除蒸をはかることができる。

6．裏熱外感，熱盛風動による急驚風

　　大椎，合谷，太衝（瀉）……………………………清熱解表，平肝熄風

7　髪際瘡

本病の治療は，大椎，合谷または曲池（瀉）が主となる。

1．風偏盛である場合

　　瘡癤の起伏も激しく，痒みが痛みよりも強い，舌苔は薄白，脈は浮

　　風池または風府を配穴………………………………疏風

2．熱偏盛である場合

　　瘡癤の紅潮，腫脹，痛みが痒みよりも強い，舌質紅，舌苔燥，脈洪数または滑数

　　外関（瀉）を配穴……………………………………清熱

3．瘡癤が足少陽経上にある場合

　　丘墟（瀉）（循経取穴）を配穴

4．瘡癤が督脈経上にある場合

　　陶道（瀉）（循経取穴）を配穴

5．瘡癤が足太陽経上にある場合

　　崑崙（瀉），または委中（瀉血）を配穴（ともに循経取穴）

症　例

[症例1]　男，45才，初診1981年9月5日

主　訴：数日来の腹痛

現　症：右側の小腹部痛，痛点はマックバネー点の外下方で，マックバネー点から2横指のところに隠痛があり，ときに激痛となる。矢気の後に好転する。血液検査によりマラリア原虫が確認されたが，マラリアの症状はない。

既往歴：慢性胆嚢炎を患って10年になる。

　　　　血液検査ではヘモクローム12.5g％，白血球4,000，好中分葉核白血球51％，リンパ球44％，単核球5％，マラリア原虫（＋）であった。

治　則：慢性虫垂炎の針治療と同時に，瘧疾の治療穴を配穴し，効果の観察をはかる。

取　穴：初診，大椎，陶道，右維胞，闌尾穴

　　　　2診（9月7日），大椎，陶道（瀉）

効　果：初診後には，腹痛は著しく軽減した。2診後には，白血球6,200，好中分葉核白血球68％，リンパ球30％，単核球2％，マラリア原虫（－）となり，腹痛は治癒した。

［症例2］　男，45才，初診1982年7月28日
主　訴：瘧疾（マラリア）を患って7日になる
現　症：1981年に初めて瘧疾を患い，今回で3回目の発病である。発瘧時には高熱，悪寒，冷え，寒熱往来，身体痛，頭痛，悪心，嘔吐，軽度の昏迷がある。発作は約3時間後には汗がでて解熱する。しかし発作後の12時間内は，悪心，嘔吐があり，食事をとれない。隔日で発作が1回おこる。時間は11時30分から15時のあいだである。精神不振，顔色黄，唇淡，口角のびらんをともなっており，脈は弦である。
診　断：間日瘧
治　則：去邪截瘧
取　穴：大椎，間使（瀉）。発瘧1時間前に針治療を行う。
効　果：昨日は治療後，瘧疾の発作はおこらず，食事もとれ，精神状態は良好であった。
経　過：1982年9月15日に前回の1回の治療で治癒していたことを確認した。

経穴の効能鑑別・配穴

効能鑑別
1．大椎，列欠，外関，風門，合谷の効能比較
　　上記の経穴すべてに解表の作用があるが，各穴それぞれに固有の特徴がある。詳細は風門一節の［経穴の効能鑑別］を参照。
2．大椎，風門，合谷，曲池，風府の効能比較
　　上記の経穴すべてに去風の作用があるが，各穴それぞれに固有の特徴がある。詳細は風門一節の［経穴の効能鑑別］を参照。

配穴
1．大椎（瀉）
　①風門，肺兪（瀉）を配穴……………………………去風清熱，宣肺解表
　②合谷，尺沢（瀉）を配穴……………………………疏風清熱，宣肺解表
　③風門（瀉，加灸），肺兪（瀉，加灸）を配穴………去風散寒，宣肺解表，温肺散寒，止嗽平喘
　④列欠，天突（瀉）を配穴……………………………疏風，解表，宣肺平喘
　⑤豊隆，尺沢（瀉）を配穴……………………………清熱解表，宣肺化痰
　⑥合谷，太衝（瀉）を配穴……………………………清熱去風，熄風解痙
　⑦百会，人中（瀉）を配穴……………………………通督醒志，舒筋解痙
　⑧合谷，内庭（瀉）を配穴……………………………清熱疏風，去邪止瘧
　⑨後谿（瀉）を配穴……………………………………宣陽解表，通督舒筋，截瘧
　⑩外関，丘墟（瀉）を配穴……………………………少陽の和解，駆邪截瘧
　⑪合谷，足三里または陰陵泉（補）を配穴…………益気健脾，扶正止瘧
　⑫肺兪（瀉）を配穴……………………………………宣肺解表，退熱除蒸

⑬復溜（補）を配穴……………………………育陰退熱除蒸
⑭三陰交（瀉）を配穴（透天涼を配す）……清熱涼血除蒸

2．大椎（補）

①合谷（補）を配穴……………………………益気固表
②肺兪または太淵（補）を配穴………………補肺固表

3．大椎（灸瀉）

①天突，列欠（瀉）を配穴……………………疏風散寒，宣肺解表
②風門，肺兪（灸瀉）を配穴…………………解表散寒，温肺止咳，平喘
③曲池，陰陵泉（灸瀉）を配穴………………温陽解表，行湿化飲

4．大椎（灸瀉）

　列欠（瀉）を配穴すると，発汗解表，宣肺平喘の作用が生じる。同作用は湯液における麻黄湯（『傷寒論』方）の効に類似している。風寒による感冒，哮証，喘証の治療では，すべてこの2穴を用いることができる。あるいは関連穴を配穴するとよい。また外感風寒が肺に侵襲し，肺の宣降が失調しておこる喘証，外感風寒が肺に入り，痰濁が凝集しておこる哮証には，肺兪を配穴して灸瀉を施すとよい。同療法によって，喘証に対しては解表散寒，宣肺平喘の効が生じ，哮証に対しては解表散寒，温肺利竅の効が生じる。

参　考

1．本穴の刺針方向と針感

　やや上（頭部）に向けて斜刺し，連続して捻転すると，少数の症例では針感がしだいに督脈経に沿って風府，癌門にいたり，頭頂部にいたる。やや下（腰部）に向けて斜刺すると，少数の症例では針感が督脈に沿って腰部にいたり，一部の症例では連続して捻転すると，針感が腰仙部にいたる。やや左または右に向けて斜刺すると，少数の症例では，その針感は同側の肩部，背部にいたる。一部の症例では連続して捻転すると，その針感はしだいに同側の上腕または前腕にいたる。直刺すると，一部の症例では，その針感は胸部，胃，または天突の部位に向かうが，その走行の経路については判明していない。

　刺針方向は，病位にもとづいて決定する。例えば，脊柱の疼痛または角弓反張，脊がこわばって厥する症例を治療する場合は，やや下（腰部）に向けて斜刺し，針感を脊柱に沿って下行させ，胸椎または腰椎にいたらせる。あるいは脊柱全体にいたるようにする。

2．古典考察

　1．『傷寒論』304条には，「少陰病，これを得て一二日，口中和し，その背悪寒するものは，まさにこれを灸すべし，附子湯これを主る」とある。少陰が寒を感受した後に，口中和，不燥，不渇がみられる場合は，裏熱がないことを表している。その背部に悪寒がある場合は，邪が寒化し，陽虚となっていることが要因である。これらの治療では，手足三陽，督脈の交会穴である大椎，膀胱の募穴，または関元に灸を施し，扶陽逐寒をはかるとよい。また附子

湯を内服し灸と薬を併用すると，いっそう効果的である。

2．『傷寒論』234条では，三陽合病について述べている。三陽合病には，解表も攻裏も適さない。したがって先に刺法を用いて，陽熱の邪の清泄，経絡の閉鬱の調節をはかるとよい。この場合，大椎（瀉）により太陽肌表の宣泄をはかり，外関により少陽鬱熱の清宣をはかり，内庭により陽明邪熱の清宣をはかる。

3．『金匱要略』瘧病脈証併治篇には，「師曰く，瘧の脈は自ら弦，弦数の者は熱多く，弦遅の者は寒多し。弦小緊の者は之を下せば差ゆ。弦遅の者は之を温むべし。弦緊の者は汗を発し針灸すべきなり。」とある。脈弦緊に浮象がみられる場合は，邪気が表に偏在していると考えられる。この場合は発汗法あるいは針灸治療が適用される。脈象にもとづいて後谿と大椎を瀉し，解表截瘧をはかるとよい。

3．歴代医家の経験

『傷寒論』147条には，「太陽と少陽の併病，頭項強痛し，あるいは眩冒し，時に結胸のごとく，心下痞鞕するものは，まさに大椎第一の間，肺兪，肝兪を刺すべし，慎みて汗を発すべからず，汗を発すればすなわち譫語し，脈弦，五日譫語止まざれば，まさに期門を刺すべし。」とある。また『傷寒論』176条には，「太陽と少陽の併病，心下鞕く，頸項強ばりて眩むものは，まさに大椎，肺兪，肝兪を刺すべし，慎みてこれを下すなかれ。」とある。

147条の頭項強痛は太陽に属し，眩冒は少陽に属している。ときに結胸のごとく，心下痞鞕するものは，邪気が内結し経気がのびやかでないことが要因である。これは発汗により解するものではないので，「慎みて汗を発すべからず」としている。176条の頸項強は太陽に属し，眩冒は少陽に属している。心下鞕は，邪気が内結し経気がのびやかでないためにおこる。汗吐下は，ともに少陽では禁忌であり，したがって「慎みてこれを下すなかれ」としている。この2つの条文で述べられている病は，太陽と少陽の併病であり，治療においては発汗と攻下は用いることができない。そのため，大椎，肺兪，肝兪に刺して，これを解する。条文では大椎に刺して，太陽の表の邪を解し，経気の通暢をはかっている。

4. 瘂門 (あもん)

　瘂門は，項部の両筋のあいだに位置している。本穴は，所在部位の形状が大きな門のようであり，また開瘖治啞の作用があることから，瘂門と命名された。別名，啞門，瘖門とも呼ばれる。

　瘂門は，督脈の経穴であり，督脈と陽維脈の交会穴である。後髪際の陥凹部の髪際に入ること5分にあり，穴下の深部には延髄がある。本穴は，また回陽九針穴の1つであり，瘖啞失語，神志病，督脈病および頭頸項部の病変を治療し，瘖啞失語を主治する常用穴である。

本穴の特性

＜治療範囲＞

1．喑啞病証

　『難経』二十八難では，「督脈は，下極の兪におこり，脊裏に並び上りて風府にいたり，入りて脳に属す」と述べている。瘂門は，位置的に舌本に連絡しており，穴下の深部には延髄がある。喑啞失語の発症には，延髄，喉，舌の機能障害が関係する。喉喑と元気が大いに虚している場合を除く脳病，温邪上攻，あるいはそのほかの原因によりおこる喑啞失語の治療では，すべて本穴を取ることができる。また舌筋の運動障害によりおこる舌喑の治療では，廉泉を主とし，瘂門を配穴する。

2．経脈疾患

　陽維脈は，項の後を循行し，督脈の風府，瘂門で会合している。督脈は脊に並び上りて脳に入り，足厥陰肝経と頭頂部で交会する。『難経』二十九難にある「督の病たるや，脊強くして厥す」また『素問』骨空論篇にある「督脈の病たる，脊強し反折す」といった病，および項背部の強急などの督脈が邪気をうけることによっておこる病証，陽維の病である頭項疼痛，後頭部痛，神志異常の病証などはすべて本穴の治療範囲に入る。

　さらに本穴は，その所在部位の局部の病変である後頭部痛，後項部の強痛などを治療する。

＜効　能＞

1．弁証取穴

①瀉法：音竅の開宣，通督解瘂

　透天涼を配す……清脳醒志

②補法：益脳増音
2．局部取穴
　　瀉法：通経活絡，駆邪散滞

<主　治>

聾啞，瘖啞，舌瘖，癲証，狂証，癔病（ヒステリー），脳性麻痺，後頭部痛，後項部の強痛。また痙病，破傷風，舞踏病，鼻衄などを治す。

臨床応用

1　聾　啞

本病の病因は多い。小児の聾啞は，脳病（例えば各種脳炎，化膿性髄膜炎，中毒性脳症状など），薬物中毒，温邪上攻，大脳発育不全などに多くみられる。また成人の聾啞は，温邪上攻，薬物中毒，肝胆火旺，気血両虚，元気大傷，腎精不足などに多くみられる。したがって，本病の針治療では審因弁証に注意をはらい，一律に対症治療や固定処方で対処してはならない。

1．**脳病または温邪上攻により耳，音の竅絡を損傷しておこる聾啞**

　　処方：瘂門，廉泉，翳風，聴会（瀉）………………竅絡の清宣

　【1】経過が短く，熱盛による症状をともなう場合には，瘂門に透天涼（音竅の清宣）を配し，外関（瀉）を加えて清熱をはかる。あるいは翳風は抜針時に針孔を閉じず出血させて，泄血散熱，耳竅の清宣をはかる。

　【2】陰虚による症状をともなう場合には，上処方に針瀉を施し，さらに金水相生の法である復溜，太淵（補）を交互に用いる。

　【3】肺燥津傷による症状をともなう場合には，上処方と清肺潤燥の法である尺沢（瀉），復溜（補）を交互に用いる。

　【4】陰虚火旺による症状をともなう場合には，上処方と滋陰清火の法である復溜（補），神門（瀉）を交互に用いる。

2．**高熱あるいは瘧疾，あるいはキニーネの内服，熱により耳，音の竅絡を損傷しておこる聾啞**

　　処方：①瘂門，聴会，外関（または中渚），丘墟（瀉）……清熱宣竅
　　　　　②瘂門，翳風，合谷，内庭または解谿（瀉）……… 清熱宣竅

　　※　成人患者で経過が短く，また内熱熾盛である場合
　　　　上処方に透天涼を配す………………………………清熱瀉火，竅絡の宣暢

3．**激怒により肝を傷って肝胆火旺となり，火が気とともに上昇し，耳や音の竅絡を鬱閉しておこる聾啞**

　　処方：瘂門，翳風（または聴宮），丘墟，太衝または行間（瀉）……肝胆の鬱熱を清降させ，竅絡の宣通をはかる

　　※　経過が短いか，肝胆火旺による症状が著しい場合
　　　　上処方の太衝，丘墟には透天涼を配す

4．痰火が上昇し耳，音の竅絡を阻滞させておこる聾唖

処方：①瘂門（瀉，透天涼を配す），聴会（または翳風），豊隆，内庭（瀉）
　　　②瘂門，豊隆，外関，丘墟（瀉）

※　ともに痰火を清降させ，竅絡を宣暢する作用がある。

5．気血両虚のために脳髄，耳，音の竅絡の栄養状態が悪くなりおこる聾唖

処方：合谷，三陰交（補）（気血の補益）に瘂門（補）（益脳増音）を配穴する

6．肺腎気虚のために脳髄，耳，音の竅絡の栄養が悪くなりおこる聾唖

処方：①太淵（または合谷），復溜，太谿または腎兪（補）……肺腎の補益（本治）
　　　②瘂門，耳門または聴会（補）………………佐として増音聡耳（標治）

【1】本虚標実である場合には，②の2穴に瀉法を施し，佐として宣竅をはかる。

【2】経過が短い場合には，局所穴は配穴しない。長期治療を行うと効果も良い。

7．元気大傷，腎精不足，髄海不足により耳，音の竅絡の栄養が悪くなりおこる聾唖

処方：気海，合谷，太谿，腎兪（補）………………元気の大補，腎精の補益

※　瘂門を配穴しなくとも，同処方により長期にわたって治療を施せば十分な効果を得ることができる。

本虚標実，上盛下虚に属する聾唖の治療では，本穴を補してはならない。誤って補すと音の竅絡を阻滞させやすい。

本病に針治療を行う場合は，患者の智力に注意する必要がある。智力が低い場合は，病の初期にあっても多くの場合は効果的ではない。

2　喑唖

ここで述べる喑唖とは，舌瘖や喉瘖ではない。主として聾唖と病因を同じくする病であり，唖はあるが聾がない喑唖を指している。張景岳は，「喑唖の病，虚実を知るべし。実なる者はその病標に在り，竅閉じるに因りて喑なり。虚なる者はその病本に在り，内に奪いて喑なり。」と述べている。病が標にあって竅が閉じておこる喑唖の治療では，本穴を瀉して音竅の開宣をはかる。病が本にあって内虚による喑唖の治療では，本穴を補して益脳増音をはかる。ただし元気大傷，腎精不足による喑唖，外傷の後遺症による喑唖の治療には，本穴を取って補してはならない。

1．脳病または温邪上攻により音竅の脈絡を損傷しておこる喑唖

処方：①瘂門（瀉または透天涼を配す），廉泉，外関（瀉）……音竅の清宣
　　　②瘂門，廉泉（瀉ともに透天涼を配す）……音竅の清宣

【1】陰虚による症状をともなう場合には，復溜（補）を配穴して養陰をはかる。または復溜，太淵（補）を配穴して金水相生をはかる。

【2】水虚火旺による症状をともなう場合には，神門（瀉），復溜（補）を配穴して，滋陰清火をはかる。

【3】燥熱傷津による症状をともなう場合には，内庭（瀉），復溜（補）を配穴する。これによって生じる効果は，湯液における玉女煎加味の効に類似。

瘖啞の経過が短い入院患者で，急性熱性病によりおこった例では，その回復期に瘂門（瀉）だけの2～3回の治療で治癒したものもある。

2．**高熱または瘧疾，あるいはキニーネの内服により，音竅の脈絡を損傷しておこる瘖啞**
　　処方：①瘂門，外関，丘墟（瀉）………………清熱宣竅
　　　　　②瘂門，廉泉，合谷，外関，内庭（瀉）……清熱宣竅
　成人患者で病の経過が短く，まだ内熱熾盛である場合には，上記の処方に透天涼を配して，清熱瀉火，竅絡の宣暢をはかるとよい。また燥熱傷津，陰液不足による症状をともなう場合には，復溜（補）を加えて育陰をはかる。

3．**肝気鬱滞，気機不利となり，音竅の脈絡が閉じておこる瘖啞**
　　処方：瘂門（瀉または廉泉を加える），間使（または内関）（瀉）……理気通絡，音竅の宣通

4．**激しい胃痛により気機が阻滞し，突然閉厥となり，覚醒した後に瘖啞となる例**
　　処方：瘂門（瀉または廉泉を加える），足三里，内関または中脘（瀉）…理気和胃，竅絡の宣通

5．**肺腎気虚のために脳髄を栄養できず，音竅の脈絡が失調しておこる瘖啞**
　　処方：太淵（または合谷），太谿，復溜または腎兪（補）……肺腎の補益
　※　上処方に瘂門（補）を配穴すれば，益脳増音を助けることができる。

3 舌 瘖　詳細は廉泉一節の［臨床応用］を参照。

4 癔 病（ヒステリー）

本穴を瀉すと，ヒステリー性後頭部痛，後項部の痙攣，ヒステリー性失声症，語遅，弄舌，舞舌などを治療することができる。前者には天柱（瀉）を配穴し，後者には廉泉（瀉）を配穴し，筋脈の調節，音竅の宣通をはかる。これと同時に暗示療法を併用すると，十分な治療効果を収めることができる。

5 後頭部痛，後項部の強痛

局所治療として本穴を瀉すと，去邪通絡の効を収めることができる。例えば，後頭部痛で痛みが後項部におよぶ太陽頭痛には，天柱，崑崙，または後谿（瀉）を配穴して太陽の経気を宣通し，去邪止痛をはかる。風熱性の後頭部痛には，風池，百会（瀉）を配穴して疏風清熱，通絡止痛をはかる。風寒または風湿による後項部の強痛には，天柱（または大杼）（瀉），大椎（瀉，灸を配す）を配穴すると，温経活絡，散邪止痛の効を収めることができる。または天柱（瀉），大杼（瀉，吸角を加える）を配穴しても同様の効果を収めることができる。

症　例

［症例1］　女，14才，初診1966年8月21日
主　訴：（代訴）聾啞を患って9年，瘧疾を患ってから発症

現病歴：9年前に瘧疾を患い，高熱がでた後に両耳の聴力が完全に喪失し，会話ができなくなった。表情はぼんやりしている。そのほかに異常はない。
弁　証：瘧疾により高熱がおこり，熱邪上攻により清竅が閉じておこった聾啞である。
診　断：聾啞病
治　則：竅道の清宣
取　穴：初〜3診，瘂門，廉泉，聴会，聴宮（瀉）
　　　　4診，瘂門，廉泉（瀉）
効　果：初診後には，大きな音を聴きとれるようになり，簡単な言葉を発することができるようになった。2診後には，通常の音を聴きとれるようになり，さらにいくつかの単語を発することができるようになった。3診後には，聴力は正常となり，会話もほぼ正常になった。4診で治癒。
経　過：半月後に治癒していることを確認した。

［症例2］　男，8才，初診1965年9月13日
主　訴：（代訴）会話ができず，四肢痿軟となり40日余り経つ
現病歴：1カ月余り前に発熱，頭痛がおこり昏迷状態となり，10日前に当地の病院にて治療し治癒した。しかしその後路上で雨にあい，その2日後に失語，舌筋の運動障害，咀嚼無力，四肢痿軟，右手のふるえ，心煩，あくびが頻繁にでる，神志はやや痴呆状態を呈するなどの症状が出現した。身体は痩せており，顔色は黄色，尿は黄色，脈は数である。
弁　証：温熱の邪が完全に除去されていないときに外邪を感受し，それにより邪が清竅を閉じ，経絡が阻滞しておこった失語と痿証である。
治　則：音竅を開き，舌絡を通じる，佐として清心醒志をはかる。
取　穴：初〜2診，瘂門，廉泉（瀉），復溜（補）
　　　　3〜6診，瘂門，廉泉，風池（瀉）
　　　　7〜8診，神門，大陵（瀉）
効　果：3診後には，いくつかの単語が話せるようになった。6診後には，会話は正常となる。ただし心煩，神志の状態が改善していない。7診後には，神志も正常となり，8診で治療効果の安定をはかった。
経　過：1971年12月29日に手紙により治癒していることを確認した。

［症例3］　男，6才，初診1966年11月5日
主　訴：（代訴）1年余り会話ができない
現病歴：1965年の夏に日本脳炎を患い，治癒した後に後遺症として会話がまったくできなくなった。ただし聴力は正常であり，舌筋の運動も正常である。かつて中西薬による治療と針治療を行ったが無効であった。
検　査：意識はしっかりしている，聴力は正常，舌および両耳に異常所見はない。
弁　証：熱邪が音竅を壅閉しておこった失語症である。

治　則：音竅の清宣
取　穴：瘂門，廉泉（瀉）。週に 2 ～ 3 回の針治療とする。
効　果：3 診後には，いくつかの単語を話せるようになった。7 診後には，いくつかの単語を前よりはっきり話せるようになった。11 診後には，会話は正常となり，12 ～ 13 診で治療効果の安定をはかった。
経　過：1967 年 12 月 21 日に家族から治癒していることを確認した。

経穴の効能鑑別

瘂門，廉泉の効能比較

上記の 2 穴は，ともに舌本に連絡している。1 つは舌本の前に位置しており，1 つは舌本の後ろに位置している。ともに瘖瘂，失語を治療する際の常用穴であるが，それぞれに固有の特徴がある。
①瘂門：音竅の開宣，益脳増音の作用があり，脳病による瘖瘂，失語の治療にすぐれている。
②廉泉：舌絡の宣通，舌本を補益する作用があり，舌病による瘖瘂，失語の治療にすぐれている。

参　考

1．刺針の注意事項

1964 年の某省の『中医雑誌』に，精神分裂症（狂躁型）患者に対する針灸治療の例が紹介された。記事によると，この患者への治療では風府などの治療穴への刺針を行っていたが，6 回目の治療で風府に深く刺したところ延髄を損傷してしまい，四肢麻痺，痛覚消失，呼吸困難などの症状が出現，結局，この患者は死亡したという。遺体を解剖したところ，針が大後頭孔に刺入されており，延髄を損傷して内出血をおこし死亡したことが確認された。『素問』刺禁論篇では，「頭を刺して脳戸に中り，脳に入れば立ちどころに死す」と指摘している。これは，先人が臨床経験から得た教訓であろう。瘂門の深部には延髄があるため，深く刺すことは厳禁である。とくに口鼻の方向に向けて深刺すると，延髄を刺傷しやすい。刺針時に患者が動いて刺針しにくい場合などには（例：癲証，狂証，癇証，破傷風，舞踏病，痙病などの患者），瘂門のかわりに大椎，人中，百会などで代用するとよい。

2．禁　灸

瘂門は，瘖瘂を主治する経穴であり，音竅を宣通する作用がある。穴下の深部には，延髄がある。本穴への施灸，とくに灸頭針や直接灸を施すと，熱を助けて上擾させやすい。これにより熱が延髄を損傷したり，音竅を損傷すると，頭昏，頭部の重圧感，または瘖瘂をひきおこす可能性がある。したがって『針灸甲乙経』では，本穴について「灸すべからず，これに灸すれば人をして瘂せしむ」と述べ，『禁灸穴歌』でも「禁灸」としている。

5. 百会 (ひゃくえ)

　百会は，別名を三陽五会という。『針灸大成』では，本穴について「手足三陽，督脈の会」と解説している。頭は「諸陽の会」であり，本穴は頭頂部に位置しており，諸陽の経に通じているため，「百会」と命名されているのである。また本穴は，足太陽，手足少陽と足厥陰，督脈の会（三つの陽経と足厥陰肝経，督脈の計五経脈が本穴で交会している）であるとの記載もあり，このため「三陽五会」穴ともいわれている。

　百会は，督脈の病，神志病，および肝火，肝陽，肝風上擾，邪熱上攻，外感風邪による頭部疾患を主治する常用穴とされている。また気虚下陥を治療する際の常用穴でもある。

本穴の特性

<治療範囲>

1．下陥病証

　督脈は，手足三陽経と連絡しており，人体の諸陽経を統括している。そのため諸陽脈の督綱と称されており，全身の陽気を統摂する作用がある。手足三陽経脈は，すべて督脈の百会穴にて交会しているため，百会は諸陽各経を貫通することができる。これにより本穴には，昇陽益気（全身の気を持ちあげる，下陥した清陽を昇らせる）という特殊な作用がある。

　中気不足，気虚下陥によりおこる病証，精血，精気が脳に到達しない病証，気随血脱，血随気脱によりおこる病証および陽気暴脱証は，すべて本穴の治療範囲に入る。

2．風邪病証

　風は陽邪である。その性は軽揚であり，頭頂までおよぶ。風の侵犯をうけると，まず上が先に影響をうける。これについて『行針指要歌』では，「あるいは風に針するは，先に風府百会に向ける」と述べている。本穴を用いると，邪熱上擾，風熱上攻，風寒束絡による頭部疾患を治療することができる。

3．督脈，頭頂部および神志病

　『素問』骨空論篇では，「督脈の病たる，脊強し反折す」と述べており，『難経』二十九難では，「督の病たるや，脊強くして厥す」と述べている。肝火，肝風，肝陽が頭頂部に上擾しておこる病証，また督脈と関係する病証，神志病などの治療には，本穴（瀉）を用いることができる。

4．頭脳病

『霊枢』海論篇では，「脳は髄の海と為す，その輸は上はその蓋にあり，下は風府にあり」と述べている。脳は，髄液が集まるところであり，髄海と称されており，気血が輸注出入する重要な位置にある。上には百会穴が位置し，下には風府穴が位置している。その原因にかかわらず，気血が阻滞，逆乱しておこる頭脳疾患の治療には，本穴を取ることができる。

＜効　能＞

1．弁証取穴

①瀉法：熄風潜陽，去風散邪，清脳，通督解痙

湯液における羚羊角，天麻，僵蚕，石決明，草決明，菊花，鈎藤，荊芥，防風，胆南星，葛根，薄荷，荷葉，白芷，桑葉，藁本などの効に類似

②補法：昇陽益気

湯液における升麻，柴胡，藁本，黄芩，人参などの効に類似

③灸法：回陽固脱

2．局部取穴

①瀉法：活血通絡

灸を施す…風寒の温散，鼻竅の温通

湯液における藁本，荊芥，防風，羌活，蔓荊子，薄荷，辛黄，当帰尾，川芎，赤芍薬，細辛などの効に類似

②三稜針で点刺出血：瀉血散熱，活血去瘀

③灸法：温陽散邪

＜主　治＞

頭痛，眩暈，高血圧，中風，厥証，脱証，癇証，癲証，脱肛，泄瀉，便秘，癃閉，遺尿，疝気（気疝，狐疝），子宮脱，胃下垂，舞踏病，痙病，破傷風，鼻閉，慢性鼻炎，副鼻腔炎，アレルギー性鼻炎。

臨床応用

[1] 頭　痛

1．外感頭痛

【1】風に寒邪がからみ，絡脈に阻滞し，血が内に鬱しておこる風寒頭痛

百会，風府，阿是穴（灸瀉）……………………疏風散寒，通絡止痛

【2】風に熱邪がからみ，風熱が上擾し，清空に影響しておこる風熱頭痛

①百会（瀉または点刺出血），阿是穴，合谷（瀉）……風熱の疏散，通絡止痛

②百会，曲池，内庭（瀉）………………………去風清熱，降火清脳

【3】風湿の邪が，清陽に影響し，清陽が昇らず濁陰がおりなくなっておこる風湿頭痛

百会，風府（または風池），陰陵泉，足三里（瀉）……去風散邪，調中利湿

2．内傷頭痛

【1】肝陽頭痛
①百会（瀉または点刺出血：泄血散熱），行間，風池（瀉）……平肝潜陽，熄風止痛
②上処方から風池を除き，復溜（補）を加える……平肝熄風，育陰潜陽
※　肝火頭痛
百会（瀉または点刺出血），太衝，丘墟（瀉）に透天涼を施す…肝火の清瀉，散熱止痛

【2】気虚頭痛
合谷，足三里（補）（補中益気法）に百会（補）を配穴：湯液における補中益気湯の効に類似
※　虚中挟実である場合：百会を瀉法に代える。

【3】気血両虚による頭痛
合谷，三陰交（補）（気血補益法）に百会（補）を配穴……気血を頭脳に到達させる
※　心脾不足である場合：神門，三陰交（補）（心脾補益法）に百会（補）を配穴

【4】痰濁頭痛
陰陵泉，豊隆（瀉）（化湿去痰法）に百会（瀉）を配穴……宣陽通絡，去邪止痛
※　風痰に属する場合：百会，豊隆（瀉），陰陵泉（補）……健脾化痰，熄風止痛

【5】瘀血頭痛：気血瘀滞のため血行不良となり，脈絡が阻滞しておこる頭痛
百会，阿是穴（瀉）……………………………………活血去瘀，通絡止痛

3．太陽，少陽，厥陰頭痛

【1】太陽頭痛（後頭痛）：百会，風府，後谿または崑崙（瀉）
【2】少陽頭痛（側頭痛）：百会，風池（患側），丘墟（瀉）
【3】厥陰頭痛（頭頂痛）：百会，太衝，阿是穴（瀉）
※　硬膜外麻酔による後頭痛：百会，大椎，風府（瀉）にて十分な効果が期待できる。

2　眩　暈

1．肝陰暗耗，肝火偏亢，風陽昇動となり，清空に上擾しておこる眩暈
①太衝（瀉，透天涼を施す），風池（瀉）を配穴……平肝潜陽，熄風清脳
②行間（瀉），丘墟（瀉，透天涼を施す）を配穴……清肝瀉火，熄風潜陽
※　腎水不足，水不涵木，肝陽偏亢，風陽上擾による眩暈
太衝（瀉），復溜（補）を配穴……………………平肝熄風，育陰潜陽

2．腎精虚損のため髄を生じることができず，そのため髄海不足となりおこる眩暈
腎兪，太谿または復溜（補）（腎精補益法）に百会（補）を配穴……精血を頭脳に上昇させる
※　『素問』海論篇には，「髄海不足なるときは，則ち脳転じ耳鳴り，脛痠し眩冒し，目見る所なく，懈怠安臥す」とある。

3．心脾両虚：気血が頭脳に昇らないためにおこる眩暈
神門，三陰交（補）（心脾補益法）に百会（補）を配穴……気血が頭脳に昇れるようにする

4．気虚眩暈：気虚のため清陽が昇らず，清竅が充足しないためにおこる眩暈
　　合谷，足三里（補）（補中益気法）に百会（補）を配穴……益気昇陽
5．痰濁中阻による眩暈
　　百会，陰陵泉，豊隆（瀉）……………………………去湿化痰，佐として熄風をはかる
　※　風痰上擾による眩暈
　　　百会，豊隆（瀉），陰陵泉（補）……………健脾去湿，化痰熄風
　※　痰鬱化火，痰火上擾しておこる眩暈
　　　百会（瀉），豊隆，内庭（瀉，透天涼）………痰火の清降，熄風清脳
　※　本虚標実または上盛下虚による眩暈の治療では，本穴を補してはならない。誤って本穴を補すと，眩暈はさらに悪化する。

3　中　風

1．中臓腑
【1】閉証
　陽閉：①百会，豊隆，風池，湧泉（瀉）……………熄風去痰，宣竅醒志
　　　　②百会，合谷，湧泉（瀉）………………………清熱啓閉，開竅醒志
　　陰閉：湧泉（瀉），中衝（点刺または捻刺），百会（灸）……温陽開竅醒志
【2】脱証（元気が衰退し，陰陽が離決しておこる中風）
　百会，関元，気海または合谷（補）………………益気回陽固脱
2．風中経絡
　　風陽が内動して清空に上擾し，風陽に痰が絡んで経絡に影響しておこる中風病
　症状：眩暈，頭痛，目眩，耳鳴り。とつぜん舌がこわばり言語障害となる。顔面麻痺，または半身不随。脈象弦滑にして数，舌質紅など。
　処方：百会，（熄風潜陽），太衝，豊隆（瀉）………平肝潜陽，熄風去痰
　　　※　腎陰不足，水不涵木，肝陽偏亢による中風の治療では，復溜（補）を加えて腎水を滋養し，肝木を涵すとよい。
　　　※　高血圧患者で中風の前兆が現れている場合
　　　　①百会，太衝，豊隆（瀉）
　　　　②百会，風池，太衝（瀉），復溜（補）
　　　　③百会，太衝，三陰交（瀉）
　※　百会を点刺出血すると泄血散熱の作用が生じる。これにより頭上の熱を清することができる。

4　厥　証

本穴を取って昇陽益気，清脳醒志をはかる。
1．気厥（虚証）
　　元気が平素から虚しているところに，悲嘆や恐怖，疲労などが重なり，一時的に気機の逆

乱，中気下陥，清陽不展をひきおこし，とつぜん気厥（虚証）となる。

百会（補，灸を配す），関元，気海または合谷（補）……回陽益気

※　または神門（補）を加えて強心蘇厥をはかるとよい

2．血厥（実証）

肝陽が平素から旺盛であるところに，怒りによって肝を損傷し，肝気が上逆して血が気とともに上昇し，神明に影響して清竅を閉塞すると，とつぜん血厥（実証）がおこる。

百会，三陰交，湧泉，間使（瀉）………………………理気活血，宣竅醒志

3．血厥（虚証）

失血過多のために気随血脱となり，血虚のために血が清竅にうまく作用しないと，とつぜん血厥（虚証）となる。

※　血脱の治療には益気が必要である。

速やかに合谷，三陰交（補）にて気血の補益をはかり，百会（補）を配穴して血が気に随って清竅に上昇するようにはかる。

5　脱　肛

長強一節の［臨床応用］を参照。

6　泄瀉，便秘，癃閉，遺尿，疝気，子宮脱，胃下垂

中気不足，気虚下陥を要因として，昇提または固摂機能が失調しておこる上記の病証

百会，合谷，足三里（補）…………………………………補中益気，昇陥挙陥（湯液における補中益気湯の効に類似）

※　病位，病状の違いにより，配穴を行う。

【1】泄瀉，便秘：天枢，大腸兪，上巨虚（補）などを交互に配穴

【2】遺尿，癃閉：中極（補）を配穴………膀胱の約束，化気行水

【3】疝気：太衝または大敦（瀉）を加える………佐として舒肝理気をはかる

【4】子宮脱：腎兪，太谿（補）を加える…………補腎系胞または両処方を交互に用いる

7　舞踏病

本病は，外感風邪が肝風に作用しておこる場合が多い。

①大椎，風池，百会（瀉）……平肝熄風，風邪の疏散

②合谷，太衝，百会（瀉）……平肝熄風，風邪の疏散

※　部位の違いに応じて対症治療を施す。

攢竹，天柱，風池，迎香，印堂，廉泉（瀉）などを配穴して，去風通絡散邪をはかる。

8　鼻　閉

本穴にて鼻竅の開通をはかる。

1. 風寒傷肺，肺気不利
   百会，上星（灸瀉），合谷，列欠（瀉）……………去風散寒，鼻竅の宣通
2. 風熱侵襲，肺気不利
   百会，合谷，迎香（瀉）………………………………風熱の疏散，鼻竅の宣通
3. 風寒による場合
   衛気不固であると風寒をうけやすく，鼻竅不宣となる。また風寒を感受すると発症する。
   百会，顖会に棒灸を施す（毎回10～15分，1日1～2回）……温陽散邪，鼻竅の宣通

9 アレルギー性鼻炎

肺気不足，衛外不固，風寒感受によるアレルギー性鼻炎
①百会，上星（灸瀉），迎香（瀉）……………… 風寒の疏散，鼻竅の温通
②大椎，合谷（補）………………………………益気固表法
※ ①②を交互に用いて標本兼治をはかる。
③百会，風池，上星（灸瀉）……………………風寒の疏散，鼻竅の温通
④太淵，肺兪（補）………………………………補肺固表法
※ ③④を交互に用いる。

症　例

［症例1］　女，27才，初診1968年6月2日
主　訴：眩暈がこの10日余りおこる
現病歴：10日前に突然めまいがして倒れ，悪心があり，嘔吐した。その後，しばしば頭暈，目眩がおこる。舟に乗っているような感覚があり，目を開いていられない。目を開くと眩暈がおこって嘔吐しそうになり，嘔吐すると黄水または苦水を吐く。食欲不振，口苦，両側頭痛，頭頂痛，眼痛，耳鳴り，心煩，静かにしていたい，不眠などの症状をともなっている。大きな音や振動音を聞くと，頭痛が増強する。脈は弦数である。中西薬を服用したが，効果はなかった。内科ではメニエール病と診断され，針灸治療を受診。
弁　証：肝火偏亢，風陽昇動となり，清空に上擾しておこった眩暈である。
治　則：平肝熄風潜陽，佐として局部の通絡止痛をはかる。
取　穴：百会，太陽，太衝（瀉）。隔日治療とし，7回の治療で治癒した。
経　過：1970年1月に耳鳴りの治療で来院したときに，治癒していることを確認した。

［症例2］　女，43才，初診1978年11月19日
主　訴：12年来の頭痛
現　症：頭頂部の熱痛，両側頭部（足少陽胆経の関連部位）の熱痛，跳痛があり，心煩，易怒，多夢，不眠，耳鳴り（蟬の鳴き声のようである），口乾，口苦，脱力感などの症状を

ともなっている。舌苔は薄黄，脈は沈弦数である。

投薬による長期治療をうけたが効果はなかった。内科では神経性頭痛と診断され，針灸治療を受診。
弁　証：肝経火旺となり循経により上擾しておこった少陽，厥陰頭痛である。
治　則：肝胆の火を清降させ，佐として清心をはかる。
取　穴：初～2診，百会，太衝，丘墟，神門（瀉）
　　　　3～6診，上記の処方から神門を去る
効　果：3診後には，頭痛は著しく軽減し，6診で治癒した。（頭頂部の熱痛，両側頭部の跳痛，耳鳴り，口苦などの症状は，すべて消失した。）

[症例3]　男，30才，初診1979年1月26日
主　訴：15年来の頭痛
現病歴：15年前に眼病を患い，同時に頭痛が出現した。その後，眼病は治癒し2年後には頭痛も治癒したが，7年前に再発した。服薬すると1～2時間は効果がある。
現　症：両側頭部，前額部および眼窩に発作性の跳痛がおこり，ときに熱痛となる。眩暈，耳鳴り（昆虫の鳴き声のようである）があり，ときに両耳に閉塞感がおこる。また多夢，不眠，前胸部痛があり，両下肢と両上腕がだるく痛む。胃炎のために食欲不振となっており，ときに胃痛がおこる。舌苔は薄黄，舌の中央に深い裂紋があり，脈は弦数である。
弁　証：肝陽頭痛
治　則：平肝潜陽，佐として通絡止痛をはかる。
取　穴：初～11診，百会，太陽，風池，太衝（瀉）
　　　　12～16診，上処方から太衝を去る。
効　果：3診後には，頭痛と眩暈は軽減した。5診後には，不眠は著しく改善された。7診後には，頭痛と眩暈は著しく軽減し，頭部の蟻走感は消失した。また睡眠薬を服用しなくても毎晩6～7時間眠れるようになった。しかしときに両耳の閉塞感があり，胸脇痛はまだある。11診後には，不眠，眩暈は治癒したが，わずかに頭痛がある。16診で治癒した。

[症例4]　男，22才，初診1972年12月8日
主　訴：脱肛がこの1年余りおこる，原因は不明
現病歴：1年余り排便や仕事で力んだり，空腹時に長く歩くと，脱肛がおこる。排便後や休息後には，おのずと回復する。ときに手でもどさないと回復しないこともある。また頭暈，息切れ，矢気が多い，疲労倦怠感，肛門の墜脹感などの症状をともなう。脈は沈弱である。
弁　証：気虚下陥となり固摂が悪いためにおこった脱肛である。
治　則：昇陽挙陥，直腸の固摂

取　穴：百会，長強，白環兪（補）
効　果：治療により肛門に収縮・昇提感がおこり，6診で治癒した。4カ月後に再発したが，上記の処方で7回治療し治癒した。
経　過：1974年4月に治癒しており，再発していないことを確認した。

経穴の効能鑑別・配穴

効能鑑別

風府，百会の効能比較

『行針指要歌』には，「あるいは風に針するは，先に風府，百会に向ける」とある。百会と風府は，ともに風病を治療する際の常用穴である。風府は外風，脳風の治療にすぐれており，百会は内風（肝風）の治療にすぐれている。

配穴

1．百会（瀉）

　①太衝，丘墟（瀉）を配穴……………………………平肝熄風，潜陽清脳
　②風池，行間（瀉）を配穴……………………………清肝熄風，通絡止痛，清脳
　③神門，豊隆，太衝（瀉）を配穴……………………清心去痰，熄風清脳，醒志
　④風池，太衝，豊隆（瀉）を配穴……………………平肝潜陽，熄風去痰
　⑤大椎，人中（瀉）を配穴……………………………通督解痙醒志
　⑥豊隆（瀉），陰陵泉（補）を配穴…………………湯液における半夏白朮天麻湯（『医学心悟』方）の効に類似

2．百会（補）

　①合谷，関元，神門（補）を配穴……………………回陽固脱，益気生脈
　②合谷，足三里（補）を配穴…………………………補中益気，昇陽挙陥
　※　湯液における補中益気湯（『脾胃論』方）の効に類似。その具体的な運用については，合谷一節の［配穴］を参照。
　③合谷，気海（補）を配穴……………………………益気昇陽
　④長強（補）を配穴……………………………………直腸の昇固

3．百会（灸）

　①顖門（灸）を配穴……………………………………鼻竅の温通
　②関元，神闕（灸）を配穴……………………………温中昇陽，回陽固脱

参　考

1．本穴の刺針方向と針感

　鼻柱に向けて横刺し，連続して捻転すると，その針感はしだいに督脈に沿って鼻の部位にいたる。少数の症例では，顔面部にいたるケースもある。脊椎に向けて横刺し，連続して捻転すると，その針感はしだいに督脈に沿って後頭部，項部，胸椎部にいたる。少数の症例では，腰部，肛門の部位にいたるケースもあるが，肛門にまでいたると肛門の昇提感または収縮感がおこる。また極めて少数の例ではあるが，針感が督脈に沿って下行せず，直接肛門に昇提感または収縮感がおこる場合もある。

　左または右に向けて横刺すると，その針感は同側の頭部，耳部にいたる。鼻柱または大椎の方向に向けて横刺し連続して捻転すると，極めて少数の例ではあるが，子宮に昇提感または収縮感がおこったり，腹部に温熱感または収縮感がおこる場合もある。針感が患部にいたる場合には，治療効果も著しい。

　刺針の方向は，病位にもとづいて決定する。例えば，角弓反張，脊強し厥する病証には，脊柱に向けて横刺し，針感を脊柱に沿って下行させ，頸項部，胸椎，腰椎にいたらせる。または脊柱全体にいたらせる。

2．本穴の刺針の深さ

　頭頂部の肌肉は浅いため，挾持進針法を用い，刺入の深さを把握するとよい。刺入が浅すぎても深すぎても，頭頂部には強い痛みがおこる。この場合には，提捏進針法を用いてもよい。刺入の深さが適度であるにもかかわらず痛みがおこる場合は，血管を刺傷しているためであり，刺入または捻針を止め，ゆっくりと数分抜いて別の方向にゆっくりと刺入するとよい。抜針時には針孔を速やかに按じ，出血を防止する。もし皮下出血により血腫を形成したとしても，これはおのずと消失する。

3．古典考察

1．『素問』張志聡注には，「督脈は脳戸より上り，百会，顖会にいたり，乃ち頭骨両分し，内りて脳に通じる，もし刺すに深くして誤りて脳に中る者は立ちどころに死す」とある。百会は頭頂の矢状縫合のあいだにあり，5才以下の小児や頭頂骨が閉じていない小児には，本穴に刺針してはならない。本穴への刺針により大脳を刺傷すると，ただちに死亡する。水頭症の患児には，いっそうの注意をはらう必要がある。

2．『傷寒論』325条には，「少陰病，下利，脈微濇，嘔して汗出で，必ず数更衣し，反って少なきものは，まさにその上を温むべし，これを灸せよ」とある。少陰病の下利は，虚寒に属している。脈微濇は，気虚血少の象であり，嘔して汗がでるのは，胃寒気逆を原因とする。また大便頻回にして量が少ないのは，血虚気陥の象である。「まさにその上を温むべし，これを灸せよ」とは，回陽を急務とすべきことを説明したものであり，百会に灸をして，その上を温めると回陽の効がある。また神闕，中脘（灸）を配穴して回陽温中をはかってもよい。

4．経脈の会についての問題

本穴の経脈の会についての記述は，諸書により異なる。例えば，『類経図翼』では，「督脈，足太陽の会，手足少陽，足厥陰倶に会するなり」とあり，『針灸大成』には，「手足三陽，督脈の会」とある。また『針灸甲乙経』には，「督脈，足太陽の会」とある。しかし経脈の循行からみると，手足三陽，足厥陰，督脈の会であると判断できる。この角度から本穴の効能および治証を検討すべきである。

5．上逆の証には灸補は禁忌

1．虚中挾実，本虚標実，虚気上逆による頭部疾患には，本穴を取って補を施してはならない。本穴を補すと，下虚上実を形成しやすい。風熱上擾，痰火上攻，肝火上炎，肝陽上擾，および血随気昇や怒りによって気が上衝しておこる頭痛，眩暈などの病には，本穴を取って補を施してはならない。また禁灸である。本穴を補したり，灸を施すと病邪の上行を助けることとなる。また腎不納気による喘，咳にも，本穴を取って補を施してはならない。

2．頭は諸陽の会であり，足厥陰肝経の脈は頭頂部に上行している。肝火，肝陽，肝風は，清空に上擾しやすく，このため頭部病変として陽実証，または標実証，または上盛下虚証が出現する。風寒または寒邪によらない頭部疾患には，軽率に灸を用いてはならない。灸を用いると，邪熱上攻を助け，頭昏や頭の重圧感をひきおこしやすい。

肝鬱化火となり清空に上擾しておこる頭痛，肝陽が上擾しておこる眩暈に対しては，本穴は禁灸である。実の者を虚として治療し，さらにこれに灸を施すと，火が動じることにより，邪火が上擾して頭痛や眩暈が悪化し，不眠，頭の重圧感がおこる。これらの治療では，三稜針を用いて百会を点刺し，行間，湧泉（瀉）を加えて降火解鬱をはかるとよい。

6. 人 中 （じんちゅう）

　人中は，別名，水溝，鬼宮，鬼客庁，鬼市穴ともいわれている。先人は，その所在部位の形態から，本穴を水溝と命名した。人中は，督脈経の鼻下にある経穴であり，また手足陽明，督脈の交会穴である。本穴は，神志病，督脈の病である顔面部の疾患を主治する。

本穴の特性

<治療範囲>

1．督脈病と神志病

　『難経』二十八難には，「督脈は，下極の兪におこり，脊裏に並び上りて風府にいたり，入りて脳に属す」とあり，『難経』二十九難には，「督の病たるや，脊強くして厥す」とある。また『素問』骨空論篇には，「督脈の病たるや，脊強し反折す」とある。

　脊柱の疼痛，脊柱の強直，項背部の強急，角弓反張，脊強くして厥す，捻挫性の腰痛などで，督脈が邪の侵襲をうけておこる病変は，本穴を取って治療することができる。督脈は脊に並び脳に入り，足厥陰肝経と頭頂部で交会している。本穴の針感は，非常に敏感であり，頭脳に向かって走る。この針感の走行により，癲，癇，狂，閉，厥，驚風，癔病（ヒステリー）などの清竅が蒙閉しておこる神志病変，意識昏迷の病証は，すべて本穴の主治範囲に入る。

2．局部病

　経脈の循行（任督と手足陽明経の顔面部での循行）や刺針の際の針感の走行，また経穴の所在部位といった要素をかんがみて，督脈と手足陽明経を貫通する水溝は，口唇，顔面部の疾患を主治するとされている。

<効　能>

1．弁証取穴

　①瀉法（または強刺激），または抜針時に針孔を閉じないで少量出血させる：開竅啓閉，清脳醒志

　　湯液における通関散，紫雪丹，至宝丹などの効に類似

　②爪甲で押さえる：開竅醒志

2．循経取穴

　瀉法：督脈の経気の宣通

3．局部取穴
瀉法：面絡の通調

<主　治>

破傷風，痙病，癲証，厥証，鼻病，口臭，顔面神経麻痺，口輪筋痙攣，昏迷，舞踏病，癔病（ヒステリー），水腫，急性ギックリ腰。
また歯痛，口噤不開，しゃっくりなどを治す。

臨床応用

1 破傷風

破傷風の病毒は，太陽，陽明，督脈の3経に侵犯することが多い。人中（瀉）は，督脈の病である項背部の強急，角弓反張，また陽明経の病である牙関緊閉，苦笑（苦笑い）顔貌，口角のひきつりなどを主治する。

1．軽症の破傷風
症状：初期に軽度の牙関微緊。開口不便。嚥下困難。頸項部の強急。四肢のひきつり。苦笑（苦笑い）顔貌。舌苔白膩，脈弦細。
処方：合谷，太衝，陽陵泉（瀉）…………………去風鎮痙，拘急の改善
　　　※　上処方に人中（瀉）を配穴し，佐として督脈を通じて面絡を調節し，筋の拘急を緩解させる。

2．重症の破傷風
症状：病の経過が長い。牙関緊閉。嚥下困難。頻繁に痙攣がおこる。角弓反張。呼吸促迫。痰涎が多い。舌苔白膩，脈弦緊。
処方：合谷，太衝，豊隆（瀉）…………………去風鎮痙，除痰緩急
　　　※　上処方に人中（瀉）を配穴し，佐として督脈を通じて面絡を調節し，筋の拘急を緩解させる。多く瀉して長く置針するとよい。

本病の患者は，軽い外界の刺激（声，光，あるいは医師の検査など）をうけても，発作性の全身痙攣を誘発しやすい。そのため，針感のとくに強い人中に刺針する場合は，注意をはらう必要がある。

2 痙病

本穴を瀉すと，督脈の宣暢，通絡解痙の効があり，邪壅経絡や高熱によりおこる項背部の強急，角弓反張，牙関緊閉，口噤，歯ぎしりなどの症状を治療することができる。痙病で神志不清である場合には，本穴を用いると開竅醒脳の効を収めることができる。

熱盛生風による痙病には，清心平肝，退熱熄風の処方である太衝，神門，曲池（瀉）に，本穴（瀉）を配穴すると，これにより開竅醒脳の効と督脈を通じて面絡を調節するという二通りの効果を収めることができる。

平素から気血両虚である場合，あるいは亡血や産後の血虚により，筋脈を栄養できずおこる痙病，または陽気陰血両損によりおこる痙病には，本穴を用いることはできない。

3 癇証

1．癲癇の小発作で律動性の瞬目・頭をうなだれる・両目直視，身体を前屈させるなどの症状がある場合

　　処方：人中，大椎，攅竹，風池または天柱（瀉）……対症治療
　　　　　※　または上処方と弁証処方を交互に用いる。

2．精神運動性発作

　　処方：人中，百会，大椎（瀉）……………………醒脳清神（対症治療）
　　　　　※　または上処方と弁証処方を交互に用いる。

3．癇証の大発作

　　処方：人中（瀉または強刺激），合谷（瀉），手十二井穴（点刺）……通関開竅醒志

4．発病前に，腰仙部から突然痙攣のような感覚が生じる，あるいは異常な感覚が督脈に沿って上り脳部にいたる場合

　　処方：人中，長強，大椎，筋縮（瀉）……………通督醒脳
　　　　　※　長期にわたって治療を施すと一定の効果がある。または弁証処方と交互に用いる。

5．「督脈の病たるや，脊強くして厥す」とあるが，癇証の発作時に「脊強くして厥す」という症状がある場合

　　発作時に次の処方を用いる。

　　処方：人中（瀉または強刺激）……………………通督，醒志

6．肝気失調，風陽昇動となり，積痰を触発して上逆させ，経絡阻滞，清竅閉塞，心神蒙閉となりおこる癇証

　　処方：人中，豊隆，太衝，神門（または大陵）（瀉）……去痰宣竅，熄風定癇

4 昏迷

中暑，肺炎，中風閉証，痢疾，狂証，癇証，脳性マラリア，急驚風，日本脳炎，流行性髄膜炎，腸チフス，疔瘡などの病証で，神志異常をともなう場合には，本穴を配穴することにより開竅啓閉，清脳醒志をはかることができる。

1．肺炎（痰熱壅肺となり心包に内陥しておこる神志異常）

　　処方：尺沢，豊隆，神門（または大陵）（瀉）を配穴……宣肺化痰，清心開竅

2．中暑（暑犯心包，熱鬱気機となりおこる神志異常）

　　処方：神門（瀉），曲沢（瀉血）を配穴…………清心開竅，蘇醒神志

3．中風閉証

【1】陽閉に属する中風閉証

　　処方：①太衝，豊隆（瀉）を配穴………………清肝熄風，降痰宣竅
　　　　　②合谷，湧泉（瀉），手十二井穴（点刺出血）……清熱啓閉，開竅醒志

【2】陰閉に属する中風閉証

処方：十宣（針），百会（灸）を配穴……………温陽啓閉，開竅醒志

4．痢疾（疫毒が内陥した疫毒痢で，神昏，痙攣，厥冷が著しい場合）

処方：清利湿熱，涼血解毒の処方中に人中，太衝（瀉）を配穴……開竅醒志解痙

5．狂　証

【1】肝火挾痰に属し，心神に上擾しておこる神志異常

処方：行間，大陵，豊隆，内庭，人中（瀉）………瀉肝清火，鎮心去痰，開竅醒志

【2】気滞血瘀に属し，心神不安である場合

処方：①間使，通里（瀉），曲沢（瀉血）……………解鬱散瘀，寧心安神
　　　②大陵，行間（瀉），曲沢（瀉血），委中（瀉血）……解鬱散瘀，寧心安神

※　上処方に人中（瀉）を配穴し，佐として醒脳開竅をはかる。

6．癲　証

【1】気鬱痰結による癲証

処方：①間使，豊隆，神門（瀉）…………………………理気解鬱，化痰醒志
　　　②中脘，内関，通里（瀉）…………………………理気解鬱，化痰醒志

※　上処方に人中（瀉）を配穴し，佐として開竅醒志をはかる。

【2】心脾両虚による癲証

処方：神門，三陰交（補）……………………………心脾の補益

※　上処方に人中（瀉）を配穴し，佐として開竅醒志をはかる。

7．脳性マラリア

処方：大椎（瀉），曲沢（点刺出血），委中（点刺出血）を配穴……清熱解毒，清心鎮驚，截瘧醒志

8．急驚風：邪伝心包，肝風内動に属す急驚風

処方：太衝，神門（瀉）を配穴………………………清営開竅，鎮肝熄風

9．日本脳炎

【1】営分証に属す日本脳炎

処方：神門，内庭，三陰交（瀉）を配穴……………清営涼血開竅

【2】血分証に属す日本脳炎

処方：①神門，太衝，三陰交（瀉）を配穴…………涼血鎮驚，開竅醒志
　　　②大陵，太衝（瀉），曲沢（瀉血）を配穴……涼血鎮驚，開竅醒志

10．流行性髄膜炎

【1】気営両燔証に属す流行性髄膜炎

処方：合谷，内庭，大陵（瀉）または曲沢（瀉血）……清熱涼血解毒

※　上処方に人中（瀉）を配穴し，佐として開竅醒志をはかる

【2】熱盛風動による流行性髄膜炎

処方：太衝，合谷（瀉），曲沢（瀉血）を配穴……清熱解毒，開竅熄風

11. **腸チフス**（湿熱醸痰により心竅が蒙閉しておこる神志異常）
　処方：合谷，陰陵泉，豊隆（瀉）を配穴……………清熱化湿，去痰開竅
12. **疔瘡**（熱毒が営血に入っておこる神志異常）
　処方：合谷（または曲池），神門（瀉），曲沢（瀉血）……清熱解毒，清営開竅
13. **狂　証**
　　発狂時に助手と協力し，まず太い針で人中，合谷に強刺激を与えると，ただちに発狂の状態は消失する。脱力状態になる場合もある。その後に，そのほかの必要な治療穴に刺針する。この治療により，多くの患者は再診時には大人しくなっており，刺針も通常どおり行うことができる。

5　舞踏病

　外感の風邪が肝風をひきおこして発症する場合が多い。対症治療としては，不随意に頭を動かしたり，顔をしかめたり，舌を出したりする患者には人中を瀉し，状況に応じて攅竹，天柱，風池，迎香，廉泉（瀉）などを配穴するとよい。また頭針の舞踏震顫控制区に刺針してもよい。あるいは曲池，行間（瀉），または合谷，太衝（瀉），または大椎，風池，百会（瀉）などの平肝熄風，風邪を疏散させる法を，併用してもよい。

6　水　腫

　『金匱要略』水気病脈証併治篇では，「もろもろの水ある者，腰以下腫るるは，まさに小便を利すべし。腰以上腫るるは，まさに汗を発すればすなわち癒ゆ。」と述べている。水腫の病の1つである風水は，風寒の邪により肺の宣降が悪くなり，膀胱に下輸せず，風が水を阻滞させ肌表に溢れておこる場合が多い。この場合の治療では，去風行水をはかるとよい。『銅人腧穴針灸図経』では，「風水面腫，これ一穴（水溝）に針す，水を出し尽くせば即ち頓かに癒ゆ」と述べている。本穴を瀉して去邪通絡をはかると，顔面部の水腫を消失させることができる。また曲池，列欠（瀉）を配穴すると，去風散邪，宣肺行水をはかることができる。あるいは合谷，中極（瀉）を配穴すると，去風行水をはかることができる。

症　例

[症例1]　男，21才，初診1965年8月27日
主　訴：1年来の癲癇
現病歴：64年に仕事時または仕事後に，蝉の鳴き声のような耳鳴りがおこるようになった。それが3カ月持続した後，両耳の耳鳴りがひどく強くなって，突然昏倒して人事不省となり，四肢の痙攣，両目上視がおこり，口から白沫が出て牙関緊閉となった。発作は3～5分後にはおのずと緩解し，耳鳴りも消失する。その後，耳鳴りがひどくなると発作が再発し，半年で3回発病した。発作後には頭暈，自汗，食欲不振，脱力感が1日持続する。

弁　　証：肝風挾痰により経絡を壅閉し，神明が蒙閉しておこった癲証である。
治　　則：清熱去痰，宣竅醒志
取　　穴：人中，百会，中脘と内関，翳風，合谷（瀉）。人中，百会，中脘を主とし，毎回その
　　　　　ほかの治療穴を１～２穴配穴する。週に２～３回の針治療とし，10回の治療で治癒し
　　　　　た。
経　　過：1969年12月７日に，治癒しており再発していないことを確認した。

［症例２］　　男，63才，初診1967年10月31日
主　　訴：腰痛が10日余り続いている，運搬作業中にひねって発症
現　　症：腰痛であり，咳嗽やくしゃみ，また腰をひねることによって痛みは増強する。運動制
　　　　　限があり，第２～４腰椎の両傍らの痛みが強く，拒按である。平素からぎっくり腰に
　　　　　なりやすい。
弁　　証：腰部をひねって筋脈を損傷し，気血瘀滞，絡脈阻滞によりおこったぎっくり腰である。
治　　則：通経活絡
取　　穴：人中，腰奇（瀉）
効　　果：初診時の置針中に腰を運動させると，疼痛は軽減していた。２診時は咳嗽をすると，
　　　　　わずかに痛むだけであった。３診で治癒した。
経　　過：半年後に再発していないことを確認した。

［症例３］　　男，２才半，初診1965年７月15日
主　　訴：（代訴）高熱による痙攣の再発
現病歴：1964年の春に高熱により痙攣をおこし，治療により解熱し痙攣も治癒した。その後，
　　　　高熱がでるたびに痙攣をおこす。今回で５回目の再発である。今朝に発熱し，午前中
　　　　に数回痙攣をおこしている。発病時には四肢の痙攣，牙関緊急，両目上視，人事不省，
　　　　口から白沫が流れる，唇の色は青紫であるなどの症状が現れる。毎回２～３分で痙攣
　　　　は止まり，意識ははっきりする。痙攣後には傾眠となり話したがらない。舌質は正常，
　　　　無苔，山根は青紫，唇の色はやや紅である。体温は38,４℃，脈は浮数でやや弦である。
弁　　証：熱盛動風による急驚風である。
治　　則：退熱鎮驚，平肝熄風
取　　穴：人中，合谷，太衝（瀉），手の十二井穴の点刺出血
効　　果：初診後には解熱して痙攣は止まり，意識も正常となる。体温は36,８℃であった。２
　　　　　診で治療効果の安定をはかった。

| 配　穴 |

１．人中（瀉）
　①地倉，下関，合谷（瀉）を配穴………………………風邪の疏散，面絡の通調

②曲池，頬車，迎香（瀉）を配穴……………………風邪の疏散，面絡の通調
③曲池，太衝，神門または大陵（瀉）を配穴………清心開竅，退熱熄風
④長強，大椎，筋縮（瀉）を配穴……………………通督，解痙，醒脳
⑤神門，豊隆，太衝（瀉）を配穴……………………去痰宣竅，熄風定癇
⑥合谷（瀉），手十二井穴の点刺出血を配穴………清熱啓閉，開竅醒志
⑦湧泉（瀉），百会（灸）を配穴……………………温陽啓閉，開竅醒志
⑧合谷，湧泉（瀉）を配穴……………………………開竅醒志
⑨大椎（瀉），曲沢と委中（点刺出血）を配穴……清熱解毒，截瘧醒志
⑩太衝，合谷（瀉），曲池（瀉血）を配穴…………清熱解毒，開竅熄風
⑪合谷（または曲池），神門（瀉），曲沢（瀉血）を配穴……清熱解毒，清営開竅

2．人中と手足陽明経の関連穴の配穴

　唇と顔面部には，手足陽明経が循行している。人中を用いる場合は，循経取穴として，手陽明大腸経の合谷，曲池，足陽明胃経の内庭，解谿，足三里などの関連穴が配穴して用いられる。

参　考

1．本穴の針感

　1．連続して捻転すると，その針感は督脈に沿って鼻，脳，上顎部，頭頂部にいたり，鼻の部位はだるくなったり痒くなり，くしゃみがでそうになる。また脳部には脹った感じがおこったり，ぼんやりしたり，涼しく感じられたりする。また刺針後に，上記の針感が急速に出現した後に突然消失し，意識がただちに回復する例もある。少数の患者では，針感が後項部，胸椎または腰椎にいたる場合もある。やや左または右に向けて斜刺し，連続して捻転すると，その針感は左または右の迎香，顴髎穴の部位にいたる。針感が患部にいたると，著しい効果を収めることができる。

　2．本穴の針感は非常に強いため，すべての鬱閉による陽実証に適用される。突然の昏倒，神志の突然の変化，意識障害などの患者には，本穴を取って刺針し，捻瀉を施すとよい。置針中に患者が鼻を動かしたり，眉をゆがめたり，泣いたり，叫んだり，くしゃみをしたり，または手で鼻をさすろうとしたり，抜針の動作をする場合は，蘇生する前兆である。これらの現れがない場合は，病状は重篤であり，中毒，重篤な脳病変を考慮する必要がある。

2．歴代医家の経験

　1．浮腫について
①「もし風水面腫するは，この一穴に針す，水を出し尽くせば即ち頓かに癒える。水気腫病は，但だこの一穴に針するに宜し，徐々にこれを出し，以て水気を泄す」（『類経図翼』）
②「水溝は一切の水腫を主る」（『景岳全書』）
③「水腫人中尽きて満ち，唇反する者は死す，水溝これを主る」（『針灸甲乙経』）

2．腰脊病について
①「傴は曲池を補し人中を瀉す，脊背強痛するは人中を瀉す，挫閃腰疼するは亦た攻むるべし」(『玉竜歌』)
②「人中，曲池，その痿傴を治す，人中，委中，腰脊痛閃の制し難きを除く」(『玉竜賦』)
③「人中脊膂の強痛を除く」(『通玄指要賦』)

3．爪甲を用いて刺針に代えるの法
　本穴に刺針して救急蘇生をはかる場合，針がなければ爪甲を用いる。中衝を配穴する場合も，爪甲を用いるとよい。これには開竅啓閉蘇厥の効がある。先人もこの法を用いており，例えば晋代の葛洪の著である『肘後備急方』には，「卒死を救うの方，その病人の人中に爪せしめ醒を取る」とある。

第16章　経外奇穴

第16章　経外奇穴

概論

　経外奇穴とは，十四経の経穴以外の経験有効穴をいう。経外奇穴は，十四経の経穴が確定した後に，臨床において発見された新経穴である。奇穴のなかには，その位置が明確で，治療に用いると効果が著しいために十四経に帰属させられたり，後に十四経脈中に参入するケースもあった。しかし，特定の疾病に対して治療作用があるものの位置が特殊であるものや，または一名数穴（1つの経穴名で数個の刺激点があるもの）である奇穴もある。一方，某経に直接属さないものもある。これらを総称して，「経外奇穴」という。現在までに，すでに数百もの経外奇穴が発見されている。

　経絡は，全身に分布しており，内外を連絡している。これにもとづくと，経外奇穴も十四経の経穴と同様に，経気が皮肉筋骨のあいだに輸注交会している部位にあることが理解できる。また経外奇穴にも，臓腑経絡の気が輸注しており，臓腑・組織・器官と内応外合する関係をもっている。すなわち経外奇穴は，経絡系統から離れて存在することはできないのである。経外奇穴が発揮する主治性能もまた，経絡系統との関わりにおいて生じるのである。

1. 手十二井穴

　手十二井穴は，「出る所を井と為す」少商，商陽，中衝，関衝，少衝，少沢などの経穴の総称である。これらは，手三陰，三陽経の経気がでる指末端の経穴である。陽経の井穴は，五行では金に属しており，手三陽経の起始穴である。陰経の井穴は，五行では木に属しており，手三陰経の終止穴である。

　十二井穴は，陰陽経の脈気が交通するところである。手経の井穴の効能は，神志病，熱邪閉鬱による高熱，手指の所在部位の病変を主治することにある。また神志異常で陽実閉鬱による証の救急蘇生穴でもある。

本穴の特性

＜治療範囲＞

1．神志が突然失調する病証

　　手十二井穴は，非常に敏感な部位にあり，刺激に対してとくに強い反応が現れる。『霊枢』本蔵篇には，「五臓は，精神血気魂魄を蔵する所以のものなり」とあり，これは神志病と五臓との関係を述べたものである。また『霊枢』順気一日分為四時篇には，「病臓に在るものは，之を井に取る」とある。また「諸血は，皆心に属す」といわれている。瀉血療法を用いると，「その血を泄してその鬱熱を散じる」，「血を泄し閉を開く」ことができる。したがって，手十二井穴を用いて点刺出血または捻瀉，捻刺の法を施すと，熱陷心包，痰火擾心，痰迷心竅，暴怒傷肝，肝陽暴張などによりおこる神志異常を治療することができる。急性熱病，脳病，閉証，厥証，狂証，癇証，急驚風および気機の阻滞による急性の激しい腹痛，胃痛は，すべて同法により治療することができる。

2．外感，高熱証候

　　手十二井穴を取り点刺出血を施すと，発汗解表，退熱解痙などの効があり，風寒外束，または熱閉肌膚によりおこる汗閉高熱，感冒，高熱による驚厥の病証を治療することができる。

3．局部病証

　　局部療法として手十二井穴を取穴すると，気滞脈絡，熱邪傷絡，瘀血阻絡，寒傷営血などによりおこる手指の麻木，疼痛，拘急などを治療することができる。

＜効　能＞

1．弁証取穴
　①三稜針にて点刺出血：開竅醒志，熱邪の宣散，清心安神，宣陽解表
　②瀉法または幅の大きな捻瀉：開竅啓閉，経気の宣通
2．局部取穴
　瀉法：通絡散邪
　灸を併用……………………温経通絡

<主　治>

　感冒，日本脳炎，流行性髄膜炎，痙病，癇証，癲病，昏迷，厥証，急驚風，指末端の麻木，指末端の疼痛，手指拘急。
　また狂証，急性胃腸炎，急性扁桃炎，耳下腺炎などを治す。

臨床応用

1 感 冒

　点刺出血を施すと，退熱，解表をはかることができる。

1．風寒の邪が表を犯し，肺衛失宣となっている感冒
　列欠または合谷（瀉）を配穴……………………………疏風解表，宣肺散寒
2．風熱の邪が表を犯し，肺衛失宣となっている感冒
　尺沢，曲池または合谷（瀉）を配穴…………………疏風清熱，宣肺解表
3．暑温の邪が表を犯し，肺衛失宣となっている感冒
　①内庭，尺沢（瀉）を配穴……………………………清暑解表
　②合谷（瀉），曲沢（瀉血）を配穴……………………清暑解表

2 日本脳炎

　手十二井穴を点刺出血すると，退熱解表をはかれるし，また清熱解毒，開竅醒志をはかることができる。
1．衛分型：合谷，尺沢（瀉）を配穴……………………疏衛透表
2．気分型：合谷，内庭（瀉）を配穴……………………清熱解毒
　　　　　※　頻繁に痙攣をおこす場合には，太衝（瀉）を加える。
3．営分型：①神門，内庭，三陰交（瀉）を配穴……清営涼血，佐として開竅をはかる
　　　　　　②大陵，内庭（瀉），曲沢（瀉血）…… 清営涼血，佐として開竅をはかる
4．血分型：太衝，大陵（または神門）（瀉）を配穴……涼血，鎮痙，開竅

3 流行性髄膜炎

　手十二井穴を点刺出血すると，退熱，解毒，開竅醒志をはかることができる。
1．病が衛気にある流行性髄膜炎（衛気同病型）

合谷，内庭，尺沢（瀉）を配穴……………………………清熱，疏表，解毒
2．病が気営にある流行性髄膜炎（気営両燔型）
　　　合谷，内庭，大陵または神門（瀉）を配穴…………清気，涼営，解毒
3．熱盛風動型（熱入心包，肝風内動），または髄膜脳炎型に属すもの
　　　合谷，太衝，大陵（または神門）（瀉）を配穴…… 清熱解毒，清営熄風

4　昏　迷

　疾病の過程で，神志の突然の変化，意識障害が出現した場合，または神志失調による症状が出現した場合には手十二井穴を取り，開竅啓閉をはかることができる。

1．肺炎で痰熱壅肺，心包に内陥しておこる昏迷
　　　尺沢，豊隆，神門または大陵（瀉）を配穴…………宣肺化痰，清心開竅
2．中暑で暑犯心包，熱鬱気機となっておこる昏迷
　　　神門（瀉），曲沢（瀉血）を配穴…………………… 清心開竅，蘇醒神志
　　※　暑熱亢盛のために肝風を誘発している中暑
　　　　太衝，合谷（瀉），曲沢（瀉血）を配穴……… 清熱去暑，熄風鎮痙
3．中風閉証で陽閉に属する昏迷
　　①湧泉，合谷（瀉）を配穴……………………………清熱啓閉，開竅醒志
　　②太衝，豊隆（瀉）を配穴……………………………清肝熄風，降痰宣竅
　　※　中風閉証で陰閉に属する昏迷
　　　　湧泉（瀉），百会（灸）を配穴………………… 温陽啓閉，開竅醒志
4．疫毒痢で疫毒内陥となり，意識障害，痙厥の著しい昏迷
　　　清熱利湿，涼血解毒の処方中に，太衝（瀉），手十二井穴（瀉血）を配穴……清熱開竅，解痙熄風
5．肝火に痰がからみ心神に上擾しておこる狂証
　　　行間，神門，豊隆（瀉）を配穴…………………瀉肝清火，鎮心去痰，開竅清脳
6．脳型瘧疾
　　①大椎（瀉），曲沢（瀉血），委中（瀉血）を配穴……清熱解毒，清心鎮痙，截瘧醒志
　　②上処方と和解少陽の法である外関，丘墟（瀉）を交互に用いる。
7．裏熱外感，熱盛風動による急驚風
　　　合谷，太衝（瀉）を配穴……………………………清熱解毒，平肝熄風
　　※　邪伝心包，肝風内動による急驚風
　　　　太衝，神門（瀉）を配穴……………………… 清営開竅，鎮肝熄風
8．腸チフスで湿熱醸痰となり心竅を蒙蔽しておこる昏迷
　　　合谷，陰陵泉，豊隆または足三里（瀉）を配穴……清熱化湿，去痰開竅
9．疔瘡で毒熱が営血に入っておこる昏迷
　　　神門，三陰交（瀉）を配穴…………………………清熱解毒，清営開竅

5 厥証

『霊枢』動輸篇には、「夫れ四末陰陽の会する者は、此れ気の大絡なり」とある。手十二井穴は、陰陽経脈の脈気が交通するところであり、陰陽の経気を宣通する効、開竅蘇厥の効がある。そして厥証は、陰陽の気が厥逆錯乱しておこる。気機逆乱、清竅閉塞となり神志が突然変化し、一時的に意識障害となる気厥（実証）、血厥（実証）、痰厥、食厥、暑厥の治療では、すべて手十二井穴に刺針することができる。一般的には、次のように用いられる。

1. 暑熱により清竅が閉塞しておこる暑厥
   ①合谷（瀉）、曲沢（瀉血）を配穴……………… 清暑宣竅
   ②合谷、内庭（瀉）を配穴……………………………清熱、去暑、宣竅

2. 暴怒傷肝により気機が逆乱し、心胸に影響して気道が閉塞し、心竅を蒙閉しておこる気厥（実証）
   内関（または間使）（瀉）を配穴……………………… 理気宣竅
   ※ 重症の場合には、合谷（瀉）を加える。

3. 平素から湿痰が多いところに怒ることにより気が逆し、痰が気とともに昇り、清竅を蒙閉しておこる痰厥
   内関（または間使）、豊隆（瀉）を配穴…………… 行気降痰、宣竅蘇厥

4. 平素から肝陽が旺盛であるところに暴怒傷肝により肝気が上逆し、血が気とともに昇り、神明を蒙閉し、清竅を閉塞して突然おこる血厥（実証）
   ①太衝、三陰交（瀉）を配穴………………………理気活血、宣竅蘇厥
   ②内関（瀉）、曲沢（瀉血）を配穴………………… 理気活血、宣竅蘇厥

ただちに補気回陽、回陽固脱、気血双補、益気救陰の法をはからなければならない場合は、本穴を配穴することはできない。例えば、元気が平素から虚しているところに気虚下陥しておこる気厥、過度の出血により気随血脱となりおこる血厥などには、本穴は適用されない。

6 急驚風

本病は、心火、肝風、邪気有余による実証である。「諸風掉眩、皆肝に属す」といわれているが、痙攣やふらつきは肝と関係する場合が多い。また心は驚を主っており、驚愕や恐怖、また心臓がどきどきして不安になるといった症状が現れている場合は、心と関係していることが多い。また肝気太過であれば火を生じる。これは「気有余なるは便ち是れ火」といわれているものである。さらに心火が強くなると、また肝風を誘発することもある。したがって本病の病機は、主として心と肝の機能失調にある。手十二井穴に点刺出血すると、退熱、鎮痙、安神をはかることができる。一般的には、次のように用いられている。

1. 裏熱外感、熱盛動風による急驚風
   症状：高熱、無汗。顔面紅潮。呼吸が粗い。煩躁、口渇。ひきつけをおこす、ひきつけが止まると意識は回復する。舌質紅、舌苔黄、脈滑数または浮数。
   処方：太衝、合谷または曲池（瀉）を配穴………… 清熱解表、平肝熄風

2．邪伝心包，肝風内動による急驚風
　症状：高熱。意識障害，譫語，口噤。喉に痰鳴があり呼吸が粗い。四肢の痙攣。角弓反張。
　　　　または発疹がでる。舌質絳，舌苔黄，脈滑数または弦滑数。
　処方：太衝，神門または大陵（瀉）を配穴…………清営開竅，鎮肝熄風
3．乳食停滞，心肝蓄熱による急驚風
　症状：突然ひきつけがおこる，発作は反復しておこる。発熱はない。びくびくして不安がる，
　　　　熟睡できない。飲食減少，腹部脹満。舌苔白膩，脈滑または弦滑。
　処方：行間，足三里（瀉）を配穴，または四縫穴を加える……消食導滞，鎮肝安神

　この病には壮熱，意識障害，両目直視または両目上視，乳食を嘔吐する，唇をしきりに動かす，牙関緊急，頸項部の強直，四肢の痙攣またはふるえ，角弓反張などの症状が現れることがある。刺針して捻転したり，また置針中に患児が泣かず，抜いて欲しいという動作をしない場合，またはくしゃみをしたり叫ぶなどの反応もなく，ひきつけが止まらず，意識も回復しない場合は，病状が重篤であることを示している。この場合は，脳の病変を考慮する必要があるため，至急専門分野に移して治療しなければならない。

7　指末端の麻木，指末端の疼痛

　本症をひきおこす原因は非常に多い。例えば，風傷衛気，寒傷営血，気虚不運，気血両虚，気滞脈絡，営血虚損，瘀血阻絡，湿痰停滞，湿熱内鬱，鬱熱傷絡などは，すべて指末端の麻木と疼痛をひきおこす。本穴を局所取穴として用い，瀉法，点刺出血，または瀉法に灸を加えるなどの治療を施すと，気血の宣通，泄血散熱，行血去瘀，温経散邪などの効を収めることができる。また次のような弁証取穴による処方と併用することができる。

1．暴怒傷肝により肝気鬱滞，気滞脈絡となり，血行が悪くなっておこる麻木，疼痛
　　手十二井穴には瀉法または点刺出血を施す。
　　①合谷，内関または間使（瀉）を配穴………………行気散滞，通絡行血
　　②間使，八邪（瀉）を配穴……………………………行気散滞，通絡行血
2．寒邪の侵襲により脈絡が阻滞し，気血の流れが悪くなっておこる麻木，疼痛
　　手十二井穴，合谷（瀉），八邪（針の後に灸を施す）……温経散寒，去邪通絡
3．瘀血が停滞して脈絡が阻滞し，血行が悪くなっておこる麻木，疼痛
　　手十二井穴（点刺出血），大陵，八邪または阿是穴（瀉）……行血去瘀
4．熱邪内鬱により脈絡を損傷し，気血の流れが悪くなっておこる指末端の熱痛または麻痛，あるいは末梢神経炎に属す麻木，疼痛
　　手十二井穴には点刺出血を施す。
　　①八邪（瀉）を配穴……………………………………泄血散熱，通絡止痛
　　②合谷，外関または内関（瀉）を配穴………………泄血散熱，清熱通絡
5．湿熱蘊結により脈絡が阻滞し，血行が悪くなっておこる指末端関節の腫痛または発赤・腫脹・熱痛，あるいは熱痺に属す麻木，疼痛
　　手十二井穴（点刺出血），外関，合谷（瀉）………清熱通絡

※ 全身性の湿熱症状，または全身の多くの関節に熱痺がある場合
　　陰陵泉，合谷または曲池（瀉）を配穴……………………清熱化湿，通絡止痛
　気虚不運，営血虚損，気血両虚による指末端の麻木，疼痛の治療には，一般的には本穴は用いない。

症　例

［症例１］　　男，１才，初診1965年６月28日
主　訴：（代訴）２日前からの発熱，咳嗽
現　症：発熱。咳嗽。食少。煩躁不安，時々声をだして泣く。小便黄赤。舌苔は白厚で膩。指紋は浮いていて太く，色は紫。体温は38，5℃である。
弁　証：風熱挾湿による感冒
治　則：疏風解表，清熱利湿
取　穴：手十二井穴の点刺出血，合谷，陰陵泉（瀉）
効　果：初診後に解熱し咳嗽は止まった。体温は37℃であり，食欲は増加し，舌苔も正常となる。指紋はやや太く色は紫であった。２診で治癒した。
経　過：1965年７月６日に治癒していることを確認した。

［症例２］　　男，２才，初診1963年12月２日
主　訴：（代訴）２日前からの発熱，痙攣
現病歴：２日前に感冒により発熱がおこり，その夜に連続して２回痙攣をおこした。痙攣時には角弓反張，両目上視，口噤（開口障害）となり，四肢が痙攣して人事不省となる。痙攣が止まると神志は正常となり，食欲も正常となる。この２日大便がない。体温は38，2℃で，脈は浮数である。
既往歴：今年の１月に高熱，便秘，痙攣をおこしたが，本科の針治療により解熱し，痙攣も治癒した。
弁　証：裏熱外感，熱盛動風による急驚風
治　則：疏風清熱，熄風鎮驚
治　療：初診，手十二井穴の点刺出血（血色は紫黒であった），合谷，太衝，解谿（瀉）
　　　　２診（３日），昨日の治療で解熱し，痙攣は止まり，今日の正午に大便があった。合谷，太衝（瀉）により，治療効果の安定をはかった。

［症例３］　　女，50才，初診1969年11月17日
主　訴：手指の麻木熱痛が２カ月間続いている，原因は不明である。
現　症：左の手指の末端に麻木熱痛があり，少し赤く腫れている。触れるとやや熱く，冷やすと気持ちがよい。物を持つことができず，物にあたると痛みが強くなる。夜間熟睡しているときに，痛みにより目が覚めることがある。中西薬で治療を行ったが，効果は

なかった。血沈とアスロ法は正常であった。
弁　証：熱鬱経絡，気血痺阻による証候である。
治　則：清熱，経脈の宣暢
取　穴：左合谷（瀉），左手井穴の点刺出血
効　果：2診後には，麻木熱痛は軽減した。4診後には，麻木熱痛はほぼ治癒し，6診で治癒した。
経　過：1970年8月5日に治癒していることを確認した。

経穴の効能鑑別

　手十二井穴には，開竅啓閉，清心安神，解表発汗，鬱熱の宣散，経気の宣通，陰陽の調節などの効があるが，これは各井穴の効能を総合したものである。
①少商……肺気の清宣，咽喉の清利，疏衛解表
②商陽……陽明鬱熱の清宣，咽喉の清利，解表退熱
③中衝……清心安神，心包鬱熱の清熱，また開竅醒志の効は他の井穴より強い
④関衝……上焦の火の清熱，少陽鬱熱の清宣
⑤少衝……清心安神，心火を清し鬱熱を散じる，心気を通じる
⑥少沢……清心除煩，太陽鬱熱の清宣，乳汁の通調

参　考

1．本穴の針感

　1．陽実証に属する突然の卒倒，神志の突然の変化，失神の治療で，点刺，捻刺を施している際あるいは置針中に，鼻をすすったり，眉にしわをよせたり，泣いたり，叫んだり，手を縮めたり，針を抜いて欲しいような動作をしたりする場合は，神志が覚醒しつつあるか蘇生しようとしている現れである。これらの反応がおこらない場合は病状は重篤であり，中毒，脳疾患を考慮する必要がある。

　2．手十二井穴は，陰陽経の経気が交通するところである。また最も敏感な経穴であり，刺激に対してはとくに強く反応する。日本の赤羽幸兵衛氏は，こうした特性を利用して十二井穴に線香を用い，その知熱感度を測定し，各経の虚実と左右のアンバランス現象を分析，判断する方法を開発した。同氏はその分析結果を臨床証候と結びつけることにより診断を明確にし，治療を行っている。また治療の一段階が終わったところで再び十二井穴の知熱感度を測定し，治療効果の験証を行っている。

2．古典考察

　1．『霊枢』順気一日分為四時篇では，「病臓に在る者は，これを井に取り……」と述べ，『難経』六十八難では，「井は心下満を主り，……」と述べている。これらの記述は，臨床にお

いてはあまり参考にならない。いくつかの井穴には，上記のような作用がないためである。さらに十二経にはそれぞれ固有の病証があり，各経の井穴の主治にもそれぞれ固有の特徴がある。したがって，古典の記述にだけ固執してはならない。

2．手十二井穴を用いた放血療法は，虚弱体質の患者には慎んだほうがよい。これについて『霊枢』血絡篇では，「脈気盛んにして血虚する者は，之を刺すときは則ち気を脱す，気を脱するときは則ち仆す」と述べている。脈気が盛んであっても，血虚の病人の血絡に刺して放血すると，元気を走泄させて，元気虚脱となり昏倒してしまう。

3．手十二井穴の出血

血色の濃さ，血質の粘稠度，出血の速度などは，診断の際の重要な情報となる。血が流出しやすく，血色は鮮紅，血質が正常であれば，邪は浅く病が軽いことを示している。血が流出しにくく，血色は暗紅，血質が粘ければ，邪が盛んで病が重いことを示している。血色は淡紅で血質が稀薄であり，血の流出が少ない場合は，体質虚弱または正虚重篤な状態を示している。血色は黒紫で血質が粘く，血の流出が多い場合は，血中熱毒または熱毒壅盛の証を示している。急性吐瀉による重症の脱水患者では，血色は黒紫，血質は粘くなる。真陽不足，気血両虚の患者，または大出血後の患者の血色は淡であり，血質は稀薄となる。

4．放血療法の応用

『素問』調経論篇には，「神有余なるときは則ち其の小絡の血を瀉す，……血有余なるときは則ち其の盛経を瀉し，其の血を出す」とあり，『霊枢』九針十二原篇には，「苑陳するときは則ち之を除く」とある。また『霊枢』小針解篇には，「苑陳するときは則ち之を除くとは，血脈を去るなり，邪盛んなるときは則ち之を虚すとは，諸経に盛んなる者あるときは，皆その邪を瀉するを言うなり」とある。放血療法は，閉，厥，鬱，熱，瘀血，血熱壅閉，暑熱，熱入営血，熱入心包などの病変に適用される。

5．本穴の作用

手三陽経の井穴は，金に属しており，やはり金に属する肺と密接な関係がある。また手三陰経の井穴は，木に属しており，木に属する肝と密接な関係がある。手少陰は君火をなし，手厥陰は相火をなし，また手太陽，少陽と表裏の関係にある。手太陰もまた手陽明と表裏の関係にある。手の三陰は胸から手に走っている。こうした条件によって各井穴には，それぞれ肺気の清宣，清心安神，開竅醒志，清心除煩，鬱熱の宣散，退熱解表，咽喉の清利，上焦の火を清するなどの効が生じる。また手十二井穴には，陰陽の調節，開竅啓閉，解表発汗，清心除煩，通絡行血，経気の宣暢などの作用があるが，これは諸井穴の効能の総合作用であり，これを陰陽経気の交通関係と切り離して考えることはできない。

6．本穴は脱証には適用しない

本穴の点刺出血は，邪熱蒙心（邪熱が心包に陥入したもの），痰火擾心，痰迷心竅，暴怒

傷肝，肝陽暴張および他の原因による病証，または病証に出現する神志の突然の変化，意識障害などの陽実閉鬱の証の治療によく用いられる。これらの病証の治療では，本穴の点刺出穴にかわって，他の関連穴を配穴することもある。しかし急病の陽気暴脱，久病による元気衰退によりおこる脱証には，適用されない。脱証は，現代医学のショックに類似しており，急性の末梢性循環不全によりおこる証候群を指している。脱証は，過度の汗，吐，瀉下や大量出血，また温病で正気が邪に勝てない場合，重症の外傷などの原因によりおこることが多い。その病理変化は，臓腑気血津液の損傷，陰陽衰竭として現れ，とりわけ亡陽を主としている。この場合には，回陽救逆固脱の法が適用するので，本穴への施術は不適当である。

2. 膝　眼 (しつがん)

　経外奇穴に属する膝眼について，はじめて記載したのは『千金方』である。また膝眼は，別名，膝目ともいう。膝眼，膝目は膝蓋骨下の両傍の陥凹部に位置しており，所在部位の形状が眼に似ていることから命名された。内側の陥凹部を内膝眼といい，外側の陥凹部を外膝眼という。同二穴は膝関節の病変を治療する際の常用穴である。

　関節部位は気血の集まるところであり，陰陽気血が内外出入する要道である。邪気が侵襲しやすい部位であり，外邪が侵襲して陰陽が失調する。それによって経絡の流れが悪くなり気血が壅滞すると，関節は閉じ，要道はつまってしまう。また陽鬱は熱を生じさせ，陰邪の侵入は寒を生じさせるが，それによって血が瘀滞すると痺となるため，関節部位には痺阻が発生しやすい。さらに，体質が虚弱であったり気血両虚または精血不足であると関節の栄養状態が悪くなり，また過度に膝を酷使して関節を損傷すると虚損性の病変をひきおこしやすい。関節の治療においては，本穴を取って，虚証には補法を施し，実証には瀉法を施すとよい。熱証には「透天涼」を配し，寒証には灸または「焼山火」を配すとよい。

　膝関節疾患には，実証と虚中挟実の証が多くみられるため，本穴を用いた治療では瀉法および先瀉後補を施す場合が多い。虚証でない患者に，補法を施してはならない。誤って補法を施すと，要道を阻滞させやすく，去邪と経絡気血の通暢に影響する。

本穴の特性

＜治療範囲＞

　『素問』五臓生成篇では，「人に大谷十二分あり，……此れ皆衛気の留止する所，邪気の客する所なり，針石縁って之を去る」と述べている。十二大谷の１つである膝関節に邪気が客しておこる病変の治療では，本穴に刺針して病所にいたらしめ，去邪治病をはかるとよい。本穴は，膝疾患の治療においては必要不可欠の治療穴である。膝関節の病変は，すべて本穴の治療範囲に入る。

＜効　能＞

局部取穴

①瀉法：去邪散滞，行血去瘀
　　透天涼を配す……………鬱熱の消散

灸または焼山火を配す…寒湿の温散
②補法：健膝補虚

<主　治>
痺証，痿証，脚気，鶴膝風，膝関節部の軟部組織損傷

臨床応用

1 痺　証

1．風寒湿痺
　本穴に針瀉法を施し灸または焼山火を配すと，膝関節部の風寒湿邪を駆逐し，経絡気血を疏通させることができる。本穴は局所穴である鶴頂，委中，曲泉，陽陵泉または阿是穴と配穴して用いることが多い。次の弁証取穴と併用するとより効果的である。

【1】風痺（行痺）
　本病では多くの関節が痛むが，疼痛部位は一定しておらず遊走性であり，運動障害がおこる場合もある。または寒熱表証がみられ，舌苔は薄白または白膩，脈は浮のものが多い。局部に発赤・腫脹・発熱があり，寒熱，舌苔黄，脈数である場合は「歴節風」といわれており，熱盛型に属している。脈浮の場合には，関節部の関連穴を配穴して瀉し，曲池にて去風通絡散邪をはかるとよい。病がながびき気血両虚である場合には，局所穴に針瀉を施し，合谷，三陰交（補）を配穴して気血の補益，去邪通絡をはかり，虚実併治を行うとよい。また去風発汗，散寒除湿の品を服用しすぎて気血両虚となっている場合には，合谷，三陰交（補）により補気益血をはかり，気血が回復するのを待ってから，再び局所穴を瀉すとよい。
　脈数である場合には，関節部の関連穴を配穴して瀉し，曲池，内庭（または解谿）にて去風清熱，通絡散邪をはかるとよい。

【2】寒痺（痛痺）
　本穴を瀉し，灸頭針または焼山火を配すと，散寒活絡の作用が生じる。多くの関節が痛み，陰寒内盛，陽気不足の症状が全身に現れている場合には，局所穴を瀉して灸頭針を施し，関元（補）を加えて温陽去寒をはかるとよい。あるいは局所穴を取らないで，関元，腎兪，太谿（補）により腎陽の温補，扶正去寒をはかる。
　両膝の下部に冷痛があり，重だるく痛む場合には，本穴を瀉して灸頭針（または焼山火）を配し，関元（補または焼山火を配す）を配穴して，温熱感を両下肢および足部に走らせ，温陽逐冷をはかるとよい。『素問』挙痛論篇では，「寒気脈外に客するときは，則ち脈寒す，脈寒するときは則ち縮踡す，縮踡するときは則ち脈絀急し，絀急するときは則ち外小絡に引く，故に卒然として痛む」と述べているが，この関節寒痺の治療では，本穴に灸瀉を施して，駆邪散寒止痛をはかるとよい。

【3】湿痺（着痺）
　本穴に針瀉法を施し，灸頭針（または焼山火を配す）を施すと寒湿の温散をはかることが

できる。あるいは陰陵泉，足三里（瀉）を配穴して去湿散邪をはかる。陽気不足，寒湿不化をともなう場合には，関元，陰陵泉（補）を配穴して温陽益脾，去湿散寒をはかる。また病がながびき脾虚湿盛である場合には，足三里，陰陵泉または太白（補）を配穴して健脾化湿，去湿通絡をはかって標本兼治を行う。

2．熱 痺

風寒湿痺が鬱して長期化し熱化すると，熱痺がおこる。膝眼，曲池（または合谷），内庭（または解谿）（瀉）により清熱通絡，散邪止痛をはかるとよい。ただし多くの関節におよんでいる場合には，関節部の関連穴を加える。

【1】血熱をともなう熱痺

上処方から内庭，解谿を除き，三陰交（瀉または透天涼を配す）を加える……清熱涼血，行血活絡

【2】湿邪をともなう熱痺

曲池（または合谷），陰陵泉，三陰交（瀉）を取る。局所穴を配穴しなくても効果は高い。

風寒湿邪が鬱して熱化している場合，あるいは熱が内にこもっているところに湿邪を感受し，そのため絡脈が阻滞しておこる膝部の熱痺には，膝眼（瀉）に透天涼を配して湿熱の消散，気血の宣通をはかる。あるいは血海，陽陵泉，陰陵泉（瀉）と配穴して用いる。

3．痰瘀痺阻

病の経過が長く，反復して関節痛の発作がおこり，冷やすと増強し運動障害がある場合，あるいは奇形があり，こわばって腫大し，舌質が紫，舌苔が薄白または白膩，脈が弦濇である場合には，膝眼（瀉）に灸頭針を施し，豊隆，三陰交（瀉）を配穴して去痰行瘀，去邪通絡をはかる。

風寒湿痺または熱痺で，経過が長くなって気血両虚，営衛枯渇となっている場合，肝腎両虚，筋骨枯渇となっている場合，熱痺で熱により津液を大いに損傷している場合，あるいは脾虚のために湿を生じ湿がこもって熱化している場合には，気血の補益（合谷，三陰交（補）），肝腎の補益（肝兪，または曲泉，太谿（補）），養陰生津（復溜，三陰交（補）），清熱養陰（復溜（補），内庭（瀉）），健脾去湿（陰陵泉，脾兪（補），あるいは脾兪（補），陰陵泉（瀉）），湿熱の清利（曲池，陰陵泉（瀉））などの弁証取穴（本治）を基礎とし，局所取穴（膝眼，虚補瀉実，または先瀉後補，熱痺には補法は用いない）と併用するとよい。これは対症治療よりも効果的である。

2 痿 証

膝関節部が軟弱化し無力の場合には，すべて本穴を取り補法を施すことができる。これには，壮筋補虚，関節を強健にする作用がある。湿熱による痿証，または虚中挟実の痿証の治療では，本穴を取って前者には瀉法を用い，後者には先瀉後補の法を用いる。本穴を局所取穴として用いる場合は，陰陵泉，陽陵泉，血海，梁丘，足三里などの関連穴と配穴されることが多い。次の処方と併用して標本兼治，虚実併治をはかるとよい。

1．湿熱浸淫による痿証

陰陵泉（去湿），曲池（清熱）（瀉）を配穴……… 湿熱の清化，関節の清利

2．湿痰阻絡による痿証
　　①陰陵泉，豊隆（去痰）（瀉）を配穴……………… 利湿去痰，去邪通絡
　　②豊隆（瀉），陰陵泉（健脾去湿）（補）を配穴……健脾利湿，去痰通絡
3．脾虚湿盛による痿証
　　陰陵泉（瀉），足三里（補）を配穴………………… 健脾去湿，関節の通利
4．肺燥津傷による痿証
　　太淵，復溜（補）を配穴…………………………… 補肺育陰，通絡健膝
5．肺熱薫灼による痿証
　　尺沢，内庭（瀉），復溜（育陰）（補）を配穴…… 清熱潤肺，健膝補虚
6．肺腎両虚による痿証
　　合谷，太谿（補）を配穴…………………………… 益気補腎，健膝補虚
7．肝腎不足による痿証
　　曲泉（補肝養肝），復溜または太谿（補）を配穴……肝腎の補益，健膝補虚
8．気血両虚による痿証
　　合谷，三陰交（補）を配穴………………………… 気血の補益，健膝補虚

　『素問』脈要精微論篇では，「膝は筋の府なり，屈伸せんとして能わず，行けば則ち僂附するは筋将に憊れんとするなり」とある。この痿証の治療では，膝眼，陽陵泉，曲泉（補）にて壮筋健膝をはかるとよい。

　膝関節が屈して伸びない場合には，膝窩部の経筋の拘急を要因とする痿証が多い。局所の委中（または委陽），承山，陰谷などを瀉して，舒筋活絡をはかり，経筋の機能を調節するとよい。

3　鶴膝風

　これは痺証（梅毒と結核性は例外とする）に属している。初期の鶴膝風の病因，症状，治療は，膝関節の風寒湿痺，熱痺と基本的に同じである。本病は，失治や誤治，または病がながびくことが原因となり，痰濁や瘀血が阻滞し，絡道が通じず気血の運行が阻滞しておこる場合，気血虚衰，営衛枯渇となり，肌肉の栄養が悪くなっておこる場合，肝腎両虚，精血不足のために筋骨の栄養が悪くなっておこる場合，脾虚生湿，湿鬱化熱となり熱により津液を大いに損傷しておこる場合などがある。治療においては，本穴は陰陵泉，陽陵泉，血海，梁丘などと配穴して用いることが多い。また瀉法または先瀉後補の法を用いることによって，標治がはかられる。

1．湿痰阻絡による鶴膝風
　　陰陵泉，豊隆（利湿去痰）（瀉）に，腰眼（通絡去邪）（瀉）を配穴
2．瘀血阻滞による鶴膝風
　　三陰交，血海（行血去瘀）（瀉）に，腰眼（通絡止痛）（瀉）を配穴
3．気血両虚による鶴膝風
　　合谷（または足三里），三陰交（補）にて気血の補益をはかる。
　※　本虚標実である場合には，腰眼（瀉）を配穴して去邪通絡をはかる。

4．熱盛傷津による鶴膝風

内庭（瀉），復溜（補）にて清熱養陰をはかる。

※ 本虚標実である場合には，腰眼（瀉）を配穴し，または透天涼を配して関節の清利をはかる。

5．脾虚湿盛による鶴膝風

針にて足三里，陰陵泉に，先に少し瀉した後に多く補して健脾燥湿をはかり本治を行う。また膝眼，阿是穴（瀉）により標治を行う。

症　例

［症例1］　男，31才，初診1981年10月23日
主　訴：10余日来の膝関節部の冷え，重く感じられる痛み
現　症：原因は不明であるが，10日余り前から膝関節部に重く感じられる痛みがおこる。この数日は屈伸時や歩行時に痛み，休息後には軽減する。夜眠ると痛みが増強する。温めると気持ちがよく，冷えると痛みは増強する。ただし症状は気候の変化とは関係がない。膝部に発赤，腫脹はない。
診　断：膝関節の痺証
治　則：通絡開痺止痛
取　穴：右腰眼（瀉）
効　果：初診後，夜間の痛みは軽減し，膝を屈伸した際におこる痛みも著しく軽減した。2診後には自転車に乗ると，わずかに痛むがほぼ治癒した。3診で治癒。

［症例2］　女，63才，初診1981年12月4日
主　訴：5カ月来の膝関節痛
現　症：疲労後に寒冷刺激をうけて発症。右の膝関節がだるく感じられ，冷えて痛む。雨天時や寒冷刺激をうけると痛みは増強する。また膝へのわずかな負担によっても，痛みは増強する。局部は腫れておらず，触れると冷えている。
弁　証：病因や痛みの特徴から，疲労後に寒邪が虚に乗じて侵入し，関節に留注して経絡を阻滞させ，気血の運行が悪くなっておこった膝関節の寒痺証と考えられる。
治　則：散寒開痺，通絡止痛
取　穴：右膝眼（瀉）に灸を加える
効　果：3回の治療で治癒した。

［症例3］　男，52才，初診1976年7月20日
主　訴：1カ月余り続いている両膝関節部のだるさ，無力感。疲労後に大量に汗をかき，風をうけて発症。
現　症：大腿前面の筋肉の麻木，両下肢のだるさがある。歩行無力であるが，その主な原因は

膝関節部にある。症状は疲労時に悪化し，また息切れ，多汗，倦怠，食少，口苦，大便の回数が多いなどの症状をともなっている。舌苔は薄黄，脈は細軟である。

本科にて血海，梁丘，足三里（補）の治療を2回うけ，そのほかの症状は治癒したが，両膝のだるさ，無力感は改善されなかった。

弁　証：虚損性の膝のだるさ，無力感
治　則：健膝補虚
取　穴：腰眼（補）
効　果：初診後には，膝のだるさ，無力感は軽減し，6診後には膝のだるさは治癒した。7診ですべて治癒した。
経　過：19日後に治癒していることを確認した。

参　考

1．古典考察

1．『素問』刺要論篇には，「病に浮沈あり，刺に浅深あり，各々その理をいたして，その道を過ぐることなかれ，……浅深得ざれば，反って大賊を為す」とあり，『霊枢』官針篇には，「疾浅く針すること深きは，内，良肉を傷り，病深く針浅きは，病気を瀉せず。……病小なるに針大なれば，気の瀉すること太甚しく，疾必ず害を為す。病大にして針小なるは，気瀉泄せず，また復び敗を為す。」とある。これは，刺針の深さや針の大小を，病位の深さ，経穴が所在している部位の肌肉の太さにもとづいて決定することにより，はじめて十分な治療効果が得られることを述べたものである。こうした点を考慮しないで刺針すると，病気を瀉せず，病を治すことができないだけでなく，良肉を損傷するなどして，かえって大害が生じる。刺針の深さを示す例としては，例えば肩関節腔内の疾患，膝関節疾患においては，毫針を関節腔内に刺入することにより，はじめて効を収めることができるといえる。またある文献では，膝眼や肩髃，環跳などの経穴について数分から1寸刺入するとあるが，これでは「病深く針浅きは，病気瀉せず」となり，十分な治療効果を得ることができない。明代の汪機は，その『針灸問対』のなかで，「惟だ病の浮沈を視て，しかして刺の深浅と為す，あに穴を定むるに分寸を以て拘わらんや」と述べており，これは道理の通った説であるといえる。

2．歴代医家の経験

① 「両膝端なく斗の如く腫れるは，膝眼，三里に艾施すべし」（『勝玉歌』）
② 「腿脚重痛するは，髖骨，膝関，膝眼に針す」（『玉竜賦』）
③ 「脚気に灸するは，膝目二穴，膝蓋下の両辺苑中に在るは是なり」（『外台秘要』）
④ 「膝冷痛し已えざるを主治す」（『類経図翼』）

3．灸の注意事項

1．肩髃一節の［参考］を参照。

2．本穴について『銅人腧穴針灸図経』では，「針五分を入れ，三吸留め，三吸瀉し，灸を禁ずる」としている。また『類経図翼』では，「刺すこと五分，灸を禁ずる，膝冷痛し已えざるを主治する。昔ある人，膝痛此れに灸し，遂に起きざるに至る，以て灸を禁ずるなり。」としている。膝関節リウマチまたは膝部の冷痛の治療で，灸または灸頭針を施すと，極めて効果的である。また「昔ある人，膝痛此れに灸し，遂に起きざるに至る，以て灸を禁ずるなり」とあるが，これは恐らく，禁灸の膝痛症に灸を用いて症状が悪化したために，禁灸として警告したものであろう。膝関節の熱痺証は，局部の紅腫熱痛または腫脹熱痛をともない，触れると熱があり，痛くて触れることができないなどの症状がある。これは湿熱が関節に注いで経絡を阻滞させ，営衛不和，気血の運行障害となることによりおこる。あるいは病がながびくことによって熱が強まり，そのため津液の損傷・不足が生じておこる場合もある。これらの治療で灸を用いると，熱邪を助けたり，湿が化熱するのを助けたり，熱が津液を損傷するのを助けることになる。そのため熱痺を悪化させ，膝関節をいっそう運動困難にさせる。また症状が進むと「起きざるに至る」こともある。施灸する場合には，その適応症を選択する必要がある。

4．捻転補瀉の方向

　　内外膝眼の捻転補瀉の方向は，左側の内・外膝眼については，すべて左側の経穴に行う捻転方向に従う。右側の内・外膝眼については，すべて右側の経穴に行う捻転方向に従う。内・外膝眼をそれぞれ両側に捻転してはならず，また一側の内膝眼と外膝眼を，それぞれ反対方向に捻転してはならない。

5．弁証分型による治療の重視

　　環跳一節の［参考］を参照。

3. 太　陽 (たいよう)

　本穴は，太陽の部位に位置していることから命名された。別名，当容ともいわれている。太陽に関してはじめて記述したのは『備急千金要方』である。太陽は経外奇穴であるが，その所在部位と経脈の循行から，本穴を手太陽小腸経の経穴としている書もある。
　太陽は局所取穴として用いる場合，その所在部位および近隣部位の目，側頭部の病変を治療する常用穴とされている。本穴の治す病証は，陽実証である場合が多い。したがって本穴を用いた治療では，瀉法を施す場合が多い。透天涼を配したり，点刺出血が施されることもあるが，灸は用いない。

本穴の特性

＜治療範囲＞

　『霊枢』経脈篇では，「諸々の絡脈を刺す者は，必ず其の結上甚だ血ある者を刺す」と述べている。血絡を点刺して出血させる方法は，「其の血絡を視，刺して其の血を出し，悪血をして経に入ることを得て，其の疾を成さしむること無かれ」(『素問』調経論篇)と，「苑陳するは則ち之を除く」，および「其の血を泄して其の鬱熱を散じる」といった治療法則に応用することができる。本穴を取り，血絡を点刺して出血させたり，毫針を用いて刺針(針感を側頭部または顔面の上部にいたらせる)することにより，本穴の所在部位および近隣部位の眼区，側頭部，面頬部の病変を主治する。

＜効　能＞

局部取穴
　①三稜針による血絡の点刺(刺絡法)：泄血散熱，清熱明目，去瘀通絡
　②瀉法：舒筋活絡
　　透天涼，吸角を配す……鬱熱の消散，清熱明目
　③補法：壮筋補虚

＜主　治＞

　頭痛，歯痛，顔面神経麻痺，三叉神経痛，急性結膜炎，赤脈伝睛，眼瞼炎，胞瞼腫脹，緑内障，電気性眼炎。

また顔面筋痙攣，眼瞼下垂，斜視などを治す。

> 臨床応用

1 頭　痛

　風熱，風寒，風湿，瘀血，痰火，肝陽などの病因や，感冒，眼疾患（緑内障など），高血圧などによりおこる側頭痛，あるいは頭痛に側頭痛の症状をともなう場合には，すべて本穴（後方に向けて横刺）を取って瀉法を施すことができる。あるいは透天涼や吸角を配したり，三稜針で点刺出血を行うことができる。これらの治療法は病状をみて決定するが，それぞれ泄血散熱，通絡行血，去邪散滞などの効がある。一般には，次のように用いられる。

１．少陽頭痛
　　風池，外関，丘墟（瀉）を配穴……………………少陽の清宣，通絡止痛

２．風熱頭痛
　　合谷，列欠，阿是穴（瀉）を配穴…………………疏風清熱，通絡止痛

３．痰火頭痛
　　豊隆，内庭，阿是穴（瀉）を配穴…………………痰火の清降，通絡止痛

４．肝陽頭痛
　　太衝，百会または風池（瀉）を配穴………………清肝潜陽，通絡止痛

　高血圧に側頭痛をともなう場合には，その弁証類型にもとづいて本治を施し，本穴（瀉）により標治をはかるとよい。

　また気虚，血虚，腎虚，気血両虚などによる頭痛（側頭痛）の治療では，本穴を配穴してはならない。ただし標実をともなう場合には，本穴（瀉）を配穴して通絡止痛をはかり，標治を行うことができる。

2 歯　痛

　本穴（瀉）（針感を顔面上部にいたらせる）には，上歯痛や痛みが側頭部に放散する歯痛を主治し，熱邪の消散，通絡止痛の効がある。治療においては，局所の下関，耳門などの経穴と配穴して用いることが多い。局所取穴が効果的でない場合，あるいは胃火，風火，湿熱，虚火上炎がある場合は，弁証取穴に配穴して用いる。

3 顔面神経麻痺

　本穴は，局部の筋脈失調を主治する。虚証には補法を施し，実証には瀉法を施す。後方に向けて横刺したり，下関に向けて横刺し，針感を局部または顔面上部にいたらせると，筋脈の強壮，舒筋活絡，去邪散滞の効がある。治療においては，頬車，下関，地倉などの経穴と配穴して用いることが多い。その具体的な治療については，下関一節の「顔面神経麻痺」を参照。

4　三叉神経痛

本穴（瀉）は，三叉神経痛の第1枝による眼窩上神経痛（痛点が上眼瞼，額部にあり，頭頂部にいたる）を主治する。この場合，針は後ろの耳尖に向けて横刺する。あるいは透天涼を配したり，三稜針で点刺出血すると，泄血散熱，通絡止痛の効を収めることができる。局部治療としては，陽白，頭維，攅竹などと配穴して用いることが多く，通経活絡，散邪止痛の効がある。臨床においては，局所取穴は弁証取穴と併用される。

1．陽明熱盛による三叉神経痛
　①合谷，内庭（瀉）を配穴 ……………………………… 陽明鬱熱の清泄
　②曲池，解谿（瀉）を配穴 ……………………………… 陽明鬱熱の清泄
2．熱盛風動による三叉神経痛
　曲池，太衝または風池（瀉）を配穴 …………………… 清熱熄風
3．肝胃の火の上攻による三叉神経痛
　行間，内庭または解谿（瀉）を配穴 …………………… 肝胃の火の清泄
4．風熱の侵襲による三叉神経痛
　曲池，外関（瀉）を配穴 ………………………………… 去風清熱解表
5．痰火上擾による三叉神経痛
　豊隆，内庭（瀉）を配穴 ………………………………… 痰火の清瀉
6．胆経火旺，循経上擾による三叉神経痛
　丘墟，風池（瀉）を配穴 ………………………………… 清胆降火，通絡止痛
7．陰虚肝旺による三叉神経痛
　行間（瀉），曲泉または復溜（補）を配穴 ………… 育陰清肝

5　急性結膜炎

本病は「天行赤眼」，「暴風客熱」に属している。本穴を瀉したり，点刺出血すると，泄血散熱，熱毒を宣散する効がある。また本穴を用いると，眼疾患を治療するだけでなく，眼疾患によりおこる側頭痛も治療することができる。

1．天行赤眼（時気邪毒を感受しておこる）
　太陽（点刺出血），晴明，合谷（瀉） ……………… 清熱去風，泄熱解毒
2．暴風客熱（風熱が目を襲ってとつぜん発症する）
　風盛による急性結膜炎には，太陽，晴明，風池または曲池（瀉）…… 疏風清熱，散熱明目
　寒涼のものを長期にわたり服用して中陽を損傷し，真火が生じず浮火が降りなくなって慢性化し，胃脘涼痛，食欲減退，清水を吐くなどの症状をともなう場合には，中脘（灸瀉），神闕（灸）により中陽の温運をはかると，諸証は治癒する。

6　赤脈伝睛

大眥（内眼角）におこるものを大眥赤脈伝睛といい，小眥（外眼角）におこるものを小眥赤

脈伝睛という。本穴を点刺出血すると，熱邪を宣散する効が生じ，小眦赤脈伝睛を主治する。

1．三焦壅熱，心火上亢による赤脈伝睛

外関，神門，三陰交（瀉）を配穴……………………清心涼血，鬱熱の消散

※　外関により三焦の火を清降し，神門により心火を清し，三陰交により涼血する。

2．心陰暗耗，虚火上擾による赤脈伝睛

①神門（瀉）を配穴して清心安神をはかり，復溜（補）により水の主を壮じて陽光を制す

②三陰交，復溜（補），神門（瀉）により滋陰降火，養血寧心をはかって本治を行い，太陽に点刺出血して鬱熱の宣散をはかって標治を行う。

7 胞瞼腫脹

肺脾壅熱，風熱上攻，血分熱盛により胞瞼に上衝しておこる胞瞼腫脹

①太陽（瀉または点刺出血）により鬱熱を宣散し，陽白，攢竹（瀉）を配穴し，または胞瞼の血絡を点刺出血して泄血散熱，壅腫の消散をはかる。

②太陽，合谷，風池（瀉）………………………………去風清熱

8 電気性眼炎

①太陽（瀉または点刺出血），風池（瀉，透天涼を配し，針感を眼部に至らせる）

②太陽，曲池（または合谷），睛明（瀉）

※　①②ともに疏風清熱明目の効がある。

症 例

[症例 1]　男，38才，初診1972年7月13日

主　訴：三叉神経痛が3カ月間続いている

現　症：右側の頭部，頬骨部，鼻翼部に発作性の跳痛，刺痛，熱痛，激痛がおこる。発作がおこると毎回数分から20分ほど激痛が生じ，おのずと消失する。1日に十数回から数十回発作がおこり，口苦，心煩，顔面紅潮などの症状をともない，脈は弦数である。最初は歯痛と診断されて治療をうけ，1本抜歯したが痛みは改善せず，さらに局部の神経ブロックを行ったが無効であった。

診　断：三叉神経痛

治　則：鬱熱の宣散，通絡止痛

取　穴：右太陽，頭維，風池，下関（瀉）。隔日治療とする。

効　果：8回の治療で治癒した。

経　過：1973年9月28日に腰痛の治療で来院した際に，三叉神経痛が治癒していることを確認した。

［症例2］　女，2才，初診1972年7月25日になる
主　　訴：（代訴）口眼歪斜を患い5日になる
現　　症：左側の鼻唇溝が浅く，左側の口眼面頬が右に歪斜している。左目を閉眼できず涙が流れる。咀嚼障害があり，食べ物が口角から流出する。泣くと歪斜は，いっそう著しくなる。発語ははっきりしない。
弁　　証：風邪侵襲型の面癱
治　　則：去風散邪，舒筋活絡
取　　穴：左太陽，頬車，地倉（瀉）。隔日治療とする。
効　　果：4回の治療で治癒した。
経　　過：治癒しており，再発していない。

［症例3］　女，25才，初診1979年7月10日
主　　訴：2年来の頭痛，原因は不明
現病歴：2年来，両側頭部に発作性の跳痛，刺痛がおこる。精神的な刺激をうけると，頭痛は増強する。また手指と両下肢のふるえをともない，ときに不眠となり，頭暈などの症状をともなう。
診　　断：神経性頭痛
治　　則：通絡止痛
取　　穴：太陽（瀉）。毎日または隔日治療とする。
効　　果：4診後には，頭痛は軽減し，6診後には，ほぼ治癒した。7診で治癒。
経　　過：1979年7月23日から8月24日の期間，四肢のふるえの針治療を行っていたが，頭痛の再発はなかった。

［症例4］　女，20才，初診1978年12月19日
主　　訴：1年来の頭痛，眩暈
現病歴：1年来，頭痛，眩暈，不眠，精神異常などが反復して数回おこる。精神的刺激を繰り返しうけ発症し，すでに3回入院治療をうけている。
現　　症：頭全体に熱痛，跳痛，刺痛があり，頭暈，眼花，多夢，不眠，入睡しても驚いて目が覚めやすい，食欲不振，飲食減少，食後の胃部の不快感，口苦，心煩，易怒，口渇多飲，両下肢が時に痙攣したり，ときに拘急してふるえる，身体痛，背部痛，四肢無力，うまく歩行できない，立つと倒れそうになる，精神抑鬱などの症状があり，舌苔は薄黄で少津，脈は沈細弦である。
弁　　証：久しく鬱することによって化火し，肝陽上亢，風陽昇動となって清空に上擾しておこった頭痛，眩暈病と考えられる。
治　　則：平肝潜陽熄風，佐として清心安神，通絡止痛をはかる。
取　　穴：初～2診，太陽，風池，神門，百会（瀉）
　　　　　3～6診，上処方に太衝（瀉）を加える

　　　　7〜9診，太陽，風池，神門，太衝（瀉）
　　　　10〜12診，上処方から風池を除く
効　果：3診後には両下肢の症状以外，すなわち頭痛，眩暈，心煩，易怒，不眠，食後の胃部の不快感などの症状は著しく軽減し，精神抑鬱も顕著に改善された。7診後には，基本的に治癒し，9診後には患者にほぼ治癒していることを告げた。前額部の左側がわずかに痛むだけで，そのほかには異常はなくなった。10〜12診で治療効果の安定をはかった。

配　穴

　太陽は，その所在部位と近隣部位の病変を治療する常用穴である。臨床においては，局所の陽白，睛明，頭維，球後，下関などと配穴して用いられる場合が多い。また弁証取穴の処方中に配穴して，標本兼治，因果併治がはかられる。また手足少陽の脈は，側頭部および外眼角の部位に循行しており，足陽明の脈は額角，側頭部に循行しているため，循経取穴として手足少陽，足陽明経の肘膝以下の関連穴と配穴して用いられる。

参　考

1．古典考察

　1．『聖済総録』では，「眼小眥後一寸太陽穴傷るべからず，傷るれば即ち人をして目枯るる，治すべからざるなり」と述べている。筆者の経験では，24号または26号の毫針を用いて刺針したり，または三稜針で血絡を点刺出血しても，「人をして目枯るる」の弊害が発生したことはない。しかし外傷または精血不足，気虚精衰による眼疾患の治療で太陽を点刺出血して，虚をいっそう虚させると目枯となることがあるため，注意を要する。

　2．『霊枢』経脈篇では，「凡そ絡脈を診するに，脈の色青きものは則ち寒且つ痛，赤きものは則ち熱あり。……其の黒を暴わす者は，留久の痺なり。其の赤あり黒あり青なる者は，寒熱の気なり。其の青くして短なる者は，少気なり。」と指摘している。本穴の血絡の色診は，本穴の部位または近隣部位の病変の性質である寒，熱，虚，実を判断する助けとなる。

　3．『霊枢』血絡篇では，「血脈は，盛堅にして以て赤く，上下常の処なし，小なる者は針の如く，大なる者は筋の如し，則して之を万全に瀉するなり」と述べている。これは著しい鬱血現象がみられる場合，放血してもよいことを証明するものである。血熱，熱毒，瘀血による眼疾患，頭痛で，本穴の所在部位に著しい鬱血現象がみられる場合には放血を用いる。このような鬱血現象（鬱血が著しくない）をともなわない病証にも，放血療法を用いることがある。ただし用いる機会は，比較的少ない。

2．本穴の刺針方向

　本穴への刺針方向は，病位にもとづいて決定する。例えば，局部疾患の治療では後方に向

けて横刺し，歯痛の治療では後方または下方に向けて横刺する。三叉神経痛の治療では魚腰に向けて横刺し，眼疾患の治療では前方または上前方に向けて横刺する。側頭痛の治療では耳尖に向けて1寸5分から2寸横刺し，足陽明，手足少陽経脈を貫く。

3．刺針注意事項

三稜針で静脈を点刺出血する場合は，深く刺しすぎないように注意する。深過ぎると，出血過多となる。またあわてて針孔を閉じると，皮下血腫を形成しやすく，これにより局部に疼痛（拒按）がおこり，咀嚼に影響し，数日が経過しないと消失しない場合もある。そのため，臨床においてはとくに注意を要する。

4．施灸の問題

本穴が治す病証は，陽実証である場合が多い。また本穴は眼球に近い部位にあり，同部位には局部の血管が密集しているため，本穴を用いた治療では灸は施さない。また灸頭針や直接灸，間接灸などにより血絡を損傷したり，熱により目を損傷したりして，病状を重くしてはならない。

5．点刺放血法

著者が本穴への点刺出血する場合は，まず患者に歯を強くかませ，本穴が所在する部位の筋肉を緊張させて静脈が現れやすくする。次に正確に絡脈（静脈）上に三稜針をかまえ，すばやく0.5分ほど点刺し，出血させるのを常としている。

6．歴代医家の経験

① 「太陽二穴は眉後陥中に在り，太陽紫脈上是れ穴，眼紅腫および頭痛を治す，三稜針を用いて出血す」（『針灸大成』）

② 「晴明太陽魚尾は，目症よりて茲する。左右太陽は，目疼を医し善く血翳を除く」（『玉竜賦』）

③ 「両眼紅腫痛みて熬し難く，怕日羞明心自ずと焦るは，ただ晴明魚尾穴に刺し，太陽出血すれば自ずと消える」（『玉竜歌』）

7．透刺法

太陽透頭維，太陽透卒谷の透刺法を用い，太陽から頭維または卒谷に向けて透刺すると，刺激面および刺激量を拡大することができる。同方法は，前額部，額角部，側頭部の疼痛，および眼疾患の治療において効果的である。

湯液処方と針灸処方の対照表

方剤名	効　　能	針灸処方
胃苓湯	理気燥湿・化気行水	足三里・陰陵泉（灸瀉）
右帰飲	温補腎陽	太谿・関元・腎兪（補）
越婢湯	疏散水湿・宣肺清熱	合谷・陰陵泉・内庭（瀉）
黄連阿膠湯	滋陰降火・除煩安神	神門（瀉）・復溜（補）
回陽救急湯	回陽救逆・益気復脉	神門・関元・気海（補）
帰脾湯	健脾養心・益気補血	神門・三陰交（補）
枳実導滞丸	消導積滞・清利湿熱	天枢・足三里・陰陵泉（瀉）
玉女煎	清胃滋陰	内庭（瀉）・復溜（補）
金匱腎気丸	温補腎気	復溜・腎兪・関元（補）
金匱腎気丸	温補腎気	腎兪・太谿・関元（補）
厚朴温中湯	温中行気・燥湿除満	足三里（灸瀉）・内関（瀉）
厚朴温中湯	温中行気・燥湿除満	内関（瀉）・足三里・中脘（灸瀉）
犀角地黄湯	清熱解毒・涼血散瘀	三陰交・神門（瀉・透天涼）
済生腎気丸 （加味腎気丸）	補益腎気・温壮腎陰	太谿・関元（補）・中極（瀉）
左帰飲	補益腎陰	復溜・太谿（補）
実脾飲	温脾暖腎	神闕・水分・関元（灸）
実脾飲	温陽健脾・行気利水	関元・水分（灸補），中極（瀉）
実脾飲	温陽健脾・行気利水	神闕・水分（灸），中極（瀉）
朱砂安神丸	鎮心安神・瀉火養陰	三陰交（補）・神門（瀉）
小柴胡湯	和解少陽	外関・丘墟（瀉）
少腹逐瘀湯	活血去瘀・温経止痛	阿是穴（少腹部の塊上に2〜3針）
真人養臓湯	温補脾腎・濇腸固脱	足三里（補）・天枢（灸補）
真人養臓湯	補虚温中・濇腸固脱・ 温補脾腎	天枢（灸補）・神闕（灸）・足三里（補）
参附湯	回陽・益気・救脱	合谷・関元（補）
参附湯	回陽・益気・救脱	合谷（補）
参苓白朮散	益気健脾	足三里・陰陵泉（先瀉後補）
参苓白朮湯	益気健脾・滲湿止瀉	陰陵泉・足三里（先に少し瀉，後に多く補
生化湯	活血化瘀・温経止痛	三陰交（瀉）・関元（灸）
生化湯	活血化痰・温経止痛	三陰交（瀉）
清胃散	清胃涼血	内庭・三陰交（瀉）
清気化痰丸	清熱化痰・理気止咳	豊隆・尺沢（瀉）
清気化痰丸	清熱化痰・下気止咳	豊隆（瀉・透天涼），天突（瀉）
清燥救肺湯	清燥潤肺	尺沢・内庭（瀉）・復溜（補）
大承気湯	峻下熱結	中脘・天枢・足三里（瀉）

湯液処方と針灸処方の対照表

方剤名	効　　能	針灸処方
大定風珠	滋液熄風	復溜・三陰交（補）・太衝（瀉）
地黄飲子	滋腎陰・補腎陽・安心開竅	通里（瀉）・関元・腎兪・復溜（補）
鎮肝熄風湯	鎮肝熄風	復溜（補）・風池・太衝または行間（瀉）
痛瀉要方	瀉肝補脾 （調肝理脾・緩急止痛）	陰陵泉（補）・太衝（瀉）
定癇丸	滌痰熄風	豊隆・神門・太衝または行間（瀉）
定癇丸	豁痰開竅・熄風定癇	神門（瀉）・豊隆・太衝または行間（補）
定喘湯	宣肺降逆・清熱化痰	肺兪・風門・豊隆（瀉）
天王補心丹	滋陰清熱・補心安神	神門（瀉）・復溜・三陰交（補）
導赤散	清心利水	通里（瀉）・中極（瀉・透天涼）
都気丸	補腎陰・陰虚咳嗽	太谿・復溜・気海（補）
都気丸	滋腎納気	気海・太谿・復溜（補）
二陳湯	燥湿化痰・理気和中	豊隆・陰陵泉（瀉）
人参養栄湯	益気補血・養心安神	合谷・三陰交・神門（補）
八正散	清熱瀉火・利水通淋	中極・陰陵泉（瀉・透天涼）
八珍湯	補益気血	合谷・三陰交（補）
半夏厚朴湯	行気散結・降逆化痰	豊隆（瀉）
半夏厚朴湯	行気開鬱・降逆化痰	豊隆・天突（瀉）
半夏白朮天麻湯	健脾去湿・化痰熄風	豊隆（瀉），陰陵泉（補）
半夏白朮天麻湯	健脾去湿・化痰熄風	豊隆・百会（瀉）・陰陵泉（補）
白虎湯（石膏知母湯）	清熱生津	合谷・内庭（瀉）
白頭翁湯	清熱解毒・涼血止痢	天枢・三陰交（瀉・透天涼）
防已黄耆湯	補気・健脾・利水消腫	合谷（補）・陰陵泉（瀉）
補中益気湯	調補脾胃・昇陽益気	合谷・足三里（補）
補中益気湯	調補脾胃・昇陽益気・挙陥	合谷・足三里・百会（補）
補中益気湯加減	調補脾胃・昇陽益気	天枢・合谷・足三里（補）
補陽環五湯	補気・活血・通絡	合谷（補）・三陰交（瀉）
保和丸	消食和胃	足三里・中脘（瀉）
保和丸	消食和胃	足三里・中脘（瀉）・四縫（点刺出血）
麻黄湯	発汗解表・宣肺平喘	大椎（灸瀉）
麻黄湯	発汗解表・宣肺平喘	列缺（瀉）・大椎（瀉・加灸）
養心湯	補気養血・安神止驚	神門・心兪・三陰交（補）
竜胆瀉肝湯	瀉肝胆経湿熱	丘墟・陰陵泉・行間または太衝（瀉）
羚羊鈎藤湯	平肝熄風・清熱止痙	復溜（補）・太衝または行間・丘墟（瀉）
冷哮丸	散寒滌痰	豊隆（瀉），風門・肺兪（灸瀉）
冷哮丸	散寒滌痰	豊隆・天突（瀉）・風門・肺兪（灸瀉）

病名索引

ア

呃逆 …70,129,157,181,201,223,358, 365,372,485,609,626,650,662,674, 689,698
足指の拘急 …………………439
アナフィラキシー様紫斑病 …84, 235,414
アレルギー性鼻炎…49,67,100,333, 342,764

イ

胃下垂 ……………69,158,663,763
痿証 ……160,202,234,250,264,326, 366,392,568,574,580,603,610,790
遺精 ……………279,350,389,601
溢飲 ………………………82
胃痛 ……………181,157,365,609
遺尿 …50,69,389,407,445,457,636, 649,663,738,763
痿病 ………………………456
癇病 ………………189,723,756
陰黄 ………………………249
咽頭炎 ………………56,192,691,722
陰嚢湿疹 …………………251

ウ

鬱証 ……………485,487,699
腕の経筋の失調 ……………523

オ

黄疸 ………………………248,640
嘔吐 ……181,201,222,245,469,485, 609,620,626,674,689
悪露不止 …………………150
瘖啞 ………………………755
瘖痙 ………………………722

カ

カーベーン病 ……………41
開口障害 …………………122,544
疥瘡 ………………………84
果関節部の軟部組織損傷 ……588
下顎関節炎 ………………67,122,544
下顎関節脱臼 ……………67
鶴膝風 ……………234,260,791
霍乱 …………139,414,468,485,673,690
下肢振戦 …………………609
下肢湿疹 …………………251
下肢痛 ……………………652
下垂手 ……………………273
下垂足 ……………196,422,427,588
仮性近視 …………………454
肩関節痛 …………………94
脚気 ………………161,252,428
化膿性中耳炎 ……………507
牙関緊急 …………………122,544
鵞口瘡 ……………………193
外果関節部の軟部組織損傷 …427
咳血 ………………32,232,358,600
外斜視 ……………………313,318
外傷性対麻痺 ……………392,575
外耳道炎 …………………545
外耳道癤腫 ………………508,587
咳嗽 …25,32,47,56,85,182,201,324, 332,339,372,454,600,707,714,748
外反足 ……………………427,581,588
乾脚気 ……………………161
肝硬変 ……………………611,640
寒湿痢 ……………………137
疳積 ………………………158
癇証 ……184,232,278,300,438,610, 700,734,771
乾癬 ………………………259
寒疝 ………………………612
寒疝型腹痛 ………………673
寒疝による腹痛 …………140,682

キ

感冒……40,85,324,332,514,746,780
眼球振戦 …………………609
ガングリオン ……………196,415
眼瞼縁炎 …………………67,112,319
眼丹 ………………………67
眼底出血 …………………232
眼底出血 …………………320
顔面筋痙攣 ………………67,111,609
顔面神経麻痺 ……67,111,117,123, 194,530,553,796
顔面麻痺 …………………84,85
眼輪筋痙攣 ………………111
眼瞼下垂 …………………67,232,260
眼瞼痙攣 …………………318
眼瞼腫脹 …………………111

キ

気厥 ………………………437
急喉風 ……………………722
気疝 ………………………149,612
久瘖 ………………………55
急驚風 ……………………68,609,782
急性喉頭炎 ………………55
急性咽頭炎 ………………192
急性化膿性中耳炎 ………85
急性結膜炎 ……67,85,312,508,551, 608,797
急性視神経炎 ……………232,320
急性膵炎 …………………701
急性胆嚢炎 ………………573,621
急性乳腺炎 ………85,195,294,626,748
急性鼻炎 …………………333
急性扁桃炎 ………………85
急性リンパ管炎 …………235
久瘧 ………………69,160,235,281,652
休息痢 ……………………138
頬筋麻痺 …………………117
狂証 ……………184,194,203,493,601
狭心痛 ……………26,281,347,357,486
胸痛 ………………………26,475,707

病名索引

脇痛 ………358,366,475,610,625
胸痺 ……………………27,184,708
胸膺痛 ……………………………26
脇肋痛 …………………521,572,620
虚寒痢 ……………………………138
虚脱証 ……………………………155
虚労 ………………349,365,391,651
ギックリ腰 …………………388,740
瘰疾…160,299,414,477,514,588,747
瘰母 ………………………………621
牛皮癬 ……………………………259
行痺 …………………………561,789
噤口痢 ………………………138,173
近視 ………………111,445,453,551
筋痺 ………………………………41

ケ

経行吐衄 …………………………230
頸項部の強痛 ……………………325
痙病 …68,85,194,232,298,333,456,
　　　575,609,747,770
傾眠 …………………………248,374
血厥 ………………………………437
厥証 ……437,487,621,627,762,782
血小板減少性紫斑病 …………23580
血栓静脈炎 ………………………470
血栓性外痔 ………………………733
血栓性混合痔 ……………………733
血栓性静脈炎 ……………………195
血尿 ………………………………272
血便 ……174,216,232,280,400,409,
　　　421,733
血淋 ………………………………259
月経不順 ……230,280,381,684,692
肩関節周囲炎 ……………………94
肩凝 ………………………………94
腱鞘炎 ……………………………41
肩背痛 ……………………………26
肩背部痛 ……………………327,334
肩痺証 ……………………………94
肩臂痛 ……………………………94
健忘 …………………………232,280
肩峰下滑液嚢炎 …………………95
言語障害 ………………………84,85

コ

喉瘖 …………………………49,,721
喉喑 …………………………55,183
喉頭炎 …………………………41,55
喉痺 ………………………………56
睾丸炎 ………………………149,150
口眼喎斜 …………………………124
口眼歪斜 …………………………118
咬筋痙攣 …………………………116
口噤不開 …………………………544
高血圧 ………………437,455,586,608
紅絲疔 ……………………………235
哮証…26,40,48,66,203,332,340,445,
　　　486,662,707,713,748
哮証 …………………203,486,707
甲状腺機能亢進…185,194,203,272,
　　　476,494,609
後頭部痛 …………………………756
後項部の強痛 ……………………756
項背部の強痛 ……………………325
項背部筋の攣急 …………………327
項背部痛 ……………………327,334
股関節痛 ……………………559,567
枯筋箭 ……………………………71
黒熱病 ………………………234,621
狐疝 …………………………149,612
昏睡 ………………………………294
昏迷 …………………………56,294
五十肩 ……………………………94

サ

再生不良性貧血 ……………232,280
産後血暈 ……………69,70,159,230
産後腹痛 ……………………149,230,651
三叉神経痛 …67,101,117,123,193,
　　　319,797
坐骨神経痛 ………260,559,560,568
坐地瘋 ……………………………734

シ

眥惟赤爛 …………………………112
指関節部の経筋の異常 …………509
子宮外妊娠 ………………………151
子宮筋腫 …………………………150
子宮脱 ……69,149,158,390,663,763

視神経萎縮 …………………67,232
歯衄 …………………………200,232
歯痛 ……67,85,116,200,232,444,
　　　530,691,796
失音 …………………………49,454,663
湿温病 ……………………………175
湿脚気 ……………………………161
膝痛 ………………………………567
膝内輔骨痛 ………………………457
湿熱痢 ……………………………137
積聚 ………………………………131
斜視 …………………………313,318
習慣性下顎関節脱臼 ………122,544
習慣性流産 ………………231,390,446
秋燥 ………………………………454
手根管症候群 ……………………495
酒皶鼻 ………………………102,194
手指の紅腫 ………………………509
手指振戦 …………………………609
手腕筋脈の異常 …………………301
春温 ………………………………456
消渇 …………………………50,455
傷寒 …70,203,251,478,514,653,675,
　　　691,701
小児麻痺 ……………………160,426
小腹部痛 …………………………651
暑温 ………………………………456
食道癌 ………………………690,715
暑厥 ………………………………437
暑湿 ………………………………469
ショック …………………………70
食厥 ………………………………437
暑病 ………………………………468
心悸 …50,183,232,248,279,348,372,
　　　494
心筋梗塞 …26,70,281,347,357,486
神経性皮炎 ………………………260
神経皮膚炎 ………………………83
身体痛 ………………234,260,476
心煩 …………………………203,271
耳下腺炎 …85,117,193,514,528,587
自汗 ………………………………746
痔疾患 ……………………………733
十指零落 …………………………195
重舌 …………………………271,723
上眼瞼下垂 …………………317,551
上肢痿軟 …………………………93
上肢痛 ………………………327,334,509
上肢不随 …………………………85

耳聾 …203,443,452,507,529,541,587	足底痛 …………………457	**ツ**
尋常疣 ………………71,508	足跟痛 ………………234,260,457	
じんましん …………83,141,691	臓躁 …………232,279,486,487	痛経 ……148,230,258,408,664,740
ス	**タ**	痛痺 ………………561,789
水腫 …86,246,372,457,638,649,738, 773	帯下 ……217,230,250,391,446,639, 650,739	**テ**
水腫 ………………457,649,738	滞産 …………………409	天行赤眼 ……………312,550,797
垂手 …………………495,515	癲疝 …………………612	癲証 …184,232,280,350,493,601,691
水疝 …………………612	胎動不安 ……………231	纏腰火丹 ……………575,588
頭痛 ……39,66,85,181,192,200,234, 245,260,299,324,37,426,437,443, 455,508,513,521,549,586,599,608, 684,692,748,760,796	多発性神経炎 …………70	電気性眼炎 …………67,314,552,798
	多眠 …………………160	伝染性肝炎 …………365,374,572,611
	痰飲 …………………141	**ト**
	痰厥 …………………437	
セ	痰湿証 ………………155	吐血 …………………232,358,600
青光眼 ………………364,391	単純性甲状腺腫 ……476,609,715	肚腹病 ………………154
怔忡 …………………232	胆石症 ………………573,621	動悸 …………………50
青盲 ……232,364,391,445,453,552, 608	胆道回虫症 …………574	盗汗 …………………455
	丹毒 …………………470	凍結肩 ………………94
積滞 …………………194	大腿部痛 ……………567	頭項強痛 ……………300
脊柱酸軟 ……………327	脱肛 …………………69,158,663	頭項部の強痛 ………426
脊柱疼痛 ……………327	脱肛 …………………400,408,732,763	橈側側副靭帯損傷 …41
脊背部酸軟 …………359	脱証 …………………70,653,665,671	**ナ**
脊背部の強直 ………327,359,366	脱疽 …………………195,235	
脊背部の酸軟 ………366	男子精液稀薄 ………650	内斜視 ………………313,318
赤脈伝睛 ……………272,312,797	**チ**	内反尖足 ……………225,422
泄瀉 …69,137,156,171,215,246,373, 381,398,444,609,649,673,682,740, 763		内反足 ………………225,427,581,588
	蓄膿症 ………………67	軟口蓋麻痺 …………68,454
	着痺 …………………561,789	軟骨病 ………………326,580
切迫流産 ……………231,390	肘窩部の経筋の攣急 …470	難聴 …………………587,600
疝気 …11,36,68,69,74,141,144,149,1 58,164,171,189,611,663,763	肘窩経筋拘急 ………34	**ニ**
	中経絡 ………………234	
仙骨痛 ………………409	中暑 …………………85,748	日光性皮膚炎 ………83
癬瘡 …………………250	中心性網脈絡膜炎 …445	日光皮膚炎 …………235,281
先天性二分脊椎 ……739	中心性網膜脈絡炎 …453	日本脳炎 …71,202,456,469,609,748, 780
千日瘡 ………………71	中耳炎 ………………529,543	
舌瘡 …………………270,495,639	虫垂炎 ………………174	乳蛾 …………………528
舌瘖 …………………720,756	中臓腑 ………………234	乳汁欠乏症 …217,233,260,293,359, 374,382,626,708
舌喑 …………………183,269	中風 …………………84,437	
喘証 …25,49,182,341,444,486,663, 707,714	中風後遺症 …………70	乳汁分泌不足 ………69
	癥瘕 …………………150	乳癬 …………………477,626,709
善笑不休 ……………271,494	腸梗塞 ………………139,145,157,224,683	尿道炎 ………………638
前腕部の経筋の拘急 …478	腸チフス ……………160,175,202,496	
ソ	腸癰 …………………174	
	直腸脱 ………………732	
	痔疾 …………………420	

ネ		
熱哮	……………………	40
熱痺	……12,82,94,249,523,562,790	

ノ		
脳外傷後遺症	…………………	453
脳漏	………………………	40,100

ハ		
肺炎	………………	85,185,203748
背筋の攣急	…………	359,366,382
背筋攣痛	…………………	351
肺癆	………………	33,454,749
腓腹筋痙攣	…………………	421
背部痛	………………	359,366,382
破傷風	…… 68,298,325,427,575,609, 746,770	
髪際瘡	………………………	749
反胃	………………	380,650,674,699
半身不随	………………	84,95,562,568
梅核気	…………………	185,477,714
暴瘖	………………………	55

ヒ		
膝関節部の軟部組織損傷	………	260
痺証	…………………………	81,652
ヒステリー	………	189,271,487,756
肥大性脊柱炎	…………………	560
皮膚瘙痒	………………………	259
皮膚瘙痒症	……………………	84,259
百日咳	…………………………	33,203
疲労性腰痛	………………………	388
頻尿	……………………………	739
鼻淵	………………	40,85,100,333,588
鼻衄	……………………………	100
尾骨痛	………………………	422,734
鼻衄	…………………………	101,232,601
鼻閉	…………………………	324,763
白虎湯証	…………………………	70

フ		
風温	………………………	456
風寒湿痺	…81,94,249,523,561,789	

腹痛	…………	130,469,672,681
腹満	………………………	140,673
浮腫	………………………	390,445
腹筋攣痛	……………………	131,141
不妊症	………………	151,446,650,739
不眠	…… 159,203,232,278,350,372, 381,455,553,690	
舞踏病	…………	574,609,763,773

ヘ		
閉経	…… 148,159,230,381,651,684, 692,700	
閉塞性血栓血管炎	………	195,235
扁桃炎	………………	33,55,193,528
扁平疣	………………………	71,508
便秘	…… 69,138,157,609,691,763	

ホ		
胞瞼腫脹	……………………	111,798
崩漏	…… 69,159,216,230,258,280	
胞輪震跳	……………………	318
奔豚気	………	224,438,665,675
膀胱炎	………………………	638
暴風客熱	………………	312,550,797
暴崩	…………………………	70
暴盲	…232,320,364,391,445,453,608	

マ		
麻疹	………………………	33,82
麻木	………	51,234,260,476,567
慢驚風	……………	159,609,654,675
慢性喉頭炎	……………………	56
慢性鼻炎	………………	40,85,100,333
慢脾風	……………………	159,654,675

ミ		
耳鳴り	…… 85,203,443,452,507,529, 541,587,600	
脈痺	…………………………	195

メ		
メニエール病	……………	531,544
眩暈	…… 181,232,245,280,371,437, 443,455,550,608,684,692,761	

モ		
網膜中心動脈塞栓	……………	320
木舌	………………………	271,723
目痛	………………………	587
目痒	………………………	67,608

ヤ		
夜盲症	…… 67,232,359,364,375,391, 445,453,608	

ユ		
幽門痙攣	………………………	130
指末端の麻木	…………………	783
輸卵管積水	……………………	150

ヨ		
陽萎	………………	233,388,649,738
腰筋労損性腰痛	………………	388
腰痛	………………	260,387,401,652,740
腰軟不支	………………………	401
腰背酸軟	………………………	327
腰背部痛	………………………	327
翼状片	………………………	313

ラ		
落枕	………	300,325,426,522,581
卵巣囊腫	……………………	150
闌尾炎	………………………	174

リ		
リウマチ性心疾患	………	349,357
痢疾	………	85,137,173,215,234,398
流行性感冒	……………………	746
流行性出血熱	…………	203,235,281
流行性髄膜炎	…… 71,202,456,495, 609,748,780	
癃閉	…34,69,389,407,445,457,637, 649,663,738,763	
流涙症	………………	232,319,608
流涙証	………………………	67,364,391
淋証	………………………	638,664
鱗屑癬	………………………	259

ル		
涙嚢炎	………………………	314
瘰癧	………………………	508,522,589

レ		
冷哮	………………………	40,189

	裂肛	…………………………420
	瞼弦赤爛	………………………112
	臁瘡	………………………175,259,581

ロ		
聾啞	………………………	530,543,754
漏肩風	………………………	94

ワ		
腕関節部の軟部組織損傷	…	41,495

湯液処方索引

ア行

胃苓湯	165
越婢湯	75,86,89,206
黄土湯	216
黄連阿膠湯	11

カ行

枳実薤白桂枝湯	27
枳実導滞丸	144,165
帰脾湯	239
金匱腎気丸	11
玉女煎	200,206
厚朴温中湯	165
犀角地黄湯	239

サ行

生化湯	239
少腹逐瘀湯	239
升麻葛根湯	83
真人養臓湯	144,165
珠砂安神丸	238
参附湯	75
参苓白朮散	165

夕行

清胃散	200,206,239
清瘟敗毒飲加減	204
清燥救肺湯	36,201,206
清気化痰丸	36,189
旋覆代赭湯	227

タ行

大烏頭煎	140
大承気湯	141,158,164,171
大定風珠	238
定癇丸	189
定喘湯	36,189
天王補心丹	238
当帰生姜羊肉湯	140

ナ行

二陳湯	181,189
二陳湯加味	32,39,48,182
人参養栄湯	76,239

ハ行

白頭翁湯	144,234,239
八珍湯	75,239
半夏厚朴湯	189
半夏白朮天麻湯	11,181,189
白虎加桂枝湯	207
白虎加人参湯	201
白虎湯	11,70,76,203,206,207
白虎湯加味	71
附子粳米湯	140
補中益気湯	11,68,74,164
補中益気湯加減	144
補陽還五湯	75,234,239
保和丸	156,165
防已黄耆湯	75

マ行

麻黄杏仁薏苡甘草湯	82
麻黄湯	43
麻黄湯加味	40

ヤ行

養心湯	239

ラ行

冷哮丸	189

訳者あとがき

『常用腧穴臨床発揮』として，4代100余年にわたる針灸の貴重な家伝が，実に系統的にまとめられて，中国で出版されたのが1985年のことであった。本書の出版に対する反響は非常に大きく，特に針灸臨床家の本書への評価は高かった。比較的容易に内容が把握でき，さらに実用性に富んでいることがその理由である。中国国内では再版されるたびに直ちに売り切れとなって入手が困難であったことからも，その高い評価がうかがえる。

私も読後に深い感銘を覚えた1人であるが，その感動を1人でも多くの日本の仲間に伝え，共に臨床に活用していきたいと考え，いくつかの研究会で連続講座を設け，2年にわたり本書の内容，特徴を紹介した。研究会用の資料づくりから計算すると8年余の歳月を費やしたことになるが，ここに本書の全貌を日本語訳によって紹介することができる運びとなった。

著者の前言では「経穴の効能と治療範囲について述べた部分，経穴の効能が湯液の薬効と同じであり，針をもって薬に代えうることについて述べた部分，弁証取穴の部分，そして古典と歴代の経験について行った考察」，これらの内容が本書の精髄であるとしているが，その精髄が［臨床応用］のなかに実にうまく反映されていることに感銘を受けた。本書は臨床家の手引書としての価値が高く，弁証治療の妙味が少数穴（処方）のなかに実にたくみに反映されている。

本書の内容は膨大であり，ページ数もかなりある。どこからどのように読めばいいのか，臨床の手引書として活用するには，どのように活用すればよいのかを，読者自身で考えていただきたい。まず前言にある本書の組み立ておよびそれぞれの位置づけを参考にするとよい。学生および初学者は，まず総論を熟読し，各章の概論を読み，ついで全穴について［本穴の特性］の項を読むと，中医学の生理観，病理観，および病理と経穴効能との関係を把握することができる。生理観，病理観，弁証論治の学習ができている人は，これらを前提として［配穴］の項を参考にしながら，［臨床応用］の項を学習することができる。病証と処方構成との関係を意識しながら考察すると，本書で紹介されている処方を暗記することなく，自分で処方を構成する力が養われる。ただし本書で紹介されている湯液処方の効能に類似する針灸処方ぐらいは，処方構成意義を比較し熟考したのち，頭に入れておくことをお薦めする。

針灸治療と湯液治療とは，その生理観と病理観，弁証は共通しており，治療手段として外治法，内治法の違いがあるだけである。またそれぞれの特徴および優位性がある。本書の特徴の1つとして，この前提のもとに，針灸治療の可能性について針灸サイドと湯液サイドの両サイドを比較しながら臨床的，文献的な研究を行い，針灸医師として薬を用いないでどこまで多くの疾患や病証の治療が可能なのかを提示している。そのため本書では湯液の経典の1つである『傷寒論』の条文に対して，深い考察が行なわれており，またこれらに対する針灸サイドから

のアプローチを紹介している。「穴は薬効のごとく針をもって薬に代える」というテーマに対する検討が，本書の精髄の1つとされていることもうなづける。

　また本書では［症例］を多数紹介しているが，この多くの症例を検討することにより中医針灸学の理・法・方・穴・術という一連の流れを把握し，4代100余年にわたる李家家伝の学術思想の一端をうかがうことができる。さらに本書の各所で述べられている臨床的な見解が，どのように症例報告中に反映されているかを考えていただきたい。

　本書で用いている手技に関しては，まず冒頭の［説明］の項をしっかり把握しておくとよい。著者の指摘にもあるように，本書で提示している補瀉手技はけっして複雑なものではなく，比較的容易に再現することができる。ただし最終的には熟練を要する。

　訳者にとってとくに興味をひいたのは，［古典考察］の項であった。日ごろ時間がないことを口実に，つい古典研究にあまり時間をさけなかったが，本書の訳を通じて私自身多少なりとも古典の学習ができたつもりである。特に著者に敬服するのは，古典研究の目的が臨床のためとはっきりしており，また臨床を通して古典を再考察し，自身の見解を明確に提示していることである。古典研究の1つのありかたを実践により示してくれている。

　以上，本書の組み立てと感想を述べたが，なんども本書を学習・研究・応用することによって本書がもつ系統性，一貫性，実用性を読者にも感じていただきたい。

　現在，中国では針灸処方学という新しい領域を構築するために，非常に多くの古典文献の整理が行なわれている。これは古典臨床書のなかに散在している針灸処方を整理し，古人がどのような病証に対して，どのような角度から，どのような治療目的で，どのような経穴を選穴配穴して処方を構成しているのかを研究する領域である。この研究を通して，それぞれの経穴がもつ効能およびその臨床応用の可能性はいっそう明確になることであろう。本書はこのことを研究テーマとし，さらに家伝を公開していることも含めて，先駆的役割をもつ専門書であるということができる。本書では［歴代医家の経験］という項を設け，古人の経穴に対する臨床的な認識・経験を広く紹介していることからも，このことがうかがえる。本書の学習を通じて，古典臨床書を解読する力がつけば，大いに古人の臨床経験を学ぶことができる。最後に多くの針灸臨床家が本書を座右の書として活用し，臨床に励まれんことを希望してやまない。

兵頭　明

1995年1月吉日

【訳者略歴】

兵頭　明（ひょうどう・あきら）
1954年　愛媛県生まれ
1981年3月　関西大学経済学部卒業（1972年入学）
1982年4月　北京中医学院中医系卒業中医学士取得
1984年3月　明治鍼灸柔道整復専門学校卒業
現職：学校法人衛生学園（旧・後藤学園）中医学教育臨床支援センター長，天津中医薬大学客員教授
著作：『針灸学』四部作［基礎篇］［臨床篇］［経穴篇］［手技篇］共著・監修（東洋学術出版社刊），『東洋医学概論』『東洋医学臨床論』共著（医道の日本社刊）
監修：『徹底図解　東洋医学のしくみ』（新星出版社）
訳書：『臨床経穴学』『中医鍼灸臨床発揮』『中医弁証学』（東洋学術出版社）
共訳：『黄帝内経素問』『中国傷寒論解説』『金匱要略解説』『難経解説』『針灸経穴辞典』『脳血管障害の針灸治療』（以上東洋学術出版社刊），『針灸集錦』（緑書房刊）

中医鍼灸　臨床経穴学

第1版第7刷より書名を変更しました。
内容に変更はありません。

1995年5月15日	上製版	第1版第1刷発行
2001年2月3日	並製版	第1版第1刷発行
2012年12月25日		第6刷発行
2021年9月1日		第7刷発行（『臨床経穴学』より書名変更）

著　者　　李　世珍
原　著　　『常用腧穴臨床発揮』（人民衛生出版社 1985年）
訳　者　　兵頭　明
発行者　　井ノ上　匠
発行所　　東洋学術出版社
　　　　　〒272-0021　千葉県市川市八幡2-16-15-405
　　　　　　販売部　電話 047（321）4428　FAX 047（321）4429
　　　　　　　　　　e-mail hanbai@chuui.co.jp
　　　　　　編集部　電話 047（335）6780　FAX 047（300）0565
　　　　　　　　　　e-mail henshu@chuui.co.jp
　　　　　　ホームページ　http://www.chuui.co.jp

カバーデザイン ──── 山口　方舟
印刷・製本 ──── 丸井工文社
◎定価はカバーに表示してあります　　◎落丁，乱丁本はお取り替えいたします

©1995 Printed in Japan　　　　　　　　　ISBN978-4-910643-30-4　C3047

中医学の魅力に触れ，実践する

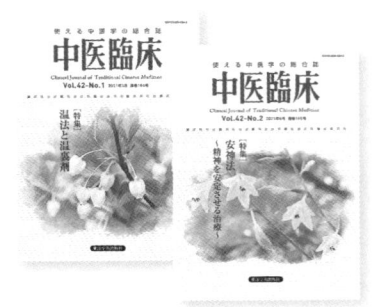

[季刊] 中医臨床

●──中国の中医に学ぶ

現代中医学を形づくった老中医の経験を土台にして，中医学はいまも進化をつづけています。本場中国の経験豊富な中医師の臨床や研究から，最新の中国中医事情に至るまで，編集部独自の視点で情報をピックアップして紹介します。翻訳文献・インタビュー・取材記事・解説記事・ニュース……など，多彩な内容です。

●──古典の世界へ誘う

『内経』以来2千年にわたって連綿と続いてきた古典医学を高度に概括したものが現代中医学です。古典のなかには，再編成する過程でこぼれ落ちた智慧がたくさん残されています。しかし古典の世界は果てしなく広く，つかみどころがありません。そこで本誌では古典の世界へ誘う記事を随時企画しています。

●──湯液とエキス製剤を両輪に

中医弁証の力を余すところなく発揮するには，湯液治療を身につけることが欠かせません。病因病機を審らかにして治法を導き，ポイントを押さえて処方を自由に構成します。一方エキス剤であっても限定付ながら，弁証能力を向上させることで臨機応変な運用が可能になります。各種入門講座や臨床報告の記事などから弁証論治を実践するコツを学べます。

●──薬と針灸の基礎理論は共通

中医学は薬も針も共通の生理観・病理観にもとづいている点が特徴です。針灸の記事だからといって医師や薬剤師の方にとって無関係なのではなく，逆に薬の記事のなかに鍼灸師に役立つ情報が詰まっています。好評の長期連載「弁証論治トレーニング」では，共通の症例を針と薬の双方からコメンテーターが易しく解説しています。

- ●定　　価 1,760円（本体1,600円＋税）（送料別）
- ●年間予約 1,760円（本体1,600円＋税）　4冊（送料共）
- ●3年予約 1,584円（本体1,440円＋税）12冊（送料共）

フリーダイヤルFAX
0120-727-060

東洋学術出版社

〒272-0021　千葉県市川市八幡2-16-15-405
電話：(047) 321-4428
E-mail：hanbai@chuui.co.jp
URL：http://www.chuui.co.jp